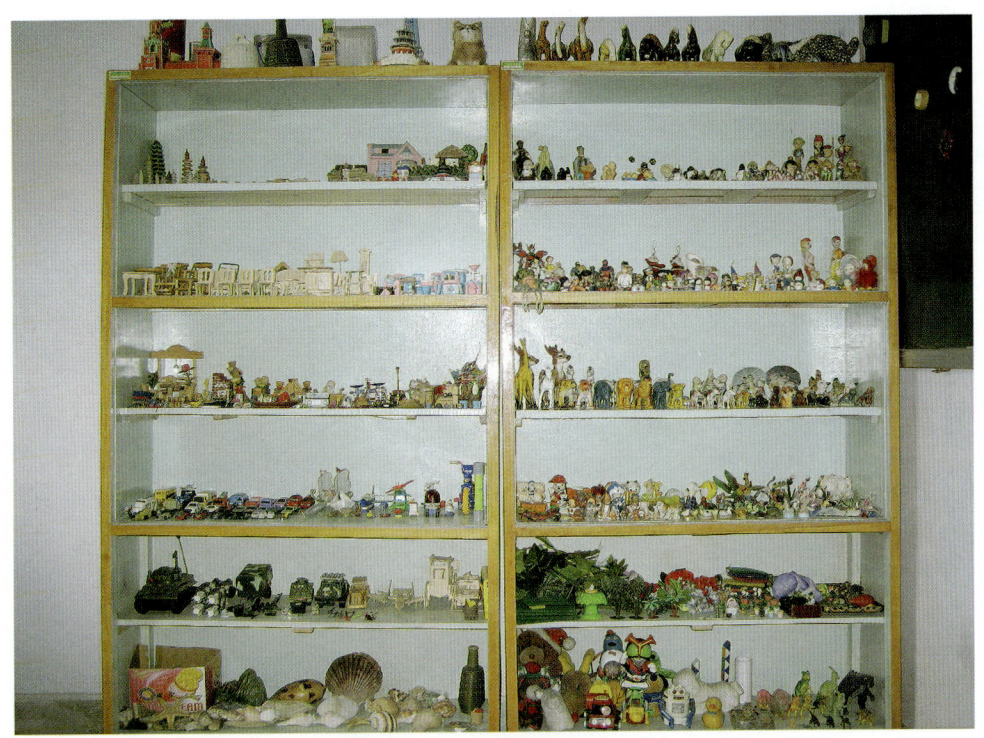

彩图1　箱庭疗法的玩具架（河北大学箱庭治疗室）

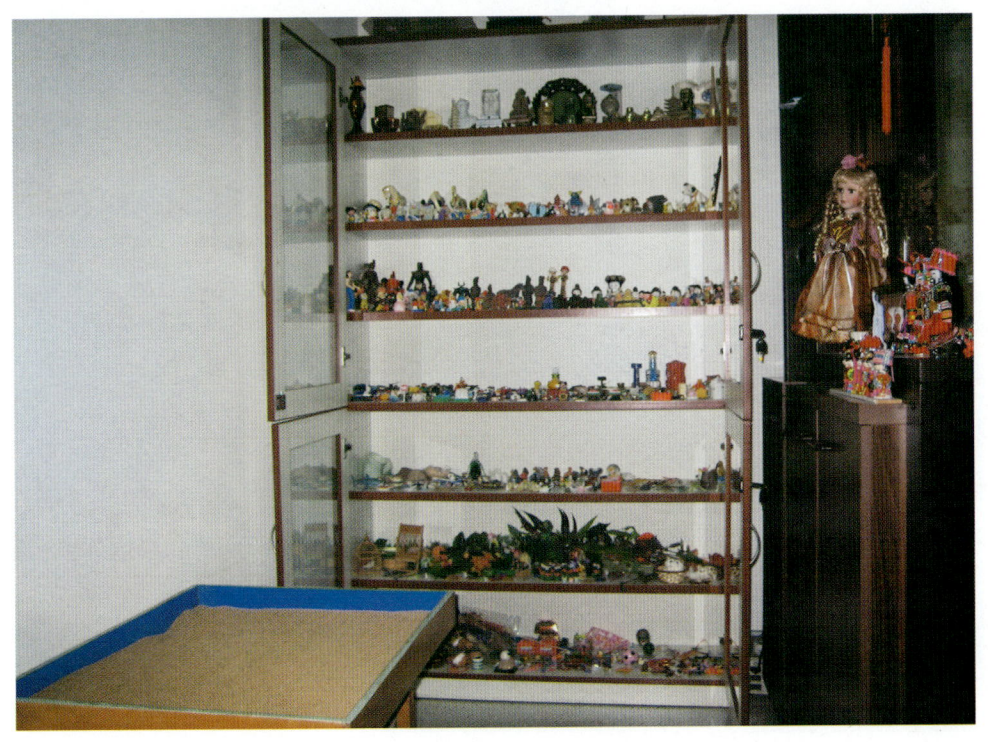

彩图2　笔者在北京师范大学的箱庭治疗室

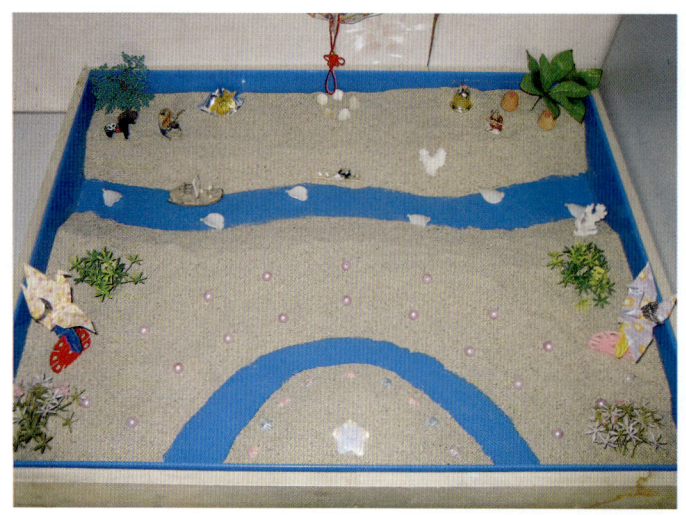

彩图3 K.Y的箱庭作品:守护

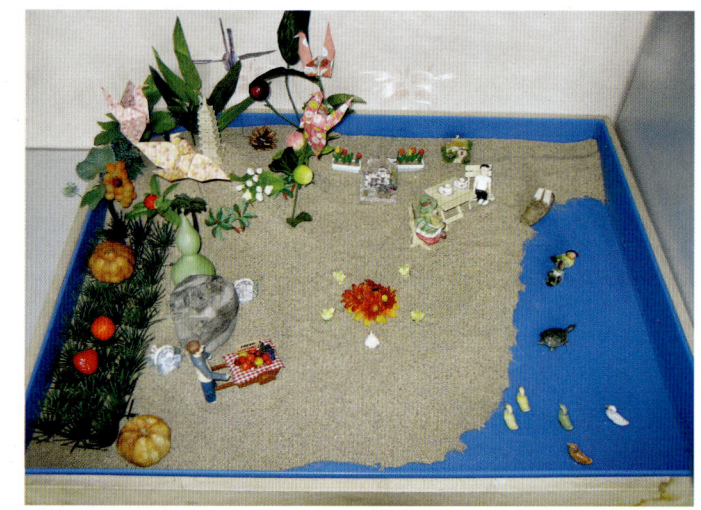

彩图4 C.SS的箱庭作品:丰收的喜悦

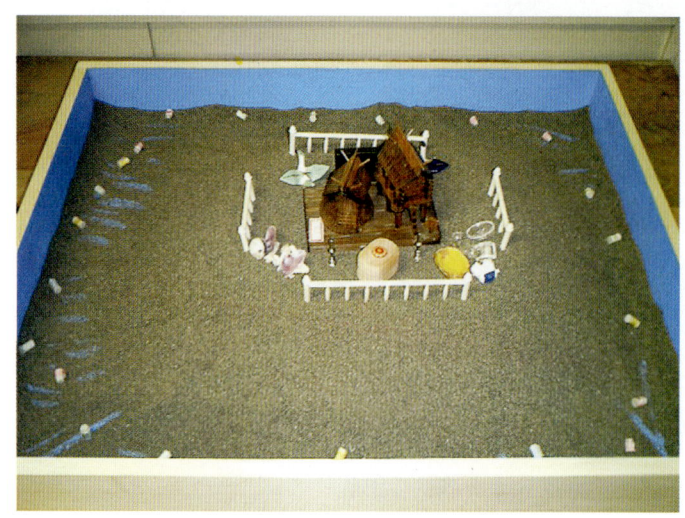

彩图5 A君的箱庭作品:无人岛

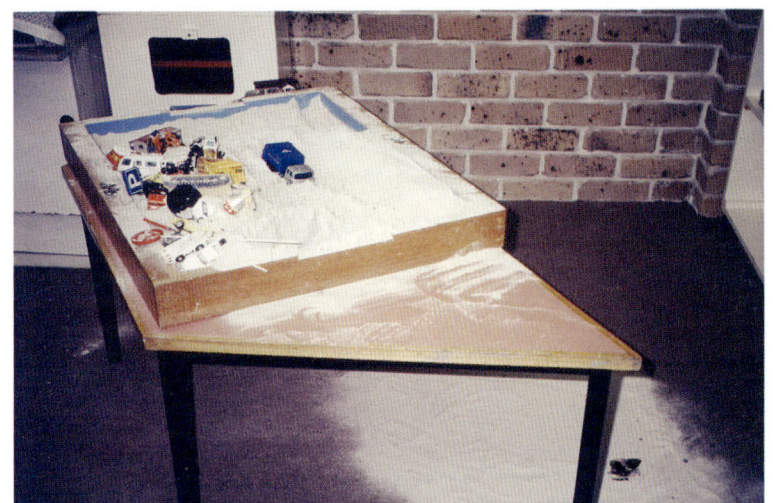

彩图6 一个重度语言障碍儿童的箱庭作品

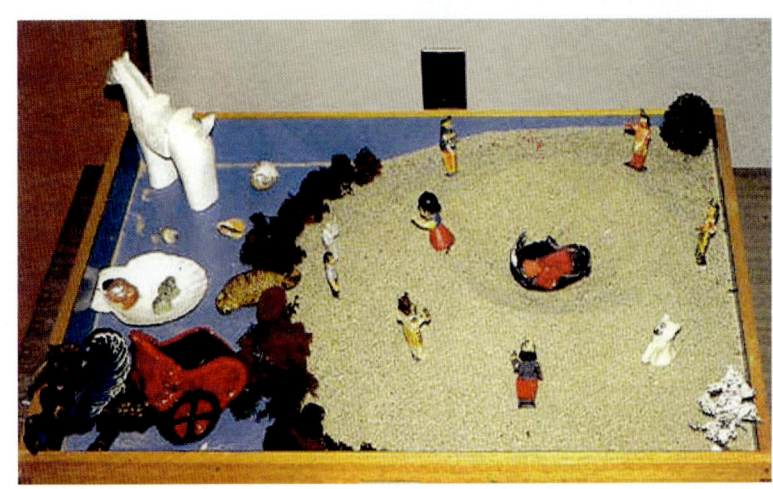

彩图7 一个更年期主妇的箱庭作品

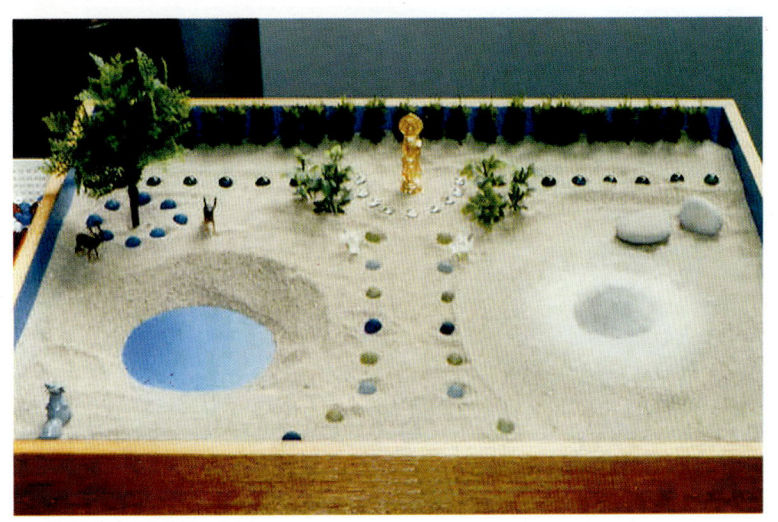

彩图8 太郎的箱庭作品

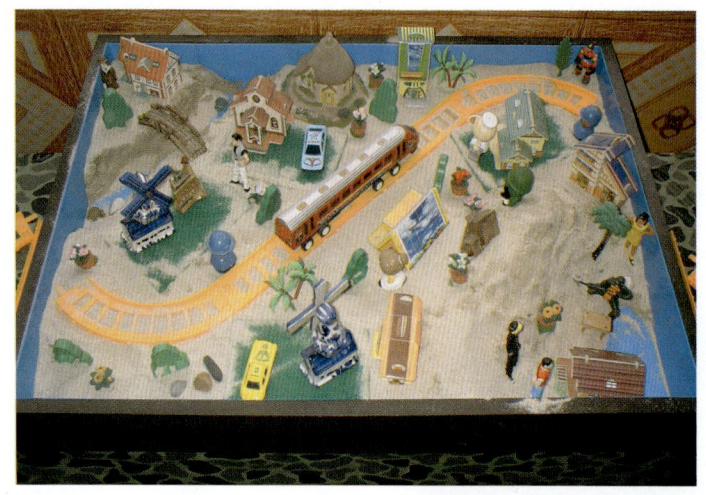

彩图9 一个重度考试焦虑学生的箱庭作品：列车开进艾里斯特镇

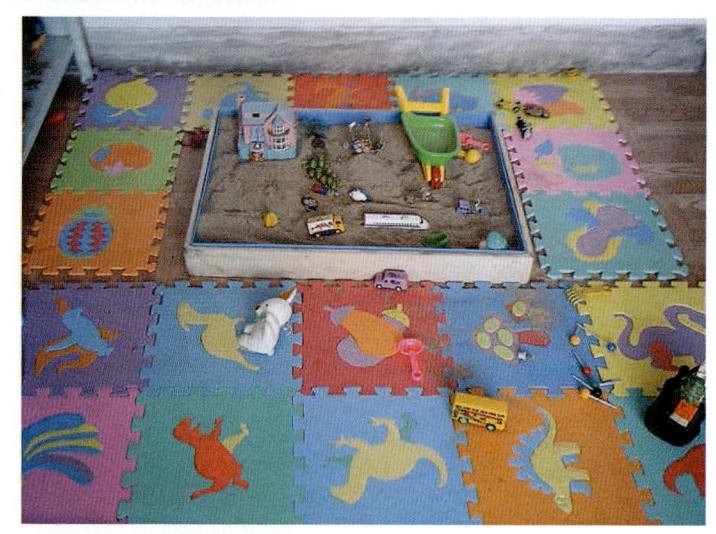

彩图10 自闭症男孩C的第一次箱庭治疗：沙箱区域的游戏场景

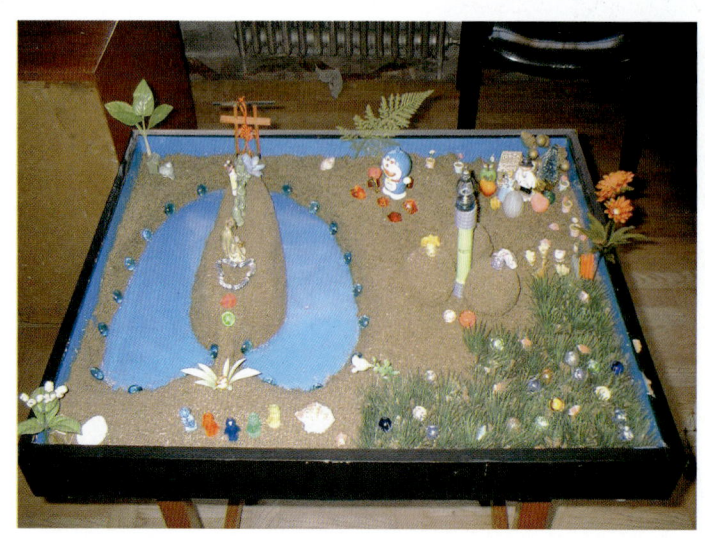

彩图11 团体箱庭作品：心

箱庭疗法

XIANGTING LIAOFA

张日昇 著

人民教育出版社
·北京·

图书在版编目（CIP）数据

箱庭疗法/张日昇著. —北京：人民教育出版社，2006(2025.4重印)
ISBN 978-7-107-19262-3

Ⅰ.箱… Ⅱ.张… Ⅲ.精神疗法 Ⅳ.R749.055

中国版本图书馆 CIP 数据核字（2005）第 159347 号

箱庭疗法

出版发行	人民教育出版社	
	（北京市海淀区中关村南大街 17 号院 1 号楼 邮编：100081）	
网　　址	http://www.pep.com.cn	
经　　销	全国新华书店	
印　　刷	唐山市润丰印务有限公司	
版　　次	2006 年 5 月第 1 版	
印　　次	2025 年 4 月第 24 次印刷	
开　　本	787 毫米 × 1 092 毫米　1/16	
印　　张	32.75	
插　　页	2	
字　　数	713 千字	
印　　数	124 001～127 000 册	
定　　价	46.40 元	

版权所有·未经许可不得采用任何方式擅自复制或使用本产品任何部分·违者必究
如发现内容质量问题、印装质量问题，请与本社联系。电话：400-810-5788

序一

张 侃
（中国心理学会理事长）

近年来，国人在生活水平提高的同时，对心理健康的关注也在增加。心理咨询与治疗已经成为热门的话题和行业，与此相关的书籍也出版了很多。这些书多数是翻译自欧美专家的著作，在我国心理咨询与治疗的体系还不完整的情况下，这些著作当然有很重要的参考意义。同时，人的文化特征要求中国的心理学家更多地总结自己的工作，并引进更多方便有效的心理咨询与治疗的方法。

张日昇教授的这本《箱庭疗法》，与多数有关心理咨询与治疗的著作有很大的不同。第一，这是一本根据他本人多年来运用箱庭疗法的经验的总结。第二，从文化的相似性来看，箱庭疗法最初来自日本，张日昇教授也是学自日本，与欧美的方法相比，箱庭疗法中有更多的近似于中国文化的因素。第三，箱庭疗法的理论基础可以追溯到荣格（C. G. Jung）的分析心理学，与当前更多的认知疗法的不同之处在于在时间和空间两个维度上都更注重将人作为一个整体，同时，这种方法不需要接受治疗或咨询的来访者说多少话，方便了一些特别的群体。

张日昇教授着力在我国推广箱庭疗法已经有了10年的时间，在这个过程中，他不仅在国内几所高校创立了箱庭疗法的教学和心理咨询设施，还根据中国人的情况和他的心理临床经验对箱庭疗法有所改进，这些从本书的案例中可以看出端倪。

2004年9月，我应时任日本心理临床学会会长、现日本文化厅长官河合隼雄先生的邀请，参加了在京都举办的该学会的第二十二次大会，受到京都大学冈田康伸教授的接待，并参观了京都大学的心理咨询中心。正好他们有一套箱庭疗法的设备，冈田康伸教授和张日昇教授当场建议我试试。客随主便，加上好奇心驱使，我随手从琳琅满目的几个玩具架上取出了几个物件，放在沙盘之上，制作共用了有10分钟的样子。在我制作期间，冈田康伸教授只是在身后注视着。结束后，尽管冈田康伸教授强调箱庭疗法不是为了心理分析，但还是按箱庭疗法的理论对我制作的箱庭进行了一些分析，确实有方便简洁、分析准确的独到之处。我也深感，箱庭不仅很好甚至超乎寻常地表现了自己的内心世界。箱庭疗法作为一种不需要来访者说很多的话（甚至不需要说话）就能了解来访者的心理状态并达到治疗目的的方法，其有效性已经得到论证。

人的心理是非常复杂的。心理学工作者必须经过系统的心理学训练，全面掌握心理咨询与治疗的原理和方法，经过实际工作的锻炼，并不断接受心理学权威机构的再培训，方能获得为人民群众进行健康心理咨询的能力。毫无疑问，掌握箱庭疗法是这种能力的有意义的重要部分。我相信，张日昇教授的这本《箱庭疗法》的出版，一定能推动箱庭疗法在我国的教学和应用，为国人的心理健康增添新的技术和方法。

2005 年 6 月 26 日于北京中关村

序二

河合隼雄
（日本文化厅长官）

此次为张日昇教授所著《箱庭疗法》一书作序，感到非常荣幸。我要衷心祝贺有关箱庭疗法的书籍在中国首次出版，并对为此作出不懈努力的张日昇教授由衷地表示敬意。

我第一次见到张日昇教授，是在1997年我担任位于京都的国际日本文化研究中心所长的时候。此前我一直在京都大学担任临床心理学教授，退休后在该中心任职。

张日昇教授特意来见我是为了学习箱庭疗法，当时我们进行了相当长时间的交谈，张教授学习这一疗法并打算将其介绍到中国的热情给我留下了极深的印象，至今仍记忆犹新。

箱庭疗法是由瑞士的卡尔夫（Dora M. Kalff）始创的心理疗法，通过向来访者展示装有细沙的箱子和各式各样的玩具，任来访者自由地在沙箱中摆放玩具来进行治疗。卡尔夫的巨大贡献在于，明确指出这一疗法中治疗者与来访者之间的关系非常重要。卡尔夫指出，要向来访者提供"自由与受保护的空间"，而让来访者能够感到被保护，从而能够自由地表现，其基础在于治疗者与来访者之间的关系。

在这样的关系中，来访者在沙箱里自由地表现，来访者潜在的自我治愈力被激活，通过它的作用来展开治疗。

近代的欧洲科学技术飞速发展，可以说取得了巨大的成果。在心理疗法方面，"操作性"的主张根深蒂固，强调通过治疗者对来访者做些什么来治疗的思维方式占据上风。此时，卡尔夫提出要关注来访者的"自我治愈力"，治疗者提供给"来访者用自己的力量来治疗"的场所，这正是卡尔夫的远见卓识。而且，这可以说是很"东方化"的思维方式，而卡尔夫对东方很关注，并怀有敬意。

这些都反映在卡尔夫的著作中，她通过理论上的考察，介绍中国宋朝儒者——周敦颐（濂溪）（1017—1073）的思想，并在她的箱庭疗法著作中进行了论述。此次，这一疗法被介绍到中国，卡尔夫女士若还健在，我想她该多高兴呀。

我在1962年见到卡尔夫女士，知道了箱庭疗法，1965年回国时，将该疗法介绍到了日本。在日本这一疗法很快被推广，几乎可以说日本是在世界上最盛行这一疗法的国家。也正因如此，卡尔夫女士去世后，我担任了第二任国际箱庭疗法学会的会长之职。

在中国，通过张日昇教授的努力，箱庭疗法正在逐渐被推广，这是一件非常令人高兴的事。日本京都大学教授冈田康伸先生，以及樱井素子女士都曾访问过中国，并在中国举办了由张日昇教授策划的研讨会。我也听说在北京师范大学、河北大学，还有一些幼儿园、智障学校等机构建立了箱庭治疗室并实施箱庭疗法。这一系列研修项目皆由张日昇教授亲自策划而实施，其成果也反映于本书之中。

去年在北京举行的国际心理学会上，张日昇教授与日本京都大学冈田康伸教授共同就中国箱庭疗法的发展作了发言，其研究生耿柳娜、寇延也作了个案研究的发言。像这样，中国的箱庭疗法研究能够发展到在国际上进行交流的程度，实在是令人欣喜之事。就像在日本被迅速推广一样，期待箱庭疗法在中国也取得更大发展。

此次张日昇教授的著作出版具有极其深远的意义，这标志着中国箱庭疗法的发展迈出了第一步，值得给予高度评价。

张日昇教授的不懈努力终于结出了果实，衷心地期望以此书的出版为契机，中国的箱庭疗法能在今后取得更大的发展。是为序。

2005 年 6 月 26 日
（殷宏川翻译）

附原文：

張日昇教授の著書『箱庭療法』に序文を書くことになり、まことに光栄に思っている。それと、このようにして中国において箱庭療法に関する書物がはじめて出版されることを、心からお祝いしたい。また、これに至るまでの張日昇教授の並々ならぬ御苦労に対して、心から敬意を表わしたい。

張日昇教授に私がはじめてお会いしたのは、私が京都にある国際日本文化研究センターの所長をしているときに、1997に同センターに於いてである。私は長らく京都大学において、臨床心理学の教授をしていたが、大学を定年退官後、同センターに勤務していた。

張日昇教授がわざわざ私を訪ねて来られたのは、箱庭療法を学びたいからで、そのときに相当長く話合いをしたが、教授がこの療法を学んで中国に紹介していきたいという熱意を強く感じたことを今も記憶している。

箱庭療法は、スイスのドラ・M・カルフ（Dora M. Kalff）によって創始された心理療法の技法である。クライエントに、砂を入れた箱と、いろいろな玩具を示し、自由に作品をつくってもらうことによって治療をすすめてゆくのである。カルフの大きな貢献は、この療法において、治療者とクライエントの関係が重要であることを明確に指摘したことである。カルフはクライエントに「自由にして保護された空間」を提供する、と言っているが、クライエントが保護されていると感じ、自由な表現ができるための基礎として、治療者とクライエントとの関係があると考える。

このような関係のなかで、クライエントが箱庭に自由な表現をする間に、クライエントのもつ潜在的な自己治癒力が活性化され、そのはたらきによって、治療が進展するのである。

　ヨーロッパの近代において科学技術が急激に発展し、大きい成果をあげたこともあって、心理療法においても、「操作的」な考えが強く、治療者がクライエントに何らかのことをして治す、という考え方が強力になり勝ちなときに、クライエントの「自己治療力」に注目し、むしろ「クライエントが自らの力で治る」場を、治療者が提供する、と考えたところに、カルフの卓見がある。このような考えは、むしろ「東洋的」と言ってもいいのだが、カルフは、東洋に対して、関心で敬意を持っていた。

　このことは、カルフの著書に、理論的考察をする上において、中国の宋時代の儒者、周敦頤（濂渓）（1017—1073）の思想を紹介して、それによって論じている、という事実に反映されている。今回、この療法が中国に紹介されると知って、もしカルフ女史が存命であれば、どれほど喜ばれることか、と思う。

　私は1962年にカルフ女史にお会いして、この箱庭療法のことを知り、1965年に日本に帰国して、紹介をした。日本においては、この療法は急激に広がり、世界中で日本が一番盛んと言ってもいいほどになった。このようなこともあって、カルフ女史が亡くなられた後、私は第二代目の、国際箱庭療法学会の会長を務めたりした。

　ところで、中国においては、張日昇教授の御努力により、徐々に箱庭療法が広がりつつあるのは、非常に嬉しいことである。日本の京都大学教授の岡田康伸氏をはじめとして、櫻井素子氏も共に中国を訪れ、張日昇教授の企画によって、中国において研修会が催された。北京師範大学、河北大学をはじめ、幼稚園や養護学校などの現場においても箱庭療法を実施する人たちが増えてきた、とお聞きしている。これらの研修はすべて張日昇教授の企画によってなされたのであり、その成果は本書のなかに反映されている。

　昨年に北京において行われた国際心理学会においては、日本の岡田康伸京都大学教授と共に、張日昇教授が、中国における箱庭療法の発展について発表し、同教授の指導を受けた、耿柳娜、寇延の両氏が、事例研究などを発表した。このように、箱庭療法に関する中国における研究が、国際学会において発表されるようになったのは、まことに嬉しいことである。日本において急激に広がっていったように、中国においても大いに発展するものと期待される。

　今回の張日昇教授の著書の出版は、大変意義深いものであり、これは、中国における箱庭療法発展の第一歩を飾るものとして、高く評価するべきものと思う。

　張日昇教授のこれまでの努力が実を結び、本書の出版を契機として、中国における箱庭療法が今後ますます発展することを、心からお祈りして、この序言を終りたい。

2005 年 6 月 26 日

目 录

第一编 箱庭疗法的基本原理

第一章 箱庭疗法概论 ………………………………………………… 2
第一节 箱庭疗法简介 …………………………………………… 2
一、箱庭疗法名称的确定 …………………………………… 2
二、箱庭疗法的材料 ………………………………………… 3
三、箱庭疗法的指导语 ……………………………………… 8
四、箱庭的制作 ……………………………………………… 8
五、箱庭疗法的记录 ………………………………………… 8
六、箱庭作品的表现及分析 ………………………………… 9
七、箱庭疗法的治疗假设 …………………………………… 10
第二节 箱庭疗法发展简史 ……………………………………… 12
一、箱庭疗法的起源 ………………………………………… 12
二、箱庭疗法的发展与研究现状 …………………………… 24
三、箱庭疗法在各国的发展 ………………………………… 31
四、箱庭疗法发展展望 ……………………………………… 34

第二章 箱庭疗法的理论渊源——东西方文化的融合 ……………… 38
第一节 东方文化与箱庭疗法 …………………………………… 38
一、东方思想与箱庭疗法 …………………………………… 39
二、东方思维与箱庭疗法 …………………………………… 44
三、东方艺术与箱庭疗法 …………………………………… 46
第二节 荣格的分析心理学与箱庭疗法 ………………………… 62
一、荣格的原型理论与箱庭疗法 …………………………… 63
二、荣格的个性化理论与箱庭疗法 ………………………… 66
三、荣格的心理动力学理论与箱庭疗法 …………………… 71
第三节 投射理论与箱庭疗法 …………………………………… 74
一、投射的含义及相关理论 ………………………………… 74
二、投射技术 ………………………………………………… 75
三、投射理论在箱庭疗法中的运用 ………………………… 76
第四节 游戏疗法与箱庭疗法 …………………………………… 79
一、游戏疗法有关的概念 …………………………………… 79

二、游戏疗法的发展及相关理论 …………………………………………… 79
　　三、游戏疗法在箱庭疗法中的体现 ………………………………………… 82

第三章　箱庭疗法的实施 ……………………………………………………… 85
第一节　箱庭治疗室的建立 …………………………………………………… 85
　　一、箱庭治疗室的环境构成 ………………………………………………… 85
　　二、沙箱 ……………………………………………………………………… 87
　　三、沙 ………………………………………………………………………… 88
　　四、玩具 ……………………………………………………………………… 88
　　五、其他设备 ………………………………………………………………… 95
第二节　箱庭治疗者的基本条件和基本态度 ………………………………… 95
　　一、箱庭治疗者的基本条件 ………………………………………………… 95
　　二、箱庭治疗者的基本态度 ………………………………………………… 98
第三节　箱庭疗法实施过程 …………………………………………………… 103
　　一、箱庭疗法的导入 ………………………………………………………… 103
　　二、箱庭的制作 ……………………………………………………………… 105
　　三、体验箱庭作品 …………………………………………………………… 106
　　四、箱庭作品的理解和对话 ………………………………………………… 107
　　五、箱庭作品的拆除 ………………………………………………………… 110
　　六、对箱庭作品的分析与评价 ……………………………………………… 111
　　七、箱庭治疗的终结 ………………………………………………………… 114
第四节　箱庭疗法中应注意的问题 …………………………………………… 115
　　一、箱庭治疗中对话的艺术性 ……………………………………………… 115
　　二、作品理解的全面性、整体性、灵活性 ………………………………… 118
　　三、与初学者谈体会 ………………………………………………………… 119

第四章　箱庭疗法中的象征意义 ……………………………………………… 121
第一节　箱庭与象征语言 ……………………………………………………… 121
　　一、象征及其特质 …………………………………………………………… 121
　　二、象征与原型 ……………………………………………………………… 123
　　三、箱庭中的象征意义 ……………………………………………………… 124
第二节　原型在箱庭中的表现 ………………………………………………… 125
　　一、原型与原型心象 ………………………………………………………… 125
　　二、箱庭作品中常见的原型 ………………………………………………… 126
第三节　箱庭中常见实物的象征意义 ………………………………………… 129
　　一、人物的象征意义 ………………………………………………………… 129
　　二、动物的象征意义 ………………………………………………………… 133

  三、植物的象征意义……144
  四、交通工具的象征意义……147
  五、建筑物的象征意义……148
  六、物品的象征意义……150
  七、宇宙神灵、自然景观的象征意义……153
  八、事件的象征意义……156
 第四节 箱庭的空间配置及其他……158
  一、箱庭的空间配置……158
  二、箱庭的时间象征……162
  三、箱庭作品中数字与图形的象征……163
  四、箱庭象征意义的探索方法……165

第五章 团体箱庭疗法的原理和实施过程……168
 第一节 团体箱庭疗法的基本原理……168
  一、团体箱庭疗法的界定……168
  二、团体箱庭疗法基本技法……169
  三、团体箱庭疗法的规则……174
  四、团体箱庭疗法的治疗阶段……175
  五、团体箱庭疗法实施中可能的问题及应对……177
  六、团体箱庭疗法的意义……178
  七、团体箱庭疗法的应用……180
 第二节 团体箱庭疗法的过程——一期一会……182
  一、团体箱庭的制作过程……182
  二、团体箱庭的主题……186
 第三节 团体箱庭疗法的体验……198
  一、团体箱庭疗法的案例——快乐成长……198
  二、团体箱庭体验……219

第六章 箱庭治疗者的培训及个人体验……224
 第一节 箱庭治疗者的基本要求与培训项目……224
  一、箱庭治疗者的培训……224
  二、中国箱庭治疗者的培训……225
 第二节 箱庭治疗者的个人成长……235
  一、内省与个人成长……236
  二、促进个人成长的方式……237
  三、箱庭对个人成长的意义……243
  四、个人箱庭体验的意义……245

五、个人箱庭体验的实施 …………………………………………… 246
　第三节　箱庭治疗者的个人箱庭体验 …………………………………… 247
　　一、心路历程——承载、整合、渗透 …………………………… 247
　　二、心田万亩——为了心中的曼荼罗 …………………………… 267

第二编　箱庭疗法的基础研究

第七章　幼儿箱庭基本特征研究 ………………………………………… 285
第一节　概述 ……………………………………………………………… 285
　　一、幼儿箱庭作品的先验研究 …………………………………… 285
　　二、研究方法 ……………………………………………………… 286
第二节　结果与分析 ……………………………………………………… 287
　　一、幼儿箱庭的导入 ……………………………………………… 287
　　二、制作时间 ……………………………………………………… 288
　　三、玩具的移动 …………………………………………………… 288
　　四、作品的基本构成 ……………………………………………… 288
　　五、作品主题 ……………………………………………………… 290
　　六、制作过程中幼儿与见证人之间的互动 ……………………… 291
第三节　讨论 ……………………………………………………………… 291
　　一、幼儿箱庭的导入以玩具为媒介，信赖关系重要 …………… 291
　　二、制作时间长、多变动 ………………………………………… 292
　　三、玩具的移动 …………………………………………………… 292
　　四、作品的基本构成 ……………………………………………… 292
　　五、作品主题是生活经历的再现 ………………………………… 294
　　六、幼儿与见证人之间的互动频繁 ……………………………… 295

第八章　小学生箱庭基本特征研究 ……………………………………… 296
第一节　概述 ……………………………………………………………… 296
　　一、小学生箱庭作品的先验研究 ………………………………… 296
　　二、研究方法 ……………………………………………………… 297
第二节　结果与分析 ……………………………………………………… 298
　　一、小学生箱庭的导入 …………………………………………… 298
　　二、制作时间 ……………………………………………………… 299
　　三、玩具的移动 …………………………………………………… 299
　　四、作品的基本构成 ……………………………………………… 299
　　五、作品主题 ……………………………………………………… 301
　　六、制作过程中小学生与见证人之间的互动 …………………… 303

第三节　讨论 ··· 303
　　　一、小学生箱庭的导入以言语引导为主 ····································· 303
　　　二、箱庭制作趋于整体和谐 ·· 304
　　　三、玩具的移动增多 ··· 304
　　　四、作品的基本构成趋于复杂 ··· 305
　　　五、作品都有明确主题 ··· 306
　　　六、制作过程的互动转为寻求帮助和认可 ································ 307

第九章　初中生箱庭基本特征研究 ··· 309
　第一节　概述 ·· 309
　　　一、初中生箱庭作品的先验研究 ··· 309
　　　二、研究方法 ··· 310
　第二节　结果与分析 ··· 311
　　　一、箱庭作品中玩具使用情况 ··· 311
　　　二、箱庭作品场面与主题 ·· 313
　　　三、沙的使用 ··· 314
　　　四、自我像表现 ·· 315
　　　五、箱庭作品总体印象 ·· 315
　第三节　讨论 ··· 316
　　　一、玩具的使用量 ··· 316
　　　二、生机勃勃的气象和积极进取的人生态度 ····························· 317
　　　三、与家庭生活、环境、社会生活有关的主题 ·························· 317
　　　四、较强的秩序感 ·· 318
　　　五、自我像的表现 ·· 319
　　　六、男女生箱庭作品的区别 ·· 319

第十章　高中生箱庭基本特征研究 ··· 321
　第一节　概述 ·· 321
　　　一、高中生箱庭作品的先验研究 ··· 321
　　　二、研究方法 ··· 322
　第二节　结果与分析 ··· 323
　　　一、箱庭作品中玩具使用情况 ··· 323
　　　二、箱庭作品场面与主题 ·· 324
　　　三、沙的使用 ··· 325
　　　四、自我像表现 ·· 326
　　　五、箱庭作品总体印象 ·· 326

第三节　讨论 …………………………………………………………………… 326
      一、玩具使用量与投入时间 ……………………………………………… 327
      二、出现主观情感体验的场面、主题 …………………………………… 327
      三、常表现具有宗教意义和抽象、理性的内容 ………………………… 328
      四、场面空旷、简洁，气氛开朗 ………………………………………… 329
      五、竞技场面频繁出现，表现热烈的青春 ……………………………… 330

第十一章　大学生箱庭基本特征研究 ……………………………………………… 331
   第一节　概述 …………………………………………………………………… 331
      一、大学生箱庭作品的先验研究 ………………………………………… 331
      二、研究方法 ……………………………………………………………… 332
   第二节　结果与分析 …………………………………………………………… 333
      一、箱庭作品中玩具使用情况 …………………………………………… 333
      二、箱庭作品场面与主题 ………………………………………………… 334
      三、沙的使用 ……………………………………………………………… 335
      四、自我像表现 …………………………………………………………… 335
      五、箱庭作品总体印象 …………………………………………………… 336
   第三节　讨论 …………………………………………………………………… 336
      一、箱庭作品内容的丰富性 ……………………………………………… 336
      二、自我像表现 …………………………………………………………… 337
      三、沙的使用 ……………………………………………………………… 338
      四、空间利用 ……………………………………………………………… 338
      五、交流场面 ……………………………………………………………… 339
      六、主题 …………………………………………………………………… 340

第十二章　团体箱庭疗法的基础研究 ……………………………………………… 341
   第一节　概述 …………………………………………………………………… 341
      一、人员构成 ……………………………………………………………… 341
      二、程序 …………………………………………………………………… 341
   第二节　团体箱庭疗法的实施 ………………………………………………… 342
      一、过程 …………………………………………………………………… 342
      二、讨论 …………………………………………………………………… 357

第三编　箱庭疗法的个案研究

第十三章　对 A 君的箱庭疗法（治疗者：张日昇）………………………………… 366
   第一节　个案介绍 ……………………………………………………………… 366
      一、关于来访者 …………………………………………………………… 366

二、临床表现 …………………………………………………………… 366
　第二节　治疗过程 ………………………………………………………… 367
　　一、第一阶段 …………………………………………………………… 367
　　二、第二阶段 …………………………………………………………… 374
　　三、第三阶段 …………………………………………………………… 384

第十四章　对一个重度语言障碍儿童的箱庭疗法（治疗者：樱井素子）…… 391
　第一节　前言 ……………………………………………………………… 391
　第二节　治疗过程 ………………………………………………………… 391
　　一、个案介绍 …………………………………………………………… 391
　　二、治疗程序 …………………………………………………………… 392
　第三节　讨论 ……………………………………………………………… 398
　　一、关于治疗过程 ……………………………………………………… 398
　　二、关于跨文化比较研究 ……………………………………………… 400

第十五章　对一个更年期主妇的箱庭疗法（治疗者：冈田康伸）………… 401
　第一节　前言 ……………………………………………………………… 401
　第二节　治疗过程 ………………………………………………………… 402
　　一、个案介绍 …………………………………………………………… 402
　　二、治疗程序 …………………………………………………………… 402
　第三节　讨论 ……………………………………………………………… 409
　　一、关于见面的过程 …………………………………………………… 409
　　二、关于使用过的玩具的含义 ………………………………………… 410
　　三、关于更年期的主题 ………………………………………………… 412

第十六章　对一个缺乏持续动力青年的箱庭疗法（治疗者：樱井素子）…… 413
　第一节　个案介绍 ………………………………………………………… 414
　　一、家族 ………………………………………………………………… 414
　　二、成长史 ……………………………………………………………… 414
　　三、临床表现 …………………………………………………………… 414
　　四、治疗状况 …………………………………………………………… 414
　第二节　治疗过程 ………………………………………………………… 414
　　一、箱庭制作 …………………………………………………………… 414
　　二、CI的自述 …………………………………………………………… 426
　第三节　讨论与分析 ……………………………………………………… 427
　　一、成长的过程 ………………………………………………………… 427
　　二、钟 …………………………………………………………………… 429

第十七章　对一个重度考试焦虑学生的箱庭疗法（治疗者：陈顺森）……430
第一节　个案介绍……430
一、家庭背景……430
二、问题表现……430
第二节　治疗过程……431
一、第一阶段：呈现期……431
二、第二阶段：抗争阶段……437
三、第三阶段：解决、成长阶段……444
第三节　分析与讨论……446
一、箱庭作品简要评析……446
二、箱庭疗法对小创的促进作用……450

第十八章　对一个自闭症男孩的箱庭疗法（治疗者：寇延）……452
第一节　个案介绍……452
第二节　治疗过程……453
一、熟悉环境阶段……453
二、治疗关系建立阶段……457
三、游戏治疗深入发展阶段……463
第三节　讨论……469
一、关于治疗关系建立的过程……469
二、关于治疗中与个案父母关系的建立和维护……472
三、关于个案游戏的发展……474
四、沙和水对自闭症儿童的作用……475

第十九章　增进研究生友谊的团体箱庭疗法（治疗者：张日昇）……478
第一节　团体箱庭疗法的过程……478
一、团体成员构成……478
二、团体箱庭制作过程与分析……478
第二节　讨论……496
一、区域由分离渐趋整合……496
二、水心象变迁的意义……497
三、人物、动物世界的交流……498

参考文献……500
后记　我的主题：心·无意识·箱庭……505

第一编 箱庭疗法的基本原理

第一章 箱庭疗法概论

箱庭疗法（sandspiel，sand play technique；sandplay therapy）是在治疗者的陪伴下，来访者从玩具架上自由挑选玩具，在盛有细沙的特制箱子里进行自我表现的一种心理疗法。

箱庭疗法是在欧洲发展起来的一种心理疗法，起源于英国伦敦的小儿科医生劳恩菲尔德（M. Lowenfeld，1890—1973）于1929年创立的用于儿童心理治疗的世界技法（the world technique）。瑞士的心理治疗家卡尔夫（Dora M. Kalff，1904—1990）发展了劳恩菲尔德的世界技法，并用sandspiel命名，以区别劳恩菲尔德的世界技法。河合隼雄（Kawai Hayao）将其介绍到日本的时候命名为箱庭疗法。

随着临床心理理论与实践的发展，越来越多的心理学家开始关注箱庭疗法，并将箱庭疗法与分析心理学及其相关理论相结合，不断丰富和发展了这一治疗技法。

目前，无论是理论构建还是相关的治疗技术、专业治疗师的培训，美国和日本在箱庭疗法方面的发展都是引领潮流的。尽管中国在这方面起步较晚，尚处于探索阶段，但已有一批箱庭世界的拓荒者正孜孜不倦地在这片乐土上辛勤地耕耘着。

第一节 箱庭疗法简介

为了使读者对箱庭疗法有一个初步印象，在此先就箱庭疗法的名称、使用的材料、实施过程以及对箱庭作品的表现及分析等方面进行简单介绍。

一、箱庭疗法名称的确定

在世界范围内，人们在提到箱庭疗法时还经常使用世界技法、沙盘游戏（sandplay）、沙盘疗法（sandtray）这样一些名称。

如前所述，世界技法是劳恩菲尔德创立的儿童心理疗法。劳恩菲尔德受威尔斯（H. G. Wells，1866—1946）"地板游戏"的启示，将"地板游戏"凝缩到空间限定的箱子内，并将这种游戏看成是一种治疗技术。最初，是将收集的各式玩具放在箱子里并让儿童玩耍。装有各种各样玩具的箱子放在架子上，儿童将这个箱子称为神奇的箱子（wonder box）。后来经过对玩具及箱子进行整理，完成了一套世界技法。说是一套，但与后述的彪勒（C. B. Bühler，1893—1974）的世界测验（World Test）有所不同，对所提供的玩具并没有限定。所使用的箱子较箱庭疗法现在所使用的箱子也要小一些，而且玩具比较小，数量也比较少，这样携带起来比较便利。

卡尔夫致力于将劳恩菲尔德的世界技法与荣格分析心理学的象征理论和原型理论结合

起来，为来访者创造一个"自由与受保护的空间"，来访者在沙箱中运用玩具来表达自己的无意识世界，可以使来访者的"自我治愈力"（self-healing）得以发挥。卡尔夫特别重视治疗者与来访者的关系，将治疗者与来访者的关系称为"母子一体性"（德文为 mutter kind einheit，英文为 the mother-child unity）。她用 sandspiel（德文）或 sandplay（英文）以区别于劳恩菲尔德的世界技法。卡尔夫认为，sandspiel 不仅能在儿童与其外部世界之间建立联系，而且还能表达其原型世界和内心世界。1966 年，卡尔夫出版了她的专著：Sandspiel: Seine therapeutische Wirkung auf die Psyche（德文，直译为：沙游戏——其对心理的治疗效果）。

箱庭疗法这一名称是 sandplay 传入日本后才开始使用的。日本临床心理学家河合隼雄于 1962 年在瑞士的荣格研究所留学期间跟卡尔夫学习了这一技法，并获得了荣格派精神分析的资格，1965 年回国后将这一技法介绍到日本。在日本的民间游戏中有一种类似于 sandplay 的游戏方法叫"HAKONIWA"，汉字即写为"箱庭"，指用一些小玩具在盒子中创造图景，且儿童会主动让身边的人看自己制作的箱庭。这样，河合隼雄就将 sandplay 命名为箱庭。

笔者也曾问过河合隼雄先生将 sandplay 介绍到日本时之所以称之为"箱庭"的原因，他说完全根据自己的"直觉"。如果把 sandplay therapy 直译为"玩沙游戏疗法"的话，就很容易使人想象是儿童在沙场玩沙的游戏疗法，这显然不能很好地表现和概括今天的箱庭疗法。

箱庭疗法一介绍到日本，很快就与日本的民间箱庭文化及来自于中国的盆景艺术产生了共鸣。而且，日本传统上也比较注重非言语的情感交流，这与 sandplay 强调非言语性相吻合。另外，日本的临床治疗者深受荣格的象征主义和罗杰斯（C. R. Rogers）的"来访者中心"观点的影响，这样就比较容易接受 sandplay 的象征性和非判断性。

在日本，箱庭疗法的基本理论、建立与实施的原则都沿袭卡尔夫 sandplay 的传统。

考虑到箱庭疗法对东方思想的继承和与中国传统园林、盆景艺术的相似性，在箱子里制作庭园可以很好地表现卡尔夫 sandplay 的传统，故在笔者将箱庭疗法引入中国时沿用河合隼雄的箱庭疗法这一名称。

本书除了在第一章中提及世界技法、沙盘游戏和沙盘疗法外，其余各章都将统一使用箱庭疗法这一提法。

二、箱庭疗法的材料

箱庭疗法的材料：箱子、沙和玩具。箱庭疗法是来访者在治疗者的陪伴下，通过使用所提供的沙箱和各种玩具在沙箱里制作箱庭，达到心理治疗的目的。因此，在箱庭疗法中，箱子、沙和玩具非常重要。

（一）箱子

箱庭疗法中的箱子规格为 57 厘米×72 厘米×7 厘米。箱子内侧涂成蓝色，之所以要涂成蓝色，是为了使人在挖沙子时产生挖出"水"的感觉。我们知道，生命离不开水，水是生命之源。水是物质的，也是精神的。水是包容的，也是流动的。在箱庭疗法中，培养来访者对水的这种感受是很重要的。此外，蓝色能够使人产生遐想，让人烦躁的心平静下来，疲惫的心灵得到休憩。

对于沙箱的大小，卡尔夫认为，将箱子摆放在与儿童腰部一样高时，沙箱大体可以置于视野之内就行。但在箱庭疗法介绍到日本的时候，因为英寸换算成厘米时计算有误，致使在日本所使用的箱子比卡尔夫所使用的箱子稍大一些，其内侧的尺寸为57厘米×72厘米×7厘米。我们认为，统一箱子的规格有利于研究者之间的交流和对作品进行比较，所以在将箱庭疗法介绍到中国的时候，也采用了同样的尺寸（如图1-1）。

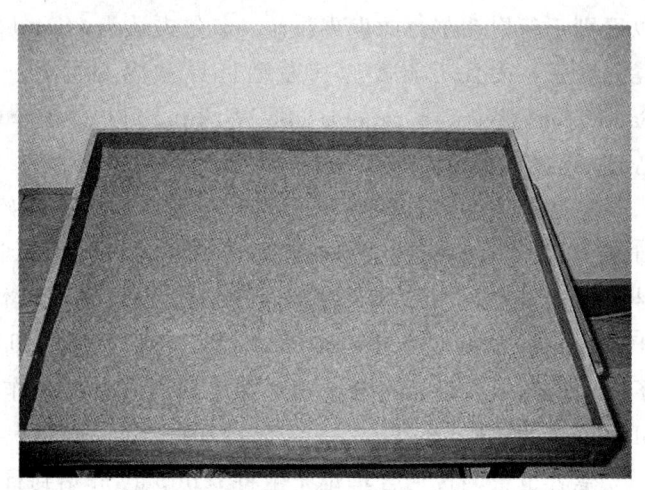

图1-1　箱庭疗法中的沙箱

心理疗法或心理咨询的重要构成因素是心理咨询室及其场面设定。箱庭治疗室与心理咨询室一样，需要提供给来访者一个自由、接纳和安全的心理感受的场面或空间。来访者只有置身于这样的空间，才可能将其内心世界通过箱庭自由地表现，来访者的心理不适应问题才可能通过箱庭疗法得以缓解和解决。

箱子的重要作用是保护来访者自由地表现内心世界。箱庭疗法中的箱子是一个有边界限定的容器，四角正是相对于"天"而言的"地"，大地给来访者一种安全感和受保护的感受。这样，来访者在箱庭治疗室制作箱庭时，除受箱庭治疗室这样一个自由、接纳和安全的空间保护之外，还受箱子所提供的一种安全与受保护空间的保护，也就是说，来访者处于双重的保护之中。再加上治疗者和来访者的治疗关系也能给来访者以心理上的保护，那么就使得来访者处于坚固的保护之内。卡尔夫一再强调，应为来访者创造一个自由与受保护的空间。

（二）沙

沙是箱庭疗法中必不可少的媒介。

第一，箱庭以沙箱为中心，用箱子和沙创造出一个自由与受保护的空间。其中沙箱构成箱庭的一个保护的、外在限制的空间，而沙在某种程度上构成来访者的一个内在释放和呵护的空间，外围的限制与内在的释放有机结合在一起，对心理治疗起到调和与维护的作用。这是由沙的特点及其与人类密不可分、息息相关的关系决定的。

第二，沙不是固体也不是液体，不是海洋也不是陆地，它介于固体和液体之间、海洋和陆地之间，因此深层心理学也认为沙的作用可以沟通人的意识与无意识世界。

说沙不是固体并不意味沙不能成为固体。建筑工地离不开沙，沙是建筑物必不可少的材料，和泥土、石子儿一样蕴涵着无限的可创造空间。据悉，2004年底在西安南郊发现积沙墓，墓室周围有宽约2米、高约4米的沙墙，墓顶的沙层厚达1.5米。用如此多的沙围填是为了预防盗掘，沙的流动感和可塑性有时候就可能会成为牢不可破的屏障。

沙不同于水，但当我们用手捧起一把细沙的时候，沙就会像水一样从指缝流走，其流动如水流一般，沙的流动感也和水一样，让人体验到一种自由和生命感。沙和水有一个共同的特点，都没有固定的形状，人们可以根据自己的意愿，变幻莫测地塑造出各种形状。很多时候，来访者只是无意识地在沙中随意勾画，不借助玩具，这种体验本身就是来访者心理压力的一种释放与舒缓。

第三，沙在现实生活中随处可见，是大自然送给人类最自然、最神奇的玩具，玩沙是很多儿童和成人喜欢的活动。沙是儿童的世界，从自家附近的沙堆到幼儿园的沙池再到海边的沙滩，到处都可以看到儿童兴致勃勃玩沙的场景，在沙堆上造鸟窝、挖洞、建水库、筑堤坝……这些可以给儿童带来无穷的乐趣。很多父母常常有这样的体验，当孩子走过工地旁边的沙堆和石子儿堆时，他们偏偏要从这些"小山"上走过去，伸手抓点儿什么，然后再扔出去。有时候就索性蹲在沙土堆边，造"小山洞"或挖"小河沟"。沙也是成人的世界，我们每个人在小的时候都有玩沙的体验，从海边沙滩的踏浪而行到雕砌大型沙雕，成人以各种方式诠释着他们对沙的感悟和理解。

沙本身就是一个世界，在这个世界里，人们用各种各样的方式来感受自然，寻找各种体验：轻松、快乐、惬意和闲适。沙可以给来访者带来一种童年的回归。玩沙作为一种非言语的交流方式，有助于来访者与治疗者的沟通，而正是沙与人类这般密不可分的关系和玩沙带给人们这种自由、放松、休憩的感觉，给来访者提供了一个自由、释放、保护的空间。

第四，现代文明使我们人类远离自然，包括我们的许多器官的感觉也变得迟钝。沙，使我们的触觉变得灵敏；沙，教会我们珍视并敏感地对待身体的每一器官。

接受笔者教育分析的一位心理学研究生在一次箱庭制作报告中这样谈对沙的感受："沙也许从来就不是珍贵的东西，所以不必对它赞叹惊奇；沙还从来就不是易碎的东西，所以不必对它小心翼翼。所以当我们触摸到它的时候，心里没有压力也没有激越，有的只是一种平静和淡然，于是我们就在这种平静淡然中诉说着我们的故事，或是关于过去、现在、未来，或是关于自我、家庭、社会，或是关于现实与理想，或是关于人类与自然……然后我们开始可以触摸到其中的喜悦、满足、酸涩、悲哀……然后我们开始能够正视和思考……"

第五，沙是母性的象征。有一首歌曲《大海啊，故乡》，也是笔者旅日生活时经常与朋友唱起的歌曲。每当我们高唱"小时候妈妈对我讲，大海就是我故乡，海边出生，海里成长。大海呀大海，是我生活的地方，海风吹海浪涌，随我飘流四方。大海呀大海，就像妈妈一样，走遍天涯海角，总在我的身旁。大海啊故乡，我的故乡"的时候，包括日本朋友在内，我们都会拥抱在一起并泪流满面。那是对母亲的爱，对故乡的情，大海是母亲的象征。

沙主要来自于大海，海滩上的沙是石头、珊瑚、水、空气相互作用，经波浪冲击上岸的结果，而月球的引力影响潮起潮落，沙在月亮与地球的动态作用中形成。

日本京都银阁寺由象征平稳波浪的白沙铺设的庭园中，有称为银沙滩和向月台的沙丘。当月亮登上月侍山时，沙丘可反射月光，照亮庭园。

如此说来，看似与地球相隔数十万千米的月亮，与本来毫无关系的沙联系在一起时，赋予了沙新的含义，因为我们都知道，月亮是女性的象征。

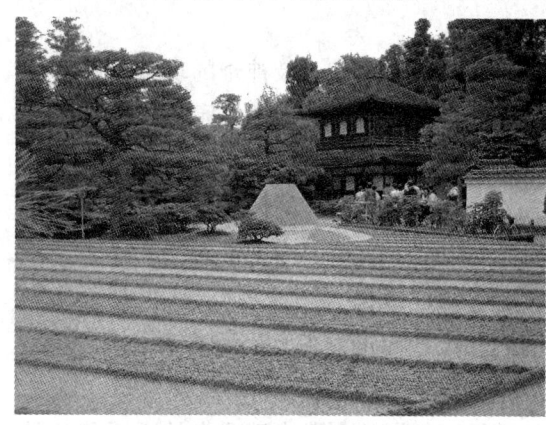

图1-2　京都银阁寺的银沙滩
（笔者摄于2005年5月22日）

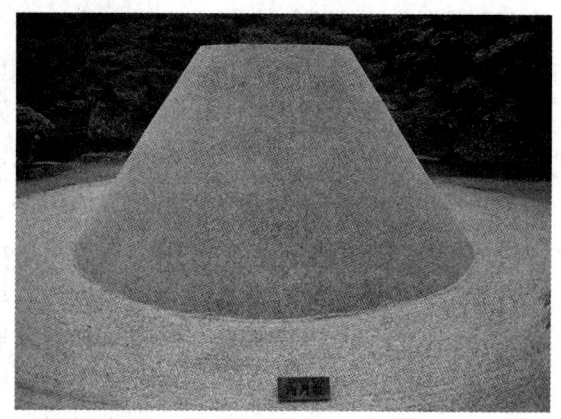

图1-3　京都银阁寺的向月台
（笔者摄于2005年5月22日）

冈田康伸（1993）认为箱庭疗法中沙的作用主要有三点。

一是回归。沙的感触可以促使人的回归。沙给人以温馨的感觉，可以使人联想起母性，也可以使人回忆起幼时玩沙的情景，体验由触摸沙引起的孩提时代的回归或退行。所以学习箱庭疗法，先要去触摸沙，从记住沙的感觉开始。

二是大地。可以根据来访者的意愿制作大地、山、海滩、沙漠、田地等。当治疗接近尾声的时候，来访者往往会制作山，并在山上放置象征自己的人物或动物等，也有的会在上面放置带有精神世界象征的物体，如寺庙、塔或十字架等。这有可能表示来访者立足于大地，自我已得到确立。

三是整合。触摸沙可以使人通过触觉恢复已忘却的动物本能的感觉机能，沙的温馨的感触可以起到整合人的心理和身体的作用。

冈田康伸认为，通过与沙接触可以调动人类容易忘却的感觉技能，如同婴儿被母亲抱在怀里，通过接触和玩耍培养心理的安定感和安全感一样。

箱庭疗法初期往往使用茶色的粗沙、细沙及白沙三种，也有使用茶色和白色两种的。笔者在京都大学教育学部心理教育咨询室第一次（1997）体验箱庭疗法时，只使用了一种灰色的干沙。有的时候，考虑到较丰富多彩的表现，也会使用不同种类的沙，如用白色的沙可以表现雪、霜等。必要时可将沙适当湿润一下，这样可以用来做沙丘、山等。或者准备两种沙的沙箱，即一种是湿沙，一种是干沙，让来访者自己挑选。

一般情况下，我们不允许来访者随便使用水来制作箱庭。因为有的来访者，特别是有强烈攻击性倾向的儿童，往往会将水和沙弄得到处都是，让治疗者难以应付。当然，由于让来访者使用水，可能会有令人意想不到的表现，因此，有关水的使用问题可以取决于治疗者的判断。

（三）玩具

箱庭疗法使用各式各样的玩具。玩具本身类似于真实的现实之物。梦、理想的境界及难以用语言表达的情感等，可以通过箱庭及箱庭中的玩具表现出来。

有人说箱庭很难表现四维空间，其实不然。关于四维空间，最典型的就是对于"宇宙"的解释，古人的说法是"四方上下曰宇，古往今来曰宙"，用现在的话说就是，四维空间是在三维空间的基础上再加上时间维作为并列的第四个坐标。笔者认为，通过对箱庭的说明，就可以使箱庭表现四维空间变成可能。从治疗的可能性和广泛性来讲，这起码比绘画疗法、梦的解析等不能表现三维空间要有利一些。

箱庭疗法并不要求特定的玩具，只要准备各种各样的玩具，让来访者能充分表现自己即可。对玩具的大小也无特别的限定，有的人对大的东西毫无兴趣的话，自然就会完全无视大东西的存在，这本身也反映了一个人的人格特征。例如，某一患强迫症的女性（35岁）由于过于考虑玩具的大小、比例，其结果是没有摆放任何玩具，只是用沙堆了一个地势图样的作品。这一过度追求正确性、过分要求整体性和统一性倾向，正反映了强迫症患者的特征。

必须准备的玩具有人形、动物、树木、花草、各种车船、飞行物、建筑物、桥、栏杆、石头、怪兽等。具体来说，可以准备各种各样的人形，如男女老幼的普通人形，不同民族和人种的人形，教师、军人、警察、医生等不同职业的人形，还有骑自行车的或骑摩托车的人形等。质地可以多种多样，布料的、石头的、金属的、泥塑的都可以，也可以准备佛像、神像等。动物可以分为野兽和家畜，及鸟类、贝壳、鱼、蛇、青蛙等。尽可能准备大小不等的动物玩具，各5~6个较为适宜。车船应准备小汽车、火车、公交车、战车、军舰、救护车、消防车、轮船、小舟等。有时来访者会反映"加油"的主题，可以准备加油站的模型。建筑物应准备各式房屋，如反映田园风光的、反映城市生活的平房或楼房，加上城墙、楼阁、寺院、塔等。栏杆、围墙、栅栏、屏风、墙等都可能反映人的防卫（defense）心理，需要多准备一些，可以买现成的，也可以用竹签、牙签来做。儿童通过电视、漫画所看的怪兽形象、机器人也应多准备一些。中国的花园一般都会造假山来装饰庭园，因此，准备小石头时可以考虑假山石等。

以上所列玩具并非一次必须准备齐全，可以一点一点地积累，将所积累的玩具有序地排列在专用的玩具架上。经过几年的努力，到2004年7月，笔者所创建的北京师范大学、河北大学的四个箱庭治疗室各拥有两千余个玩具。有的玩具可能是随意制作的，有的则是通过各种途径收集或购置来的。有时来访者会使用一些让治疗者感到惊讶的玩具，这也可以反映来访者的心态。

三、箱庭疗法的指导语

在实施本技法时，只需要治疗者说："请用架子上的玩具，在沙箱里做个什么，做什么都可以。"对有的来访者甚至就说一句："来，制作一个箱庭吧！"一般来说，来访者一看架子上的玩具和沙箱自会明白，并不需要更多说明，特别是对儿童更不需要什么说明，儿童就会马上做起来。如果有的来访者问"动沙也可以吗"或"只放动物可以吗"，和所有的投射测验一样，治疗者只需回答"你想怎么样都可以"或"你按自己的想法去做就可以了"。无论怎样，必须给来访者自由表现的机会。

四、箱庭的制作

来访者在沙箱里制作箱庭的时候，治疗者的首要任务是为来访者提供一个接纳、信赖、温暖和安全的制作环境，治疗者是陪伴者而不是指引者或控制者，通常情况下，治疗者只需要在旁边坐着或站着就可以了。在箱庭制作过程中，应尽量减少言语交流，更不要对来访者或其作品进行肯定或否定的判断，否则会打扰来访者。治疗者要仔细观察来访者使用和不使用哪些玩具以及怎样使用它们，必要时进行简单的记录。

箱庭制作完成以后，治疗者与来访者之间也有必要进行言语交流。可以询问："这是什么呢？能说明一下吗？"也可以让来访者对自己的箱庭作品主题命名。来访者一般都会这样那样地进行说明。一般情况下，我们不再进一步询问来访者，因为不适当的询问有可能破坏既已形成的治疗关系，打乱箱庭治疗的流程。当然，若有费解或不明白的地方时，治疗者也可以询问："这是什么呢？这个是什么意思呢？"来访者愿意说的话，自然会说明。如果来访者不愿说，一般来说，治疗者不过多询问为好，以免对以后的治疗产生负面影响。

总之，在箱庭疗法中，如同心理咨询一样，治疗者与来访者的关系不是教与学、传授与被传授的关系，而是一种互动的促进关系。治疗者应以欣赏来访者箱庭作品的姿态，并通过支持、解释、整合、疏通、启发，帮助来访者澄清制作的箱庭作品所代表的意思、表现的主题，达到对来访者的共感理解。在这种情况下，来访者对箱庭作品会作较多的说明，自然也会由此展开一些讨论，从而把治疗过程引向深入，最终促使来访者自我治愈力得以发挥，实现箱庭疗法的治疗目的。

需要提醒的是，单纯一个人制作箱庭，不会出现像自己服药那样的治愈效果，一个人单独制作箱庭也不是笔者所提倡的。

五、箱庭疗法的记录

如同心理咨询一样，治疗者要准备笔和几张纸，并进行简单记录。有的来访者会一边解释一边摆放，对此都应予以记录，放玩具的顺序也要记录下来。完成箱庭以后，要拍成照片并记录保存。数码相机已相当普及，有条件的可以购置并用数码相机拍摄。无论是用什么相机拍摄，一般来说，从与正面呈40°的角度拍摄可以充分反映作品的内容，当然也可以从正上方向下拍摄或多角度拍摄，必要时也可以画箱庭的略图或速写。

箱庭疗法必须坚持保密原则，拍摄的照片或记录都需要认真保存，个案研究及发表都需要得到来访者的同意。另外，照片可以打印出来或通过电子邮件送给来访者以作纪念。

六、箱庭作品的表现及分析

来访者在整个箱庭制作过程中，治疗者需要采取"静默见证者"接纳的、共感理解的、赏识的态度在旁边陪伴着，不是去分析、去解释，尽可能从整体去把握来访者箱庭作品的表现。正如一位箱庭体验者所讲的那样："实际上对制作的内容真的不需要解释，也许对一个作品每个人都有自己的想法。有一些具有普遍意义的象征物，比如沙象征母亲，乌龟象征长寿，这些既然是人类千百万年来在与自然界打交道的过程中形成的，必然存留于每个人的集体无意识之中。而来访者在实际制作中对这些东西所赋予的意义，则可能加入了个人的因素，这些东西意味着什么，只有他自己知道。而在制作的过程中，他自己慢慢地挖掘这些意义，自己反复思考，这正是对他内心力量的一种挖掘。而解释有时可能适得其反，因为有可能阻塞了来访者心中这些心灵力量的外显。"

还需要注意的是，不要局限于来访者一件箱庭作品的表现，而要尽可能把来访者的每次箱庭作品保存、记录下来，以全面把握箱庭作品的表现并注意作品的相互联系、所出现的变化。

对箱庭作品的表现及分析是有一定规则的，在这里只简单地归纳如下，具体的将在第三章详述。

（一）整合性

在分析来访者的箱庭作品时，治疗者对作品的整体感受、印象很重要。所谓整合性，包括作品的均衡性、丰富程度、细致程度、流动性、生命力等。也就是说，整个作品中分散的、支离破碎的、杂乱无章的、贫乏的、机械的、固定的成分少。

（二）空间配置

所谓空间配置，是指沙箱空间的左右配置、玩具的摆设状况。箱庭作品的左侧可以看成是人的内在世界、无意识的世界，右侧可以看成是外在世界、意识世界。

一般来说，将山、森林、佛像、神像、寺庙、神社、教堂等表示人的无意识部分的东西配置在左侧的倾向较强。在从内心世界向外部世界、过去向未来的新的可能性开发过程中，往往使用沙箱左下角的情况较多。左下角往往意味着可能性、发展的源泉。车船、飞机、动物、人及河川等若是都朝向一个方向，朝向左侧即意味着退行（regression），朝向右侧则意味着进行（progression）。在沙箱内完成作品之后，又将玩具摆放在沙箱外，可能说明其存在模糊，对自己来讲，意味着难以容忍的心理内容。儿童在摆放玩具时边摆边移动，将玩具从沙箱内移动到沙箱外玩，往往反映了自我的界限尚不确定。将范围扩张到箱外，可能具有一种超越自我所能把握的范围去表现自己的危险性。而不愿将玩具摆放在沙箱内，只将玩具摆放在沙箱周围，有时反映了对表现自我的一种恐惧和不安。

(三) 主题

来访者制作的箱庭作品往往表现某一主题。有时只是一件作品，而有时则可能通过一连串的作品去反映某一主题，其主题的中心，则往往是来访者无意识的自我的心象（image，也称为意象）。而自我的心象有时会以各种各样的表现形态予以象征，特别是几何图形，由圆或正方形等组合，近似于佛教的曼荼罗，需要审视来访者的自我在其中的位置或地位。此外，如森林中的高塔、山上的城堡、佛像、神像、特定的动物或人形都有可能是来访者自我的象征，也可能表现了来访者自我的某些期待或向往。

七、箱庭疗法的治疗假设

为什么在治疗者的陪伴下，来访者从玩具架上自由挑选玩具，在盛有细沙的箱子里制作箱庭就能达到心理治疗的效果呢？本书的其他章节都将涉及这一问题，在此进行简单说明。

箱庭疗法的治疗假设可以简明扼要地归纳为五点：(1) 重视来访者和治疗者的关系，称之为母子一体性；(2) 以沙箱为中心，创造一个自由与受保护的空间；(3) 这一自由与受保护的空间可以使来访者的自我治愈力得以发挥；(4) 普遍无意识的心象；(5) 玩具的象征意义。

我们每一个人的身体，有自我治愈创伤的力量。我们每一个人的心灵深处，也有自我治愈心灵创伤的力量。但这一自我治愈的能力因各种原因有时会难以发挥其应有的机能，而以沙箱为中心，创造出的一个自由与受保护的空间，在治疗者的包容、接纳和关注下，就可以使来访者的自我治愈力得以发挥。也就是说，治疗的基本前提就是相信人在适当的情况下，都有自我治愈心灵创伤的倾向。

通过使用箱子、沙和玩具制作的箱庭作品这一道具，可以将人的心象充分地表现出来。这一心象（不仅箱庭，还有绘画及梦等）的特征，河合隼雄（1998）归纳为具体性、直接性、集约性。简单地说，心象就是意识和无意识、内心世界和外部世界相互交错时产生的由视觉所捕捉的映象，属于意识和无意识、内心世界和外部世界相互交错的领域。心理疗法重视来访者在治疗者接纳和共感理解的态度的支持下，使来访者关注自身的所思所欲，发挥自我发展的可能性。但自我发展的可能性及其内容有时往往难以言语化，这样，箱庭作为一种视觉投射的表现方式，从某种程度就可以将难以言语化的无形的东西以心象的形式使其有形化。

我们知道，人的心理是看不见、摸不着的，是发展变化的。如何研究看不见、摸不着、发展变化的心理并使其由无形变有形，这一直是心理学家研究的最重要课题之一。目前，定量研究仍然占据绝对的优势地位，但定量研究自身有许多难以解决的问题，尤其对于人的心理现象来说，第一，定量研究不能解决所有的心理问题，第二，将人的心理现象转变为量化指标时，有时候的解释会十分牵强，力图科学化但结果往往不科学。由于各种原因，定性研究目前仍然处于弱势。笔者认为，心理学的发展应该在自身内部找原因，有些研究应该注重理论思维和心灵上的内省，还有一部分心理学的研究应该注重主要以哲学为理论基础的定性研究，继承其形而上、思辨的研究传统，再加上以宗教学、人类学、现象学、解释学、实证主义理论为主要理论基础，具有跨学科、多学科色彩的质的研究，即将量的研究、质的研究方法结合起来，具体问题具体对待，不能走到量的研究的极端。

基于以上思考，我们也尝试对箱庭疗法进行一定的量化研究，大量的研究业已证明，通过箱庭的制作可以使无形的心理有形化，并能够达到治愈来访者的目的。

箱庭疗法是从人心理的深层面来促进人格的改变。实施这种疗法需要知道与意识世界不同的无意识世界的法则。当然，人们有一半以上的时间可能都是在无意识状态之中度过的，日常生活中到底有多少时间我们处于意识状态，也是很难说清楚的，这一意识到底清晰到什么程度也是不确定的，就是说无意识世界并不是用简单的理性、知性的方法就能够了解的，而需要综合细致的观察、敏锐的直观理解、温和的感觉、冷静的思考，来研究人的心理深层次的无意识内容。

箱庭疗法确实也有某种程度的诊断性，熟练的治疗者一看来访者所创作的箱庭作品，就会对其有某种程度的共同解释和印象，这主要是由于箱庭疗法更多的是一种非言语的体现，容易使治疗者洞察来访者的内心世界。通过箱庭疗法，能比较容易理解来访者的内心世界。所以从某种意义说，箱庭疗法是通往人的内心世界之路。

当然，我们为来访者实施箱庭疗法的时候，不可忘记的是，我们是以当事人的主观体验为基础，依据临床心理的知识去进行可能的心理学援助，不是将箱庭疗法的或临床心理的"客观的知识"运用于我们的援助对象。

不难看出，箱庭疗法是儿童游戏疗法的一种。由于非言语性的特点，箱庭疗法特别适合言语能力还未充分发展的儿童或言语能力有障碍的儿童。最初主要用来治疗受虐待儿童、被忽视儿童、自闭症儿童、情感障碍儿童、患遗尿症的儿童、恐惧与焦虑儿童、学习困难儿童、阅读障碍儿童和言语障碍儿童等。儿童中心游戏疗法（child-centered play therapy）的倡导者兰德列斯（Landreth，1991）也认为，所选择的玩具为儿童提供了表达各种情感、探索真实的生活经验、检验现实极限、发展积极的自我形象、自我理解和自我控制的机会。因此，在儿童心理实践中，箱庭疗法发挥着重要的作用。

箱庭疗法本来是作为一种游戏疗法发展起来的，其自身所具有的特点使箱庭疗法应用的范围逐渐从儿童扩大到成人及团体治疗。所以，箱庭疗法已不再是一种局限于儿童游戏疗法的心理疗法。这种界定符合现代箱庭疗法发展的趋势，也体现了箱庭疗法作为一种心理疗法具有普遍意义和可操作性。

第二节 箱庭疗法发展简史

箱庭疗法自产生到现在已经经历了近一个世纪的漫长历程。其间有一批重要的学者为此作出了伟大贡献，他们从个人的生命体验和生活经验出发，将箱庭疗法这种非言语的治疗方法日趋完善，并向更广泛的群体推广，使得箱庭疗法在理论基础、治疗方法和适用范围等方面都获得了长足的发展。在此，我们认为有必要以这些人物为线索，对箱庭疗法的发展历史进行简要回顾。

一、箱庭疗法的起源

（一）威尔斯与《地板游戏》

威尔斯是英国的一位作家，代表作有《时间机器》（The Time Machine）和《世界战争》（War of the World）。对于箱庭疗法的发展来说，他的最大贡献在于1911年出版的《地板游戏》（Floor Games）一书。在此书中，他记述了自己与两个儿子一起分享的自发游戏过程。这些游戏都是在地板上划定的区域内进行，各式玩具放在一旁的盒子中，孩子自由地选择玩具在划定的区域内摆放。作为父亲的他全身心地投入到孩子的想象性游戏中，与孩子之间的关系是温暖而又亲切的。威尔斯发现，孩子的游戏有两个中心主题：一是"神奇岛游戏"（the game of marvelous islands），一是"建构城市的游戏"（games of the construction of cities）。他一直坚定地认为，游戏能促进成人的创造性思维。尽管他观察到孩子从这种地板游戏中获得了一种意想不到的愉悦（strange pleasure），但当时他并没有意识到游戏在儿童心理治疗中的作用，对游戏的心理意义也不感兴趣。直到多年之后，作为儿科医生的劳恩菲尔德开始重视威尔斯所进行的地板游戏的实践，并且意识到它的广泛应用前景。劳恩菲尔德认为，在一个限定的空间内摆放玩具有利于儿童表达他们心灵深处的非言语思想和情感，而且这样一种游戏的方式也便于研究人员的记录和分析。在对地板游戏扬弃的基础上，劳恩菲尔德创造了世界技法。

（二）劳恩菲尔德与世界技法

劳恩菲尔德是世界技法的创始人。1890年劳恩菲尔德出生于英国伦敦，1973在英国去世，其父亲是波兰人，母亲是英国人。儿时的劳恩菲尔德常常将自己看做一个不幸的、娇弱的孩子。由于健康的缘故，她童年的大部分时光是在床上度过的，她后来回忆说那是一段孤独的时光。加之她在学业成绩和人际交往方面都不如自己的姐姐表现得优秀，很难与自己的姐姐竞争，也让她面临很大的压力。她童年的大部分时光是在波兰度过的，身边的小伙伴都说波兰语，只有她不会说，所以很难使别人明白自己的情感和思想。幼时的这些经历加深了劳恩菲尔德对儿童内心世界的理解，这些奠定了劳恩菲尔德关于儿童治疗思想的基础。她认为，语言只是一种有限的交流工具，它并不能充分表达一个人的思想和情感。因此，她将自己的研究兴趣放在了探索各种有益的非言语交流方式上。

如果说童年的经历为劳氏开启了一扇通向儿童心灵之门，那么第一次世界大战之后的经历则加速了她进入这扇大门的步伐。从波兰战场返回英国后，大多数医生的职位都被从战场上回来的男性所占领，她很难获得医生的职位。于是，她决定把大部分精力投入到儿童发展的研究中。其第一本著作《组织与风湿症儿童》（Organization and the Rheumatic Child，1927），旨在研究儿童的风湿症与其家庭环境的关系。1928年，劳恩菲尔德的职业发生了重要的变化。她在伦敦开设了第一所儿童心理诊所，名称为"Clinic for Nervous and Difficult Children"。她认为该诊所的目的是帮助神经质和有各种困难的儿童及其亲人，同时寻找一种儿童感兴趣的治疗工具。与此同时，她想到了威尔斯的《地板游戏》，并将这种游戏看做一种治疗技术。1929年，她收集了各式玩具，把它们放在"神奇的箱子"中，并在游戏室中增加了两个镀锌的盘，一个装沙，一个盛水。游戏室中的儿童可以自然地将玩具、沙和水联系起来。不到三个月，一种由儿童自发创造的新的技术就发展了起来（Lowenfeld，1979）。起初，治疗者将玩具和装它们的容器看成是"儿童的世界"，但没多久，儿童开始将自己所创造的沙盘作品叫做"世界"。到1929年的夏天，治疗者和儿童一起将"沙中的构造"命名为"世界"。同年，世界技法正式诞生了。劳恩菲尔德认为，通过这样的方式，儿童的情感和心理状态得以表达，而且这种游戏的方式还可以进行客观的记录和分析。

世界技法的基本原则主要包括以下几点。

（1）配置。首先，沙盘应放置在齐腰的高度。其次，为了满足不同身高儿童的需要，游戏室内还应准备有不同高度的桌子来摆放沙盘。盘子的内侧涂成蓝色，给人一种水的感觉。整个盘子应防水、防腐蚀。盘中沙的量最好是盘子容积的一半。另外，水（盛在提桶中）和其他玩沙的工具（如铁铲、铁锹、漏斗、筛子等）也应放在儿童的手边。沙盘的规格是29.5英寸[①]×20.5英寸×2.8英寸，其目的是为了使儿童在不用转头的情况下就能看到整个沙盘。此外，各式各样的玩具放在有多层抽屉的橱柜中。这种多层抽屉的设计是劳恩菲尔德世界技法配置中的一个重要组成部分。她认为，开放的架子上所展示的各式玩具一下子全部进入儿童的视线只会迷惑他们。

（2）介绍。劳恩菲尔德给儿童进行的世界技法分两个部分。她形象地将这两部分命名为"桥与图画思考"（the bridge and picture thinking）。在开始给儿童介绍世界技法时，即在介绍"桥"部分，她暗示他们，成人和孩子现在站在河的两岸，他们现在要一起工作，在河上架一座桥。在"图画"部分，她向他们指出，人的有些经验不仅可以用言语表达，还可以用图画和行动来表达。她利用一些广告和图画来说明这一点。她告诉儿童可以在沙盘中摆放玩具，或用沙堆积成型，沙盘内侧的蓝色可以用来代表河、湖和海。接下来，给儿童展示橱柜中的玩具，要求他们利用这些玩具在沙中制作一幅图画，或者就用沙来做，不用任何玩具，在游戏室内他们想怎么做都可以。

---

① 1英寸=2.540 0厘米。

(3) 治疗者的角色。在儿童制作沙盘作品的过程中，治疗者坐在儿童身边不远的地方进行自由观察，并把儿童所创造的作品看做儿童内心世界与治疗者的直接交流。在此过程中，治疗者也会问一些问题，目的是为了使儿童意识到自己当时正在做。作品完成后，治疗者就作品直接问儿童一些问题，以澄清玩具对儿童的意义。至于游戏背后深层的意义当时是不解释的，只有在玩具所代表的心象持续出现在作品中，并不会被人误解的情况下，治疗者才会给儿童解释。劳恩菲尔德认为，治疗者的解释应关注的是儿童当时为什么选择那个玩具，以及为什么以那样的方式来摆放。儿童沙盘作品所提供的信息可以帮助治疗者调整治疗计划。

(4) 记录。最初，治疗者通常用图画或文本的形式记录"世界"。后来，人们开始尝试用摄影技术来记录。但劳恩菲尔德认为，这种记录方式太昂贵，也可能由于视角不同而歪曲作品。

(5) 关于移情（transference）和解释（interpretation）。劳恩菲尔德认为，世界技法实施过程中，儿童的移情是朝向沙盘的，而非治疗者。对儿童个人的这种移情进行解释会干扰对儿童"世界"作品的客观观察。劳恩菲尔德通过儿童对玩具的选择、空间的安排和沙盘故事来判断来访者的移情，而不是从传统的心理分析角度，将移情看成是存在于治疗者和来访者之间。

在世界技法实践过程中，劳恩菲尔德形成并提出了儿童游戏治疗的三个目标：(1) 为儿童提供一种安全感以减轻其焦虑，接受儿童所创造的一切，很少对儿童的行为进行反应；(2) 通过想象性的游戏，使儿童所压抑的过度情感能量得到释放；(3) 给儿童提供一种稳定的体系，这种体系有利于加强儿童与自身的斗争，使他们获得内心的平衡，消除他们对自身攻击性冲动的非现实性疑虑。在她看来，儿童的游戏就相当于成人的梦和无意识幻想，对游戏作品的解释是没有必要的，没有解释的游戏过程本身就是治疗。在游戏中，儿童可以充分地表达自己的情感、思想和行为。可以看出，世界技法的实践丰富了劳氏的儿童游戏思想。

1935年，劳恩菲尔德出版了她的第二部著作《童年游戏》（Play in Childhood）。在此书中，她提出了儿童游戏的四种功能：(1) 游戏是儿童和环境联系的方式，它与成人生活中工作的社会功能和本质是一样的；(2) 游戏在儿童的意识和情感经历之间架起了一座桥梁，相当于对话、内省、哲学和宗教对成人的意义；(3) 游戏使儿童的内心情感得以外化，其作用相当于艺术对成人的意义；(4) 儿童从游戏中得到轻松、愉悦、休息和享受。

在此基础上，劳恩菲尔德将游戏看做一种治疗形态，并尝试设计一种表达儿童情感和精神状态的工具，世界技法由此得以完善和发展。1979年，也就是在劳恩菲尔德去世后的第六年，她的第三部著作出版，即《世界技法》（The World Technique）。在此书中，劳恩菲尔德描述了她的早期经历和世界技法发展背景。她认为，成人的攻击性冲动通常是受到抑制的，而如果给儿童一定的机会，他们可以通过橡皮泥和沙土来表达他们的攻击性冲动。这本书的主要部分是三个详尽的个案研究，其中包括治疗者与儿童之间互动的信息。对儿童沙盘的分析主要从玩具的选择、主题、模式、象征、操作沙的方式和沙的造型几个方面进行。在这本书的结论部分，劳恩菲尔德（1979）总结说："个体对'世界'的主观体验就像是面对现实的一部分，像是一个人毫无准备地面对镜子中的自己。它对健康个体的影响是扩展他们对自我的了解，对来访者的影响是给他们提供一个表达的工具，它可以向治疗者和来访者传达言语和动作所不能表达的思想和情感的各个方面。"

科莱恩（M. Klein）和安娜·弗洛伊德（A. Freud）在 1930 年前后承认劳恩菲尔德是游戏疗法的先驱。

（三）艾里克森与戏剧作品测验

艾里克森（E. H. Erikson，1902—1994）在劳恩菲尔德出版《童年游戏》的同时，开始了对戏剧作品测验（Dramatic Productions Test）的研究。艾里克森深受弗洛伊德（S. Freud）的影响，他认为，无论是白日梦还是其他表达方式，都可以通过人们在日常生活中寻求表达的方式来理解。艾里克森进一步将儿童的游戏看成是表现他们生活的一系列视觉和感觉心象，而这些心象可以被翻译为言语。从这个观点出发，艾里克森发展了戏剧作品测验。他相信，从成人使用玩具的方式可以研究人的发展和性格的形成。

戏剧作品测验的具体方法是这样的：游戏室内有两张桌子，一张上面摆放分类的玩具，另一张上面进行构造图画的游戏。测验开始后，测验者离开游戏室 15 分钟，通过单向玻璃观察被试的行为。15 分钟后，测验者返回游戏室，记录下被试的解释，对被试所摆的场景画草图。艾里克森主要根据场景中的空间利用、造型、大小和距离来分析作品。其中，他最感兴趣的是空间的利用，不仅包括作品中空间的利用，还包括儿童本身在游戏室内的运动方式。

在分析戏剧作品时，通常考虑下列一些因素：（1）儿童接近游戏的方式（如儿童是先接近玩具架还是桌子，儿童是如何建构空间的）；（2）游戏构造与桌子表面的关系（桌子有多大空间被利用，玩具放在什么地方，如何调整玩具和桌子的形状使之相适合）；（3）场景的完形（场景中各部分与整体的关系如何，各部分之间的关系如何）；（4）场景最初的质量，包括一些特别的细节。他还观察了儿童接近游戏情境方式的特点，主要是看儿童的行为是否是平静的、仔细的、一贯的，是否是快速的、精力充沛的，是否是在突然做出决定性行动之后变得安静，整个过程中是否充满热情。

艾里克森的这些观察类似于目前的箱庭治疗者的观察。通过这种方式，他发现了游戏作品中的性别差异，对箱庭作品的观察记录有一定的借鉴意义。但很长时间以来，当提到艾里克森时，人们更多关注的是他的人格发展阶段理论，却忽略了戏剧作品测验的重要性。

（四）彪勒与世界测验

彪勒在箱庭疗法的发展历程中占有重要的地位。在劳恩菲尔德世界技法的基础上，她进一步发展了用于个体评价和诊断的常模，并发展出世界测验，后来叫做玩具世界测验。从此，在规定的空间使用玩具这种形式的诊断功能得到了确认。

世界测验由160个玩具组成，这些玩具放在规格为60厘米×30厘米×25厘米的盒子里。盒子的内部被分为10个区域，每个区域放一种类型的玩具，包括人物、家畜、野生动物、房屋、交通工具、障碍物（如篱笆）、建筑（如桥）、自然物、战争器械及其他物体。此外，世界测验并不提供沙盘，而是让被试将玩具摆放在桌子上或地板上。测验的进行还需要一个指导手册和记录表。

世界测验的基本原则如下。

（1）配备。世界测验并不用沙盘，而是用桌子和地板来代替沙盘，而且并不刻意规定桌子和地板面积的大小，但建议摆放玩具的地板面积最小为6英尺①。彪勒忽略沙的运用曾引起了激烈的争论，如鲍尔（L. R. Bowyer）认为，沙的运用可以增加一个重要的诊断维度。

（2）世界测验的介绍。尽管彪勒的测验是标准化的，但给被试的指导是开放性的，类似于劳恩菲尔德对儿童的指导。她把玩具和其他设备呈现给被试，邀请他们按照自己的意愿进行随意创造。

（3）主试的反应。世界测验实施手册规定主试要遵循一定的步骤施测。测验开始5或10分钟后，主试问被试："你正在做什么？"主试要周期性地问被试一些引导性问题，为了尽可能获得更多的信息，主试还要进行一些鼓励和表扬性的评论。在测验进行了20或30分钟后，主试应询问被试正在做的，问他是否完成。如果被试要求继续做，主试可以让其继续做下去。

从20世纪30年代末到50年代中期，彪勒持续开展世界测验的研究。其研究目的有两点：第一，发展一种科学的指导规则用于理解沙盘，尤其是发展一种评价临床人群和正常人群差异的工具；第二，确定同一人群是否有相似的投射模式。在其文章《世界测验：指导手册》中，她总结了以下几种模式。

（1）A模式，即攻击性世界模式（aggressive world signs）。如战争、动物的蚕食、野生动物的出现、事故、人们受伤、暴风雨的蔓延等都属于这一模式。彪勒认为，攻击性世界模式在儿童的作品中非常普遍，特别是在第一次创作之后，作品中攻击性的倾向逐渐明显。

（2）E模式，即贫乏世界模式（empty world signs）。彪勒认为贫乏世界模式的标准是：玩具少于50个；玩具的类别数少于12个类别中的5类；忽略主要的人群（如没有成人，只有儿童，或只有士兵和警察）。根据她的研究，8岁以下儿童的"世界"一般都非常贫乏。她认为，这表明了儿童未发展的心理状态。对于年龄较大的儿童和成人来说，贫乏世界反映了他们智力的滞后和情感的贫乏。

（3）CRD模式，即歪曲的世界（distorted world），包括封闭的（closed）世界、僵硬的（rigid）世界和无组织的（disorganized）世界。彪勒认为，封闭的世界是指部分或完

---

① 1英尺＝0.304 8米。

全分割的世界；僵硬的世界是指非现实的动物、人物和其他事物以一种固定的、刻板的形式组织在一起的世界；无组织的世界是指玩具分散地、无联系地、混乱地摆放在一起的世界。CRD模式是情感混乱的重要指标，它反映了个体无安全感、需要保护、强迫、完美主义和混乱的状态。

彪勒还对这些模式进行了跨文化的研究。1952年，她发表了《世界测验投射模式的国家差异》一文，比较了美国、奥地利、英国、荷兰和挪威五国投射模式的差异。这种跨文化的研究对箱庭治疗者来说是非常重要的，因为他们在评价箱庭作品时不仅关注个体差异，还强调国家和民族性，这对理解个体的深层心理是非常有益的。

虽然彪勒对"世界"的评价体系进行了标准化，但她的工作并没有引起足够的重视。一些人认为她的研究过于学术化，过于强调理性的因素，而忽略了直觉的因素。游戏材料中没有提供沙，只对一两个"世界"作诊断，而不是一系列的作品，这些都是不利于理解"世界"的。尽管存在种种批评，但彪勒深刻的思想和敏锐的洞察力对箱庭的发展是功不可没的。

（五）博格、费希尔与小世界测验

博格（H. Bolgar）和费希尔（L. Fischer）是心理动力学倾向的临床治疗师，都非常熟悉劳恩菲尔德和彪勒的工作。他们共同的兴趣是发展一种非言语的跨文化测验，以利于临床诊断，类似于罗夏墨迹测验和主题统觉测验。其目标是开发出可用于观察成人动机、选择和创造行为的象征表征的非言语投射工具。20世纪30年代中期，他们联合开发了小世界测验（Little World Test），又叫做博格—费希尔世界测验。

小世界测验与彪勒的世界测验一样，包括特定数量和类别的玩具（15类，即房屋、篱笆、树、形象明确的人形、个性化的人形、士兵、家畜、野生动物、狗、车、船、飞机、火车、桥及其他，共232个玩具），这些玩具是木质的或金属的。所有玩具按类别放在敞开的盒子中，盒子摆放在直径大约五英尺的八边形的桌子上。被试制作"世界"作品时也是在同一个桌子上。不提供沙，因为博格和费希尔认为沙对成人不合适，而且还不利于测验的标准化。整个测验过程没有时间限制，被试可以按照自己的意愿进行创作。主试对被试的行为和言语都要进行完整的记录，主试可以提问，以引发被试自发的解释、观察和评论，但不允许与被试之间对话。测验结束后，主试画草图来记录整个作品。

博格和费希尔的小世界测验对箱庭疗法的最大贡献在于，发展了一套较完备的评分系统，主张作品的分析应着眼于以下几个维度。

（1）玩具类型的选择（choice）。他们特别看重被试创作作品时所选取的第一个玩具。他们认为，第一个玩具往往决定了整个作品构造的特点。

（2）数量（quantity）。包括所使用的空间的数量、玩具的数量和构造的多样性（所使用的玩具数与玩具类别之比）。他们认为，个体内心世界的丰富性和个性的开阔性都可以从构造的多样性中得以体现。

（3）形式（form）。具体指作品的形状（方形、圆形等）、被试构造作品的视角（全方位的、有明确前后的)、基础(以桌子还是以其他的为基础)、每一个构造或造型可能移动的方向(全方位、有固定方向)和作品的平衡性。

(4) 内容(contents)。主要是看被试在使用玩具和构造场景时强调的因素，如实际用途(P: practical use)、逻辑构造(L: logical construction)、社会因素(S: social factors)、生动和趣味性(V: vitality and fun)和审美因素(E: aesthetic factors)。

(5) 行为(behavior)。包括行为的意愿、工作方法、行为速度和确定性。

(6) 言语化(verbalizations)。指自发评论的类型(言语或非言语)和数量。

从上述几个维度出发，博格和费希尔发展了"小世界"作品评分表，并在不同文化背景群体、临床与非临床群体中进行比较研究。结果发现，"小世界"作品存在文化差异，可以区分正常群体和临床群体，但在临床群体内不具有区分度，如不能区分智障群体、神经症群体和酗酒群体等。

1947年以后，博格和费希尔对小世界测验的研究兴趣渐渐减退，但其所开发的评分体系对箱庭的评分类别有重要的借鉴意义，更进一步丰富了人们对箱庭作品的理解。

(六) 卡尔夫与 sandplay

卡尔夫是 sandplay 的创始人。她 1904 年出生于瑞士，父亲是一位很富有也很受人爱戴的纺织品商人，还是瑞士国民议会的议员，对宗教很关心，喜欢开舞会和音乐会。卡尔夫非常尊重她的父亲，她说父亲的严格、公平、慷慨和正义对她影响深刻。卡尔夫的母亲具有极高的艺术素养，曾被选为当地儿童的教母。母亲的慈爱、温柔、宽容、接纳对卡尔夫也产生了重要影响。童年和青少年时期的卡尔夫由于身体虚弱而不能参加一些体育运动，却培养了她的内倾性，使得她充分感受到内心世界的丰富。由于身体的原因，卡尔夫十几岁时就被送到了阿尔卑斯山的一所寄宿学校。在那里，受希腊语老师的影响，卡尔夫学习了拉丁文、梵文，后来又有了中文的基础，对道教以及东方文化产生了浓厚的兴趣，这为其后来的生涯发展奠定了基础。

卡尔夫曾去英国学习钢琴，希望能成为钢琴师，但因腱鞘炎而放弃成为钢琴师的打算(第一次挫折)。29 岁的时候与荷兰的银行家结婚，有了两个儿子。但战争(第二次世界大战)和德军的侵略给卡尔夫带来了灾难，她的家被德军将领占据，使得她不得不带着孩子离开荷兰回到瑞士。后与丈夫离异(第二次挫折)。

如果说幼年的成长经历为卡尔夫奠定了从事儿童心理治疗的基本素养，那么她与 sandplay 的情愫则是最早来源于她的儿子彼得。幼年的彼得患有呼吸疾病，卡尔夫考虑到彼得的身体，把家搬到气候条件对孩子的身体更为有利的一个地方。彼得是一个善交际、外向的孩子，他很快就与那里的其他孩子成了好朋友，这些孩子经常相约到卡尔夫家玩。一天，一位孩子的母亲告诉卡尔夫，她的孩子每次从卡尔夫家里回来都非常轻松和快乐。这位妇女就是荣格的女儿鲍曼(G. J. Baumann)，她为卡尔夫能给孩子提供一种如此积极的气氛而惊讶，她建议卡尔夫研究心理学，并把卡尔夫介绍给自己的父亲荣格。荣格见到卡尔夫后，根据自己的直感，就告诉卡尔夫说"你可以成为一名很好的儿童治疗家"。此后几年间，卡尔夫开始了她在苏黎士荣格学院为期六年的学习和研究。1954 年，她听了劳恩菲尔德的报告，被世界技法所深深吸引。在荣格的鼓励和支持下，卡尔夫开始将自己多年的荣格主义训练与世界技法相结合，形成了自己的理论观点和新的儿童心理治疗方法。她将自己的方法命名为 sandplay，以区分劳恩菲尔德的世界技法。而此时，立志于学习和研究这一疗法的卡尔夫已五十多岁了。

卡尔夫认为，sandplay 对儿童来说是一种自然的治疗形态。她对 sandplay 的基本假设是由荣格提出的，即在人类的心理中存在着朝向整合和治愈的基本内驱力。她运用非言语的方法，决不做任何干扰儿童游戏过程的事，仅仅只是观察和接受治疗过程中发生的一切。强调在自由与受保护的空间（free and protected space）内使用沙盘，鼓励来访者和他们的无意识相联系，表达前言语阶段的经历和受阻的心理能量。卡尔夫发现，象征游戏创造了无意识和意识的对话，激活了再生和治愈的能量。因此，sandplay 为儿童提供了一种自然的治疗形式，不仅把儿童与外部现实联系起来，而且可以表达其原型和内心的世界。在治疗者所创造的安全空间内融合所有这些维度，有助于产生调和与整合的心象，重新确立自我和自性的重要联系。卡尔夫认为，一旦"自我—自性"联结被激活，儿童可能以一种更加平衡、一致的方法行动。

卡尔夫 sandplay 的基本原则如下。

（1）配置。卡尔夫的 sandplay 首先强调沙的运用，将沙看成是非常重要和自然的治疗材料，建议治疗者准备干沙和湿沙两种沙箱。因为沙的微小颗粒使它具有极强的可塑性和柔软性，而且干沙和湿沙可以给人不同的触觉。沙，就像土一样，包含着自然的、原始的元素。卡尔夫所用的沙箱规格与劳恩菲尔德所用的相类似，沙箱内侧涂成蓝色，给人水和天空的感觉。玩具放在开放的架子上，使来访者容易看到，各种各样的玩具所代表的都是日常生活或想象世界中的典型形象。

（2）介绍。卡尔夫并不主张在治疗的最初阶段进行 sandplay。她提出，首先应将治疗者与来访者之间关系的建立作为治疗的基础，在此基础上治疗者选择合适的时机问来访者："你愿意进行 sandplay 吗？"如果对成人进行言语治疗没有什么进展，而他本身又愿意体验时，治疗者可以建议其接受沙箱游戏治疗。此时，为了使成人来访者相信游戏不只是回归到童年，而且在评价想象、提供平衡感和整体感方面发挥着重要作用，治疗者可以同来访者谈论游戏的重要性和价值。卡尔夫曾引用斯切勒（J. C. von Schiller）的话说，人类只有在游戏中才是完整的。当来访者接触沙后，卡尔夫告诉他们，沙箱内侧的蓝色代表水和天空。在介绍结束时告诉来访者，"摆上你所喜欢的任何东西"。

（3）治疗者的角色和态度。在来访者创作箱庭的过程中，卡尔夫建议治疗者静静坐在来访者的旁边，不干扰整个过程；但不能离得太远，当来访者需要帮助的时候，治疗者可以随时提供帮助。为了使来访者能够自由想象，治疗者营造一个自由与受保护的空间是非常重要的。此时，治疗者的角色是一位静默的见证者（a silent witness），不仅见证和记录整个过程，同时还要见证来访者经历的情感历程。为了不打破来访者的心路历程，沙箱作品完成后，治疗者不立刻进行分析和解释。卡尔夫认为，治疗者的基本态度是母子一体性，即包容、接纳和关注来访者的整个治疗过程。治疗者必须具备两种能力：非评判（non-judgemental）的能力和设置界限（limit-setter）的能力（沙箱和玩具的提供本身就是一种限制）。

（4）记录。一方面是对sandplay过程的记录，如治疗者在来访者的创作过程中画一些草图；另一方面是对完成后的作品的记录。当来访者创作完离开治疗室后，治疗者在事先征得来访者同意的情况下给作品拍照。几个月或几年后，来访者和治疗者都觉得时机合适的时候，再一起回顾这些照片，使来访者将作品中的象征心象与其外部生活联系起来。

在对儿童的sandplay过程进行多年的观察之后，卡尔夫意识到，sandplay对成人也是有益的，并在对儿童研究的同时开始了对成人的研究。

同时，卡尔夫对中国思想有很深的造诣，在卡

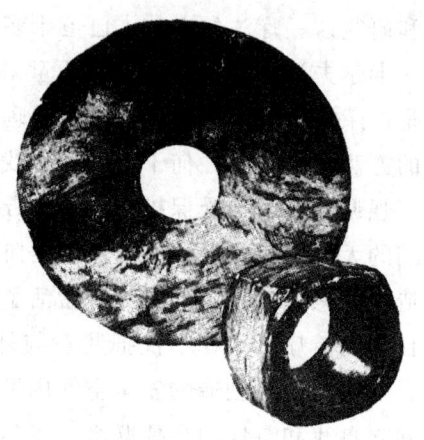

图1-4　圆为天、四角为地的中国象征
（Finlay Mackenzie, 1961）

尔夫的著作中，就引用过周代的美术作品（如图1-4）和宋代哲学家周敦颐（濂溪）的太极图（如图1-5），以说明新的生命的诞生、个人的发展是超越文化和传统的，具有宇宙的含义。

周敦颐的太极图的解说如下。

第一层为一个"○"，是"无极而太极"，表示宇宙发展的第一步，是一个"自无而为有"或"无能生有"的命题。"无极"为"无"，在"太极"之先；"太极"为"有"，是"无极"的派生者。无极而太极是宇宙秩序、世界万物的根源，是初始，如同出生落地时的我。

第二层为"坎离图"。左半圈为白黑白，即八卦中的离卦；右半圈为黑白黑，即八卦中的坎卦。离为火，坎为水，左右相合成三轮圆圈，表示水火相交而有两仪、阴阳、动静。图中央的小"○"，是"坎离之胎"或是阴阳、动静之本体的"太极"。这一层次表示宇宙发展已有动静分化的"太极"，继续分化为性质根本对立的阴阳二气，即：运动时，太极转化为阳气；静止时，太极转化为阴气。物质发展到阴阳阶段，不但具有动静，而且还具有了刚柔对立性质，并产生五行元素，是自我形成与人格发展的潜在力量。

第三层为五气顺布，其中心为"二五之精"。二为阴阳二气；五为五气，图中反映了天地五行相生的序列，即天一生水，地二生火，天三生木，地四生金，天五生土，其排列结构是中央为上土，左火与木，右水与金。水承坎下，金盛为水；火承离下，木盛为火，木气布而为春，万物以生；火气布而为夏，万物以长；金气布而为秋，万物以敛；水气布而为冬，万物以藏；土气寄于四季之间，行于四时。所以五气是阴阳二气继续演化的物质

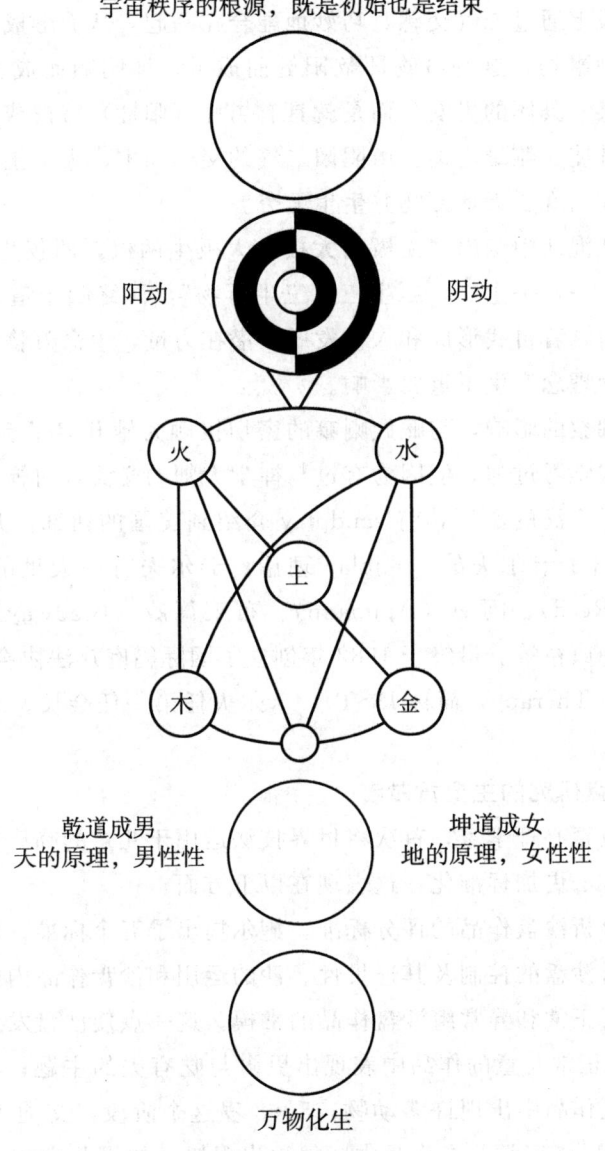

图1-5 濂溪太极图

发展的更高阶段,具有比阴阳更为具体的形状和物质。当物质发展到五行阶段,世界就出现了四季的变化。图中水、木、火、土、金用线连接起来,体现了五行相生和"五气顺布"的意思,构成了太极图中宇宙万物的生成论。

第四层为男女与化生万物。五行相生产生男女万物有一个过程。"五行顺布"的最下端的小"○",即是阴阳二气和木、火、土、金、水五气,妙而凝聚,将要派生具体物质,处于将生而未生的凝聚造作过程中,是承上启下不可少的环节。

最后的"○"是万物化生,在宇宙发生、发展的系统中的最后一个阶段。周敦颐认为

"无极"中那些混作一团不曾分化的规定和物质，以及阴阳五行中那些最精细的成分，在宇宙发展的最后阶段上通过二气交感，巧妙地配合在一起，从而形成了具有固定形状和性质、千差万别的各种事物，这些事物即乾阳健而成男，坤阴顺而成女，这是人与物的始生。此男此女不是某一具体的男女，而是就具有男性（阳性）特征或女性（阴性）特征的一般事物而言，即牡牝、雌雄之类。由阴阳二气的交感和木、火、土、金、水五气的妙而凝聚、相互作用，才出现了天地万物并生生无穷。

这正是中国人从混沌中走出"无极而太极，太极生两仪，两仪生四象，四象生八卦，八卦生万物"，"道生一，一生二，二生三，三生万物"，而终归于道，归于无极，回到混沌的演化本质，圆包含着自我形成和人格发展的潜在力量，生命万物的周而复始的系统思想，对卡尔夫的治疗理念产生了重要影响。

卡尔夫还深受佛教的影响，与藏族喇嘛的密切接触为她开启了佛教象征世界的大门。尽管卡尔夫没有正式学习过禅，但因为有过与禅学大师的交流，对禅的精神也理解颇深。

卡尔夫还进行了广泛的游历，将 sandplay 介绍到美国的西部；几次到日本，日本箱庭疗法的传播也丰富了卡尔夫的 sandplay 理论。卡尔夫有一大批的追随者，如温瑞卜（Weinrib）、瑞得（Reed）、阿曼（Ammann）、布莱德威（Bradway），及日本的河合隼雄、冈田康伸、山中康裕等。最终于1982年创立了国际箱庭疗法协会（The International Society for Sandplay Therapy，简称ISST），卡尔夫任第一任会长。卡尔夫去世后，河合隼雄接任会长。

（七）鲍尔：沙盘研究的主要贡献者

鲍尔作为一位教育心理学家，首次将世界技法运用于儿童的临床指导。她的主要贡献在于使沙盘研究的方法更加标准化，这表现在以下方面。

（1）开发用于分析沙盘作品的评分标准。鲍尔提出了五个标准，即沙盘中所使用的区域、攻击性主题、对沙盘的控制及其连贯性、沙的运用和沙盘作品内容。

（2）发展了分析正常和异常组沙盘作品的常模。这一点使沙盘发展为一种测验。如鲍尔认为，5岁之前的正常儿童的作品中表现出更多与吃有关的主题；5岁之后，农场的主题出现得更多，而且作品中出现许多动物；5~8岁这个阶段，交通工具是正常儿童最感兴趣的玩具；7岁以后，正常儿童作品中频繁地出现树。如果儿童的"世界"不能反映其年龄阶段的一般特征，则他们需要接受治疗。另外，如果被试所使用的玩具有意识地表达一些问题，或者他们的"世界"是一种空的世界、无组织的世界、攻击的世界、过度封闭的世界、无人的世界，则他们需要治疗。

（3）智力因素的作用。为了确定智力因素对沙盘创作的影响，并探索沙盘作为一种检测特殊人群的投射测验的价值，鲍尔研究了智障人群的沙盘创作。她发现，随着智商的升高，被试的沙盘表现出更高的整合性、协调性和复杂性。

（4）研究沙在世界技法中的重要性。鲍尔认为，创造性地运用沙可以增加表达的丰富性，为分析沙盘作品提供更多的信息。她发现，12岁之后个体创造性地用沙，可能表明中等或中等以上的智力水平。

（5）运用世界技法调查聋哑人群。鲍尔视世界技法为一种诊断工具，用于评价全聋儿童和半聋儿童的社会和情绪适应性。大规模的研究没有发现二者存在显著差异，但表明，聋哑儿童具有巨大的非言语表达的潜能，而听觉正常的儿童并不具有这种潜能。

（八）迪·多美妮科与沙盘—世界游戏

如果说上述对沙盘疗法的研究和发展还主要集中在基本理论和技法的话，那么迪·多美妮科（De Domenico）的工作则为沙盘疗法的广泛应用和推广作出了巨大贡献。迪·多美妮科是研究沙盘疗法历史最多产的作家，写了许多关于劳恩菲尔德和卡尔夫的书，提出了自己的新荣格主义方法和新劳恩菲尔德方法，开发了沙盘—世界游戏（sandtray-world-play）的方法，以及在临床、教育和商业背景下用于儿童、青少年、成人、夫妇、家庭和团体的动力性表达游戏疗法（dynamic expressive play therapy）。不管是在沙盘—世界游戏技法的训练中还是在动力性表达游戏疗法的训练中，迪·多美妮科为美国的心理治疗家、教育者、仲裁人和商业人士提供了一种广泛的经验训练计划。这些训练主要关注的是，如何有效地使沙盘—世界游戏的理论和方法能在广泛的社会环境中被各种人接受，而且强调意识的深度。尽管训练非常严格，但她从广泛的理论背景出发，鼓励初学者将她的非解释的方法融入到他们各自不同领域的研究中。

通过迪·多美妮科的努力，世界技法的最初概念得以扩展，不仅用于儿童，还广泛用于成人个体、夫妇、家庭、团体，甚至工厂中。在她的不断推动下，沙游网络（sandplay network）于1995年形成，沙盘疗法的专业网站及服务于心理学、教育和工业团体的杂志得以创建，有力地推动了沙盘治疗事业的发展。

（九）河合隼雄与箱庭疗法

河合隼雄是日本最有影响的心理学家之一，现任日本文化厅长官。1928年生于日本兵库县，在第二次世界大战中度过了青春期，多少受过残酷的战争的影响。战后，考入京都大学理学部数学专业，转入文学部上研究生，但因对教育和心理感兴趣，实际上是在教育学部学习教育和心理学。后去瑞士荣格研究所留学，作为第一位获得荣格分析家资格的日本人而闻名，1965年学成回国。

河合隼雄学成回国后，将卡尔夫的 sandplay therapy 介绍到日本，认为这一技法非常适合日本人。如前所述，在日本的民间游戏中有一种叫箱庭的游戏，河合隼雄本人在小学国语教科书中就曾学过箱庭游戏的课文，这可能是他之所以将 sandplay 命名为箱庭的原因之一。如果将 sandplay 直译为玩沙游戏，将 sandplay therapy 直译为沙游疗法，就很容易和在有沙的场地玩沙混同一气，也缺少文化的底蕴。河合隼雄直觉地将 sandplay therapy 译为箱庭疗法，赋予 sandplay therapy 以东方文化的神秘和奥妙。

在日本，箱庭疗法的基本理论、建立与实施的原则都沿袭了卡尔夫 sandplay 的传统。河合隼雄在日本普及箱庭疗法的时候，特别注意不过于强调去表现卡尔夫的象征性解释理论及荣格的分析心理学思想，而是把箱庭疗法作为罗杰斯的"以来访者为中心"疗法的延续或补充，强调治疗者在进行箱庭疗法的时候可以根据自己的个性，重视治疗者和来访者的关系及个案的流程和发展的可能性。河合隼雄特别主张，治疗者和来访者的关系非常重要，箱庭作品是在治疗者和来访者的关系中产生的。

笔者曾有幸多次与河合隼雄先生一起讨论过箱庭疗法，也有幸于2003年9月在京都召开的日本心理临床学会第二十二届大会上与河合先生及中国心理学会理事长张侃先生同台出席日本临床心理学史上第一次日中国际研讨会并作大会报告。笔者的箱庭疗法督导、京都大学的冈田康伸教授主持了这次研讨会。

2004年8月在北京召开的第二十八届国际心理学大会（ICP2004）上，冈田康伸教授和笔者策划了特邀研讨会，河合隼雄先生出席了这次特邀研讨会，并对我们在中国所开展的工作给予了高度评价。想起1998年在樱井素子老师的帮助下，笔者在冈田康伸教授那里获得了箱庭疗法的难得体验，将冈田康伸教授送给笔者的沙箱和玩具带回中国后所进行的箱庭疗法的传播，其间又多次得到了河合隼雄先生的鼓励，心中对河合隼雄先生充满了无限的感激。

二、箱庭疗法的发展与研究现状

20世纪80年代末90年代初以来，箱庭疗法在世界范围内蓬勃发展。劳恩菲尔德的早期工作、卡尔夫的研究，以及鲍尔的贡献极大推动了箱庭疗法的普及和应用。后来的研究者所做的工作为箱庭疗法的发展拓宽了道路。

（一）拓展卡尔夫开创的箱庭疗法理论

一大批研究者（Reed，1980；Mitchell，1987；Spare，1984；Weinrib，1991）致力于发展卡尔夫的箱庭疗法理论，他们从治愈过程（the healing process）、治疗力量（the therapeutic power）、治疗者的角色（the role of the therapist）、移情和延迟解释（delayed interpretation）等几个方面，提出了各自有益的见解。

1. 治愈过程

卡尔夫将自性的确立（the constellation of the self）看成是治愈过程的中心原则，自性的结果就是自我的健康发展。当自性的心象在箱庭中表现出来之后，箱庭创作者的外在行为将发生变化，箱庭中的负面力量将得以转化。也就是说，在卡尔夫看来，治愈过程和转化过程是统一的。而温瑞卜（Weinrib，1989）和阿曼（Ammann，1991）却对这两个过程作了进一步的区分。阿曼认为，治愈过程发生在遭受过早年创伤的个体身上，这些人早年在母爱剥夺、没有信任的环境中长大。通过箱庭，可以唤醒他们的整合力量，使他们建立健康的个性结构。而转换过程发生在具有健康和稳定自我的个体身上，只是他们的世界观过于狭隘或偏激，感受到焦虑、压抑和不安。通过箱庭，可以使他们直面人格阴影，打破旧的心理模式，创造新的心理运动。

2. 治疗力量

卡尔夫认为，箱庭使无意识心象得以视觉化，从而唤起治愈的能量。与荣格一样，卡尔夫也非常强调象征的治愈力量。箱庭中那些超越个体的象征能引起个体的发展，正如梦、幻想、宗教和神话中的象征一样。温瑞卜（Wenrib，1983）认为，箱庭所展现的图画不仅仅是内部心象的反映，同时，外在玩具的运用也反映了制作者的无意识。也就是说，箱庭强调了意识和无意识之间的联系。亚当斯（Adams，1991）也认为，箱庭就是在具体现实领域联系意识和无意识的过程。布莱德威（Bradway，1987）也提出，箱庭不仅使来访者从混乱中看到秩序，而且使他们有机会经历和超越对立面。箱庭以一种可见的、有形的形式使负面问题客观化，最终达到治愈的目标。她还认为，箱庭的治疗力量在于四个要素，即沙、水和玩具等具体材料的运用，各种材料融合在一起的潜能，创造的自由和可信任，非干扰的治疗者所提供的安全感。

3. 治疗者的角色

卡尔夫认为，箱庭治疗者的角色就是为来访者提供一个自由与受保护的空间。为了做到这一点，治疗者必须具备两种态度：一种是开放和接纳（openness and acceptance）的态度，使来访者感到自我表达是安全的；另一种是保护（protective）来访者的态度，使来访者能够保持在自己自然的界限之内不受到侵犯。温瑞卜进一步完善了这一观点，认为自由与受保护的空间不仅指物理空间，也指心理空间。物理空间指沙箱本身，它是有限的和包容的，而且玩具的数量也是有限的；心理空间指由治疗者的人格所提供的。基彭休尔（Kiepenheuer）也将治疗者提供的空间比作炼金术的炼金密封容器，这个容器中既有对抗也有融合。容器中所发生的过程有它自己的方向和目标，治疗者的作用是支持这个过程，而不是领导或指引这个过程。此外，卡尔夫还探讨了治疗者和来访者之间的联系感，认为这是一种共时性时刻（synchronistic moment），也是非言语洞察的时刻。此刻，治疗者和来访者能同时感受到内心的状况。卡尔夫将共时性时刻看成是由一系列的分离时刻组成的，每一时刻都产生它自己的觉醒。

4. 移情

劳恩菲尔德很早就意识到了移情的问题，她认为，儿童对治疗者的移情会干扰治疗。她努力使儿童的移情朝向玩具和沙箱。而卡尔夫只是间接地提到移情的问题。她认为，移情就是提供一个实现自我潜能的空间，如果治疗者能创造一个自由与受保护的空间，则这个空间将促进对治疗者的积极移情。积极移情反过来会加强自性的确立。很多研究者都发展了卡尔夫的这一观点，他们认为，治疗者和来访者之间的关系有时在箱庭中是可以直接得到表达的。箱庭创作本身就是经常指向治疗者和来访者之间的关系的。比如，有时来访者会通过某个玩具来表达自己对治疗者的情感。布莱德威还注意到，箱庭中重要人物放置的位置有时与治疗者所坐的位置有关。尽管存在各种观点，但是箱庭治疗者们已经达成了共识，即认为箱庭的其他方面也可能说明移情的存在，如：箱庭的运用受到阻抗或很容易适应；以一种独特的方式（毁坏、偷等）对待玩具；来访者批评、表扬治疗者所收集的玩具，或将其与其他人的收集比较；来访者的箱庭作品要么公开分享，要么隐藏起来，不让治疗者看。

5. 延迟解释

卡尔夫的经典箱庭理论认为，在来访者创作完箱庭作品后，治疗者是不给予任何解释的，而是在制作了一系列的箱庭作品后，经过几个月或几年的时间，治疗者和来访者都觉得时机成熟的时候再一起来讨论。这种成熟的时机通常是指在自性得以确立之后。而温瑞卜认为延迟解释并不是说治疗者对来访者的箱庭作品不作任何评论，因为治疗者的角色就是一位共感的观察者和倾听者，他熟悉箱庭作品的发展阶段，所以有时会就作品中的象征心象与来访者进行讨论，以更好地了解来访者的成长和变化。

（二）箱庭疗法实践的纵深发展

随着箱庭疗法理论和研究的发展，箱庭疗法的实践也随之向纵深发展。

首先，更加强调箱庭治疗者的专业训练和个人发展。在治疗者正式进行箱庭疗法临床实践之前，治疗者本人要在经验丰富的箱庭治疗家的陪伴下进行深度的个人箱庭体验。国际箱庭疗法协会现在也将治疗者的个人箱庭体验看成是专业培训的重要方面。此外，参加专业的讨论小组、培训班或咨询小组也是训练不可缺少的部分。

其次，箱庭治疗环境更为丰富。除了标准规格（57厘米×72厘米×7厘米）的干、湿两种沙箱外，还出现了用于团体箱庭的大沙箱。沙的类型也更加丰富，有白沙、黄沙、紫沙等。玩具的数量不再像早期那样有限制了。目前，箱庭治疗室中的玩具更加多样，没有数量限制，使来访者得以表达更多样的主题。

再次，对来访者进行简短的箱庭介绍。卡尔夫一般会告诉来访者浏览一下玩具架，从玩具架上选择自己喜欢的玩具摆在沙箱中，想怎么摆都可以。而目前的大部分箱庭治疗者已经不拘泥于某种介绍的方式，他们的目标是为来访者创造一个自由想象的轻松氛围，介绍都比较简短。特别是对于儿童来说，他们比较容易融入到箱庭游戏中，但对于成人来说，轻松和支持的气氛可能是更重要的。

最后，对箱庭的解释不再严格遵照箱庭早期开拓者们所发展的规则。目前，主要从以下几个方面来进行。

（1）箱庭制作的方式。如：观察来访者在创作箱庭时是充满兴趣的还是有所阻抗的，他选择盛有干沙还是湿沙的沙箱，他站在距离沙箱的什么位置，是否利用水及沙和水是如何利用的，玩具是以什么方式放在沙箱中的，来访者创作的是终结箱庭还是过程中的箱庭，来访者在创作箱庭时情绪是否有变化，来访者对最后的箱庭作品有什么反应，是否有言语评论等。

（2）箱庭的内容。包括玩具的象征意义、摆放和使用，沙箱中的塑形，五种元素（空气、水、土、火、风）表面上的代表性运用，箱庭中表现的发展阶段性以及箱庭作品的整体结构。

（3）系列箱庭的发展观。如：系列箱庭中是否表现出了运动，平衡性和中心化是否有所增强，箱庭中的关键玩具的放置和地位是否有变化，有没有主题还未被揭示，有没有新出现或转换、消失的主题和场景，象征的内容是否有变化，是否存在持续性的特点等。

（4）箱庭故事。来访者在制作箱庭的过程中或完成之后可能会自发地讲关于作品的故事，治疗者要认真地倾听故事的象征内容、情感上的寓意、主题和故事的结局，这有助于理解来访者内心世界的发展变化。

（5）治疗者的情感反应。如治疗者在感受来访者箱庭作品的时候，要问自己："这使我有什么样的感觉？""箱庭作品给我的印象如何？""作品中最打动我的是什么？"。这些问题有助于治疗者深入理解来访者的箱庭作品所提供的信息。

（6）日益强调首次箱庭作品的意义。卡尔夫认为，首次箱庭制作表明来访者对治疗的感觉、他们和无意识间的联系、个人的问题和解决的可能性。弗瑞德曼（Friedman，1987）也建议治疗者关注首次箱庭中的能量区域、问题区域、明显的组合类型、问题类型和可能的力量源泉。

（7）关于空间象征理论的争论。一直以来，箱庭治疗者把沙箱空间分为四个部分来分析，如上、下、左、右分别代表精神、物质、过去、未来等。但目前越来越多的治疗者倾向于将沙箱空间看做一个整体来理解。还有一些治疗者认为运用空间象征理论是理解箱庭作品的第一步，这样不至于被大量的无关信息所困扰。

（三）箱庭疗法基础研究的进展

目前，相当一部分箱庭治疗者逐渐放弃了理解箱庭的定量方法和控制方法，相反，选择了更为主观的探索象征意义的方法，也不去发展任何理解箱庭的确定性规则。但是，也有许多研究者开始注意箱庭疗法过程中的量化问题，还有研究者正在寻求将箱庭用于诊断的方法。

1. 有关箱庭疗法信度问题的研究

通过箱庭作品是否能准确地辨别不同群体，箱庭作品是否能有足够信度使观察者确认哪些作品是同一个人在一段时间内创作的，藤井忍（Fujii Shinobu，1979）对此作了研究。他选择了四组男孩（小学组、初中组、青少年犯罪组、情感障碍组），让他们分别在两周到四周内制作两个箱庭。然后他让五位有经验的箱庭治疗者和五位没有临床经验的教育心理学研究生对所有作品进行评定。在评定作品是属于哪一人群时，两类评定者表现出了显著差异。有经验的治疗者比无经验的学生能更好地匹配每个人的首次箱庭作品和第二个箱庭作品。再测信度的研究也发现，青少年犯罪组在开始箱庭创作之前所花的时间比其他组多，情感障碍组在制作箱庭时花的时间比其他组多，初中组的男孩没有人用沙，而小学组的男孩都曾利用沙来创作。青少年犯罪组和情感障碍组的男孩动沙时非常犹豫，仅仅用手指触沙。这些研究都表明，箱庭疗法是一种可靠的技术，适应不良人群的箱庭比适应良好人群的箱庭表现出更高的稳定性。

2. 研究年龄、智力因素和心理健康状况对箱庭创作的影响

康普和凯斯勒（Kamp & Kessler，1970）就儿童的生理年龄和智力年龄对玩具组织的影响进行了研究。他们选取了四组被试，年龄分别为6岁、7岁、8岁和9岁，每组五个儿童。他们将儿童箱庭世界的发展分为四个水平，即并列结构（玩具混乱地放置在沙箱

中的某个部分或充满整个沙箱)、图式结构(玩具仅以一种方式组合在一起)、描述性结构(玩具间很少现实的联系)和现实场景(两种类型以上的玩具按照它们的现实功能安排在一起)。康普和凯斯勒发现,儿童的年龄是箱庭世界发展水平的指标。6岁儿童创造的图景属于并列结构和图式结构。9岁儿童创造更多的描述性结构,其中也包含一些图式性和现实性的玩具类别。研究也表明,尽管生理年龄比智力年龄要重要,但智力因素的确影响了儿童"世界"的结构类型。智商高的儿童比同年龄智商低的儿童表现出了更高的发展水平。康普等人还研究了心理健康状况对正常儿童和因精神病而住院治疗儿童的箱庭的影响。研究发现,精神病组儿童的箱庭比对照组儿童的箱庭表现出更多的病理特征;病理组儿童使用的玩具总数少于50个,玩具类别数少于5种,而且有一种类别是主导的;病理组儿童不使用士兵和人物,却使用更多的栅栏,移动玩具更频繁,而且玩具都密集在桌子的某一区域;比较而言,正常儿童使用更多的人形、士兵、动物、建筑、室内外设施等,而且,其箱庭作品也更丰富、充实、较少隔断。但此项研究没有发现智商对箱庭的影响。

3. 研究箱庭作品的性别差异

康普和凯斯勒(Kamp & Kessler, 1970)的研究发现,女孩比男孩使用玩具的类型更丰富。琼斯(Jones, 1986)的研究发现,7~13岁的男孩很少操作沙箱中的沙。男孩比女孩更倾向于在沙箱中玩攻击性的游戏,而女孩倾向于合作性的游戏。丹科斯(Denkers, 1985)的研究表明,除了幼年有过性侵扰遭遇的男性很少触沙外,成年男性和成年女性在用沙方面没有什么差别,成年女性比成年男性更倾向于在箱庭世界中描述关系。

4. 研究皮亚杰的发展阶段论与儿童箱庭发展的关系

琼斯(Jones, 1986)为了探索儿童箱庭世界发展与皮亚杰(J. P. Piaget)发展阶段论的关系,分析了185个儿童(年龄从11个月到18岁)的最初箱庭作品。每个年龄水平10个儿童,5个男孩,5个女孩;1岁组有15个孩子,6个女孩,9个男孩。他根据儿童箱庭作品中所使用的玩具、选择玩具的顺序、儿童的评论和行为、玩具的移动、沙的使用、与观察者之间的互动和作品的整体印象来分析。研究结果表明,儿童在箱庭中创造性表达的结构与皮亚杰对认知发展阶段和规律的研究结果是一致的;箱庭世界的结构复杂性是随年龄增长而增强的。琼斯按照皮亚杰的发展阶段来观察各阶段儿童箱庭世界的特点,发现每一阶段的"世界"分别具有不同的特征。

阶段Ⅰ(0~1岁):无整合或聚合的观念,"世界"的主题和各部分是分散的、不连续的。"世界"超出沙箱的界限,很少将玩具放在沙箱中;玩具并列放在一起,方向是随机的;几乎没有焦点或物理定位性,玩具聚集或散布在沙箱中,甚至整个房间;玩具之间的联系稀奇古怪,具有高度主观性;沙被扔得沙箱内外到处都是,将玩具埋入沙中,然后又取出来;沙箱中玩具的分组聚集并无明确界限。

阶段Ⅱ(2~4岁):出现箱庭世界的立体感,开始在箱庭中描绘暂时的情景和部分的联系,但玩具的摆放仍很混乱;大部分玩具放在沙箱内,但经常出现将玩具放在沙箱外。使用沙箱中的大部分区域,但更多的还是只使用一部分区域;是否有意地使用玩具,给玩具定位，取决于儿童是否投入游戏；沙主要是用来掩埋玩具，反映了模糊的界限感；尽管没有有意地用玩具创造界限，但界限在无意中也会出现。

阶段Ⅲ（5～7岁）：出现了局部的结构感，反映了各种联系的开始。箱庭世界主要在沙箱的界限以内创造，沙箱中百分之九十以上的区域被使用；不管表现的是人际间的联系还是功能上的联系，箱庭世界中常有两个玩具是有意地定位在一起的；当"世界"中有两个以上的玩具时，通常是简单的戏剧性分组；通过玩具的放置、行动和它们之间的联系表现玩具间的戏剧行为；尽管有时也存在有界限和分散的现象，但沙被用来创造一些永久的结构；玩具所创造的界限是简单的。

阶段Ⅳ（8～12岁）：出现整合一致的世界观。通过单一的主题将各部分联系在一起。玩具按照有意义的联系（包括对称性）进行分组摆放；玩具全部在沙箱内，沙箱的百分之九十以上面积被使用；对玩具进行有意定位，它们的比例大小和摆放变得非常重要；通常围绕玩具间的合作展开戏剧性游戏；游戏的复杂性和层级性越来越强；对沙进行简单的构造，但通常沙还是被忽略的；玩具所创造的界限或者是隐含的、不明确的，或者就不存在。

阶段Ⅴ（13～18岁）：现实"世界"和象征"世界"形成。它们的特点是：要么有一个单一的主题，但包含并不整合的各个复杂部分；要么由某一抽象的主题整合起毫无联系的玩具；要么是明确单一的主题，其各部分既独立又统一。玩具完全在沙箱内，沙箱的百分之九十以上面积得以使用；对玩具进行意图明确的定位，玩具是可以改变的，开始在河上架桥；没有戏剧性游戏，各种玩具以创造性的方式复杂地组织在一起，表明玩具间戏剧性运动；明确使用和整合表现人类社会的玩具，也使用单个玩具；沙不仅用来创造界限，还用来创造陆地和河流的形式；界限也可以由相互协调的各类玩具创造，它们跟复杂的世界相联系。

5. 研究箱庭的诊断价值

丹科斯（Denkers，1985）比较了成人明尼苏达多项人格问卷的得分与其箱庭作品，其研究目的是为了检验琼斯所开发的成人箱庭作品评分系统的诊断和评价能力。运用琼斯的量表，丹科斯分析了74名成人（年龄在18～50岁，38名男性，36名女性）的首次箱庭作品，将量表得分与他们在明尼苏达多项人格问卷上的得分进行比较。结果发现，琼斯的评分系统是评价成人箱庭作品的有效诊断工具，箱庭是表现心理障碍的一个敏感指标。如，明尼苏达抑郁量表得分较高的女性比低分组的女性更少可能利用玩具来创造界限，社交内向量表得分低的女性倾向于占用更多沙箱空间，精神病态量表得分较高的女性倾向于将一个玩具放在另一个玩具的背后，以寻求保护和隐藏。妄想量表得分较高的男性创造的箱庭世界描述了"内隐的合作"和"复杂的合作"，说明个体对人际问题的敏感。精神分裂症量表得分较高的男性在箱庭世界中描述了高水平的"简单合作"，说明他们能用一种简单的方式描述玩具间的合作关系。丹科斯认为，箱庭不仅是个体发展阶段的可靠指标，而且也是有效的心理障碍的诊断工具。

6. 探讨箱庭世界中的原型主题

桑都（Sandu，1978）研究了20名女性（年龄在23~62岁，来自完全不同的背景）的首次箱庭作品，目的是探索箱庭作品中所反映的荣格主义的原型主题。她发现，这些作品都围绕五个主题，即女性性、男性性、旅程、自性和数字（特别是数字3和4）。布莱德威（Bradway，1992）也曾就箱庭中"太阳"心象和"月亮"心象进行了研究，近几年的《箱庭疗法》杂志中也不乏对各种原型心象的研究报告。

（四）箱庭疗法的临床应用

箱庭疗法在特殊人群中的临床应用自20世纪80年代以来受到了越来越多的关注。如临终儿童的箱庭疗法（Amatruda，1984）、性虐待儿童的箱庭疗法（Allan & Lawton-Speert，1989；Grubbs，1991a，1991b；Mathis，2001）、情感障碍儿童和青年的箱庭疗法（Carey，1990；Eide-Midtsand，1987；Gabriellini & Nissim，1988；Kiepenheuer，1990；Par，1990；Sullwold，1971）、母爱剥夺人群的箱庭疗法（Mills，1990）、创伤后应激障碍（posttraumatic stress disorder，简称PTSD）的箱庭疗法（Amatruda，1989）。其研究的焦点体现在两个方面：比较同一特征人群的箱庭作品，并探讨其特征；对典型的个体进行深度的个案研究。

日本的箱庭疗法专家一直以来就非常重视深度个案的研究，日本箱庭疗法学会（The Japanese Association of Sandplay Therapy）出版的《箱庭疗法学研究》（Archives of Sandplay Therapy），也以报告各种人群的箱庭疗法个案为主。冈田康伸教授为本书特别寄送的个案稿件（第十五章），就是对一位55岁妇女的箱庭疗法个案。

（五）箱庭疗法在学校中的应用

20世纪80年代以来，箱庭疗法由学校咨询者和教师介绍到了学校，箱庭疗法被看成是一种促进学业发展、心理成长、诊断和治疗干预的心理治疗工具并被广泛接受。从事心理咨询和心理治疗的人认识到箱庭疗法能促进儿童的身体、社会、情感和学业能力的发展。箱庭疗法所强调的"自由与受保护的空间"和"静默的见证"与学校心理咨询中所强调的"无条件的积极关注"是一致的。

当然，教育者在学校箱庭疗法中的角色与临床治疗中箱庭治疗者的角色是有所不同的。华斯顿（Waston）将箱庭看做一种艺术活动，他指出，教育者将箱庭应用于儿童，不是在进行治疗，而是在促进想象性的游戏。

国际箱庭疗法协会成员玛丽·诺伊斯（Mary Noyes，1981）是一名教师，她将一对一的箱庭疗法形式融入到课堂情景中，其目标不仅是从心理上而且还从学业上帮助学生。她的实践表明，箱庭体验加深了学生间的同伴关系和亲密感，提高了他们的自尊，有助于解决他们的内部冲突。此外，进行了箱庭体验的学生到学期末的阅读能力比前两年没有进行箱庭体验的时候要高。

辛西亚·贝尔泽（Cynthia Belzer，1991）是一位特殊教育的教师，她也将箱庭疗法应用于学校以促进学生对学习的接纳。她选择了11名有特殊学习需要的四、五、六年级的学生，年龄在10~13岁。她在教室中安排了一个半独立的空间，其中放置两个沙箱和一个玩具架。这些学生一星期做一次箱庭。贝尔泽发现,箱庭提高了学生的注意力和对学业任务的关注。做完箱庭之后,学生们情绪稳定,轻松愉快,在课堂上表现得更好。

我们(2005)运用箱庭疗法干预中学生考试焦虑,选择了 20 名重度考试焦虑学生,进行了 5~20 次不等的箱庭疗法。结果发现,这些学生不仅考试焦虑情绪得到了显著的缓解,听课效率提高,而且提高了自我价值感,同伴关系也得到良好的发展。

三、箱庭疗法在各国的发展

20 世纪 80 年代以来,箱庭疗法在世界范围内蓬勃发展,突出体现在箱庭疗法专业组织机构的建立和完善上。其中最具影响的是 1985 年卡尔夫倡导建立的 ISST,该协会旨在发展卡尔夫主义的箱庭疗法,是一个非营利性组织,它的建立为交流箱庭疗法的理论和治疗经验提供了一个广阔的空间。在加拿大、德国、英国、以色列、意大利、日本、美国和瑞士都有它的分会,为箱庭疗法专业人才的培养作出了巨大贡献。

(一) 箱庭疗法在美国的发展

美国箱庭疗法的发展沿袭着卡尔夫所开创的箱庭疗法传统。美国箱庭治疗家(Sandplay Therapists of America,简称 STA)是目前美国箱庭疗法发展的核心组织。STA 是一个非营利组织,其建立是为了教育和培训箱庭治疗者,支持和促进卡尔夫所开创的箱庭疗法的专业发展。美国箱庭治疗家目前拥有许多地方组织,每两年举行一次大会,每年出版两期《箱庭疗法》(Journal of Sandplay Therapy)杂志和季刊《箱庭时事通讯》(Sandplay Events Newsletter)。该组织在促进箱庭疗法专业领域内的交流合作、培训专业的箱庭治疗人才上发挥了举足轻重的作用。目前美国箱庭疗法研究呈现出下列特点。

1. 基础理论研究向纵深发展

一批学者正致力于研究箱庭疗法与荣格分析心理学的联系,他们强调箱庭作品中心象的象征意义,如布莱德威(Bradway,1992)发表的《太阳与月亮》,专门对太阳与月亮的象征意义进行了研究。还有对男性、女性心象的研究,攻击性心象、基督心象的研究等。另外,有些研究专门将重点放在了箱庭疗法与荣格分析心理学在理论上的联系,旨在探讨箱庭疗法的理论来源。鲁克里希亚(Lucretia)对炼金术与箱庭疗法联系的研究,著有《自由与受保护的空间:炼金术方法的反映》。此外,越来越多的研究试图通过荣格的思想将箱庭疗法与东方思想联系起来。

2. 个案研究更加客观化

在个案研究中,也引入了量化分析,如对几十次箱庭作品的变化趋势进行描述分析,还制订了结构化的箱庭作品分析表,以共同的维度和项目来分析同一来访者的一系列箱庭作品,将定性与定量研究结合起来。

3. 与家庭疗法、团体咨询等形式相结合

箱庭疗法不再局限于儿童治疗,已广泛应用于成人心理治疗中,如夫妻治疗、家庭治疗等。箱庭疗法在与这些疗法结合时也发生了一些改变,如增加了更多解释和对话的成分，其形式也不再局限于一对一的治疗，在与团体咨询相结合的过程中，发展了一些团体箱庭的形式，并运用到社会团体和组织中，以改善团体和组织的关系。

（二）箱庭疗法在日本的发展

如前所述，箱庭疗法是河合隼雄于1965年介绍到日本的。箱庭疗法一介绍到日本，很快就与日本的文化产生了共鸣，成为日本心理疗法的重要分支并被广泛推广。1966年后，卡尔夫多次被邀请到日本进行学术交流和访问。1969年日本第一本箱庭疗法专著《箱庭疗法入门》（河合隼雄著，诚信书房）出版，1972年卡尔夫的《卡尔夫箱庭疗法》在日本翻译出版（山中康裕等监译，诚信书房），可以说对箱庭疗法在日本的推广起到了推波助澜的作用。

其后，冈田康伸的《箱庭疗法的基础》（诚信书房，1984）、《箱庭疗法的展开》（诚信书房，1993）相继出版。

自1965年河合隼雄将箱庭疗法引入日本以来，日本曾经成立了一个非正规的研究会组织——箱庭疗法研究会，该研究会每年都要召开几次研讨会，对箱庭疗法在日本的发展起了积极的促进作用。为了促进箱庭疗法在日本的进一步发展，1987年以河合隼雄、樋口和彦、山中康裕等人为中心创立了日本箱庭疗法学会。实际上，日本箱庭疗法学会是以箱庭疗法研究会为母体成立的。之所以一开始没有成立像日本箱庭疗法学会这样一个严密的组织，可能是河合隼雄曾经说的那样，成立一个组织固然重要，但也需要注意到，组织化之后会产生的弊端，必须慎重。日本箱庭疗法学会于1988年开始出版《箱庭疗法学研究》，以箱庭疗法的个案研究为中心，发表了许多研究成果。

现在的情况是，在日本，箱庭疗法正在不断普及并被广泛应用。山中康裕（2003）将箱庭疗法与绘画疗法、音乐疗法、诗歌疗法、园艺疗法等囊括于他所始创的《表现疗法》之中。除此之外，绘画疗法、风景构成法等作为来访者表现内心世界的方法，与箱庭疗法可谓一脉相承。

自1962年河合隼雄跟随卡尔夫学习箱庭疗法并于1965年将其引入日本以来，箱庭疗法很快被推广和普及，几乎所有的心理咨询机构都建立有箱庭治疗室，可以说日本是世界上最盛行这一疗法的国家。

（三）箱庭疗法在中国的发展

箱庭疗法在中国的发展是20世纪90年代开始的。

笔者最初接触箱庭疗法是在学习临床心理学的时候，但实际真正意义上对箱庭疗法的接触是1996年在同京都大学心理教育咨询室的咨询员樱井素子先生认识之后开始的。樱井素子先生曾多次来中国向有关方面介绍箱庭疗法的理论与技法，1996年曾访问北京师范大学并传授箱庭疗法，在1997年的湖北妇儿保健学术会上又作了专题报告，引起了心理学工作者的广泛兴趣。之后，笔者非常希望自己能亲自体验箱庭疗法，于是，通过樱井素子先生的介绍，1998年拜访了京都大学的冈田康伸教授。也正由于结识了冈田康伸先生和樱井素子先生这样杰出的箱庭疗法的指导者，笔者对箱庭疗法产生了浓厚的兴趣。

第一章　箱庭疗法概论

1998年7月，笔者作为客员研究员在神户大学工学部与樱井春辅教授（现为财团法人建设工学研究所理事长）就"岩盘内地下空间设计的心理学"进行了为期3个月的合作研究。樱井春辅教授当时召集艺术家、建筑家、音响技术者、色彩技术者、作家、心理学家共同研究并探讨地下空间的设计和利用方法，计划在神户六甲山岩盘内建设音乐堂、美术馆、绘画创作等用途的地下空间。笔者当时有一个想法，如果能在岩盘内的地下创作一个使人能感受到"母胎回归"、祥和安宁的箱庭空间，那将是充满梦幻和想象空间的幸福之事。遗憾的是，这一计划因阪神淡路大震灾而搁浅。但笔者学习箱庭疗法的过程有幸始终得到了樱井春辅教授的大力支持和援助。

值得一提的是，1998年10月8日笔者访问了日本国际文化研究中心，与当时的所长河合隼雄先生进行了一小时的谈话，与河合隼雄先生的见面和河合先生的鼓励，使我更下定决心将箱庭疗法介绍到中国。1998年，笔者在京都大学跟随冈田康伸教授学习箱庭疗法，在冈田康伸教授那里获得了箱庭疗法的宝贵体验，从自己的箱庭体验和使用箱庭进行心理治疗的经验出发，笔者立即认识到箱庭疗法是进行心理咨询与治疗的方法中特别好的一种治疗方法。冈田先生又送给了笔者箱庭疗法的沙箱和玩具，笔者将其带回中国，在河北大学建立了箱庭治疗室，并正式运用于大学生的心理咨询。这成为将箱庭疗法正式引入中国的开始。

笔者在中国心理学会主办的核心期刊《心理科学》（1998年第6期）上发表了《箱庭疗法》一文，这是在中国最初发表的介绍箱庭疗法的文章。随后，又与樱井素子先生合作在《心理科学》（1999年第4期）上发表了《在澳大利亚一所重度语言障碍学校进行箱庭疗法的尝试》一文，这是在中国最初发表的有关箱庭疗法的个案研究。其后，有关箱庭疗法的介绍文章在中国时有出现，笔者与耿柳娜合作在《心理科学》（2003年第2期）上发表了《箱庭疗法的研究进展》一文，介绍了箱庭疗法在世界及中国开展的情况，对国内外箱庭疗法发展的历史和现状进行了回顾。同年，笔者又与陈顺森、寇延发表了国内有关箱庭疗法研究的第一篇基础研究报告《大学生孤独人群箱庭作品特征研究》（载《心理科学》2003年第6期），同时开展箱庭疗法的基础和应用研究。与寇延合作的基础研究报告《幼儿箱庭基本特征的初步研究》（载《心理科学》2005年第4期）也得以发表。

2004年8月在北京召开的第二十八届国际心理学大会上，冈田康伸教授与笔者策划了特邀研讨会，冈田康伸教授主持了箱庭疗法特邀研讨会，在特邀研讨会上，耿柳娜介绍了笔者将箱庭疗法引进到中国并实践的情况，寇延介绍了在笔者的督导下开展的对一个自闭症儿童箱庭治疗的个案。

目前，在笔者的努力和各方面的支持下，除北京师范大学发展心理研究所、河北大学发展与教育心理研究所和心理咨询中心建有箱庭治疗室外，笔者还将箱庭疗法介绍到辽宁师范大学教育科学学院和天津师范大学心理与行为研究中心并帮助建立了箱庭治疗室。笔者还积极推进箱庭疗法在幼儿及特殊教育中的应用，已协助保定市青年路幼儿园、北京启智智障儿童教育培训中心、北京海淀寄读学校等建立箱庭治疗（游戏）室。陈顺森也已在漳州师范学院、寇延在浙江树人大学、赵会春在中央财经大学建立了箱庭治疗室并开展着卓有成效的工作。当然，我们的工作还刚刚开始，都处于起步阶段，有待进一步的完善和发展。

此外，从2000年开始，日本甲子园大学角田豊助教授和上海师范大学沈勇强副教授将箱庭疗法介绍到上海师范大学并进行了中日大学生箱庭体验的比较研究。

同时，在华南师范大学，以申荷永、高岚等为代表的一批研究者正致力于沙盘疗法的理论和应用研究，并开始探索沙盘疗法与东方思想的联系。在ISST 2003年的大会上，申荷永还专门就《易经》与沙盘疗法作了专题报告，为沙盘疗法在中国的发展及走向世界开展着卓越的工作。

四、箱庭疗法发展展望

回顾并不仅仅是为了记忆，而是为了更好地展望未来。在对箱庭疗法的发展历程及现状进行简要概述之后，笔者结合自身多年对箱庭疗法的研究和临床实践经验，认为箱庭疗法未来的发展将呈现以下一些趋势。

（一）箱庭疗法的研究趋向整合

在过去相当长的一段时间内，箱庭疗法研究领域的争论一直围绕"箱庭是一种诊断工具还是一种治疗工具"而展开。主张前者的人认为，箱庭疗法是一种客观、可量化的诊断工具，他们研究的重点在于建立诊断评价的常模，发展出一般的诊断标准。而主张后者的人认为，科学的、标准化的研究方法会干扰箱庭引发无意识过程的功能发挥。卡尔夫也认为，理解和探索箱庭世界的关键在于研究者的直觉能力，而不是科学的研究方法。因此，箱庭研究中一直存在"直觉观"和"理性观"两个极端。目前的许多研究主题和论文都在探索特定人群箱庭作品的类型，希望寻求其诊断的价值（Grubbs, 1991; Shaia, 1991），国际箱庭疗法协会也越来越倾向于支持这类的研究。河合隼雄教授（1992）也提出，对于箱庭不仅需要主观的评价，也需要客观的评价。将来可能呈现的一种趋势就是用"诊断—客观的方法论"来支持"直觉—主观的方法"，以提高治疗者的临床技巧。但是，不可能完全将箱庭看做一种工具，因为大多数治疗者都反对这一观点，也没有足够的大样本的研究证实这一点。

我们赞成，箱庭疗法未来的研究应着重于三个方面，即重复研究（replication studies）、结果研究（outcome researches）和过程研究（process studies）。重复研究指对一些历史的研究结果进行再研究，以检验其结果的应用有效性。结果研究指研究箱庭疗法适用的情景、应用箱庭疗法的最佳时机、箱庭疗法适用于何种类型的个体等。过程研究强调箱庭的体验过程，旨在探索除自由与受保护的空间以外，箱庭治疗情景中还有哪些因素能促使来访者的改变，治疗环境的改变是否会影响治疗结果，运用空间象征理论理解箱庭作品是否有效，来访者的特征（年龄、性别、宗教背景、教育水平等）是如何影响箱庭创作的，如何区分临床人群的箱庭作品和非临床人群的作品，原型因素对于各种箱庭模式是决定性的还是预示性的,特定的象征在箱庭过程中有何意义,各种象征物的放置对理解箱庭是否有重要意义,治疗者言语和物理上的干预对箱庭创作和治疗结果将产生怎样的影响,移情和反移情对箱庭作品会产生怎样的影响,跨文化差异是否是促进来访者治疗过程的有利因素等。总之,这些研究的目标在于扩展箱庭疗法的知识基础,为各种方法和观点的整合提供理论基础。

(二) 箱庭的形式日益多样化

箱庭的形式日益多样化有两种含义:一是指沙箱的形式多样化;二是指箱庭组织形式的多样化。

为适应不同的目的,研究者对沙箱的形式正进行着尝试性的改造。不仅有按传统规格制作的长方形沙箱,还有在此基础上放大比例的用于团体箱庭疗法的大沙箱,或缩小比例的用于个人箱庭体验的小沙箱,或正方形沙箱、圆形沙箱。

箱庭的组织形式已不再局限于个体的心理治疗,而是出现越来越多的合作箱庭,如夫妻、恋人、亲子、兄弟姊妹、朋友等及其他团体合作箱庭等。

我们认为,传统的沙箱形式和规格并不是绝对的,但经验已经证明这一形式和规格足以表现人的内心世界,在临床中也已经得到广泛的认可,统一这一传统规格沙箱的制作和使用,有利于箱庭疗法的整体发展,也有利于研究者就箱庭进行交流。所以,无论是个人的箱庭疗法还是团体的箱庭疗法,笔者都强调统一形式和规格的沙箱。

为了更好地把握团体成员在团体箱庭疗法中的心路历程和团体的成长之路,笔者参考冈田康伸教授的团体箱庭规则所开发的限制性团体箱庭疗法,主张对限制性团体箱庭疗法的记录以每一轮为单位来进行,制作结束后需进行彻底讨论。记录内容包括每个成员在这一轮中摆放的玩具数、玩具种类、动沙情况、所用空间、所用时间、摆放时的非言语信息以及彻底讨论的发言。治疗者同传统的团体箱庭疗法中的治疗者一样,也应该是见证者和促进者(详见第五章)。

(三) 超越静默的箱庭治疗过程

在箱庭疗法的发展过程中,一直以来存在两个对立的观点:一方认为,箱庭疗法的整个过程应是非指导性的,治疗者只是作为见证人(witness)或观察者(observer)静静地陪伴着来访者,对他们的一举一动表示积极关注;另一方则认为,治疗者应参与到箱庭的制作过程中,给予适当的暗示和指导,包括言语的或非言语的。也就是说,这种观点打破了箱庭治疗过程的静默(silent)。而在目前的临床实践中,这两种观点出现了互相借鉴的趋势。箱庭制作过程已不再静默,开始使用背景音乐(background music)来陪伴来访者挑选玩具、创作作品。有时背景音乐是治疗者事先准备好的一些轻音乐,而有时是由来访者和治疗者在开始箱庭治疗之前共同商定的。黑尔(Richard A. Hale, 1998)撰文《箱庭疗法与背景音乐》,对箱庭疗法与背景音乐作了专门研究。他认为,通过音乐,人类无意识原型中的创造性因素就会被激活,更有利于在箱庭作品中表现无意识世界。当然,超越静默还表现在另一方面,治疗者的指导性因素开始增强。

为了更好地理解箱庭作品以配合咨询，我们主张在制作完成后，与来访者一起就箱庭作品进行对话，其中包括预先设计好的结构性问题和针对不同作品的随机性问题，内容可涉及作品外观、象征、心象和主题等方面，要求来访者自由回答。治疗者根据直观、箱庭疗法经验和治疗技术对作品给予一定的分析和解释。

（四）对箱庭的理解分析出现多维度的趋势

在箱庭疗法的发展史上，劳恩菲德将箱庭既看成是一种言语交流的形式，也看成是一种非言语交流的形式。因此，她强调来访者的箱庭创作体验，关注他们在创作过程中的言语交流的内容和形式。而卡尔夫强调理解箱庭作品本身的价值，包括玩具的组织和象征内容。但目前，许多卡尔夫主义的箱庭治疗者也开始观察来访者箱庭创作过程中的行为。此外，河合隼雄（1992）关注来访者对箱庭作品所讲的故事或他们对最终箱庭作品的解释和评论。来访者的评论应从三个水平来理解：个人水平（这个故事表现的是来访者生活的哪些方面）、原型水平（隐含的主题是什么）和文化水平（哪些文化问题被看做故事中的动机因素）。

从这个角度来看，将来对箱庭作品的分析解释可能从更广阔的视角来看待整个箱庭过程，不仅包括对最初或最终箱庭作品的解释和理解，而且还要考虑来访者创作箱庭的过程、箱庭联想和箱庭体验等。

（五）箱庭疗法的非传统应用日益加强

包括笔者在内，一些箱庭治疗家将箱庭疗法广泛地应用于非临床人群，箱庭疗法已不再局限于传统上的治疗，对儿童、青少年的心理成长和人格完善都起着良好的推动作用。因此，笔者积极地支持并无私地帮助在幼儿园、学校甚至企业筹建箱庭治疗室，箱庭疗法作为治疗的技术、人格完善的促进剂将日益受到关注和重视。

同时，为了创造健康的团队文化，为了建立能够顺利完成组织目标的团队精神，通过箱庭中各种象征或心象的选择、安置、相互影响和排列，我们认为箱庭疗法可以更好地理解人际关系、交往方式和情感的发生发展。这样，不但可以确认个体和团队文化中积极的、肯定的和有效的方面，而且可以发现阻碍团体成长和目标实现的障碍。所以，笔者认为，可以把箱庭疗法当做一种团队组建或协调技术。运用这一技术，在游戏和自发活动的环境中，给参与者一定的空间去挖掘自身的天然智慧和深层心理。其结果是箱庭帮助组建了优秀的团队，也使得团队成员的潜能得到发挥、人际动力系统得到确认、团队内信息得到及时沟通，确保了团队目标的实现。目前，笔者指导着五组共计三十余人的团体箱庭，已经显示了团体箱庭广阔的发展前景。

另外，箱庭治疗家还将箱庭疗法应用于短期治疗中。布莱德威（Bradway，1990，1992）报告了箱庭疗法在短期治疗情景中的成功个案，发现即使在限定的时间内，来访者也能达到无意识领域的一部分。笔者在讲课时经常进行短时个人箱庭体验，体验者也报告说，时间虽短，但足以表现自己内心世界的心象，达到了如梦般的无意识层面，促进了自己的内省，有利于自身的心理成长。

（六）摄影、摄像、计算机模拟技术的引入

为了对箱庭制作过程进行更细致入微的观察和记录，有些研究者在征得来访者同意的情况下开始在箱庭治疗室内安装摄影和摄像设备，全面记录箱庭制作过程中的各个细节，尤其是来访者的一些非言语的信息，使研究者能整体、动态地把握箱庭治疗过程。更有些研究者利用计算机模拟技术开发了虚拟空间的箱庭疗法。在虚拟空间中，制作箱庭的人通过点击鼠标来选择、移动和摆放玩具，计算机会记录下动沙的力度、玩具摆放顺序、玩具移动频次等，并将它们数量化，为定量研究箱庭制作过程提供依据。当然，人们对此的看法褒贬不一，引起了很大争论。我们认为，这种技术排除了人们触沙时的感觉，忽视了这些直观感觉对人无意识的唤起作用。但不管怎样，这代表了箱庭疗法发展的一个趋势，即将箱庭疗法与多种现代技术相结合。

总之，箱庭是人内心世界的一个反映，内心世界的微妙与复杂也就决定了箱庭世界的浩瀚与无穷。这意味着探索箱庭世界将是一个漫长的过程，随着社会与人的发展，新的研究课题还将不断涌现，只有作为箱庭世界的有心人，才能不断开拓箱庭疗法研究和应用的领域。

第二章 箱庭疗法的理论渊源
——东西方文化的融合

综观箱庭疗法的历史,追溯箱庭疗法的脉络,我们欣喜地发现箱庭疗法是东西方文化融合的产物。关于箱庭疗法的理论渊源,一般认为有三个,即东方文化、劳恩菲尔德的世界技法和荣格的分析心理学。

箱庭疗法对人类无意识体验的重视和对原型心象的探索,使得人们不得不关注博大精深的东方文化对体验、灵性、审美、哲理、启悟以及强调"天人合一"的人与自然和谐发展的思想。在谈及箱庭疗法的时候,一般认为荣格分析心理学中关于原型、象征、投射、转换、治愈等的理论对箱庭疗法的影响最大,尤其对以卡尔夫和河合隼雄为代表的箱庭疗法产生了重大影响。同时,箱庭疗法又属于游戏疗法的一种,因此游戏疗法中的一些理论也成为箱庭疗法的重要理论渊源。

有关劳恩菲尔德的世界技法和卡尔夫的 sandplay,第一章已作介绍,故本章着重介绍箱庭疗法与东方文化、荣格的分析心理学、投射理论和游戏疗法。

第一节 东方文化与箱庭疗法

如前所述,箱庭疗法起源于 20 世纪初的西方,但这仅是就箱庭疗法的规范及作为一种心理疗法的技法而言。如果考察箱庭疗法的原型,即来访者的一种创造性的心象表现形式,则早在人类的远古时代就已经萌芽。从非洲撒哈拉的岩画到散落在半坡遗址的器皿与骨刻,从古希腊的普罗米修斯上天盗火造福人类到中国伏羲等的太极阴阳八卦的宇宙模式以及老子的宇宙万事万物运动变化规律的道家学说,从中国的盘古开辟天地、女娲的炼石补天、嫦娥奔月到人类登上月球并展示地球人渴望探索宇宙奥秘的意愿和梦想,无不是人类祖先"神话智慧"与"科学智慧"的整合与创造,它们共同记载着人类智慧的结晶和发展历程。

东方文化中所主张的人与自然交融和谐的诗情、画意和渗透着的古朴而神秘的"生态直觉",孔子的"天何言哉?四时行焉,百物生焉,天何言哉?"[①]的感悟及对人生宇宙实相的精练概括,从儒家的"天人相类""天人感应"到老子的"人法地,地法天,天法道,道法自然"和庄子提出的"心斋""坐忘""天乐""无为"等,均使人达到真正的自然化,即"天人合一""无为"之道的精神境界,强调"天时、地利、人和"的深刻哲理,以及"平常心是道"的知行合一、理事圆融、清净自性的全然启悟,这些也正是箱庭疗法最根

---

① 《论语·阳货》。

本的治疗理念，也是箱庭疗法永远追求的至高境界。

一、东方思想与箱庭疗法

当西方许多哲学家及心理学家审视20世纪，并感叹现代文明给人类带来了物质丰裕，也带来了精神贫乏的负面影响时，他们开始在东方思想中寻求拯救人类的力量，他们对东方思想的仰慕与虔诚，是我们东方人都深感自愧不如的。当笔者第一次接触荣格分析心理学时，就曾深深地为一个西方人那么痴迷于东方而震撼，当看到融合东西方思想的箱庭疗法如何给陷入心理危机的人带来生机时，作为东方人，作为一个中国人，感到了无限的自豪，当然也感到了责任。而当自己真正去整理东方思想与箱庭疗法的渊源时，又深深为自己对东方思想的无知和浅学而惭愧。尽管如此，允笔者参考诸家学说并根据自己的理解，简单将东方思想与箱庭疗法之间的关系概述如下。

（一）禅与箱庭中的自性实现

禅宗又称中国佛学，是印度的达摩祖师东渡来华，将其与中国文化相结合而发展起来的。柏林禅寺明海大和尚（2005）认为，心理咨询师和僧人一样，是救度世人心灵的。而禅很重视所谓自性自度，本来无问题，老师只是解粘去缚。而佛法中的自性，"表示与生俱来的心理本质、生活或生命的心理意义和内涵"[①]，这在一定程度上与箱庭疗法所要达到的自性的治愈目标是一致的。

达摩曾于少林寺面壁九年，传心法给慧可，世称安心禅法。在禅中，没有道义和信仰的体系，禅是生命的自发性，是意识的转换，转换人体验的方式。有人对其作了如下的界定：禅是目前状态的一种唤醒。禅强调直接体验，反对抽象。综观种种定义，总结起来包括四个方面：一是禅是脱离传统存在于经文之外的"直接传递"；二是"不立文字"；三是"直指人心"；四是探求人自身的本质，并有所悟。《达摩大师血脉论》中有门人问："若不立文字，以何为心？"达摩回答说："汝问吾，即是汝心，吾答汝，即是吾心，吾若无心，因何解答汝，汝若无心，因何解问吾，问吾即是汝心，从无始旷大劫以来，乃至施为运动，一切时中，一切处所；皆是汝本心，皆是汝本佛，即心是佛亦复如是。除此心外，终无别佛可行。离此心外，觅菩提涅槃，无有是处。"而这种"心是佛"，即是对"自性实现"状态的体现。

中国禅宗的第六代祖师慧能（638—713）曾问第五代祖师弘忍禅师说："何期自性本自清静，何期自性本不生灭，何期自性本自具足，何期自性本无动摇，何期自性能生万法。"五祖回答说："不识本心，学法无益；若识本心，见自本性，即名为佛。"[②] 这里，本心也就是自性。慧能在其"心性论"中也提到，佛心不二，自性即佛；佛性也就成为人心中的一种本性，人心即佛心，心性相同。河合隼雄著有《佛教与心理治疗艺术》，以禅

[①] 申荷永：《分析心理学会访》，载《分析心理学通讯》1995年第15期。
[②] 《六祖大师法宝坛经·自序品第一》。

宗"十牛图"和荣格的玫瑰园图作比较，探讨东方的自性成长历程和西方的心灵炼金术，两者间的相似与共鸣既具有艺术价值，又具有哲学深度。

箱庭疗法关注的是来访者如何通过"心"的作用选择、组合、构造象征性心象，创造人的内心世界（内界）的真实图景。箱庭创作的过程就是人的意识与无意识交流的过程，就是人回归本心、探索生命意义的过程。就箱庭体验过程来看，西方有学者用"心灵的默默耕耘"来描述，这恰恰符合禅宗中所推崇的"静坐冥想"的体验。

禅中的自性与箱庭疗法所要达到的治愈目标是一致的。经过多年心理咨询和箱庭疗法的研究与实践，笔者越发觉得一个心理咨询师或箱庭治疗者的人性观、世界观是否自在要胜过其技术的娴熟，心理咨询师或箱庭治疗者由内而外所具的人文关怀、明心见性、世事洞明的人生境界才是治疗者最大的治愈资源。因此，无论是学生们心理咨询的专业素养训练还是个人成长空间的提升，都让笔者觉得有必要带大家体验一下坐禅，这样就萌发了带学生们去体验和接近禅的自在境界的念头，也借此内省自身，感悟人生，与自己的心灵作一次亲密的接触与深入的沟通。

2005年11月1日至3日，笔者带领所指导的北京师范大学和河北大学的37名研究生怀着感恩、分享、结缘的心，前往位于石家庄赵县的柏林禅寺。

柏林禅寺作为禅宗的名刹，建于汉献帝年间，原为观音院，是中国北方历史最悠久的观音菩萨道场。柏林禅寺倡导以"觉悟人生，奉献人生"为宗旨的生活禅，在佛教界和社会上产生了广泛的影响。生活禅是将禅的精神、禅的智慧普遍地融入生活，在生活中实现禅的超越，体现禅的意境、禅的精神、禅的风采。

在柏林寺的三天时间，笔者及学生们在方丈明海大和尚的关照下、明一法师的指导下体验了真实的生活禅，晨钟暮鼓、斋饭、早晚课、打坐，各种清规戒律无不让我们这些凡人浮躁的心受到震撼和洗涤，使笔者和学生们与柏林禅寺结缘。笔者也有幸应邀给柏林禅寺僧俗大众作了"心、无意识与箱庭疗法"的讲座。佛学与心理学的契合、禅的"观世音与观自在"精神与箱庭疗法治愈目标的如出一辙、佛家的修行及清规戒律与心理咨询"一只脚站在岸上，一只脚站在水里"以及心理咨询严格的规范和场面设定的相和、度化众生，让当事人有所觉悟，靠自己的修行和智慧来离苦得乐，而不是依赖于佛、依赖于菩萨的法理与箱庭疗法中强调来访者具有"自我治愈力"，咨询和治疗的目的就是帮助来访者找回自我治愈、自我成长的力量也是相融相通的。笔者有幸将箱庭疗法介绍给柏林禅寺，在僧俗大众的心中产生了强烈的共感，笔者也借由一颗感恩之心为柏林禅寺创建箱庭治疗室，赠送玩具，并愿全程提供技术指导和心理支持，将其用于柏林禅寺法师的修行、佛学院的教学、学员咨询的辅助手段以及众多来到寺院寻求帮助者的心灵治愈。

柏林禅寺的参学禅修，使笔者及学生们深感禅学能成为心理咨询师个人成长的向导、自性实现的道场，现已将其纳入咨询心理学课程个人成长的见习计划。也祈愿我们的小小沙箱能海纳佛之心性，因为这一粒沙一世界而结下无止尽的缘分，犹如佛法普度众生的愿景。

(二) 道家思想与箱庭中的回归

道家思想源远流长，博大精深。笔者认为其与箱庭疗法的联系主要有两点："无为"思想、"水哲学"思想。

"无为"是老子哲学的精髓，"道法自然"是"无为"的基础。老子曾借用"车轮""陶器""门窗"三个比喻，表达"有"和"无"的关系，深入地阐述"有无相生"的辩证思想。"三十辐共一毂，当其无，有车之用。埏埴以为器，当其无，有器之用。凿户牖以为室，当其无，有室之用。故有之以为利，无之以为用。"① 大意为：三十根辐条汇集到一根毂中的孔洞当中，有了车毂中空的地方，才有车的作用。糅合陶土做成器皿，有了器具中空的地方，才有器皿的作用。开凿门窗建造房屋，有了门窗四壁内的空虚部分，才有房屋的作用。所以，"有"给人便利，"无"发挥其作用。其主要是说"无"的重要性。这也正说明，"有"和"无"是相互依存、相互为用的，无形的东西能产生很大的作用，只是不容易被一般人所觉察。

老子还说："道生之，德畜之，物形之，势成之。是以万物莫不尊道而贵德。道之尊，德之贵，夫莫之命而常自然。"② 也就是说，自然为道，道亦自然。唯有心的贯通，始能体悟道的存在。当然，"无为"不是什么都不做，而是指尊重事物本身的客观发展规律而行事。

《庄子·外物》中庄子和惠子有一则精妙的对话。惠子谓庄子曰："子言无用。"庄子曰："知无用而始可与言用矣。夫地非不广且大也，人之所用容足耳，然则厕足而垫之致黄泉，人尚有用乎？"惠子曰："无用。"庄子曰："然则无用之为用也亦明矣。"大意为，惠子对庄子说："你的话无用。"庄子说："只有知道无用，才可以说有用啊。就如同大地并不是不广大，而对每个人有用的地方只要能立足就够了，但如果把脚边的土都挖掉直到黄泉，这块有用的土地还有用吗？"惠子说："无用。"庄子说："那你就明白无用之用的道理了吧。"

记得笔者在作箱庭疗法个案报告的时候，有人不解地问："你这不是什么也没做，什么都没说吗？"我当时的回答是："我是什么也没做，但不意味着没做什么，我是什么都没说，但不意味着没说什么。"看似在狡辩，其实，做与不做，说与不说，难道不是相对的吗？

这让笔者想起在心理咨询的时候，许多人总是希望咨询者能够一针见血地指出来访者心理问题的本质，能说点什么"有用"的东西，使来访者的问题能马上解决。但咨询者面对的也是千奇百怪的困难和问题，也确实难以提供给来访者什么"有用"的东西。但是，咨询者如果能为来访者提供一个接纳的心理环境和外部环境，以共感理解的态度耐心地倾听来访者的谈话，不给压力，不提要求，看似"什么也没做，什么都没说"的"无用"的心理咨询或箱庭疗法，就可能使来访者的心理压力得以释放，恢复既已失去的自信心，重

---

① 《老子》十一章。
② 《老子》五十一章。

新面对自己的问题，从而促使问题的解决。

如同仅仅"听"来访者的谈话不能起到咨询效果一样，仅仅"看"来访者的箱庭也不能起到治疗效果。这里强调的是能"听"明白来访者的谈话，能"看"明白来访者的箱庭至关重要。而要"听"明白、"看"明白，则不是那么简单的一件事情，只有技术是不够的，还有很多东西需要不断去经历，不断去积累，只有那样才能达到"无为而有为"的境界。老子和庄子的"无用之用""无为而有为"的真谛，不仅使我们在箱庭疗法或心理咨询中，更使我们在现实生活中，以及在思考和解决问题时也深得其惠。

箱庭疗法中提倡"静默的见证者"就充分体现了这一思想。治疗者尊重来访者的自然发展规律，相信每一位来访者都有着巨大的自我治愈力。因此，在箱庭制作过程中，治疗者只是"静默的见证者"，不判断，不解释，以一种"无为"的、"欣赏"的姿态，静静地通过"看"明白来访者的箱庭，聆听来访者的心声，使来访者踏上回归的旅程。回归就是使来访者回到早期的童年经历，特别是母子一体性的关系中，通过重建既已受损的母子一体性，从而修复原型母亲心象的损害和创伤经历，达到治疗的目的。

箱庭治疗家们（Weinrib, 1983；Ammann, 1991；Ryce-Menuhin, 1992）认为，箱庭疗法所引发的回归（regression）是治愈过程的关键。由于延迟解释和非指导性，箱庭促使了创造性回归的发生。只有治疗者完全地接纳、保护和尊重来访者，在整个重建的过程中陪伴着他，回归才能够成功，最终达到治愈。

老子的"水哲学"思想更能体现这一点。老子喜爱水、空、虚、朴等形象，突出体现在《老子》八章中。老子说："上善若水。水善利万物而不争，处众人之所恶，故几于道。"这对箱庭治疗者开展治疗有着有益的启示，箱庭疗法中的治疗者在某种程度上也要像"水"，包容一切，"润物细无声"般地滋养来访者的心灵，这样的态度为来访者"回归"到婴儿期提供了安全的环境。《老子》十章说："载营魄抱一，能无离乎？专气致柔，能婴儿乎？"所以在老子看来，婴儿的特点就是能够结聚精气，达到一种整合的状态。

箱庭疗法中治疗者让来访者回归到整合状态，并努力保持它。至于那些破坏的、干扰性的力量，则被此时此地的治疗关系所产生的力量所减弱、消除或者替代。整合就这样被维持下来了，治疗也就产生了效果。

儒家与道家虽然对应，但相互师承。孔子所讲的"知者乐水，仁者乐山；知者动，仁者静；知者乐，仁者寿"[①]，阐述了水是动的、不断变化的道理，其理念也正是以水之流动、引导人的行为为原型。"乐山""乐水"强调的是人的自然化，倡导人回归自然，恢复被扭曲、被损伤的人所本具的各种自然素质和能力，以期达到"天地万物皆能各行其道，顺其自然""天（大自然）人合一"的境界。这和箱庭疗法所追求的目标是相同的。

（三）炼金术与箱庭中的转化

中国古代的炼金术是将普通金属转变为金等贵重金属，发现万灵药及制备长生不老的

---

① 《论语·雍也》。

药。"内丹转化"是对其核心思想的经典概括。炼金术士相信，炼金术的精馏和提纯金属，是一经由死亡、复活而完善的过程，象征了炼金人的灵魂由死亡、复活而完善。所以，他们炼出的"金丹"能延年益寿，提神强精，并能使他们获得幸福的生活、高超的智慧、高尚的道德，改变他们的精神面貌。心理学家进一步将这一炼丹的过程看做人的心理"转化—超越—自性实现"的过程。

唐末五代著名道士彭晓的《周易参同契·序》中记载有："《易》曰：圣人有以见天下之颐而拟诸其形容。像其物宜，公因取象焉。非天下之至通，其孰能与于此哉？乃见凿开混沌，擘裂鸿蒙。径指天地之灵根将为药祖。明视阴阳之圣母用作丹基，泄一气变化之元，漏大冶生成之本。非天下之至达，其孰能与于此哉？"反映了炼丹的过程。魏晋时的《黄庭经》将内丹称做"子丹""玄丹"，详细记述了存神、意守丹田、凡视调息等功法。而《道枢·众妙术》中李傅答宋徽宗问内丹炼法时，才真正道出了"内丹之要"。"内丹之要，在乎存其心，养其气而已，闲邪所以存其心也，内观所以养其气也。存其心，养其气，则真火日炎矣，神水华池日盛矣，可以上下与天地同流焉。"由此可以看出，"心"乃是炼丹修炼的根本所在。通过整合各心理要素，协调其间关系，达到心的澄澈与完善是"内丹转化"的最终目标。在这个转化的过程中，必然包含着调节、整合，包含着超越自我的境界。

箱庭体验过程是自性化的过程，也是转化（transformation）的过程。处于箱庭体验中的个体在使其无意识原型意识化时，必然要对深层无意识结构进行积极调整，转化那些不恰当的心理投射，挖掘人的潜能，获得心理的和谐。虽然箱庭治疗过程中没有多少"解释"与"辅导"，却是体验主体的自我心理分析，也正是来访者自我的转化。治疗者所提供的自由与受保护的空间，则为来访者的转化提供了前提和条件。

申荷永也指出："'转化'所涉及的是一种深层潜意识结构的积极调整，一种深层人格的升华，一种自性的自然出现与发展。这种潜意识结构的调整将会沟通意识与无意识的交流，贯通原型、象征、想象与投射的心理机制；作为人格的升华将会感受到现在、过去与未来的结合，一种无限地扩展但又包含着自己所熟悉的内容；而作为自性化的出现也是意识自我（ego）能够觉察自身的本性，能够体验到自性（self）的存在。严格地说，这种体验不仅仅是获得关于自性的知识，而是拥有对自性的真切感受，而'产生心理分析治疗效果的最重要的因素正是一个人对其自性体验的加深与扩展'。"[①] 因此，从这个角度来看，"内丹转化"思想与箱庭疗法中的转化思想所蕴涵的精神实质是一致的。

探索东方思想的精髓，用东方人的智慧来思考箱庭疗法，使人们对于箱庭疗法的分析心理学特性及其治疗意义有更深入的理解。如果将箱庭看做一个世界的话，那么东方智慧无疑是造就这一世界的丰厚土壤，也是开启箱庭世界之门的一把钥匙，时时启示着人们回归本心，探求人心灵的奥秘与生命的意义。

---

① 申荷永著：《中国文化心理学心要》，人民出版社2001年版，第209页。

二、东方思维与箱庭疗法

东方人的思维方式与箱庭疗法有着密切的联系。当我们试图解读来访者的箱庭作品但又没有办法解读它的时候,可以说,东方思维为我们提供了可能性。

(一)顺乎自然、无为而化

我们在心理咨询和心理治疗的时候,经常会犯求"真"务"实",穷"追"不"舍","短""平""快"及"彻底癖"的错误,没有想到要给来访者一个缓冲的机会、领悟的空间、混沌的灵感。在箱庭疗法的实施过程中,也会如此。有时候能在总体上把握来访者完整的内在心理世界,但在局部和具体方面又不容易理解。摆的是什么呀?不懂。会马上急躁起来,急于分析箱庭作品,希望能很快地将问题弄得清清楚楚,以期早日解决来访者的问题。

还记得那个著名的寓言故事吗?"南海之帝为儵,北海之帝为忽,中央之帝为浑沌。儵与忽时相与遇于浑沌之地,浑沌待之甚善。儵与忽谋报浑沌之德,曰:'人皆有七窍以视听食息。此独无有,尝试凿之。'日凿一窍,七日而浑沌死。"[①] 这个寓言故事的寓意在于指责那些不能顺应自然之道的举动,有的时候即使出于好心,其结果也只能是有害无益。

当与心理疗法联系起来就可悟出,这可能反映了箱庭的最高境地:在受保护的空白的、混沌的、充满神性和灵感的、有所限定的箱庭空间里,不给来访者任何强求,不指示来访者必须怎样,而是让来访者自主地感悟自己的心灵空间,自由地发挥自己的发展潜能。庄子的这一顺乎自然、无为而化的精神是东方人所特有的。

(二)真实理解与意会体验的整合

人类所创造的一切物质的和精神的财富,都是人类在实践活动中通过思维形成和积累起来的。人依靠思维这个主观条件,才有可能创造出人类特有的灿烂文化和高度文明(朱智贤、林崇德,1986)。正因为人所依靠的思维是主观条件,自然也会有东西方人思维形式和内容的不同。目前,人们普遍形成的共识是:西方人的思维以逻辑思维为主,形象思维和灵感思维为辅,强调分析性、逻辑性和科学性;而东方人的思维以形象思维和灵感思维为主,逻辑思维为辅,强调整体性、具象性、模糊性和神秘性。

通过中国诗词,我们来感受一下东方人的思维特点。请看张继的诗《枫桥夜泊》:"月落乌啼霜满天,江枫渔火对愁眠。姑苏城外寒山寺,夜半钟声到客船。"有人对此诗所描述的景象中所表现出的矛盾提出异议,月落本应该是黎明时分,后面又说"夜半",夜半与月落的时间显然不符合;乌鸦是白昼动物,和鸡一样晚上睡觉,半夜听到乌鸦叫,就像半夜鸡叫一样不自然;再者寺院也鲜有半夜敲钟的,"夜半钟声"也让人感到诧异。其实,中国的诗词本就注重意会,并不注重是否真实,也就是说只要意境好,即使诗境不真实,也仍被认为是好诗。

还有,唐代诗人李白的《题庐山瀑布》:"日照香炉生紫烟,遥看瀑布挂前川。飞流直

[①]《庄子·应帝王》。

下三千尺，疑是银河落九天。"庐山的瀑布是非常有名，这首写庐山瀑布的短诗，正因为采取了艺术夸张的手法，气势雄伟，才被后人誉为千古绝唱，也给庐山瀑布带来了极高的声誉。而这些，对于西方人来讲，他们只能惊叹，充其量会说上一句"beautiful"而已，因为在他们的思维里，既没有"三千尺"的概念，也不可能有"九天"的想象。

从西洋画和国画的对比中我们可以看到，西洋画的特点是写实，绘画以真实模写人物或自然为第一要义，而国画的特点是写意，绘画以比喻、夸张的手法模写人物或自然的感受为主。

有人说，西方人用"脑"思维，而东方人用"心"思维。又有人说，现代文明给人类带来的最大弊端，是使人忘记或不会用"心"去思考。科学的心理学使人认为人的"心理"就是"大脑"的机能，殊不知，当我们悲伤的时候，悲伤的情绪既不在"大脑"中，也不在"心脏"里，是在我们"心"中悲伤的感受。此时，"心"不在身体的哪个部位，"心"就是一切。不是"我中有心"，而是"心中有我"。来访者的箱庭作品是用"心"制作出来的，是心灵整合的结晶，是形象和灵感的写照。

东西方思维方式的差异导致东西方在探索人类心理奥秘、治愈心理创伤时选择了不同的道路。西方心理分析或治疗更多选择的是真实自我和理解自我之路。而东方，虽然至今尚没有形成独立完善的心理分析和治疗理论，但朴素的心理疗法理论与哲学、宗教等密切联系，选择了意会自我和体验自我之路。真实和理解像一把手术刀，把对象支解开来，而意会和体验则把所有的部分连成整体；与真实和理解对应的功能器官是大脑，与意会和体验对应的是整个身心；真实和理解是逻辑，而意会和体验是情感。表现在心理治疗过程中，真实和理解就如同在来访者疼痛的时候给他一剂止痛药，而意会和体验如同陪伴并共感着来访者的疼痛和悲伤。

经典的西方心理疗法，如精神分析、认知疗法等，其最终的目的就在于理解人"心"，通过理解来达到治愈。而东方的心理疗法，如日本的森田疗法，其原理符合中国人的顺应自然的思想，与中国的老子和庄子的思想有异曲同工之妙，顺乎自然，无为而治。钟友彬的认识领悟疗法强调对存在的问题达到领悟，从而以健康的、成熟的行为模式代替过时的、幼稚的行为模式。这种解释反映了中国传统的自然观——顺应自然而发展。

也就是说，东方的心理治疗理论非常关注来访者的体验。通过对于痛苦、矛盾以及罪恶感的体验，从而使来访者有所觉悟。因此，从这个角度来看箱庭疗法，笔者认为，将西方的真实、理解与东方的意会和体验整合是非常有必要的。箱庭疗法是可以将二者之间联系在一起并进行整合的。箱庭疗法强调体验、整合和静默地关注，淡化解释和分析，充分体现了东方思维的特点。这是因为箱庭过程蕴涵着丰富的体验元素，既包括来访者的体验，也包括治疗者的体验。来访者在箱庭创作过程中的体验是指来访者经历着箱庭世界所引发的种种情绪体验，或痛苦悲伤，或紧张焦虑，或欢快愉悦，来访者感受到了"物我一体"的同一感。在精心制作箱庭时，来访者已经与自然浑然一体，来访者的体验充分体现了东方思维的特点。

（三）共感体验与内敛含蓄

从箱庭中，从来访者和治疗者的体验中，我们不难体会到箱庭疗法蕴涵着丰富的东方思维的精髓。箱庭疗法虽然产生于西方的文化背景，但它将东方内敛含蓄的风格尽显在箱庭世界内外，使人们感受到箱庭疗法无限的东西方文化交融的气息。

如前所述，治疗者伴随来访者一起创造和游历他的箱庭世界，使来访者感受并体验来自治疗者的温暖、安全、受关注和被理解，这些感觉能够唤起来访者的自我治愈力。箱庭的魅力就在于它"寓无形于有形之中"，即将无形的主观体验寓于有形的箱庭创作之中。同时，治疗者在整个箱庭过程中的角色是静默的见证者。静默，不强调对箱庭作品的分析和解释，而是静静地感受，在感受中帮助来访者超越和成长。虽然是无为的姿态，却是将自己的心融入到来访者的箱庭世界中，与来访者共同感悟生命。来访者在这种无条件的积极关注和尊重下，他们内心的羁绊、困惑、疑虑等就会得以释放和发泄，促使来访者直面内心世界的冲突与矛盾，最终达到自我的整合。

笔者认为，对箱庭作品中每个玩具象征意义的把握固然重要，但对箱庭作品的心象、意境的理解和感悟，远远超过对玩具的象征意义的把握和对箱庭作品具体内容的分析。也就是说，理解和感悟箱庭作品的意境最为重要。

作为箱庭治疗者，不仅要关注来访者创作箱庭作品及创作后的理解和感悟，也要重视自己的理解和感悟，并尽可能将二者结合起来去共感理解来访者的内心世界。来访者在制作箱庭时，治疗者是作为静默的见证者伴随着来访者共感体验来访者的内心世界的。

那么怎样去理解来访者的内心世界呢？无论是对外界的理解还是对内界的感受，"物我合一"的思想教给我们要用心去感悟，以心交心。这让笔者想起那个有名的庄子和惠施在河岸辩论鱼之快乐与否的故事。

《庄子·秋水》记载，庄子曰："鯈鱼出游从容，是鱼之乐也。"惠子曰："子非鱼，安知鱼之乐？"庄子曰："子非我，安知我不知鱼之乐？"惠子曰："我非子，固不知子矣；子固非鱼也，子之不知鱼之乐，全矣！"庄子曰："请循其本。子曰'汝安知鱼乐'云者，既已知吾知之而问我。我知之濠上也。"

我们看到惠施只是将鱼视为物体，用实用的、唯物的观点来看待鱼，鱼确实无所谓快乐不快乐。庄子看到鱼自由自在地在水中游，用心去感悟鱼，将自己快乐的情感投射到鱼身上，和鱼融成一气、化为一体，同时也把鱼在水中畅游的姿态吸纳于己，物我合一。也就是说，只有全心全意、专心致志，将心神凝聚于所关注的对象上，才可能达到"天地与我并生，万物与我为一"的"物我合一""物我两忘"的境界。

箱庭世界处处需要治疗者用心去感悟，才可能以心交心，来访者才可能将自己的内心世界的另一个真实展现出来。用心去感悟来访者的箱庭世界，首先需要站在来访者的立场上去共感理解来访者的内心世界。

三、东方艺术与箱庭疗法

提到东方艺术，人们首先想到的就是气势恢弘的中国书法、萧散简远的山水写意画以及别有洞天的园林建筑艺术等。尽管每种具体艺术形式的风格是不同的，但其中都折射出东方艺术的精髓。箱庭世界的制作过程是一种创造想象过程，从这个意义上来说，它也是艺术的创造过程。当我们以艺术审美的视角来观照东方艺术和箱庭疗法时，我们能发现存在于东方艺术和箱庭疗法之间的许多契合之处。

（一）有限空间的虚空之美与箱庭

书法、绘画、篆刻是在有限定的空间里进行创造想象和表现的艺术形式，也是在有限的空间中表现无限的空间艺术。箱庭也是如此，沙箱本身就是一个有限定的空间，箱庭的制作过程就是在有限空间中表现心灵世界的浩瀚无边。在中国传统的书法、绘画、篆刻艺术中，有一个突出的特点就是讲究"空"与"白"的使用。历代的艺术家们将其称之为虚空之美。有学者（曹云庐，1997）认为，神秘的虚空给了多少人以无限的遐思，给了多少东方艺术家以无数的灵感和启迪。虚空之美正是东方艺术神韵之所在，这与佛教、道教和禅宗对中国文化的影响有着密切的关系。佛教崇"虚"，道教主张"无为"，禅宗更是提倡"不立文字，直指本心"。

中国传统的山水绘画艺术可谓是"物我合一"的集大成者。画家在描绘大自然时，不是把自然作为与自己不同的客体来描述，而是在自我与自然的契合点上去把握艺术表现的天地。他们将自我的情怀纳入到宇宙万物之中，从而实现物我交融。如李东阳题吴镇《秋江独钓图》诗云："秋落寒潭水更清，钓竿袅袅一线轻。斜风细雨谁相问，破帽青鞋却有情。"再如宋代郭熙的名作《林泉高致》同样也表现了物我两用的境界。他是这样描写四季的："春山淡冶而如笑，夏山苍翠而如滴，秋山明净而如妆，冬山惨淡而如睡。"画家将自己的生命观与自然、宇宙关联起来，注重物象结构与人的心胸契合，追求意境的营造。正所谓"外师造化，中得心源"。

明代八大山人主要是以"书法兼之画法"为特征的书法创作方法，画中有书，交相辉映。八大山人的画风，常以"减笔"表现其神韵。满幅大纸，只画寥寥数笔，构以轮廓大写意，却将传神之笔跃然纸上。

图2-1是笔者的学生陈顺森为笔者制作的篆刻（闲章），内容为"心田万亩"，也可以读作"万亩心田"。印章的外形近似于一个人的头形，表示我们拥有的心田，因而需要辛勤劳作，开发利用这万亩心田。印章用"田"字框，只有我们将这一"田"放在心上，才成为"思"，才是有思有想的人，才能真正去思考。印章右下角的虚边将"田"与更为宽阔的外部连在一起，似乎是将个体的意识与更为丰富、深远的个人、集体的无意识联系在一起，这是一个往来于意识和无意识之间的心灵的门户。印章本身边角呈圆弧形，但并非标准的圆形，这就说明了人的心理整合、自性实现应该是一个过程。印章字体选用粗犷、泼辣、率性的魏碑体，富于变化、流动。印章的外部为秦代封泥的形式，而内部却是近代闲章风格，将古代与近代、郑重与悠闲结合在一起。

图2-1　篆刻"心田万亩"
（陈顺森作，2002）

篆刻艺术，作为东方艺术的奇葩更是体现了"方寸之间，气象万千，神秘莫测"的虚空之美。而书法艺术，有书法家认为，与其说是在写"字"，不如说是在写"白"。没有了"白"，"字"也就失去了意义。也可以说，有限空间中的"虚"与"白"为有限增添了无限的因素，更容易营造出艺术作品的意境和深远的想象空间。如果把箱庭创作看成是艺术创作的话，那么箱庭作品就是人心灵的结晶。

其实，箱庭制作非常强调"人境"。这种"人境"的过程就是来访者"沉思"的过程。其中，治疗者所营造的自由与受保护的空间发挥着重要的作用。真正投入到箱庭创作之中的人会忘记周围一切的存在，他们的举手投足投射的是他们心弦的律动。选择玩具，构造空间，从对箱庭场面的控制进而转移到对心灵空间的控制，也就可能达到宗炳（375—443）提出的山水画的"应目会心""应目感神""神超理得"的境界。

有过箱庭创作体验的人都有这样的感受，当自己摆放了某个玩具后，突然有一种畅然的感觉，因为这个玩具承载了自己的心绪，表达了自己的愿望。而如果始终没有找到合适的玩具来表达，或在团体箱庭中，自己摆放的玩具被他人移动了，那么自己就会有一种莫名的失落和沮丧。箱庭触及人格的深层，如同艺术创作一样。

箱庭制作也是"物我相融"的过程，来访者在箱庭世界中，箱庭世界在来访者的心中，自然而然，无声无息。像艺术家在创作山水画，色彩的选用、笔力的斟酌、空间的布局，都来自心灵的体验，画家赋予了其内涵，同时，画中的心象画面的意境早已在画家的心中孕育。这使人联想到，人们在鉴赏一幅山水画时，触动人心的可能是画中的意境，而不是画的内容和形式。

箱庭的原型形态与中国的传统艺术有着共同的特点，它虽然不是在有限的空间中有意营造"虚空"和"空白"，但箱庭作品中的这些部分对理解作品的深刻意蕴来说有重要的价值。也就是说，治疗者在理解箱庭作品时，不仅要看来访者摆了什么玩具，在什么区域摆的，还要看作品中的空白区域。这些区域出现在箱庭中的什么位置，与其他区域的关系是怎样的。与传统艺术中的"虚空"不同，箱庭中的"空白"往往是无意为之。来访者自己也不知道为什么会将那块区域留为"空白"，但箱庭世界中的这些无意之笔最能表现来访者真实的内心世界。正如老子的观点，"无"有时比"有"重要。它可能蕴涵着某种发展的可能，也可能意味着某种回避，或者某种混沌等。如果将沙箱中玩具所表现的世界看成是静态，那么沙箱中的空白区域使整个作品具有了某种动态的心象。空白区域的无限延展性，使人的想象超越沙箱有限空间的限制，从而感受丰富的时空观。

另外，箱庭中的"虚空"除了指什么都不做之外，还指一种无意之作。像来访者随意在箱庭中的某个区域摆几个石子儿，或用一些玻璃球摆一些星阵或图形，作为治疗者，要特别关注这些看似无意的图形背后的力量。因为制作这些无意之作是需要巨大能量的。从这些"无意的虚空"中可能看到来访者自我治愈力的显现和挖掘。

（二）中国园林艺术与箱庭疗法

中国园林有几千年的历史，是中国文化背景下的艺术形式，主要包括庭院园林和宫苑园林。北方皇家园林宫廷气味十足，巨丽庄重；江南园林民间气息浓厚，古雅精巧，巧而秀明，充满世俗情趣；广州的岭南园林，求实兼蓄、精巧秀丽。园林艺术也投射出设计者或庭园主人的人格倾向和人生哲学，从中国园林尤其是文人士大夫园林，我们可以透视出他们对平淡、清逸、洒脱、悠然的精神状态的追求、期待。园林是文人士大夫人格整合、精神独立和心性自由的物化形式。对林泉之趣、游乐宴赏中悠闲自得心境的追求，已经深深积淀于中国文人士大夫生活之中，成为中国特定时代的文化心理和集体意识，并逐渐成为中国乃至东方人心中人生态度的一种原型。园林的风格尽管各不相同，但都可谓是人类创造的"理想家园"，而当我们倾心观照来访者的箱庭作品时，我们在说箱庭作品是来访者的心灵花园的时候，也会理解为是来访者所创造的理想的"心灵家园"。

1. 园林艺术与箱庭之暗合

园林艺术是物质文化和精神文化的融合体现，在其实实在在的物质形态中，蕴涵着创造者及其所处时代精神文化和审美理念的信息，这种精神文化和审美理念是时代集体意识和无意识的凝聚体。可以说，园林是一种物化了的文化心理，或者说是物化了的某一个时代的精神世界和心灵内涵，表明人类试图营造一个理想的家园，寻求伊甸园的期待和梦想。

园林艺术往往以其鲜明生动的物质形态具体形象地传达出创造者及其时代、民族的精神气质、心理特征，中国的园林艺术尤其如此。以景寓情、感物咏怀，不只是诗、画的审美追求，也是古典园林发展过程中最终确定的创造宗旨。中国的古典园林，特别是文人士大夫园林，一木一石，总关乎情，它们的设置、结构都与创造者所要抒发的幽思逸趣紧密联系，都是人类对理想生活和完美形式的追求。"一切景语皆情语"，用这句话来概括中国园林是再恰当不过了。

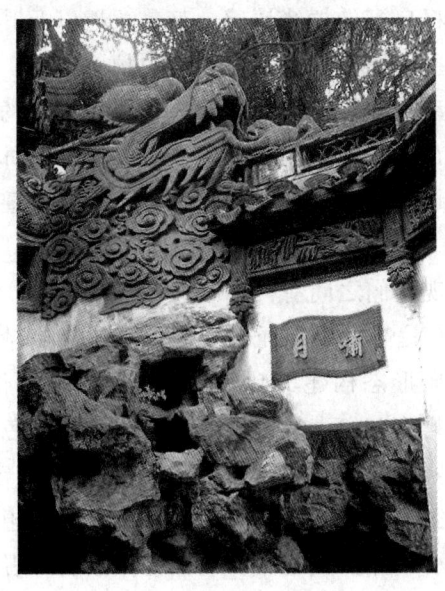

图2-2 啸月（笔者摄）

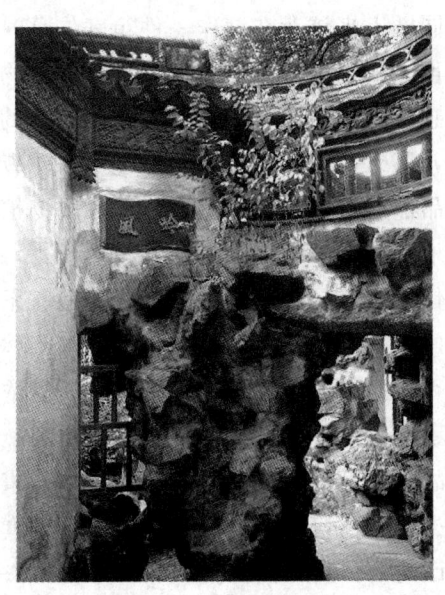

图2-3 吟风（笔者摄）

2004年8月，在拙著写作期间，笔者在好友的陪同下去上海参观了豫园。豫园曾被誉为"奇秀甲于东南",是一座融合了我国明清两代园林艺术的名园。一进园门的建筑三穗堂,抬头仰望,"城市山林"的匾额形象地反映了豫园所处的环境:繁华闹市的一片园林宝地。穿过仰山堂,一座高约12米的假山隔池相望,据称是用2 000吨武康黄石堆叠而成,迂回曲折,气势磅礴。豫园的围墙是由蜿蜒起伏的五条龙所组成的,龙头高昂,造型精致,栩栩如生,有吞云吐雾的气势。这两条龙,龙头相对,中间有一颗珠,称为"二龙抢珠"。啸月(如图2-2)、吟风(如图2-3)、玩山(如图2-4),楼阁参差,山石峥嵘,树木苍翠,以清幽秀丽、玲珑剔透见长,具有小中见大的特色,体现出明清两代南方园林的艺术风格,不愧为中国古代园林中的精品。

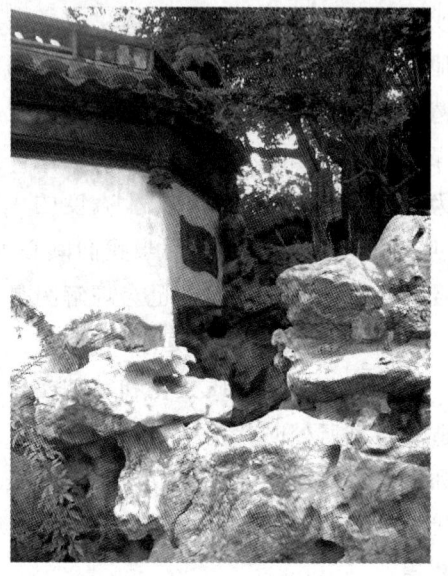

图2-4 玩山(笔者摄)

每一个园林的创造及欣赏过程都投射出造园者、居住者、欣赏者的人生哲学和心境,诠释着他们自己的审美意趣,寄寓着他们对自身所处的自然、社会环境的认知、情感。徜徉于如诗如画的园林之中,也定然能够促使庭园主人将世俗的烦扰暂时抛却,在人与自然的和谐相处中品味着大自然的恩惠,表达自己对林泉放逸的倾心向往。园林的设计、建造缘于造园者及其主人的精神世界,是他们自己的意识和无意识的表现,也是他们所处时代的集体意识和无意识的表现。园林是创造者及其主人精神的乐园。

同样,来访者在制作一件箱庭作品时,也是将自己的情绪情感、审美意趣以及其人生观、世界观等心理特征,以玩具等物件物化地表现出来,透过箱庭作品的物质载体,我们也能感觉到制作者或悲或喜、或动或静的心灵脉动。如果说园林是创造者和居住者的精神乐园,那么,箱庭作品也可以说是来访者的心灵花园。除了物质上的差异,中国园林和箱庭作品都是怡情悦性、消遣精神、展扬情趣、超越时空的心理活动空间,是心灵逍遥的理想天地。

仔细体味园林和箱庭作品之间的联系,会发现它们之间有许多暗合。

(1)因心造境,境心和谐。中国园林艺术和箱庭作品均不重于空间大小或形制精巧华丽与否,而是以少胜多、以小见大,以浓缩的物质形态构建灵动的心灵空间。当制作者、欣赏者倾心体验园林或箱庭作品的内容,以及由此喻示的大千世界之时,园林的景色、箱庭作品的场面构成就不再以客观外在的事物、现实环境为重了,而是以心灵的内在宁静、自由去感应任何物态、时景,以自己的真情实意去体会内心的本真,并在无尽的遐想中探寻自己内心深处的真实自我。一草一木、小桥流水,都负载着园林或箱庭作品制作者各种心意,都能勾起制作者及欣赏者的遐想神游,体悟到投射在物质形态之上的自己的心灵,或永恒、安宁,或短暂、迷乱。中国园林的境界不是纯客观的自然境界,而是以写意的方式创造出来的自然美的意境，以有限的物象形态创造出能使人体会到无限灵动的内心世界。来访者所创作的箱庭，其构建的场面也不是现实世界，也是以写意的手法将自己的内心世界具象化。因心造境，境心和谐。来访者借用客观物质，以超脱形迹之外的写意之美，在有限的空间（沙箱）中形成荒凉、洒落、清幽、淡远等各种意境、场面，在景物和场面中寄托着来访者更深的心境、意境，追求具象之外的身、心、灵的整合。他们在具体的情景设置中尽可能多地营造一种心理氛围或者说是情致，从有限的物景中洞察无限的生命境界，并从中获得心灵的展扬、宁静、恬淡和自如，参透人生，悟尽事理。

对于中国园林来说，其独特的魅力不在于它构建出呈现于人们面前的客观景致，不在于其提供给人们一处消遣娱乐的场所，而在于其通过具体、有限的园林形象传达出深远微妙、耐人品味的情调氛围，使居住者和欣赏者睹物会意、触景生情，在有限的空间环境里感受无限丰富的意趣。箱庭亦如此。箱庭作为来访者的心理空间，也是物景与心境的统一体。来访者在制作箱庭时，并不拘泥于玩具外在形态上的真实、比例上的协调，不在外观上模山范水，而是以性情的舒展、心灵的自由灵动、心理状态的展现为根本。箱庭中玩具的取舍、空间配置的构思以及作品最后展示的内容，都是来访者对外在客观世界和内在主观世界的一种心象。

园林的设计者将自己的人生哲学、心性以物化的形式呈现给世人，来访者将自己的理念、心境以箱庭作品的形式呈现给治疗者；同样，世人在欣赏园林作品、治疗者在理解箱庭作品时，也由此洞察、体验着创作者或伟岸不屈、或闲适恬淡、或荒芜迷乱的心境。箱庭作品是来访者人格的一种投射，园林也是设计创造者人格的一种投射。

（2）妙造自然，想象的真实。园林和箱庭都以有限的物质形态使个体体验到无限的心灵律动。

"虽由人做，宛自天开"，"自成天然之趣，不烦人事之工"，是中国园林的基本追求。在中国人的自然观中，很少将自然视作一种需要人去雕琢的存在，而常将其看成是人类自身生存、繁衍、活动的一种背景。在东方人的思想中，"天人合一"的思想一直是各时代哲学的主旋律。"天人合一"的观念在中国园林中得到了淋漓尽致的表达。无论是花木造型还是水池设计，无一不是遵循着自然的法则，几乎都是大自然的微缩。园林的设计、创造，处处都是设计创造者刻意而为，但他们在设计和创造园林时时时刻刻不忘人与天的和谐相处，并处处着意于再现自然本色而不着雕琢之气。叠石掇山，理水建筑，都效法于自然法则。山水及建筑、花木都是园林艺术的基本要素，也都渗透着人工气息，但设计创造者通过因地制宜、借景得体，将人工创造有机地整合于自然环境之中，使景观既不失精妙，又给人以似出造化之手的感受，整体规划并获得自然天成之效果，的确称得上"妙造自然"了。作为中国文化艺术的一种形式，中国园林"在心理上重视想象的真实大于感觉的真实"[①]。这种想象的真实，虽然脱离于具体的感知，却又仍然是现实生活的感受和

---

① 李泽厚著：《李泽厚十年集·华夏美学》，安徽文艺出版社 1994 年版，第 354～355 页。

人间世事的感情。虽是刻意为之，却处处让人感受到自然和真实，这正是中国园林给人的感受与欧洲园林不同之缘由。

箱庭作品也是来访者妙造自然的结果，更是一种想象的真实。箱庭与中国园林一样，都是在有限的空间里刻意进行创造，玩具的选用、场面的设置，全都是来访者根据自己的心境、意境进行的。箱庭作品中的场面呈现给人的是一种静态，但在来访者心目中可能是动态，就像正在演出一场戏一样，这从箱庭制作结束之后，来访者对作品进行解说的"讲故事"阶段可以清晰地感受到。在沙箱这一有限的"舞台"上，来访者呈现出来的环境完全虚拟，人物、动物的动作亦属假定，玩具的比例也往往不搭配。所有这些，都是不重感知觉的真实，而注重想象的真实，即在想象中有山有水，楼比人高，想象中人物、动物都在活动，通过物体外在简单的手势、姿态，暗示着一系列的动作、言语，并透露出各种心思、情绪。对作品的理解，依靠创作者、欣赏者的想象来填补，主要依赖于现实的人世经验，所想象附着的感情也仍然是人世的、现实的感情，较少纯然超世的神秘情思。在沙箱这一有限的空间里，来访者也可以像创作其他艺术形式一样，"点到为止""以少胜多""计白当黑"，在刻意的经营中，呈现出一种更为典型的自然生活景象。在来访者看来，箱庭作品体现出自己内心的一种最为自然的形式。

一花一世界，不论是在园林还是箱庭，世界是内心体验到的世界，而非客观真实的存在。当个体重视自己内心体验而忽略外在形态时，体现在园林中就是以拳石勺水为林泉之境，从中体会悠远、超然的意蕴；体现在箱庭中，则一线湛蓝为江河万里，一捧细沙则成峰峦千嶂，观照着自己内心的无限"江山""万亩心田"。

（3）重在此时此地的体验。正如前面所说，园林是创造者和欣赏者的意中之境，创造和欣赏是密切联系的，它包含着创作主体和欣赏主体的真实体验和直觉感悟。没有身处其间的人，也就难以体会园林的意境。此"境"乃"心造""意造"也。

园林意境和箱庭的意境一样，它们都不是经由言语文字、线条笔墨等媒介所引发的想象，而是用非言语的客观物质，给人以身临其境之感。园林意境是通过人们的实地游赏，在现实生活的真实空间中体验到的，它也可以说是一种实现了的人生境界；而箱庭的意境则通过咨访双方在作品所营造的场面中神游，在这种现实与非现实的空间中用心体验。园林和箱庭都是物质功能和精神功能兼备的统一体，主人（或来访者）、游人（或治疗者）在园林（箱庭）境界中客观或主观地徜徉、游乐、宴赏，实现他们或对林泉野逸的向往，或对悠闲自得、雅淡脱俗的追求，或对快乐美好生活的憧憬，甚至是对现实世界的种种不满、抱怨、期待。

不论是园林艺术还是箱庭作品所展现的意境或心境，都是作为人的此时此地的体验而出现的，都是特殊的人生境遇、当下的心理状态，即现实生活的此时此地，却又不是真正地、完全地存在于现实生活中，而只是心中的"此种体验"而已，个体亲身的"此种体验"永远是鲜活的、不可复得的。

园林意境因其中草木荣枯以及各种变化而呈现出不同的景象，造成时空交叉的境界。

不同季节时令，欣赏者观看到的景象是不同的，其感受体验也是完全不同的。箱庭作品所展示的也是来访者此时此刻的心理状态，咨访双方对一件箱庭作品，不同时刻、不同心境下所感受、体认的内涵也是不同的。人的心是不断变化的，作为心灵载体的箱庭作品的内容也是变化的，故咨访双方对每一次箱庭作品的体验和感受也是变化的。珍惜对作品此时此刻的体验，也同时促进了来访者对自己当下心理的把握。

对园林或箱庭作品中展示的人生境界的体验，是在观赏、回味当下心中的那种状态，那种若有若无、或繁乱或简约的精神境界。这种心灵状态是面对物象而产生的遐思，它既超越了物象的具体形态，也超越了有所为、有所求的具体思虑，而成为一种畅快淋漓的适意、宁静或无奈、烦躁的体验。这种心灵状态下的人生可能是理想的，也可能是萧瑟的，但无论怎样的人生际遇，这种体验都不是在现实社会生活中永恒存在的，唯其如此，园林欣赏中的意境感受才令历代士大夫分外心仪，箱庭作品理解中的心灵感悟也才令来访者或欣喜或伤楚，并在其内心荡起阵阵涟漪。也正是出于对此时此地体验的尊崇，当来访者拆除自己创作的箱庭作品时，我们总是鼓励其以一种出于对生命短暂的珍惜、尊崇的态度，庄严、认真地拆除自己的作品。

（4）识取"自家宝藏"。中国园林正是设计者、庭园主人内心的"自家宝藏"。中国封建社会发展到中后期，士大夫们越来越逃遁于内心天地中，力求从一己心灵这"自家宝藏"中求得精神的平衡、心灵的安适。林泉之乐，乐在于此获得平淡、悠然的心境、意境，在对山山水水、花木楼台的赏爱中，寄托着他们追求相对的精神独立、人格的自我完善和心性自由自足的深层需要。禅家反复强调勿"向外驰示"，强调"自家宝藏"。禅宗的心性观渗透到人的心灵深处，他们领悟到一个比外在世界更为自由、广阔的心灵天地，猛然间发现了"自家宝藏"，投射在诗、画、园林等艺术形态中，便是对心境、意境美的自觉执著的追求。士大夫们倾心于这种精神天地，故而彻底立足于自己的心性之上，在有限的空间形态中求得一己性情的自得自适，并由此体味着与宇宙及人世相顺应的安宁和自由。

在中国文人士大夫园林欣赏中，人们的心灵总是落在一些具体而细微的景象上久久品味、体会，无限的宇宙之道、人生根本都寄托在这一具体物象的玩味之中，心灵也因此而获得了悠然安宁的佳境。[①] 在风来月到的洒落、雨蕉风荷的清幽中，心灵也随之飞扬、净化。中国园林，作为重要的精神活动场所，成为文人士大夫生活中不可缺少的要素。社会规范与个性自由、物质世界与精神家园、出仕与归隐等各种矛盾冲突关系，在这里都得到了最为适度的调节，保持了基本的平衡。在叠石之中，寄寓着对天性自然的追求，累积内心力量；在临水之间，洗涤着心中的尘烦俗扰，体会到无限生机，还人本来心性。中国园林的欣赏，不论是高人隐士还是达官仕宦，都能在园林中身临其境而豁然有得，刹那间体验到鲜活完整的生命境界。景观不再是外在的认知对象，而是一种难以言表的生命体验、

---

① 任晓红著：《禅与中国园林》，商务印书馆国际有限公司1994年版，第247页。

心灵感悟。在涵泳林泉中使平日里被理智、逻辑判断抑制住的潜在直觉显现出来，并充满活力，使原本支离破碎的生命本色复归整合，心灵恢复鲜活。

箱庭疗法是一种非言语式的积极想象（active imagination）方式。荣格发现，积极想象是一种非常有用的心理治疗的手段，而且对个性化过程的实现有特殊的效果。当来访者用这种非言语的方式，试图挣扎着将自己那些难以表达的东西表现出来，即使是非常幼稚和粗糙的形式，其内容却是绝对真实的，甚至是具有震撼力的。出现在箱庭作品中的东西是来访者所幻想、期待的东西，箱庭场面呈现在自己面前时，这些期待、幻想也就被提高到意识行为的地位上。来访者不仅与治疗者一起谈论它，而且还以写意的方式完美地将其表达出来。这也就增强了幻想、期待对其产生的治疗效果。当来访者发现可以通过制作一件箱庭作品来解脱、缓解自己痛苦的精神状态，并面对自己"用心"创造出来的符合自己心境的箱庭情境时，他对控制自己的恐惧、焦虑、痛苦的信心也就大大增强，并在观照自己内心世界时发现那些被尘封、压抑、蒙蔽的力量，"识取自家宝藏"，从中获得巨大的治愈自己的能量和推动力。按照荣格学派的观点，箱庭疗法深入个体的自性是向内进入心灵宇宙来寻找精神的深层含义。

（5）景在身外，又在心内。行走于园林之中，人的整个视野全部纳入了自己的欣赏领域，欣赏主体也成为整个欣赏过程的一个有机成分，人与景是一种整体的存在。园林中也有主导空间或空间主题，园林空间的各组成部分不是平分秋色，往往以一个主导空间统领周围的空间，并共同以某一特色形成这一空间系统的主导审美情趣。笔者曾于1997年参观了苏州的拙政园（如图2-5）。拙政园里的远香堂位居全园中心突出位置，周围水面开朗明快，并以荷池、小建筑点缀烘托，从而形成一个有机整体。远香堂这一整体的主导，如果失去北面池中香远益清的荷花，"远香"的意境和境界就全然丧失了；如果没有周围其他别致的小建筑的烘托，没有南面的黄石假

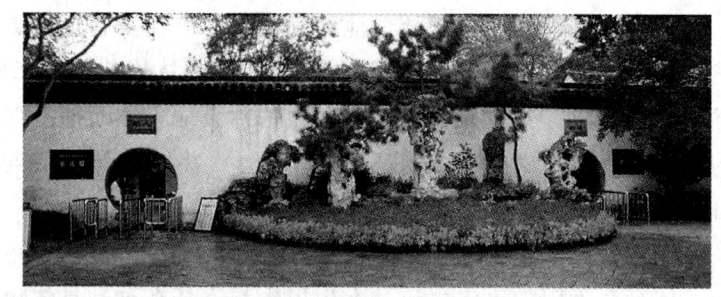

图2-5　苏州拙政园（笔者摄）

山、东边山坡上绣绮亭、西边池塘边倚玉轩，远香堂也就显得过于孤单了，也就失去了近山远水、山高水低的感觉。因此，在园林欣赏时，目力所及，均纳入自己的体验之中，欣赏主体的体验没有因曲径、回廊、假山的一时阻隔而被支解，而是浑然一体的，也是模糊、无明确界定的。对某一主体的欣赏是建立在以此为主体的整个背景之上的，并且连欣赏时令、节气都是这一背景的组成部分，如各园四季假山的欣赏。在园林欣赏、游乐时，个体身处其境，游目骋怀，很难区分这究竟是"有我之境"还是"无我之境"，因为自己的整个心灵全部都沉浸在园林情景之中，景中有自己的身影，园林包含着自己，自己的心中又包含着园林的全景。景在身外却又在心内，只有用心去体认整个园林在自己心中营造

出的心境、意境，也才能在感受直观的美景的同时识取自己内心的"自家宝藏"。

这正如箱庭，来访者也往往在沙箱中构筑一个主导空间或空间主题，来展示自己的主要问题，呈现当前的主导心境。根据箱庭疗法基础理论，箱庭的玩具、空间配置、场面构成都具有特定的象征意义，这也是我们理解来访者箱庭所传达的心理意义的基本依据。但对箱庭的理解不仅仅局限在一个主导空间或空间主题，也并非象征意义的堆砌，而是要着眼于箱庭疗法整个过程、整个作品。对主导空间或空间主题的理解也必须是在整个箱庭作品的背景之上进行全面整体的理解、欣赏。我们只有"用心"去"倾听"箱庭作品，才能真正理解箱庭作品背后的故事，也才能真正听懂、读懂。箱庭是来访者的心灵花园，不论来访者是否让自己的自我像出现在作品之中，也都很难分得清是"有我"还是"无我"。正如有的来访者所说，箱庭中每个地方都有自己的身影。因为箱庭呈现的这一"园林"来自自己的心灵，箱庭的诞生过程就是来访者自己徜徉、悠游其间的过程，也正是其心理变化的过程。因而，对于来访者来说，制作箱庭、欣赏自己的箱庭作品的过程，自己始终是主体，是融于作品之中的，表现自己内心整体的也就只能是作品整体而不是局部，更不是某个玩具或某个部分。当我们以分析、知性、客观、科学、概念化的逻辑思维看中国园林或箱庭作品时，我们感觉到自己是在欣赏、理解，景是景，人是人，虽然我们也从中感受到美，感到快乐，但物与我之间界限是非常明确的，我们无法更深地体验创造者的心境、意境，更无法深刻体验自己面对这些景致、场面时的心境和意境。而当我们将自己也带入园林或箱庭作品的景致、场面中，用整体、感性、主观的直觉思维去理解、欣赏园林或箱庭作品时，物与我之间的界限变得模糊而彼此交融，我们也就能更深刻地理解创作者之所以如此的种种缘由，也由衷地体验到自己心灵深处宽广、丰富的情怀。

2. 箱庭作品中的园林主题举例

箱庭是个体当前心理状态的写意式再现，来访者在箱庭作品中也常能表现出对林泉放达、悠闲自得生活的深切向往，对心灵宁静和精神的自由追求或是表达出来访者内心的矛盾和冲突，借由真实或想象的情感体验，来访者能创作出以园林为主题的作品。

(1) 世外桃源——逃避到自己的心灵花园。"世外桃源"是来访者经常使用的主题，这表现的是一种对现实的逃避，也是对自己的一种孤立，其所追求的是自己内心的宁静、悠闲。来访者小周所制作的以"世外桃源"为主题的箱庭作品（如图2-6），就是一个非常美丽的园林式作品。她是一名初中生，感

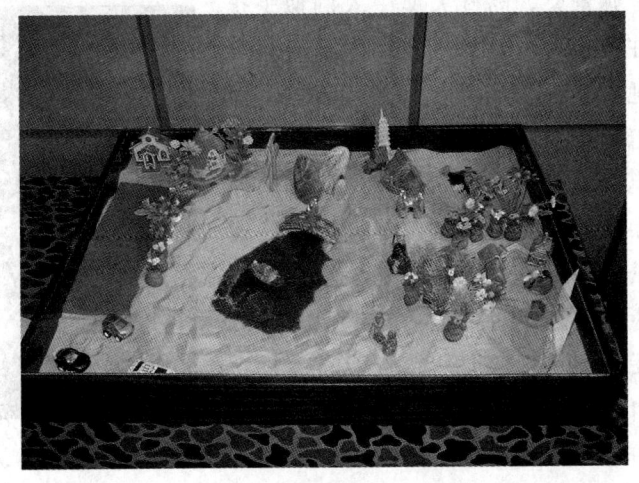

图2-6 小周的箱庭作品：世外桃源

到学业压力很大，对考试及众多评价情境感到恐惧、焦虑。我们可以从她制作箱庭的过程和她对箱庭的体验感受她的心灵脉动。

当双手轻轻接触到沙时，她轻轻闭上自己的双眼，并深深地呼吸了几下，然后双手非常仔细地在沙箱中心位置挖掘出一个湖泊，在其周围形成连绵的山脉，并放置三座古典风格的房子，其心中已经形成一种山水之境。随后，她在沙箱中配以绿地、鲜花、树木，并以两块拳头大小的石头表示一座别致的小山，在右上角处再挖出一个小湖泊。在中心湖泊的沙滩上，她用手指画出的三圈波浪线就像阵阵涟漪，这是来访者内心漾起的涟漪，让人感到一阵风吹拂过后，湖面上展现出的清凉爽快。小桥、塔、屋舍也出现了，一座园林的雏形其实已经呈现在沙箱世界之中。湖心两片扁舟、对弈品茗的老者、自得其乐的抚琴人、闲庭信步的老翁、湖边垂钓的渔翁，这座园林骤然有了生活的情趣，有了"人"这一审美主体的踪迹。从这些人物形象的姿态，我们不难看出小周对这种悠游、放逸的生活形式的向往和期待，同时也折射出其对自己当前生活状态的不满意感。左上角的园门将作品明显地区分为现代生活和古代生活两个空间。那一排整齐怒放的鲜花成为了两种生活的明确界限。小周确定的"世外桃源"这一主题显然最适合她这一作品的气氛了。小周的物质生活是富有的，但精神生活是紧张的，因此她渴望能够有"世外桃源"——没有纷争、怡然自乐的精神家园。现实中小周并不能拥有这样的精神乐园，但通过箱庭，她获得了，在这样的心造之境中，她体验到了悠远、闲适的生活，并使自己的心灵得到了片刻的安宁，那阵阵涟漪的湖水给了自己无穷的能量。

（2）喧嚣与宁静——在矛盾中求共存。对于当代人，要完全退回到自己的内心"小花园"而不受外界干扰是不太可能的，客观世界的种种烦扰和精神上追求自由、独立之间处于冲突矛盾状态，反映在箱庭作品中，通常是两种对比鲜明空间的存在。

来访者小曾的箱庭作品"喧嚣与宁静"（如图2-7），真实地再现了这一矛盾冲突。在这个作品右下部分是以连续的栅栏围起来的一座小园林。其他部分表现的则是现代生活的忙碌景象。高楼大厦中人们似乎正在忙忙碌碌地处理着手中事务；飞驰的汽车和步履匆匆的行人，书写着繁忙、快捷的生活节奏；站台边上的汽车，也只能拥有这片刻的停靠，就又得匆匆驶向前方。有序而繁忙的现代生活也正是小曾当前的生活状态，这种生活状态让其感到无味和紧张。他期待着能有一处让自己的心灵得以片刻安宁的空间，右下部分的园林满足了小曾的这一

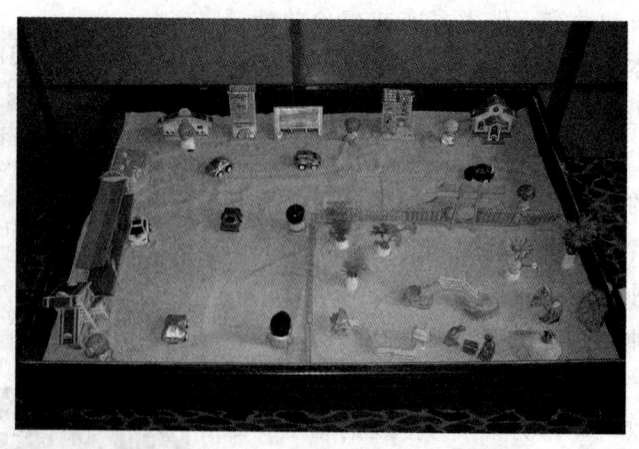

图2-7 小曾的箱庭作品：喧嚣与宁静

愿望。拳石代表着小山，小桥下似乎流淌着涓涓细流，曲曲折折的回廊以及通往小山的那

一小段台阶，都让自己的心灵体验到了闲适的韵致和登高远眺时的惬意。还有那凝神对弈的老者和吟诗应答的老翁，都是心灵宁静时才能达到的境界。现代繁忙的尘世和古典悠游的心灵净土同时出现在沙箱中，是对自己理想和现实之间冲突的一种认知、对比，也是对二者并存、整合的一种期待。

园林中文人士大夫心境、意境的物化，是他们的"大箱庭"，从园林中我们能够体验到庭园主人的人生理想、态度，同时自己的心灵也在欣赏中得到净化、安宁。箱庭是来访者心灵世界的反映和写照，是他们心灵的园林，我们也能从中读懂他们的期待、矛盾等心理状态。虽然园林和箱庭的出发点不同，空间大小各异，但仔细品味其根本，发现它们都是人类心灵的"自家宝藏"，都是为心灵疗伤、整合自我的理想空间。

（三）中国盆景艺术与箱庭疗法

盆景是中国独具特色的艺术形式，它主要运用咫尺千里、缩龙成寸等"以小见大"的手法，把树林花草、山石水土等物质材料进行艺术加工后布局在盆盎里，以优美的造型和深远的意境再现出名山大川、小桥流水等诗情画意的图景。盆景是饱含着作者思想感情的立体山水画，是经过高度浓缩和提炼，集中表现大自然优美风光的一种特殊艺术品。中国盆景的起源可以追溯到新石器时代，河姆渡文化中已经出现中国目前最早的盆栽形式。东汉时期，盆景艺术的理论与实践已达到较高水平。南北朝时期，山水画从人物画中脱离出来，对盆景的发展起着巨大作用。唐代盆景艺术日臻成熟，并在民间和宫廷广泛流行。宋代区分了树木盆景与山水盆景。到了元代，"些子景"（"些子"在这里是小的意思）使盆景由大型向小型化进化。明清两代，"盆景"作为专门词语在书中出现，盆景的造型、表现形式也更加丰富。

盆景可谓微型园林。就在拙著写作期间，笔者和早稻田大学木村裕教授陪同正在早稻田大学做访问学者的我国信阳师范学院徐大真教授参观了位于日本东京都的"小石川后乐园"。此庭园的许多景观，如蓬莱岛、得仁堂、圆月桥、小庐山、西湖堤、唐门、八卦堂、涵德亭等是由明末清初流亡日本的儒者朱舜水设计的，其名称也出自范仲淹的名句"先天下之忧而忧，后天下之乐而乐"。整座庭园处处小桥流水，充满着中国式的情趣，体现了中国明清时期江南的建筑风格，如用鹅卵石铺就的小径，小茅棚，得仁堂的斗拱、柱子等如出一辙。在入口处，笔者被一箱庭式盆景（如图2-8）所吸引，据介绍，这是工作人员制作的"小石川后乐园"的缩影。这种在房屋里眺望庭园而制作的箱庭，被称为"座观式"庭园。

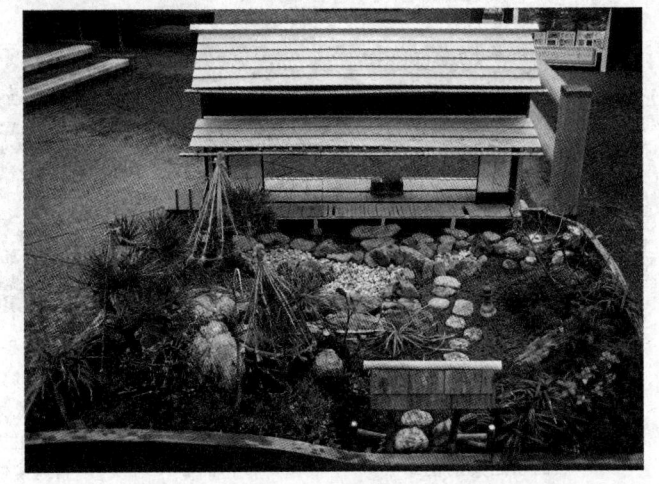

图2-8 小石川后乐园（笔者摄）

也常有些业外人士看见制作的箱庭作品时随口惊叹:"这真像盆景啊。"同样,熟知箱庭疗法者在观看盆景作品时,也很自然地会将盆景作品看成是盆景制作者的箱庭作品,认为是制作者无形内界的有形写照。我们甚至可以认为盆景就是盆景艺术家所制作的箱庭作品,同时也可以认为箱庭作品就是来访者制作的盆景作品。

将箱庭疗法与中国的盆景进行对比之后,我们发现箱庭疗法实施过程中的许多方面都与中国的盆景艺术创作有惊人的相似。

1. 大千世界皆我用——丰富的造景材料

箱庭疗法的基本材料就是一个沙箱和各种各样的玩具,这些玩具几乎囊括了大千世界所有的可能,人物、动物、植物、交通工具、建筑、家具设备、生活用品、军事器械、自然景观(如山石、日月星辰等)、食品果实等。它们可以是我们生活的这一世界乃至整个宇宙中现存的,也可以是过去存在而现在已经不存在的事物,还可以是未来可能存在的;既可以是客观存在的,也可以是客观不存在的。大千世界中的一切均可以纳入箱庭疗法玩具的类别。

盆景的材料选择也同样是丰富多彩的,植物、山石、人物、建筑、交通工具(以船只为主)、动物等,也都是根据盆景制作者的喜好进行选择的。这些材料的收集也与箱庭疗法的材料收集一样可以超越时间和空间的局限,只求能充分表现制作者的思想感情、审美情操。我们在盆景中常见的主题往往都是表现现实生活以及生活理想的。如"疏林秋色"(如图2-9),那种秋高气爽的韵致立即袭上心头,而"绿云飞渡"(如图2-10)则呈现出一种生机盎然的景象。为了表现主题,盆景制作者可以选用一切他们认为适合表现的材料,"疏林秋色"所使用的材质是榆树,并用一些落叶撒在树根周围,而"绿云飞渡"则用枝繁叶茂的榕树。此外,山水盆景中为了营造一种理想空间,也还使用到其他的材料,如一两只鸭子,或传统建筑等。

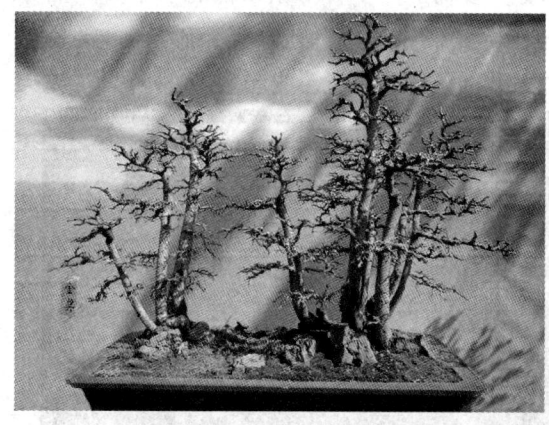

图2-9 疏林秋色 作者:张弓
(第五届海峡两岸花卉博览会金奖作品。苍劲、疏朗的榆树努力地伸展向寥廓苍天,向肃杀的秋风展露自己不竭的生命,构筑出浓烈的秋之爽朗韵致,并与几块顽石、满目衰草一道勾画出故园村口的朴素风情,越发勾起旅居客乡游子们无尽的思乡情愁。)

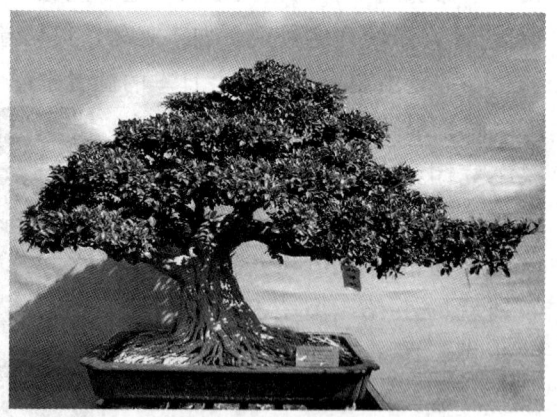

图2-10 绿云飞渡 作者:林联兴
(第五届海峡两岸花卉博览会金奖作品。一树成林的榕树,用数百千年的情怀、永不衰竭的生机、坚定而伸展向四面八方的根须,紧紧地铆住大地,默默地从大地吸取养分,永葆青春。苍劲执著的根须与青春繁茂、向右舒展的枝叶一样给人们力量和希望。)

2. 咫尺天涯任我行——有限的创作空间

箱庭与盆景的创作空间的有限性是一样的，对来访者个体进行的箱庭疗法使用的是一个特制的长方形沙箱，内侧涂成蓝色，内装半箱沙。之所以规定沙箱的尺寸，是考虑到当将沙箱放在齐腰高度时，来访者不需要转动头部，沙箱大体就可以置于视野之内，这便给来访者提供一个自由与受保护的创作环境。内侧为蓝色会使人挖沙时有看见天和水的感觉。针对家庭、夫妻、团体进行的箱庭疗法有时也使用更大些的沙箱。但不论多大的沙箱，它都对来访者的创作空间进行了限制。正如我们每个人在现实生活中一样，可以任由我们控制、经营的空间总是有限的。但在这一有限的空间中，来访者却可以按照自己的意愿任意在其中进行创作。在一个沙箱中，来访者可能表现的是一片山水，也可能是一座城市，也可能是整个世界，乃至整个宇宙，或者什么也不是，就只是自己的一种想象。

盆景，顾名思义，就是盆中之景，盆是不可或缺的。其创作空间与箱庭是类似的，其使用的盆盎大部分是陶瓷制品，盆景对盆盎的外形、尺寸、色彩、质地、图案选择是非常讲究的。但不论什么盆盎，盆景制作者可创作的空间也同样是有限的，因此，他们在构思时，就必须考虑到如何在这一有限的空间中，安排处理人、景、物的关系和位置，以最佳的方案和艺术效果把人、景、物等要素布置上去。有限的空间就要求制作者必须繁中求简、巧于安排。同样，在这个有限的空间之内，制作者也可以表现太华千寻、江湖万里。"无限风光在险峰"（如图2-11），一块独特的石头、一株加工过的小树、一个人，树、石、盆、配件浑成一体，给人以无限风光在险峰之感，诗情画意甚浓，令人回味无穷，就这么简单，但这有限的空间给人以无限的震撼与感慨。

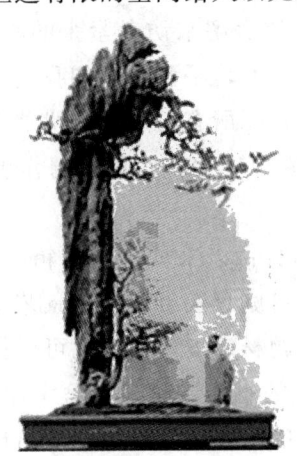

图2-11 无限风光在险峰　作者：黄基棉
（作品选取古画中的云头雨脚的英石为材料，巍然耸立于盆面，极具奇峰险峻的气势，令人叹为观止。相思树的树根和树干依附并紧贴石隙而攀缘直上，枝叶飘出峰顶悬崖，挥舞蓝天，恍若向游人招手致意：这里风光无限好！烘托出作品的主题思想。制作者又任宽旷的盆面点缀着一游客小配件，构图巧妙，对比强烈，更加突显奇峰又高又险的气势。）

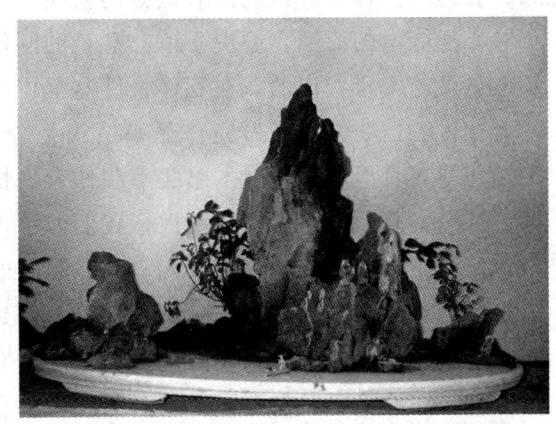

图2-12 畅游山水　作者：周海练
（交流时制作者说道，当自己制作这件作品时，自己感觉就是架一叶扁舟之老者，追逐流水饱览名川大山，心情极其愉悦，山水尽蓄胸怀之中。）

3. 一花一木总关情——内在世界的有形化

箱庭的创作过程是来访者将自己的内心世界用玩具来表现的有形化过程。箱庭作品中玩具都是来访者根据自己的内心真实想法选择的，作品的场面也都是按照来访者自己的意愿进行构思的。在来访者看来，每一个玩具所代表的意思都是自己的情绪情感的表达，是自己意识、无意识的心象表达。来访者可以生活在自己创造的箱庭世界之中体验着这一世界的林林总总，也可以站立在这一世界之外，以旁观者的态度审视自己构想的世界。通过探求箱庭作品中所使用的玩具的象征意义，治疗者可以读懂来访者的内心世界，体验其喜怒哀乐，洞察其内心变化。

同样，盆景的制作也是盆景制作者人生理想、思想情操的表现。太湖帆影、千里江陵可能是制作者心胸开阔的再现，梅林春晓是一种浪漫、轻快，秋林夕照、硕果累累却可能是其灿烂辉煌等等，都是制作者对自己的生存环境的观照和对人生的各种思考。在表现现实某一景观的"无我之境"中，制作者站在远处宏观地观照着这一景观，而表现自己理想的"有我之境"则身临其境，体验着跋涉的艰辛和饱览风光的快乐（如图2-12）。创作盆景不仅表现"目之所瞩"，即外观形象为目的，更重要的是要表现"意之所游"，即借助有限的造型状写广阔的自然景象之神和深远的精神内涵，表现余韵不绝的意境。通过对盆景构图、意境内涵的理解，我们也体验着盆景制作者内心情感的律动，感受着制作者的人生观、宇宙观，甚至追随着盆景制作者的心灵经历一番飘泊、跋涉，进而反观自己的人生、自己的一切。

不论是箱庭制作过程还是盆景制作过程，它都为制作者提供了一个宣泄情绪、表现情感、表达人生理想、再现内心世界的空间。箱庭的制作能够缓解来访者紧张的心理压力，疏导心理能量的流动，愉悦心情。盆景的制作也使其制作者心境平和，正如我们所采访的几位盆景艺术家所说的，在制作一件盆景作品时，时间飞快，所有的烦恼和忧愁全部都荡然无存，心情非常好，做完作品心情很平静，很有成就感。箱庭和盆景，制作者不在其中，却神入其里，一花一木总关乎制作者之情。

从箱庭和盆景的内在一致性，我们似乎可以认为中国自古以来就有制作箱庭的传统，箱庭疗法在中国有着深厚的文化底蕴、肥沃的生长土壤。箱庭疗法可以从盆景艺术中受到诸多启示，盆景艺术也可能从箱庭疗法中得到新的诠释，题材、表现手法也可以得以多样化。而且从盆景和箱庭的命名构词法来看，它们也是一致的，盆景就是在盆中建造景观，箱庭则是在沙箱中摆设庭园。箱庭作品中常有来访者自己的踪迹，即自我像的出现，这可能为评价、欣赏盆景时提供一种新的视角，为盆景创作提供更为丰富的表现方式。而盆景艺术给制作者和欣赏者以审美享受、心境的愉悦，也为箱庭的临床功用提供了更多的论据。

（四）中国建筑艺术与箱庭疗法

建筑常被称为"凝固"的音乐艺术。不同的外形、色彩、材料、结构就像音符一样构成优美的旋律，给人以感官刺激和精神享受。然而，建筑的文化意蕴不仅仅在于此，还在于建筑背后的象征含义,借助建筑的形式,用数、彩和物的象征来畅神达意。这一点在中国传统的建筑文化中表现得尤为突出。如早在秦始皇灭六国后,就在咸阳北阪上建筑六国宫殿,环列在秦宫四周,象征六国向秦国臣服;孔庙的蟠龙柱象征孔子的崇高地位等。

又如,天坛以严谨的建筑布局、奇特的建筑构造和瑰丽的建筑装饰而著称于世。坛域北呈圆形,坛域南呈方形,寓意"天圆地方"。天坛还使用了与天候有关的数字(十二月、二十四节气、四季等),以及象征"天"的"阳"数(即奇数三、五、七、九及其倍数)。天坛作为祈天祭神的宗教性建筑,以"敬天"为主题,是一极富象征力而造型优美的建筑。

如果把建筑比作音乐的话,那么建筑和园林的外表仅仅是音乐的主旋律,它们的象征含义则是和声,两者分离,都不是意义完整的音乐(居阅时、瞿明安,2001)。

箱庭的制作本身也仿若一个艺术品的建构过程,其中玩具的选择、空间的配置等都具有一定的心理投射意义,即象征心象。从这个角度来看,中国传统的建筑作品其实就是一件件放大了的箱庭作品,它们反映的是建筑师的心理状态和特质,特别是中国传统的园林艺术。这里,我们先对中国传统的建筑艺术所蕴涵的丰富象征意义作一概述,这将有助于对箱庭中各种心象的解读。

1. 建筑规模和体量

建筑的规模和体量往往反映的是建筑主人的社会地位和所处的地域文化特色。如《左传·隐公元年》就曾记载:上等诸侯的城池规模不得超过王都的三分之一,中等诸侯的城池不得超过王都的五分之一,低等诸侯的城池规模不得超过王都的九分之一。所以,人们可以从建筑的规模和体量上来理解主人的身份地位。

同样,箱庭中玩具的大小、比例也是一个不容忽视的因素,它们虽然不能反映来访者的身份地位,但可能反映某些来访者的人格特质,如有的人总是选非常粗大的玩具,占有大片的空间,不考虑彼此的协调,说明他可能有较强的占有欲,自我比较强大等。当然也不能一概而论,因为越是强调的,可能正说明这方面存在问题。

2. 建筑色彩

传统建筑的色彩主要象征信仰和等级,如红色象征生命力,中国商朝定都"殷",也与红色的象征有关。先秦时帝王的宫殿柱子也是红色的。故宫的红黄色彩,给人以富贵典雅、庄严堂皇的视觉印象和丰富饱满的内心感受。

箱庭中玩具的色彩固然受当时制作时的客观条件限制,但也或多或少反映了来访者的某种心理倾向或心理的丰富程度。色彩在箱庭中是一个重要的营造意境的因素,对理解来访者的箱庭作品起着补充作用。如,选择一些色彩明亮玩具的来访者可能对自己比较自信,对周围世界持一种乐观的态度等。对于箱庭中色彩运用的理解可以从古代建筑的色彩运用中找到一些原型的解释。

3. 数字

中国传统建筑对数字的关注可谓达到了鼎盛的程度。古人将数字与人的生命愿望联系在了一起，充分挖掘数字中所蕴涵的神秘力量。如"9"和"5"这两个数字在古代是有着神秘力量的数字。古代算术中"九宫"以九为最大数，五为贯通其他八个数的核心数。《周易·乾卦》中有："九五，飞龙在天，利见大人。"孔颖达解释："言九五阳气盛于天，故云飞龙在天，此自然之象，犹若圣人有德，飞腾而居天位。"因此，皇宫建筑多包含数字"9"。皇宫三大殿的高度均为9丈9尺，宫门上横9排竖9排共81颗钉等。圆明园前湖北岸的"九洲清宴"绕湖沿岸环有9座小岛，象征"禹贡九洲"，天下太平。

同样，在箱庭作品中也经常会出现一些与数字有关的心象或造型。虽然治疗者不能刻板地认为数字一定具有某种意义，但数字的神秘力量是不容忽视的，特别是数字心象在作品中反复出现，或数字的造型成了作品的中心时，应引起重视。如有的来访者在象征精神目标的塔的周围放了六个玻璃球，呈六边形，作为一种神圣的保护。数字"6"就有着重要的意义。"6"在中国传统文化中象征一种稳定、一种圆满、一种顺利。用"6"来强化"塔"这一精神目标，可能说明这个目标的重要性。

4. 方位

中国传统建筑是非常讲究选址的，尤其是将《易经》中的方位概念引入到建筑构造过程中。从文王后天八卦方位次序图中可以看出，乾、震、坎、艮四卦属阳，所以代表男性。乾为父，位在西北，序数为六；震为长男，位在正东，序数为三；坎为中男，为在正北，序数为一；艮为少男，为在东北，序数为八。坤、巽、离、兑四卦属阴，代表女性。坤为母，位在西南，序数为二；巽为长女，位在东南，序数为四；离为中女，位在正南，序数为九；兑为少女，位在正西，序数为七。中国传统的四合院就充分体现了这些特点。四合院的大门开在东南角巽地，巽为风、为入，寓意财源滚滚而入。正房，居中为贵，家长所居。东厢，东为震，东厢房安排男孩入住。而西厢房在正房右面，西为兑，兑卦象为少女，西厢房为年轻少女居住。故《西厢记》中的崔莺莺就住在西厢房。因此，建筑的方位也是理解中国建筑文化的一项重要因素。

箱庭中虽然并没有方位之说，但强调"空间象征"与"方位说"。不同的空间位置的象征意义决定了摆放在它上面的玩具的意义是不同的。如箱庭中的左代表过去，右代表未来，上代表精神，下代表物质等。玩具本身的象征意义结合空间的象征，就能够更好地理解箱庭作品。

小小的箱庭世界浓缩了东方智慧的精髓，我们能够从中领悟到箱庭与东西方文化的融合与贯通。

第二节　荣格的分析心理学与箱庭疗法

卡尔夫开创的箱庭疗法，融合了劳恩菲尔德世界技法的理念，也深受荣格分析心理学理论的影响。荣格分析心理学的理论涉及心理学、人类学、文学、宗教、艺术等多个方面，就其对箱庭疗法的影响而言，主要体现在原型理论、个性化理论和心理动力学理论三个方面，也可以将这三个方面看成是理解箱庭疗法的又一把钥匙。通过它们，人们才会真正走进神秘的箱庭世界，感受箱庭世界的魅力，体会人的内心世界的另一种真实。

一、荣格的原型理论与箱庭疗法

（一）荣格的原型理论简介

1. 原型的内涵

原型一词并非荣格的创造，早在犹太人斐洛（Philo Judaeus）谈到人身上的"上帝形象"时便已出现。荣格之前的一些哲学家也使用过这一术语，如柏拉图（Plato）认为原型是形式，认为物质世界之外还有一个非物质的观念世界。例如世间有许多类别的事物，当判断它是否为美时，心中必然已有了一个美的原型，这心目中美的原型又来源观念世界中存在的那个绝对的美。任何美的事物都无法与美的原型相比，前者不过是对后者的一种模仿；美的事物有千千万万，而美的原型或观念却只有一个。

荣格用原型来表示集体无意识的内容。他认为，只有当可以意识到的心理内容确实存在时，人们才具备了认识心理存在的条件。因此，只有当我们能够展示其内容时，才能够对其进行探讨。个人无意识的内容主要由"带感情色彩的情结"所组成，它们构成心理生活中个人的一面，而集体无意识的内容则是所谓的原型。他还认为，我们在无意识中发现了那些不是个人后天获得而是经由遗传具有的先天固有的直觉形式，也就是知觉与顿悟的原型。它们是一切心理过程的必不可少的先天要素。正如一个人的本能迫使他进入一种特定的存在模式一样，原型也迫使知觉与顿悟进入某些特定的人类范式。和本能一样，原型构成了集体无意识。

集无意识内容之大成的荣格原型理论，一般很容易引起人们的各种误解。荣格为了说明无意识的构造，假定了其中心存在着原型，他时而将其说成为"由脑的构造而传达的精神内容"，时而又将其喻为"由黑暗时代积累下来的所有人类经验的沉淀物"。他的理论给人一种"无意识似乎是由遗传而来，或者似乎有一种传达它的特殊的脑组织"的印象，由于这一切无法得到证实，因而否定荣格的人甚多。

2. 原型的类型

正像荣格所说的，人的一生中有多少典型的情境就有多少种原型，这些经验由于不断重复而被深深地铭刻在我们的心理结构之中。这种铭刻，并不是以充满内容的心象形式，而是最初作为没有内容的形式，它所代表的不过是某种类型的知觉和行为的可能性而已。

作为原型的主要内容，荣格列举了阿尼玛（anima）、阿尼姆斯（animus）、阴影（shadow）、人格面具（persona）、"太母"（grandmother）、"老圣人"（old wiseman）等。除此之外，他还认为存在出生原型、再生原型、死亡原型、力量原型、英雄原型、儿童原型、上帝原型、魔鬼原型、太阳原型、月亮原型、动物原型、曼荼罗原型等。

荣格试图通过古今中外这一普遍性情感的源泉，来说明他的无意识理论。其理论的正确与否，另当别论，而这种普遍情感的存在则是不可否认的事实。从日常经验来考虑的话，谁都可能接受这样一些提法。作为人，不管是谁都不可能认为自己是一个完美的存在，当然存在着像"影子"一样的黑暗面，也并非是不可思议的事情。如果触及原型这一部分，自然会触动感情，无论是男人还是女人，当考虑异性时会有情感的冲动，当考虑到自己的父母时也自然有情感的渗入。

3. 原型的表现及性质

荣格将这一切的存在，故意不称之为异性或母亲，而将其称之为"阿尼玛""太母"的原因，是为了说明并非指的是现实的女友或母亲，而是指潜伏于心中的本人无意识中的心象。这些心象投影到现实生活中的人的身上，即会出现各式各样的问题。例如，出生后马上就失去双亲的孤儿，在自己的心中也会有母亲或父亲的心象，甚至可能比在安定家庭中养育成长的儿童具有更加鲜明的父母心象，而且更为迫切地去追寻这一切。

通常无意识原型的表达方式是神话、传说、童话或梦。当然，不同文化背景中的原型的表现是不同的，各自都背负了民族和文化的烙印。但其性质只有两个：积极和消极。积极的原型一般具有建设性、创造性的力量，如代表着自性实现的曼荼罗；消极的原型一般具有破坏性、毁坏性，如阴影，它可能导致人格的失常。不过，就某一种原型而言，积极或消极的性质判断并不是绝对的。

荣格认为，梦是以在无意识中的原型为中心而展开的。另外，神话、民间传说等最初也许经历了与梦一样的过程，也可能是在现实中所发生的事情，反映了人们的无意识的原型，使人感动并得以流传下来。这样说来，梦和这些故事有类似的表现。因此，对于荣格心理学，知道神话故事多的话，梦的分析就会得心应手。

人格的黑暗部分，最初提出来的这样的原型是"影"，即明朗的、意识化的自己反面所隐藏的人格黑暗阴影部分。黑暗的阴影部分不一定就是恶的、坏的、不好的内容，也包含着自身未能觉察的、未知的可能性。当在梦中出现的时候，自己假借成生活环境完全不同的同性朋友的姿态，或者成为动物，或者变成了强盗、敌人、恶魔、坏蛋，时而在黑暗中，时而在没有月亮的夜晚出现。从广义上来讲的人格的"影"，包含着异性或亲人的印象。但是这往往是一种很特殊的情况，梦中人格化所出现的"影"，比较多的是以同性的印象出现。

荣格认为，应该考虑为什么梦中登场的人物会在此时此刻出现。例如，会经常出现近日或昨天遇到的人、发生的事，报纸上报道过的新闻。有的时候，人在想起某一事件的时候，会有"在梦中梦见过"的感觉。发生过那么多的事，为什么唯有这件事在梦中出现，这和无意识原型，特别与"影"有很大关系。"影"的存在如果过大，也会招来悲剧。我们在无意识中都会或多或少地过着两重生活，存在一个自己所不知道的另一个自己。我们平时会戴许多的面具（mask），这些假面是复杂社会的润滑油。

4. 荣格对原型的证明

既然原型被认为能够产生某些精神形式，那么我们就必须讨论在哪里和怎样才能获得表现这些形式的材料。荣格选择梦和积极想象来充当这样的材料。

梦是无意识心理的产物，不受意识的支配，是自主的、自发的。荣格认为，梦中包含了大量的母题，有些母题是为做梦者所知的，而有些是不为其所知的。他认为，我们必须把所有他"可能"知道的母题从他不知道的母题中排除出去。我们必须寻找做梦者本人并不知道的母题，它们虽然不为做梦者所知，但仍旧在他的梦中起作用，这种作用正好与我们从历史来源所知道的原型的作用巧合。

梦的解析，一般来说是在精神分析的密室中进行的。伴随着精神分析这一密室的逐渐公开，有关梦的解析的报告也越来越多。不仅梦的解析，甚至所做的梦的内容，也往往因为所属流派及人性格的不同而有所不同。有一句话说得有一定道理：荣格派的人梦荣格式的梦，弗洛伊德派的人梦弗洛伊德式的梦。这在一定程度上说的是事实。一方面，梦对做梦的人的意识来讲是意外的表现，另一方面，在一定程度上又的确反映了日常的意识内容，如此想来，学习荣格心理学的人做荣格式的梦也并非不可思议。

积极想象是证明原型的另一种材料来源。在荣格看来，积极想象一词指的是由蓄意专注状态中产生出来的一系列幻想。当个体把注意力集中在一个特定的观点、情绪、图画或事件上，随后便产生一系列幻想，个体本人也在幻想当中扮演某一角色。这样一来，想象的东西仿佛有了生命力，以前无关的心理内容现在变得清晰多了，而且语言表达、情感活动和意识的自我都变得活跃起来，心理成熟速度似乎也加快了。荣格还认为，如果梦中存在着未经认识的、无意识幻想，那么梦的频率和强度就会增长；而如果这些幻想进入到了意识之中，梦就改变其性质，其强度就减弱，频率就降低。可见，这种幻想具有影响意识的特点。但荣格也提醒人们注意：作为结果出现的一系列幻想把无意识释放了出来并制造出富于原型形象和联想的材料。……它并不是全无危险的，因为它可能使病人过于远离现实，因此有必要警告人们不可机械地运用这一方法。

在运用梦和积极想象这两种材料对原型进行研究的过程中，荣格还发现，当符合某种特定原型的情景出现时，那个原型就复活了，产生出一种强制性，并像一种本能内驱力一样，与一切理性和意志相对抗。积极想象的主要目的是使情绪及其相伴随的情绪具体化，并为自我和无意识内容进行对话提供有效途径。

（二）荣格的原型理论在箱庭疗法中的运用

箱庭是沟通意识和无意识的一座桥梁。箱庭疗法的目标之一就是使来访者的无意识原型意识化，实现个体与其心灵的"对话"。在意识占支配地位的情况下，人是不可能了解自己无意识中的原型心象的，而这些原型心象与意识、与现实的矛盾冲突恰恰是导致人产生种种心理不适的原因之一。

当然，箱庭疗法要实现"无意识的内容意识化"这一目标，其前提是唤起来访者的积极想象，让来访者进入到类似于梦的状态中。正如前面所提到的，只有在这种状态中，来访者才会自发产生一系列幻想，这些幻想给来访者带来的体验会影响其意识的过程，进而将幻想中的各种心象组合、构造、创造出一幅内心世界的心理图景。从这个意义上来说，箱庭疗法就是要让来访者体验"睁着眼睛做梦"。具体到实施过程中,安静、自由、安全的空间环境为唤起来访者的积极想象提供了强有力的保障;丰富的玩具,尽可能涵盖人类生活经验的各个方面,为创造符合某种特定原型的情景提供可能,使来访者体验到原型复活的力量;而沙箱的设置使来访者能轻松、自然地将其尽收眼底,将沙箱四周蓝色所代表的天空、沙所代表的大地和沙箱底部蓝色所代表的水(海洋)融入一幅图景中,体会那天、地、海交融的一体感。尤其是来访者触沙的那一刻,沙的流动性、可塑性使来访者自动进入到幻想的世界中,开始了漫漫的"求心"历程。正如一位初次体验箱庭的人在谈自己的感受时说:"箱庭世界的经历如梦如幻,有一种似真若梦的感觉。"

此外,来访者在创造其箱庭作品的同时也是在协调着内心世界和外部世界、意识和无意识之间的矛盾。来访将自己的内心世界外化到箱庭中,其实本身就是在整理自己的思路,他们会有选择性地决定摆什么,不摆什么,先摆什么,后摆什么。整个的摆放过程反映的是来访者的意识和无意识的较量,所摆放的玩具可能正是其无意识原型的一种象征。当然,这必须结合作品的主题来进行整体分析,并不是绝对的,例如一男性来访者的箱庭中出现的"天使"形象可能代表阿尼玛原型,也可能代表出生原型,这要结合整个作品所反映的情景和来访者对它的解释来判断。

来访者对原型的态度与评价恰恰反映出他们内心困惑的原型根源,因此,治疗者对箱庭作品中原型心象的分析与判断,也就成了心理咨询或临床治疗的关键。

二、荣格的个性化理论与箱庭疗法

(一)荣格个性化理论简介

1. 个性化的内涵

荣格最早使用个性化(individuation)一词是在1921年出版的《心理类型学》一书中。在他看来,个性化是重建人类精神家园的另一策略,突出地表明荣格有使精神分析学同时担负起"精神综合"任务的内在意向。他认为,个性化一词有双重含义:一是成为独特的、独立的个体;二是重建心理的完整与统一。荣格认为,用个性化这个术语来表示一种心理过程,经由这一过程,个人逐渐变成一个在心理上"不可分的",即一个独立的统一体或整体。而这一观点的前提,是荣格认为个体的精神始于一种浑沌未分的统一状态,只要具备适当的条件,它就会如同一粒树种必然长成一棵大树一样,逐渐发展为一个各方面都得到充分分化,但仍然保持着内在统一性的整体。也就是说,个性化是一种与生俱来的先天倾向,它不仅意味着每一个心理系统会分化,不同于别的系统,更重要的是,每一个系统的内部也发生着分化,从单一的结构成长为复杂的结构。结构的复杂性意味着一种结构能够以多种方式表现自己。例如,没有获得充分发展的自我只有少而简单的自我意识,当逐渐个性化之后,它的全部自觉行为就大大地扩展了。个性化了的自我能够在它对世界的各种知觉中获得高的鉴别力;它能够领悟表象与表象的微妙关系,能够深入到种种现象的意义中去。个性化同时意味着心理的分化与整合,它不是一种状态,而是一个过程，需要人们用一生的时间去体验和阐释。

2. 个性化的成分

根据荣格对个性化的解释，一方面，个性化导致个体的独特化和独立化，产生于个体把自己与其他人完全区分开来，主要是从心理上区分开来，涉及个体调整人际关系的能力。个性化并不是一个单纯的内部发展过程，它以不断改善人际关系的能力为标志，因为在日常生活中人们总要和他人建立某种关系，在这个过程中难免会产生各种积极与消极的情绪。通过这种不断的内外部调整，人际关系的能力就会不断增强。不管存在于个体内心深处的矛盾是什么，它都要受到其他各种矛盾的折射，这些矛盾就是个体自己和与其建立联系、发生投射的人们之间的矛盾。另一方面，个性化又必然使得个体人格朝整合的方向发展，其中主要是指整合人格中的意识部分和无意识部分（包括原型、非主导态度和功能），也就是使无意识原型的内容意识化，将它同化到意识中。

3. 作为内部体验的个性化过程

结合自身对宗教的研究和心理临床实践，荣格提出，个性化是一个"生命意义的体验过程"。荣格认为，宗教是对一个人的世界中的这些因素所给予的详细思考和观察，因为他发现对它们进行仔细考虑会使人充满力量，或者有所帮助，或者对它们保持崇拜和热爱会使人感到高尚、美好和富有意义。而这些因素就被称为"神秘体验"，它以无意识的形式参与到人的精神生活中，使人的精神变得丰富和充实。而个性化过程中对自性的追求就是人类"对意义的意志"，就是对意义的一个感受过程。个体在这个过程中体验着"分化"所造成的紧张，体验着与自性接触而带来的喜悦。

像宗教体验一样，个性化体验离不开种种心象，如幻想、空想和梦。如果一个人注意这些心象，并对它们进行积极的思考，在积极的想象中与其发生相互作用，那么，这些心象就有益于个性化的形成和发展。通过这个过程，人的精神世界中的无意识成分，如阴影，就可以被人们体验到，或许还能得到同化。

4. 个性化的目标

荣格认为，个性化意味着成为一个单一的、同质的存在。个性包含着我们最深处的、最后的和无与伦比的独特性，就此而言，它也有可能成为一个人自己的自性的含义。所以，我们可以把个性化解释为"达到个性"或"自性实现"。因此，荣格的个性化就是自性实现的过程，或者说，个性化的目标就是实现自性。

自性这个概念是荣格对原型进行研究时提出的，并把它看做人类精神的核心因素，代表着一种整体人格（total personality），是原型系统中的一个核心原型。荣格曾指出，从心理学上讲，自性是意识和无意识的统一体。从经验上讲，自性是以特殊象征的形式自发出现的，而且它的整体性是在曼荼罗及其无穷的变体中看出来的。从历史上讲，这些象征是作为上帝心象而得到证实的。不管从哪个角度看来，自性的突出特点就是其代表了一种"统合"与"统一"的力量。而且荣格还提出，只有在意识水平上，自性和自我才可能相互渗透，达到自性的实现。在此基础上，荣格将自性与人生发展联系了起来，认为在人的童年时期，自我与自性联系微弱，在中年以后，这种联系才开始变得持久而牢固。同时，指出个性化在不同年龄阶段有不同的表现形式。如在童年期表现为各种游戏，在成年以后表现为宗教、文学、艺术等。进而又将自性与个性化相联系，将自性的实现确定为个性化的最终目标。尽管这个崇高目标很难达到，但它为人们的生命赋予了意义，使人们孜孜不倦地为之奋斗。他认为，自性是我们生命的目标，它是那种我们称为个性（individuality）的、命中注定的、组合最完整的表现。另外，他还认为，自性对临床治疗的启示就是治愈（healing）。也就是说，心理治疗的最终目标是实现自性，帮助患者发展人格，而不仅仅是治疗症状。他指出，症状可能指向情结，必须对这些情结加以整合以便使其得以发展。只要人格问题解决了，症状也就随之消除。

5. 个性化目标实现的内在保障

自性作为个性化的目标，代表一种整合力量，但它并不是人格中的唯一力量，同时还存在着一种分裂力量。无论是在多重人格或分裂人格的精神病患者身上还是在正常人身上，分裂力量都是普遍存在的。荣格曾用"在外面是天使，在这里是魔鬼"来形容日常生活中的性格分裂现象，以证明其普遍性，而这种分裂力量的存在对自性的整合力量构成了巨大威胁，除非整合力量变得足够强大，才得以与分裂力量相抗衡。于是荣格把超越功能（transcendent function）看做精神整合顺利实现的内在保障。他说，与无意识打交道的过程是一种真正的劳作。他将这一工作称之为超越功能，是因为它再现了一种建立在真实和想象、理性和非理性材料上的功能，并因而在意识和无意识之间裂开的深渊上架起了一座桥梁。这是一个自然进程，是那种从对立面的紧张张力中迸发出来的能量的显现，它存在于一连串有序的、自发地出现在梦和幻觉中的"幻想发生"中。可见，心理的超越功能整合了意识和无意识中许多对立的因素，使得自性目标得以顺利实现，心理的超越功能是个性化目标实现的内在保障。

6. 个性化与母子一体性

正如前文中所提到的，荣格的个性化过程可以看成是意识到人类整体性的过程。整体性意味着超越了相互排斥的对立面，追求这些对立面的整合。它开始于出生之时，是人类存在的基本方面，荣格把它称为自性。这种整体性首先存在于母亲的自性中，照顾新生儿的种种需要，如饥饿的满足、抵御寒冷等，都局限于母亲的身体。孩子从母亲的关爱中体验着安全感，这叫做母子一体性的阶段。处于这一阶段的母子需要相互承认彼此心理的新发展。随着对孩子的未来发展的承认和证实，他们刚刚表现出的发展趋势就可能巩固在人格中。

在出生一年以后，孩子的自性开始脱离母亲。此时，孩子通过母亲的情感表达来经历自性的过程。安全感转变为信任关系，并最终确立信赖感。从第三年开始，自性的核心已经在儿童的无意识中巩固，开始以整体性的象征物来表现自身，如儿童游戏、绘画等。并且在所有文化中，人们都一直在用它们有意识或无意识地表现整体性，而整体性由不可见变为可见的过程唤起了作为自我健康发展基础的内部精神秩序，创造着与外部世界的联系，对人的发展产生持续的影响。因此，母子一体性是理解自性、实现整合的基础。

（二）箱庭疗法中体现的个性化原理

卡尔夫认为，各种形象的玩具和沙箱中的沙可以给来访者提供一定的可能性，使其建立起与自己的内部世界相对应的世界。用这种方式，通过自由、创造性的游戏，无意识过程得以在三维的图画世界中显现，就像梦的经历一样。通过一系列以这种方式形成的心象，荣格所描述的个性化过程就会受到激发，并向着自性实现的目标发展。因此，可以将箱庭疗法与荣格的个性化理论结合起来，深刻把握箱庭疗法的精髓。

1. 相信人的整合趋势

荣格曾提到个性化是人的一种与生俱来的先天倾向，也就是说，人体内存在天然的分化力量和整合力量，这两种力量的对抗决定着一个人形成怎样的人格。分化可以使个体独特化，但过度分化可能引起紧张、痛苦、焦虑的体验，导致人格分裂。只有当整合力量足够强大时，才可能避免分裂，保证自性的实现。因此，个体总是在不断追求整合。

箱庭疗法正是以此为基础，相信人的这种整合趋势，让其通过玩具和沙箱来把自己的内心世界外化，意识到可能存在的来自无意识的分裂倾向或非自我部分。既然人有整合的趋势，他就会用意识去指导、转化或改变那些代表分裂和人格中非自我部分的心象。表现在箱庭制作过程中，来访者一边制作，一边思考，在完成了一系列的箱庭作品后，如果发现作品发展变化的整体趋势是越来越条理化，表明自我意识已变得很强大，足以战胜分裂力量，将非自我意识部分整合到意识自我中，使来访者重新回到个性化的正确道路上来。

2. 追求自性实现

箱庭疗法的目标是治愈，即以来访者的自性实现为最终目标。箱庭为来访者提供了让他们正视自我、体验内心的冲撞、向着自性实现目标迈进的空间。

在箱庭疗法中，这种整合体现在箱庭世界中的"自由"与"限制"。制作箱庭激发了来访者的心理活动，可以使其将无意识心理的内容（包括个体被遗忘的和受压抑的经历、集体经验所传递的能量）整合到意识的水平。

当来访者开始制作箱庭时，他其实处在一个既自由又有所限制的空间内。"自由"是指对来访者的创作活动没有多少限制，他们选择什么玩具、表现什么样的主题、制作多长时间都由他们自己决定，治疗者只是在开始时说："请用这些玩具和沙箱随便摆个什么或做个什么，想怎么做都可以。"整个过程中，治疗者只是静静地站或坐在一旁，不作任何指导或解释。这使得来访者能充分表现与其最接近的环境、场景、人物和事件。

但是，完全的"自由"并不能给人带来快乐。父母的一句"随你的便，不管你了""你想怎么样就怎么样好了"的话，会使孩子产生不受重视、被抛弃、分离等感觉。因此，适当的行为控制或引导，会使人产生受重视、被关注的感觉。

箱庭疗法的"限制"是指来访者必须在所限定的大空间（治疗室）和小空间（沙箱）中使用有限的玩具进行箱庭制作，这也反映了心理咨询和心理治疗的特质。来访者在一个既自由又有限制的安定的场面下，将自身无意识世界中的问题表现出来，在治疗者和来访者的共同努力下，我们可能会看到，来访者无意识的、隐藏的问题开始由不可见变得可见。箱庭疗法成了可见世界和不可见世界的中介（mediator）。

此外，箱庭疗法还体现了身体和精神的整合。从消极的方面来看，精神是作为排他性的智能而出现的，它丧失了与情感和身体的联系。这种联系的缺乏表现为蔑视情感，将其看成是不清楚的东西，并认为，身体是原始的、非精神的。此种态度通常是引起人们心理障碍或不适的部分原因。只有将精神看做组成整体人的元素之一时，来访者才能找回生活现实感和生活的意义。从这个角度来看，箱庭中所摆放的玩具是来访者内部精神的物化形式，并通过对它们的操作，让来访者感受到身体和行动的力量，以及精神和身体相结合而产生的巨大创造力，进而肯定自我，使其成为自性化道路上的有力推动者。

3. 强调个性化体验

个性化不仅是一个过程，也是一种内心体验。箱庭疗法之所以能对来访者的个性化产生重要影响，就在于它所唤起的来访者体验的变化。在一次箱庭疗法过程中，来访者从开始制作时的茫然，到面对沙箱和玩具架时的凝思，再到挑选玩具时的犹豫，到作品初步形成时的顿悟，直至作品完成后的惊喜，充分表明来访者从外部世界转向内心世界，经历意识—无意识—意识这样一个体验过程。

许多来访者在初次体验箱庭之后，都说自己有一种成就感，挺有意思的。其根本就在于来访者在这个过程中有了新的发现，开始意识到一些以前就存在于自己的内心深处但从未意识到的东西。怀着这种成就感和新鲜感，他们一般都愿意进入下一阶段的箱庭治疗过程。随着治疗的深入，来访者的作品就会发生一系列的变化，比如作品中从没有植物到出现植物，从未动沙到动沙，从无自我像到有自我像。

作品外观的变化也说明了来访者内心的变化，这种变化的动力来自来访者制作箱庭的体验。正如梦给做梦人的最大影响并不是那些梦中的情节，而是梦给人带来的体验。因为很多情节在醒来时就已遗忘了，只有那种体验驻留在心头，才会影响着人的情绪、精神甚至行为。例如一场噩梦的体验很可能使做梦人在相当长的时期内都情绪低落，干什么都提不起劲头，感觉事事不顺心。梦是在睡眠中，自我统合力变弱的情况下，意识和无意识相互作用的产物并由自我来把握的影像。但是，不管怎样，人不能主导自己的梦境。

而箱庭为人们提供了一个幻想的空间，让人们"睁着眼睛"做"梦"。人们可以通过改变箱庭中的情景来改善自己的"梦境"，体验着"梦境"改变或完善带来的喜悦。这同时也是分化和整合带来的喜悦，是个性化过程顺利进行的证明。

4. 实现非言语性和象征性的心理超越

心理的超越功能是实现自性的内在保障。心理治疗要达到治愈的目标，就必须充分发挥心理的超越功能，在来访者的意识和无意识之间裂开的深渊上架起一座桥梁。象征就是发挥这一功能的有效手段，它借助于与某事物的相似性，提示完全未知领域的东西或尚在形成中的东西。

象征的主要意义在于激发生命唤起想象，它能创造出更为新颖、更具韵味、更富吸引力的境界并因此把人带入意义更加充实、内容更加丰富的存在。任何新象征的出现都类似于一次新的启示，它在一刹那间照亮了人的全部生活，并在某种意义上决定了人的未来命运。

箱庭疗法正是创造了一种人与象征共存的空间，尽管人没有意识到，但象征的意义使人焕发生机。体现在整个箱庭的制作过程以非言语性和象征性为主要特点。非言语性指的是箱庭作为一种游戏，它不需要任何言语的参与，只需要想象与行动。象征性指的是箱庭作品中的种种心象表现了来访者的无意识世界的内容，作品中心象的变化反映的是来访者内心矛盾冲突的发展变化。有时，从最初作品中的心象表现可以判断来访者以后心理变化和整合的趋势。这样，通过一系列箱庭作品，来访者的作品整体印象从混乱走向整合、条理化，说明其心理受压抑的能量得到了疏解，自我的力量变得强大，克服和超越了心理分裂的危险，即为自性实现创造了一个宁静、和谐的心理环境。

5. 建立理想的咨访关系——母子一体性

首先，必须明确一点，这里所说的母子一体性并不是简单地把治疗者看做母亲，把来访者看做孩子，而是以母亲来代表治疗者在箱庭疗法过程中应该具有的一种母性原理的态度，即关怀、保护和接纳来访者，将来访者视作一个具有无限发展潜力的人。

母子一体性是指治疗者相信来访者具有治愈和发展的潜能，接纳来访者在箱庭中的一切心象的发展变化。同时，来访者也接纳治疗者和自身在箱庭过程中的变化。琳达·迪安（Linda Dean）曾将处在母子一体性关系中的治疗者叫做助产士（midwife），其任务是以尊重的态度接受来访者无意识心象的本来面目，允许它们按照自身的发展速度融入到外部世界中。同时，要为来访者提供一个足够安全和自由的空间，在这个空间中，治疗者的态度和自我足以接纳和确认来访者非自我部分的心象和治愈过程中出现的新心象。而来访者的无意识似乎知道这一切，并对此作出反应，表现为来访者的自性原型被唤醒，在箱庭中寻求表现。在这些自性心象中，对立面已被整合，治愈人格分裂面的倾向开始变得明显，最终走向了人格的整合。

三、荣格的心理动力学理论与箱庭疗法

（一）荣格心理动力学理论简介

荣格心理动力学理论的核心概念是心理能量。围绕这一概念，该理论还讨论了心理能量的转化、流向和调节。

1. 心理能量

荣格当初用心理能量（psychic energy）来代替弗洛伊德提出的力比多，把心理能量作为人类全部心理活动的推动力。他认为，能量可以成为现象世界中各种变化的基础，心理能量不是客观地存在于现象本身的一个概念，而是完全存在于特定的经验基础之上。换言之，能量在有意识的现实生活中总是表现为运动或力量，而在无意识的潜在生活中则表现为一种状态。荣格坚信，人的肉体所产生的能量在本质上依赖于心理能量得到再生。

2. 心理能量的转化

关于心理能量的一个重要原则就是心理能量不能压抑，只能转化。荣格曾用"力比多的运河开通"来形容心理能量的转化，也就是从一种心理内容到另一种心理内容的价值强度的转化。他认为，每一情结都带有一定的能量，而情结作为相互联系的无意识内容的群集，属于阴影的一部分，通常以梦和症状的形式表现出来。要对这些症状进行治疗，就必须从情结中释放心理能量，使其进入到解决问题的活动中。

有这样一个例子，可以充分说明心理能量的转换。一位母亲总是认为孩子什么也不懂，缺乏经验，所以孩子凡事必须绝对服从父母，父母是孩子的权威，也就是说，其无意识中具有一种"父母即权威"的情结。但是当孩子渐渐长大，特别是当他进入反抗期后，他要求独立自主的呼声就越来越高，不再满足于母亲对自己的管教，表现出激烈的反抗举动或言语。于是这位母亲在孩子面前权威地位逐渐丧失的现实与她的"父母即权威"的情结产生了冲突，失去了教育孩子的自信。苦恼的母亲为此寻求心理咨询，而咨询者要帮助她认识到她对母子关系的理解和定位的情结存在，将其情结背后压抑的心理能量释放出来，并引导她把这些能量转化到与孩子的沟通、交流上，做孩子的理解者，而不是领导和权威，就可以帮助孩子的母亲恢复自信，最终解决问题。

3. 心理能量的流向

荣格认为，心理能量概念的本质是能量的两极对立和熵原则①。他说，没有一种预先存在的两极对立就不可能有能量。必须一直存在着高与低、热与冷等等，这样，平衡的过程，即能量才能够产生。心理能量也遵循着从高到低的流向，趋向于使各心理结构达到一种平衡。当人出现心理冲突时，原先的暂时平衡就会被打破，心理能量就要寻求解决冲突，以建立新的平衡。

4. 心理能量的自我调节

荣格将人看成是有自主性的，其精神世界总是自我调节的。自我调节是一种平衡机制，其存在使得心理处于平衡—不平衡—再平衡的发展过程中。在荣格看来，心理补偿是朝向整体性的一种内驱力装置。利用集体意识的内容，那些和意识内容相联系的心象、情感、态度及行为，其目的是尽可能地达到人格的完整。补偿作用（compensation）是自我调节发挥作用的心理机制。也就是说，补偿就意味着通过无意识活动，对不同的数据或观点进行平衡和比较，以便产生某种调整或修正，如通过做梦纠正意识活动中的片面性。

（二）箱庭疗法中体现的心理动力学思想

1. 箱庭疗法过程是来访者心理能量再生的过程

在最初的箱庭疗法阶段，来访者的箱庭作品反映的多是与其意识层面最接近的情景，但也包括一些问题情境。以首次的箱庭作品为基础，治疗者会从中发现来访者内心冲突解

---

① 熵原则：热力学的第二定律，是说物理能量的流动是由于两极之间的势差造成的。例如温度不同的两个物体接触时，热能从温度较高的物体转移到温度较低的物体，最终达到两个物体的温度相等。

决的信号，比如怎样解决，向何处发展等。在接下来的一系列箱庭作品中，作品中的心象开始超越意识占主导的层面而向意识的深层发展，出现象征着无意识的内容。此时，这些心象就代表了来访者无意识情结中释放出的心理能量。同时，这种再生的心理能量就要寻求与那些未被情结压抑的心理能量达到一种相对的平衡状态，获得心灵的安宁。当来访者把不同的心象表现都整合到一个和谐、统一的箱庭情境中时，箱庭疗法就达到了唤起来访者自我实现潜能的效果。

曾有一位因不自信而接受咨询的来访者，在其最初的箱庭作品中摆放的玩具非常少，尤其是植物类和动物类的玩具很少，没有自我像。在仅有的几个玩具中他认为对自己意义最大的是一把伞，希望自己能呆在伞下面。可以说，这把伞揭示了来访者无意识中"害怕失败，寻求保护"的情结，而这一情结正是导致他不自信的主要原因。伞这个心象的出现本身可能就代表了情结中所压抑的心理能量开始向外释放。随着箱庭疗法的继续开展，在来访者接下来制作的作品中，伞的心象消失了，出现了很多植物和动物，在箱庭中甚至出现了挖出来的河流。不论是植物、动物还是河流，它们都象征着源泉、能量、力量。从这类心象的增多中可以看出来访者动力感的增强，其实质就是他心理能量的恢复和再生。这些能量促使来访者不断整合自己的意识和无意识，结果在最终箱庭作品中出现了真实的自我像。我们把来访者真实自我像的出现看成是其心理能量达到相对平衡状态的一个标志，说明他已经能明确自己之所以不自信的原因，并接纳这一事实。当然，箱庭作品自我像的变化也是有一个过程的，从无到有，从非真实自我像到最后的真实自我像，甚至升华为具有宗教意义的、抽象图形如曼荼罗时，反映了心理能量从被压抑状态到再生再到平衡的过程。

2. 治愈的目标与转化

箱庭疗法的目标是治愈，也就是努力使来访者的心理达到一种整合，其前提条件要保证心理能量间的流通是顺畅的。能量间能够相互转化，受压抑的能量转化为新的能量，而顺畅的基础是能量间的势差，表现为心理冲突。心理能量也总是从高流向低，达到平衡，解决冲突。从这个意义上来说，箱庭疗法的初次体验提示了来访者无意识中的情结，使其意识化，从而引起他内心的激烈冲突，可以把这种冲突理解为来访者面对自己的心灵世界时而产生的一种意识中的紧张。虽然这个"世界"属于他们，但他们又认为这是一个"熟悉的陌生世界"。当箱庭作品中出现这个世界的心象或象征时，难免激发起与此相联系的各种情结，此时情结所压抑的能量强度就会增大，于是"流通"就开始。心理能量在这种条件下才可能由消极转化为积极，才有了实现治愈目标的前提。

3. 箱庭疗法开展的动力——人的自我调节机制

人的心理都有一种自我调节机制，只要条件具备，它就会通过各种手段（补偿、投射、转化等）调整心理能量，即重新分配，使其达到相对的均衡状态。箱庭疗法为人们提供了自我调节机制发挥作用的条件，这表现在两个方面。一方面，箱庭疗法为来访者提供了一个安全、自由、接纳的空间，人的心理在这个空间中可以进行自由的操作；另一方面，箱庭疗法是非言语性的，使得来访者可以充分利用种种非言语的手段，操作深层心理的内容。同时，心理的自我调节过程会以变化的箱庭图景表现出来。从图景的变化中，治疗者也在不断调整治疗的方案和计划，推测来访者未来可能发展的趋势。

总之，箱庭疗法中蕴涵了丰富的分析心理学的理论，是分析心理学与心理临床实践相结合的代表性治疗方法，而且，随着箱庭疗法的广泛应用，也必将促进分析心理学理论的发展和完善。

第三节　投射理论与箱庭疗法

箱庭世界其实就是人内心世界的一种投射。为了更好地理解人的内心世界，帮助人们摆脱心理困惑，有必要对投射理论和技术作大致的介绍。

一、投射的含义及相关理论

现在，人们提到投射一词时，通常把它看成源于西方的一种心理测验技术，这是对投射的狭义理解。其实，投射还是一种心理学理论，包含着丰富的心理分析思想。

早在中国古代就已有文献阐述了这方面的思想。如《列子·说符》中有这样一个故事："人有亡铁者，意其邻之子。视其行步，窃铁也；颜色，窃铁也；言语，窃铁也；动作态度，无为而不窃铁也。俄而抇其谷而得其铁。他日复见其邻人之子，动作态度，无似窃铁者。"不难看出，此人运用的就是投射。当怀疑邻居家的儿子偷了自己的斧子（原文中的"铁"，指斧子）时，这种心理就投射到被怀疑者的一言一行上，此时怎么看那人都像小偷。而当斧子找到了，排除了对邻家儿子的怀疑时，邻家儿子却怎么看也不像小偷，这形象地说明了心理投射的作用。

弗洛伊德将投射看成是一种主要的心理防御机制，并把它作为其心理防御机制理论中的一个重要概念。在他看来，人的超我与伊底（id）、伊底与现实之间经常会有矛盾和冲突，这时人就会感到痛苦和焦虑。而心理防御机制是自我的一种防卫功能。它使自我在不知不觉中，以某种方式调整冲突双方的关系，在不逾越超我原则的前提下满足伊底的欲望，从而缓解焦虑，消除痛苦。自我的心理防御机制包括压抑、否认、投射、退化、隔离、抵消、转化、合理化、补偿、升华、幽默、反向形式等。其中，投射是消除焦虑的主要手段，具体是指个体将自己不能容忍的冲动、欲望转移到他人的身上或以其投射形式表现，以免除自责或压抑的痛苦。另外，弗洛伊德还提到，为了达到治愈的目标，理解来访者的无意识心理的投射内容和心理防御机制是非常重要的。

弗洛伊德的投射概念对荣格也产生了重要影响。荣格也认为投射是一种抵抗焦虑、消除痛苦的心理防御机制。但荣格早在研究情结时就提到过投射，把它看成是自我与情结相联系的一种方式，其后，荣格将投射定义为把一种存在于自身中的品质或态度无意识地归咎于另一个人，或以另一种形式表现出来。

荣格还非常强调投射是自发和无意识的。他指出，人们说"人制造投射"并不准确。人并不制造投射，人是去发现早已存在于无意识之中的投射。每一种投射都有一个暴露于外在，即一种趋向于被投射的品质或暗示这一品质的行为倾向。不管投射在无意识中藏得多深，它都可以通过人的情绪、梦或其他行为表现反映出来。

荣格还将投射与人格整合观联系起来，认为在临床心理中，要实现治愈的目标，重要的一点是要把被投射的人格部分重新整合起来或加以同化。这个过程分为五个阶段。

（1）初级同一性水平，个体确信他对其他人的看法是恰当的，在这一阶段人们对投射的体验似乎就是对现实的知觉。

（2）区分投射的心象和实际的对象，个体逐渐地认识到他是怎样对其投射的心象和实际对象进行区别的。就是说，如果个体从内心深处开始有意识或无意识地产生怀疑，如果对象的行为和对它的看法发生冲突，投射的心象和实际的对象就开始得到区分。一个人做的梦或其生活中所发生的事件可能会促进这种分化。

（3）对这种差异或分歧作出某种估价或判断，即对投射的内容作出道德判断。

（4）得出结论说自己所感觉到的东西是错误的或是幻觉。个体常把投射解释为什么地方出了差错或产生幻觉。

（5）有意识地对投射的来源和起因进行研究。个体会扪心自问错误的心象源自何处，然后他就不得不把它看成是原本属于自己人格的心理内容的心象。

另外，不管是弗洛伊德还是荣格，他们都赞成将投射分为积极投射和消极投射。积极投射指把自己人格中积极的、有价值的品质投射到他人身上，而消极投射指把自己的消极情绪倾注到外界事物身上。

二、投射技术

投射理论的发展促使许多分析心理学家和心理动力学家研制开发了一些投射评价技术，以帮助理解人的无意识心理内容和心理的自我防御机制。这些投射技术在心理临床中的应用主要表现为投射测验。但是由于理论观点的不同，研究者对究竟什么是投射测验也有不同的理解。

凯利（G. Kelly）认为，主试试图猜想被试在想什么的测验称投射测验。而林德杰（Lindzey）主张，投射是一种手段。它对行为的隐蔽和无意识方面很敏感，允许和鼓励被试的回答有很大差异，是多维度的，并且在被试不大了解测验目的的情况下引出丰富或大量的回答。再者，投射测验的刺激材料是模棱两可的，解释有赖于整体分析，测验唤起的是幻想回答，无所谓正确和错误答案。

综合众多投射测验的定义，我们可以将投射测验定义为一种无结构的作业。刺激材料无结构，回答不受限制，可以充分发挥自由联想。被试要对这些无结构的材料作出反应，就必须"塞进"自己的结构，因此叫做投射，就是被试的心理结构投射到无结构的刺激材料中。

这个解释只是就一般意义而言，具体到各测验中又有不同。如开创罗夏墨迹测验（Rorschach Inkblot Test）的罗夏（H. Rorschach）认为，投射测验就是测验被试将记忆痕迹与刺激图形所引起的感觉总合起来的能力。他否认无意识的影响，认为回答过程的实质是一种知觉和统觉。不过，后来有人也从精神分析的角度应用过罗夏墨迹测验。罗夏墨迹测验已在临床上得到了广泛应用，而且制定了常模，成为一种标准化的测验工具。这在很大程度上排除了人们对投射测验信效度的质疑。同时，标准化也使得我们可以将不同人的罗夏墨迹测验结果进行比较，在人格测验中发挥着重要作用。

开发了主题统觉测验（Thematic Apperception Test，简称TAT）的美国心理学家摩根（C. D. Morgan）和默里（H. A. Murray）认为，投射是人们的一种倾向，投射测验是用一些模棱两可的材料，看被试在其需要、兴趣和总的心理组织的影响下如何对材料进行反应。与罗夏墨迹测验不同的是，对主题统觉测验结果的分析没有统一的定式。但作为一种人格测验，它可以用于了解不同人格特点的人在此测验中有什么特征表现，为心理临床诊断提供参考，如对具有情绪不稳、抑郁、强迫倾向、偏执、精神分裂等特点的人进行测验。

弗洛伊德所推崇的自由联想（free association）和荣格的词语联想（word association）也是投射技术。自由联想指让被分析者静静地坐在椅子上，分析者坐在被分析者的后方，请被分析者自由地讲话，没有主题限制，想到什么就说什么，中间不打断，也不给予指导。分析者同时对整个过程进行记录，随后分析自由联想的主题，将被分析者无意识的各个方面联结起来，使之构成一个连贯的整体。还有些人主张采用主题的自由联想，比如以"母亲"或"生气"为主题，让被分析者自由联想。由于是在没有压力、焦虑和恐惧的情况下自由联想，无意识的内容便更容易表现出来。

词语联想测验作为投射测验的一种，它有许多形式，测验中没有一种固定的词表。但一般来说，这类测验都是由主试给被试读一些词，让被试写下他们在听到每个词后首先想到的事情。测验的目的是为了忽略被试的心理防御机制，在防御机制发挥作用前了解被试的无意识心理内容。各种词语联想都没有标准化的形式，它的效用普遍认可的一点是，它提供了一些宝贵的信息。

除此之外，还有绘画测验（Drawing Test），就是让被试按主试规定的主题或随意画一幅画，没有时间限制，图画完成后，主试就图画中不清楚的地方向被试询问，或者让被试就自己的随意之作讲一个故事，通过对图画的分析来探索被试内心世界的真实图景。图画中所出现的那些心象就是被试内心世界的投射。在心理临床中，这种测验经常作为辅助工具得以应用。

三、投射理论在箱庭疗法中的运用

投射性是箱庭疗法的特点之一，投射理论及投射测验的基本思想、方法在箱庭疗法中得到了充分体现。

(一) 给无结构的材料赋予结构

箱庭疗法提供给来访者的材料是无结构的，表现在：尽可能丰富的玩具、极富可塑性的沙、充满想象的沙箱（有时提供有干沙、湿沙、彩沙等）。来访者对这些材料的选择过程本身就是一个投射的过程，因为即使同一个玩具，不同的来访者选择时赋予的意义也是不同的。这些不同的意义就是来访者赋予的结构，如同一个木质的盒子，有人把它当做装衣服的储藏箱来用，可有人却将它看成是一座战地中的堡垒。结构的差异投射的是不同来访者无意识中情结的差异。当然，对这些玩具所代表的心象不能孤立地看待，必须与整个箱庭制作过程、作品完成后的画面组成，以及作品的主题结合起来分析。

来访者在沙箱中摆放玩具的过程也体现了赋予无结构以结构的特点。沙箱是一个于有限之中孕育无限的空间，虽然它有一定的边界限制，但沙箱内侧的蓝色所代表的天空与海洋，沙所代表的大地，无不给人们一种海天之间、天地之间包罗万象的感觉。来访者可以在这个空间中随意地摆放，可以变换已摆好的玩具的位置，甚至可以将原先摆放的玩具又拿出沙箱，摆放的时间也没有限制。来访者将不同的玩具置于沙箱中的不同位置，投射出其内心世界的状况有序还是混乱，丰富还是贫乏，以及不同心象在其心理空间中的位置。治疗者可以从中发现来访者目前的心理困惑、矛盾和心象的未来发展趋向。尽管从来访者的角度来看，赋予结构的过程是在其意识的支配下进行的，他们认为自己之所以选择某个玩具是因为喜欢它的颜色、形状、神情或觉得它很可爱，之所以摆放在某个位置是因为看上去比较协调、比较舒服，但从治疗者的角度来看，这个赋予结构的过程是无意识的，这种结构的实质是来访者无意识心理内容如情结的投射，而这些往往是导致来访者目前心理不适或心理疾患的主要原因之一。来访者正是透过这样的情结来看待周围世界和他人，常会使其夸大或歪曲现实世界，从而引起其内心的冲突和强烈的情绪反应。

(二) 减弱来访者的心理防御

前面提到过，投射有助于减弱人们的心理防御机制，使无意识心理内容通过心象得以充分表现。那么，对于箱庭疗法这样一种投射性的心理疗法来说，要实现治愈的目标，使来访者的无意识整合到意识中，即无意识意识化，其前提就是减弱来访者的心理防御机制。

在箱庭疗法的实践中，有两个方面充分体现了这一思想。

其一，箱庭治疗室为来访者提供了一个独立、自由、安全舒适的物理空间，为减弱来访者的心理防御创造了一个良好的外在环境。独立，指箱庭治疗室是专设的房间，远离嘈杂，独立于一般的心理咨询室。自由，指箱庭治疗室的大小适中，避免使来访者产生压迫感，他们在玩具与沙箱间有足够灵活的活动余地，与治疗者也保持有足够的距离，通常治疗者在来访者侧后方的一定距离处观察整个制作过程。安全，指箱庭治疗室是没有任何干扰、完全保密的。舒适，指玩具架的高低、箱子置放的高低都是以方便来访者而设计的。房间干净，采光良好，座位也舒适宜人。对于来访者来说，这样的箱庭治疗室是一种没有压力、充满亲和力的环境，也就很少会产生抵抗心理。

其二，治疗者的治疗态度也有利于减弱来访者的心理防御。在整个箱庭制作过程中，治疗者始终都陪伴着来访者，以母亲的态度、静默的见证人的态度来关注箱庭世界内外所发生的一切。也就是说，治疗者只是静静地见证来访者制作箱庭的整个过程，不作任何言语指导，不提供任何暗示。只有当来访者主动提问时，治疗者才会给予简短的回答，而且回答的内容也是非指导性的。治疗对象完全处在一个自由、接纳的空间内进行创作。治疗者相信来访者有自我治愈的能力，相信其整合的潜力，对于来访者及其作品的每一步变化都持包容、信任和鼓励的态度，对于制作过程中来访者的一切言语行为和非言语行为都进行细致入微的观察，不放过任何一个细节，就像母亲呵护刚出生的婴儿一样。治疗者的这种态度促进了来访者对治疗的认可和对治疗者的信任，就会充分积极想象，全身心融入到箱庭世界中，演绎人生四季，感悟心灵呼唤。

（三）投射测验的评价对箱庭疗法的启示

前面介绍投射测验时就已经强调了评价系统对投射测验的重要性。这是因为如果没有一个好的评价系统，投射测验的结果是很难理解的。箱庭作品也是投射性的，对它们的理解分析需要借鉴一些投射测验的评价思路。

首先，重视来访者本人对作品所作的解释。箱庭作品完成后，治疗者应就作品的主题及作品中不明白、不清楚的地方向来访者本人提问，如模棱两可的玩具代表的意义、作品中出现的异常现象等。如果来访者本人不能澄清这些问题，会严重影响治疗者对作品的分析，以及由此而作的种种判断。而且，目前有的研究者已开始涉及箱庭作品理解的一些重要问题，利用作品完成后的那段时间向来访者提问，以便于充分地理解、分析箱庭作品。但来访者是否愿意回答，则是由他们自主决定的。

其次，制订评价箱庭作品的各维度及其项目对于箱庭疗法具有重要意义。虽然投射作品的主观性很大，很难从作品中发现共同的规律，但可以在实践中尝试着总结归纳对分析一个作品最有效的维度，或者说获得有关来访者的信息最多的一些方面，比如说使用玩具的总数、玩具移动的频次、最重要的玩具、最满意的领域、有无动沙、有无自我像、各类玩具的使用比例、空白领域的位置、面积等。而这些方面又是所有的箱庭作品都能提供的信息。以此为基础，就可以把不同来访者的箱庭作品进行比较，研究不同特征群体作品的风格差异，或同一特征群体作品的共性。也可将同一来访者在治疗过程中的一系列箱庭作品比较，看它们在这些方面有无发展变化，由此提示出来访者心理发展的规律。当然，不能僵化地理解和应用这些维度，制订评价与分析的维度只是为了给人们提供一个参照，它们不是万能的。箱庭世界既然是人内心世界的反映，那么人内心世界的复杂与多变就决定了对箱庭作品的理解与分析应该灵活处理。

目前，受到人们对投射测验标准化问题质疑的影响，箱庭疗法的实证研究越来越受到人们重视，充分反映出人们对投射性技术标准化问题的关注，而且在很长一段时间内，这将成为箱庭疗法研究的一个未来趋势。

第四节 游戏疗法与箱庭疗法

众所周知，箱庭疗法的主要内容是利用玩具在沙箱中自由地进行创作，属于游戏疗法的一种形式。游戏疗法理论和实践的发展对箱庭疗法产生了重要的影响，当然，也应该看到，箱庭疗法的理论与实践的发展对游戏疗法也有推动作用。二者是相互促进、共同发展的。要了解箱庭疗法的理论基础、实践原则、方法技巧，有必要对游戏疗法的发展作一大致了解。

一、游戏疗法有关的概念

提到游戏疗法，首先涉及的概念是游戏（play）。由游戏这个核心概念出发，在临床心理实践中又引申出游戏工作（play work）、游戏疗法（play therapy）、治疗性游戏工作（therapeutic play work）、治疗性游戏（therapeutic play）和亲子疗法（filial therapy）这样一系列的概念。它们共同构成了一个治疗性游戏连续体（therapeutic play continuum），反映出了游戏在心理临床中的治疗价值。

游戏疗法是指用各种游戏和创造性艺术技巧治疗导致儿童行为问题或阻碍了儿童潜能实现的那些长期的、轻度的心理和情绪障碍，治疗者强调与儿童建立短期或中期的治疗关系，经常在治疗同时也辅以对儿童的同伴、兄弟姐妹、家庭的治疗，使用的主要技巧包括讲故事、创造想象、戏剧活动、玩木偶与面具及运用音乐、舞蹈、运动、箱庭、绘画等。

这里有必要对治疗性游戏和游戏疗法进行比较。治疗性游戏的使用者一般为游戏工作者、教师、保育员或父母，而游戏疗法的使用者通常为接受过专业心理学培训和临床指导的心理治疗者；治疗性游戏旨在缓解儿童单纯的轻微心理问题或心理不适，治疗过程中不形成治疗关系，而游戏疗法旨在用各种技法来解决多种的心理不适、心理问题或它们的混合产物，治疗者非常重视与来访者形成一种安全信赖的治疗关系。

除了上面谈到的这些外，还有治疗性游戏连续体中的一个重要组成部分，即亲子疗法，是用游戏来帮助三岁以下有精神或情感创伤的婴儿的疗法。这个疗法的突出特点是除了对孩子进行治疗外，还同时要对其父母或监护者进行治疗，目的是尽力避免婴儿期的负性经历成为以后深层情感问题的主要原因。

亲子疗法也可应用于三岁以上的儿童，发展为家庭治疗（family therapy），但不管怎样，游戏仍然是家庭治疗的重要组成部分。

儿童的心理治疗正是将游戏作为治疗的手段，用于治疗儿童的各种心理问题。

二、游戏疗法的发展及相关理论

成人的语言是字词，而儿童的语言可能是游戏。对儿童来说，游戏不仅仅是一种活动，它还蕴涵着丰富的含义。因此，游戏是人们了解儿童的另一种重要媒介，游戏疗法最早也是来源于对儿童的心理治疗。

(一) 开创者及其理论

1919年，哈哥-赫尔玛斯（Hug-Helmuth）首先将游戏应用于对儿童的治疗。1932年，梅勒妮·柯琳（Melanie Klein）把游戏作为对儿童的吸引而将其融入到对儿童的系列心理治疗中。后来，奥托·兰克（Otto Rank）发展的游戏疗法强调出生创伤（birth trauma）在人的发展中的重要作用。但塔夫脱（Taft，1933）、艾伦（Allen，1942）、毛斯塔卡斯（Moustakas，1959）认为游戏治疗应该在安全的环境中给儿童与治疗者之间建立安全的、稳固的关系的机会。他们的方法关注的是儿童与治疗者之间的关系，不再重视过去事件的影响，这仍保持着与心理分析理论的重要联系。20世纪30年代末，兴起了结构化的游戏治疗浪潮，游戏疗法被看成是言语的直接替代物，它以分析心理学为理论基础，强调游戏所具有的治疗价值和治疗者在决定治疗进程和关键问题时发挥的积极作用。如利维（Levy，1938）发展的释放疗法（release therapy），给儿童提供材料，让他们重演创伤事件，以达到治疗儿童特定创伤的目的。再如所罗曼（Soloman，1938）开发的用于冲动型儿童和攻击型儿童的积极游戏疗法（active play therapy）也认为，通过游戏来表达愤怒和恐惧，可能导致更为社会所接受的游戏。继这一浪潮之后，汉伯利爵（Hambridge，1955）赋予了游戏疗法更强的指导性，儿童在游戏中直接重演事件，以达到"释放"的目的。

(二) 儿童中心游戏疗法

儿童中心游戏疗法的概念来源于罗杰斯的研究和他所发展的来访者中心疗法（client-centerd therapy）。罗杰斯扩展了他对咨访关系的研究，提出了非指导性疗法（non-directive therapy），后来他又将非指导性疗法改称为来访者中心疗法。人类个体对自己的体验或者经验，有一种天生、内在的机制或者手段，罗杰斯把这种手段称为机体评估过程（organism valuing process），作为一种反馈系统，它使个体能调节自己的经验，朝向实现化倾向，达到维持、增长、完善和发挥生命潜力的目的。他相信，每个个体内部都有巨大的潜能，这些潜能促使人们自我理解，调整自我概念、基本态度和自我导向性行为。在治疗过程中，最具有治疗功能的不是技术，而是咨访双方之间发展出的相互信任、无条件接纳的良好咨询关系。只有创造一种有利的良好咨询关系氛围，这些潜能才可得到发挥。罗杰斯将这种解决自身问题、成长和治愈的能力叫做自我实现（self-actualizing tendency），并提出促进这种成长和取得良好治疗结果的三个必要条件：

(1) 一致性（congruence），指治疗者的自我意识和真诚，治疗者在治疗过程中能明确意识到自己的思想和感情，并能开诚布公地与来访者进行交流；

(2) 无条件的积极关注（unconditional positive regard），指治疗者把来访者看成一个有发展潜能的人来关注，承认他的所有能力；

(3) 共感的理解（empathy understanding），指尽力理解来访者的内心世界，以一种适合来访者语言和目前心境的方式与来访者交流情感和思想。

此外，罗杰斯在实践中还特别强调治疗关系中应遵守的一些原则：倾听他人，被他人倾听，真诚地表达自己，发现他人的真实，给他人自由，获知他人关心，接纳和尊重自己。他所倡导的来访者中心疗法融合了这些原则，最终打破了治疗者和来访者之间传统的等级关系，而建立了一种平等的交流关系，促进了来访者的成长。20世纪60年代，随着行为主义的兴起，罗杰斯来访者中心疗法的影响有所下降，但到了20世纪末期，人们重新认识到来访者中心疗法的有效性及重要性，而且它对儿童中心游戏疗法的影响也是深远的。

弗吉尼亚·艾克斯莱恩（Virginia Axline）致力于来访者中心疗法在儿童治疗中的应用，并将自己的方法称做来访者中心游戏疗法（client-centered play therapy）。她认为，正如成人用言语谈论他们的情感与困难一样，儿童中心游戏疗法让儿童通过游戏表达他们的情感与问题。对儿童来说，游戏是最自然的治疗手段，儿童在治疗中有能力以最有效的方式进行自己的游戏。她还非常重视治疗者在儿童游戏治疗中的作用，提出了促进治疗者工作的八点基本原则。1991年，凯利·兰德瑞斯（Carry Landreth）对八点基本原则进行了修订，修订后的八点基本原则如下。

（1）游戏治疗者（play therapist）发自内心地对儿童感兴趣，与儿童发展一种温暖、关爱的亲密关系。

（2）游戏治疗者体验无条件地接纳儿童，也希望儿童同样接纳他们。

（3）游戏治疗者在治疗关系中创造一种安全感和宽容感，使得儿童完全自由地探索自我、表达自我。

（4）游戏治疗者对儿童的情感总是很敏感，以一种有助于儿童自我理解的方式对他们的情感进行反馈。

（5）游戏治疗者坚信儿童对自己行为负责的能力，始终尊重儿童解决个人问题的能力，并允许他们这样做。

（6）游戏治疗者相信儿童的内部导向能力，让儿童在治疗关系的各个方面占主导地位，避免指导儿童游戏或谈话的冲动。

（7）游戏治疗者承认治疗过程的渐进性，不加速这一过程。

（8）游戏治疗者为了帮助儿童接受在治疗关系中应负适当的个人责任，也要确立一些限制条件。

兰德瑞斯的修订是建立在其儿童中心游戏疗法基础上的，他扩展了艾克斯莱恩最初的研究。兰德瑞斯等（Landreth, et al., 1999）认为，儿童中心游戏疗法的重要前提是，儿童总是在交流，不一定是用言语，也可以是用他们的身体、他们的游戏和他们整个人。

儿童中心游戏疗法的关键在于治疗者发展与儿童之间的温暖、亲密的关系，以此来促进儿童的发展，加强儿童的自我概念。兰德瑞斯（Landreth, 1993）认为，通过一种非评价性的治疗关系，必须向儿童传达四个方面的信息，即"我在这里"（I am here），"我在倾听"（I hear you），"我理解你"（I understand you），"我关心你"（I care about you）。

也就是说，治疗者的任务是创造一种安全、受保护的空间，使儿童感到被接纳，自由地探索自我，最终的治疗目标是达到儿童的自我实现。具体包括：发展肯定的自我概念，承担重大的自我责任，变得更自主、更加自我接纳、更自立，进行自主决策，体验控制感，对解决问题的过程变得敏感，发展内部评价源，变得信任自我。

（三）限定即治疗

在儿童中心游戏疗法兴起、发展的同时，比埃克斯勒（Bixler，1949）写了一篇《限定即治疗》的文章，开始了一场强调限定的游戏疗法运动。他认为，没有限定，世界也就无所谓安全感、界限感和保护感；不受限制的儿童就是一个被放纵的儿童。当然，限定并不意味着严格与非灵活性，而是出于对儿童的爱，不是对儿童的控制欲。儿童受到的限制应尽可能少，却是非常必要的。比如在游戏疗法中，禁止儿童损坏游戏室中的任何财物、攻击治疗者、把游戏室中的玩具带走或没有时间限制地呆在游戏室。吉诺特（Ginott，1959，1961）也赞成这一运动的主要观点，认为如果治疗者给儿童适当的限定，那么就会使儿童重新树立起他们是受成人保护的观念。治疗不是指任何事情都可以做，而是一个充满爱并精心指导的过程。这些观点的提出使治疗者渐渐将指导性因素和非指导性因素结合起来，同时运用于游戏疗法中。

（四）游戏疗法新进展

儿童游戏疗法在临床中的大量应用，尤其是在治疗儿童的受虐待、被忽略、攻击行为、情感障碍、自闭症、恐惧、焦虑、遗尿、学习障碍、阅读障碍、言语障碍、低自尊等问题上发挥了重大的作用，越来越多的人开始认识到游戏疗法的临床价值，并把它推广到对成人的治疗中。如目前的夫妻疗法、家庭疗法也常常以游戏为辅助手段来配合治疗。游戏疗法的形式也变得更为多样，如创造性艺术（包括美术、音乐、舞蹈、运动）、箱庭、梦、团体合作、家庭参与、家庭游戏等。形成了不同的理论派别，有儿童中心游戏疗法、心理分析游戏疗法、认知—行为游戏疗法、荣格主义的游戏疗法、亲子游戏疗法、发展性游戏疗法、格式塔游戏疗法、促进情感依恋的家庭游戏疗法、生态系统的游戏疗法、艾里克森的游戏疗法、阿德勒（A. Adler）的游戏疗法、动态家庭游戏疗法和策略性家庭游戏疗法。它们在治疗目标、心理病理学模式、原则和适用范围上存在着差异，使得游戏疗法领域呈现出多元化的趋势。

三、游戏疗法在箱庭疗法中的体现

箱庭疗法是游戏疗法的一种形式，游戏疗法的理论与实践直接影响了箱庭疗法的发展。

（一）箱庭疗法体现了游戏的特点

游戏疗法认为，游戏不只是儿童的一种活动，而且包含着丰富的含义。对儿童来说，他们的语言能力还未发展到足以表达其思想、情感的水平，因此，游戏就成为其最自然的交流手段，具有表达其情感与内心问题的功能，或者说具有一种宣泄的功能。对于儿童以外各年龄段的人来说，游戏虽然不是主要的交流和表达手段，但它可以唤起一个人童年时的体验，使其感受到自我创造和自我实现的力量，同样也有助于宣泄其内心的烦躁与不安。总之，游戏的特点在于它本身具有的自然状态和游戏过程的创造性，游戏疗法的特点是要使来访者进入这样一种状态，获得这样一种体验，见证自我创造的结果。

不同形式的游戏疗法都试图从不同的角度对这些理念进行阐述。其中，箱庭疗法的阐述是最充分的。静静的箱庭，一个包容了无限的有限空间，通过天、地、海，把来访者带入"自然母亲"的怀抱。来访者可以充分发挥想象，可以触沙、挖沙，从而体验与大自然的零距离接触，获得回归感，回归大自然，回归自己的本心。也就是说，此时的来访者进入了自然状态。通过挑选玩具和摆放玩具，来访者感受到的则是自主决定、自我控制的力量。治疗者不给予任何指导和干涉，只告诉他们"想怎么摆都可以"，使来访者成为了整个箱庭制作过程中的主人。即使来访者邀请治疗者一起制作，治疗者的活动也是要由来访者安排的。此外，整个过程中允许来访者后悔，表现为可以将摆放好的玩具又拿走，可以不断调整沙箱中玩具的位置等，也从一个侧面反映了自我决定的特点。制作完成后，呈现给人们的是一幅立体的箱庭画面，无论画面的内容是丰富还是贫乏，画面的风格是生机盎然还是萧瑟暗淡，每幅箱庭画面都是来访者的创造，都是唯一的。箱庭凝聚了来访者意识与无意识的创造，记录了来访者在箱庭世界中的心路历程。当来访者面对他们的箱庭作品时，看到的是其内心世界由矛盾斗争到整合统一的这一过程的"杰作"，体会到的是一种成就感、一种自我实现感。

（二）游戏观察者与箱庭见证者

游戏疗法认为，治疗者在游戏疗法中的角色应该是观察者（observer），观察来访者做游戏的整个过程，包括他们的言语、行动和非言语行为，一般不干预这一过程，不指导来访者的游戏。箱庭疗法完全继承了这一思想，治疗者在箱庭疗法中也只是默默地观察来访者的制作过程，静静地倾听，不解释，不指导。也就是说，治疗者在箱庭疗法中提供的是一种态度，即关爱、尊重接纳的态度。同时，治疗者又不仅仅停留在观察的层面上，还要证实这一过程，即对全过程进行详细的记录，充分理解箱庭中的象征性语言，结合制作过程，对箱庭作品中的各个心象进行理解。所以，人们认为箱庭疗法中治疗者的角色应为见证人。当然，这是由箱庭疗法本身的特点决定的。因为对箱庭作品的理解只有在制作过程中，才能将作品中的各个心象贯通起来，才能揭开箱庭世界的神秘面纱。而见证就意味着观察与理解，一方面观察、记录整个过程，另一方面在过程中对表现的心象进行理解，然后再结合其他信息不断修正这些分析和解释，直到将所有表现的心象整合起来共同说明一个作品。治疗者能否做到这一点对整个治疗进程来说影响重大，特别是直接影响下一步的治疗走向。因此，我们主张用见证人来定位箱庭疗法中的治疗者。

（三）游戏疗法中的治疗关系在箱庭疗法中的体现

游戏疗法中的治疗关系（therapeutic relationship）强调的是温暖（warmth）、关爱（caring）、接纳（acceptance）和信任（trust）。尽管各游戏疗法流派在是否有指导性上还存在着分歧，但对上述四点的看法是基本一致的。温暖指治疗双方都融入到治疗中，投入热情，但不过度，防止移情出现。关爱指治疗者对来访者的情感非常敏感，对来访者的问题感兴趣，同时，来访者也感受到这一点。而接纳则是治疗者接纳来访者本身具有的发展潜能，认可他们在治疗中的一切发展变化，来访者也认可治疗者在治疗过程中所作的一切努力。有了温暖、关爱和接纳作基础，信任关系也就自然形成，治疗双方会为了治愈的目标而共同奋斗。

同样，箱庭疗法中的治疗关系也具有这样的特点，母子一体性就是这种关系的真实写照。对于儿童来说，在母亲的陪伴和关注下游戏，无疑是最惬意的一件事。他们感到安全、自由、被重视、被信任、被爱，于是就会在游戏中充分地表现，用游戏的语言与母亲交流，给母亲反馈。箱庭疗法中的母子一体性就是治疗者以母亲的态度陪伴来访者成长，来访者用制作箱庭作品来告诉治疗者"我在成长"，母性原理的核心就是宽容、慈爱、信任和理解。治疗者通过给来访者提供安全、自由、受保护的空间，对整个制作过程的静默见证和对来访者自我实现的坚信，让来访者感受到他们的努力，认识到自己不是孤立的，而是被保护和被爱的。

然而，必须看到，母性原理也不意味完全的自由，也包含着种种限定。治疗者不允许来访者破坏玩具或攻击治疗者，因为完全地放纵来访者在箱庭治疗室内游戏其实是一种不负责任的做法，如同日常生活中的放纵不是一位合格的母亲应该做的一样。如果来访者没有任何约束，他们反而会觉得自己被忽视了，不利于治疗双方信任关系的建立，这充分体现了"限定即治疗"的观点。在母子一体性中，是指把来访者看成是一个有成长潜能的人，他们通过制作箱庭的过程来挖掘这种潜能，对治疗者的关注给予反馈。可能来访者是无意识的，但他们的箱庭作品是其内心情感的真实流露。

（四）游戏疗法的治疗目标在箱庭疗法中的体现

游戏疗法的治疗目标是治愈，不仅包括心理症状或心理不适的消失，更重要的是使来访者获得自我实现，即自我肯定、自我接纳、自主决策、自我负责。换句话说，使来访者拥有自我治愈的力量。

箱庭疗法的治疗目标是自性实现，指来访者的无意识心理内容通过象征性的游戏意识化，并整合到人的自我中，是更深层次的心理治愈，也就是唤回来访者自我治愈的力量。箱庭疗法的特点之一在于来访者虽然没有意识到，但他在箱庭游戏中对自己的无意识心理内容进行操作。一个个看似无关的玩具组合在一起，就成了来访者无意识心理的"代言人"，一个玩具就是一个心象表现，具有一定的象征意义，它们与沙箱相配合，共同建构着人心中的自我，从而释放被压抑的心理潜能，增强自我的力量。同时，自我力量的增强会引起其自主力量的觉醒，调整自我与外部世界的关系，增加适应性行为。通过一系列的箱庭制作过程，最终达到治愈的目标。箱庭疗法充分体现了对人心理的深层治愈。

第三章 箱庭疗法的实施

箱庭疗法的实施，简单地说，就是让来访者选择一些玩具，在沙箱中摆放，从而构成箱庭作品。治疗者陪伴来访者完成箱庭作品的制作，通过与来访者进行对话，在理解作品象征意义的基础上，体验来访者的情绪情感，促进来访者的心理发展与变化。

第一节 箱庭治疗室的建立

安全、保密及舒适的场所，是进行心理临床治疗的必备条件。箱庭疗法的实施场所除了符合面谈式心理咨询与治疗的要求之外，还必须按照一定准则建立。

一、箱庭治疗室的环境构成

箱庭治疗室是箱庭疗法实施的场所，按照临床心理及箱庭疗法的基本原则，箱庭治疗室的环境应有所规范。

（一）物理环境

对来访者实施箱庭疗法及来访者制作箱庭作品的时候，箱庭治疗室的物理环境给来访者的安全感显得非常重要。

箱庭治疗室的地理位置并没有严格的要求，但箱庭作品表现的是来访者的内心世界，是一个人深层无意识的自然流露，因此，不论是在心理咨询机构、学校还是幼儿园、医院等，箱庭治疗室一般应选择比较安静、环境优雅、不受外界干扰的地方。

在学校，箱庭治疗室尽可能不要与教室、办公室在一起，以免来访者因担心遇见自己的同学、老师而惴惴不安。如果条件允许，箱庭治疗室可以安排在师生流动量较少、比较安静的地方。当然如果条件不允许，也应尽可能消除外界的干扰。

箱庭治疗室的内部装备并不要求华丽。为了创造良好的气氛，箱庭治疗室一般应光线柔和、色调温和，以便来访者能平静、轻松，精力集中。箱庭治疗室内除了沙箱、玩具之外，还应有供来访者坐下来与治疗者交流的桌椅、沙发。玩具架、沙箱的摆放位置、桌椅的放置、墙壁的挂饰也都应用心设计，目的是让咨访双方感到轻松舒适。图3-1是笔者在河北大学创建的第一个箱庭治疗室，图3-2是笔者在早稻田大学创建的箱庭治疗室。

咨询与治疗时间也应事先合理安排，避免与其他治疗者的咨询时间过于接近或发生冲突。此外，咨询与治疗时应在箱庭治疗室外悬挂免干扰牌。

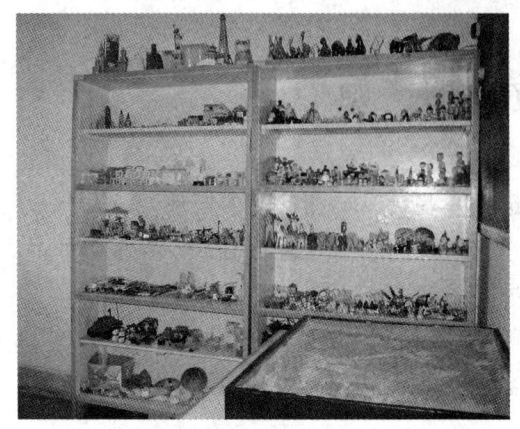

图3-1　河北大学的箱庭治疗室　　　　图3-2　早稻田大学的箱庭治疗室

(二) 心理环境

箱庭治疗室给来访者自由的、被接纳的、受保护的心理感受是非常重要的，只有置身于自由的、被接纳的、受保护的心理空间，来访者才能将其内心世界通过箱庭作品自由地表现出来，来访者的心理不适应问题才可能通过箱庭疗法得以缓解、解决。

对这一自由的、被接纳的、受保护的心理空间，我们可以从以下几个方面来理解。

首先，治疗者作为箱庭的见证者支持着来访者，以镇定、沉着的态度引导来访者直视所遭遇的困难及承受的压力，使来访者的心理协调感和安全感得以提升，并能自由地承受、接纳自己的问题。如同心理咨询一样，来访者制作箱庭的时候不会受到任何指责或批评。作为见证者，治疗者不仅仅是倾听或关注来访者，更重要的是以充分的信任为来访者撑起一片自由的空间。这一点非常像藏传佛教中喇嘛或冥想师的态度，他们以尊重和公正的见证者态度，非判断地对学习者个体进行鼓励和指引，在这种自由气氛的诱导下，学习者可以表现出自己的内心世界。

其次，有所限定并具有包容接纳等母性原理功能的沙箱、可以促使来访者充分地自由发挥内心世界所思所欲的玩具、优雅舒适的箱庭治疗室，这些都为来访者营造了安全与受保护的心理空间。

再次，治疗者对场面的适当设定对来访者的自由、受保护感是必要的。箱庭治疗过程中，来访者可能会要求使用水或将水灌进沙箱，有的甚至想破坏某个玩具，想去点燃蜡烛，要求延长时间等，对此，治疗者应及时对来访者的某些深切需要作出恰当的判断，紧急的时候也需要告诉来访者什么是可以做的，什么是不可以做的。箱庭治疗室内的哪些东西可用，哪些东西不可用，必要时都应在箱庭制作之始就予以说明。如果等到来访者已经要这样做时才说不能这样做，那就会让来访者感到不适，觉得自己的自由受到了限制。我们知道，无限制的完全的自由只能使人感到恐慌和不安。治疗者对场面的适当设定，虽然可能会让来访者感到一定程度上限定的存在，但也正是这种限定的存在，来访者对于限定之外的一切都会产生自由、安全感，在制作箱庭作品时也就敢于大胆，并能不受任何干扰地沉浸于表现自己内心世界的箱庭作品的制作上，其内心世界的表现也就会更加充分。

最后，在箱庭治疗开始时向来访者说明保密性，也有助于来访者对箱庭治疗室是一个自由与受保护的空间的理解，增强其安全感。心理环境中至关重要的是保密性，这是治疗双方确立信赖关系的前提，也是箱庭疗法顺利实施的基础。来访者往往更适合于单个治疗者的指导而不是集体的指导，因此，箱庭疗法实施过程中，应避免有他人在场一起观看来访者的箱庭制作过程。在公开案例研究或发表有关文章必须使用特定来访者的个人资料、箱庭作品图片时，必须充分保护来访者的利益和隐私，并使其不至于被他人对号入座，而且使用前应征得来访者的同意。来访者的资料、图片除了心理咨询中心给予保存以外，均不得泄漏给他人。

来访者内心的自由与受保护的感觉不仅仅来源于沙箱或箱庭治疗室，更重要的是来自于治疗者的心理空间。箱庭治疗室给予来访者自由与受保护的空间的感受是容易做到的，而对于治疗者的心理空间来说却不容易。如果治疗者能够为来访者提供足够的自由和保护，那么来访者的内心世界的运动就会前行，否则这种活动就会停止，箱庭就会驻足不前。这并不是说来访者会不做箱庭作品，箱庭制作可以继续进行，但没有治疗者心理空间的充分保护和包容，来访者的心理发展成长的步伐就会停止，箱庭的调节和促进作用就会消失。因此，治疗者必须坚持接受教育分析（training analysis）或个人分析（personal analysis），不断进行内心世界的实践，丰富自己的慈爱和宽容之心，用自己的心理空间给来访者安全、受保护的感受。

二、沙箱

如前所述，来访者在箱庭治疗室制作箱庭作品时，除受箱庭治疗室这样一个自由的、接纳的和安全的空间保护之外，还受箱子所提供的这样一种自由与受保护的空间的保护。沙箱是一个有边界限定的容器，其大小和颜色有具体的限定。尽管对于箱庭疗法中所使用沙箱的大小一直是这一领域讨论和争论的一个热点话题，但目前一般统一为57厘米×72厘米×7厘米的沙箱。

之所以规定沙箱的尺寸，是考虑到将沙箱置于齐腰高的桌子上时，不需要转动头部，沙箱大体就可以置于视野之内，也就是来访者自己的一个世界，这便给来访者提供一个自由可控的空间。有时为了便于一些年龄较小的儿童制作箱庭，也可以使用较小的沙箱。也有的为团体箱庭疗法准备较大的沙箱。笔者认为，统一的规格有利于研究者之间的交流，也有利于对箱庭作品进行比较，并不赞成使用过大或过小的沙箱。幼儿园及儿童设施如果考虑要建立箱庭游戏室的时候，有条件的，可以在院子里或室内制作大的沙池，儿童在沙池内游戏本身，对于儿童的心理成长也必然是有益的。

沙箱内侧底与边框均漆成海蓝色，也可用海蓝色的有机玻璃板镶嵌，目的是为了制作者挖沙时会有挖出水的感觉，代表着江河湖海。内侧边的蓝色会使人感觉到蓝天的存在，而且能够产生一种水天一色的感觉。这样，沙箱的箱底及内侧的蓝色就会构成一个宇宙，不仅从物理上，而且从心理上对人的思维过程和行为产生影响，这对于来访者箱庭制作过程来说是很重要的。

另外，蓝色是一种天然的冷色调，当人注视着这一方蓝色时，脉搏跳动会变缓慢，深呼吸，流汗减少，体温降低，产生飞翔或游动的感觉，这一方纯净的蓝色将人的思绪引向深刻和高远，让人烦躁的心平静下来，疲惫的心灵得以休憩。

三、沙

使用沙是箱庭疗法的一大特征。沙在箱庭中发挥了极其重要的作用，沙的介入及对来访者的作用是许多其他心理疗法所无法相比的。

箱庭所使用的沙可以用海滩的或河边的细沙，没有条件的可以到建筑工地去索取。无论是海滩的细沙还是河边的细沙、工地的细沙都应先洗涤几次，否则，沙所含的盐分可能对沙箱的油漆造成腐蚀，或者因为不干净，来访者特别是儿童不甚将沙揉入眼睛而引起感染。

细密的沙会使来访者在触摸沙时产生一种儿童化的情感，或是回归母亲怀抱的温馨感。细密的沙为来访者创造了一种理想的触觉、运动觉的体验，使其放松，为来访者的内心世界和外部世界架起一座桥梁。

关于沙的颜色，治疗者在箱庭治疗室建立的时候，完全可以根据当地情况及自己的所好选用。不过，为了考虑作品的丰富性，可以准备茶色、咖啡色、白色等多种颜色的沙，以供来访者自己选择。如使用茶色沙可以用来制作并代表山峰，黄色沙可以用来制作并代表土地，白色沙可以用来制作并代表白雪等。

令笔者感动的是，笔者在北京师范大学的箱庭治疗室的沙，是一位研究生自发地邮寄给笔者的。据介绍，沙部分取自空灵的天台山涧，部分取自湫水山涧，是很干净的天然石英沙。笔者在早稻田大学箱庭治疗室的沙，是笔者的好友特意从日本南方海滩取来并邮寄到东京的。在触摸这些来之不易的沙的时候，笔者心中始终都会充满着无限的感激。在洗涤这些沙的时候，笔者和学生们惊奇地发现水中漂浮着亮闪闪的东西，都有一种在淘金的感觉。其实，箱庭制作就如同是在淘金，只不过获得的不是物质的"金"，而是精神的"金"、无价的"金"。

如第一章所述，如果有条件的话，箱庭治疗室可以准备两个箱子，两种沙：一种干沙，一种湿沙。微湿的沙比干沙可塑性更强些，更易于用来做沙丘、山或者挖掘隧道等，干沙比湿沙更柔和些，其流动性也更大。

四、玩具

玩具（如彩图1）是箱庭疗法最基本的要素之一，是箱庭治疗室中必备的。玩具是来访者用以表现内心世界的形象物，可以让来访者通过运用各种玩具将自己无形的心理有形化，并在治疗者的帮助下观照自己的内心世界，整合自我。

（一）玩具的收集

箱庭疗法不属于心理测验，而是心理咨询与治疗的一种方法、手段，因而并不要求特定的玩具。对玩具的大小也没有特别的限定，只要所准备的各种各样的玩具可以让来访者充分表现自己的想法即可。玩具的收集本身就是一件很令人愉快的事情，正所谓"知之者不如好之者，好之者不如乐之者"，治疗者本身应是对玩具有好奇心、感兴趣的人。

收集玩具时，最好在头脑中能够时刻琢磨如何获得更多的玩具。我们常常会对所收集的玩具和自己头脑中突然想到要收集的玩具相同或类似感到惊喜。有时，我们会情不自禁地走进一家玩具店，有时候又会莫名其妙地驻足于一个路边小摊，并且发现我们一直苦苦搜寻的某种玩具，有时候又会觉得某个玩具正朝着自己招手或微笑。那时，我们会惊羡"蓦然回首，那人却在灯火阑珊处"的经典。或者突然被某一个玩具深深地吸引住，有时会有一见钟情或一见如故的感觉，因而有时会因自己的所遇所得而欣喜万分。

我们认为，玩具是来访者意识和无意识的心象表现或象征语言，我们所提供的玩具种类越多、数量越大，来访者能够选择使用的玩具"词汇"就越丰富，就越有创造性。所以，过去、现在、未来存在或可能存在的一切事物都可以列入箱庭玩具收集之列。但玩具并非一次性收集齐全，我们提供的玩具分类也只是抛砖引玉，并非玩具收集的标准，只是一种参考。有了这些玩具，也就为来访者充分表现内心世界提供了更丰富多样的途径，以便让他们充分表达多种象征。

我们也可以收集一些怪异的、超大的、陌生的玩具，这为来访者心理丰富性提供了一个模型。在玩具的收集上多用点儿心，可以发现来访者更喜欢选用什么。当我们面对一个玩具时，也可以想想：它引起了什么样的想法？唤起哪些记忆？收集玩具的过程本身也就蕴涵了诸多个体心理体验，这个过程对于治疗者本身也是非常好的自我体验的过程，对玩具的喜好也投射出自身的人格特征。

不论箱庭治疗室设于何处，都应包括各类普遍通用的玩具。当然由于箱庭治疗室所处环境不同，也就要准备一些相对特殊的玩具。如箱庭治疗室设于学校，应有教师、学生、课桌椅、不同文化背景的人物等玩具。设于医院，收集一些医生、护士、病床等的玩具，而医疗器械对于临床身份的来访者来说则是很重要的，如注射器等。玩具的收集还应考虑到学生的发展水平，学前儿童需要更多的家庭、神话类的玩具，更大些的儿童会用到战士、工作人员、公主及各种动物等玩具，青少年会找更多的原型形象，包括一些变形的人物或动物。

收集玩具不能局限于那些自己喜欢的玩具，正如迪·多美妮科（De Domenico，1988）所说，玩具收集并非开设艺术展览馆，所收集的物品应包括那些令人厌恶的、像磁铁般吸引人的、令人感到无聊的、索然无味的、令人害怕的、善良的、邪恶的、和谐的以及荒谬的物品等等。除了对自己有吸引力的玩具，还需要有适当数量的令自己感到厌恶的玩具，因为这提供了表现和整合心灵以及内在冲突的可能性。

（二）玩具分类

不同的箱庭治疗者对玩具的分类有所不同，有的划分得非常详细，有的则只是划分为简单的几个大的类别，并没有严格的标准，只要自己觉得适用就可以了。

1. 人物类（如图3-3）

人物类玩具常被来访者用来当做真实生活中人物的象征，或者被用来当做对其有影响的某种人格原型，同时也可能是其个人人格的一些层面。收集人物类玩具时应尽可能考虑到形形色色的人物。有单个的人物，也应有团体人物的组合。有些人物的脸部很清楚，有些却没有清晰的表情和五官。有人生不同发展阶段的人物，如婴儿、儿童、老者、孕妇等。有不同表情的人，嬉笑怒骂的、愁眉苦脸的等等。具体可以作以下的分类，当然也只是众多分类中的一种。

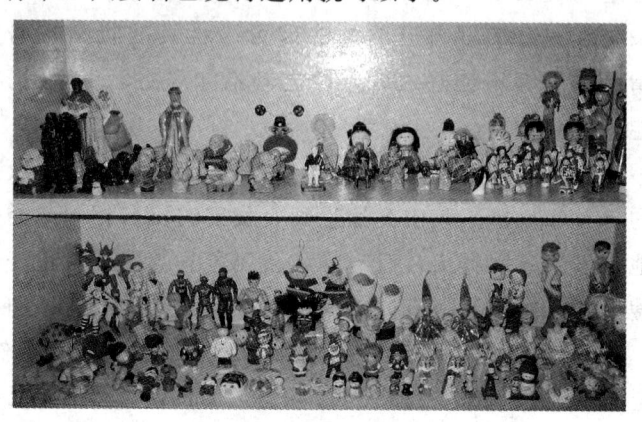

图3-3　人物类玩具

（1）宗教、神话人物。包括来自不同宗教信仰的人物，如佛教、基督教、道教、伊斯兰教、犹太教、印度教以及土著宗教的人物。如佛主、观音、弥勒、和尚等佛教人物，基督、圣母、天使、圣徒、修女、牧师等基督教人物；中国神话人物如八仙、《西游记》的人物等，希腊神话人物如雅典娜等。各种宗教特殊的雕像也都可以成为玩具收集的目标。

（2）不同时代、种族、民族、文化背景的人物。如中国古代人物形象，如皇帝、王妃、将相等，古典小说如《水浒传》《红楼梦》中的人物，或者中国历史上著名的文学家、科学家；印度人、阿拉伯人、日本人、印第安人等服饰具有鲜明特点的人物；白人、黑人等，如不能获得各种肤色的人物，可以将人物类玩具漆上各种颜色。

（3）普通人。提供足够数量的普通人以便来访者表现现实生活中的一些人或者营造一个社区、家庭、学校；同一形象也可以重复，以表现双胞胎、同一情景中的人或者一个集团；有不同的年龄、性别等方面的考虑；有坐、立、行等不同姿态的人；有些是固定不变的，而有些人物的手脚、头部是可以活动的；有穿着时髦的，也有裸体的。

（4）不同职业的人。包括都市的和农村的男人和女人，教师、学生、演员、军人、医生、护士、警察、消防队员、运动员、商人以及其他日常生活中出现的各种职业的人物等。

（5）情境人物。包括抚琴、演唱、舞蹈、打球、骑马、下棋、驾车、渔樵耕读、旅行、谈话、喝茶等活动的人物。

（6）幻想、漫画卡通人物和神奇人物。包括半人半动物如人头马、美人鱼、森林神、狮身人面兽等带有神话、童话色彩的人物形象；通过影视、漫画广泛传播并为儿童熟悉的人物形象如灌篮高手、蜡笔小新、多拉A梦、樱桃小丸子等；形形色色的机器人、外星人；著名人物塑像的复制品如自由女神、沉思者等。

(7) 战争、格斗的人物。包括各种不同军种的士兵如空军、陆军、海军，来自不同国度的士兵。来访者可以将内部冲突充分演示出来，这种冲突通常能够表现出来访者心中认定的善与恶的内容。士兵应该还有持枪的、骑马的、在坦克里的、在战斗机里的、受伤的等。

(8) 死亡象征物。包括令人恐惧的恶魔、尸体、骷髅、骸骨等。

(9) 肢体部位。如手、脚、眼睛、头部、乳房、阴茎等。保留一些破损的人物玩具，如断臂、缺腿的人。这些玩具可能与完整的人物玩具具有同等的价值，甚至更为准确，因为来访者来接受治疗时，其内心可能就是异常残缺的。

2. 动物类（如图3-4）

动物可以象征与理智、意志、判断完全不同的直觉和本能，来访者箱庭世界中的动物可以描绘出人类本质的不同层面。如狮子、猛虎可以表现来访者强壮和攻击性的方面，而小鹿、绵羊则是个体温和、软弱的一面。尽可能收集大小各异的动物玩具，组成一个个动物"家庭"。还应该考虑不同形态如奔跑、掠夺、平和的动物。以下进行简单分类。

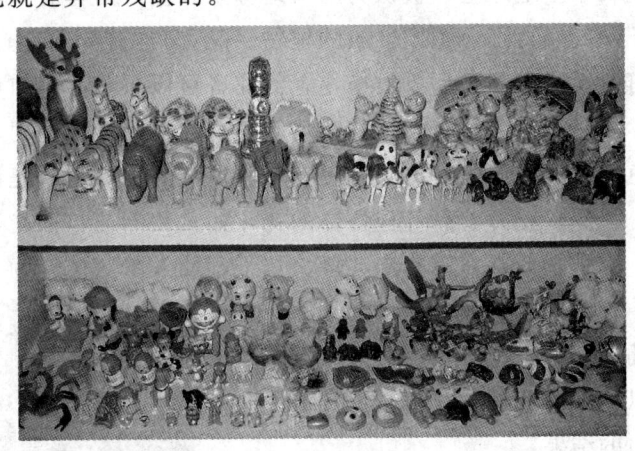

图3-4　动物类玩具

(1) 四脚动物。有野生凶猛动物，如狮子、老虎、豹子、黑熊、北极熊、犀牛、狼、野猪、大象等。有些是温顺的野生动物，如鹿、长颈鹿、斑马、猩猩、猴子、兔子、松鼠、河马、骆驼、羚羊、臭鼬、食蚁兽等。有家畜类如马、牛、羊、驴、猪、猫、狗。应有足够的家畜以便于表现一个农场或一个社区。

(2) 鸟类。包括家禽如鸡、鸭、鹅等。数量应多些，以形成一个群体。百鸟如孔雀、猫头鹰、鹰、天鹅、鸳鸯、喜鹊、鸽子、鹦鹉、企鹅等。各种情境中的鸟类如筑巢的、孵卵的、飞翔的、争斗的、觅食的等，还可以收集那些被当做宠物饲养的关在笼子里的鸟。

(3) 昆虫。包括蜜蜂、蝴蝶、蜻蜓、蚂蚁、毛毛虫、苍蝇、蜘蛛等。

(4) 水族。包括鲸鱼、鲨鱼、海豚、章鱼、金鱼、虾、螃蟹等。

(5) 爬行类和两栖动物。包括蛇、鳄鱼、青蛙、蜥蜴、乌龟等。

(6) 神话、幻想动物和史前动物。神话动物如人们熟悉的龙、麒麟、凤凰、飞马、人身牛头怪、独角兽、三头犬等。史前动物有恐龙、长毛象、始祖鸟等。

(7) 拟人化动物。包括人性化动物，如弹琴的猫、踢足球的狗等，或者卡通剧中的动物，迪斯尼系列中的动物等。

(8) 动物的各部位和破损的动物。包括动物骨骼、羽毛、毛皮、爪子、外壳以及动物肢体。

3. 植物类（如图3-5）

对许多人来说，植物象征着生命的周期、生命能量、死亡与再生。树木一年四季的枯荣，提醒人类季节的轮换和时间的流逝。植物

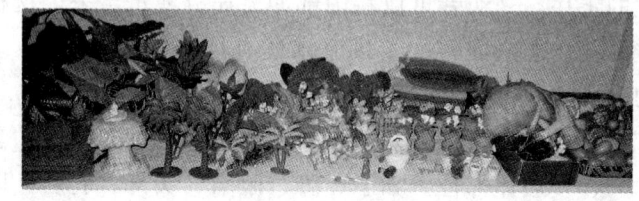

图3-5　植物类玩具

生长于土地之上，被认为与大地母亲和生产力有着亲密的关系。收集植物类玩具时应考虑不同气候特征、不同区域的植物。既有开花的，也有结果的。既有繁茂的，也有枯萎的。有时无法收集到形象的植物，治疗者可以买些材料自己加工。

(1) 树木。有常绿的和落叶的树，枝繁叶茂的树、枯树，灌木、乔木、椰树等地方特色的树种。此外，还应有带有宗教色彩的菩提树、圣诞树等。

(2) 花卉。有各种各样的花，如盆栽的花、插花等。

(3) 草本。有草皮、草、竹子、仙人掌（可作为一种生命之树的象征）。

(4) 蔬菜瓜果。西瓜、苹果、葡萄、花生、玉米等各类果蔬都可以被来访者用来代表能量补给和努力的结果。

4. 建筑物类（如图3-6上段）

植物、动物是自然环境的组成要素，是不可或缺的。而建筑物作为社会环境要素，由于有了人的足迹显得更为重要。在箱庭作品中，家可能被视作庇护和保护的象征，也可能是个体内心世界的写照。不

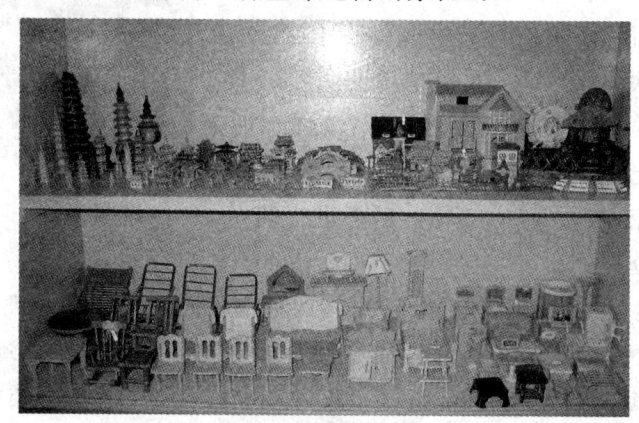

图3-6　建筑物类玩具和家具类玩具

同建筑因功能不同，其象征也就千差万别，因此收集玩具时应注意其功能的多样性，以满足来访者的需要。

(1) 现代化都市建筑：写字楼、商厦、图书馆、大学、医院、酒店、宾馆、体育馆、公寓楼、别墅等。

(2) 田园风光建筑：民居、庭院、茅草屋等。

(3) 不同国家、民族、宗教风格的建筑：中国园林式的亭台楼阁、西方的城堡、埃及的金字塔、纽约的自由女神像、巴黎的埃菲尔铁塔、蒙古包以及各种宗教代表性建筑，如寺庙、教堂、塔等。

(4) 公共设施类：公共汽车停靠站、加油站、公园、厕所、水井等。

(5) 连接物与障碍物：桥梁、铁轨、门、栅栏、城墙、围墙等。

5. 家具与生活用品类（如图3-6下段、3-7上段）

各种家具和生活用品可以用来表现家庭内部构造，从而表现出来访者内心秩序、界限、生活情趣等方面内容。

(1) 家具：床、桌、椅、沙发、茶几、橱柜、梳妆台、屏风等。

(2) 家用电器：电视机、电脑、冰箱、洗衣机、微波炉、消毒柜、录音机等。

(3) 生活设施：卫生间的洗脸台、淋浴房、澡盆、马桶等。

(4) 生活用品：灶台、锅、碗、瓢、盆、杯子、茶壶、茶杯、酒壶等。

(5) 服饰：各种颜色和样式的衣服、裤子、裙子、帽子、鞋子、发卡等。

(6) 照明物：光通常象征着心智的启发和神性，而且被认为具有驱除邪恶和黑暗的力量。光可以传送真实、荣耀、光辉和喜悦。应包括各种形状的蜡烛、烛台、小油灯、电灯、台灯、火柴等。

(7) 体育器材：体育活动是现代人最为热衷的一种活动，尤其是青年人。因此应准备篮球、足球、乒乓球等体育用品。

(8) 乐器：钢琴、小提琴、吉他、中国传统乐器等。

(9) 通信、沟通工具：通信物品对我们现代生活极其重要，应准备各种现代化的通信工具如手机、电话等，还应有钢笔、铅笔、纸张、邮局、邮筒、邮箱等。

(10) 反光物：可以象征真实、自我实现、智慧、灵魂和聪明才智。包括不同形状的镜子、金属片、玻璃球以及球状物。

6. 交通运输工具类（如图3-7下段）

交通工具可能象征着移动和改变，可能代表着来访者生活中的控制、释放、逃离和力量。运输可以是精神、生理体验的一种比喻。除了完整的交通工具外，还应有毁坏、破损的交通工具的残骸等。

(1) 陆路交通。普通交通工具如小轿车、吉普车、自行车、摩托车、计程车、客车、火车、马车。

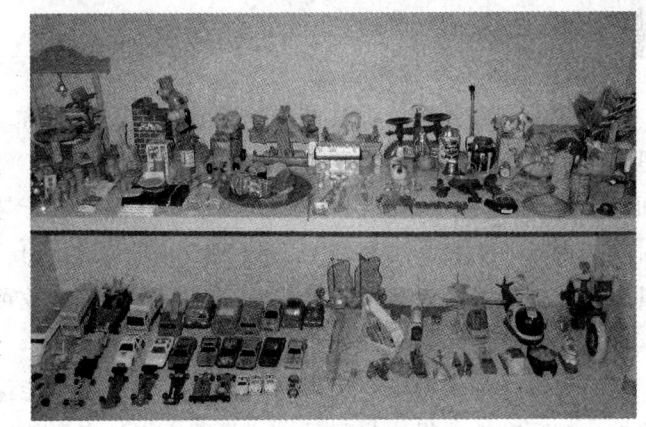

图3-7 生活用品类玩具和
交通运输工具类玩具

运输车辆如卡车、集装箱车、施工用车、燃料车、起重车等。紧急交通工具如救护车、消防车、警车。具有攻击性的交通工具如军用坦克、运载武器的车辆等。

(2) 飞行器。包括军用的和民用的，如客机、直升飞机、战斗机、运输机、飞碟、热气球。

（3）水上交通。民用的和军用的船只，如舰艇、帆船、客轮、潜水艇、航空母舰、独木舟、渔船、竹筏等。

7. 食品、果实类

食物通常象征着滋润和营养，是维持生命所必需的。包括各种食品及各类水果等食物模型。

8. 石头、贝壳类（如图3-8）

石头具有男性力量的象征，也有压力、稳定、恒久、坚固的含义。应准备各种形状、大小、颜色的岩石、金属、煤块等。贝壳往往具有女性的象征，是来访者经常会使用的。

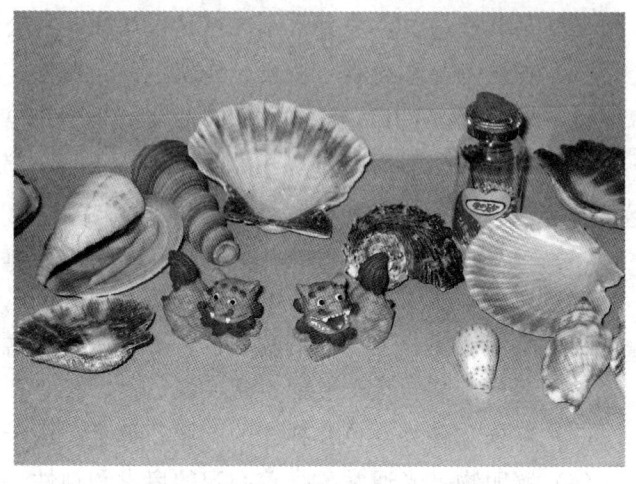

图3-8 石头、贝壳类玩具

9. 其他

对于不易用玩具表现的水、火、空气、土地，可以通过已有玩具或对玩具的加工来予以表现。如用沙箱的蓝底色、船只、鱼、贝壳等表现水，用撕成条状的白纸、棉花表现瀑布和浪花；用火柴、蜡烛、炉灶表现火，或用红布条表示火焰；用洞穴、隧道、推土机、铁锹、矿石、树木来表现土地；用帆船、飞机、羽毛、风车表示风、空气等。

来访者在制作箱庭过程中堆山、移动沙、吹气等行为本身也是在制造玩具，表现内心世界，也应引起治疗者的关注。

（三）玩具的摆放和陈设

不同的治疗者摆放玩具的方式多有不同，如劳恩菲尔德将玩具分门别类地放在抽屉里，卡尔夫把玩具放在架子上，皮克弗德（Pickford）随意地把玩具杂乱地堆在来访者的面前。我们认为最好将玩具分门别类、有序地摆放于架子上，这样有利于来访者制作箱庭时挑选玩具，更容易发现能充分表现自己想法的玩具。虽然在随意堆放的玩具中挑选玩具，也能表现来访者某些方面的心理，但是随意堆放可能使来访者本来就烦乱的心理更为繁杂。

箱庭治疗室中相同的玩具以及摆放位置应尽可能保持不变，以便来访者在重复制作时能够比较顺利地获得这些玩具。这是因为来访者可能通过重复游戏来表现自己的内心、把握自己的创伤体验，在治疗者的心理援助下调节自己对创伤的认知。特别是来访者尤为钟爱的某个玩具，在来访者心目中可能已经赋予了众多复杂的情绪情感，或者是其自我像，或者是其心理力量的源泉，如果该玩具损坏或遗失了，来访者可能会感到非常沮丧。这就要求治疗者对玩具的摆放、保护花心思。当然，要完全没有损坏也不是很容易的事，一旦出现某一重要玩具损坏、遗失了，在确实没有弥补可能性的情况下，应想办法向来访者说明，以消除负面影响。

箱庭治疗室内的玩具架子不宜过高，对年龄较小的来访者来说，玩具摆得过高，不利于他们寻找。一般情况下，玩具摆放在50～160厘米的高度为宜，有利于来访者寻找，可以为较小的儿童准备一个供垫高的椅子或四脚梯。玩具架可以安装有门扇，以保持玩具的干净，或做成敞口的，不用时挂上布帘，也较为方便，但应避免对来访者寻找玩具造成干扰。

五、其他设备

箱庭治疗室除了沙箱、玩具之外，最好能有一盆清水，以便来访者往沙箱里倒水把沙弄湿，也方便来访者在制作完之后用水洗手。还应准备一些胶水、双面胶纸，以便于有些来访者利用它们将一些玩具粘连在一起形成一个情境，如将鸟粘在屋顶上，或用石块连成一座假山等。如果能准备一些塑料布以便来访者用其装水放在沙箱中表现出湖泊、海洋来，可能会收到意想不到的效果。还应该设法提供可以悬挂玩具的架子，以便来访者更直观地表现飞鸟、飞机以及太阳、月亮等。最好能提供一些可以供来访者自己制作玩具的材料如橡皮泥等。来访者利用一些材料按照自己的想象自制玩具，这是治疗过程中很重要的部分，在自制玩具的过程中来访者能将自己深层心理表现得更为充分，在塑造形象的过程中整合自我。

箱庭治疗室应配备照相机，可以将来访者制作的箱庭作品摄影后赠送给他们作为留念，也有利于日后分析、研究。如果有数码相机，可以将箱庭作品的图片在计算机上进行存放或处理，这样保存的效果会更好，使用起来就更方便了。

第二节　箱庭治疗者的基本条件和基本态度

箱庭治疗者从事的是一项具有挑战性的工作，只有经过严格训练的专业人员方可担任箱庭治疗者。尽管不同的箱庭疗法流派对治疗者的基本条件和基本态度的表述是不同的，但对治疗者的基本条件和基本态度的要求是基本一致的。

一、箱庭治疗者的基本条件

我们认为，为了能够出色地实施箱庭疗法，治疗者或咨询者除了学习心理学知识，特别是掌握临床心理学知识与技法之外，还必须具备以下诸条件。

（一）感受性强

正如罗杰斯所认为的那样，心理治疗者必须具有较强的感受性。箱庭疗法是通过有形的玩具反映无形的心理，但是箱庭疗法起作用的并非来访者最后所完成的作品本身，而是整个制作过程。因此，从来访者进入箱庭治疗室的那一刻起，治疗者就应注意观察其言语和非言语信息，如来访者的衣着服饰、神情目光、说话时的语气、与治疗者的交流等。制作箱庭作品过程中来访者选择玩具时的神情是惊喜的还是漠然的，是犹豫的还是果断的，是慎重的还是随意的，偏好何种玩具，摆放时的速度、移动频率、幅度以及在此过程中与治疗者的交流等，都是箱庭疗法不可忽视的细节。这就要求治疗者能够迅速捕捉来访者细微的变化，感受到这些行为背后可能蕴涵的内心想法，并作出敏感的反应。

如前所述，箱庭作品是来访者无意识世界的自然流露，因而理解来访者用来构成箱庭作品的沙、玩具所蕴涵的象征意义非常重要。由于玩具的多样性，以及来访者对玩具理解的复杂性，玩具所象征的意义常常包含着来访者自己的个体生活，且常常根植于深厚的文化、历史土壤之中，因此，治疗者为了更全面、准确理解来访者的箱庭作品，就必须训练自己的感受性。通过接触反映人类精神世界的宗教、文学、艺术、神话、传说，欣赏戏剧、歌舞、演出等，感悟理解人类的心理，特别是深层心理，并对周围环境的变化、社会经济的变化予以关心。感受性强的治疗者能更深刻地洞察来访者的内心世界，能更为深切地理解来访者的感受，并通过与来访者的交流将自己的理解反馈给来访者。

感受性强并不仅仅指对来访者在箱庭疗法实施过程中言行、作品内容的感受，而且包括对治疗者自己的心理变化、言谈举止以及由此而给来访者带来的影响的感受。如当来访者思索着选择何种玩具时，治疗者靠近来访者可能会使其以为治疗者不耐烦而匆忙随意选择一个玩具。因此，对与来访者之间交互关系的敏感可以使治疗者及时把握自己在箱庭疗法过程中的身心变化，以便采取合适的行为和言语，更好地促进良好治疗关系的形成。

（二）人格健全

治疗者要帮助来访者由不适应走向适应，由不健全走向健全。如果治疗者自身人格不健全，那么，对于来访者的一些言语、行为就可能会作出不恰当的反应，就有可能无法为来访者创造自由、安全的空间。而且因为人格不健全，也就可能受到来访者消极心理的影响。因此，人格健全对于治疗者来说，不仅仅是从来访者心理成长的角度提出的要求，同时也是对治疗者自己心理健康的观照。

人格健全首先表现在治疗者对待生活的态度中。作为治疗者，无论遇到什么样的困难，都应该以积极的心态豁达地对待生活，乐观地面对困难，接纳自我，保持稳定的情绪。只有这样，才能不因自己的挫折而影响来访者的心理成长，也才能不因来访者的心理问题而使自己的心理受到影响。只有积极、乐观、豁达的治疗者才能相信来访者具有无限成长的可能性，并帮助他自我完善，有效地承担起帮助来访者解决问题的责任。

人格健全也表现在人际关系中。包括箱庭疗法在内的一切心理咨询与治疗，说到底都是一种人际关系工作，咨访关系、治疗关系是人际关系的一种特殊形式。因而，治疗者应该对人际关系有深刻理解，尊重他人的生活方式、民族习惯、风俗信仰，尊重每个人存在的价值，信任他人。只有这样才能在心理咨询与治疗的过程中无条件积极关注来访者，以接纳的态度尊重来访者，促进良好治疗关系的形成。治疗者还应关心、爱护来访者，真心实意地提供帮助，让来访者深切感受到治疗者的爱心、关切和尊重，感受到在箱庭疗法过程中治疗者的接纳、包容，觉得治疗者是容易接近的，是可亲可敬、宽容的，就像获得母爱一样，这就是箱庭疗法中母子一体性的一种表现。人格健全的治疗者在日常工作、生活中善于与他人建立良好的合作关系，这是进行心理咨询与治疗必备的基本能力，也是顺利开展心理咨询与治疗不可或缺的条件。

人格健全还表现在自我整合的过程中。治疗者也是活生生的人，也有身心疲惫、不适的时候，也有工作、学习、生活的烦恼，心情也会受到生活事件的影响。人格健全并非指治疗者就是"圣人"，只是治疗者在面对自己的生活事件时，能以恰当的态度、理念应对，有自知之明，有所为有所不为，在辩证分析自我的基础上，不断提升、改善自我，谦虚、坦诚、正直，不断进取，拓宽自己的知识面，通过文学艺术作品的学习、欣赏，不断探索人的本质，体验人类复杂的情感历程，感受人生真谛，逐渐实现自我的整合。

（三）专业技能娴熟

箱庭疗法的治疗者仅仅是感受性强、人格健全还不够。治疗者是治病救人的医者，医者父母心，但仅有父母心并不能就成为医者。能否做到治病救人，还在于治疗者是否有扎实的理论基础、实践经验，是否娴熟地掌握了治疗的技能。掌握、理解有关人的心理、行为的心理学专业知识是所有心理咨询与治疗工作者从事相关工作的基础，而箱庭疗法的治疗者除此之外，还必须掌握一些专门的理论知识和技能。

1. 掌握发展心理学知识

早期箱庭疗法主要面向儿童，历经六七十年的发展，已然扩展到各种年龄阶段的人。因此，学习掌握发展心理学知识，更好地理解处于各个年龄段的人的人生课题与危机就显得很有必要，如青春期心理、中年危机等等。治疗者只有深刻理解这一时期普遍存在的心理现象，才能更好地理解来访者箱庭作品中表现出来的心象，也才能有的放矢地与来访者进行交流互动。掌握发展心理学知识，牢固树立心理发展观，也才能相信人具有无限成长的可能性，并帮助来访者将他们追求自我整合、自性实现的潜在心理能量挖掘出来。

2. 熟悉社会心理学、人格理论知识

人从精卵结合到化作一缕轻烟从这一世界消逝，乃至绵延于其后代更长远的时间长河中，都存在于一个自然与社会之中，存在于人与人的相互关系中。来访者的种种心理问题追根溯源都能从社会、家庭、人际关系、人格结构中找到其最初的发端。因而，治疗者必须熟悉社会心理学，理解各种社会心理现象，理解个体、群体、家庭之间的心理动力作用。运用人格理论，深刻分析来访者的人格结构及其形成过程，从而运用箱庭疗法以及其他心理技术帮助来访者解决心理问题。

3. 掌握临床心理学知识

在箱庭疗法中，治疗者不仅要陪伴来访者完成箱庭作品，更要有诊断能力。通过临床心理学相关知识的学习，熟悉心理问题的症状表现。虽然心理诊断不是箱庭疗法的根本，但箱庭作品中会投射出来访者的心理，治疗者只有深刻理解箱庭作品中表现的心理内容，才能将自己的理解准确、及时地通过与来访者的交流反馈给他们。因此，箱庭疗法的治疗者必须深入学习精神分析、分析心理学理论和投射象征理论知识，理解人类集体无意识、个体无意识中的多种原型、象征、情结、心象，并且灵活地将这些知识运用到对箱庭作品的理解中。

卡尔夫（Kalff，1986）认为，为了能够出色地完成箱庭工作，治疗者或咨询者除了学习心理学知识之外，还必须具有以下两个重要的先决条件。

第一，由于箱庭疗法是通过象征语言来表达，因而掌握那些表现于宗教、神话传说、童话、文学、艺术等形式中象征语言的广博知识是必不可少的，尤其要求学习荣格发展起来的深层心理学对象征的解释。所有这些，都要求治疗者必须在其自身心理成熟过程中体验这些象征及其功效，只有这样才有可能有效地陪伴来访者完成箱庭体验。

第二，咨询者或治疗者必须能够为来访者营造一个自由与受保护的空间。我们想要调节别人的心理应该源自我们自己的负面心理体验，因而，咨询者或治疗者应该是坦率的，敢于面对自己心理黑暗的和未知的一面。不过，一个人自己积极潜能的体验也是非常重要的，即保护内心安全的体验，从而有能力为他人创造一个受保护的空间。

二、箱庭治疗者的基本态度

箱庭疗法虽是心理咨询与治疗的一种方法，但箱庭疗法与单纯的面谈式的心理咨询并不完全一样，在箱庭疗法实施过程中，治疗者所持的态度是很重要的。来访者能否自由、放松地表现自己的内心世界，能否在箱庭作品制作的心路历程中畅所欲言，治疗者的态度很重要。

（一）静默见证者的态度

卡尔夫曾说过，在箱庭疗法过程中，不做任何事比做一些事要难得多。箱庭疗法实施过程中，当来访者用各种各样的玩具在沙箱里摆放出一个作品时，治疗者往往静默地坐在旁边，看上去不做任何事情，只是关注着来访者制作，当来访者主动与治疗者说话或提出问题时，治疗者予以简单的应答，应答之后又复归静默。这一过程后期的对箱庭作品的交流解释也是尽量少之又少，因为来访者所摆放的这些心象通常来自于深层的原型水平而且未经"自我"的检查，过多的解释可能会阻碍无意识的意识化过程。来访者制作箱庭，治疗者不是去就投射出的有限的概念、理论或者对心象的某种模型进行分析，而是静静地等待来访者通过在沙箱中构建一幅幅画面而舒展开来的心灵表现。

迪安（Dean）形象地将箱庭作品中心象的出现比喻成新生儿，认为箱庭作品中的心象是令人珍爱而又脆弱的，是与来访者自己的意愿一样鲜活的生活具体化。这些心象渴求与他人交往，渴望被他人接受，渴望被他人欣赏。治疗者就像一个助产士一样，像它们所期望的那样接受这些心象，允许它们在外部世界找一个适合自己出现的地方，静默地见证这一"新生儿"的诞生。这种对箱庭疗法过程中创造的心象静默的、有礼貌的接受态度使来访者的安全感和自由感陡增，因为这些心象少量来自个人的自我和个体无意识，更多的来自于人类心灵的深层或集体无意识。正如荣格所认为的，如果人类心灵具有朝向完整性整合而调整自己的能力，那么这种痊愈源自这种深层次的心灵而不是外在力量。在来访者心灵开始痊愈的一刻起，治疗者必须有充分的自我意识，以便能够静默地陪伴着箱庭疗法实施的每一步。在训练有素的治疗者眼中，来访者心理治愈的全程犹如一幅图画在箱庭的心象中展现。

由于儿童仍处于自我发展的活跃阶段，而且与指导着游戏和治疗过程的无意识（最初的自性）有着紧密的联系，对儿童实施箱庭疗法时，治疗者要做到"不做任何事"可能更难些。但是，这里所讲的"静默"并不意味着不作任何反应，守候在儿童的旁边，看儿童制作箱庭并针对儿童制作时的言语或非言语作出适当的反应是理所当然的。儿童往往把制作箱庭当做游戏的一种。箱庭游戏表现出流动性的特征，但这并不影响儿童全神贯注于游戏中的世界。图3-9是一个3岁女孩第一次制作的箱

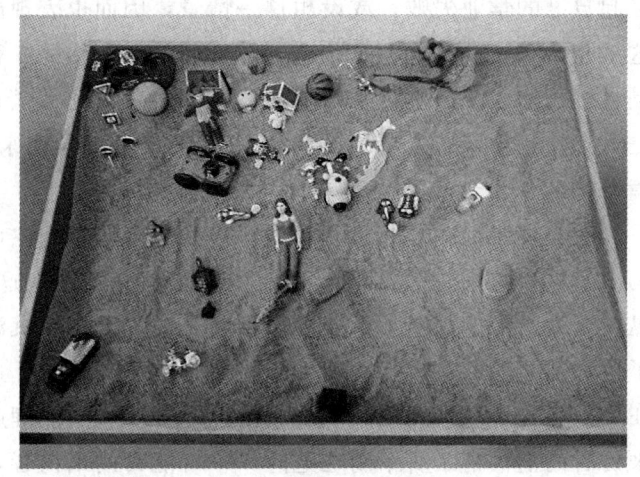

图3-9　MAIKO的箱庭作品

庭。制作是在笔者陪伴下进行的，但笔者的五个研究生都在旁边观摩。制作时，她似乎是旁若无人地投身于自己的箱庭游戏世界，从其表情和眼神里，可以感受到一种日常生活中见不到的平和与宁静，会有一种难以表达的感动。

那种认为"我比你懂得多、做得好，因为我是大人而你是孩子"的观点，可能会妨碍治疗过程和儿童人格发展的进行。如果未经充分训练，治疗者可能会轻率地对儿童的自我调节发展过程施加影响，或提供过多的安全设置或抑制。同样，即使面对成人，那种认为"因为自己是治疗者而对方是患者，所以自己比对方强"，对来访者形成一种先入为主的偏见，并且总想对来访者的言行进行指导的想法和做法也会阻碍良好治疗关系的形成，不利于来访者自我治愈力的发挥。

静默见证者的态度并非要求治疗者坐于一旁一动不动，也不是说治疗者是可有可无的。在箱庭疗法过程中，治疗者像一位见证者一样在一旁默默地见证来访者无意识世界的流露、表现，在咨访双方无意识弥漫之中，通过自己无言的表现，如目光、身体语言以及偶尔的应答，让自己的无意识与来访者的无意识进行交流、对话，帮助来访者的自性显现并逐渐整合自己的心灵。做到静默，做到"不做任何事"，我们就可以帮助来访者自由、投入地创造并进入一个良性互动的精神世界。

（二）共感理解的态度

所谓共感理解，就是设身处地地体会来访者的心理和情绪感受。罗杰斯认为，对来访者共感理解是使心理咨询产生效果的最重要的因素之一。他的这一观点得到了心理咨询和临床治疗领域的一致赞同，箱庭疗法亦不例外。

共感理解不同于同情、怜悯，对来访者的同情、怜悯有时反而会使来访者感到屈辱、丢面子。在这里，治疗者和来访者始终是平等的，是对来访者感同身受的理解。这种理解

不是说来访者有什么样的情绪、为何如此,治疗者就从自己的阅历、内心寻找出一种与来访者一样的经历,使自己的情绪趋同于来访者。如来访者因学业失败而苦恼,治疗者也回忆起自己的学业失败,或设想这一情景,因而也表现出苦恼,并将其传达给来访者,以为这就是共感。其实这不是共感理解,而是对共感的一种误解。治疗者的苦恼、悲伤、愉悦是自己的体验,而不是来访者的体验。共感应是爱着来访者的爱,悲伤着来访者的悲伤,是将治疗者对来访者情绪的感悟传达给来访者,让来访者感到治疗者真正理解自己的处境、情绪。

在心理咨询中,共感理解是一边倾听来访者的主诉,一边用来访者的眼睛洞察来访者的内心世界,同时又脱离来访者并审视之所以出现这些问题的原因。咨询者既被感情操纵,又受清醒的判断力所支配。也就是说,来访者沉溺于自己的情绪之中,咨询者感受到了这种情绪的存在,但明确知道这不是自己的情绪,这正如救人要一只脚在水里,一只脚在岸上。如未涉水则不知水之深浅、冷暖,就不能理解来访者。如若无脚在岸上,则有被来访者的消极情绪所牵制之危险,不可能帮助来访者,甚至自身难保。

箱庭疗法过程中共感理解的表现不只是言语的理解,而是对来访者制作箱庭作品的过程以及所摆放的玩具有一"共同的情景"之感。来访者在开始制作箱庭作品时,治疗者对其拟在沙箱中摆出什么样的情景,用什么玩具,先完成哪些都要有一种"预知"的感受。孔子说:"视其所以,观其所由,察其所安。"① 这是一种高层次的共感理解,是治疗者和来访者内心世界的一种共性认识。要做到这一点并非易事,但通过训练、体验,这种共性认识会渐次成熟。

箱庭疗法所使用的玩具及作品的空间配置、主题、表现的事件均有象征意义,源自于来访者的深层心理。当治疗者自身的原始认知完全理解来访者的心理感受,完全了解来访者在箱庭作品中使用心象、象征的方式、风格之后,就可以以来访者的这种方式、风格来理解其心灵深处的无意识内容。当然这种共感理解或曰共性认识是一种接近而很难做到完全一致。箱庭作品制作过程中,治疗者较少用言语表达自己的这种共感,这种共感理解使用的是治疗者的目光、表情、与来访者距离远近的控制等非言语形式。当箱庭作品制作完毕,来访者对自己的作品主题、内容进行解说时,治疗者可以通过言语将自己的共感理解充分表述出来。如来访者作品(如图3-10)的下方摆放几个贝壳、海龟等,但没有利用沙及沙箱蓝色表现海,我们可以认定这是一片海。为什么不表现海?来访者在作品中的位置何在,是在海边的沙滩上还是在船上?当来访者解释这一部分时只说:"这是一片海,海上有一条船。那边是海滩,可能挺美的。"然后就不再解释了。从这一解释中,我们可以感受到来访者对海滩产生一种淡淡的憧憬和遗憾。或许当来访者摆放这片海滩时,我们从其选择位置时所表现出来的犹豫不决以及面部表情,都感受到了她的这种憧憬和遗憾,她的解释更坚定了我们的判断。治疗者说:"这条船离岸有点儿远,你就站在甲板上看着这片海滩,你很想到海滩上玩,

---

① 《论语·为政》。

领略那边的美,但没办法,因而有点儿遗憾。"来访者可能会惊奇地发现,治疗者所描述的作品没有表现出来的内容正是自己想表现的。

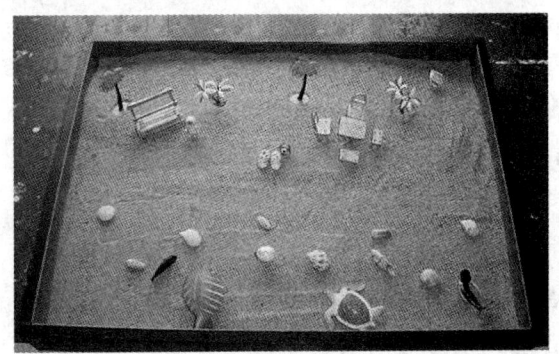

图3-10 LY(女)的箱庭作品:
美丽的海滩
(如此悠闲、美丽的海滩是其心灵所渴望、憧憬、向往的,然而自己的航船却远离这片美丽,只能表示淡淡的遗憾了。)

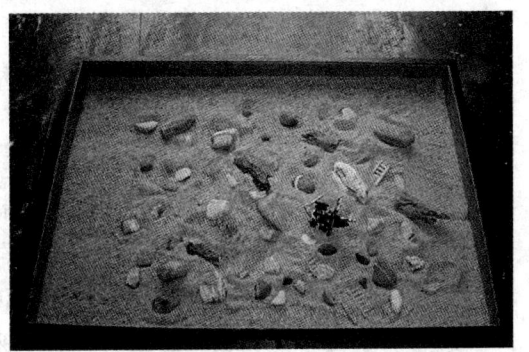

图3-11 HY(女)的箱庭作品:飞机失事
(杂乱的石头表现出了环境的险恶,因得不到补给而失事的飞机生动地再现了其当前的心理状态。所幸,一株弱小的小树为这片感伤带来了希望、可能性。)

通过箱庭作品,治疗者对来访者的内心世界会有一种较为全面的、形象的了解,能较真切地触摸到来访者的心灵,因而就来访者完成的作品进行交流时,对来访者心境的准确理解会使来访者感到非常满意。如一位来访者在沙箱中杂乱地摆放了五十多块大小不等的石头(如图3-11),治疗者预感接下来摆放的内容会更加出乎寻常人的意料,或为争斗,或为事故。果然,来访者将一架直升机插入沙箱的中心位置,接下来是杂乱的树皮、栅栏、一株弱小的树。烦乱、失意、窘迫、恐惧当然还有一丝希望都在这个作品中一览无余。在这个过程中,治疗者只有默默地关注着、陪伴着她,用心呵护着那株小树,它虽然弱小,却是唯一的生命啊!制作完作品之后,治疗者说:"觉得自己很无力,不知该怎么办了,是吧?"来访者长叹一声说:"哎!我已经开足马力了,却得不到令人满意的成绩,竞争这么激烈,又没有人帮我,真不知接下来该做什么了。"治疗者说:"就像这架飞机一样,燃料用尽了,得不到补给,所以就出事了。"这是对来访者现实情境的体验与共感理解。由于有了对来访者内心世界的深切体认,治疗者就能将自己的这种共感理解准确地传达给来访者。

当然,共感理解一定要避免将自己的作品设计强加于来访者。在箱庭制作过程中,治疗者是不作任何分析的,甚至没有任何言语,正如前面所说的,治疗者是静默见证者的态度,因为此时任何的分析、询问都会打断来访者的制作过程。在交流过程中,治疗者对作品的理解也要尽可能少分析,过多的分析将来访者无意识世界过多暴露,虽然这种分析可能会令来访者感到治疗者"深刻了解自己",有"通心"功能,但往往会引起来访者的不安。而且,箱庭中的心象往往凝聚着个体的意义,在不明确心象个体意义情况下草率作出分析、解释可能出现"误读"。米勒和波(Miller & Boe, 1990)指出,在理解来访者作品时,治疗者必须在来访者所提供的隐含意义的范围内作一点儿解释。如一个儿童在沙箱中放了一只大恐龙，恐龙是史前的统治者，强大、有攻击性，但已经消失，箱庭中放一只大恐龙可能使箱庭的气氛陡然紧张起来。但如果该儿童说这是一只母恐龙在保护它的小恐龙婴儿，那么治疗者就应该在这一比喻范围内与其共同理解母恐龙要保护小恐龙不受什么样伤害之类的问题，而不作过多分析和解释。

有时来访者制作的作品可能出现一些不可能的或不合理的情景或场面，这是来访者无意识的内容，不符合的是现实概念的逻辑，但在来访者看来这是完全可以理解的，是合理的，符合的是无意识原始思维的逻辑。治疗者如果没有共感理解来访者，对这种场面可能会提出修改意见，或作出一些不满意的评判。如一位来访者制作的箱庭作品左上角部分空白，解释为"自己不想管的东西"。如果治疗者持一种打破沙锅问到底的态度，一直逼问"不想管的东西"是什么，那么，就会令来访者感到治疗者对自己不理解，因为他已经解释"不想管"，追问是什么不就强迫其要管吗？箱庭作品是来访者心理的形象表现，治疗者认为"这部分应是什么会更好些"，或"这个玩具摆在哪里更完美些"，这些是治疗者自己心理的反映、投射，而不是对来访者的共感。箱庭的共感理解不应是治疗者替代来访者来设计或制作箱庭作品，也不是来解释或分析来访者制作的箱庭作品。

（三）母性原理的态度

荣格认为，每一个人的人格中都不同程度地包含着男性性和女性性。心理治疗者不论男女，其人格中必须维持一定的母性原理。母性原理的机能是"包容、包含和接纳"，相对于父性原理的"切断、分割和拒绝"的机能。

每个人的人格中也还有一定比例的孩子气成分，在遭遇不幸、心有牵挂之时，总想有个接纳自己的、像母亲那样宽容的人倾听自己的倾诉，获得母亲般的呵护、宽容、鼓励。因此来访者来咨询、治疗时也常带着一种孩子般的期望，也往往视治疗者为能满足他一切要求的"母亲"。箱庭疗法中咨访双方的关系，卡尔夫认为是"母子一体性"关系。咨访双方首先取得基本的信任感，来访者在治疗者面前感到温暖、关爱、包容、接纳、自由、安全，咨访双方就像母亲和孩子一样，这就是母子一体性。卡尔夫认为，当一个孩子被抱在母亲的怀里时，就会从心理上有一种被保护感，这是孩子最安心的时候。这种感觉如同胎儿在母亲的子宫里一样，母亲的子宫隔绝了外界的刺激和危险，保护着胎儿。儿童、青少年和成人受到外界刺激心理产生异常时，通过心理咨询师的援助，可获得母亲般的爱护，情绪得以安定。在箱庭疗法中，心理存在不适应等问题的来访者，在治疗者的陪同下，面对沙箱，双手触及洁净、柔和的细沙时，会产生一种回归母胎的愿望，渴望得到母亲般的温暖，这种感觉会令来访者原本不安、躁动、烦乱的心得以平静。

母亲对待孩子的态度总是以慈爱、包容为主的。孩子不论做错什么事，有什么缺点，即使是罪状累累的罪犯，在母亲的眼里，那都是自己的孩子，都是可以接纳的、包容的，眼里投射出的永远都是充满慈爱、温和的目光。而孩子不论自己有什么苦恼，要受到什么样的惩罚，总会想到母亲的庇护，即便是两鬓苍白的老者，在自己的母亲面前，也总会有一种"撒娇"的孩子气，甚至在即将离开这个世界的刹那间仍以微弱的声音颤然地叫一声

"妈啊……"。可见母子之间情感的维系是多么绵长、牢固。箱庭疗法要求治疗者以母性原理的态度对待来访者,强调母子一体性。这一母性原理是充满慈爱的然而又具有高度理智的"母亲"原型。在箱庭疗法实施过程中,治疗者对来访者的箱庭制作过程、作品场面构成及解释,总是像母亲一样慈祥地关注着,以欣赏的、鼓励的眼神对待来访者心灵深处那孜孜不倦追求自我整合的自性力量的发挥,在需要时给予一定的帮助,但又不包办。母亲总是相信自己的孩子不论现在如何不成器,但终究会长大成熟的,治疗者也应如母亲一样相信来访者有无限追求自我实现的潜能,相信其经过内心努力,人格终会朝向整合的方向发展,终究会适应生活的。

母亲的感觉可能会使来访者对治疗者产生一种依赖感,认为治疗者是全能全智的,一切善的和爱的化身。对此,治疗者不必恐慌。我们的母亲是如何消除我们对其全能全智的想象的?不是喝斥,也不是絮絮叨叨的说理,而只是等待,等待孩子自己成熟了,自然会找到答案。在箱庭疗法实施过程中,治疗者以母性原理的态度对待来访者,让来访者感受到治疗者像母亲一样站在自己的角度尽可能地维护自己的利益,而不是审判官,因而也就能没有阻抗地让自己的无意识内容在这片温和、自由、包容、安全的空间舒展开来,再逐渐地走向整合。当来访者不需要再视治疗者为万能的母亲时,或者独立地适应生活时,治疗者这一"母亲"自然就渐次淡出他们的生活。

第三节 箱庭疗法实施过程

卡尔夫(Kalff,1980)把箱庭疗法实施过程分为两个部分:创作箱庭作品和来访者就自己作品进行描述。我们认为这个过程还应包括咨访双方的对话、对作品的理解部分。

箱庭疗法的实施过程是来访者运用玩具、沙箱等有形之物,用象征的形式、心象来表现自己的无意识世界。完成之后,治疗者请来访者就作品内容进行解释、确定主题,通过与来访者对话,理解制作的箱庭作品。这一过程非常接近于作文的过程,可以说箱庭疗法实施过程就是咨访双方合作的一篇文章的完成过程。篇幅该长就长,该短就短,简约也好,华丽也罢,正如苏东坡所言"文无定法,行乎其不得不行,止乎其不得不止"。既如此,也就可以说箱庭疗法没有"定法",不同的治疗者,针对不同的临床案例,没有固定的模式。但这种"无定法"的箱庭疗法的实施确实不是一朝一夕即可熟练掌握的,我们不主张僵化的箱庭疗法实施程序,但箱庭疗法毕竟是一种特殊的方法,其基本的程序是应该遵守的。对于初学箱庭疗法的人,只有初始的循门而入,才有日后的破门而出。治疗过程中也有许多方面的问题需要治疗者予以重视和注意。

一、箱庭疗法的导入

箱庭治疗者通常都以一简短的指导语引入箱庭疗法的实施过程,如:"请用这些玩具和沙箱,随便做个什么,想怎么做就怎么做,也没有时间限制。"一般情况下,来访者都明白如何开始。玩具对儿童有很强的吸引力,因而治疗者的指导语说完,他们可能就会立即付诸行动。而成人则可能需要获取更多的信息才肯动手。

如果箱庭治疗室能够提供不同的沙箱,可以让来访者自己决定选择其中一个沙箱,并告知不同沙箱的特点。我们可以说:"请你选择一个沙箱。湿沙箱中沙比较容易堆集,但相对硬些、凉些;干沙箱中沙相对柔和些,但相对不容易堆集。选择哪个沙箱都可以。"

有时为了缓解来访者的紧张、压力感,也可以让来访者先接触一下沙,可以请来访者闭上眼睛,调节呼吸,同时用手去感受沙所传达的一切信息,放飞想象。正如前面提到的,当手接触沙时,会产生一种奇特的感觉,会得到放松,而且,当人闭上双眼,就会自然感到一种放松。让来访者在正式制作箱庭作品之前先接触沙,会使来访者的思绪飞回到儿时在沙滩或者工地的沙堆上与小朋友们一起玩耍的情景之中去,产生一种美好、浪漫的回忆,并沉浸其中,流露出珍惜、留恋、沉湎的情感,这也正是箱庭疗法给人的一种回归的美好感受。这种回忆对于来访者来说是非常美好的,也是非常重要的。接触沙的过程也可能诱使来访者眼前浮现出一幕幕虚幻而又真实的图景,这就为来访者接下来选择玩具在沙箱中创造场面奠定了基础,提供了线索。

一些来访者可能会对箱庭疗法的效果质疑,不认为摆弄玩具能帮助解决心理问题。也有些来访者会觉得作为成人来玩玩具是否被当做儿童来看待,觉得像"老顽童",因而心存顾虑。此时,我们可以向来访者简单介绍箱庭疗法的益处。一般来说,在得知一些箱庭疗法的益处之后,来访者对箱庭疗法会有一个感性的认识,可能会激发起一种好奇心,也可能会萌生一种试一试的愿望。

当然,向来访者介绍有关箱庭疗法的常识时,没有必要过多地介绍其临床治疗原理,对箱庭作品中可能的象征意义也没必要介绍,因为来访者不是来学习箱庭疗法这一临床技法的,过多的说明可能冲淡箱庭疗法本身的意义、作用,而且可能影响来访者无意识心象的自然表现。对于存在心理问题的来访者,简单地说一句"这是一种心理咨询的方法,对解决心理不适应等问题有较好的效果"也就可以了。如有必要,也可以提到运用这一方法可以调节自己的情绪,改善自己的心理状况等。

有些来访者也意识到自己存在着心理不适应问题甚至障碍,并尝试着看一些心理学的书籍,了解一些心理学的临床技法的情况,如系统脱敏法、精神分析、森田疗法等,而对箱庭疗法接触较少,因而对治疗者运用箱庭疗法可能心存疑虑,或者以为箱庭是类似心理量表的测量手段而心生阻抗。我们可以明确告诉来访者,箱庭疗法不是心理测验,而是一种咨询、临床的方法,人的心理有时无法用言语来表达,而箱庭疗法就类似于用另一种言语来表达自己的心理。

针对来访者不同的疑虑作出相应的简单解释之后,就可以进行箱庭制作了。对于经解释仍不愿意接受箱庭疗法的来访者,不要强求,实施箱庭疗法的全过程都应是来访者同意自发参与的,任何强求都会影响箱庭疗法的效果,也是违背心理咨询与治疗原则的。

二、箱庭的制作

来访者在初步理解箱庭之后，就会开始选择玩具在沙箱中制作箱庭作品。在整个箱庭作品制作过程中，治疗者尽可能不主动与来访者交流，因为任何交流都可能中断来访者的思路，使无意识的表现出现不连贯。正如前面静默见证者的态度中所强调的，治疗者在此期间所扮演的角色是静默见证者。虽然箱庭疗法导入过程中，指导语已经说明"随便摆，随便做个什么"，但有些来访者在思考如何摆放时还会询问"所有这些玩具都可以用吗""有规定摆多少吗""可以做多长时间"等问题，我们的回答仍然要体现"营造自由、受保护的环境"的要求，可以简单地重复指导语来回答："随便，你想怎么做都可以的。"甚至有时候不需要说话，只是点点头或耐心安静地等待。如果有些来访者问"可以动沙子吗"或"玩具可以放在外面吗"等等，我们仍然和所有投射测验一样，只回答"想怎么做就怎么做"或"按你自己想的去做就可以了"。无论怎样，治疗者要给来访者充分表现的机会。

有些来访者对表现自己内部世界存在心理阻抗，在选择玩具动手制作箱庭之前会时不时地说"怎么做""做什么呢""不知道做什么好"等等，这表明了来访者自己内心正在进行辩论，这种似是询问治疗者，其实更大的成分是在问自己，此时，治疗者需要给他们一定的支持，但这种支持不是告诉他们该摆什么，或做成什么样子，而是言语和非言语中表现出的无条件积极的关注，或许不需要说任何话，或许只需重复他们的困惑："不知怎么做，是吗？"一般情况下，来访者不会去按治疗者的这句话继续对话，他们口中仍可能絮絮叨叨，近于自言自语，因为一开始他就在跟另一个"我"对话，商量着如何表现。

对环境存在压力感，或者过分追求正确性、完整性的来访者，可能在选择玩具时表现得非常慎重，他们会在玩具架前徘徊数个来回，犹豫不决，可能会抱怨缺少什么样的玩具，也有的来访者站在沙箱前构思很长时间。这种情况下，治疗者无须去打破这种沉默，因为沉默说明他们正在整理自己的内心世界，是他们在将无意识世界表现出来之前所作的选择、思辨。箱庭疗法也正是因为来访者自己内心的思辨、选择、重组，依靠自性追求完整的信念，才促进自己心理由不适应走向适应，由排斥走向接纳的，这是来访者心理逐步走向成长的动力作用，因而这种沉默也可以看成是来访者正在努力追求自我整合的一种表现。正如心理咨询面谈过程中来访者沉默不语的情况一样，咨询者不是急于打破沉默，而是洞察和确认沉默的原因，通过真诚的态度、艺术的诱导、耐心的等待来打破沉默。箱庭作品制作中的这种用很长时间寻找玩具、思考作品下一步做法的沉默，治疗者以关注的目光静默地陪伴他们也就足够了。

如果来访者沉默过久，治疗者也可以用温和的语气问一句："想找什么呢？"有时来访者会说出自己想找的东西，这时治疗者可以接下去问"找不着，是吗"或"没找到中意的，是吗"等，但也无须过多言语，而有时来访者会以"没什么"来回答，那么治疗者就不要继续追问了。因为追问会使来访者觉得治疗者不耐烦了，甚至在催促自己，这时，来访者可能会草草了事，从而影响箱庭疗法的效果。有时来访者会问治疗者"这个玩具是什么"，治疗者不必作出说明，而要看来访者自己的判断，因此可以反问"你认为这会是什么呢"，从来访者的判断也可以看出一些心理特征来。

来访者制作箱庭作品过程中玩具的选用、摆放、移动轨迹，作品的修改，以及与治疗者的交流都应尽可能记录下来。如果有数码相机，还可以在不打扰来访者制作的前提下间隔性拍摄，从中可以看出来访者制作箱庭作品的大致过程，为日后的整理、分析提供更多的信息。

有时来访者可能会对某一个玩具审视许久，然后又放回玩具架上，这种审视有时可能与其摆放在沙箱中的玩具具有相同的意义，因而也应予以关注。此外，来访者在制作过程中通过非言语流露出来的情绪情感如微笑、眉头紧锁、叹息等等，也是了解来访者当时心理活动的重要线索，因而也应尽可能予以记录。有的治疗者还使用录音录像进行记录，这样可以更加详尽、准确地了解来访者的言语、非言语信息，这对于带有实验性质的箱庭疗法实践活动可能会更有意义，但对于纯粹的心理咨询、治疗则没有太大的必要。

必须提醒的是，无论采取什么方式记录，治疗者都必须在箱庭疗法开始引入时就预先征得来访者的同意，并且保证保守来访者的秘密。一般情况下，来访者会同意治疗者关于记录的要求。未预先征得来访者同意，不论何种记录都可能使来访者感到不安，影响良好治疗关系的形成。

一次箱庭治疗的时间与一般的心理咨询的时间相同，一般为60分钟。制作一个箱庭的时间通常需要20～40分钟，但也有以极短的时间或超长的时间来完成的。箱庭制作的时间在所限的60分钟内一般不作限定，使用多长时间、作品制作过程中玩具移动的频率、作品的修改程度都能反映出来访者特有的心理表现。

箱庭作品的完成不以治疗者的主观推测来确定，而是依据来访者自己的感觉。一般情况下，来访者制作完成时，会告诉治疗者"摆完了"或"就这样吧"，或者不说话而将目光转向治疗者，示意治疗者其箱庭制作过程结束。此时，治疗者应主动靠近来访者，一起站在箱庭作品前面，转入箱庭疗法的下一个阶段——体验作品阶段。

三、体验箱庭作品

当来访者制作完箱庭作品时，治疗者不要急于听取来访者对自己作品的解释，不要急于与其进行对话，给一点儿时间让来访者安静地体验自己的内心世界。治疗者可以说："这是你自己的世界，请你用一些时间在自己的世界里神游一番，尽可能详细地品味这个世界的一切，不仅仅用眼睛，还要用心去理解自己的这个世界。你可以保持沉默，静静地体验这个世界给你的一切感受。"来访者在制作箱庭时可能并没有太多的想法，只是随意地摆放。当治疗者要求来访者在自己的这个世界里神游一番时，也就给来访者一个全面、整体观照自己世界的机会。

体验作品的阶段不是一种令人尴尬的沉默，而是一种有意义的沉默，治疗者和来访者都将注意指向来访者内心深处，因而有了更深刻的理解。在来访者沉下心来体验自己的世界时，治疗者不加以任何评判，要以尊重、欣赏的态度对待这个世界，无条件积极关注和接纳来访者的创作以及此时的情绪情感，即使在治疗者眼里这是一个混乱的世界或者是个非常庸俗的世界，但这一切都是来访者的精神世界。此时的世界在来访者看来不再是零散的，也不是静止的，而是鲜活灵动的由来访者自己演绎的一段心路历程，因此体验作品过程中常常流露出或喜或悲、长吁短叹的神情，这些都应引起治疗者的关注和理解。

有时来访者在体验自己的世界的同时会用言语将自己的想法表达出来，如果治疗者发现其体验并没有深入，那么可以暗示他保持沉默，想得更仔细些，然后再向治疗者介绍。如果来访者是在静静地体验了几分钟之后开口说话，如说了一句"这个小企鹅真好玩儿"，这可能只是来访者一种无意识的流露，那么治疗者可以只以反应性言语予以回应，如"嗯""是吗"等。如果来访者没有说话，但以非言语表现出明显的情绪情感，如深深地吸一口气，然后长长地呼一口气，这可能是来访者正体验着一种极其无奈、悲伤的情绪，那么治疗者可以予以简单的言语回应，如"这似乎触及你的内心深处了"。

需要提醒的是，在这个时候最好不要对来访者表达治疗者认为其此时会有什么情绪情感，不要作出情绪情感方面的诠释，也不要提出任何建议，也不要提任何问题干预来访者的体验。箱庭的体验阶段单纯是来访者与其自己的内心世界进行对话的过程，治疗者的回应只是表达出对其体验的关注，让来访者知道治疗者在认真听自己讲话而已。所以，在箱庭作品体验阶段，治疗者仍然应坚持静默见证者的态度，不要让自己的言语侵扰来访者的内心世界。

一般情况下，治疗者会和来访者一起站在箱庭作品前面，倾听来访者谈自己的箱庭世界，也可以拿一把椅子放在沙箱前面，让来访者坐在箱庭作品正前方，去审视并体验自己的箱庭世界。也可以让来访者围绕箱庭，从不同角度去理解自己的作品，体验自己的世界。因为一件作品从不同的角度观看，来访者的感受可能会有很大差异。

来访者体验作品时，治疗者应关注其视线轨迹。来访者是从哪一部分开始自己神游旅程的，哪些玩具让其注视良久，哪些部分却是匆匆掠过，来访者在看到某一个玩具时是否叹息、微笑，或者在看到哪一部分时呼吸加重等。当然，我们不可能完完全全将来访者的一切信息都尽收眼底，强调这些只是为了提供一些我们关注的线索，让来访者感觉到治疗者的关注、尊重，而且这些信息有时可能对于治疗者理解来访者的心理非常重要。

体验作品一般需要用 3～5 分钟时间，如果来访者用不到 1 分钟时间，匆匆一瞥就说自己体验结束了，那么，治疗者要鼓励他再度深入地体验一番。当然，如果来访者表现出不耐烦，那么也不必拘泥于时间的限定，强制性要求可能会让来访者产生强烈的阻抗，并因此而妨碍箱庭疗法的效果。

四、箱庭作品的理解和对话

通过与来访者的对话，听听来访者的具体解释，治疗者对箱庭心象的理解会更具体、准确，对来访者的心理也就能更好地理解，也能更好地、准确地将自己的共感理解传达给来访者。因此，箱庭疗法实施过程中的对话就显得格外重要了。

治疗者虽然从来访者所摆放的玩具、场面构成等方面的象征意义，可以看出来访者内心世界的一些表现，但由于个体差异的存在，同一个玩具在不同的来访者眼里，其感受、定义是不一样的。象征意义给予我们理解箱庭作品一般性、普遍概括性的理解视角。具体到一个作品，仅此尚不足以作出恰当准确的理解，还需要听听来访者如何解释其作品的内容，所使用的玩具在作品中的作用、意义等。如同样摆放一所房子，按照象征意义来理解，应是来访者当前心理状态的写照，象征着来访者的"心"，即"心房"。然而，实践中，有的来访者将其定义为"商场"，有的定义为"酒吧"，有的解释为"住宅楼"或者"写字楼"，不同的解释，该房子的象征意义就不同。

当来访者深切地体验完自己的箱庭作品，治疗者可以请来访者尽可能详细地解释一下作品的内容，如作品情景场面、人物动物的活动情况、时间概念等等。对自己的作品有了深刻理解，因而来访者有时不需要治疗者的任何提醒，就直接将自己体验时的想法滔滔不绝地说出来。有时，治疗者只要一句"怎么想的"，就可以打开来访者的话匣子，甚至只要朝来访者一点头就可以。

来访者可能会非常详细地介绍，就像讲故事一样娓娓道来，也可能非常简单地告诉治疗者"这边是什么""那边是什么"。来访者解释作品时，治疗者应以倾听的态度，并及时作出一些反应性回馈，表明治疗者的关注和共感理解，澄清来访者的解释。当来访者对某一普通玩具或某一区域的解释显得特别时，治疗者可以就此与来访者一起进一步理解其意义。如一位来访者的作品（如图3-12）中在一座建筑物的前面摆放了一只老虎和一只狮子对峙着，治疗者感觉到作品这一部分表现出了人际关系的紧张。治疗者和来访者进行了如下对话(Th 为治疗者,Cl 为来访者)。

Cl：这座房子是一座商场，狮子和老虎是门卫，在看门。

Th：这座商场一定很重要，为什么派狮子和老虎看门呢？

Cl：用狮子和老虎看门，坏人就不敢靠近了。

Th：它们也会让好人害怕吧？

Cl：它们不会伤害好人，它们经过训练，很聪明。

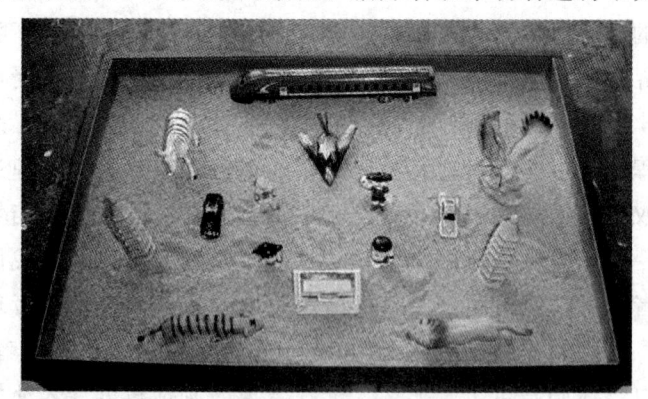

图3-12　ZH.JZ（男）的箱庭作品

Th：不过用狮子和老虎看门的确会让不了解它们的人望而生畏。

Cl：那没关系，真正想来商场买东西的人就会靠近。

Th：商场很容易被坏人破坏吗？

Cl：里面很多是容易被损坏的，但里面有很重要的东西，怕坏人打破或者抢走。

我们不难从以上的对话发现，这是一个自我封闭的孤独者的心理表现。在他看来，与人交往就如同在商场购物，来去匆匆，各取所需，没有真正的朋友，而且他担心与他人交往可能给自己带来不好的影响，害怕与人交往，也不愿轻易接受别人的邀请。老虎、狮子在这里不是"王者"的象征，而成了妨碍他人了解自己的阻力，这种凶猛强大的外相不仅拒绝了别人，也封闭了自己。对作品内容的对话，不仅是治疗者更深入理解来访者心理的途径，同时也是来访者整理思路、调节情绪的过程。有些来访者在摆放玩具之前考虑并不周全，走一步算一步，通过分析与解释，自己对作品的理解也逐渐清晰了。

在来访者解释作品内容、场面构成之后，治疗者还得请来访者明确自己作品所表现的主题。不同的主题代表着来访者不同的心理状态。来访者对自己作品内容有了清晰的了解后，归纳作品的主题并非难事，但也有一些来访者不知该如何归纳，治疗者可以提示："就像平时写作文一样，给你的作品起一个题目吧。"有些来访者所归纳的主题宽泛，如"我的家""世界"等等。这时治疗者可以请其作进一步的界定，如"是什么样的家"，也可以询问"这个世界给你什么样的感受"等等，来访者可能会对"我的家"这一宽泛的定义加上一个修饰语如"温馨""幸福"，这可能表现出来访者对自己当前心理状态的满意感。而如将"世界"这一主题加上"繁忙""破败"等修饰语，则反映出来访者对其内心以及生存环境的一种判断。因此，来访者对箱庭作品主题的确定越细致、越具体，其心理内容的表现就越清晰，治疗者应通过支持、解释、整合、疏通、启发，帮助来访者尽可能澄清箱庭作品所表现的主题。

咨访双方对话过程中就来访者对自己制作的作品最满意的部分、意义最大的玩具，以及来访者在作品中的位置进行交流是非常重要的。整个作品中，摆放制作得最有条理或者最完美的部分未必就是来访者最满意的部分。来访者最满意的部分所在的空间位置代表着对自身过去、现在、将来不同阶段的评价，满意的是精神还是物质上的收获，是自己的潜能还是明确的目标，从这个问题可以看出来访者的态度。空间的具体象征意义后文将详细解释，在此不作赘述。意义最大的玩具有可能是作品中来访者的自我像，也可能是别的人、动物、植物、建筑或者交通工具等，来访者对这一玩具的说明表现了其关注的对象。最在意的是什么，是自己还是亲人、朋友？是外在帮助还是自身的力量？我们从这一意义最大的玩具的象征意义以及其所在空间可以洞察来访者的关注点。有时来访者会回答"都很满意"或"都不满意"，"都很重要"或"无法区分"等等，治疗者一般不强迫其回答，但也可以提示其尝试着作出选择。

"我在哪里？"这是理解箱庭作品中很重要的问题，也是确定来访者评价自我、描述心理状态的关键内容。来访者能否在作品中确定一个玩具代表自己？是人物形象还是动物？是真正出现还是只有位置而没有现身，甚至置身作品之外，以旁观者的视角来看待自己的世界？如果来访者的自我像为一人物，治疗者应请其对这一人物进行分析，优点缺点、气质性格，看其如何评价。如果来访者用动物、植物来代表自己，治疗者通过动植物的象征意义就可以理解来访者的性格特征及自我评价了。自我像的缺席在箱庭疗法实施过程的初期常常出现。"我不在这里"或"这里面没有我的位置"，这反映出来访者对自身理解的模糊，而来访者的视角可能就代表了其评价自己及世界的标准。随着箱庭疗法的实施，在历经几次箱庭制作及对话之后，来访者的自我像会逐渐清晰明确，从无到有，从非人物到人物，或升华为具有抽象意义、宗教意义。

箱庭疗法中的询问不必太多，询问几个重要的问题也就能大致把握来访者的心理。有时来访者对作品的详细解释已经将来访者的问题涵盖，治疗者就没有必要一定问什么。当然，若有费解或不明白的地方，可以请来访者说明一下，但应注意语气，也尽可能不要刨根问底，以免来访者厌烦。治疗者在与来访者对话时，还应关注来访者的非言语表现，如面部表情、呼吸、肢体反应等。箱庭疗法的对话过程体现的是咨访双方的良性互动、交流和促进的关系，而不是师生关系，也不是医患关系。

五、箱庭作品的拆除

箱庭对话结束也就宣告了箱庭治疗阶段的基本结束，拆除箱庭作品是箱庭治疗结束的标志之一。对于箱庭作品的最终拆除问题，目前有两种观点。

一种观点认为，在来访者离开箱庭治疗室之前应该保持箱庭作品原封不动，并对作品进行拍摄记录。布莱德威和麦克科德（Bradway & McCoard，1997）认为，这有助于来访者在头脑中保存所制作箱庭作品的印象，也令其有安全感。否则，来访者会产生"人未去，茶已凉"的感觉。来访者认为自己的箱庭表现的是自己的内心世界，是自己的创造，代表着自己的能力，对作品被拆除感到舍不得，并由此而产生不安，从而影响来访者下一次箱庭治疗时的表现。因此，可以在来访者离开箱庭治疗室之前当着来访者的面对作品进行多角度拍摄，这使得来访者认为他的作品（世界）得到了完整的记录和保存，也可作为日后分析、研究的资料。有些治疗者认为不应让来访者知道对其作品进行拍照、记录，以免来访者产生潜在的绩效焦虑（performance anxiety）。大部分治疗者认为应该让来访者知道，并主张让来访者自己为作品选择理想角度拍照。这一做法使来访者面对自己的作品时表现出一种庄重、神圣，使来访者对自己的作品留下很深的印象。虽然绝大部分来访者都知道自己离开箱庭治疗室之后，自己的作品都会被拆除，但他宁愿请治疗者去做这件事，也不愿意自己来"破坏"这个世界。

另一种观点认为，应该在来访者离开箱庭治疗室之前让来访者自己拆除箱庭作品。对于部分来访者来说，创造了自己的世界然后又拆除它们，可以增强他们对自己消除过去经历影响或者补救自己过失的信心。拆除箱庭世界，也就代表着一次行动的结束，并开启了新创造的通道，非永久性是箱庭活动和神圣典礼一致的方面。西藏喇嘛们一起制作沙曼荼罗，并伴之以诵经及其他活动，以此作为神圣的仪式，认为沙曼荼罗的创造可以恢复个体和世界的平衡、协调。创造结束之后，沙曼荼罗很快就被破坏了，带着智慧、和谐和仁慈的沙散入水中或风中，流向洪荒的宇宙。沙曼荼罗的创造和破坏象征生命短暂，所以当他们要破坏自己花了好几天才制作好的沙曼荼罗时，他们都表现出极其的庄严、尊重，这是对生命短暂的讴歌和珍惜。让来访者在离开箱庭治疗室之前以极其认真、尊重、庄严的态度拆除自己的作品，也就会让来访者感受到与西藏喇嘛一样的对生命短暂的尊重、珍惜和礼赞，给来访者一种现实感，但又不失一种神圣感。

我们认为，是否在来访者离开箱庭治疗室之前拆除箱庭作品应该征求来访者自己的意愿。如果来访者自己不愿意动手拆除，那么治疗者必须让他知道，等他离开之后治疗者将会拆除。那么待来访者离开，治疗者可以先保持作品不动，慢慢回忆整个治疗过程，等自己面对箱庭做好笔记之后再拆除，将玩具按照原来的位置有序地放回玩具架，以保证下一个来访者制作箱庭时使用。拆除时仍然需要认真体验来访者的作品，这一过程可能会让我们发现自己原来的一些疏漏之处，并有可能在这一过程中获得更多的有关箱庭体验的灵感。如果紧接着就有另一个来访者要来接受治疗，那么回忆和笔记就只能过后完成，因为有拍照，也就可以面对图片进行整理了，当务之急乃是整理好玩具。如果时间安排确实非常紧张，实在没有认真拆除作品的时间，而且箱庭治疗室有另外的沙箱，那么可以先用一块布将作品覆盖住，以免影响下一位来访者的箱庭制作思路，但可能会对下一位来访者制作箱庭作品时的玩具选用造成影响。因此，最好是能够在两次箱庭治疗之间留下足够时间，以完成作品拆除和箱庭治疗室的整理。

如果来访者愿意自己拆除作品，治疗者应记住来访者首先拆除的玩具，这可能是他认为最需要解决、克服的问题，或者是他认为最重要的部分，这会为理解他内心世界提供额外的信息。当来访者拆除第一个玩具之后，治疗者可以询问他是否愿意或需要治疗者的帮助。有些来访者可能会愿意接受帮助，但根据我们的临床经验，大部分来访者愿意自己独立完成，那份虔诚不亚于作品的创作。当来访者认真地拆除作品时，治疗者仍然以静默、接纳的态度予以关注。因来访者不太熟悉箱庭治疗室玩具摆放的规则，因此，在来访者离开之后，治疗者再将玩具作适当调整。

六、对箱庭作品的分析与评价

众多箱庭治疗者认为，一般不在箱庭治疗过程中向来访者解释箱庭或玩具的象征意义，不对其作品进行分析和评价，否则可能使来访者产生不安、评价焦虑，阻碍其无意识的继续表现，阻断其自我治愈潜能的流动和涌现。

箱庭作品所表现的是来访者的内心世界，来访者对此即使意识上不理解，其无意识却是理解的，不需要治疗者过多的解释、分析。虽然有些来访者会主动要求治疗者对其作品作出解释、分析，但大部分人都不太愿意自己的内心世界暴露无遗，因此，治疗者过多的分析、解释可能激活来访者的自我防御机制，产生阻抗，从而使箱庭治疗处于停滞状态。卡尔夫认为，可以等到治疗结束时再与来访者一起分析其心路历程，因为这时来访者已经有能力承受自己的阴影和曾经存在过的消极心理。如果来访者确实非常渴望治疗者作些解释或分析，那么正如我们前面所说的那样，我们应该在来访者所提供的隐含意义范围之内作出一点儿解释，但应尽可能以对话代替分析。

对箱庭作品的分析与评价主要是箱庭治疗过程结束之后，治疗者进行个案总结、分析时需要完成的主要任务。对来访者所完成的箱庭作品的分析与评价，不应局限于最后完成的作品本身，而应着眼于从箱庭疗法导入到制作、对话的全过程中来访者的所有表现，包括其言语的表现，如向治疗者提出问题、解释作品内容、表述主题等方面是否大方、流畅等，还包括诸多的非言语的表现，如时间的利用、选择玩具的果断与否、移动玩具的频率、小动作、眼神、面部表情、制作的速度等都是重要的参照体，也尽可能不局限于某次作品，从前后几次的箱庭治疗过程可以洞察来访者内心的变化轨迹、内在联系以及发展的可能性。

对箱庭作品的分析与评价，除了玩具、沙箱、空间、主题等的象征意义，以及来访者在接受箱庭治疗过程中流露出来的情绪情感可能负载的心理内容之外，主要考察箱庭作品所表现的整合性、充实性、动力性和流畅性等方面。

（一）整合性

整合性反映的是来访者人格结构是完整的还是割裂的，是和谐的还是矛盾的。整合性主要考察箱庭作品构成场面各区域与主题的关系。一件作品由一独立的情景组成且只反映一个主题，或者虽有少量几个区域，但各区域之间存在内在联系，如桥、路等连接性玩具的使用，各区域共同协作反映一个主题，我们认为其整合性较强。相反，整合性较弱往往表现为一件作品由诸多区域组成，且各区域之间完全没有联系，反映的主题不一致；或者区域之间存在明显的障碍，如栅栏、围墙、屏风等玩具的使用；或者由几个没有联系的也没有障碍的区域组成，但区域间相距较远。如果区域众多，缺乏联系，不能体现同一主题，表现了来访者人格的多重性，整合这些人格就是其主要课题。前后几次箱庭作品如能体现出区域数目的减少和内在联系的增强，也就是整合性由弱至强的变化，则反映了来访者人格整合的过程，这也是箱庭疗法发挥作用的表现。

（二）充实性

一件箱庭作品所使用玩具种类的丰富情况、数量体现了作品的充实性。箱庭作品的充实性反映着来访者内心的丰富程度。同样以"温馨的家"为主题的作品，一件作品使用的玩具都是家具、生活用品，而另一件作品除了有家具、生活用品之外，还有"家"的主人、客人、家禽家畜、汽车、花草树木等以体现"温馨"，我们不难感受到二者的区别。有的来访者在制作时进行了长时间的考虑，却选用了少量的玩具来表现，这可能表现出其慎重、挑剔的一面，同时也可见其心理的贫乏、单调。箱庭作品并非使用玩具越多越好，过多的玩具使得作品表现出拥挤不堪、繁杂的特点，这反映了来访者内心强烈的占有欲、心理的暴满、烦乱状态以及完美主义倾向。也就是说，使用的玩具数量的过多、过少都不是理想的心理状态的表现，但究竟多少是合适的，多少是过多，这种临界值的确定相当困难。有时来访者可能只制作了一个太极图、一个宇宙星云的旋涡，其使用的玩具可能很少，但表现的心理极其丰富。因此，箱庭疗法临床使用中，充实性的把握没有一个客观量化的评价标准，依靠的只能是治疗者直觉的判断。当然，如果进行箱庭疗法实证研究需要确定量化标准，那是另一回事，已超过了我们在这里讨论的范围。

（三）动力性

箱庭作品表现的来访者心理是奋进的还是消沉的，是朝气蓬勃的还是寂寞凄清的，这是箱庭作品的动力性问题。有些从来访者制作过程中对水的利用、玩具的选用、在此过程中神情的表现以及作品最后场面构成都令人感觉到一种强烈的上进心，一种奋斗的力量，而有些则令人感到凄清寂寥。根据箱庭的象征意义，我们常将水源、山岳、人物、植物、交通工具、动力性动物及其方向一致性问题看成人的心理能量、生命力的象征。对箱庭作品动力性的评价也是从这些方面来进行的。对水源象征着生命源泉的理解中，还必须考虑到是多大的水域，是江河湖海还是小溪，或是池塘、游泳池，抑或是一口井，其象征的不同可以看出内在生命源的强弱；山岳在精神分析或象征世界里有性的象征意义，同时也是奋斗目标的象征，因而也是动力性的表现，但山脉、单座山峰、假山所表现的动力性就有强弱的区别。交通工具、动物（如狮子、老虎、马）等也可具体分析，不难想象，一只大狮子和一只小狮子所表现出来的力量感是不一样的，而且，交通工具、动物的方向是否一致也可看出动力性的方向。左右相向的车队、矛盾冲突的动物表现出内心的犹豫、矛盾，其动力性自然会受到削弱。

来访者箱庭作品表现出来的动力性不是越强大越好，有些来访者的心理不适应有时正是因为动力性过于强大，因而与周围世界有隔膜感，或者理想与现实距离的扩大。现实生活中，一个只知开足马力工作而不知休息的人，犹如一张绷紧的弓一样，也是常常使人为其感到担忧的。对箱庭动力性的评价在临床中只能依靠治疗者的直觉判断，很难像实证研究中那样进行纯客观的量化。如十辆小轿车和一列火车，哪种情况表现的动力性更强些，这是很难准确评价的。

（四）流畅性

箱庭作品的流畅性反映了来访者心理能量的流畅程度，更准确地说是来访者无意识内容表现得流畅与否的反映。评价箱庭作品的流畅性，可以从玩具风格匹配、玩具方向、玩具间距、区域空间等方面进行考虑。玩具风格匹配方面主要是看玩具是否能反映其所在区域的内容主题，以及玩具大小的对比情况。如一来访者在飞机和汽车的旁边放了一架钢琴，玩具风格是不匹配的。有些来访者在表现温馨家园的房子内部场面放一辆坦克，小茶具等家庭日用品与这种充满攻击性玩具的风格也是不匹配的。玩具方向主要指作品中的人物、动物、交通工具、建筑物等的方向是否一致。当它们大部分或主要的朝向是同一方向时，或相互呼应（非矛盾冲突）时，可以认为其作品在方向上是流畅的。当它们大部分或主要的朝向为分散或矛盾、不连贯、不呼应状况，则是不流畅的表现。至于玩具间距、区域间距的评价也很难有量化的标准。但大体上可以以小玩具的高度为单位来衡量玩具间距的适合与否，过于松散和拥挤都可能影响作品的流畅性。

对箱庭总体印象的分析与评价，不同的治疗者会有不同的感受，四个方面的评价放在一起也很难确定出统一的客观量化标准，更多的是治疗者的主观直觉判断。当然，箱庭疗法本身并不完全受制于这种主观的标准，而是更注重在其过程中治疗者为来访者提供、营造了什么样的心理环境，咨访双方的交流互动是否顺利和谐，箱庭能否有效地为来访者提供人格整合的办法，治疗者是否通过箱庭疗法促进了来访者的成长和发展，是否促进了来访者自我治愈力的发挥，是否促进来访者走向个性化目标等。

七、箱庭治疗的终结

一次的箱庭疗法过程主要以来访者在所限定的时间（一般为 60 分钟）内，来访者认为制作完了或好了为依据而结束。但是，箱庭疗法实施多少次可以终结，这是一个难以回答的问题，正如我们很难用咨询次数多少来说明咨询成功与否一样。根据我们的经验，箱庭治疗的终结可以参照作品中表现出的变化情况予以确定。在下面描述的情况下，我们可以考虑终结箱庭治疗。

（一）作品整体印象发生了由消极到积极的变化，且较为稳定

来访者初期的作品常表现出割裂、矛盾、单调、停滞等消极现象，这些都是其内心的真实写照。当作品表现出统合、协调、丰富、流畅等积极性时，表明箱庭疗法起到了预期的作用，且这种状态能稳定一段时间。如有一来访者的初期作品均是以沙漠为环境，场面也常是动物之间的残杀，或者人类与动物之间的战争，或人类的战争，玩具仅为几块石头，几只虎、狮、豹，几只弱小的动物以及几棵倒地的小树，作品反映了来访者矛盾、冲突、愤恨的内心。在经历几次箱庭疗法之后，沙漠逐渐被开发、重建为城市，不论主题、玩具的数量和种类都反映出积极的变化；再经过几次箱庭疗法，作品的环境一直为城市，且城市的规模在不断壮大、丰富。由沙漠逐渐走向城市，由冲突到和谐，由单调到丰富，由无序到有序，这是一种由消极到积极的变化。

（二）自我像出现，且评价趋向辩证

初期作品中，来访者对自己当前心理状态常持着一种消极、负面评价，不愿走进自己的内心世界，不愿意了解自己，因此在作品中常常缺少真实的自我像，或以动物代替，或干脆不给自己位置，不予表现，表现出一种对自我的排斥态度。在历经一阶段的箱庭治疗之后，来访者作品中逐渐出现自我的形象，由无到有，由模糊到清晰，消极的自我概念渐次为积极的自我概念所替代。这反映出来访者对自己现状的接纳态度，对自己的评价由片面走向全面、辩证。

（三）由封闭、孤立、静止走向开放、共处、动态

随着自我概念由消极走向积极，由厌恶、嫌弃、排斥自我走向欣赏、接纳自我，来访者因消极自我评价造成的封闭孤立心理也开始逐渐走向开放。表现在箱庭作品中，初期常使用栅栏、屏风等防卫性玩具，表现孤立的自我状态的场面，如一人独坐；而后期的作品中不再选用障碍性玩具，即使是"家园"也不再使用篱笆、围墙等既挡住别人也妨碍自己走出去的玩具，而是一个开放的场面，有更多熟悉的人、亲人、朋友的出现，或者有交流场面的出现，矛盾冲突的场面减少。这反映了来访者在接纳自我的同时，逐渐关注周围他人的心理世界，开始接纳他人。箱庭场面构成由初期的静止趋向后期的动态，说明了其心理的转变和发展。

（四）制作大地、山

当治疗接近尾声的时候，来访者往往会制作山，并在山上放置象征自己的人物或动物等，也有的会在上面放置带有精神世界象征意义的玩具，如寺庙、塔或十字架等。这有可能表示来访者立足于大地，自我已得到相当确立。

是否终结箱庭治疗，除了参照箱庭作品所表现出来的变化之外，更重要的是看来访者的心理问题是否真正解决，症状是否缓和，以及与他人、与治疗者关系的良性变化。当种种情况表明来访者已经可以尝试着独立走进社会，适应自己的心理状况及周围环境时，可以考虑终结箱庭治疗。

由于箱庭疗法实施过程中咨访双方维系着一种母子一体性，因此箱庭治疗的终结不能过于突然，否则会使来访者产生一种被母亲遗弃的孤苦伶仃的不安感，而导致其心理状态的恶化。箱庭疗法的终结可以由咨访双方协商确定，终结治疗的方法也如心理咨询的终结一样，可以用预告法、周期延长法和一时中断法。具体的做法应视来访者具体情况而定。

第四节　箱庭疗法中应注意的问题

箱庭疗法作为心理临床诊治方法之一，其实施过程与其他疗法一样都需要坚持一定的原则，存在诸多共同之处，如共感理解的态度、无条件积极关注、感情限定等，但箱庭疗法又有其特殊的一面，因此在实施箱庭疗法过程中，也就有一些问题需要治疗者予以注意。

一、箱庭治疗中对话的艺术性

箱庭治疗过程中，除了治疗者陪伴来访者完成箱庭作品之外，咨访双方的交流互动是最为重要的。这种交流是咨访双方心灵的对话，一个训练有素的箱庭治疗者非常重视与来访者的这种对话。箱庭治疗中的对话是一门艺术，治疗者应知道如何通过咨访双方的艺术性对话，将自己对来访者的共感理解传达给他们，从而逐步确立起咨访之间的信任关系，更加有效地发挥箱庭疗法的效果。

（一）对话应是一种富含诗意的心象对话

来访者用心象来表达自己无意识层次的心理内容，其作品完成过程也就是来访者借助心象性语言向治疗者诉说衷肠的过程。沙箱、玩具以及由玩具构成的场面，都是一串串特殊的字符——心灵的语言。箱庭疗法正是来访者借助这种心灵的语言与自己内心深处的另一个自己进行对话、辩论并达成协议的过程。来访者解释作品内容、确定主题、明确自我形象等等，都是运用心象来表达自己深层心理的活动。因此，治疗者和来访者的对话也应是心象对话，因为这种心象语言是同一"国度"——无意识世界的语言，是可以相互理解的。如，有一来访者的箱庭作品摆放的是一个家的结构，既有客厅、餐厅、卧室、厨房，还有书房，唯独没有卫生间。在箱庭的象征中，卫生间是一个人对自己弱点、缺点的看法和回避态度。没有摆放出卫生间来可能反映了来访者不愿意面对自己的弱点、缺点。来访者在介绍自己的这个"温馨的家"时，发现没有卫生间的位置，说："其实还应该有个卫生间，可又不知摆在哪里好，所以就不摆它了。"治疗者回应道："的确，一套房子里没有卫生间肯定是很不方便的，总跑外头也不是办法，真的没有办法找个合适的地方摆卫生间了吗？"来访者说："其实最佳位置应在客厅和卧室之间，可是那个位置有点儿拥挤。"治疗者说："或许设计好些，会腾出一块地方来做卫生间的，是吗？"来访者说："是啊，挪一挪，如果起先设计好的话，也就摆得下了。"乍一听，咨访双方所谈论的是关于卫生间的位置，但咨访双方内心深处都明白这里"卫生间"这一心象所代表的意义。治疗者理解了卫生间的象征，本可以用现实的概念明确建议来访者应正确对待自己的弱点和缺点，但如此一来，来访者会感到很难受，因为来访者意识层面或许并未将卫生间等同于弱点、缺点，这种直白的建议也就显得突兀，也是心理咨询与治疗中一般不支持的做法。而运用心象语言进行对话，来访者的内心无意识层面能够理解治疗者所说的内容，接受起来也就显得温和得多，容易得多。运用心象进行对话，也使得咨访双方的交流富有诗意，双方均会感到愉悦，是一种享受。

（二）对话应是富有启迪性的

任何心理咨询与治疗方法都应在共感理解的基础上给来访者心理援助、支持。心理咨询与治疗的有效性，正是缘于来访者接受了治疗者或咨询者的言语和非言语信息中传达出来的共感的支持，也就是说，治疗者或咨询者的言语或非言语信息促进了来访者的心理发展。箱庭疗法和来访者中心疗法一样主张非指示性，对来访者的心理状态可以去理解却不能代替，不能对来访者的箱庭作品进行好坏优劣的评价，也不能建议来访者该摆什么、不该摆什么，但这并非说治疗者只能任由来访者我行我素。因此，在箱庭治疗的对话中富有启迪性的言语是非常

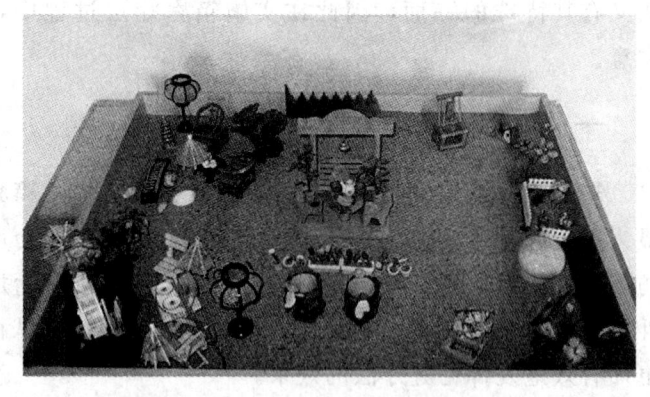

图3-13　L.MS（男）的箱庭作品：
我的花园

重要的。有时一句含义深刻的语句对来访者来说就如有醍醐灌顶式的彻悟。如一个来访者制作了一个以"我的花园"为主题的箱庭作品（如图3-13），在谈及自己的位置时，来访者说："我站在花园的门口往里看。"治疗者说："怎么不进去看呢？"来访者说："在门口可以看到整个花园的全貌，走进去就只能看到局部的景观。"治疗者说："在门口能看得很仔细吗？"来访者："模糊了一些，看个大概吧。"治疗者："对，在门口往里看能看到全貌，但会比较模糊。这是你自己的花园，走进去，细细地欣赏，也许更能体会具体景观的

美了。"来访者以一种恍然大悟的语气说:"对啊,可以走进去细细地品味具体的景点,再站到门口看全景。"这个来访者由于曾经受到同龄人的欺负,逐渐产生刺激泛化,对自己的心理状态了解不多,只觉得不适应,却不能理出头绪来。箱庭作品及对话反映了来访者既想了解自己的心理又害怕深入体验的不安、矛盾。治疗者富有启迪性的言语鼓励来访者正视自己的心理状态,以接纳的态度对待自己的状态。

还有一个来访者总是消极评价自己,看不到自己的优点。完成箱庭作品时,说了一句:"哎,摆得太乱了,很不满意。"治疗者站在沙箱的左侧,从左下角往右上角看,作品的场面构成还是较合理的,疏密有致。而从来访者所站的沙箱的右下角往左上角看,确实显得有点儿乱。治疗者说:"来吧,站在我这边看。"来访者和治疗者换了一下位置,很高兴地说:"从这边看还挺不错的。"治疗者说:"你还可以从别的角度看看这个作品,看看会有什么新的发现。"来访者又换了几个位置,然后说:"从不同的角度看感受不一样,我起先站的角度(指右下角)最不好。"用富有启迪性的语言进行对话,含蓄而又有促进作用。

(三) 对话要有纵深发展的趋势

除了前面提到的几个方面如自我像、最重要的玩具、主题等,更多的对话应视具体情况而定的,但不论是关于哪方面的问题,箱庭疗法中咨访双方的对话应是朝纵深方向递进的,而不是浅尝辄止。对话越往纵深方向发展,就越可能趋近来访者无意识的深层次,也就越有助于治疗者对来访者作出准确的理解,而且这种纵深发展的对话对来访者来说也更有启迪性。

如一个有孤独倾向的大学生的作品(如图3-14)左下角摆放了三座小屋,还有一些车辆。他解释说中间那座房子是他的,他一个人正在房子里使用计算机。从玩具表面看不出房子的门究竟是开还是关。治疗者问:"你房子的门是开着的吗?"来访者说:"开着。"治疗者:"房子前面是什么地方?"来访者说:"院子,种着许多花草。"治疗

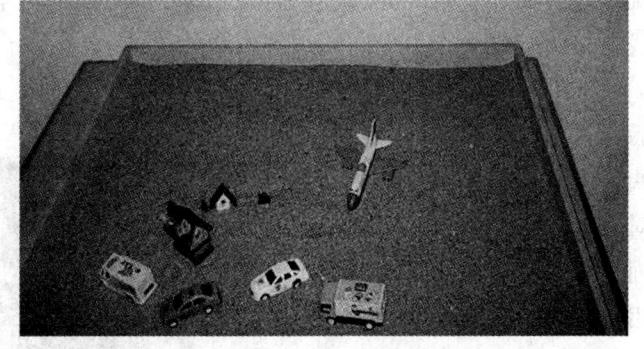

图3-14　Zh.L的箱庭作品:
我向往的城市

者:"哦,种着花草,那一定很美。有院墙吗?"来访者:"有,院门关着。"治疗者:"院门关着,你在家为什么也要关着院门呢?"来访者:"怕别人进来把花草践踏了。"治疗者:"如果是朋友来,应该不会践踏的。而且你院门关着,朋友来了也不知你是否在家,那会错过和他们进行交流的。"来访者:"是啊,可我总担心花草被人采摘了。"治疗者:"你打开门,请大家进来欣赏你院子里的花草,大家会珍惜的,况且你在家呀。"来访者:"嗯,我可以试试。"来访者的孤独感并非自己不愿与别人交往,房子的门是开着的,但他又担

· 117 ·

心与别人交往会使自己一些美好品质改变，故又将院门关上，只能孤芳自赏，日久天长，与他人自然产生一种隔膜感。通过箱庭疗法的实施，咨访双方的对话朝纵深方向趋进，对产生孤独感的深层原因进行了交流，促进了来访者心理由封闭、恐惧走向开放。当然，箱庭对话并非处处追根究底问个没完没了，而要有针对性地抓住问题的关键，也只有这样才能不使来访者感到厌烦，同时又切中肯綮，获得理想成效。

二、作品理解的全面性、整体性、灵活性

对箱庭作品内容的理解是治疗者共感理解来访者内心世界的途径，是产生共感的基础，也是咨访双方顺利交流互动的基础。对箱庭作品中可能出现的各种心象的象征意义熟练掌握之后，理解作品所反映的来访者心理就不会有太大的困难，但初学者在理解箱庭作品时仍然需要树立全面性、整体性和灵活性的态度。

（一）关于理解的全面性

初学箱庭疗法的治疗者往往关注来访者最后完成的箱庭作品，通过玩具、空间配置、场面构成来分析箱庭作品可能象征的意义，理解起来显得生硬、不连贯。当然，这样理解箱庭作品没有错，但不全面。箱庭治疗是一个过程而不是一个作品，我们前面也提到过，来访者寻找、选择玩具，思考如何制作，以及来访者的诸多非言语信息均是理解其内心世界的重要因素。割裂地看待作品中某一玩具的象征意义并不能达到准确理解，至少会遗漏一些信息。全面的观点就是要求治疗者关注箱庭治疗过程中来访者的全部表现，将来访者玩具的选用、空间配置、场面构成以及对话交流等言语和非言语信息全部纳入自己的视线，在此基础上作出准确的理解判断。

如一个来访者在选择构成交流场面用的桌椅时，最先选用一套竹制的桌椅，经过考虑后改为白色的沙滩用桌椅，显得轻快许多，但仍不满意，最后换上一对日本式的人物及茶几构成这一场面。整个制作过程，来访者玩具选用更迭频繁，空间配置也一直处于变化之中。最终的作品由三个部分组成：左下角的神社、左上角的客厅交流、右上区的后花园（也有一个交流场面）（如图3-15）。这一作

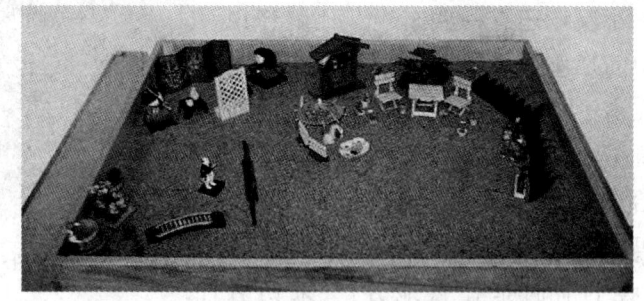

图3-15　H.Q（女）的箱庭作品：
我的希望

品本身可以看出来访者渴望交流但又害怕交流的矛盾心理。这是一个孤独者，是什么原因造成其孤独的呢？从作品并不容易看出来。而我们反观其制作过程，不难发现，对交流对象的挑剔是自己缺少朋友致使孤独的根本原因。作品制作过程中的表现，作品中门、狗等，对作品内容的解释，这些综合在一起来理解来访者的内心世界就会准确得多，也生动得多。

（二）关于理解的整体性

箱庭作品中出现的原型心象、情结均有其独立的象征意义，然而，就像我们现实生活中的交流一样，我们所说的、所写的每个字符都有其特定的意义，但要理解每一句话、一段话、一篇文章或一次讲演，孤立地理解每个字符，或者生硬地将各个字符的含义拼凑在一起，并不能理解作者、演讲者所要表达的意思。同样一句话，由于语境的不同、说话者身份的差异，其含义各不一样。同理，箱庭作品亦如此。箱庭作品中每个玩具甚至每一粒沙都像一个个字符，共同组成一件完整的箱庭作品，要理解来访者在箱庭作品中表达的心理内容，不能将每个玩具的象征意义拼凑在一起了事。比如，箱庭作品中出现一座塔，按照象征意义理论，塔是男性性的象征，也有人生奋斗目标的含义。如果仅仅根据一座塔就判断来访者有性的欲望，则可能出现偏差。倘若作品中既有塔，还有象征男性性的桥、剑、蛇、龙等玩具的出现，或者同时出现了象征女性性的玩具如贝壳、门、窗、鱼、船等，那么作出性方面的判断可能并不荒谬。狮子是具有王者风范的动物，是雄性、阳刚之美、集体观念、保护者的形象，但不能因为作品中有狮子出现就认为来访者有保护他人的意愿或自我强大的评价，一只受伤的狮子和一只对小动物垂涎三尺的狮子，其象征意义是有区别的。因此，我们主张理解箱庭作品时，如果某一心象能得到佐证，那么这些玩具的象征意义是可以比较确信地作出判断的；如果是孤立的，则应考虑这一心象可能蕴涵的另一方面的意义。

（三）关于理解的灵活性

玩具的象征意义是否一成不变？空间所代表的时间概念该怎样判断？箱庭疗法初学者常常依据精神分析、分析心理学、投射理论，将原型、情结、空间配置的象征意义固着不变，当做金科玉律，不敢越雷池一步。其实，箱庭作品构成因人而异，其玩具、空间的象征也就应因人而异，不论哪一部著作提供的象征意义都只能具有一般的、相对的判断。具体到作品，还是要依靠治疗者的灵动运用。一种心象，可以有多种可能和意义，一个意义也可以用多种心象来表达。如按照空间配置理论，左上角是旁观者的位置。但我们认为，自我像不出现在箱庭作品中的才是真正的旁观者。如果自我像在箱庭作品中出现了，这对于来访者的心理空间来说就不是旁观者。而空间的时间意义也是如此，左是过去，右是未来，这是一般的理解，但如果来访者箱庭作品中的左侧反映的是现在的生活，那么，中间和右侧反映的是什么？对空间配置的理解如此，玩具的象征、用沙情况的表现，也应是灵活的。

三、与初学者谈体会

就自身对箱庭疗法的研究和体验，笔者有一些体会很希望与初学者进行交流。

（一）注意关注制作全程

箱庭的理解在箱庭内，又不仅在箱庭内，需要把箱庭作品与制作过程结合起来考察。对箱庭中玩具所代表的象征意义的理解和对空间配置理论的把握固然重要，但是，懂得了什么玩具代表什么，不一定就能掌握箱庭作品的含义。要想更准确地理解一个箱庭作品，必须注重来访者制作箱庭的整个过程，灵活地理解箱庭中的空间配置和各个玩具的象征意义。来访者在制作时首先摆什么玩具，拿哪些玩具时犹豫了，选择什么玩具时最谨慎，哪些玩具是开始摆上而后又取走的，制作过程中说了些什么和问什么问题了，以及来访者的其他非语言信号都是非常重要的。所以，我们在理解箱庭时不仅仅限于箱庭中的玩具，有必要对箱庭的制作全程给予关注。

（二）树立箱庭作品的整体观

初学者在理解箱庭作品时经常犯的一个错误就是以偏概全，抓住几个玩具的象征意义就以为理解了整个作品，结果往往有失偏颇。其实，每个箱庭作品都有它的主题，有时一个，有时几个，而单个的玩具只能代表一个主题的某个方面或几个主题中的某一个。我们理解箱庭所要考虑的，就是如何把这不同种类的玩具统合到一个主题中来，或把不同主题联系到一起，使之互相印证。要做到这一点，笔者觉得对于作品的第一印象非常重要。第一印象往往就是对作品的整体感觉，从这个整体感觉出发去理解不同的玩具所具有的不同象征意义，这样的分析就会变得更加灵活。好比我们要评价一个人或解读一件事，必须把这个人放到他所生活的那个时代、那个社会中去把握。从某种意义上来说，环境对人有一种解释的作用。同样，箱庭中的环境、场面设定对来访者也有一种注解的作用，整体观的树立就是从环境和场面的角度来理解箱庭作品。

（三）与来访者面对沙箱进行对话

箱庭制作结束后的对话在理解箱庭中起重要作用。俗话说，人有千面，一个箱庭作品就是一个人的内心世界。直觉和对玩具象征意义的理解是不能深入到箱庭世界中去的，而对话恰恰弥补了直觉的不足。在来访者完成一个箱庭作品后，我们很有必要与其共同面对沙箱进行对话，问来访者一些有关箱庭作品的问题，澄清不理解的地方，比如作品的主题是什么，最满意的部分在哪里，对来访者意义最大的玩具是什么，作品中来访者在哪里，完成作品后有什么样的感受等。箱庭反映的是静态的世界，但作为对人的内心世界的反映来说，它又是动态的，而要使这种静态的世界动态化，对话就是必不可少的。

（四）寻找自我像是理解箱庭作品的钥匙

箱庭作品中有没有"我"的出现，出现在什么位置，以什么样的姿态出现，是能否走近"另一个真实世界"的关键。有的来访者箱庭作品中没有自我像的出现，因此我们认为，可能对自我的认识不确定或有些迷茫。另外有些人会说，"我"不在箱庭作品中，那么我们就有必要问他们从哪个角度来看自己的这个作品，他们选择角度的不同反映出他们对待自我、对待人生的不同态度。所以，分析箱庭作品就像是在箱庭中寻找隐形人，通过玩具和空间所提供的线索，以及箱庭外的其他非语言信号去寻找"另一个真实世界"的主人或主人的位置。

人的心理是一个变化的连续体，只有注意加强咨访双方心灵的对话和交流互动，注意通过来访者的箱庭作品去倾听来访者的心灵之语，洞察来访者的内心世界，才能达到对来访者箱庭作品的全面性、整体性、灵活性的理解。如前所述，我们依据箱庭疗法的知识给来访者进行箱庭疗法时，是以来访者的主观体验为基础，依据临床心理的知识去进行可能的心理学援助，而不是将箱庭疗法的客观知识应用于来访者。

第四章 箱庭疗法中的象征意义

来访者选用玩具在沙箱内制作箱庭的过程，就如同写一篇文章，沙箱好比一张纸，玩具如同构成文章的字符。用肉眼看这些字符，它们构成了一种客观、静止的物质或事实。然而，来访者无疑赋予了这些玩具特定的意义，会以象征的形式表达来访者个体或集体的意识内容，而且还会蕴涵无限的个人或集体无意识的内容。

每一个箱庭玩具、每一个箱庭场面构成都会通过来访者的个人情感，与个人活生生的生活及个人世界密切联系在一起，从而成为来访者个人生活及内心世界的重要组成部分。治疗者需要理解构成箱庭作品的玩具的象征意义，并结合来访者个人对其箱庭的解释，才能领会来访者的箱庭所蕴涵的另一个世界真实而丰富的含义。

第一节 箱庭与象征语言

箱庭的制作是来访者运用象征语言对自己的无形心态的表达，凭借箱庭作品的象征语言，治疗者可以达到对来访者内心世界一定程度的理解。因此，学习箱庭疗法必须学习象征理论，了解各种象征意义。只有理解了各种象征意义，才能更容易理解来访者，有助于共感来访者的心理状态，并为来访者提供更有针对性、更有效的心理援助，使来访者能自由、安全地通过箱庭疗法整合自我，实现个性化，达到自我治愈的目的。

一、象征及其特质

在人类种系进化以及个体发展过程中，象征性的视觉形象比词语出现要早得多，人与人之间的交流初始是借助于心象语言，然后才出现跨越空间距离的口语交流，最后出现了跨越时间和空间距离起交流作用的文字。婴儿时期也表现了这一特征。然而，即使是语言文字出现了之后，人们之间的交流方式、思维及认知方式中并非只剩下逻辑概念。相反，原始的思维认知方式——象征仍在发挥着极其重要的作用。甚至有时人们会感到用语言文字居然不能很好地表现自己的内界活动，也无法确切地再现自己的情绪情感。人们发现在人际交往以及与自身之外的外界进行交互作用的过程中，语言文字常显得苍白无力。此时，人们就会转向运用象征这一原始的方式，如一个人无法用语言文字逻辑缜密地表达自己的烦恼时，他可以说自己的头脑中一团麻，或者在纸张上随意地涂画一些没有任何逻辑意义的图画。这时，仔细揣摩这一团麻或者将其看成是涂鸦之作，我们更能直观形象地感知到其烦乱的心境，比起"我心里乱极了"的语言要更准确得多。

对于象征的定义可以有不同层面的解释，弗洛姆（E.Fromm）认为象征是代表他物的某物，并认为象征分为以下三类。

（一）习惯性象征

这是符号学的定义，象征本身就是一种符号。如每个国家的国旗、国徽的设计就是如此，它们是一个国家的象征，代表着这个国家。文字、交通标志、商标等也是如此，这种符号是人为设计的，是设计者根据自己的想法，将信息形象地予以表现，这种象征是意识层面的象征，象征符号与被象征物之间没有必然的相似之处。如国旗颜色的代表意义与这个国家在形式上并不存在任何的内在相似性，还有一些机构名称的缩写，这一类的象征物，虽然它们本身毫无意义，但通过广泛使用或由于某种特殊意图，它们便取得公认的含义。与其说这是一种象征，不如说这是一种符号，弗洛姆称这类象征为习惯性象征。

（二）偶发性象征

与习惯性象征对立的是偶发性象征。偶发性象征只与个体的经历有关，如一个人在湖边柳树下与恋人初次幽会，以后看到这种场景，就会想起这次幽会，回忆起当时的浪漫温馨。湖边柳树本身并没有浪漫温馨，也没有伤心悲凉，但由于个体的经历，使得湖边柳树变为一种情绪、心境的象征。同样，一件纪念品、某个场所或某种关系的发生都可能因为与自身曾有过的特殊情绪、心境有关而成为自己这类情绪、心境的象征。弗洛姆认为此类象征与被象征物的经验联系完全是偶发性的，它并没有公认的意义，除了个体之外，对他人是没有任何相同的象征内涵的，别人无法领会它，人们无法用这种象征进行普遍的交流。

（三）普遍性象征

我们在这里所强调的象征既非符号学意义上的习惯性象征，也非个体层面的偶发性象征，而是普遍性象征。这种象征和它代表的东西之间有一种内在的关系，与被象征物的关系强调的是内在一致性的，而不是外在一致的。虽然这种外在的相似也常是象征的原因，如弗洛伊德在分析梦的过程中，将梦中出现的任何外形上类似于男性生殖器的心象均看做阴茎的象征，钢笔、胡萝卜、木棍、蛇等在外形上均为如此。但这种观点遭到荣格的强烈反对，荣格所强调的象征包含着一种整体论的含义，也就是在考察象征时，并非单纯从其外形，更强调的是其内在的联系。普遍性象征不同于偶发性象征，它能被所有人所领悟，如火给人的常是一种光明、权力、能量的印象。古往今来，这种印象是人类共通的，而不是个体的感觉。绿色可能是勃发的青春和生命力的象征。箱庭中的蓝色，也会使人感觉有一种水、源泉和生命的意义。普遍性象征也不同于符号学意义的习惯性象征，它更主要的是无意识层面的，甚至是集体无意识层面的"语言"，不局限于个人也不局限于某个特定组织。

在分析心理学看来，事物的象征并非固定不变、一对一的关系，而是可变的。一种无意识内容可以有不同象征物的表现，如象征男性性器官的可能是外形类似于阴茎的钢笔、手杖、尖塔等物，也可能是山峰、蛇等。不同的人，由于个体差异，对同一无意识内容有不同的表征。我们可以说火象征着光明、活力，也可以说太阳象征着光明、活力。水是生命的源泉，因而水也就具有这一层象征意义，而茂盛的森林、树木也同样具有这种象征意义。同样，一种象征物也可能有几种不同的象征意义。钥匙插入锁孔，可以看成是性的象征，但可能也是获得知识、获得新希望的象征。不同的环境、不同的文化背景，对一事物的象征意义会有不同的理解。如前面说到火是光明、活力的象征，但如果是森林之火，或火灾之火，则象征的就不是光明和活力了，而是人对自然的无能、恐惧以及自我毁灭本性的象征，因为其源自于人类进化中受到威胁和恐惧的经验。

在理解象征意义时，不应僵化、固着于一种解释。荣格认为，应尽量多学点儿象征意义的知识，但当真正去解释梦时，应当忘记所学的一切。对同一事物象征意义的考察，要在通观全部、整体的基础上理解、注释其象征内涵。也正如弗洛姆所言，任何既定情况下象征的特殊意义只可能由象征出现时的全部背景来确定，也就是由运用象征的人的支配性经验所决定。

当然，事物的象征虽然不是固定不变的，但其基本内涵是相对稳定的，否则，象征就失去了普遍性的意义，对象征的探究也就不太可能。表面看起来这似乎是矛盾的，其实不然，因为象征具有原型。出自同一原型的象征可能有不同的表现形式，可能有丰富的具体内涵，但究其根源，其本质是一致的。如各种宗教中都有天国的象征，虽然不同宗教对天国的描绘可能差异悬殊，但不论是一神教还是多神教，都设想有一个可以使人永远躲避人生灾难的天堂或者极乐世界。即使是无神论者在设想一个公平、和平的社会理想时，也可以追溯到这种"天国"原型的根源。而原型本身是运动的而非静止不变的。原型有基本的范式，但由于原型是人类种系精神的积淀之物，每一成员的精神都有可能为这一范式增添新的内容，作出新的发展，因而原型本身就是发展变化的，除了普遍意义之外，又有个体自身的特点，源于原型的象征当然也就是发展变化的，也具有个体的差异，这或许可以称为理解象征意义的"辩证法"。

二、象征与原型

象征与原型一样是荣格理论中最重要的概念之一，两者紧密相连。象征是原型的外在表现，原型只有通过象征才能有形地表现出来。原型深植于人类的无意识中，是未知的和不可知的，但又始终影响着人类的行为和意识。人类只有通过象征才能或多或少地触及原型，认识原型，进而理解个体、集体的无意识内容。

在荣格看来，象征不仅仅是一种表征符号，更重要的是，象征还是推动、促进个体心理甚至集体心理发展的力量。荣格将之称做象征的超验功能。在他看来，象征不仅是人认识自我的钥匙，更是人自我实现的灯塔。象征的超验功能表达和再现了受到挫折后渴望得到满足的愿望，这与弗洛伊德的"象征是欲望的伪装"的观点是一致的。但荣格认为象征不仅仅是一种伪装，它同时是原始本能驱力的转化。象征或者象征性活动的作用不仅是把本能能量从其本来的对象中移置于替换性对象之上，它还代表着某种超越性的东西。

荣格认为，象征不是一种用来把人人皆知的东西加以遮蔽的符号，这不是象征的真正含义。相反，它借助于某种东西的相似，力图阐明和揭示某种完全属于未知领域的东西，或者某种尚在形成过程中的东西。通过象征，无意识和意识之间建立了一种联系，象征为人类搭建起一座通往无意识的桥梁，在意识和无意识之间进行着调节、整合，同隐藏着的个体、集体无意识进行交流。从而对意识和无意识之间可能存在的看似不可调和的矛盾冲突进行疏导，并将其整合起来，促进自性的实现或个性化的发展。

原型在箱庭作品中的表现非常复杂，详细内容将单列一节阐述。

三、箱庭中的象征意义

前面提起过，箱庭的制作过程如同写文章，沙箱如同一张纸，玩具是构成文章的字符。要理解箱庭这篇文章，就必须理解构成文章的字符，理解这些字符后面所蕴涵的意义。

箱庭治疗中这些字符的意义不仅仅停留在意识层面，而且包括无意识层面可能的意义。环视箱庭治疗室的玩具架，人物、动物、植物、交通工具、建筑、家具、生活用品等等，从意识层面看，这只是一种明确的模型，一种意义，狮子就是狮子，战士就是战士。然而，在来访者看来，将狮子放在一片丛林中，其意义就不仅仅是一只动物，而赋予了更为深远的意义，是王者风范？是自己的气度？还是自己心目中一种性格气质的向往？这些都远远超过了意识中狮子这一动物的意义，而具有了人类种系对狮子这一特定对象的集体无意识内涵。因此，我们可以肯定地是，箱庭所使用的语言不仅是意识的语言，更是无意识层面的象征语言。

治疗者理解箱庭作品中所表现的象征意义，可以使自己深入理解来访者的内心世界。箱庭的象征作用使得箱庭疗法不仅是一种临床方法，有时也可能成为一种诊断手段。来访者通过象征将自己的无意识内容在箱庭中充分表达出来，自己内心的无奈、困惑、困难、种种不适应状态都以象征的形式倾泄于箱庭之中。根据荣格的观点，人有自我治愈的能力，来访者在制作箱庭时，各种玩具以及对沙箱的利用象征着其内心的各个方面，而其对玩具以及空间的取舍就是其自我整合的过程，一次次的箱庭制作也就投射出来访者心理成长、自我治愈的过程。

象征是来访者表现自己内心世界的方法，理解箱庭的象征意义是治疗者与来访者内心世界进行交互作用的途径和手段。箱庭疗法不同于精神分析，精神分析中对象征的研究是为了深入挖掘各种象征意义的本源、内涵，而箱庭疗法不是去挖掘和探究象征意义的活动，象征在箱庭作品中只是手段、途径，而不是目的。

正如前面我们对象征的论述中所提到的，象征是相对稳定和绝对变化的统一体。因此，我们多处提醒治疗者需要注意在理解箱庭象征意义上的灵活性。后文所提供的有关箱庭中的各种象征也只能是一种普遍意义的象征，只起抛砖引玉的作用，具体箱庭的象征必须在具体的箱庭作品中进行理解，包括其所处空间位置、方向性等。此外，还必须与来访者本身各个方面的情况相结合来理解，这可以说是理解箱庭、分析箱庭象征意义的整体观。

第二节 原型在箱庭中的表现

原型（archetype）是分析心理学的术语。由于箱庭疗法与分析心理学有着千丝万缕的联系，箱庭也是来访者自身的个体、集体意识与个体、集体无意识相互作用而形成的作品，要理解来访者的作品，必须对原型及其在箱庭中的表现有一个大致的理解。

一、原型与原型心象

在拉丁文中，"arche"是开始或初始原因的意思，"type"是痕迹、印象的意思。在荣格的理论中，原型与柏拉图哲学观中的"形式"同义，具体指集体无意识中"无数确定形式的普遍存在"。

在分析心理学的概念中，集体无意识和原型的概念最容易引起混乱，也是最难理解的。一般认为，无意识中存在着情结，集体无意识中存在着原型，但笔者认为实际上并非如此。集体无意识和原型是不同范畴的概念，是不该混同的。集体无意识是在考虑心理的"构造"时所需考虑的概念，而原型是在考虑精神的"性质、机能"时所需考虑的概念。

荣格将心理分为意识和无意识两大部分，又将无意识分为基于个人经验、生活的个人无意识领域和超越个人领域的集体无意识领域，在此基础上试图达到对精神的理解。集体无意识是说明心理构造的概念，属于心理之中的一个领域。

按照荣格的观点，原型是"一种典型的、始终如一的、一种有规则呈现的理解方式"，是人的一种独特的知觉方式。荣格认为，一个人的个人无意识的内容主要由带感情色彩的情结所组成，它们构成了心理生活中个人的一面。而集体无意识的内容则是原型。他认为，在无意识中发现了那些不是个人后天获得而是经由遗传具有的性质……发现了一些先天固有的直觉形式，也就是知觉和顿悟的原型。它们是一切心理活动必不可少的先天因素。正如一个人的本能迫使他进入一种特定的存在模式一样，原型也迫使知觉和顿悟进入一种特定的人类范式。这些经由遗传而具有的原型是人类某些基本经验，在历经千万年的发生、重复，并与人类的情结、情感结合在一起，逐渐形成一种精神残余，并且深深地根植于人类集体无意识之中，从而成为个体心理的"先天要素"。原型和经验是一种反馈关系，原型根据已有的模型认识影响个体的经验，同时，个体的经验又促发、重复原型，丰富、增强这种人类集体的经验。

原型心象是原型的象征性表现和图像式表达。原型是无形象、空洞的，纯属于形式，是集体无意识中一种不可知的因素。通过原型心象和内容可以了解原型的意义，从而了解人的多种深层心理活动。原型是普遍的感觉，是人的无意识心理活动一种独特的"表现的可能性"，是心象的一种先天倾向或最初模式。原型没有固有的表现形式和内容，正如荣格所说，人的一生中有多少典型情境就有多少种原型，这些经验由于不断重复而被深深地铭刻于我们的心理结构之中。这种铭刻，并非充满内容的心象形式，而是最初作为有内容的形式，它所代表的不过是某种类型的知觉和行为的可能性而已。

原型是普遍存在的，一些基本的原型心象在所有人身上均存在，在个体成长过程中它们的具体内容却不尽相同，并受社会文化的影响。它能够因个体表达的不同而无限地变化着。它不等同于人的一生中所经历的多种往事的记忆表象，因此不能被看成是个体心中已经定型的清晰图像，而是经过后天经验检验的底片。如母亲原型并非一个人心中所保留的自己母亲的影像，也不一定是某个其他任何具体的女性的影像，有时是大地，有时可能是一个象征母亲子宫的洞穴，也可能是一位老妇人，但不论其外在形象如何，其共同之处在于包容、慈善、关怀，给人以安宁之感。一个出生后就失去双亲的孤儿，在他心中也会有母亲的或父亲的心象，甚至可能会比在安定的家庭养育长大的人具有更鲜明强烈的心象，而且去追求这一切，这正是由于婴儿心中有母亲或父亲的原型。

荣格认为，在内容方面，只有当原始心象成为被意识到的，并且充满了意识经验的时候，才可以说它是确定了的。杰克彼（Jaccobi，1959）认为，只有当这些原型与意识产生联系，也就是当意识的光线照射到它们的时候……且（它们）充满个人的内容……只有如此才能被意识捕捉、理解、具体化。

分析心理学已经发展出一些将集体无意识内容提升到意识层面并对其含义进行解释的途径。广为人知的有自由联想和梦的分析，此外，积极想象也是荣格学派广泛运用的另一种技法。荣格认为，幻觉和梦基本上是无意识的自主活动，都是某种被动想象。积极想象则不同，意识参与其中，自我起着主动作用。意识虽然不能随心所欲，却可以与无意识进行大量的交流和争辩。如果想象得以自由释放，一个人就可以对一场戏、一种舞蹈、一种幻想，或者其他表达方式如雕塑艺术、箱庭作品等进行意识和无意识之间的对话、交流。

来访者在箱庭中表达的内容可能千差万别，但都表现了一些人类心灵的一种遗传倾向的原型，它能构成主题的多个方面，这些方面虽然变化很大，但不会失去其基本的模式。因而，箱庭中的原型心象在个体理解中可能有很大的差异，如英雄原型，可能是一位足球运动员，也可能是一位战士，或者一位骑士，不存在任何固定的形象，但都具有勇敢、力量、坦荡、自信、有魄力的特征。箱庭作品中表现出来的原型心象可以是古代的，也可以是现代的，飞机与宙斯的鹰、大鹏鸟可以是一样的，森林之王选拔赛中的裁判大象可能是上帝原型的化身，球赛的教练也可能就是智慧老人。

二、箱庭作品中常见的原型

荣格为了说明并明确无意识的构造，假定其中心存在着原型，他时而将其说成是"由脑的构造而传达的精神内容"，时而又将其喻为"由黑暗的原始时代积累下来的所有人类经验的沉淀物"。他的理论给人一种无意识似乎是由遗传而来，或者似乎有一种传达它的特殊脑组织的印象，由于这一切无法得到证实，因而否定荣格理论的人甚多。

荣格列举了人格面具、阿尼玛和阿尼姆斯、智慧老人、阴影等作为原型的主要内容，以便于人们基于日常经验来接受这样的一些提法。箱庭作品反映了来访者的无意识内容，有许多是以原型形式表现出来的,我们可以通过箱庭中表现的原型来理解来访者的内心世界。

(一) 人格面具

人格面具是指一个人表现在外部的那种得到社会认可,并且能和一个人应在公众面前表现出来的观念相一致的人格。在拉丁语中,persona 原指演员在舞台上戴的面具,因此,人格面具并不能反映一个人的真实面目,而是根据他人的喜好决定的,要求其对外部世界能作出恰当的反应。人格面具主要由积极的行为所组成,它掩盖了阴影的那些消极品质。

人格面具是多种多样的,谁也不会在任何时候、任何情境下都戴着相同的面具。每一个人格面具都是对特定环境和一系列条件的恰当反应,每个独立的人格面具与人的身份地位相一致。人格面具是自我需要同环境要求相妥协的产物,对每个人都具有独特的意义。正如荣格所说,人格面具是个体和社会关于一个人应以什么面目出现的折中产物。例如,一个人,他有一个名字,赢得了一个头衔,代表着一个部门。在某种意义上说,所有这一切都是真实的,但是相对于这个人的基本个性化而言,它只不过是一个次要的现实,是一个妥协的产物,在形成这种人格面具时,其他人常常享有比他更大的份额。

人格面具也有消极的方面。如角色认同要求一个人更多地采取适合其角色要求的行为,而不是个性化所要求的行为。这样,当一个人感觉到自己只能以某种角色生存的时候,都会存在一个角色适应问题。适应、认同自己的角色,佩戴这种面具则会比较满意,反之,则会产生严重的不舒服感,甚至抵抗。

箱庭中自我形象或称自我像的确认可以反映来访者对自己人格面具的认识和评价。以人物类玩具代表自己的形象为例,治疗者可以通过该玩具表征的职业、角色、行为以及所处情境来判断来访者的人格面具蕴涵的意义。来访者如果以动物玩具代表自己的形象,是征服者还是被征服者,强悍的还是懦弱的,则通过该动物的象征意义、所处情境予以判断。在箱庭中没有自我像出现,也可能是来访者自我认识不清晰,同时,也可看出来访者对在具体环境中该如何佩戴人格面具感到迷茫和被动。

(二) 阿尼玛和阿尼姆斯

阿尼玛和阿尼姆斯是男性和女性心理生活内部所具有的异性特征,是无意识中异性的补偿因素。不论任何人,其无意识中都具有某些异性倾向性特征。阿尼玛是男性无意识中的女性性,阿尼姆斯则是女性无意识中的男性性。男人或女人在不断相互接触中获得自身对异性的体验,同时,男人或女人本身也具有某种异性的潜在本源,这便是阿尼玛和阿尼姆斯的主要来源。

荣格认为,一个女人主要具有女性的意识和男性的无意识,而男性恰恰相反,这就造成外表上男性具有阳刚之气,而女性则有阴柔之美,在内心深处却又各具异性特征。阿尼玛身上具有男性认为女性所有的好的特点,如温柔、善良、纯真、美丽等等;而阿尼姆斯身上一般具有英勇无畏、智力发达、有艺术气质、拥有权力的特征。阿尼玛和阿尼姆斯既有个体无意识成分，也有集体无意识的成分。

箱庭作品的阿尼玛或阿尼姆斯的出现，有时会和自我像一起出现，有时也可能单独出现。如一个交流对话场面中有一个是自我像，另一个解释为异性朋友，可能就是来访者的阿尼玛或阿尼姆斯，通过来访者对箱庭作品中这些心象的解释、描述可以看出其无意识中异性倾向的特征。每个人心灵内部的异性倾向多寡强弱不一，表现形式也不同，在箱庭作品中的表现自然也就各异，甚至不出现，或以动物化的方式出现，如一来访者对其作品中一只小梅花鹿特别喜欢，赋予其美丽、善良、温顺、聪明等赞美之辞，这只小梅花鹿可能就是来访者异性倾向的象征。

（三）智慧老人

智慧老人原型是原始智慧和直觉智慧的形象化。在自我整合、自性实现过程中，智慧老人使我们获得解决所遇到问题和困惑所需的知识和判断力。智慧老人一方面代表着人类已有的智慧，一方面展示我们所期望的更为深刻的知识。智慧老人留给人们的典型印象是强大无比、无所不知、无所不能。智慧老人可能以魔术师、隐士、渔樵、哲人或教师的形象出现，也可能是各民族传说中的智者，如汉族人民想象中长髯飘飘、仙风道骨的老者、维吾尔族的阿凡提、藏族人心目中的格萨尔王等，有时这一原始心象也可能是以智慧老妪的形象出现。

箱庭作品中智慧老人原型可能是球队的教练、老师、渡船的摆渡者、汽车司机，或坐在大树下悠闲地下棋、谈天说地的老者，老者看上去就是充满睿智的。箱庭作品中出现智慧老人原型，可能反映了来访者面临着一种难于决定的窘境，或一个难于解决的问题，或应对着一个危机，渴望智慧老人授予解决问题的方法等。

（四）上帝原型

人们普遍认为上帝是万能的，会令人感到非常慈爱、无比安全。然而人的无意识中上帝原型并非一直如此，上帝能主宰一切，有无穷无尽的威力，是至高无上的。因而在面对这个至高无上的权威时，个体会感到恐惧，但不是对阴险、邪恶的恐惧，而是被上帝原型的强大力量所折服。他以极无情的方式惩恶，而给予善良者以使命，正所谓"天降大任"，这是上帝原型无情的背后所蕴藏的对人的关切。上帝原型可以是人形，可以是宗教偶像，如如来佛祖、耶稣、真主安拉。有时却可能只是一种感受，一种对存在着的权威主体的感受，这个实体有时会对困扰我们的问题作出决断，而有时却可能是发出一种警告。

箱庭作品中上帝原型可以直接表现为如来、耶稣、真主安拉或其他宗教意义上代表至高无上的神祇，也有可能是一场球赛的裁判员，或一个校长等权威的代表。龙在东方具有至高无上的象征意义，因而箱庭作品出现龙这一意象也可能是上帝原型的表现。闪电也是上帝意志的一种象征。

（五）英雄

英雄原型是男女性共有的已觉醒的自我。英雄原型有着许多共同的优点和性格特征，如强壮、勇敢、美丽、善良、忠诚或智慧，而且还常常具有一种特殊的优点或技能，在其冒险历程中起帮助作用，如懂得另一种语言，而且往往是各种各样动物的语言。《格林童话》中那篇《三种语言》中所讲述的年轻人就是这样。无意识中英雄原型往往是一个积极的原型体现。

箱庭作品中英雄原型的表现可以是技艺高超的篮球队员或足球队员，可以是叱咤风云的江湖侠客，或者是动物世界中强大的却不伤及弱小的狮子、大象，或者是历史、现实人物的塑像，如射日的后羿、孙悟空、关羽、岳飞或者现当代历史中杰出人物等。在青少年箱庭作品中，英雄原型的表现往往较之其他年龄的人会更为频繁些。

（六）阴影

阴影是由个体所不愿显露出来的一些心理内容组成的。这些内容可能非常脆弱，有些甚至是邪恶的，不能被社会接受，因而这些内容是个体自认为不可显示出来的。一个人可能对自己的阴影比较熟悉，或者能够部分地意识到自己的阴影，因而阴影是部分受自我控制的。然而，人们又常常完全抛弃或压抑自己的阴影，从而意识不到由阴影导致的行为，更无须谈控制了，阴影也就是自主的，并可能通过莫名其妙的情绪或身体方面的症状显露出来。阴影通常是消极的，但也可能是有益的。荣格认为，阴影不仅对整体是必要的，而且能创造宝贵的财富。阴影展现了许多好的品质，如正常的本能、适当的反应、现实的洞察力、创造性、冲动等。

阴影原型是不驯服、危险、不受一般道德束缚，具有极强大的力量、激情和创造力，其体现的方式往往是一种野性的激情和冲动。人在接纳其阴影时，会感到充满力量；压抑阴影时，却可能缺少活力而且危机四伏，因为阴影会以破坏性的形式出现，而且变本加厉，愈发凶狠残暴。

阴影原型反映到箱庭作品中常常是怪兽、恶鬼、邪恶的人或动物的形象，场面的构成也可能是一种令人恐惧的、担忧的情境。有阴影出现的区域，玩具的色彩也往往单一化、灰暗化。

第三节　箱庭中常见实物的象征意义

对于箱庭作品中象征意义的归纳不是一件容易的事，这与对其他象征领域的归纳一样，因为存在个体、民族、文化、生活环境、受教育情况等千变万化的差异，使得要囊括所有的象征是不可能的。在此，我们尝试着将箱庭作品中常见心象的普遍意义作一个简单的概览，这对于初学箱庭疗法的治疗者尽快跨进箱庭门槛是必要的。

一、人物的象征意义

不论是现实的、历史的还是虚幻的，人类世界中有多少种人物类型、多少种职业，箱庭作品中人物的心象就有可能有多少种。箱庭作品中出现的人物可能是来访者自己不同人格面具的表现，也可能是来访者对生活世界中已经或者渴望出现的人格品质的形容与表达，也投射出来访者对待人际关系的态度。

(一) 宗教人物

宗教人物在箱庭作品中出现得较为频繁。基督教的上帝、佛教的释迦牟尼、弥勒佛、观音菩萨以及多种宗教神话中的神祇都象征着神秘而超自然的力量，这些宗教人物可能是上帝原型的表现。

当箱庭作品中出现诸如此类的心象，可以理解为来访者可能正处于一种关键时期，渴望获得超自然力量，以及一种精神寄托。基督、如来等男性化的宗教神佛在表现上帝原型的同时，可能还具有父亲原型的意思，象征着权威、无所不能的力量，而观音、圣母等女性化的宗教人物则还蕴涵着母亲原型，象征着慈爱、关怀和包容。小和尚的造型常是练武和玩乐的形状，因而并不能将其视作象征着宗教的神秘性和崇高性，而更多的是从奋斗、拼搏的精神或顽童玩乐之心去理解。天使常给人以净化灵魂的感觉，因而天使可能象征着净化灵魂的导师，而且天使常是一种特殊信息的象征，其给人是智慧的启示，因而也可理解为一种对未知世界不可预见的力量源泉，是一种对超出自己实际能力的任务情境中获得帮助愿望的投射。至于各种宗教神话中出现的其他神佛形象的象征也可以其产生根源、所具有的能力性格特征，结合来访者自己的解释进行理解。神职人员形象的出现也象征着来访者渴望寻找一个心灵憩息地、求得精神安宁的处所，包含着一种祈祷、祝愿或者忏悔的内涵。

(二) 父亲和母亲

不论年纪多大的来访者，其箱庭作品中均有可能出现父亲和母亲的形象。青少年、儿童箱庭作品中的父亲、母亲形象可以是自己父母形象的真实表现，也可以看出其对父母的愿望，而成人或者老人的箱庭作品中所出现的父母有可能与青少年、儿童的一样，更有可能是自己的形象，象征着自己对为人父、为人母所应有的品质。来访者对父母形象的解释及其摆放的环境、过程均可以投射出其与父母的关系状态或自身作为父母的心理、行为风格。

父亲形象除了父爱之外，往往象征着权威、风度、坚毅、严格、男性气概和默默的关爱，也象征着见识的宽广、责任和保护者。父亲是联结家庭与外界的纽带，也是儿子效仿的楷模，由于家庭中父亲、母亲承担的责任和对孩子的抚养情况可能存在差异，父亲可以被认为是生命、觉悟和思想的起始点、第一推动力和第一朵火花，这与创世上帝一样，也可以是家庭绝对的支配者、财富的赐予者、问题的裁决者、安全的保护者。

与父亲相对应的是母亲，父母原型通常是成双成对的。母亲往往象征着慈爱、宽容和温和，母亲主要的特征是女性的慷慨、多产。我们常把母亲概念化为对家庭事务的一般照料，对家庭这个系统内部的情绪和亲密机能进行协调。相应于父亲主外的功能，母亲的作用就是主内，负责抚养孩子。男人体内没有子宫这一富有创造性的"内部空间"，而女性却包含了这种创造过程的天然本质。也许正是这种差异使得甚至最具创造性的男人把外部世界看做他们的活动舞台，而女人却选择了家庭内部世界。中国古代的宇宙观将天视作男性的象征,而地代表女性,柔顺、多情、充满女人气。

父亲和母亲的角色并非总是绝对的,如果将天地、阴阳视为两极,父亲和母亲并非就处于这两个极端之上,在家庭系统内,父母往往在角色分工上一个更倾向于外,一个更倾向于内,而且有时角色是可以互换的。因此,对箱庭作品中出现的父母形象的象征意义的理解也是一相对的连续体。

(三) 医护人员

不论是在梦中还是在箱庭作品中,医护人员以及代表医护的器具均有特殊意义。救死扶伤乃医护人员的天职,在人们的心目中,医生是战胜病魔的战士。因而,人们总是将医护人员同生命联系在一起,并赋予其生命救护神的位置。

箱庭作品中出现医护人员,可以认为是来访者的精神需要他人特别是专业人员医治的信息,是一种心理求援的信号。医护人员的出现也可能代表着来访者受过创伤,正处于自我治愈的过程之中,或者说明来访者正在担忧身心健康问题。由于环境的影响,曾经生过重病、住院的或者正在接受治疗的病人,其箱庭作品中出现医护人员的可能性较大些,这也就象征着来访者希望尽早解除病痛、康复的迫切心情。医护人员有时也是来访者自身的投射,象征着其希望有能力去帮助他人解决困难。

(四) 老人

老人给人的印象是其丰富的人生阅历,对于年轻人来说,老人常是智慧的代名词。老人的形象可以理解为智慧老人原型的表现。在自我整合的过程中,智慧老人是使个体获得解决所遇到问题和困惑所需知识和判断力的原型力量。

在箱庭世界里,老人可能是渔夫、樵夫,可能是对弈的智者,或者是鹤发童颜的老者,也可以是魔术师、哲人、教师,或者就是自己的爷爷奶奶。他们一方面代表人类已有的智慧,另一方面展示人们所企盼的更为深奥的知识。老人是无所不知、无所不能的。由于祖孙之间亲密的关系,青少年、儿童箱庭作品中爷爷奶奶还是爱护的代名词。出现老人形象也可以理解为来访者渴望获得他人的指导。而中年人以及老年人的箱庭作品中出现老人形象则可能显示出其对岁月流逝、生命前景灰暗的丝丝忧虑,表现出苍老的心态。

(五) 儿童

按照沟通分析理论,每个人的人格中都包含着不同比例的父母自我、成人自我和儿童自我,而儿童自我是最接近于本能的,正如弗洛伊德人格理论中的本我一样,追求最大的快乐和最小的痛苦。儿童总是非常真实地表现自己的情绪情感,怕该怕的事,爱可爱之物,毫无掩饰地表达自己的好恶,天真烂漫。

不论哪一年龄段的来访者,其箱庭作品中出现孩子都可反映出其内心孩子气的成分,虽然有时来访者会将其解释为自己的儿孙或者小朋友,甚至是不认识的其他人的孩子。我们在理解来访者心中儿孙或小朋友的形象及与其关系的同时,也可理解为来访者人格结构中的孩童心理。如果来访者认为其箱庭作品中出现的儿童是自己所熟知、认同的,可以认为其对自我认识的同一性,反之,可以认为是来访者对自身孩子气表现的否认、漠视的投射。

(六) 运动员

不论哪一类型的运动员,给人的印象总是充满活力的、积极向上的拼搏者。各类赛场上叱咤风云的运动员,都象征着力量、运动、健康。由于运动员总是处于运动中,因而是奋斗的形象,而其所处的环境也总是竞技场,因而又时时面临着竞争与挑战。运动员由于自己非凡的技艺拼杀于赛场,而获得荣誉和掌声,成为观众心目中的传奇式英雄而被人欣赏赞美,获得他人的尊重。因此,运动员可以说是英雄原型的一种表现。

运动常常是一种团体协作的活动,因而箱庭作品中出现运动员时,可以从运动员本身及其伙伴的多寡来判断来访者对合作、竞争的态度。自己是运动员还是观众或者是教练,也就反映出来访者的自我意识。如若自己是观众,则运动员所代表的力量、健康、拼搏等优秀的品质是自己不具备而所向往拥有的;如若自己是运动员的教练,则可能表现了自己对自身积极的人生态度的意识和导向,或对当前自己表现的些许不满;作为运动员团体中的一员,则可视其在其中的作用判断来访者对自己在不同团体中的作用、角色的评价定位。

(七) 战士

战士往往用来表征攻击性、愤怒、袭击、伤害和破坏。

在箱庭作品中,战士出现在战场上,是敌是友反映出来访者对战士的评价。如果战士代表着自己的利益同另一方进行战争,这一战士是来访者人格中英雄主义的代表,是正义、勇敢的象征。如果出现两支部队的交锋、对峙,则可以说明是来访者自己内心的矛盾,正面临着一种艰难的选择,也可以是面临着重大的挑战和竞争。因此,战士身处何处、以何种身份出现就成了主要考虑的内容。战士在战场上面临着死伤的考验,也会对他人构成威胁,因而战士也就代表着一种生命观和对威胁的意识。来访者在箱庭作品中表现的战士形象往往是其人生价值观的体现,也是来访者强大的本能力量,特别是攻击力的表现。

(八) 文娱演员

由于文艺演出的多种多样,箱庭作品中的文娱演员的样式也就千变万化。但不论何种演员,总是借助其演出表现自己的心理,或引吭高歌,或翩翩起舞,用自己的歌声、音乐、舞蹈来表达自己的情感,因此,文娱演员所进行的是一种情绪情感的倾诉活动。演员总是经过一番装扮而上台的,因而呈现给人们的是一副戴着面具的假面孔。来访者箱庭作品中出现的文娱演员与自己的关系情况可以表现出其对自我形象及对他人的认识评价。如果演员是来访者自身,则象征着其对自己在与他人交流交往中人格面具的运用,通过来访者自己的解释,可以获知其对自己人格面具运用情况的满意度。如若是别人,可理解为其对自己人格某一方面的陌生感,或是对交流对象的陌生感。文艺演出还是创造力的表现。此外,演员是在演出进行中还是处于中场休息,可以投射出来访者在人际交往或学习工作等创造性活动中是否感到疲倦。

（九）机器人、卡通人物

由于科技的发展，人类对未来以及宇宙的预测在如火如荼地开展着。科幻小说、影视以及卡通世界都绞尽脑汁构想着人类的过去、现在和未来，以及非人类世界、宇宙空间的是是非非，也造就出一大批具有人类心智的机器人和卡通人物，有些机器人、卡通人物成了家喻户晓的明星，如奥特曼、蜘蛛侠，特别在青少年、儿童群体中流行。

机器人往往具有人类所不具有的超凡能力，因此可以认为机器人是来访者对超自然力量的渴望和向往，是对自身潜能的估计。机器人往往是全副武装的，因而机器人也是自我保护的象征。卡通人物中有些是机器人，而有些则是现实生活中人物的一种夸大的表现，甚至就是生活化的人物，如灌篮高手中的队员们。因此，这些卡通人物所具有的人格品质，来访者以什么样的态度评价，均投射出来访者的人生观和价值观。

对机器人和卡通人物的象征意义的理解必须紧密结合其产生的环境、背景，予以全面考虑。当然卡通人物有时只是普通人类的一员，并不一定具有卡通故事中所具有的特定品格，这就要依来访者对这一人物的解释而定了。

（十）陌生人

不论在梦中还是在箱庭作品中，经常会出现来访者自己不认识的陌生人，这似乎是令人迷惑不解的。我们对自己经常得以表现的人格方面可以清楚地给予定义、理解，而对一些自己不了解的侧面的表现，有时候却本能地予以抑制，陌生人的形象可能就表现了自己的这些方面。

箱庭作品中出现的陌生人形象性别的不同，可能代表的意义也有所不同。正如前文所说的，男性的人格中存在着女性人格倾向，而女性人格中则存在着男性人格倾向。人在清醒状态的意识中并不经常意识到这种人格成分的存在，因而也就产生陌生感。箱庭作品中出现陌生异性形象，可以认为是来访者这种异性人格的表现。因而在说明箱庭作品内容时，来访者较清楚这些陌生人正在做什么，有什么特征。

二、动物的象征意义

人类与其他动物一起生存于大自然中，人类既可以驯化动物，同时又可能受到动物的威胁和伤害，动物对人类而言，是敌也是友。自古至今，人类历经千百万年的历史，对不同的动物都形成了一些普遍的认识。动物在所有文化群体中，经常是最直接、最有力、最重要的象征源泉，几乎所有的人类品质都能用某些动物来表现。许多原始文化中，人们都对动物非常敬畏，认为这些动物与宇宙能量息息相关。动物优于人类的身体素质和感官能力，这使人们更加确信它们具有某些神奇的精神力量，而人类则通过对这些动物的祭祀仪式获得此种力量，将某种动物作为民族的图腾，或用某种动物来象征自己。

箱庭作品中所出现的动物，既可能是来访者本身所崇尚欣赏品质的具体化，也可能是自己恐惧担忧的象征。考察作品中动物的象征意义，可以触及来访者无意识中的人格内涵。但是，来访者可能仅仅是因为某个动物能表现某一情景或某种心理而放置，不一定都具有所罗列的象征意义。还需要注意的是，箱庭疗法作为治疗技术，我们并不主张对来访者放置的某个动物所表现的象征意义都要进行具体的分析甚或猜测。

（一）十二生肖的象征意义

生肖也称为属相，按照汉字的解释，"生"指"出生"，"肖"义为相似、类似。谈生肖，首先要从中国农历的干支纪年说起，中国的历法在距今三千多年的夏朝就已完备，我们仍然通行的农历有时就被称为夏历，夏历纪年的方法是用干支纪年法，以天干与地支配合为序，天干有十个，分别是甲、乙、丙、丁、戊、己、庚、辛、壬、癸，地支有十二个，分别是子、丑、寅、卯、辰、巳、午、未、申、酉、戌、亥。以天干、地支相配，如甲子、乙丑、丙寅等依次类推排列共计60组，通称"六十花甲子"，这60组与年相配，60年循环往复一次；与月相配，60个月（5年）循环往复一次；与日相配，60日循环往复一次，与时相配，120小时（古人两小时计一个时辰）循环往复一次，如此循环往复，年、月、日、时各有自己的干支纪历，日历记载的方法就清晰并有条不紊了。中国古人讲究天人合一，天地与我并生，万物与我为一，人与自然界万物就具有天然的联系。因此，古人就拿12种动物来配十二地支，子为鼠，丑为牛等等，简称十二生肖。

那么，天下动物如此之多，古人为何选择了"子鼠、丑牛、寅虎、卯兔、辰龙、巳蛇、午马、未羊、申猴、酉鸡、戌狗、亥猪"这12种动物为属相呢？关于十二生肖的排列，有各种传说，但是，生肖座次的排定，决非一朝一夕，也不是一代人完成的。在此，按十二生肖的排列，对各生肖可能的象征意义给一简要说明。在此需要说明的是，这只是对十二生肖在箱庭中可能具有的象征意义的解说。

1. 鼠

我国民间流传着所谓"四大家""五大门"的动物原始崇拜，即认为狐狸、黄鼠狼、刺猬、老鼠、蛇等都具有非凡的灵性，属于代表着上天和神鬼意志的动物，故人们对它们会有敬畏之心。

尽管有"老鼠过街，人人喊打"的骂名，还有如"龙生龙，凤生凤，老鼠生儿会打洞"这样一些富有情趣的比喻，但鼠的灵性，包括鼠嗅觉敏感，胆小多疑，警惕性高，加上它的身体十分灵巧，它的机灵和性能通灵方面，使得民间认为鼠性通灵，能预知吉凶灾祸。鼠的繁殖力强，成活率高，也是生命力强的象征。由鼠特别演化出来的米老鼠，自然是一个具有无比灵性、聪慧神秘、令人喜爱的小生灵。

2. 牛

牛在十二生肖中是体积最大的，与老鼠正成对比，所以人们在生活中以鼠喻小或少，以牛喻多或大。牛有很多不同种类，黄牛、牦牛、牯、犊、犀、犋等指的都是牛。

在中国，经常会强调牛劲，要有些牛的精神等。也会提到老黄牛，脾气倔犟，还有"老牛拉破车"和"宁为鸡口，勿为牛后"等的比喻。但主要还是歌颂牛的献身精神，称"牛，吃的是草，挤出的是奶"。廓庵禅师著名的《十牛禅图》则用牛来比喻心，所谓心牛,就是真实的自己,是生命的本体。也有不少与学问挂钩的比喻,《抱朴子》里说"为学如牛毛,获者如麟角",强调做学问之不易。柳宗元文"其为书,处则充栋宇,出则出汗牛马",后人遂把书籍多称为"汗牛充栋"。

3. 虎

虎作为山中大王,是巨大能量、活力、勇敢、威严和权势的象征。因其强大的杀伤力而使得众多动物以及人类都敬而远之,"老虎屁股摸不得"。这就使得虎具有令人恐惧的力量象征。也正因如此,人们将虎与某种强权恶势联系起来,以英勇无畏之气魄去打虎、斗虎、灭虎,也将敢与凶猛、残暴的虎决一生死的,如汉代射虎入石的李广虎将、为救母而杀虎的黑旋风李逵、于景阳冈打虎的行者武松等猛将与壮士视为英雄。

"不入虎穴,焉得虎子""山中无老虎,猴子称大王"的谚语,大都有弦外之音、言外之意,都具有言在此而意在彼的特点,有的甚至可以就是寓言故事的概括与浓缩,是极为精湛的语言艺术。

人们爱虎而畏虎,虎和狮有阳性的象征,是人们用来避免灾难的守护神,小孩的虎头帽、虎头鞋,以及墓碑、廊柱的虎形修饰均反映了这一点,将帅的虎皮交椅就有强调王者威严之意。虎是兽中孤独者,一山不容二虎,虎是不合群的动物,不喜欢保护弱者,但其性格是外向活泼、明朗有朝气的。

4. 兔

兔既是生肖之一,也与人类的生命、人们美好的希望密切相连,不仅在中国,在日本也是一个美好的字眼。"兔",是动物兔的象形字。汉代许慎《说文解字》解释说:"兔,兽名,像距后其尾形。"其甲骨文、篆文描画的正是兔的长耳短尾的形象。由"兔"字派生出的汉字并不多,但都很有特点。例如,"逸"是一个会意字。兔子跑得快称为"逸"。《说文解字》等书都认为"逸"字表示兔子善逃,就是跑得快。于是又有奔逸、逃逸、隐逸、安逸、逸闻、超逸等语汇。

我国百姓皆知月宫玉兔,玉兔便成为月亮的代名词。古时,文人写诗作词,也常以玉兔象征月亮。在道教中,玉兔常与金乌相对,表示金丹修炼的阴阳协调。

5. 龙

龙的原型是蛇,这从龙的身躯完全可以看出。但龙是非常特殊的动物,是现实世界中不曾有过而被设想出来的神秘心象。

中国的龙具有图腾的基本特征,是各民族共同崇奉的图腾神。在《说文解字》中解:"龙,鳞虫之长,能幽能明,能大能小,能长能短,春分而登天,秋分而入渊。"传说炎帝、黄帝、尧、舜和汉高祖刘邦的诞生及其形貌,都与龙有关,是龙种、龙子。所以,在中国,龙代表着王权,是皇帝的象征,称皇帝为"真龙天子"。古越人也以为自己是龙种,故断发纹身,以像龙子。直至今日,我们还常说"龙的传人"或"龙的子孙",这些都是图腾祖先观念的遗留。至于龙图腾神观念,更为普遍,大多数民族都曾把龙视为保护神。

在东方传说中,龙是可以自由来去于海、陆、空的动物,是水族之王,却又关系到民生疾苦，故而将龙视作一种祥瑞，视作权力的象征，龙宫位于大海深处的中心。

我们知道，大海是人们无意识的象征，因而龙宫可视作人的无意识中的自性这一核心所在，而龙宫的主人——龙王正是人类自性能量强大的形象写照，或作倾盆大雨，或作雷霆万钧，既可降甘霖以救芸芸众生，也可驱使洪水泱及黎民，这都是龙这一自性力量强大的表现。从龙的起源——蛇那儿，我们可以认为这种自性力量的原始动力应是男性性本能的力量。而且，龙作为权力的象征也始自于父权社会。龙自由来往于三界之间，将三界有机结合在一起，因而我们可以认为龙是以性本能为核心的自我整合强大力量之象征。

西方神话传说中也有龙的故事，但在西方的象征中，龙一直象征着邪恶、降服，龙成为智力发达的人类战胜未驯服的自然世界的象征，屠龙成为英雄勇气的一种常见的考验。其实，究其根本，可能在于东西方性本能力量的态度上，东方将性的本能视为高贵的力量，是征服世界的权力的象征，而西方则是担忧对性本能的失控。中国也有降龙、屠龙的传说，这从古代壁画、秦汉瓦当图案中均可发现。同样，凯尔特民族中龙也是皇族力量的象征，在盎格鲁—萨克逊人统治时期的英格兰，龙也常常出现在旗帜上，在威尔士，至今红色的龙仍被视作该民族的象征。因而对龙的象征意义的理解也就具有普遍意义。

龙在中国传统文化中是权势、高贵、尊荣的象征，又是幸运和成功的标志。龙，作为我们中国人独特的一种文化的凝聚和积淀，已扎根和深藏于我们每个人的无意识之中，并影响着社会文化的各个领域、各个方面。俗话说"望子成龙"，就是希望孩子能有出息，将来能出人头地，做一番事业。

"龙凤配"图案在唐代以后广为流传。它不但象征帝王和帝后的权威，也可象征人类所有夫妻间的美满结合，而且还可象征一切世间的精神与物质的阴阳两极调和。可以说，龙凤图案是中华民族最有代表性的形象符号，是美妙的艺术形象。

6. 蛇

蛇是重要的象征心象，但不同文化背景对蛇的诠释可能千差万别，有引起人们毛骨悚然的恐惧，也有象征着智慧和祥和。由于蛇身与男性性器官相似，因而精神分析学派认为蛇是男性的象征，对蛇的恐惧可以解释为对阴茎恐惧，或宽泛地认为是对男性性欲的恐惧。蛇乃爬行于地面，居住于冰冷的洞穴之中，行进而不发出声音，故而又象征着阴险、狡诈和有毒的物或事。蛇身体异常灵动，其直觉甚为敏锐，故而蛇又是内心深处深刻、直觉智慧的象征。蛇为冷血动物，又会缠人，眼睛具有诱惑力，因而蛇又是诱惑、冷漠、纠缠的象征。

几乎所有的文化群体都认为蛇是原始生命力的代表，有时甚至可以代表造物主的神力。汉代墓葬和祠堂里，常有伏羲、女娲交尾神像，二神腰部以下均作龙蛇状。在西方创世神话中，是蛇诱使亚当、夏娃偷食禁果从而创造了人类，而且蛇的蜕皮特性又赋予蛇获得新生的意义，这也代表着问题解决。蛇吞噬自己的尾巴形成一个圆不仅象征着永恒，也说明神可以自给自足。

人们常常把蛇雅称为"小龙"，以示尊崇。蛇脱下的皮叫蛇蜕，也被称为"龙衣"。民间传说，每逢农历二月初二，是天上主管云雨的龙王抬头的日子，由此雨水会逐渐增多起来。我国北方广泛的流传着"二月二，龙抬头；大仓满，小仓流"的民谚，其实，这是指蛇结束冬眠、出洞活动的日子。这些都是把蛇比为龙。

在许多关于蛇的神话传说中，蛇既肩负着保护安康的使命，又具有极大的破坏力，蛇在很大程度上集对立的两种力量于一身。被驯服的蛇是能量的源泉，但同时又具有潜在的威胁，因此成为死亡或混沌的代表。蛇还是多产的象征，象征着生命的力量。

7. 马

马在中华民族的文化中地位极高，具有一系列的象征和寓意。马给人的印象是奔放、英俊、活力，具有超常的感知力，它们识途，能穿越难以通过的地区，对不明确的任何东西或猛兽出没的地方都十分敏感。马是主人的忠实朋友、助手，是主人借以到达目的地的主要凭借力量，具有自我牺牲的精神，是勇敢、胜利的象征。

马不仅是动物活力、速度和英俊外表的象征原型，在许多文化群体中还常常有征服和高高在上、得意洋洋之意。马是人类尚未发明机动车辆之前主要的载重和交通工具，也是战争中军事力量对比的重要标准之一，因而马在很大程度上是能量和力必多的一种象征。

马帅气、精力旺盛而且较为鲁莽冲动，因此常常表示男性的性欲，但这种以性欲为核心的能量和力比多是可以克制的，正如马是可以驯化和驾驭的一样。

男性来访者箱庭作品中马的形象可以视作其对自身帅气、奔放、力量的张扬，是对男性优势的张扬；女性来访者在箱庭作品中摆放马则可视为其对男性奔放、帅气、力量的欣赏，是对白马王子的渴望或欣赏。如果箱庭作品中的马匹上放置了骑士，则表示来访者力求对这种能量、力比多的驾驭，或者说是去驯服、利用或驱使这种本能的原始力量。骑士雕像在世界各地都非常盛行，象征着被驾驭的某种力量。骑马也可以视作性行为的一种象征。平原野马是自由奔放的，但也是本能的一种危险的释放，正如性本能的冲动一样，因此对马的驾驭在箱庭作品中就显得重要了。

8. 羊

羊可以说是人们最喜爱的家畜，在漫长的历史阶段，人类和羊建立起亲密的"伙伴"关系，羊是温顺、善良、柔弱、俯首、鞠躬的象征。羊的温顺、善良的性格，以及它对人类的特殊贡献，使人们对羊产生了许多美好想象的空间，羊的象征意义渗透到我们生活的各个领域。

基督教把羊形容为人性，容易迷失，必须依靠信仰的力量感化，使迷途的羔羊回头是岸，所以耶稣自称为牧羊人。

9. 猴

猴子是最接近于人类智慧的灵长类动物，聪明、多动是其明显的特征。猴子能做一些人类的动作，理解人类的行为，善于攀援，极其灵巧，因而在众多的文化中，猴子均有聪明、进化的象征，因而受到人们的喜爱和尊敬。在中国和印度神话传说中猴子扮演的多是敏捷、聪慧的英雄角色，《西游记》中孙悟空所扮演的就是这种角色，印度教中的猴王哈努曼（Hanuman）既是医神，又是勇士。在种种关于猿猴变人的传说中，珞巴族的一段民间传说最有自身创造的象征意义。

但猴子本身不易驯服，多动、爱玩和调皮是其另一方面的象征。而且猴子善于模仿，因而常被用来讽刺人类的虚荣心和其他恶习。基督教传统中，猴子却极为人们所厌恶，引起人们的猜疑，它是邪恶、贪婪、盲目崇拜和邪教异端的同义词。

来访者箱庭作品中出现猴子，可以视作其本身天生聪明，但也有爱玩、调皮、不驯服的一面，或标志着意识的不成熟。

10. 鸡

鸡，古代称做德禽。"鸡有五德：首带冠，文也；足搏距，武也；敌敢斗，勇也；见食相呼，仁也；守夜不失，信也。"①

鸡很平凡、柔弱，整天奔忙，到处找食，东啄西吃，尽管很勤奋，却谈不上生活舒适。鸡也有勇敢善斗的象征意义，这一意义是源于斗鸡。鸡喜欢搏斗打架，尤其是公鸡，这在日常生活中亦是常见的现象。

鸡的最显著的象征意义就是守信、准时。公鸡报晓，意味着天将明，再进一步引申，就象征着由黑暗到光明的解放，比如说"鸡叫了，天亮"就是这样一种象征意义。

箱庭作品中的鸡，往往是为了塑造家园的氛围而放置的，具有家的含义。但也会有来访者将鸡作为鸟来放置。

11. 狗

狗是人类患难与共的朋友，与人类相处已有数千年的历史，被认为是最通人性的、对人类特别忠诚的动物。忠诚、警觉和保护是狗的普遍性象征意义，这种忠诚、警觉和保护不论是从安全还是友谊上说都是非常明显的和共通的。人们相信狗对主人是忠心不二的，而对敌人却异常凶狠，它自有衡量敌友的道德、自我约束、自我要求和纪律含义，是超自我的象征。狗对于敌人非常敏感，并能迅速找到贼的踪迹，死追不放，毫不留情。狗能警告主人防备看不见的危险，是主人家居、财产的守护者。

在远古时代，狗在世界各地几乎都与阴间世界有关，狗既是阴间的向导，又是其看守，因为狗可以与人做伴，同时人们又认为狗能知晓神灵世界的一切，因此狗作为来世的向导是最合适不过的。在西藏，狗也是神的化身，是绝对不可欺食的。某些民族或地区有食狗肉的习俗，引起动物爱好者（包括笔者）的反感及抵制。

箱庭作品中出现狗往往充分表现了来访者对狗所象征的忠诚、警觉、勇气、善猎的品质的欣赏、重视和期盼。

12. 猪

在人们的心目中，猪恐怕是最老实的家畜，长着一副圆乎乎、胖敦敦的憨厚相，吃了就睡，饿了就吃，显得老实和本分。猪的懒惰在动物界是出了名的，猪之所以在所有家畜

---

① 《韩诗外传》。

中是长得最快的一个,重要的原因就是活动少。除在进食的过程中活动活动外,猪难得有什么大运动量的活动,更不用操心劳累了。缘于猪的一些其他特点,猪往往成为了蠢笨、懒惰、贪婪、丑陋的代名词,在人类文化生活中带有深厚的贬义色彩。

总而言之,在我们的生活中,猪一方面代表着愚笨、懒惰、贪吃、好色、肮脏,但另一方面又象征着勇敢、厚道、忠诚、谨慎、诚实、宽容。《西游记》中猪八戒就是食色本性欲望的象征。

(二) 其他动物

1. 狮子

狮子在所有大型凶猛动物中是最威严的,在动物王国中有"百兽之王"之美称,其强壮的身躯、浓密的长鬓,对其他动物来说均可谓是一种无言的震慑,而其吼声是自然界中最为强悍猛烈的声音,足以惊天动地。其棕的皮毛、竖直挺立的鬃毛、健壮的体魄均呈现出一种王者风范,也与太阳一样象征着强大的力量、勇气、威严。

荣格心理学派认为狮子集巨大能量与恬静的自控为一身。狮子是权威的代名词,它可以攻击、摧毁对手。狮子作为王者在具有权威性的同时,其性格中又有保护弱者、朋友的领导者风范,因此狮子又是保护神的形象。中国、日本一些重要处所门口放置着的雌雄双狮,以及舞狮活动都说明了这一点。狮子讲排场、摆风度,总想充当领导者,聪明且胸怀宽广,是天生的领导者,也是一个威严与慈爱兼有的父亲风范。

来访者对箱庭作品中出现的狮子作何评价,就可以投射出其对狮子身上所具有的这些象征意义的态度。

2. 豹

豹不是兽中之王,豹美丽的皮毛、快速的动作是动物世界中闻名遐迩的。与狮子、老虎一样,豹也是动物界中的强者之一,故而也就有了勇气和战斗力的象征意义。豹常利用自己的皮毛特点以及上树的本领加以隐蔽,其出没也常是神秘的,而其猎食时低视的妩媚之态,更增添了豹的神秘和美艳,同时也就有了一种虚伪、狡诈、淫欲的象征意义。

箱庭中的豹无论是来访者自我形象的代表还是代表他人的形象,都可能是无意争夺王者之位,但其神秘性及其内在的攻击力,却始终维持着其独特的地位表现。

3. 熊

熊是笨拙的动物,但却有强大力量。作为原始力量的象征,熊在斯堪的纳维亚半岛是主神奥丁的象征。许多地区的战神、斗士都与熊有关系。在东方,熊具有阳刚之气的象征意义,也是力量的象征。熊更多的是男人的象征,在中国古代,睡梦中出现熊则预示着家庭中将要添男丁,其性格是温厚的、天真的。因熊要冬眠,故熊又与月亮、再生相联系。

尽管人们认为母熊具有母性力量和温暖呵护的象征意义,荣格却用熊来表示无意识的危险之处。在基督教和伊斯兰教中,熊是残忍、贪得无厌又常存报复心理的动物。

箱庭中熊如果是来访者自我形象的代表,则象征着来访者笨拙、强大、有力量,同时也可能说明来访者在人际交往中孤独的心境。

4. 象

象是陆地上最大的动物，其鼻子和粗壮的大腿成了其区别于其他动物的标志。它力大无比，而又有很强的记忆力，是力量型的动物，象征着宇宙的能量。在中国和非洲，象都是皇权的古老标志。象象征着较高的身份地位、超人的力量和远见卓识，只有王子、王公之妻以及成佛的智者才能将其作为自己的坐骑。由于象是长寿的动物，所以它也象征战胜死亡、聪明智慧、谨慎和高贵的尊严。此外，象还具有所有有益于人类的事物的象征含义，如和平、丰收、雨水等。在佛教信徒眼中，象既是精神启示的象征，又是稳定、不易改变的标志。中世纪人们认为，由于公象在母象怀孕期间能够克制性欲，因此象在西方成为慈善、忠诚和爱情的象征。无论西方还是东方，象都与智慧、力量、德行联系在一起。

象虽力大无比，却不能称王称帝。箱庭中，象表现的是一种哲人的智慧、深思熟虑和宽厚，是动物中的智慧老人。

5. 狼

狼的性情残忍而贪婪，在传统文化中，狼是威胁性、破坏力的象征。不同的民族文化背景对狼的象征会有不同，残忍、狡猾、贪婪、无情无义、性暴力等象征意义的得出，依据的是狼的本性恶的一面；而在罗马，狼则是勇气、胜利和母性的代表。狼的漫无目的的巡行，象征着没有被驯化的外部能量，富有灵性却毫不妥协。

箱庭作品中出现狼，可能象征来访者心中恐惧多种东西，尤其是那些攻击性、破坏性的兽性能量。女性来访者的作品中出现的狼，则可能还象征着对男性性的恐惧。母狼是母性强烈爱子情结的代表。

6. 鹿

鹿是动物界中的弱者，常常遭遇到凶猛动物的攻击伤害，其听觉和嗅觉很灵敏，善于奔跑。鹿的外形灵巧，又富有运动性，在不同的文化中，鹿都具有美好的象征，纯洁、温柔、灵性、善良是人们对鹿的普遍赞誉，鹿还常与再生、光明、创造力等相联系。牡鹿或雄鹿是阳性生殖力的象征，对于美洲土著和某些其他文化群体的人来说，鹿角象征着生命之树和太阳的光辉，鹿角脱落后重新生长代表了成长和再生。牡鹿具有男子生殖和豪迈热情的含义。在中国，牡鹿象征着富足与幸福，这可能是鹿与汉字"禄"同音的缘故。但在弱肉强食的动物世界里，除了逃逸，鹿没有保护自己的能力，因而软弱性是其无法克服的。

鹿虽有雌雄之分，但在箱庭作品中出现时，来访者更多是将其视作女性的象征，这可能是人们对于鹿的女性气质的观念所造成的。

7. 猫

猫是恋家的动物，虽经过驯化，但猫仍具有惊人的独立性。猫体细腻柔软，手感好，鸣叫声缠绵，神情温柔，举止娇媚，表现了招人怜爱的特性。猫还是残忍而狡诈的猎食性动物，在把活的猎物吃掉之前先对其玩弄一番。猫常常被用来象征神秘、野性又温柔的女性，有一个叫"音乐猫"的动感组合乐队，就是由九位年轻女子组成，其融合中西方乐器演奏的新音乐受到人们的欢迎。更重要的是，用"猫"表现了女性的漂亮、可爱、乖巧、柔顺，妩媚之中隐藏着一分野性，给人一种感官之美。

猫多在夜间独自行动，因而与孤独联系在一起。猫能自给自足，因此也是自由的象征。

8. 鱼和水生哺乳动物

在中国，鱼与"裕"谐音而具有了财富的象征意义，从这一层面理解只是民俗学意义的象征。当然，鱼与财富的联系并非源自于此，先民们由于生产力发展的局限，捕鱼、狩猎为其生存的主要途径，捕得的鱼的多少也就代表着财富的多少。因而，鱼象征财富并非只局限于汉字体系之中，而是具有普遍意义的。

鱼生活于水中，自由自在，不怕洪水的威胁。海洋等水域作为人类无意识、力量源泉之象征，鱼自由生活其中，可以视作知识智慧的象征。精神分析学派还将鱼象征性，弗洛伊德认为小鱼是精子的象征，鱼是阴茎的象征。鱼与性也确实有其普遍的象征意义。"鱼水之欢"就是描写性行为的，水是女人的象征，具有生殖繁衍的象征意义，那么鱼则是男人的象征。

在所有水生哺乳动物中，海豚普遍被认为是灵魂获救、形体变换和爱的象征。海豚的象征意义直接来自其自身特点：友好、活泼、聪明。在希腊神话中，海豚经常救起落水的英雄或将人们的灵魂带到极乐世界，这些神话对海豚在基督教中的象征地位产生了很大的影响。

鲸以其巨大的个头给人以深刻印象，它有方舟和子宫的含义，象征着再生。在非洲和波利尼西亚，鲸还常与启蒙联系在一起。

金鱼和鲤鱼可能也存在差异，由于金鱼颜色美丽，人人皆会喜欢，往往是家庭用来观赏的鱼类。在西藏，因鱼是生活在水中的一种动物，能够自由自在地游于水中，佛教以其象征超越世间、自由阔达、得解脱的修行者。通常以雌雄金鱼一对象征解脱的境地，又象征着复苏、永生、再生等等。金鱼还可以认为是慧眼的象征，因为鱼的眼睛可以透视混浊的泥水。

早在古代，就有了"鲤鱼登龙门"，龙为鲤鱼转化而来的传说。据《太平广记·龙门》记载："龙门山，在河东界。禹凿山断门一里余，有黄鲤鱼，自海及诸川，争来赴之。一岁中，登龙门者不过七十二。初登龙门，即有云雨随之，天火自后烧其尾，乃化为龙矣。"这就是所谓"登龙门"的由来。所以说，鲤鱼在中国是成就、出人头地、长寿及男性生殖力的象征。

端午节是我国重要的节日，在民间至今仍保留着悬钟馗像、挂艾叶菖蒲、赛龙舟、吃粽子、饮雄黄酒、游百病、佩香囊、备牲醴等多种习俗。在日本也过端午节，当然也保留着某些我们中国的传统，如吃用粽叶包裹的粽子，祭祀投身汨罗江的屈原，也将气味浓郁的菖蒲和艾蒿插在檐下，有男孩的家外都会高高竖起"鲤鱼幡"。鲤鱼在水路翻腾跳跃，充满着活力，如同"登龙门"。

箱庭作品中出现鱼时,我们一般不从性的角度,而是从智慧、财富、自由的角度去理解,除非来访者解释箱庭作品时非常强调鱼水的关系。必须说明的是,由于鱼类种系的发达,不同外形、气质的鱼其象征意义可能存在差异,如箱庭作品中鲨鱼的出现可能象征着恐惧,而不是自由。比目鱼可能是情感深切的象征。

9. 贝

贝来自于海洋,代表着丰富的想象力,是无意识中深奥的精神象征。贝壳经海水推动而呈现于沙滩之上,可以理解为智慧、财富的获得与展现。贝是一种容器动物,其肉身可以退缩到自我的壳内,而五彩斑斓的外壳给人以美感,故而贝壳被作为女性性的象征以及害羞、自我保护屏障的象征。

男性来访者箱庭作品中出现的贝壳可以理解为对女性性的一种渴望,也可以看成是其对女性性的赞美和欣赏。同理,女性来访者中出现的贝壳可以理解为其对女性性的渴望、欣赏和认同。当然,有时贝壳在沙滩上的出现只是一种点缀,来访者不过分强调时可能也并没有过多的象征意义。

10. 龟

龟本是动物世界中的寿星,在不同年代、不同文化背景,龟的象征意义也有所不同。

中国元代之前,龟一直是长寿的代名词,是古代四灵之一,其壳被当做灵物用来占卜吉凶。后因龟的收缩性而与胆小怕事的男子画上等号,又因与无法保护妻子贞节挂上钩,故时而成为贬义词。

龟孵卵时会一直关注、保护着自己的卵,直到小龟孵化出来,因而龟也是母性的象征。传说中大地是由龟驮着的,故而龟也就象征着大地,而大地就是母亲的象征。箱庭作品中出现龟,往往是对健康长寿、自我保护的祈盼,对母性的尊重和颂扬。

在西方文化中,龟能产下很多蛋,因而是多产的象征,其长寿也是人们所期盼的。龟有自我保护的能力,在危险到来时,随时都能躲进自己的保护壳里,是能屈能伸、躲避外来攻击的象征。

11. 青蛙和蟾蜍

青蛙是母亲、多产的象征。中国原始夏人以蛙神为创世神、先妣神和保护神,认为自己是蛙神的后代。他们希望自己像冬眠夏出的蛙神那样,具有死而复生的生命神力,希望本民族的女性像蛙神那样,脖子瘪了可以再圆,永无止境,具有超凡的生殖神力。后来,蛙神变成了蛙人,并逐渐演变为神话中的女娲、嫫母(黄帝的妃子)等。在埃及,生育女神赫克特(Heket)就是一位青蛙女神。青蛙常与物质的原始状态、魔法、生殖、进化、月相、水和雨相联系。青蛙产卵于水中,经过生长由蝌蚪变成可以在陆上生活的青蛙,这一过程具有人类进化过程的特征。青蛙是春雨和再生的先行官,因此象征着繁育和再生。

中国神话中,蟾蜍生活于月宫,是女性的象征。但在欧洲,蟾蜍是死亡的使者,还是女巫的僧侣和密友,让人生厌。蟾蜍代表着阴,也是润泽的象征,此外蟾蜍还能为大地带来雨水,因此也是幸运和富有的标志。在日本,"蛙"与"归"发音相同,故会有"回家"

和"回归"之意。

12. 鸟

鸟类家族的繁荣与鱼类一样，其类别的划分无法胜数。中国有句古语："海阔凭鱼跃，天高任鸟飞。"海是鱼的领地，天却是鸟的世界。展翅高飞是鸟给予人们的一种普遍知觉，鸟类飞翔时没有凭借任何有形的东西，只依靠于无形的风，而且飞翔的方向、高低均由自己掌握。因此，鸟主要代表自由、自然。鸟来回于天地之间，故而被视作天地之间的使者，这是鸟类普遍意义的象征，而不同种类的鸟其象征仍然存在着差异。

凤凰是与龙、麒麟一样虚构的动物，凤凰是一种吉祥的象征，是百鸟之王，在中国，凤凰往往是美好、才智的象征，被看做瑞禽。由于其难得，因而成为圣洁高贵的象征，成为与龙所代表的帝王相应的皇后的象征。凤凰的名字得于雌雄的性，又具有阴阳二性，且外观美艳绝伦，所以又象征着和睦美满的情感生活。凤凰的雄性气质类似于鹰，自信、坚强、独立、刚烈，但凤凰没有鹰的傲慢、自私、残忍。凤凰的雌性气质类似于鸽子，温和、善良、合群、纯洁，但却摒弃了鸽子的自卑、软弱、依赖性。因此，凤凰是鸟类中雌雄结合最为完美的象征，是人的心理整合的象征。箱庭作品中出现凤凰可以认为是来访者自我整合的表现，象征着刚柔相济的性格特征。凤凰涅槃又使得凤凰具有再生的力量，也象征着来访者个性化实现的过程。

鹰是天空的主人，是鸟类中力量、速度、洞察力的最合适代表，它是现实中的"百鸟之王"，其强劲的翅膀、锋利的爪子和嘴、敏锐的目光，使它成为巨大的勇气、力量和远见卓识的象征。在人类文明史中，鹰一身集众多神性的、褒义的象征。箱庭作品中摆放鹰，是来访者性格中具有或者渴望获得伟大智慧和深邃的见解，或是庄重、强大、威严的人格特征的表现。隼和鹰一样，是胜利、抱负、精神、光明、自由和优越感的标志。在西方传统中，隼是猎手的象征。

猫头鹰是夜猫子，昼伏夜出。其生长习性在人们看来象征着明智、耐性、反省、沉思以及不为黑暗所蒙蔽的心灵。在日本，猫头鹰被认为是有灵气的鸟类，其眼睛又如同眼镜，故被奉为学问之神。在欧洲，人们将猫头鹰和智慧女神雅典娜联系起来，是雅典娜的圣鸟，象征着超越一切愚昧蒙蔽的知识和博学。但在有些国家，猫头鹰却与死亡、恐怖联系在一起。箱庭作品中出现猫头鹰时，有的时候为了更为合理准确地作出判断，需要明确表现的时间，如果表现昼的话，可能是明确、清晰、智慧，而夜则可能是孤独、寂寞、寻思等，当然也可能会是两者的综合，或者仅仅是因为猫头鹰玩具的可爱。

鸽子是和平的象征，这乃是其美丽温顺的外表和《圣经》中鸽子形象使然，在各种宗教神话中，鸽子常是圣灵的化身。在基督教中，鸽子是慈善的象征。在希腊和罗马传统中，还代表了伟大的爱之女神的特征。此外，由于飞鸽传书，鸽子又常是信息联系的象征。

在中国，雉鸡具有很强的象征含义，常以其美丽的外表和绚烂的羽毛与太阳、光明、美德联系在一起，也可以体现高级政府官员的组织能力。此外，中国人见到雉鸡还会想起雷电，这可能是其翅膀不停地拍打让人产生的联想。另外一种象征光明的鸟是鹌鹑，但更多的人认为鹌鹑是温暖、热情和勇气的标志。在希腊和印度教传统中，鹌鹑代表的是生命回春和春季太阳的回归。

孔雀开屏时展现出太阳四射的光辉，是皇族、不朽的象征，因其美丽的羽毛，孔雀也代表了繁星闪烁宇宙的和谐统一。在罗马，鹰是国王的灵魂之鸟，而孔雀则代表了王后及公证的灵魂。孔雀开屏展现自己的美丽，与世俗所提倡的谦恭不符，因此孔雀便具有了骄傲的象征意义，但许多传统都认为孔雀的这一习性代表着尊严。

以上主要叙述部分动物的普遍的象征意义，有的也谈到了在箱庭中的象征，但有的就缺少在箱庭中的象征。需要强调的是，这些动物的普遍象征和箱庭中的象征并不一定都是等同的。在这里象征意义的罗列，只是为分析来访者的箱庭作品提供理解的素材或可能性。所以，来访者放置这样或那样动物的时候，希望不要去对号入座。后面的其他类别的也一样。

三、植物的象征意义

远古时代起，树木、花卉等植物就为人类提供了必需的食物，也形象地表达人们的情感。植物的象征含义的表达往往极其贴切、含蓄。

箱庭作品中的树木、花卉等植物所传递给我们的象征含义除其独自的意义之外，也有其他心象的背景或衬托。当来访者就其中某一植物更为强调时，有必要对其作深入的思考。由于植物本身所具有的生生不息的生命力，以及其为其他心象所营造的背景的丰富性，理解植物的象征也就为理解箱庭作品增添了一种依据。

（一）树木

树是生命的具体体现，它将宇宙中的天、地、水三个基本领域有机地组合在一起。树是自然界中万物蓬勃生长、季候性衰败和来年再生的象征，其地位至高无上。因此，从箱庭作品中树木的生长形态可以探知来访者生命力的状态。郁郁葱葱的树投射来访者旺盛的生命力和原动力，而枯死的树或树桩却可能是心理、生命力枯竭的表现。树直立的形状与人相似，所以在绘画测验中常用树木来测验人的人格特征。

树有时能够保护众人或满足人们的愿望，传统戏剧黄梅戏《天仙配》中，玉帝之女七仙女因感天宫孤独寂寞而思慕人间生活，经土地爷说合，槐荫树做媒，与董永结为夫妻。没有槐荫树，可能也就没有天仙配。

笔者的故乡山东有许多梧桐树，于是就有李清照的《声声慢》传神地写道："梧桐更兼细雨，到黄昏、点点滴滴。这次第，怎一个愁字了得！"真是既承载了细雨的滴落，又表述了难言的离情愁绪。树既是生命力流动的主题，也可能会是连接内界与外界的纽带。

1. 松树

松与柏，苍老盘曲的树干，树龄长逾千年，木质不易遭虫害和腐烂，象征坚毅、高尚、不朽、长寿、长生不老，故会有不老松、迎客松的说法，因而常常种植在家门、陵园、神庙周围。笔者在 2005 年 2 月曾陪同云南省省委副书记丹增先生到云南省楚雄彝族自治州武定县、禄丰县调研，在武定县某学校，受到领导和有关人员的热情接待和欢迎。令笔者惊讶的是，在通往校舍的路面和院内撒满了松针以表达欢迎之意。

雪松象征着力量和不朽，同时因其对重重霜雪的承受，也就具有了承受力和忍耐力的象征。"风入寒松声自古"，松风传雅韵，也是松树一大特征。曲阜师范大学杜振吉教授曾送给笔者著名书法家高天祥教授的书法对联，上写"临窗邀石听溪语，凭栏望月浴松风"，听松风可谓是文人雅士的风雅之举。

2. 柳树

柳树是月亮和女性的象征。笔者因与浙江树人大学的缘分，曾多次到杭州讲学。记得有一次，王家扬先生亲自陪我和国际茶道丹月流家元丹下明月女史游览西湖，才真正理解并共感了贺知章的"碧玉妆成一树高，万条垂下绿丝绦。不知细叶谁裁出，二月春风似剪刀"中对婀娜多姿、妩媚无比的柳树形容的境界。

也有"无心插柳柳成荫"的说法，是生存力的象征。在道家看来，它是耐心和柔韧力量的标志。在中国的文学艺术作品中，柳树是表现离别、友谊比较多的主题之一。

3. 果树

中国的桃树、杏树、橄榄树、石榴树及其他可提供果实的树往往是代表成就、成果及收获的象征，往往也与不朽、长寿、春天、青春和婚姻息息相关，故会有寿桃、桃李满天下之说。冬天树枝光秃，春天重又开花，夏季枝叶繁茂并孕育果实，秋季果实成熟，使人联想到四季轮回更替。

4. 圣诞树

圣诞树作为特殊的树，是再生的象征，代表着光明的重生。古罗马的农神节用常青树作装饰，象征着太阳和白昼，来庆祝旧的一年的逝去和新的一年的诞生。来访者在箱庭中使用圣诞树，也有可能是为了纪念难忘的日子。

5. 竹子

竹子是草本植物，但在中国传统中常将其视作特殊的树，象征着生命的弹力、长寿、幸福和精神真理，在日本是真实与奉献的标志。竹子笔直的线条和中空的结构以及竹节都具有深刻的含义，在东方文人士大夫眼里是正直、虚心和气节的象征，他们会在房前屋后种植竹子来显示自己的人格。

（二）花卉

花是美的象征。由于花朵的含苞待放、开放以及花朵凋谢之后结果实的过程，我们常用花来比喻女性。因此，箱庭作品中花的出现可以认为是来访者对女性的褒扬。花也使得箱庭世界变得绚丽多彩，因此花是装点生活的象征。鲜花还常与掌声相伴，由这一层而又可得出来访者所拥有的或希望拥有的奖赏、鼓励。不同类别的花还有各种不同的象征，这与不同的文化环境有关，在欣赏箱庭的时候也需考虑这些特点。

1. 牡丹

牡丹是花中之王，是中国固有的特产花卉，有数千年的自然生长和两千多年的人工栽培历史。牡丹，其花大、形美、色艳和香浓，代表着富贵、荣耀、繁荣和尊严。牡丹文化被誉为中华民族文化和民俗学的组成部分，是中华民族文化完整机体的一个细胞，经常会有人用牡丹的高贵品质来形容中华民族文化的一般特征及中国的国民性。

2. 菊花

菊花向以"花之隐逸者"而名扬天下，因菊花于秋季开放，且花期一直持续到冬季，因而是秋天宁静与丰收的象征。因其傲霜的本性又常被文人士大夫用来比喻自己的人格，屈原曾写"朝饮木兰以坠露兮，夕餐秋菊之落英"，"春兰兮秋菊，长无绝兮终古"，表明了不与恶势力同流合污的品格。陶渊明赋《归去来辞》："三径犹荒，松菊犹存"，"采菊东篱下，悠然见南山"。十六瓣的菊花是日本皇室的象征，但在日本菊花是用来供奉先祖的，不可拿菊花来送人贺喜祝寿。

3. 莲花

莲花象征着诞生、再生以及宇宙中生命的起源、万物的创始之神、太阳和太阳神。同时莲花还代表着人类精神从心的花苞逐渐成长以及灵魂神性，达到尽善尽美境界的内在潜力。周敦颐的一篇《爱莲说》："予独爱莲之出淤泥而不染，濯清涟而不妖，中通外直，不蔓不枝，香远益清，亭亭静植，可远观而不可亵玩焉。"由此确立了莲花的"花中君子"的地位。因其从污泥中生出，向太阳绽开纯洁无瑕的花瓣，暗指太阳从原始浑浊、潮湿粘腻的泥土中升起，是埃及神话中创世的象征。佛教众菩萨盘腿于光芒四射的莲花之上，象征着内在潜力的挖掘。莲花也是中国道教思想中精神之花——金花绽放的象征。莲花的代表男性的花杆和代表女性的花朵完美地组合成为两性精神结合、和谐融洽的象征。在中国佛教中，莲花是八大祥物之一，象征着操行端正、处事沉着、婚姻美满、繁荣昌盛，手持一枝莲花的小男孩表达的是子孙满堂的祝福。

4. 玫瑰

玫瑰是西方传统中的典范之花，是心灵、宇宙之轮的中心以及神圣、浪漫、情爱的象征符号。白玫瑰代表清白、纯洁和童贞。红玫瑰象征着冲动、欲望和性感之美，与白玫瑰一样也是完美无瑕的象征。

5. 桃花

在中国，不管是"轻薄桃花逐水流"还是"桃花依旧笑春风"，桃花是文人们乐此不疲的吟咏对象。桃花被作为多情又不专一的女子的代名词，对男士也有交"桃花运"的比喻。桃花又往往与流水连在一起，张旭《桃花溪》之"隐隐飞桥隔野烟，石矶西畔问渔船。桃花尽日随流水，洞在清溪何处边"最具韵味。来访者也有将桃花与"三结义"联系在一起，在箱庭中布置诸如在桃花中结义、在桃花边诉情、让友谊与欢乐在春风中放飞等的景象；也会有在箱庭中用桃花来表现陶渊明的《桃花源记》中的世外桃源的景象。

（三）草

芳草萋萋是春的景象，而满目衰草却极尽秋冬之萧瑟，因而草的枯荣也与树一样标示着时令的更迭。草虽小，然而其生命力却不弱，默默无闻、顽强、向上，以及"野火烧不尽，春风吹又生"的生生不息的原动力均赋予草无尽的褒赏之词。

箱庭作品中很少出现单株小草，而更多表现草地、草原，从而表现出来访者勃勃的生机，而沙漠中的一片草地却是希望、新生的象征。

四、交通工具的象征意义

交通工具是人们快速到达目的地的外力凭借，也是动态的一种表现。不同的交通工具由于其速度、外形、特性以及人们赋予它们的一些情感，也就有了不同的象征意义。

当代人出入行走，几乎离不开交通工具，因而在箱庭作品中对交通工具的使用也就非常频繁。在箱庭作品中使用交通运输工具，来访者可以体验到一种运动和前行的感觉。此外，交通工具往往是自我像的表现，可以解释为来访者个性化过程中自我位置和前进性的表达。

（一）汽车

汽车是非常便捷、快速的交通工具。箱庭作品中出现汽车，可以理解为来访者善于利用外界力量的支持去达到自己的目的。当然来访者不同的解释就有可能赋予额外的信息。汽车由自己驾驶还是由别人驾驶，这反映了来访者对控制自己能量发挥、把握奋斗目标的水平的判断。汽车数量的多寡反映了其心理能量的强弱、持续问题；汽车方向是矛盾、分散还是一致，反映了来访者动力方向的一致性问题，同时，还可以反映来访者内心体验是有序的还是混乱的。

汽车是使箱庭作品呈现动态的重要标志，是来访者积极的心理发展变迁的象征，箱庭作品中汽车的运动可能表征着来访者的运动和成长。但车库中的汽车或停在一边的车辆却是静止的，可能是一种财富的象征，当然也是心理状态处于恒定状况的表现。私家车和公共汽车的区别又反映了来访者的人际交往态度及状况。

（二）自行车

自行车是常见的交通工具，轻便、灵巧、浪漫是自行车给人的感觉，在众多交通工具中，自行车是唯一需要自己用力驱使的，因此，自行车的动力性相对其他交通工具来说也就最弱，当然比起徒步行走，又快得多。

箱庭作品中出现的自行车可以看成是来访者自我心理状态的表现，静止的还是运动中的，离目的地是远还是近，可以看出其对自己现实力量与理想之间距离的感受、估计。

（三）火车

火车力大无比，是当前运输力量最大的工具，它的运行必须遵循着固定轨道，火车到达、出发的时间总是固定的，因而火车象征着巨大的外在力量援助和机遇。

箱庭作品中出现的火车是停靠在站台上还是在行驶中，说明对这种外力的利用状态。来访者解释作品时，认为自己是否在火车上，是否赶上火车，表明了来访者对机遇的把握。如果出现火车处于轨道转弯处，可能说明来访者正处于人生的转折点；而火车驶入隧道，可能象征着来访者对回归母性的愿望。

（四）船

船是水上交通工具，其承受载体为水，而水乃是生命源泉的象征，也是无意识神秘力量的象征。因而在水上行船，可能象征着借助生命本源的力量尤其是无意识本能力量达到目的的愿望及努力。动力船往往表达一种力量感、财富感、竞争感或旅行感。船在海上航行也是一种浪漫的象征。渔船由于渔翁的特定象征意义，往往结合在一起象征着在无意识中进行深入探究的愿望的动力，而渡船则可能因摆渡者通常是智慧老人的象征而附加上这一含义。汽艇的飞速前进除有浪漫之旅的意思之外，也表现了来访者希望尽快达到目的的迫切心理。

（五）飞机

飞机往来于天地之间，因而象征着与天地父母之间联系的平衡情况，象征着包容性和分离性之间的平衡。飞机是当今速度最快的交通工具，其外形像鹰，天空是其活动领域，坐飞机远行既是讲求速度，同时也是一件冒险的事。箱庭所用沙箱的四个侧面均为蓝色，象征着天，然而要表现飞机飞行却存在一定困难。

箱庭作品中出现飞机，如果来访者解释时说明自己仅是一名乘客，则象征着快速实现目的的愿望；如果自己本身是飞机的驾驶员，则表现了来访者正在进行一项有冒险性的事，试图控制局面的意图，是对自己能力的估计。飞机失事却可能隐含着对自己的否定、愿望实现的破灭。

（六）军用车辆

军用车辆在表现战争主题的箱庭作品中经常出现，包括坦克、军车、战斗机等。这类玩具的使用因与战争主题息息相关，故除了力量的象征之外，更主要表现的是来访者内心的矛盾，象征着攻击性和毁灭。有时军用车辆被来访者当做普通交通工具使用，这可能投射出来访者自我意识的模糊之外，还包括自我保护、自我壮大的意愿。

五、建筑物的象征意义

建筑物是人类主要生活、学习、工作的场所，不同功能的建筑物在箱庭作品中有不同的象征意义。按照弗洛伊德性象征理论，具有容纳作用的建筑物通常是女性性、子宫的象征，然而在箱庭的象征中，我们往往从各种角度出发去进行理解。

（一）房屋

房屋是人类活动的重要场所，往往是家的代名词。因此，箱庭作品中的房子就是家的或归宿的象征意义。房子还象征着来访者本人心理，正所谓"心房"的意思，房子的外形、颜色以及房子里发生的事件都是来访者本人心理存在的表现。选择那种高大且富丽堂皇的房屋，往往象征着来访者心理表现的丰富、远大的目标或是坦诚的心态，选择那种陈旧、破落的房屋则是投射出来访者疲惫、饱含沧桑的心理。房子里财物丰富、有序情况则是来访者内心的丰富性和有序性的表现。房屋门窗开放情况是来访者心态的开放度及与他人交往的态度，关闭的门窗也就是来访者自我封闭的、孤独的形象化。来访者在箱庭作品中如果摆放了房子，却说没有自己的房子，反映的是来访者不愿意或不敢正面了解自己的内心世界，是对自我认识行为的阻抗。作品中多座房子可以理解为来访者与他人的关系，也可以理解为来访者人格中的不同方面。

（二）商业场所

商场、商店都是人们购买物品、补给生产生活所需的场所。此外，商业场所并非住所，南来北往的人们在这里均为匆匆过客，是人际交往中邂逅的地方，因而商业场所象征着人际关系中的表面化、利益性关系。商业场所或许还可以理解为学习知识的地方。

箱庭作品中商业场所虽然也是房子之类的建筑物，却不能理解为归宿，我们认为将商业场所理解为补给或援助是比较合适的。

（三）塔及庙宇

在人类历史长河中，宗教活动场所均代表着一种神权和秩序，其本身透露出一种祥和、平静、神秘的气息，因此，箱庭作品中出现宗教活动场所诸如庙宇、教堂、塔等都象征着精神上的宁静祥和，一种精神的皈依。

塔是一种居高临下的垂直建筑，且常建于高处，所以象征着将人间与天堂联系在一起，塔为多层建筑，加上其宗教神秘的意义，故又象征着人精神的升华。灯塔上的灯光常常是引导人们方向的标志，且一般建于高而易见之处，故又可象征来访者心中神秘而崇高的努力方向。塔外形类似男性生殖器，故在弗洛伊德学派中塔又有性的象征意义。

寺庙、教堂、神社是人们祈祷、倾诉、忏悔的地方，是人们精神得以安宁的场所，而且由于这些宗教场所是神佛的住处，人们在与神佛进行交流，故箱庭作品中寺庙、教堂等地方表示和平、大智慧以及精神的依托等。

（四）图书馆、加油站、取款机

图书馆、加油站、取款机是自我能量补给的象征。

图书馆是人们学习新知识、获得新信息的场所，是自身能量的补给。加油站是车辆动力的补给点，当来访者在箱庭作品中表现出汽车和加油站时，表明其意识到自身力量的有限性，及补充能量的必要性。取款机是当代社会的产物，也是持续动力的设施，但与图书馆、加油站不同，取款机既可能是补给也可能是渴望的含义，从取款机中获得的补给来自自己的积蓄，因而是自身控制的潜力。而图书馆、加油站的补给却得益于外界力量，是用自己的努力劳动和自己的财富为交换条件的。

（五）城堡

城堡给人以安全感和封闭、防御的感觉，而且城堡一般色调较为沉重、古老，所以城堡也就有了沧桑、压抑的象征。

在箱庭中，来访者如果解释说自己呆在城堡里，象征其感到不安、压迫，寻求逃避、保护，但同时也可看出其强大的自我防御意识，甚至是由于自己封闭的心理使自己与外界的联系处于隔离状态。

（六）连接物与障碍物

桥是连接、沟通的重要建筑物，也沟通了人与人之间的关系，因此，桥首先象征着起沟通作用或连接作用的人或物。桥还象征着生活阶段的过渡，以及生活方式的改变。桥象征的不仅是独立的个体之间的联系，还是自我多种人格特征之间的联系，或个体过去、现在以及未来的联系，或是意识、物质与无意识精神的联系。箱庭作品中，如果人物立于桥上，可能还象征着其处于心理和精神状态发展过程的危机之中，或处于一种转变关键时期。

门开着是表明连接，而门关着则是一种障碍，因此，来访者解释门是开着或关着也就反映了其心理状态以及与人交往的情况。大门是入口，是通往房子的检验处，因而也就有了标准的含义，而门的大小、门槛的高低自然就象征着标准的高低了。大门是房子最有意义的部分，可开可关，是入口也是内外界限，走进或走出，就会进入一个有着不同情形、不同意识形态的空间，将引向不同的人、不同的氛围，故而门就是一种角色、意识、形态转换的象征。

篱笆、栅栏、墙均是交通、交流的障碍，是界限的标志。它们既可以是消极意义上的人际分隔的象征，也可以是积极意义的人际保护的象征，关键在于这些障碍是将什么东西与自己分隔开。这些障碍物既是财产保护的凭借，同时也是权利范围的划分，其中墙的排斥作用最为直接简单，也最为坚实，而篱笆、栅栏则将这种界限美化、柔化，箱庭作品中界限的划分使用的是哪一种障碍，可以投射出来访者处理人际关系的能力、方式。如果是保护的象征，还要分析之所以需要保护的原因。

六、物品的象征意义

世间物品不计其数，因其质地、功能、外在形态以及神话传说的影响，其象征的作用亦异常丰富。箱庭作品中出现的物品也因来访者的心理状态及其偏好而千变万化，理解这些物品的象征意义除了上溯其原型根源，探究宗教神话的因素外，更主要从其功能、外形上予以考虑。

（一）照明物

光明作为具有积极意义的宇宙象征符号与许多人工制品有关。在电灯发明之前，人类主要运用火炬、蜡烛和油灯来照明。照明物绝大多数出现于黑夜或暗处，黑夜或暗处一般象征着未知的、神秘且广阔无边的无意识世界，因而常令人产生神秘和恐怖感，而灯等照明物的出现打破这一片漆黑，成为照亮无意识心理的真知灼见，以及战胜恐惧的巨大力量。而且灯、蜡烛等在黑夜给夜行人指明道路和方向，因而也就有了希望的象征意义。蜡烛是在无知黑暗中的精神之光，在基督教仪式中的地位非常重要，是欢乐、浪漫、忠实和证言的象征。就个人而言，蜡烛寿命短暂且容易熄灭，因此被比作人们孤独升腾的灵魂。油灯和灯笼是精神、真理乃至生命本身的象征。在宗教神话中，火炬还具有神的智慧的象征意义。

第四章　箱庭疗法中的象征意义

（二）乐器

音乐在许多文化传统中都与生命的诞生紧密相连。原始音乐模仿事物运动产生的节奏、动物及天籁之音，实际上是人类与众神交流沟通的一种尝试。音乐是人类的另一种语言，人们可以用音乐表达自己的情绪情感，并通过音乐与他人进行交流，因而音乐就有了情感倾诉的功能。

箱庭作品中的音乐往往是通过一些乐器来表现的，有时来访者摆放乐器并非其本身会弹奏乐器或想弹奏乐器，而是随便摆放的，这就反映了其倾诉情感的渴望，期盼有人能倾听其诉说自己的烦恼或者喜悦。当乐器与自我像放在一起时，这种愿望正在实现，而如果乐器孤立地放置，则可能说明倾诉只是一种愿望而已，尚无合适倾诉对象或者合适的时机。不同的乐器，其表达更为深层的意义可能也会存在着差异，以下只列几种。

铃声在众多宗教信仰中都是来自上天的声音，宣告了真理。发出叮当声的小铃铛代表幸福欢乐以及两性之间的愉悦。铃铛还象征着时间的飞逝，可能会是一种警告。在道教传统中，铃铛还有保护人类、驱除恶鬼的作用。

鼓是乐器中最原始的交流工具，它和敲击出的鼓点一起震撼人们的心灵深处，同时，鼓也象征着与超自然力量的沟通，在中国，鼓声是上天之音，是宇宙能量之声在大地的回荡。古代战争中通过击鼓来激励将士英勇作战，这源自雷电的破坏力给人们的联想。在许多传统中，不停击鼓能使人进入迷幻癫狂状态，并因此而能唤醒鬼神，与神灵交流。

琵琶在中国是学者的象征，还代表着婚姻的美满及人际的和谐。文艺复兴的艺术作品中，琵琶是情人的标志，象征着音乐和倾听。

钢琴是经常会在箱庭制作中出现的，可以说是双手的神秘创造，最能表现罗曼蒂克的激情，也是最能使美妙的音符成为沟通感情的媒介。

（三）食物

食物是生命延续的根本保障，可以是自己劳动、努力的回报，也可以是生存延续的补给。"一生无所求，一个面包加一个自由"中的面包，既是物质食粮也是精神食粮的象征。所以，在箱庭中，如食品、水果等食物，可能象征着对创造的肯定和回报，是成就感的表现，也可能投射出来访者物质上的需求和精神需求的匮乏状态。果实在箱庭作品中最常表达的是硕果累累的成就感的意思，是对自身努力结果的期待。

不同的饮料因其性质的不同亦千差万别。茶水可以提神醒脑，有一种提醒的意思，在东方茶文化中，茶被认为可以清心、洗心。摆酒泡茶的场面有社交的含义，喝酒会使人发生变化，可以敞开心扉，说出心里话，酒后吐真言。酒茶也有情欲的暗射，有道是"茶为花博士，酒是色媒人"。酒同时也给人以一种浪漫、狂欢的感觉。

（四）家具设备

家具是生活的必需品，家具的形状、功能的差异会有不同的象征。容器如箱子、柜子、杯子以及瓶瓶罐罐，因其容纳的特性，在弗洛伊德主义性象征理论看来是女性性、子宫的象征。基督教仪式中盛葡萄酒的高脚杯据说是圣餐中耶稣使用过的圣杯，从而使用这种酒杯就意味着饮下了精神启示、各种知识和赎罪之酒，因此也就等于饮下了长生不老的玉液琼浆。此外，艺术作品中高脚杯是忠实的象征。

床因为主要是休息及睡觉的地方，故在箱庭的象征理解中，床、椅子更可能表现的是来访者的疲倦感，也可能是无意识的连接点。床又是性活动的主要场所，也就被看成是性关系的象征。

桌椅杯盘构成的是交流活动的场面，家中家具数量的多少、摆放的结构表现了来访者心理的丰富程度和秩序状态。

屏风隔开的可能是自己不愿意直接面对的或是不愿意被他人轻易发现的心理内容，可以是障碍，也可以是一种保护、隐藏。

电视、电话、电脑等信息交流设备所传递的是来访者对信息获得的渴望。如果来访者解释说自己正在看电视、使用电脑或接电话，其所见所闻则是理解其心理需求的重要信号。

（五）镜子

镜子能真实地反映自己的外貌，为自己整理、梳妆提供借鉴，故镜子是借鉴、参考、真实、纯洁、启蒙和自我反省的象征。古时候人们崇拜光，镜子能反射光，与太阳有着内在联系，能将上天的神性反射到尘世间，所以象征着光明、正直。笔者1999年2月应邀去柳州市直属机关幼儿园（粟玉园长）访问，在柳州看到老乡家门上挂着镜子和剪刀，经询问知道当地的人们确信镜子可以使恶鬼显示出真形，镜子因而也成为辟邪的神物。

此外，镜子能反映自己的真实的影像。因此，箱庭作品中如果出现镜子，或者自我像正在照镜子，可以理解为自我审视、反省，也可以理解为对自己的迷恋和欣赏。

（六）伞

伞能遮风挡雨，也可以遮蔽烈日暴晒，在中国，因此伞有了一个保护的象征，可能这正是"保护伞"一词的根源，箱庭作品中伞的出现也说明了这一点。张开的伞可以理解为现实中对保护力量的依赖，而闭合的伞则可能只是一种可能、准备。伞所保护的往往就是来访者认为最为重要的，或是自己或是老人或是子女，抑或是财产，有时伞所保护的可能只是一种精神，如童心等。

当然，有时伞可能也是男性性的象征。有一位女性在体验箱庭的时候，在箱庭的中央，在一朵镶宝石的花朵旁边斜插了一把伞，表明一种彼此间的交流，认为这种交流不仅产生身体的愉悦，更产生心灵的联结。

（七）武器

武器是冲突矛盾的用具，是攻击性的象征，也是自我保护、防御的象征。武器既可以创造也可以毁灭，因而其象征意义也并非绝对的正面或负面。有些武器还与真理、志向及其他优秀品质相连。

剑是古代兵器中最常见的，剑有权威、正义、智慧和光明的象征，常与侠客一起表达出一种伟大的同情。

斧钺因曾被用作刑具而具有残暴的含义，同时也可以象征英勇。斧头在世界各地都与决定性力量有关，是古代太阳、暴风雨之神和俯视权威的象征。它明亮闪烁，发出呼呼之声，劈在物体上冒出火花，因此常与火、雷电的创造、衍生含义有关。

弓箭象征着蕴涵能量、意志力、抱负、神权或世间权力以及随时变化的张力。弓箭是古代远距离进攻的有效武器，因而自然成为战争和狩猎的象征，是人们赞颂的力量与沉稳的结合。箭象征着通过光、死亡、爱或洞察力来实现的穿透力，是太阳的象征。爱神丘比特用爱之箭射中男女的心就会产生爱意，所以箭也是爱情能打动人心的象征。箭还是男性性的象征意义。

现代兵器中的枪、炮可以在远处进行进攻和防守，故其还象征着面对尚不清晰的威胁。武器均可进入人的体内，所以在弗洛伊德学派看来均为男性性的象征。

箱庭作品中武器的出现一般理解为攻击或防御，但如果武器与其他一些性象征有关的物品一起出现时，如剑与蛇、箱与盒一起呈现时，可以从性的角度予以理解。箱庭作品中出现武器还说明来访者生活的紧张和焦虑。

七、宇宙神灵、自然景观的象征意义

箱庭本意就是在沙箱中表现心象风景的，应该说，绚丽多姿的景观是箱庭象征的最为永恒的心象，而且理解多种心象个体均需要放在整个箱庭作品中的大背景中进行，因而箱庭作品中出现的自然景观不仅是箱庭所反映事件的背景，也是箱庭作品所传递信息的重要组成部分。

（一）太阳

太阳是创世能量最主要的象征符号，常被人们奉为最高之神或是全知全能的代表。它为万物提供热量，因而成为活力、冲动、勇气和重返青春的象征。同时，太阳也带领世界走出黑暗，为万物带来光明，因此又是知识、智慧和真理的化身。作为群星中光芒四射最亮的星球，太阳还是皇室和帝王荣耀的象征。在大多数文化传统中，太阳都代表男性本原。

（二）月亮

月的阴晴圆缺为人类认识宇宙提供了有利的依据。由于月亮为夜间照明物，因而备受人们的顶礼膜拜。月亮的银光与太阳的金光不同，太阳的金光给人以活力、冲动，而月亮恰好相反，给人以冷静、沉思。月亮是女性本原的象征。月亮还有贞节、易变、反复无常、冷酷、淡漠的象征意义。月亮如约般消失（每月三天见不到月亮），因而具有由生至死、由死至生的生命轮回过程的象征。由于月亮出现于夜晚，而夜晚常与黑暗事件有关，因此月亮有时也成为"黑暗面"的标志。

满月在整个循环周期中代表着完整或完美，满月是举家团圆的标志，与爱情和婚姻有关。中秋月圆时，人们都要吃水果、月饼，并举行灯会，因而还是丰收和生育繁衍、繁荣富足的代表。月亮的阴晴圆缺在中国还是亲人特别是夫妻之间悲欢离合的象征，苏东坡名句"人有悲欢离合，月有阴晴圆缺，此事古难全"成为离别时的无奈劝慰。月亮在中国蕴涵着乡愁的意思，旅居他乡的游子常望月思乡，在中国文学艺术中有无数的写月亮寄托乡愁、相思之情的作品。新月一直是大地母亲的标志，新月以及月亮不断再生的特征成为"扩大增殖"的象征。新月作为伊斯兰教的标志，象征着神权、增殖和再生。新月与太阳圆盘的组合象征着日与月的神圣结合，象征着男女的神圣结合。

（三）星星

星星具有特殊的向导和守护神的象征意义。古时候人们认为星星作为神灵自身或神灵的使者，能统治或影响人类的生活。人们认为星星是神灵的眼睛，代表着命运和宇宙能量，也代表着来访者心志，并具有指引方向的意义。

经常会有来访者用星星的玻璃球体放到箱庭内，可能会使河道五颜六色，象征着希望和智慧、光明和喜悦。

（四）森林

森林通常指大片生长的树木，在象征意义上森林则不是树木的简单组合，不同于单棵的树木，而可能是精神的象征。在许多传说和神话故事中，森林都象征着不可捉摸、容易使人迷失方向的神秘感。森林象征着集体无意识，是黑暗、未知的领域，是可怕的野兽出没的场所，正如无意识世界一样，充满了野蛮的、不受欢迎的本能冲动。森林看上去会给人以神秘、威严、神圣、危险或雄性勃发之感。它的出现会让人觉得既可喜爱又可崇敬，既可敬而远之又可大胆穿越。原始森林代表阴暗、深沉、根深蒂固的生殖力。森林本身是荒野中的自然，缺乏人类秩序，被认为是不安宁和危险的，但同时又是一个远离喧嚣尘世的世外桃源，因而对人有吸引力。森林因其不可捉摸，故又令人产生一种迷茫之感，当然也是等待开拓的、多少有些令人不安的地带。

（五）山岳

山是自然界普遍存在的事物，是天与地相会交接之处，因此成为超凡、永恒、纯洁和精神升华的标志。在那些有高山峻岭、山间云雾飘荡的国家，人们都相信山里居住着神仙，或认为神灵会在那里显灵，故而人们对山既敬畏又无限神往。它与大地相连相距遥远，却和天界接壤，高高地超越芸芸众生而接近神灵，因此山通常是远大抱负的象征。

在箱庭作品中堆起一座山，可以使来访者感觉到确定目标时的激动心情，将人物置于通向山巅的路途中，则象征着其正在为实现这种抱负而艰难地努力着，象征着迈向精神自治的更高领域。立于山巅之上则暗示着其正在取得相当大的成就。连绵不断的山脉可理解为目标、抱负的递增和连续性，也是自我保护的一种天然屏障。假山因为人工所为，已少去了抱负、神秘之感，而更多一些玲珑、秀气，有些来访者箱庭作品表现的是庭园景观，内设假山，可以认为其奋斗目标非自己所愿，而是父母或他人代为设置，或许可以欣赏但已少了登山的崇高神圣快乐之感。

山又常为男性性的象征。笔者在云南省苗族山村学校调研的时候，看到男厕所画着"山"的标志，而女厕所画着"水"的标志。那里的老乡告诉我说，因为这里有"男子壮如山，少女美如水"的说法。

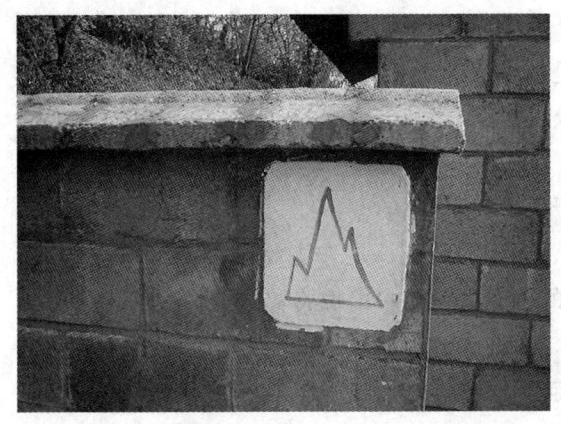 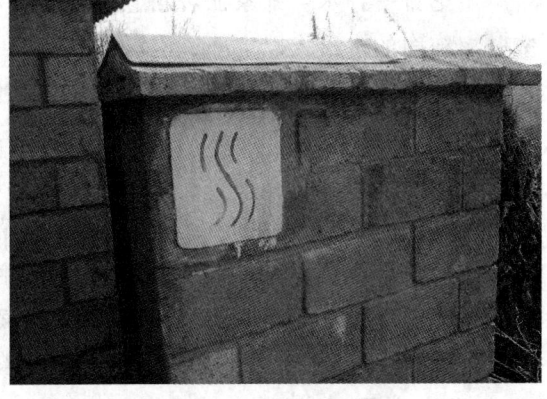

图4-1 "男子壮如山"　　　　　　　图4-2 "女子美如水"

而山谷则是河流孕育的源头，也是肥沃的土地，受山谷两侧山峦的遮蔽，因而通常是肥沃、和平、安全的象征，山谷有时也被解释为女性性。箱庭作品中如有加重对山谷的刻意制作，其象征可以理解为一种庇护、母性性。

（六）水

水是生命的源泉，是繁殖、成长、创造、潜能的象征。几乎所有的古代宇宙起源说都将水与纯洁、繁育、生命之源相联系。水是女性的象征，代表一个人的女性性或是母性性。

水的形式不同，可以有进一步的理解。水代表无意识的力量，它神奇地扎根于人们心中，有时也包含着许多隐患。在佛教中，动荡不定的水是受刺激后情绪波动起伏的表现，而透明澄澈的静水则象征着思定后获得的感知能力。道教认为水可以绕过障碍继续前进，等同于智慧。

井水、泉水源于地下，是无意识深层的力量，是神秘之地，是神圣的象征。泉水能自然荡涤污垢，代表着精神的净化，是来访者精神宁静、乐观积极的生活态度的表现。井水、泉水的喷吐量是恒定的，故又象征着动力的均衡与稳定。井水、泉水不受任何污染，因而也象征着纯洁的灵魂。泉水和露水一样都被认为是最纯净的水，是神灵性的表现，是大地母亲和上天之神的恩赐，能够净化人的心灵。

河流源于山脉而蜿蜒流动，并源源不断得到补给，故河流象征着生命力的流动状态及延续性。河流是其两岸灌溉的源泉，故又有滋养的内涵，河流可以通航，是一种途径，所以河流可以象征来访者的生命历程。

湖泊的容量甚大，是生命力的积蓄和吞吐，但流动性不如江河，与海洋一样，具有无意识层面的意思。湖面类似于一面镜子，其反射功能使其具有了镜子的象征意义。

海洋是博大的、深奥的、不可知的，生活着多种多样的神秘的生物，它常被看为是无意识的象征。海洋比大地更早成为母性的象征。它也是不具任何形状的潜在力量的象征，是流动性、溶解性、融合性、连贯性以及诞生和再生的代表。

池塘、游泳池的水是人工引导积蓄的，是最缺少流动的，也最容易受污染，却又没有自我更新净化能力的水域，因此，可以认为是缺少源动力的表现。

不论哪一种水，都象征着新生、活力、精力旺盛的意义。当然水也是危险的、潜在的威胁。纯净的水给人以宁静、澄澈的感觉，是精神净化的象征，而浑浊的水则可能暗示来访者的心理健康存在问题，是邪念和压抑的象征。

（七）沙漠

沙漠是生命匮乏的场所，也是生命受到严峻考验的地方。

箱庭以沙漠为背景可能是来访者心理贫瘠、无望的象征，是来访者心理状态的写照。其对沙漠形成原因的解释投射出其心理问题产生的根源。沙漠中出现骆驼，可能说明来访者正在寻求外力的帮助，以求逃离当前的困难局面，而沙漠上的建筑却可能是危险的象征。绿洲的出现可以认为是来访者的希望所在，象征着新生、力量。穿越沙漠是挑战困难的象征。

（八）山洞

地球上所有自然环境中，山洞是最为古老的庇护所，是子宫的象征，代表着降生、再世、源头和中心。山洞是大地孕育万物的能量集中之处，被奉为神仙住处的洞穴通常坐落于大山之中，人们将其看做连接天地的世界中轴，是精神力量的汇集之所。同时，山洞也有其阴暗象征意义，是阴间和地狱的入口，象征着消退的欲望，有时也指无意识本身。

（九）十字路

十字路是方向选择的象征，是来访者正面临一种困难的选择，以及方向的迷失或不确定。箱庭作品中出现十字路，也是多种选择的反映，各路口可能到达的区域、景观可以理解为造成其举棋不定的诱惑、干扰或者难以取舍的因素。箱庭作品中来访者自我像身处何处，其最期望的选择都可以投射出其当前的心理状态及努力方向。

（十）石头

人们认为，石头是所有无生命物质中具有勃勃生机的一种，代表了各种不同的力量。古代人把各种不同的石头赋予各种人性的解释，视为是力量、生命、永恒的象征，是具有神秘生成力和行动力的神圣的东西，是大地神的代理象征，所以被作为崇拜的对象。中国有很多关于石头的神话，《红楼梦》中的顽石就是贾宝玉生命的原始，孙悟空则是从石头中蹦出来的齐天大圣，由此可知石头具有无限的神秘力量。在众多文化中，岩石都有坚韧不拔、力量与融合力的象征意义。石头能贮藏热量、水，保持温度，因而具有哲学启蒙的意义。

箱庭作品中摆放的石头有时只是起到点缀作用，但当石头作为基石时，则是坚实基础的意思，同时也可能代表着来访者的不安心理。如果石头成为作品中的主体部分，或用石头来压倒人物，则可能是强调背负之大，也可以按来访者是对压力的屈从、迁就等来理解。

八、事件的象征意义

每个箱庭作品一般都有一个主题，主题本身可能就是一个事件，而一个主题之内可能还有次级事件，这是箱庭这一现实的静态世界对心理动态事件的表现。事件象征意义的理解可以将我们对其他方面的象征意义有机地结合起来，从而全面、整体、准确地作出评价。

（一）战争与和平

战争、和平是人类永恒的主题，而人类历史也正是在战争—和平—战争这么一个反复的过程中发展着。战争意味着冲突、对立，有了战争就有了苦难、伤害、丧失和死亡，因而人们对战争总是抱着谴责、排斥或逃避等消极的态度，或者是失望、愤怒，或者是反抗，这些是战争消极的象征。然而战争、冲突又意味着发展、成长、变化和转变，象征着罪恶的毁灭和和平、公正、和睦、秩序的恢复。和平是战争的对立面，和平意味着安居乐业，是各种军事力量冲突和纠纷的休止，人们总是希望和平。和平所传达的意思是安定、宁静、平稳、祥和、整体，与理想的生活联系在一起，这是人们所向往的。

箱庭作品中表现出战争的事件，可能说明来访者的意识和无意识之间正经历着重大的心理冲突。战争的最终解决方式并非一定是一方胜利，也可以是双方的和解。因此来访者对箱庭作品中战争事件双方的态度以及事件最终结局的解释，可能就反映了其内心冲突的解决方式以及心理发展的可能方向。此外，战争场面的本质是来访者表现了要将被压抑的情感释放出来的努力过程。箱庭作品中表现和平生活的主题，象征着来访者内心的平静、情绪的稳定，保持着较好的心理状态，但同时也可以看出来访者不愿意改变当前现状，不求更大发展的心理。

箱庭作品中的战争与和平场面还可以表现出来访者的人际关系状况，以及其处理人际关系的态度和方式。

（二）旅行

旅行是因为不满足当前的生活而希望到外部寻找新的知识、得到新的理解和快乐的过程。人的生命本身就是一次旅行，精卵合子的形成可以说就是生命旅程的起点，直到离开尘世的那一刻才标志着生命旅程的终结。在人生这一过程中，起点和终点都是一样的，但过程的内涵却千差万别，这也正是人与人不同之处。在这一过程中，个体可能需要依赖于父母的保护、凭借外来的帮助，可能自己一人去探索，也可能需要与他人相伴而行，甚至需要一个向导。有时走马观花，有时又在一个处所流连忘返、驻足不前。在这一生命旅程中，个体需要坚持维护那些适合于、有利于这个过程的有利因素、优势，克服可能成为阻碍自己前进的羁绊。

箱庭作品中旅行事件可以说是自性实现过程的写照，是人生旅程的一个片断，是努力探索、试图找到所需要的东西，以使自己进入均衡状态的象征。旅行的目的地、凭借的工具、需要克服的困难以及当前的位置都是对自己人生奋斗历程的描述。旅行是心理进步的表现，海洋旅行还有探索无意识的意思。

（三）交流

交流是表达自己观点、态度、想法和获得别人观点、态度、想法的途径。人与人之间的心理存在着差异，这并不是最重要的，因为这是很正常的，关键在于相互之间如何协调、适应。交流是不同的个体、团体、组织之间达成和谐一致看法的最好途径。

箱庭作品中的交流场面可以是与家人的交流，也可以是与朋友、同学的交流，还可以是与陌生人的交流。交流场面可以象征着来访者内心世界的相互妥协，暗示着其内心可能存在一些不适应、矛盾的问题，需要内心进行一番商议。因此，来访者对交流场面、参与人员、交流主题等方面的解释就投射出其面临的问题以及存在的困难。交流场面也是人际交往愿望或事实的表现，投射着来访者的人际交往方式、态度。

第四节 箱庭的空间配置及其他

对箱庭作品的理解，除了应考虑玩具以及用沙箱表现出来的自然环境等实体的象征意义之外，还应考虑到箱庭作品可能表现的空间配置、时间、数字、图形等非实体的象征，并将虚实相结合，才能全面地、整体地理解箱庭作品。

一、箱庭的空间配置

空间配置主要考虑的是来访者将实物配置在箱庭的哪一部分，根据空间的象征能更准确地理解作品。应说明的是箱庭的空间配置不是被孤立地理解，而必须与其他因素结合在一起。当然，不同的区域其一般的象征意义相对稳定，也正如此，理解箱庭作品才有可能。

（一）空间配置的象征

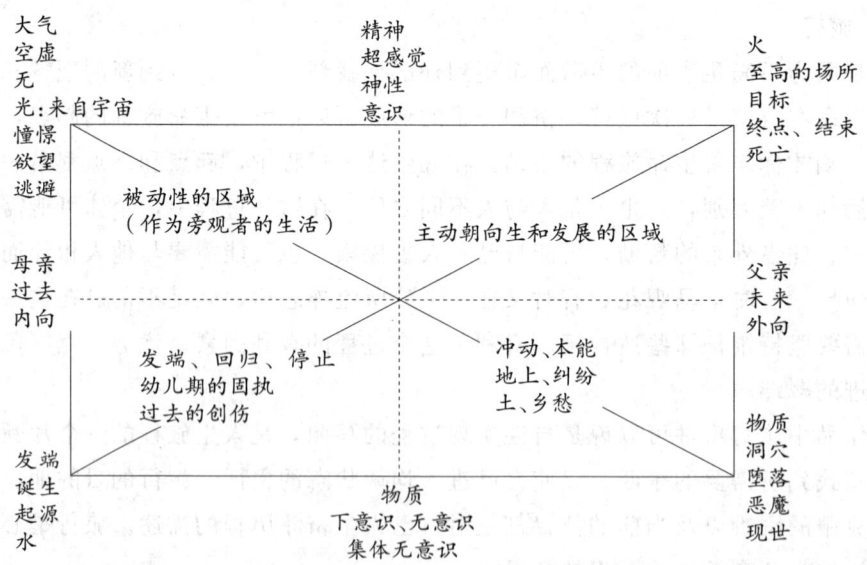

图4-3 空间象征的图式（图交叉的斜线是两极的意思，笔者根据 Grunwald 空间图式整理）

箱庭空间配置的象征一般采用西方主要是欧洲的笔迹学、树形人格测验等空间象征理论。这些理论一般以中心点为支点，横、竖两条线将给定的空间划分为四个区域。左和右一般意味着过去和未来、母亲和父亲、内心世界和外部世界，而上和下分别代表着意识和无意识、精神和物质。左下角部分是可能性、发展的源泉，从内心世界向外部世界、由过去向未来的新的可能发展过程中，使用这一领域的情况较多。左上部分是接受，而右下部分是个体无意识中的罪恶、堕落、恶、诅咒的表现,同时还有回归、乡愁的意义。出现在这一区域的内容因其特性可以从这两种理解方式出发,如在这一区域摆放房子、家人等象征家的景象时,理解为回归、乡愁、归属感的可能会更大些,而如若出现一些争斗场面、不洁行为、与社会道德规范相冲突的事件则可以认为是个体无意识中恶的方面的表现。右上角是人生追求方向、希望或者是逃避的表现,象征着人生目标、希望归宿和期待的情境在这区域出现的可能性较大。如在右上区堆积一座山,并于山上放置一座塔、寺庙、界石,可以理解为个体意识中明确的目标乃是一种精神上崇高的追求,而放置房子或摆放房子内部构造则是其追求内心充实丰富的可能表现。上是精神世界的象征,也是父性的象征,是意识的表现,山、森林、佛像、寺庙、神社、教堂等出现在箱庭上半部分的倾向更强些,而下方是物质的世界、无意识的领域,因而土地、海洋等水域大部分会在下半部分表现。

(二) 绘画疗法中的空间象征

自我像并不是仅凭借语言就可以完全表现出来的,有的时候,自我像更需要非语言的形式才能表现出来,绘画疗法就是一种很好的表现形式。通过绘画疗法,更容易表现不能用言语表达的或难以用言语表达的内心世界及来自无意识的内容物。实施测验的一方对于被试的无条件关注是必要的。在绘画疗法中不能忘记被试的自我表露是以与治疗者的信赖关系的建立为前提的。这和箱庭疗法是异曲同工的。

绘画疗法通过把自我像投射到人、物上,可以从画面所给予的环境及人、物中表现出来的画像,去理解绘画者或来访者的存在方式。如果要理解绘画者的人格特征,就需要明确绘画究竟是什么样的表现,有什么样的意思。当然对来访者绘画作品的解释不是唯一的,但是,对绘画通过内容分析(画了什么)和形式分析(怎样画的)及绘画的速度、顺序,在空间中的分配、大小、运笔强弱等画线的性质,颜色的使用方法等的分析,可以为理解绘画者的人格特征提供帮助。绘画后,和绘画者进行交谈,了解在绘画过程中的感觉怎么样,这对获得整体的印象是十分重要的,无疑是可以加深对来访者的理解的。下面对两种绘画疗法简单介绍,以了解空间配置的象征意义。

1. 自画像

在绘画中能最直接地表现绘画者的自我像的,大概首推自画像吧。您还能记得小时候画的自画像吗?尽管是很小的时候画的,但在那幅自画像中,意外地画出了自己。

想一想到现在为止接触到的画家和孩子们的自画像,相信都会有被画面中所表现出来的激情、力度、奔放、寂静和孤独等震撼心灵的经验。在绘画中,绘画者的心态被反映出来,那个人的生活态度被传达出来,这是对看画一方心灵的影响。

2. 画树测验

画树测验是让被试在一张 A4 的纸上画一棵心目中的树。画完后可以根据树的特点向被试提问,诸如:这是什么样的树呢?这棵树对你很重要吗?是哪个季节的树?是棵年轻的树还是棵老树?是否喜欢这棵树?这棵树是在什么样的环境中生长的?这棵树最需要什么？这棵树比你高吗？这棵树比你大吗？这棵树离你近吗？你想画的树都画出来了吗？有什么不足吗？还想画什么呢？为什么会画这样的树呢？提问不要太机械。

一般纸张是递给被试的。有的被试竖着拿过去后，会故意横着使用纸张，这可能代表这个人是犯上的，对权威是抵制的，也可能是对测验本身或主试的抗拒。分析树形时，需要思考的方面，如：先看其协调性、整合性，是自然的还是失调的、歪曲的印象；能量如何；可塑性如何；是否是僵固的；给人的感觉是冷漠的还是温暖的；是防御的还是开放的；成熟度如何；代表人格的状态是微缩的还是扩张的；看到画的第一感觉如何；画的大小、笔压等。

一般来说，大的树（占纸张三分之二以上的树）代表自我显示、自我的活动性、高昂的情绪、攻击性，易体现在儿童身上。过小的树（占纸张三分之一以下的树）代表不安、焦虑、自尊心偏低、自我压抑、自卑、抑郁、无力感、退行的状态、依赖性大、能量低下，在精神分裂症、酒精中毒者、老人或弱小者中易出现。笔压过重，代表心理紧张、高的能量水平、自我主张、攻击性、活动性。笔压过轻，代表不安、焦虑、自我压抑、无力感、恐怖害怕、抑郁感。

处于纸张的不同方位所代表的空间象征含义如下。

（1）中央，代表安定的、协调的、较恰当的接受男性性和女性性的影响、面向未来。

（2）左侧，代表较强受到女性性或母性的影响，被过去所约束或拘泥于过去，内省的、被动的特征。

（3）右侧，代表受男性性或父性的影响，易追求外向性、积极性，追求智慧、知识的满足，面对未来的倾向。树画得过于偏右，则是对母性的拒绝。

（4）上侧，代表对过去或现在不确实的状态，和日常生活相比追求一种空想，有远大的目标但很难达到；是有一定才能、潜力的人；在完成某事时，有时会发挥这种才能，但没有完成时会出现极端的反应，会做出轻率的事。

（5）下侧，代表对未来的展望缺乏想象力，很现实、实际；追求安定，易被动，不确切感。

画得过小的树在纸张中的不同位置所代表的空间象征含义如下。

（1）中央，代表安定的状态，能感受到外界环境的压力很大；孤独感，缺乏可塑性。

（2）左上侧，代表强烈不安、退行的状态；空想的倾向、自闭的倾向；受母性性的影响。

（3）左下侧，代表对过去的固着，很难从幼儿期脱离出来；对母性性的依赖；是一个开始。

（4）右上侧，代表拒绝女性性的影响，接受男性性的影响也很小；忽视人际关系，以自我为中心；孤独感、被抛弃的感觉。

（5）右下侧，代表不能保持适当的人际关系；很孤立、自闭、很混乱的状态。

（6）中央上方，代表接受双亲的影响少；追求理想，是一个空想家。

(7) 中央下方，代表无力感、抑郁感较明显；强的依赖的需要；觉得被别人拒绝、抛弃，有自杀倾向。

树根的画法受来访者幼儿期的影响，对根的描写代表无意识的冲动，属于内省型。

(三) 中国传统的空间象征

箱庭的左、右、上、下的象征源自西方，但我们在思考东方文化中的左、右、上、下时也能得出相似的意义。中国等东方国家的传统建筑是空间象征的具体表现，宫廷区域的尊卑之分就能具体说明。中国的皇帝所坐的位置方向为坐北朝南，在中国传统文化中，北为上，南为下，北与天连在一起，而南与地相接，皇帝总以天子自称，臣民则为其基础，而天又是父亲的象征，地是母亲的象征。

再从中国传统方位尊崇上看，左贵而右卑，中国是个重史的国度，自春秋战国始就有史书流传，对史的尊重亦即对过去的尊崇。这种空间方位配置的象征意义，东西方在本质上是一致的，这或许正是集体无意识的一种表现。

东西方书写习惯看似存在明显差异，西方人由于使用的是拼音文字，由左到右横向书写是符合现实要求的，而中国古代数千年的书写格式均从右至左、纵向书写，这与东西方文字本身的特色有关，但究其内里，东西方的文字又都存在一致的地方，不论是东西方早期象形文字还是如今的文字，就文字个体而言，不论左利手还是右利手，也都是由左至右进行的。这与箱庭将左视为过去、右视为未来就有了内在的一致性。来访者制作箱庭时，面对沙箱也常将上看做天，而下看做地，对上方常有一种尊崇之意。由此可见，箱庭的上下象征意义与东方的传统方位象征是一致的。

(四) 箱庭空间九域配置的空间象征

箱庭空间配置也可以划分为九个领域，即左中右、上中下，这样就可以有过去、现在、未来之分，也有精神、现实及物质的界定，这种划分将现在视为一个过程而不是一个点或一条线，精神、物质之间也存在一个过渡的交融区域，这也与九分割统合绘画、中国的九宫格、藏传佛教曼荼罗的空间划分有许多内在的一致性。

在九格空间配置中，中间位置就是现实的表现，从来访者作品中这一领域的内容可以看出来访者当前的状态及其关注的因素。在中心区域摆放家园或者房子内部的摆设，可以认为是其当前的状态的关注和建设。其余区域的象征也都可以与传统的四区空间配置理论结合起来考虑，可以将九格空间配置看成是将四格配置再度细分，这样对作品的理解可能会更准确些。

对于箱庭作品的空间配置，我们对103名从未接触过箱庭的大学生进行了一项实验，让他们在一限定的方框（按沙箱规格的比例）里以随意图形表示自己的过去、现在、未来的位置。结果显示，85名学生认为左部为过去、中部是现在、右部是未来，占82.5%，其中有33名学生认为左下角为自己的过去、中部为现在、右上角是自己的未来，这与空间配置理论所认为的左下角是起源、诞生、源泉，右上角是目

3	4	5
2	9	6
1	8	7

图4-4 九宫格

的、终点、发展方向的观点是非常一致的。认为下部是过去、中部是现在、上部是未来的只有10名学生，而其他划分方式的学生则更少。卡方检验结果显示，$\chi^2=324.86$，$p=0.000$。同样，该实验的103名被试中，认为左部代表着自己的内部世界、右部代表着外部世界的有66人，占64.1%，还有18人认为自己的内心世界处于中间位置，而其周围则全部是外部世界，占17.5%。卡方检验结果显示，$\chi^2=175.97$，$p=0.000$。由此可见，箱庭疗法的空间配置理论符合人们无意识中的认识。

笔者曾让接触过箱庭的或从未接触过箱庭的学生进行过一项实验，让学生自由选取各能代表自己的过去、现在、未来的玩具，并将其放在一张A4纸上的任何位置，将其圈上并注明过去、现在、未来。结果大部分的人都会将能代表自己的过去的玩具放到左部，能代表自己的现在的玩具放到中部，能代表自己的未来的玩具放到右部。

箱庭空间配置还包括玩具的方向性问题。作品中交通工具、人物、动物、河流等具有方向性的实物若朝向同一个方向，则可以其方向评价作品，朝向左侧即意味着退行，朝向右侧则意味着进行。退行亦即回归，不同于退步、倒退，并非就是不好的，退行可能是对自身人生目标的修订，以使其更为现实，更符合自身能力，更具可能性。同样，进行并非总是好的，这不同于进步，虽然大体是前进的意思，但过于强大的前行动力，可能使自己的目标要求超过自己所能把握的范围。朝向上方可以认为来访者追求精神的享受、注意意识中的内涵，而朝向下方则是追求物质、探求无意识的表现。这种方向性的象征与前面所提到的空间象征是一致的。朝向四个不同角落，也可以根据四个区域、四个角落的象征意义结合起来分析。

此外，来访者还可能将玩具摆放在沙箱之外，根据玩具放置在沙箱外的时间不同可以予以不同的解释。在作品完成之后，又将玩具摆放在沙箱外，是对自己存在不确定的模糊，是对一些难以容忍的心理内容的表达。在沙箱之外摆放玩具，并将其作为作品内容的一部分，是来访者心理不成熟的表现，是自我界定不明确的反映，也是一种超越自我所能把握的范围去表现自己的危险性。将玩具摆放在沙箱周围，有时也表现了自我的一种恐惧和不安。

二、箱庭的时间象征

箱庭作品是来访者内心世界的有形化，因而除了客观实体、空间之外，在来访者心中也总是有时间的概念的。在象征学领域中，不同时间、不同季节其象征意义是不同的，因而在理解来访者箱庭作品时应对其时间的表现予以关注。

一个充满朝气的、上进的来访者，箱庭作品的时间出现在春夏两季、上午、中午的可能性会大些。而孤独倾向强烈的来访者，摆放出秋冬、黄昏、夜晚的可能性会大些。

一年四季的轮回在世界各地都代表了诞生、成长、成熟、死亡、再生这一自然界和人类生命的运行规律。春天是万物在历经长期冬眠之后复苏的季节，因而就有新生、再生、希望、前行的象征意义，但春季仍带有些许寒意，所谓春寒料峭，因此作品表现春天景象时，有新生命及温和的如青山、花草的心象，同时也会伴随着一些寒意的表现，如在箱庭的左侧出现茵茵草地，而中间或右侧仍摆放着枯树，或者右侧出现的景象较繁荣、热闹，而左侧则仍是一种冷寂的景象。因此，春天可以象征着来访者对未来的美好憧憬，对走出心理困境的希冀，同时也表现其对曾有过的烦恼仍心存芥蒂。

夏是最为繁盛的季节，也是最为热烈的季节，青年期来访者表现夏的作品相对其他年龄组的会多一些。夏象征着浪漫的逝去、生命的鼎盛、强大的动力。

秋是收获的季节，也是萧瑟的季节，来访者表现这一时期的作品常出现果实，还有枯叶，象征着成熟感，是对自己努力的肯定。当然没有收获的秋季则是失败感的表现，可以视为来访者心理困难的表现。

冬天在箱庭作品中常以枯树、冬眠动物等予以表现，冬是一年劳作之后可以休息的季节，也是最为寒冷、萧瑟的季节，因而箱庭作品中的冬天可以认为是来访者疲惫、落寞、凄清的心灵表现，也是最为艰难的表现。

当然四个季节都可能找出许多浪漫的地方，也都有不情愿接受的品质，春花秋月、夏风冬雪都给人以惬意、浪漫之感，同时春华易逝、如火夏日、萧瑟秋风、凛冽寒风却可能令人伤怀、烦躁、感慨、悲凉。

除了季节，箱庭作品还可以将时间概念细致到一天的上午、中午、下午、夜晚、凌晨等。有时来访者会告诉治疗者他的作品是什么样的时间段，有时作品中摆放的实物也可能反映出来。如灯的出现一般是夜晚的表现。太阳、月亮悬挂的位置可能也可以表现出具体的时间来。来访者往往将左侧视为东方，右侧视为西方，所以太阳悬挂在左侧上方可以认为是上午，中部上方则为中午，右侧则为下午。而月亮、星星的出现大部分为夜晚，但也有出现日、月、星同时出现的箱庭，曾有一位来访者认为其作品中太阳在箱庭的上侧上方，月亮在下侧下方，而星星在中间上方。这种情况与我们将箱庭上侧视为天、下侧视为地，日为父性、月为母性、星星为日月之子的原型象征同出一辙。日、月、星同时出现可以认为是对父母以及家庭状况的理想感受。当然日、月、星同时出现的时间也有不同，清晨时分、日初出、月欲落、星将隐，这是朝气、前进的象征，是对父性的赞美；而日将没、月已出、星渐现，这是黄昏浓暮之景象，则为倦意、休憩的表现，也是对母性的歌颂。黄昏的情景常伴随夏季、秋季出现，以夏天黄昏纳凉、秋季收获回家共享为主题的较多，因而可以理解为休息感、成就感，也有一种归宿、回归、乡愁之感。夜晚有神秘的意思，可以认为是来访者对神秘现象的恐惧、对现实的不安，夜晚同时也是一种掩饰、逃避的表现。

三、箱庭作品中数字与图形的象征

数字的象征意味极浓，对数的崇拜、禁忌、信仰也是文化现象中神秘的表现，如一、二、三在众多原始民族中常有相同的含义，"一"往往是开始、整体，也是结局，同时还有孤独之意。"二"常与阴阳、男女、对立联系在一起，是一个象征意义非常矛盾的数字，既象征复合又有分裂之意，既融合又矛盾对立，既吸引又排斥。不论东西方均认为阴阳、雌雄的结合意味着力量。

数在箱庭作品中的表现非常复杂，我们认为，主要通过关注其表现主题的部分来理解数的象征意义，当然过于细致地剖析箱庭作品中数的象征也没有太大的必要。箱庭作品中使用的玩具数量表现着来访者内心丰富程度，而我们在这里所探讨的数的象征意义主要指的是来访者作品中核心物体的数量。箱庭作品中出现两个人物时常常是男女各一个，这似乎也印证了这种古老原始的象征意义。如以人物为主题的作品中人物的数量，表现远行主题时其铺设山路的石块的数，以及在同一箱庭作品多次出现的数，如三只小狗聚在一起，还有三个人在一起，三只其他动物聚集在一起，这种偶然性或者也是来访者内心表现的必然性出现的数量可能会有更为深层的含义。"三"在东西方都被看做神秘的象征，几乎不含有任何反面意义，"三位一体""三昧真火"等等均对"三"赋予一种崇拜的意味。"三"往往是家庭的象征：父、母、孩子，代表着完美无缺。因而在成人家庭箱庭作品中"三"这一数量的出现，常常可以看出年轻夫妻是否有生儿育女的意愿，或是否已有子女。在中国，"三"是一个吉祥数字，象征着神圣、忠诚、高雅、敬重，因"三五成群"就与"多"联系在一起，正如《道德经》所言"道生一，一生二，二生三，三生万物"。这一象征意义在中国文化中随处可见。一个青少年来访者作品中频繁出现"三"的象征，可能是家庭状况的表现，是感到满意还是不满或是期盼的含义。"四"在当今中国社会中似乎是不吉利的数字，因其与"死"谐音，其实在中国古代，"四"是与稳定、全面、无所不在同义，所谓"四平八稳""四面八方"等等，不胜枚举。"九"是最大的数，是极点，因而也有了最高、权威、极致的意义。在中国，数字的象征主要受《易经》的影响。

箱庭作品中有些玩具仅是一种形状，如五角形、圆形、三角形、矩形等，而无其他实体意义，此外来访者还可利用沙塑造一些形状，如金字塔、坛场等，这些形状与数有着千丝万缕的关系，也同历史文化、宗教神话有许多牵连，因而也就具有了一些特殊的象征意义。

圆是无穷的最典型象征，无始无终，因而是整体性、自性的象征。圆以其所有外貌特征表现了心理的总和，包括人与自然整体的关系。无论是在原始的太阳神崇拜还是现代宗教神话、梦幻、早期宇宙观中的球体概念中出现的圆，都无不指向生命中最重要的方面，即最终的整体性。在禅宗中，圆代表启示，象征人的完善。来访者如若在沙箱中用沙筑起一个圆形祭坛，这个圆与沙箱的矩形就构成了一个类似于藏传佛教的曼荼罗形象，是来访者心理走向整合的表现。箱庭作品中还有由人物、动物等玩具形成一环形表现游乐交流的场面，这是人际关系和谐的一种表现，或者可以认为是来访者自我整合的表现。但用栏杆等圆圈或环也代表着一种封闭、缺乏安全感的象征。

如果认为天圆地方是一种心灵象征，方形，特别是矩形是世俗事物、肉体的、现实的象征。方形还具有完全的意思，方形与圆形的结合正如前面所说的曼荼罗形象，是统一的象征。方形也是刻板、规范的象征。

三角形是形成平面最基础的构成，三条边相互依赖构成一个稳定且富有张力的图形，三角形的形状象征着一对夫妇与一个子女的关系，或者三位一体。

四、箱庭象征意义的探索方法

对箱庭作品中的象征意义的探索是箱庭治疗者长期的工作。宇宙所有的事物，不论是曾经有过的还是当前宇宙中存在的，或者是将来可能存在的，一切都可能成为箱庭的玩具，都可以是一种心象，也都可探究其中蕴涵着的丰富的象征内涵。但是任何一本象征辞典都不可能穷尽世间万物的象征意义，而且由于来访者箱庭作品千差万别，要获得现成的、放之四海皆准的象征意义的解释是不可能的，也是不可取的。因此，这就要求箱庭治疗者在学习基本的象征意义基础上，学会探索象征意义的方法，自我体验和感悟箱庭的象征意义。

探究箱庭作品中的象征意义，韦勒（Weller，1997）曾形象地作了一番比喻，如同我们看见草的叶片，然后顺着叶片往根部挖掘，当我们真正挖下去之后，我们会发现这些根部总是与其他的叶片所连的根纠缠在一起而无法分清彼此。探究箱庭象征意义是一个困难的过程，我们可以按照以下步骤尝试着叩响箱庭象征的大门。

（一）学会与象征心象建立联系，关注各种心象

也就是说，治疗者应关注我们周围的生活，尤其是心象象征集中的东西，如绘画、雕塑、刻画等等。当面对这些艺术生活中出现的心象，我们应学会如何与这些心象进行沟通。每一件艺术作品都是作者运用艺术手法，通过象征表现作者的心理世界。通过与这种艺术作品的对话，学会与作者的心理进行沟通，并试着回顾自己曾有过的梦境。是否做过与这种心象相似的梦？这些心象是否会激活自己似乎忘记了的哪一个梦？这种心象在你过去什么时候出现过，在什么地方出现过，是自己现实生活中还是梦中，或者在自己的箱庭体验中？这种心象给你带来什么样的感受？我们可以就这些问题进行回答，这也正是我们箱庭治疗者需要经常在值得自己信任的其他箱庭治疗者的督导下体验箱庭、进行教育分析的原因之所在。我们还可以就所见到的这一心象编一个童话故事，并将这一故事说给自己的同行听，体会他们听到这一故事、领会这一心象时的感受。这样治疗者也就可以更为容易共感地理解来访者在箱庭作品中出现这一心象可能有的情绪体验，是害怕还是喜欢，抑或是悲喜交集？为什么害怕，或者为什么喜欢这一心象？

（二）考虑某一象征的现实物

如果所要探究的象征意义是真实的物体，如人物、动物、家具、交通工具等等，我们可以仔细地了解这一物体的一些特性。如果是一种动物，我们应该了解这种动物吃什么，生活在什么样环境下，其配偶形式及养育下一代的方式是怎样的，寿命一般多长，有什么独特的生活习性。如果是物品，我们可以了解一下这一物品是用什么材料造的，有什么用途，一般属于什么人群，其优点缺点是什么。如果是植物，则可以了解一下这一植物生存

于什么样的气候环境,其天敌是什么。如果是人物,则应了解这一人物出现在什么样的国度、民族,或是某一特殊团队,如灌篮高手,在这团队中这一人物表现的是什么样的性格特征,优点、缺点是什么,有什么兴趣爱好,给人印象最深的是什么。如果是神话传说中的事物,则了解这一事物由什么构成,这种神秘事物产生在什么样的人群、什么样的文化背景,什么时候出现,由什么人操持。如麒麟、龙、凤等东方神话或者图腾生物,均可作这样的探讨。通过这样的了解,我们对这些东西的意义就有了很明显的理解,甚至其中也就蕴涵了许多象征的意义。

(三) 探究心象在宗教传说和神话作品中的象征意义

我们所面对的某一心象在不同的宗教传说或神话作品中是否可以找到论据,在不同的宗教或神话作品中的意义是否一样,有哪些差异,在所面对的箱庭作品中哪一种象征理解起来更为合理些,这种合理性如何判断等,可能都会涉及一些探寻某一心象在宗教中的象征问题。而宗教传说或神话作品,给我们探究箱庭象征意义提供了很重要的素材。

(四) 探究心象在童话作品中的象征

某种心象在什么样的童话中出现过,是什么样的文化背景,不同的童话其象征意义,或所代表的是否一致,不一样的主要表现在哪些方面等,要了解某一心象的象征意义,通过了解童话故事上下文中这一心象的意思是最好的途径。如蛇在中国一些童话中是恶毒的象征,是背信弃义的象征,而在西方童话中则可能是主人忠实的朋友,那么,要了解这种不同的解释源自蛇的哪些品质,哪一种解释在箱庭作品中出现的可能更大。韦勒认为,童话是集体无意识心理过程的最纯真的和最简洁的表达,它们将原型表征为最简单和最简洁的形式。

(五) 对照荣格学派有关论文

荣格、弗洛伊德是 20 世纪探索人类无意识世界的巨匠,在他们的著作中蕴涵着众多的对来自梦和文化、历史、神话、宗教等领域的象征意义的探讨,这也为我们对箱庭作品中所见到的心象的解释提供了一种权威性的参照。荣格学派作为箱庭疗法的基础理论之一,我们将对心象的理解与荣格学派的见解进行对照是非常有必要的。如果在荣格学派经典中找不着所要的心象象征意义的直接来源,那么,需要考虑某些象征的看法符合荣格学派的哪些理论、原则,或者与哪些理论是相违背的。

(六) 在箱庭实践中检验对象征的理解

我们可以在已有的探讨箱庭作品象征意义的文献中找到一些相关解释,对这些解释我们是否同意,有何根据,更关键的是在自己的作品中出现这一心象时,解释是否可以让自己信服,来访者作品中出现该心象时,治疗者的解释与来访者的理解有多大的距离,他们是怎么理解的,这些问题需要我们在箱庭疗法的实践中去检验并加深对象征意义的理解。

(七) 体验箱庭作品中的具体象征

应防止过早跳进分析式的"象征食谱"之中。在接触到某一心象时,应细细品味面对该心象时最初的心境以及该心象给自己的感觉。杰克逊(Jackson,1991)介绍了温瑞卜体验箱庭心象象征意义的一种方法，即让自己独自静静地坐着，慢慢地将箱庭图片投射到屏幕上，用一些时间试图与各个心象进行一番对话，体验该心象出现时自己的各种反应，包括自己的五脏六腑、情感、记忆以及直觉反应。当治疗者体验并意识到这些反应，那么他就可能理解这些心象所反映的来访者的内心世界。治疗者可以以这种方式从身、心、灵对心象进行全身心体验和感悟，并将这种体验和感悟整合成自己对该心象、该箱庭作品象征意义的理解，在此基础上再去查阅一些象征学方面的资料，这对于培养治疗者敏锐的洞察力，增强感受性是非常有益的。

要成为一名娴熟的箱庭治疗师，需要对许多象征心象进行感性和理性的不断探析，这对于丰富箱庭治疗者的象征体验，开拓象征意义领域学习是非常有益的，也是必备的素养。

第五章 团体箱庭疗法的原理和实施过程

从创始至20世纪80年代前后六十余年的发展历程中,心理学工作者一直将箱庭疗法运用于个体的心理咨询与治疗。80年代,迪·多美妮科开始将箱庭疗法运用于团体,开创了团体箱庭疗法,拓展了箱庭疗法的适用范围。

团体箱庭疗法的基本前提是承认团体"心理场"的存在,它影响着团体的人际关系和其中每个个体的认知、情感和行为。当前,在学校心理咨询及心理健康教育活动中,团体箱庭疗法正同其他团体咨询、治疗方法一样逐渐得到人们的认可,并且因其独特的形式和特有的优势得到学生们的喜爱。

笔者结合自身多年的临床经验和国内箱庭疗法开展的现状,参照冈田康伸(1993)的团体箱庭疗法,开发出了团体箱庭疗法的新形式,即限制性团体箱庭疗法。从目前的实施效果来看,我们认为,限制性团体箱庭疗法对于促进团体及个体的心理成长都有积极的意义。

第一节 团体箱庭疗法的基本原理

如前所述,本书中所谈的团体箱庭疗法是笔者将箱庭疗法引入中国后,经过多年的学校心理咨询临床实践而开创的,它对于改善团体的人际互动、促进团体和个体的成长等都取得了很好的疗效。针对其本身的特色,我们将其界定为限制性团体箱庭疗法,下面对其作一简要介绍。

一、团体箱庭疗法的界定

限制性团体箱庭疗法,顾名思义,是指有一定规则限制的团体箱庭治疗方法。它的治疗环境不需要很多的沙箱,只要一个标准规格的沙箱就可以。团体成员按照抽签或猜拳决定的顺序分轮进行箱庭的制作,所有的成员轮完一次即为一轮,整个过程中不允许成员间进行任何语言或非语言的交流和互动,这些都与传统的团体箱庭疗法不同。箱庭疗法的规则是为了保证治疗的顺利进行,而限制性团体箱庭疗法中的限定因素已经构成了一个重要的治疗维度,团体成员对规则的遵守情况可以看出其人格中的某些特点,而这些特点又是分析和理解团体箱庭作品的重要方面。

笔者认为,限制性团体箱庭疗法更符合真实的社会生活情景,它是现实社会生活的模拟。因为现实生活中的每个人都是不能随心所欲的,都是要受到一定限制的,个体如何调整自己以适应和接纳社会现实和他人,而又不伤害他人,却不是一个容易的过程。限制性团体箱庭疗法为人们提供了一个学习适应和感悟他人心理的途径。在共同制作箱庭的过程中，每个人对场面的构成都有自己的设想，但由于是共同完成一个作品，难免在开始阶段出现冲突和摩擦，这就需要每个成员主动调整自身，互相共感理解，以达成一种默契，最终实现团体的整合。也就是说，团体具有共同的目标和志向，同时每个成员又不失自己的独立性，大家都能以一种坦然的心态对待彼此和团体这个"大家庭"，促进团体的成长。

二、团体箱庭疗法基本技法

团体箱庭疗法运行的成功很大程度上离不开事先充分的准备、组织和实施过程中有效的管理。足够的活动空间、玩具的收集、团体的构成、参与的团体成员的准备、场面设定以及时间安排等都是非常重要的。

（一）场面设定

同个体箱庭疗法一样，团体箱庭疗法的环境设定也包括物理环境和心理环境两个方面。

很多西方的团体箱庭治疗家都认为，团体箱庭疗法的空间应该足够大，可以容纳2～6个来访者和供他们使用的多个沙箱，或更多。除了通常规格的沙箱外，还有准备供团体使用的其他规格的沙箱。但笔者认为，团体箱庭疗法环境的设定本身就构成了其规则限定的一部分，就如同现实生活环境中的种种限制一样。我们都有这样的经历，经常会因为环境因素的限制而不能充分实现自己的愿望和理想，这个时候就需要调整自身以适应。换句话说，沙箱的形式和数量并不是重要的，重要的是来访者如何应对这样的环境，这种对环境的应对和适应可以为治疗的开展提供更多有用的信息。所以，笔者主张团体箱庭疗法实践采用标准规格的沙箱，箱庭治疗室的大小和布置也以方便、适度为原则。

至于团体箱庭疗法的心理环境，主要指由治疗者所营造的包容、安全的感觉。治疗者在团体箱庭过程中的角色是一个见证者和促进者，是团体所需要的安全与受保护的心理空间的营造者。这种受保护的心理空间给团体成员非常重要的安全感和自由感。在这一过程中，治疗者可以被认为是箱庭与该团体同伴间相互作用的一种心理容器（container）。为了让团体成员感受到自由、安全、受保护，不作指示地向参与团体箱庭的来访者介绍团体箱庭就显得很重要了。

当来访者参与团体箱庭制作时，治疗者必须尽可能详细地告诉他们，他们将有一次与其他成员一起做游戏的机会，因为来访者通常不清楚整个团体箱庭的安排情况。此外，在一开始告诉各位团体成员箱庭游戏的环境是特别安全和受保护的，这是必不可少的程序。当然，根据职业道德规范以及其他相关政策，特别是在对儿童实施团体箱庭疗法时应征得父母的同意，可能的话签订一份同意参与团体箱庭疗法的协议书，在协议书中必须说明团体箱庭疗法的过程、目的、阶段及目标等事宜，这也会使父母以及来访者感到安心。

（二）团体的构成

团体箱庭疗法的有效性很大程度上依赖于团体成员的构成。目前，常见的团体箱庭疗法的成员构成一般有以下几种：

(1) 具有同一特征或面临相同问题的个体组成团体；

(2) 具有不同人格特质的人组成一个团体；

(3) 不同年龄（除家庭团体箱庭疗法外，年龄跨度不能太大）、班级、组织的个体按分层抽签的方式组成团体进行治疗，即每个年龄段或班级、组织内部先进行抽签，然后抽到相同数字的个体组成一个团体接受箱庭治疗；

(4) 自然团体，即按照团体的自然组成来随机抽取组成团体的成员，如家庭、公司、班组等。

比如，对于一个3岁或4岁注意缺陷儿童组成的一个团体，治疗者运用团体箱庭疗法是很难进行的，即使进行了，其收效也甚微。如果一个团体中害羞内向的来访者过多也同样是很难进行的，效果也不明显。如果可能，将一个害羞内向的来访者与一个外向的来访者安排在一个团体内，平衡一下，当他们一起做箱庭时，他们有意识或无意识都将会彼此教给对方应该选择何种行为，有时，他们所选择的玩具就可能给对方一种启示。凯斯特里（Kestly, 2001）研究发现，在进行了四次团体箱庭疗法之后，一个非常害羞的儿童选择了一个大的、有条纹的老虎放在箱庭中，而这正是该团体中一个非常外向的儿童最喜欢使用的玩具。不久，这个害羞的儿童所在班级的老师反映，他与他的同伴在一起时已经不再感到害怕、受威胁了，而且还主动在课间休息时间第一次愿意与其他儿童一起出去玩了。

另外，通过对来访者的访谈，或根据从老师、父母以及其他有关人员那里获得的信息，适当调整团体构成成员是很有必要的。如果确实需要让一位来访者离开团体，必须与这个来访者友好地交谈，以便支持其继续成长，且不要让他觉得不能在特定团体中是一种惩罚。

（三）指导语

团体箱庭疗法过程中的重要一环就是向来访者们说明团体箱庭制作的规则。如可以在开始制作之前说这样的指导语："我们每个人都有想和别人交流的想法，也都有遇到的问题，但有时我们用言语不太容易表达得清楚。现在让我们用这些玩具在沙箱里共同做个作品，这不是心理测试，所以不需要考虑好坏对错问题，只要将自己想放的玩具放上，将自己的想法表现出来就可以了。摆放的顺序由抽签决定，每人每次只能放一个玩具或完全相同的几个玩具，不许拿走他人已摆放的玩具，但可以挪动，成员之间不能进行任何形式交流。"

此外，对于初次接触团体箱庭制作的人来说，治疗者还要询问团体成员是否明白这些规则，并对他们进行解释，然后先让他们将手伸入沙中去触摸沙，体验沙的感觉，渐渐地融入到箱庭制作的情景中。

(四) 制作及讨论

在触摸沙以后，成员的心情比刚到箱庭治疗室时会显得平静许多，他们对团体箱庭制作也有了初步的了解，因而可以进入正式的团体箱庭制作阶段。

具体到制作过程，成员猜拳或抽签决定摆放的顺序，每人每次只能一个动作（摆一个玩具或完全相同的玩具），成员之间不能交流，不能拿走他人或自己已摆放的玩具，可以移动他人或自己的玩具，但也算作一次。每次制作中的最后一个人还可以有一次修饰的机会，对整个作品进行一些调整，当然也可以放弃。如果制作过程中某个成员不想摆的话，也可以选择在某一轮放弃。制作完成后，成员进行讨论，谈自己摆放每个玩具的意图、对他人摆放玩具的感受，以及各自对作品主题的命名。

(五) 记录及整理

由于人数的增多，团体箱庭的记录比个体箱庭的记录困难要大一些，对治疗者提出了很高的要求。为了不打扰成员的制作，治疗者一般在整个制作过程中只进行粗略的记录，等完成后再整理。笔者主张，团体箱庭的记录应以每一次每一轮为单元进行记录，其中包括每个成员制作的情况，摆放玩具的个数、名称、所占的区域，每轮的时间等。而且每一轮完成后，要对作品进行拍照，方便以后整理和讨论。具体的过程记录表见表5-1。

待整个制作过程结束后，治疗者还要简略地记下团体成员的讨论（参见表5-2），讨论的顺序按摆放的顺序进行，讨论的内容主要为摆放玩具的意图、对他人所摆放的玩具的感受、对作品的整体构思等，最后还要讨论作品的主题。成员离开后，治疗者再根据照片对整个团体箱庭制作过程进行整理，从中可以看出团体的心路历程和成长变化。

(六) 作品的拆除和场面清理

与个体箱庭一样，对箱庭作品是否在团体离开箱庭治疗室之前拆除也存在着不同的观点。如果在团体离开之后没有足够时间进行清理，而另一个团体已经到达，这就不会让这个团体感到自由、受保护。而如果为了赶时间，在团体成员还没有完全离开时就匆匆清理场面，那给这个团体的感觉将更不好。因此，最好是在两个团体箱庭之间安排足够的时间来拆除作品、清理场面。

根据卡尔夫学派的理论，在个体箱庭治疗中总是由治疗者来清理箱庭的，因为这样使来访者离开箱庭治疗室之前仍然保留其世界的完整性。迪·多美妮科（De Domenico, 1999）则认为应当给来访者适当的时间来清理他们自己的箱庭，但这应该非常认真地进行，并尽可能以一种典礼、仪式般的感觉进行。西藏僧侣总是给出足够的时间以一种特殊的仪式来清理他们花了好几个小时或好几天用沙创造出来的复杂的曼荼罗，将其看成是对生命短暂的一种纪念，非常庄严、慎重。如果让团体成员自己拆除作品，在治疗者的指导下他们会以一种敬畏的态度来完成。

笔者认为，由于团体箱庭制作一般时间较长，如果后面没有其他团体或个体箱庭治疗的任务安排，那么最好还是由治疗者和团体成员一起来拆除作品，这可能会使得各个团体

表5-1 团体箱庭制作过程记录表（以六人六次为例）

制作时间：____年____月____日____时____分—____时____分，共计____分钟　　见证人：____　　组别/次数：____

轮次 制作者名	1	2	3	4	5	6	每人合计玩具数
A	玩具或动作	玩具或动作	玩具或动作	玩具或动作	玩具或动作	玩具或动作	
B							
C							
D							
E							
F							
每次合计玩具数							共计玩具数

第五章 团体箱庭疗法的原理和实施过程

表5-2 团体箱庭讨论过程记录表（以六人六次为例）

讨论时间：___年___月___日___时___分—___时___分，共计___分钟　　见证人：_____　　组别/次数_____

轮次 制作者名	1	2	3	4	5	6	个人主题
	讨论内容	讨论内容	讨论内容	讨论内容	讨论内容	讨论内容	
A							
B							
C							
D							
E							
F							
共同主题							

成员感到安全和满意，也不至于让治疗者一个人辛苦。有的时候，团体成员虽然都知道自己的作品最终是需要被拆除的，但其实是非常不希望自己将其拆除的。

有时候笔者也会征求来访者的意见，有时个别成员愿意自己动手拆除作品，但可能有些成员不愿意，由于帮助治疗者清理场面被来访者视作做好事，这时那些不愿意自己的作品在自己面前被拆除的来访者会感到有压力和不快，虽然也表示愿意并投入自己作品的拆除，但内心感受却是不好的。如若这样，就直接由治疗者自己来拆除，也便于治疗者在拆除过程中对照自己先前的记录，更好地完成档案的整理。

(七) 团体箱庭疗法的治疗者

团体箱庭疗法中的治疗者同个体箱庭疗法中的治疗者一样，也应该是见证者和促进者。除了对整个团体箱庭制作和彻底讨论过程进行记录之外，治疗者还要给予团体每个成员无条件的积极关注，使他们感觉到包容、受保护。因此，治疗者需要热心地向他们解释制作的规则，回应他们的提问和一些非言语的信息，在他们需要帮助的时候给他们帮助，尽量使他们在完成作品的时候不要有任何遗憾。但要明确，治疗者并不是规则的监督者，不是权威，应该允许团体成员自己有违反规则的行为存在，只有这样，他们才能从自己行为的后果中进行反思和调整。

治疗者在团体箱庭制作过程和彻底讨论中还需要对全体成员间的心理变化非常敏感，对团体间互动与融合的状况有所共感，能感觉到他们之间的关系发展到了什么程度，作品进展到了什么阶段，在制作快要结束时的提醒以及促进各成员彻底讨论的积极参加。当成员由于冲突、矛盾而表现出了倦怠时，治疗者要接纳他们的种种抗拒，促进他们反思，尊重他们的决定，对成员们的成长要以一种赞赏的态度来对待。总之，虽然治疗者和团体成员的角色不同，但治疗者也应该把自己看做团体的一员，用心感悟整个制作过程，与他们苦乐共度，才能收获团体的成长。

三、团体箱庭疗法的规则

团体箱庭疗法的特色就在于贯穿于整个治疗过程的规则。为了使读者更好地理解笔者所开创的限制性团体箱庭疗法，下面将对这些规则作一总结。

(1) 摆放玩具的顺序是由事先的抽签或猜拳来决定的，尽量保证团体中的每个成员都有做"第一"的机会。如果小组某个成员连续几次都是第一个摆放玩具的人，那么在接下来的几次中由其他的成员抽签或猜拳决定"第一"。如果小组中所有成员都曾经有过做"第一"的机会，那么接下来的抽签或猜拳奉行"弱势优先"的原则，即抽到最末一个数字的人或猜拳输了的人为第一个摆放玩具的人，以保证制作顺序上的公平。

(2) 每人每次只允许一个作业，如放一个玩具，挖一条河，或堆一座山等。完全相同的玩具，可以视情况而灵活机动。如挖一条河川，放三块石头，也可以算一次作业，否则就需要太多的次数。每人轮完一次后再开始下一轮，在开始下一轮前对前一轮的箱庭场景进行拍照。

(3) 整个制作过程都不允许成员之间说话，以免相互了解意图，但成员可以与治疗者之间有互动。

(4) 不能将他人或自己已摆上的玩具拿走或放回玩具架，但允许移动自己或他人所摆放的玩具，并算作一次，移动完后在这一轮中就不能再摆任何玩具。

(5) 制作过程中，团体成员可以选择在某一轮放弃，什么东西都不摆放。

(6) 整个制作过程最后一轮中的最后一个人在摆完后还可以有一次修饰的机会，对整个作品进行一些调整，但不能再添加玩具。

(7) 每次的制作时间没有严格的规定，但一般4～5人的团体以一次咨询的时间（50～60分钟）为准。当治疗者感觉到制作将要结束的时候应该提醒团体还剩下一轮，使团体成员有心理准备，不至于由于突然结束而有不满意或不完整感，而判断是否结束的标准，主要是根据治疗者和团体成员对整个箱庭制作过程的共感。

(8) 团体成员参与治疗是根据自愿原则进行的。每个成员都有权在中途提出退出的要求，但必须向治疗者说明自己退出的理由。如果以后再想加入的话，应先向治疗者提出申请，由团体其他成员和治疗者一起协商决定。

治疗者在开始前都要向团体成员说明上述规则，待所有成员都明白后再开始团体箱庭疗法。这些规则的设定一方面可以减少成员间的矛盾和冲突，特别是在团体箱庭疗法的最初阶段。在无规则的状态下，会出现很多问题：如有的成员总是企图一次达成自己的愿望而摆放很多的玩具，占据大部分的箱庭空间，使得其他人无法再摆放；有的成员不能容忍他人摆放的东西而把它们拿走等。这些行为都会影响或伤害到成员间彼此感情，甚至导致他们之间的矛盾，妨碍团体箱庭疗法的开展。另一方面，规则的设定可以为治疗者提供更多的治疗信息。如有的团体成员即使在明确规则的情况下也还会违反规则，因为规则的存在妨碍了他自身愿望的达成，可能反映出他某方面的人格特质或为人处世的方式。随着团体箱庭疗法的开展，有的成员会逐渐调整自己而接受这些规则，从他们的变化和进步中可见团体箱庭疗法的疗效。

四、团体箱庭疗法的治疗阶段

(一)"各自为政"、冲突阶段

在初次进行团体箱庭时，经常出现两种现象：一是团体成员各自摆各自的，而不顾他人。虽然是在同一个沙箱中进行制作，但从作品中能明显地感觉到彼此的界限和区域非常分明，每个人都在苦心经营自己的"小天地"，希望用尽可能多的玩具表现自己的内心世界，而忽略了其他人的存在，于是形成了"各自为政"的局面。

笔者在团体箱庭疗法实践中发现，初次的团体箱庭作品经常是玩具很多，很杂乱，区域分割，主题分散。另外，团体成员之间都会有一种陌生感，即使是平时在一起生活、工作、学习的一个团体，当在治疗者的陪伴下共同制作一个箱庭作品的时候，难免会有紧张、不安或怀疑的感觉。当不能理解他人所摆的东西时，立刻会产生一种陌生感。平日里在一起,以为很了解彼此,但通过箱庭制作才发现彼此是多么地不了解。物理空间上的接近绝不等于心理空间上的默契,特别是当他人由于不理解自己的意图而挪动了自己所摆放的玩具,或者自己以为是好意而对他人所摆的场面进行调整时,就会出现强烈的心理冲突。但规则要求当时不能交流,所以必须承受着巨大的压力来面对这一切,于是,当团体的压力迫使某个成员不得不调整和改变自己本来的意图时,他们可能在经历了初次团体箱庭制作之后选择退出。而作为团体,也必须接受这样的事实,从而引起所有成员和治疗者的反思,在接下来的阶段中调整自身,避免这种情况的出现。这一阶段通常发生在最初一两次的箱庭制作过程中,这期间团体成员对团体箱庭的感觉是既好奇又怀疑,既接纳又排斥。

(二)"察言观色"阶段

经过了前一两次的冲突后,团体成员都在进行反思,所以在接下来的几次中整个团体箱庭的制作步调会减慢。成员每摆一轮都非常谨慎和小心,他们在考虑自己摆的东西是否与他人摆的相协调,是否与作品的整体风格相协调,他人是否接受自己,会不会影响到他人等。每一轮用的时间都逐渐延长,成员拿着玩具思考和犹豫的情况出现得也越来越多。

这个阶段可能出现的问题是成员在制作过程中的退出现象,其原因有两个方面:一是担心自己所摆的玩具会破坏整个作品的构成,特别是前几次的团体箱庭制作中与他人发生过矛盾冲突的成员在这一阶段更可能会选择放弃,另一方面可能跟成员当时的身心状态有关。

(三)调整、沟通阶段

随着团体箱庭疗法的继续开展,团体成员在经历了"各自为政"、冲突和"察言观色"阶段之后,每个人都会进行深刻的反思,自己为人处世的方式是否伤害了他人,是否太以自我为中心,是否过于压抑自己而被他人所左右,失去了独立性等等。如果不进行自我调整,则冲突和矛盾还是难以避免的,整个团体是难以协调的,而这是每个成员都不愿看到的。所以,这一阶段,成员们在制作完成后的交流加深,他们开始开诚布公地谈自己的想法和感受,谈自己的困惑与矛盾,以及对团体的期望,尽管有时争论得很激烈,但过后大家都感到非常舒服。

经过这样一种彻底的讨论,大家发现,原来很多矛盾和冲突是因为误解了彼此的意图而引起的,是因为一些想当然的假设而引发的。现实中的人际交往也是这样,很多时候我们习惯于假设对方可能会怎样,应该怎样,而没有和对方真正地沟通交流,于是造成了很多隔阂,甚至有时是好心没好报。一个家庭也如此,家庭成员觉得彼此都已经很熟悉了,所以有些事情没有必要说出来,对方也应该明白,但殊不知,正是这样一种没有必要说出口的心理导致了许许多多的家庭矛盾,甚至是家庭的分崩离析,而接受过团体箱庭治疗的来访者都会有这样的共感,那就是"沟通真好"。

(四)协调共感阶段

前一阶段彻底的沟通使团体成员了解了彼此的个性和制作意图,在接下来的团体箱庭制作过程中大家都感到有了默契，他人摆放的玩具正是自己想要摆的，他人对自己所构造的场景的修饰也符合自己的意图，自己对他人所摆放的东西的修饰也能得到他人的认同，整个团体都达到了一种共感。整个制作过程中大家都在用心感悟彼此的心声，对彼此的摆放都非常关注。治疗者经常看到，当某一个成员摆放了某个玩具后，其他成员会欣慰地点点头；当某个成员在构造场景遇到困难时，其他成员也为之着急、忧虑。

可以说，这一阶段是充满浓浓情意的阶段。从箱庭作品的特点来看，整幅作品的协调性增强了，主题更加明确，虽然玩具的数量减少了，但能感觉到每个玩具或场景都是深情的凝聚。

（五）整合阶段

整合是团体箱庭疗法发展到最后阶段的特点，即团体箱庭作品主题明确、流畅整合。对于这一阶段的作品，成员们都非常珍惜，舍不得拆除，总希望将这一美好的瞬间永远保留下来，他们会一起和作品合影，在欢声笑语中回顾、欣赏制作过程。这一阶段，团体的融合达到了"自然"的状态，团体彼此能够欣然悦纳，团体的凝聚力增强，同一团体的成员都有"一家人"的感觉。经过了一系列的团体箱庭疗法，成员们从陌生到熟悉，从相识到相知，觉得彼此是那么亲切，言语之中总是透露着对这个团体的眷恋，以团体为自己的归属，有什么烦恼与不快都愿意找自己同一团体的人说说，感觉从他们那里能得到莫大的安慰和鼓舞。团体成员间的理解和共感已超越了箱庭作品本身，扩展到了他们彼此的生活中。

五、团体箱庭疗法实施中可能的问题及应对

笔者在团体箱庭疗法的实践中发现，团体箱庭疗法实施过程中经常会出现一些问题，需要治疗者注意及认真应对。

（一）团体成员的阻抗

初次接触限制性团体箱庭疗法的人对众多的规则难免有一些不理解，但又受制于无形的团体压力，所以表面上不得不遵守规则，但内心却存在一种阻抗。面对这种阻抗，治疗者要无条件地接纳，允许他们提出自己的想法，并促使团体成员之间在讨论的时候进行交流，但不给他们任何的结论和答案，而是通过讨论让他们自己反思。

（二）团体成员中途退出的情况

当团体不能接纳某个成员，使得该成员在团体箱庭疗法中不能保持自己的独立性而不得不作出改变时，该成员往往会感觉受到了伤害，为了避免受到更大的伤害，他选择退出。此时，治疗者应奉行"去者不追"的原则，但要求退出者把自己退出时的感受和理由写下来交给治疗者，给自己和团体都有一个交代，并要求退出者在退出的那一段时期记录下自己的心理变化。如果退出者愿意，可以对他先进行几次个体箱庭治疗，促进其自我的调整。当他再要求加入时，应该由团体其他成员和治疗者一起讨论和协商再作决定，之所以这样做也是为了使退出者对自己的行为负责，促进其反思和成长。

（三）团体吸纳新成员时的调整

正如会出现退出者一样，团体箱庭疗法的过程中也可能会有新的成员加入。新成员的加入会使原先的团体"心理场"发生很大的变化，如何接纳新成员，使新成员融入到团体箱庭的制作中，这是每个成员和治疗者应思考的问题。对于每个成员来说，他们接纳的过程是不同的，治疗者的责任在于促使他们与新成员在讨论阶段充分地交流，关注每位成员的感受，使大家明白，冲突和矛盾是在所难免的，也是自然的，关键是如何凝聚起团体的力量来解决这些问题，必要时可以在进行团体箱庭疗法的同时对新成员进行个体箱庭疗法，待新成员完全融入后再停止个体治疗。

（四）治疗者本身的情感处理

如果治疗者本身的情感没有处理好，也会严重影响治疗的进行，导致团体成员与治疗者之间的冲突。这表现在，如果治疗者对团体箱庭的规则不能接受，那么在治疗的过程中就会有一种先入为主的偏见，影响对团体成员的共感，如突然提出本次治疗结束，使成员们心理上有一种不完整感，感觉受到了伤害，于是在接下来的治疗中抗拒治疗者。或者，治疗者对团体中某一类型的个体不能接纳，其内心的排斥感就会被团体成员敏感地感觉到，他们便拒绝合作。为了避免这种情况的出现，治疗者在开始团体箱庭治疗之前，首先要经过长期的个体箱庭疗法过程，处理好自己的情感，并且亲自体验团体箱庭疗法过程，去感受规则的作用和团体成员制作箱庭过程中的心路历程。

六、团体箱庭疗法的意义

在箱庭治疗室里，参加团体治疗的来访者（一般是4~8人）通常需要定期并有规律地一起制作箱庭作品，那么其意义何在呢？

（一）促进现实人际互动的改善

我们知道，人的主观世界是由过去人生的不同体验、感受、思维方式和价值观等组成的。每个人的主观世界是不同的，主观上希望控制某种场面，但现实中并不一定能做到。实际上，团体箱庭的制作和现实生活一样，不会只受控于自己的所思所欲，很多时候还受其他一些外在因素或他人言行的影响，比如他人的见识、想法、观念及其他言谈举止等。这样，在团体箱庭的制作过程中有时就不得不改变自己制作箱庭的一些构思与想法，特别是有时候刻意要去做什么，而别人又不能理解，就会引起纠纷，产生内心冲突。如果能根据外界实际状况恰当、灵活地改变、应对，就可能减少冲突，就是说，人与人、人与物的相互作用影响人本身。

团体箱庭制作中的人际关系和现实生活中是一样的，不是自己想怎样就能怎样，别人有时是不能理解的，因此，就不得不改变甚至不断改变自己的想法和行为方式，从而达到内心的平和与人际关系的协调，团体箱庭的治愈力量也就在于此。

团体箱庭治疗的一般发展规律就是随着共同经历的箱庭疗法次数的增多，来访者之间的默契和共感便会增强，表现在团体箱庭作品的主题趋于明确、统一，制作过程中的冲突减少,作品的风格更加协调、整合。如果成员能将团体箱庭世界中所获得的人际互动的成功经验迁移到现实生活中,就可能会促使其以团体箱庭制作为起点反思自己往日的言行,促使其社会性成熟和人际关系的改善。如一位来访者在团体箱庭中毫无顾及地移动他人已放置的玩具,结果必然会遭到强烈的反抗和排斥,这种毫无顾及的行为可能反映了他在现实生活中为人处世的一些方式方法,这些方式方法有时无意中伤害了其他人,而他又没有意识到,结果导致了许多误会和摩擦。团体箱庭的制作和讨论会使他看到自己的这一面,也就有了改变和调整的可能。

(二) 提供"和他人一样"的体验

许多人认为,某些体验是自己所独有的。但是,有过团体箱庭体验的人就会发现,人们的体验尽管各不相同,但并不是独一无二的,许多人拥有类似的想法和体验。当团体成员在一起交流时,会对其他成员也有类似的担忧、想法和情感而感到惊讶,这可能会导致彼此的共感,进而减少消极的自我评价。这也正是在日常生活中对一些苦恼哀伤的人,我们常常劝其将苦恼哀伤说出来时所说的:将快乐说给另外一个人听,快乐就增加了一倍;将悲伤说给另外一个人听,悲伤就减少了一半。

然而,人们在将自己的内心世界袒露给别人时会顾忌到许多方面,担心自己的这种言语、思想、行为、情绪是否会受到他人的鄙视而损害自己的形象,因而也就不能畅所欲言地表达自己内部的真实世界,有时只是选一些无关大碍的内容与他人交流。由于这种顾虑,团体之间的交流有时就会停留在表面,无法深入进行,成员之间也无法接触到其他成员内心深处的认知、情绪、情感。

由于箱庭疗法是一种非言语治疗方法,当具有相似问题的来访者以团体的形式一起制作箱庭作品时,他们之间的交流不是直接的言语,而是分别用游戏的方式象征性地表达自己的内心世界,这既有助于减少他们来箱庭治疗室时常有的那种不安和踌躇,避免了言语交流过程中自身形象遭受损害的威胁,也有助于相互交流、沟通的深刻化。当一位来访者发现团体中另外一位成员选择了自己也想选择的玩具表达自己想表达的心理时,也就自然会感到欣慰,觉得自己与别人是一样的,会因为对方与自己的这种默契而感到被理解、接纳,最终达到自我接纳。

(三) 沟通和协调多样化的资源和观点

不论团体成员是进行信息交流、问题解决、价值观探索还是共同情感的发现,同一团体中的每一个人都可以表达自己的观点,从而彼此共感和启发,提供更多的资源。

人的心理存在着许多共性,但更多的是个性。因此,一个团体一起制作的箱庭作品所表现出来的心理资源和观点就会变得非常丰富、多样化。箱庭制作结束后,成员之间通过讨论自己制作时的想法及所摆的玩具的含义,也就以象征的方式共享着这些观点和资源。团体箱庭疗法最有价值的一个方面,就是每个成员都提供了各自的观点和箱庭表现。

在团体箱庭制作过程中,每个成员都可以从其他成员的箱庭作品中习得用象征方式表达内心世界的方法、形式,习得某一心象更多的象征意义,从而丰富自己的象征词汇。同时，在同一箱庭场面中，对某一心象的共同解释会使得个体获得一种心理支持、援助、理解，而不同解释则又启发了个体对该心象不同层面的理解。

（四）创造心灵的归属

根据马斯洛（A. H. Maslow）人本主义心理学中人的需要层次理论，归属感是人类所具有的高层次的需求。通过归属于某个团体，这种需求可以部分地得到满足。

当来访者通过多次的团体箱庭治疗过程之后，团体成员之间经常会达到彼此之间相互认同，并逐渐感到自己是归属于整体的一部分。即使团体箱庭治疗已结束，团体成员彼此间仍会感到非常默契和亲切，有一种"一家人"的感觉。这种感觉会给人一种力量和信心，使人们能很好地应对团体箱庭世界之外的现实生活。

（五）增强成员的责任感

团体箱庭治疗与个体箱庭治疗不同的一点，在于团体箱庭治疗有更多的规定和限制，如按照事先抽签决定的顺序来摆玩具，每人每一轮只能放置一个玩具、完全相同的几个玩具或进行一种动作，不能移动他人或自己已摆放的玩具，如果移动，就算是自己的一次动作，以及制作过程不得进行言语交流等。这些规则的设定是为了使团体成员明白，现实生活中总是有许多限定的，任何人都不可能想怎么样就怎么样，人们都必须遵守一定的规范和秩序。在团体箱庭疗法开始前，治疗者需要向所有来访的团体成员介绍这些规则，待所有成员都明白后，团体箱庭治疗就可以开始。由于是在一个团体中，每个成员都处于一种无形的团体束缚和压力下，对于规则的遵守也直接受到来自治疗者和其他成员的监督，无形中增加了成员对自己的、对团体的和对规则的责任感。

经历过系列团体箱庭的人都有这样的感觉：最开始的箱庭作品体现的是"各自为政"，摆放很多玩具，冲突很多，而随着治疗的开展，摆放的速度越来越慢，每个人都不想因为自己的举动而破坏团体箱庭作品的和谐和团体的"心理场"，强烈的责任感使得每个成员"察言观色"，在"场力"的推动下不断修正自己的思路，每摆一个玩具大家都会考虑很多，而且非常关注他人所摆放的每一个玩具，小心谨慎地作出自己的选择。经过了团体箱庭疗法，成员也能更好地理解自己的社会角色和责任，更加融入到社会生活中，最终实现个体和团体的成长。

七、团体箱庭疗法的应用

团体箱庭疗法特别适合于学校、组织或家庭中的心理咨询及心理治疗，有利于促进团体成员的积极行为及团体成员发展课题的完成，改善团体中的人际关系，促进团体的成长和提高深度心理咨询和治疗的效率，同时对于专业咨询人员和箱庭治疗人员的培训来说也是很有益的一种方式。

在学校，团体箱庭疗法对于解决学生的行为问题和发展适应性问题有很好的疗效。凯斯特里（Kestly, 2001）在学校进行的研究表明，参加团体箱庭治疗的学生在参加活动之后，很少被叫到学校办公室来受训诫了。教师也反映说，学生参加团体箱庭治疗之后在学业方面的团体合作表现得更好了。因为团体箱庭制作本身就是一种合作，个体在团体箱庭治疗中习得的合作精神以及合作方式都能迁移到他们的现实生活中，帮助他们在学习情境下更有效地合作。从发展观来看，团体箱庭可以以象征的形式展现不同年龄阶段或同一年龄阶段的发展课题，如对儿童、青少年团体来说，大量社会和情感的发展课题出现，且大部分出现于同伴之间，虽然家庭和其他重要权威人物（如父母、教师）很有必要对他们进行指导，但儿童、青少年学习协商和实践这些规则却是在与同伴交往中习得的。团体箱庭治疗中的平等给儿童、青少年一个同一水平的游戏领域，在这里他们可以探索如何在这世间更好地生存，有机会学习公平地游戏，调节攻击性，实践互惠互利和平等的关系，发展对他人的共感。同样，对于青年也一样，青年期的发展任务是通过整合过程建立起自己的精神世界，从而形成良好的人格品质，否则就会产生发展危机，引起同一性扩散（张日昇，1993）。如果来访者某一发展课题没有完成，那么，通过箱庭制作有可能会替代完成这一课题。

在社会组织中，每个成员都面临组织适应问题，能否处理好自己与组织成员的关系影响到个体和组织的发展。团体箱庭为组织成员创造了一个轻松、包容和接纳的空间，通过制作一个共同的箱庭作品，加深成员间的理解，让他们体验到协调、共感的重要性，体验到自己对于组织的责任和义务，从而将这种感觉迁移到日常的组织活动中，共同推动组织目标的达成。特别是对于刚刚成立的新组织来说，团体箱庭疗法对于团体凝聚力的形成和共同目标的确定不能不说是一个很好的形式。

在家庭中，团体箱庭疗法是家庭关系的调节器。家庭成员虽然生活在同一屋檐下，但心理上能否达到默契，拥有一个共同的心理空间是不一定的。人们常说"不是一家人，不进一家门"，这就说明，在人们的心目中，既然组成了一个家庭，那么成员之间就应该是很了解的，所以觉得没有必要沟通和协调，习惯了进行"应该怎样"或"肯定怎样"的假设，结果造成了彼此的误解、矛盾，如果得不到及时调节，则将危及家庭的安危。而团体箱庭疗法可以改善家庭的关系，共同完成的箱庭作品就是他们营造的共同的"心灵花园"，在营造的过程中，家庭的动力关系和其中的不协调因素就会渐渐暴露出来，每个成员对此的态度和感受也会自然投射到小小的箱庭世界中，讨论过程将启发彼此反思，从而在系列的箱庭中不断协调和改善。

对于心理咨询与治疗来说，团体箱庭制作是演练咨询员和治疗者的舞台。感受性和共感力训练是心理咨询与治疗人员专业培训的重要方面。笔者在长期的教学实践中，一直采用"自我理解的促进训练""上下楼梯"和团体箱庭疗法等方式对学生进行感受性训练。实践证明，团体箱庭疗法是进行这方面训练的有效方式，同时接受团体箱庭疗法的成员有多个，训练可以长期坚持，特别是，团体箱庭疗法中最后的彻底讨论实质就是团体咨询，有利于成员自我情感的处理和调节，而不至于将其带入正式咨询或治疗中，造成不良的后果。而且，团体箱庭疗法过程中由于彼此不能进行交流，而只能通过"察言观色"来把握彼此的心理，所以需要成员培养自己敏锐的洞察力，感悟他人，调整自己，而在这一过程中所获得的种种体验，如被人误解、被人欣赏、压抑、失去自我等都会丰富咨询员或治疗者的主观世界，使他们能更好地共感来访者，保证心理咨询和临床实践的顺利开展。

第二节 团体箱庭疗法的过程——一期一会[①]

上面的介绍为我们开启了一扇通往团体箱庭世界的大门，现在你可能已跃跃欲试，想亲自体验这个精彩的世界，但可能很多读者或心理临床工作者还对团体箱庭世界的过程不清楚。在此，不妨先让笔者带领你到被命名为"一期一会"的团体箱庭世界去走走，看看团体箱庭的制作过程及这个精彩的世界为我们带来了什么。

2004年初夏，笔者为研究生进行了几天的箱庭报告及训练，特别是亲自作为见证人，为即将毕业的五位研究生实施了个人箱庭制作。看得出他们每人都有一种愿望，很希望他们五个人完成一次团体箱庭制作，尤其是由作为导师的笔者来做见证人。大家都很盼望这样的机会，作为导师，笔者也感到了责任，并且也希望能通过团体箱庭的制作，给即将毕业的五位研究生的学习生活画上一个圆满的句号。于是，笔者安排了这次特殊的团体箱庭制作。

一、团体箱庭的制作过程

制作顺序由猜拳决定：W.WH、P.LH、Z.K、Q.B、Z.XL。W.WH对这个顺序推辞了一下，笔者很平静却坚决地说：就这样吧。这是要W.WH知道，有些责任是推不掉的。

先是让大家用两只手来感受沙。在笔者的带领下，他们几个人的手都埋在沙里，看得出他们每个人都很高兴，感到笔者与他们五个人及沙箱构成一个场，彼此之间都挨得很近很近了。

（一）第一轮

W.WH：将沙抚平，开始把下面的沙往上堆，形成一个大的如同港湾的样子。很细心，海里整得很干净。

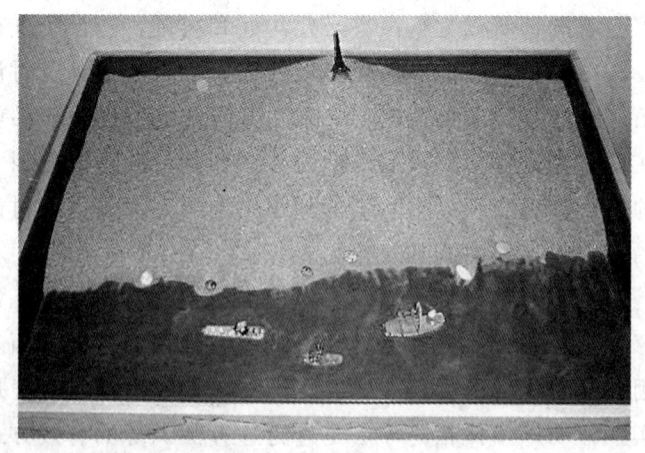

图5-1 "一期一会"之第一轮

[①] "一期一会"为日文词，源于茶道的禅理，告诫人们应当珍惜难得的一面，进而思考人生的离合、难得的情谊，鼓励人们重视与每一日、每个人的缘分，从而使精神境界接受洗礼，以达到更高的精神境界。

P.LH：摆上三只船，有一只船上挂着"一帆风顺"。

Z.K：在中上部堆山，在山上放了埃菲尔铁塔。

Q.B：把W.WH故意整的蜿蜒的海岸线整成比较平整的，没有摆其他玩具。

Z.XL：在海岸线上放了五个贝壳和一颗石子儿。

（二）第二轮

W.WH：整海岸线，在左边和右边各有一个伸进去的港湾。

P.LH：四个杏核放在正对着塔的前方，铺路。

Z.K：在右下角用六个透明的蓝色和绿色玻璃片围成一个圆，中间放一白色大海螺。

Q.B：左边的港湾放了一条绿色的鱼，右边的港湾放了一条蓝白色的鱼，让人有港湾的感觉。

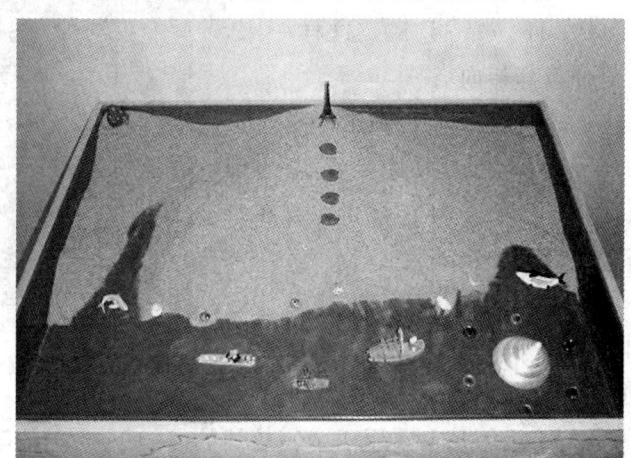

图5-2 "一期一会"之第二轮

Z.XL：在左上角堆了一座山，然后用一个小塑料瓶倒扣过来插入沙堆，只露出底部，将一尊弥勒佛放在上面。

（三）第三轮

W.WH：在右上角摆放了一块石头，上面又摆了一个风车，可能表示灯塔。

P.LH：在石头后面放了柳树叶，在有弥勒佛的山下放了一棵树。

Z.K：在山的周围放了四只仙鹤。本来挑了五只纸鹤，但最后放回一只，将四只仙鹤对称地摆在了塔的四周。

Q.B：在沙箱左上部放了一个

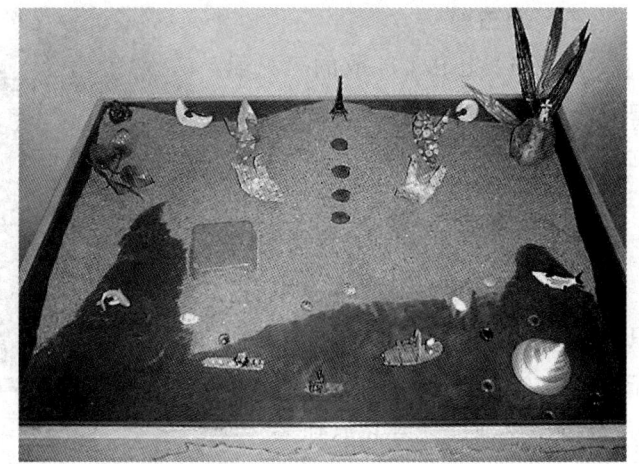

图5-3 "一期一会"之第三轮

月亮，右上部放了一个太阳，都贴在沙箱壁上，感觉整个图很对称，接着又仔细地擦拭了沙箱壁上的沙粒。

Z.XL：选择了小猪的盒盖，将它扣在了一堆沙上，制造了一个平台。

他们几个人仿佛都在一个和谐的世界里又相对独立地经营着自己的世界。即使偶尔会有对别人玩具的挪动和改造，也是为了使整个作品更协调。

（四）第四轮

W.WH：在沙滩上放了五只可爱的小猪，可能代表他们五个人。

P.LH：放一只鹤，这样一来，五只仙鹤都朝向塔。

Z.K：挑了一个带有高高岗楼的房子，看上去很像是海边的建筑。找了个架子将它垫高，放在灯塔旁，看上去很呼应。

Q.B：把两个泥塑的猿猴放在佛的山脚下，好似在仰头聆听佛的教诲。

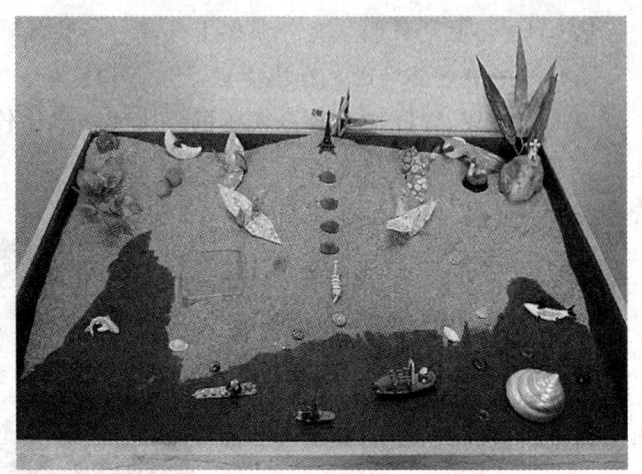

图5-4　"一期一会"之第四轮

Z.XL：在 P.LH 用四个杏核铺的路的下方朝向塔的方向放了一匹白色小斑马。

在上次 Z.K 放了四只鹤以后，笔者立刻想到这次可能谁会再放一只鹤，因为他们是五个人。可是，当 P.LH 放鹤的时候，只能放在后面，放了很长时间，怎么也放不上去。看到 P.LH 想放弃了，把鹤放回了玩具架时，笔者轻轻地说："如果玩具不好摆，可以把桌子往前抬一下。"这样，P.LH 就把沙箱往外挪了挪，把鹤放在那里正好，笔者也感觉很舒畅。

（五）第五轮

W.WH：把 P.LH 放的三只船中的一只船放到右边的海港中，感觉是在靠岸休息。

P.LH：拿了三个珊瑚，想把它们放在一起。想让它们立着放在一起，可是放了很长时间也不行，只好把三个珊瑚分开了。一个靠在左边，两个靠在下边。

Z.K：拿了一朵莲花放在 Z.XL 堆的平台上。

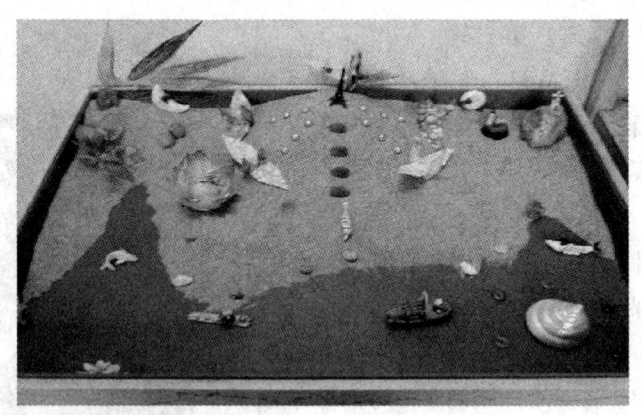

图5-5　"一期一会"之第五轮

Q.B：把 P.LH 放在右边的柳叶放到了左边的山后，而且树叶在月亮的后面，营造一个月上柳梢头的景象。

Z.XL：拿了粉色的珠子，在四只鹤的面前铺成彩色的令人出乎意料的美丽之路。可为什么没有给第五只鹤铺路呢？

（六）第六轮

W.WH：取了两个瓶盖放在右上角的山后，当成两个容器。

P.LH：拿了四颗彩色的星星撒在海里，可能象征着海里的珍珠。

Z.K：将 P.LH 放的那只仙鹤摆正，又在那只鹤的面前铺了一条彩色的路。

Q.B：拿了一些花放在山的右边，装点了右边。

Z.XL：用绿叶陪衬莲花，并且在莲花的旁边放了一个莲花灯，灯上有"佛"。

（七）第七轮

W.WH：在石头上放了一个中国结。

P.LH：好像发现了上次没发现的一颗星星，连同五颗珠子一起撒进海里。

Z.K：拿起了那个莲花灯仔细看了看，放下，似乎是为了确认什么。拿了一个双手合十的小和尚，放在荷叶上面向着铁塔。

Q.B：在石头后面放了两棵树。

Z.XL：给莲花加了一片荷叶，在右边海港放了两棵树，并把那条鱼靠在树上。

（八）第八轮

作为见证人，笔者觉得制作已进入尾声，于是告诉大家，这是最后一轮。

W.WH：修整了左侧山后的树和右侧的灯台。

P.LH：在玩具架上看到木制的心形木片，看起来挺喜欢，将四颗大的心围着一颗小的心。

Z.K：想在塔上放一架飞机，

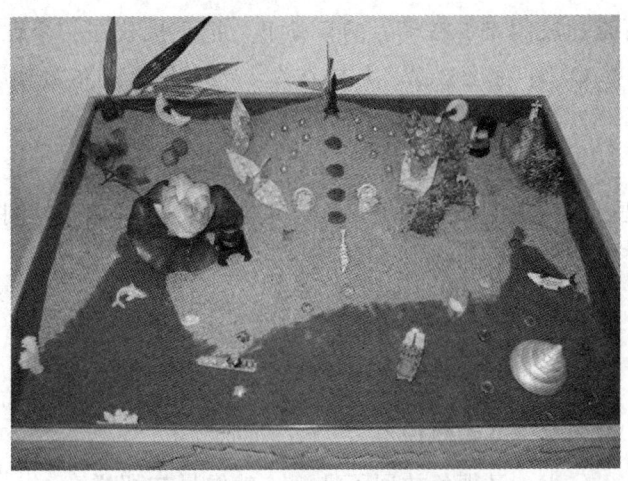

图5-6 "一期一会"之第六轮

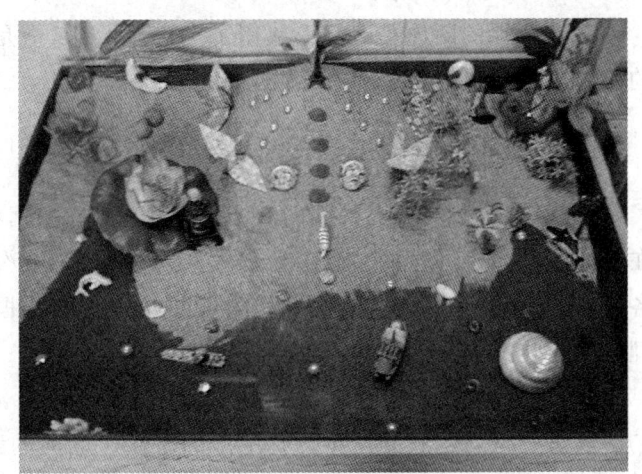

图5-7 "一期一会"之第七轮

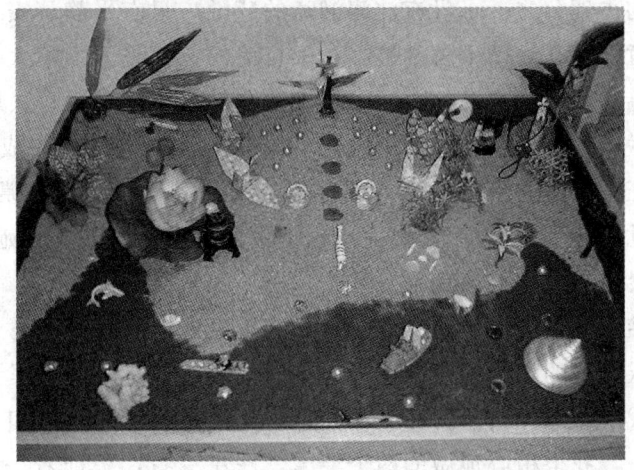

图5-8 "一期一会"之第八轮

可是比较困难。在笔者的帮助下，把飞机放在一个珠子上，最终将飞机放在塔上。

Q.B：把上次 Z.XL 放在岸上靠在树上的鱼放回了海里。

Z.XL：用很长时间整理了左上角的树。

根据制作规则，最后一轮中的最后一个人在摆完后可以有一次修饰的机会，但因为这是一次特殊的团体箱庭制作，笔者征得每一个人的同意，允许他们对整个作品进行适当的修饰，但不能再添加玩具。

（九）第九轮（修饰）

W.WH：没有摆什么。

P.LH：在笔者的帮助下，成功地把三个珊瑚靠在了一起并立着放在了大海中。

Z.K：没有摆什么。

Q.B：又把鱼放回了港湾，就像最初那样。

Z.XL：进行了整体的修饰工作。

这次特殊的团体箱庭制作共用了 75 分钟，以下是每人写的报告，由此可以看出每人的心理历程，尽管仅仅只有 75 分钟的时间。

二、团体箱庭的主题

团体箱庭制作结束后，在彻底讨论过程中，根据各成员的理解命名"个人主题"，再在全体成员讨论同意的基础上命名"共同主题"。本次团体箱庭各成员的个人主题如以下各成员的主题所示，共同主题为"一期一会"。以下根据成员彻底的讨论及提交的报告整理成文，让我们一起来体悟人生的"一期一会"吧。

（一）W.WH 的主题：飞与归

真是神奇，当看到沙箱，抚平沙的时候，以前的种种想法都消失了，只有眼前的箱庭世界。我轻轻地堆着沙，直到它在我面前呈现出一个海滩的感觉。挖出的蓝色在整个下部约占四分之一，没有波涛汹涌的感觉，只有平静、安宁。或许这不是单纯的海滩，我又特意做了几处凹下去的地方，很自然的，只是面积不大，我想这就是海湾吧，或说是一个个港湾。我为自己这最后一个想法和动作感到很欣喜。就没有再堆一座山，虽说山也是我想做的，可是我已经做了港湾，山会由别的同学来完成的。当 Z.K 接下去就堆了一座山在正中间，并且上面放了一座精致的铁塔时，我很欣赏那座塔给人的那种坚毅、向上的感觉。接下来，Q.B 第一个抚沙的动作就让我感觉到她的目的是什么。我能理解她为什么会这样，但是还免不了有些焦虑。她做得相当认真、仔细，把海滩弄得很平整。她还没有结束动作的时候，我就决定了：一定要恢复那个港湾。所以在 Z.XL 用贝壳点缀海滩的时候，我的心思很少在它上面了。但是从他特意往海里弄些沙的动作里，我好像明白他要帮我找回那种自然的感觉。并且，我注意到他的石头和贝壳，只是不明白数目的意思。

我很精心地做的两个港湾，一左一右，象征着一种过程吧。对于它们，我特别满意。那是我们来的地方，也是我们要去的地方，更是我们所在的地方。接下来 Z.K 在山的周围放了四只仙鹤,我不明白她为什么不放五只,可能是因为位置的缘故吧。还有 P. LH 的四个杏核铺的路。Q. B 在港湾里放了两条鱼,让人能充分感受到港湾的感觉,是一种认同吗?我只是感到欣慰。Z. XL 在左上角堆了一座山,放上了一尊弥勒佛,那也是我所喜欢的。

接下来,我选了一块成型的石头,放在右上角。还有一个灯塔一样的建筑,那是为了给远航归来的人指明方向的,恰好离我的港湾不远。Z. K 依然在经营那座山,Z. XL 也堆了一座土台。Q. B 找到了日月的代表。我们几个仿佛都在一个和谐的世界里又相对独立地经营着自己的世界。即使偶尔会有对别人玩具的挪动改造,也是为了使整个作品更协调。

第一次的触动是在老师轻轻地说出"如果玩具不好摆,可以把桌子往前抬一下"之时,因为当 P. LH 为第五只鹤的位置犹豫时我也在想办法,只是我想的是可以把它插起来。老师的话语让我体会到团体箱庭制作过程中,见证人的作用是举足轻重的。可以想象,如果没有那句话,留下的将会是怎样的遗憾。

我在继续经营港湾,本不想拿别人的玩具,可一来是玩具架上没有船了,二来是海里地方不大,放的东西显得太多了,所以就拿走了一只船放在右侧的港湾里,还特意向上放了一下,意思是它确实是在港湾里休息。

Z. XL 对土台上摆什么的执著让我感动。那盏照耀一切的莲花神灯同样会照到箱庭的每一个角落,会照到我们每个人的心里。

我看到了那个中国结,就想到要和那座山放在一起。挂上去的感觉就像是在完成一种仪式,我很虔诚,也在默默祈祷。那时我就什么都不想摆了,就好像是完成了一个过程。

最后一轮是在山的后面又放上了两个容器,具体放些什么,也说不清楚,一个红色,一个蓝色,是有所区分的。是精神和物质吗?好像不绝对如此。《道德经》里不是说无即是有,有即是无吗?那么,只要它们在那里,又有什么容不下的呢?

Z. K 的飞机终于落在了塔尖上。我的眼前也是一亮:这就是一种过程的体现啊!P. LH 的珊瑚也不再孤独地靠在箱边,而是几个依偎在一起成了珊瑚岛,点缀着海洋。那个港湾有了 Z. XL 的椰子树,更加让人留恋。Q. B 还是那条自由的鱼,畅游在更宽阔的海洋里。

我们五个人的作品,确切地说,是老师和我们的作品,完成了。

看着它,我的心里充满感动。即使在现在,我的眼泪又要留下来了。

是啊,它说出了我们同学三年的情谊,而这是无法用语言来详尽描述的,正如我论文里致谢说的那样。更有我们几个对老师的感情,师恩难忘。留在我们心里的是一幅幅美好和谐的画面。谁都知道,这里面,哪里都有老师的影响。

(二) P. LH 的主题:天水

这是我们三年级的五个人第一次在一起制作团体箱庭作品,而且是老师亲自担当见证人,也许是一生中唯一的一次。开始时,我们都很兴奋,不知会摆出怎样的作品,充满了期待。首先，我们通过猜拳排出了顺序后，老师和我们一起感受沙，我们在沙箱中来回地抚摸沙，慢慢地有了感觉。第一轮时，W.WH 将下部的沙往上堆。我们明白她是想创造出一片海，她细心地做着，海里整得很干净。在海岸边，仔细地整出蜿蜒的海岸线。在 W.WH 挖出一片海后，我就想我要摆些什么。在玩具架上看了看，很快把架上所有的船都放到了海里，船既是一种航海工具，又为海增添了生机。共有三只船，有一只船上挂着"一帆风顺"，我希望我们的将来都能顺利，还有一只帆船和一只渔船。这三只船的方向都是朝右的，代表一种前行。在我摆完后，Z.K 开始在中上部堆山，我们想到我们中肯定会有一个人堆山。堆完后，在山上放了一个铁塔。铁塔坚实，既表明目标的坚定，同时也代表人格的不屈。接下来，Q.B 把 W.WH 整的蜿蜒的海岸线整成比较平整的，没有摆其他玩具。Z.XL 在海岸线上放了一颗石子儿和五个贝壳。

第二轮，W.WH 继续整海岸线，在左边和右边各有一个伸进去的港湾。我看到 Z.K 堆的山，想到上山要有路。在玩具里看到有杏仁核，本来想拿五颗，可是只有四颗是完整的，只好拿了四颗放在正对着塔的前方，大家可以从这里上山。Z.K 在右下角用六个透明的蓝色和绿色玻璃片围成一个圆，在这中间放了一个大的白色海螺。看到她摆的，感觉很好，觉得海变得神奇了。Q.B 在左边的港湾放了一条绿色的鱼，右边的港湾放了一条蓝白色的鱼，两条鱼正好相望。Z.XL 在左上角堆了一座山，这座山和 Z.K 堆的山是相连的。他在山上放了一尊弥勒佛。

第三轮，W.WH 在右上角放了一块石头，石头上放了一个灯塔。我看到整幅作品没有绿色，就在石头后面放了柳树叶，在弥勒佛的山下放了一棵树。Z.K 在正中央的山的左右各放了两只鹤，总共四只鹤。Q.B 在左边放了一轮弯月，右边放了一个太阳。在放的过程中，很仔细地垫高了月亮和太阳。Z.XL 这次在左边港湾的右边堆了一个土台，我们想到他可能要在上面放些什么。

第四轮，W.WH 这次在沙滩上放了五只可爱的小猪，我们感到很开心，因为可以说这代表了我们五个人。而这个玩具也是我们大家想到要放的，在 W.WH 放了以后，我们更加体会到我们之间的默契。在上次 Z.K 放了四只鹤以后，我立刻想到这次我要再放一只鹤。因为我们是五个人，少了一只。我觉得好像没有我，因为我铺了一条路，可能认为我从那条路上去。可是，当我在放鹤的时候，只能放在后面，放了很长时间，怎么也放不上去。我想放弃了，把鹤放回了玩具架。这时，老师说可以把沙箱往外挪挪。我认为老师看出了我的心思，把沙箱往外挪了挪，把鹤放在那里正好，心里感觉很舒服。Z.K 在 W.WH 放的石头的左边放了一个房子。Q.B 在左上角的山下放了两只猴子，面向着佛。Z.XL 在我铺的那条路前放了一匹马。我本想把这条路去掉，但看到他在路前放了一匹马，看到自己铺的路对他人有用，感到很高兴。

第五轮，这次 W.WH 把我放的三只船中的一只船放到右边的海港中，我觉得这样很好，有航行的船，也有靠岸休息的船。我在玩具架前看了看，不知要放些什么。后来看到有珊瑚，白色的珊瑚，很喜欢。脑中想象的是一个白色的珊瑚群，把三个珊瑚都拿了，想把它们放在一起。我想让它们立着放在一起，可是放了很长时间也不行，只好把三个珊瑚分开了。一个靠在左边，两个靠在下边。它们虽然立住了，但我心里并不满意。Q.B 这次把我放在右边的柳叶放到了左边的山后，而且树叶在月亮的后面，营造一个月上柳梢头的景象。Z.K 拿了一朵莲花放在 Z.XL 堆的台子上。当时我有些吃惊，因为我想的是 Z.XL 要在上面摆东西。Z.XL 这次拿了粉色的珠子，在四只鹤的面前铺成彩色的路。在 Z.XL 铺了路后，我想他可能接受了 Z.K 在上面放的莲花。

第六轮，W.WH 这次没有从玩具架上拿玩具，而是取了两个瓶盖放在山后，当成两个容器。容器可以盛载很多的东西，精神的、物质的。我拿了一些彩色的星星撒在海里，象征海里的珍珠。我本想撒五颗，但当时没发现第五颗星星。Z.K 这次首先把我放的那只鹤摆正，当时我在放鹤的时候，因为只注意到要把它放上去，没有注意自己是不是放正了。当 Z.K 注意到我放的鹤没有放正帮我放好的时候，我很佩服她的细心。想到自己以后无论做什么事情，都要细心，要做好。在把鹤放正以后，她又在那只鹤的面前铺了一条彩色的路。看到她摆的这条路，心里很感激。Q.B 拿了一些花放在山的右边，装点了右边。Z.XL 用绿叶陪衬了莲花，并且在莲花的旁边放了一个莲花灯，灯上有"佛"。

第七轮，W.WH 在石头上放了一个中国结，蕴涵着感情。我继续往海里撒珍珠，这次突然发现了上次没发现的一颗星星，连同五个珠子一起撒进海里，弥补了上次没有找到第五颗星星的遗憾。Z.K 在荷叶上放了一个和尚，面向塔。Q.B 在石头后面放了两棵树。Z.XL 在右边的海港放了两棵树，并把那条鱼靠在树上。

第八轮，W.WH 修整了山后的树。我在玩具架上看到一些木制的心形木片，挺喜欢，将四颗大的心围着一颗小的心。这也许是我们五个人围在一起庆祝。当时并没想到为什么要放它们，只是不想放弃这次机会。Z.K 想在塔上放一架飞机，可是比较困难。在老师的帮助下，把飞机放在一个珠子上，看到放在塔上的飞机，我们都很满意。Q.B 把 Z.XL 放在岸上的鱼放回了海里。

第九轮，我把三个珊瑚放在了一起，形成了珊瑚群，并且改变了其中一只船航行的方向，稍微偏了一些。Q.B 把鱼放回了港湾，Z.XL 拿走了一个贝壳。

至此，我们的箱庭摆完了。看到我们共同的作品，大家都很满意，每一处都蕴涵着深切的情谊。

首先，在整幅作品中，体现了成长的过程。由月到日，黑夜到白天；由原始的猴进化到今天的人类；一条幼小的鱼长成大鱼，在这其中，蕴涵了变化和飞跃。整幅作品不再局限于某个时间，而是横贯人类历史的变迁，超越时空。

其次，无处不蕴涵着积累和沉淀。小到海里的珍珠，大到珊瑚群。珍珠的形成需要时间，珊瑚的形成需要经过漫长的岁月，从这里，体会到人的成长同样需要时间，经历岁月的磨炼，不断成长，不断提高。

再次，在作品中，包含了深深的情谊。中国结凝聚了我们对老师的感情，对老师的敬仰，对老师的感激。此外，我们五个人之间的同学情谊也让我很感动。Z.K 放的鹤，

Z. XL 为我们每个人铺的路,海里的珍珠,W. WH 放的小猪,五颗心,大家的默契与理解,这些都是很珍贵的。在制作过程中,虽然有时候别人动了自己放的玩具,但并不觉得不舒服。在修整过后,觉得比原先好,大家都欣然接受。这可能也和我们三年的交往一样,虽然会有一些摩擦,但在磨合后,大家相处得更加融洽了。

最后,也是最重要的一点,是老师对我们的影响。给我感受最深的一点是,在我将要放弃的时候,老师给了我很大的鼓舞。在制作的过程中,老师时刻关注着我们,无处不在。铁塔上的明珠、石头上的灯塔,既为我们指明了方向,同时也是我们凝聚的焦点。

在为作品确定主题的时候,开始不知用什么来概括。因为,我觉得我们的作品包含了太多的内容,很难用一两个词来概括。想了一会儿,我想到的主题是"天、水"。为什么会用这个名字呢?首先,我们作品的下半部是一片海,海里有对于我们来说很重要的东西。珍珠、珊瑚、珠子围着的海螺、船,这些都离不开水,因此我取了"水"。其次,上半部对我来说,更多的是精神世界。莲花台、佛、铁塔、灯塔,目标的指引,对于现在的我来说,这些是比较遥远的,近期无法达到,但是我毕生追求的。给我的感觉就像天一样,遥远但并不是不可以达到的。而且达到一定的程度,就可以天水相接,所以天与水并不是不可相连的,可以融为一个整体。

做完后,我们很高兴。一起讨论我们的作品,说出每个人当时的想法和感受。看到最后的作品,更多的是感动,感动彼此的理解和默契。感谢老师在这个过程中对我们的帮助和影响。

(三) Z. K 的主题:希望

第一轮,W. WH 先在箱庭的下半部分挖出了一片广阔的海域,随后 P. LH 放船的举动是在我的意料之中的,接着便轮到我摆玩具了。看着集中在上半部分的沙,我只有堆山的念头,起初是想把山堆在箱庭的右上角,但仔细一想,还是堆在中间可以使整个画面看上去更加平衡。山堆好以后,又拿起那座埃菲尔铁塔放在山顶,当时也没考虑为什么不用那些瓷制的中国风格的宝塔,似乎也是一种更喜欢异域风情的自然表现。Z. XL 用石子儿和贝壳点缀海岸的做法让我有些意外,原以为他会有更具创造性和建设性的举动,但这也是符合他不很张扬的个性的。

第二轮,我是在无意中看到那个美丽的白色海螺的,放在海水之中以后感觉不是很完美,又挑了所有绿色的珠片和一个蓝色的珠片,将六个珠片围绕着海螺依次摆放开来。想象着这是一座神秘的龙宫,里面有无穷无尽的宝藏,珠片的作用是保卫龙宫。在这一次,我仍然没有理解 W. WH 做的是港湾,是出发与回归的港湾。Z. XL 摆在左上角的弥勒佛是意料之中的事情,那是他的精神追求,是他想要达到的一种境界。P. LH 铺好一条通向铁塔的路,很体贴细心的表现,和第一次放船的做法是一致的。

第三轮,W. WH 把一个风车放在一块大石头上,又将它们一起放在了右上角。我没有意识到那是灯塔,只是想着她用石头做衬托可能是觉得风车看上去太小了,单独地摆在那里会不显眼。该我摆放的时候,发现海岸上唯一的一颗石子儿被沙遮掩了,所以就随手把覆盖在上面的沙抹去。接下来，我拿了五只纸鹤，依次面向着铁塔放在山下。可是，在塔的左右各放了两只以后发现没有位置可以再放第五只纸鹤了，所以就把它放回架子上。Q. B 将日与月分别放在沙箱顶部的右侧和左侧，一幅日月同辉的景象，很是美丽。Z. XL 搭建了一个平台，想不出他要放些什么。

第四轮，W. WH 首先放了五只小猪，那一定是我们五个人，这一点我很肯定。P. LH 想在塔的后面放上第五只纸鹤，可是空间太小有些困难，就在她要放弃的时候，老师提醒大家可以调整沙箱的位置，在我们共同的努力下 P. LH 的愿望终于实现了。那一刻，我也很高兴，我想她是认为我放四只鹤没有 Z. XL，而她希望这是一个接受容纳所有人的集体，因为她是我们这个小集体中最具包容心最善良的人，三年来她一直给我这样的感受。这次我最想放的是房子，所以挑了一个带有高高岗楼的房子，看上去很像是在海边的建筑。房子很小，我就找了个架子将它垫高一点儿，放在 W. WH 的风车旁，看上去很呼应。Q. B 放的是两只可爱的猴子，这种充满智慧灵性的动物一向是她欣赏的。Z. XL 把一匹马放在通向铁塔的路上，那一定是他自己的象征。

第五轮，这次我对 Z. XL 搭建的平台产生了兴趣，因为他迟迟没有进行再创作。也许别人也会有和我一样的想法，但是，四个女生之中似乎也只有我敢"侵犯"他的领地。看到了架子上那些美丽的花朵，拿了两朵樱花和一朵莲花，在台子上比画一番后发现莲花放在那里更合适。对于我的冒犯，Z. XL 似乎不太在意，他为我放的那四只鹤铺路，是用粉色的珠子做的，出乎意料的美丽，让我不明白的是为什么他没有给第五只鹤铺路。

第六轮，W. WH 将两个瓶盖放在了右上角，我不太明白她的用意。P. LH 放的那只鹤有一点儿歪，所以这次我将它摆正，然后学着 Z. XL 的做法也为它用珍珠铺了一条路。Q. B 在右边放了几束花，这是对我们作品的点缀，必要的点缀。Z. XL 对平台的加工让我很关注，他给莲花加了一片荷叶，这样的修饰很漂亮，我也觉得很舒服。

第七轮，W. WH 放的中国结再次超出了我的领悟能力，对这种距离我也能够接受而不是心存遗憾。P. LH 终于还是放上了第五颗星星。我打算放个小和尚代表自己，就想要放在莲花附近。第一次挑选的是一个白色的和尚，但它站不稳，而且个头太大了，放在那里不协调。接下来我拿起了那个莲花灯仔细看了看，确认上面是个"佛"字，这个动作似乎是无意识的。玩具架上有很多形态各异的和尚，我拿起了那个双手合十的小和尚，然后就放在荷叶上，让它面向着铁塔。在 Z. XL 将 Q. B 的鱼竖起来放的时候，其他人都表现出了惊讶。

第八轮，感觉上这是最后一轮了，当时也没有什么想要摆放的玩具了。P. LH 放的那几个木片是什么意思我不明白。对 W. WH 放的那两个瓶盖还是有些好奇，把两只铃铛放了进去，但是感觉并不太好，所以就拿了出来放回架子。这时候，我看到四架漂亮的飞机，将它们统统拿起来握在手里，直觉告诉我要把其中的一架放在铁塔上。两架大的好像是战斗机，不合适，一架是直升飞机，也不合适，只有那架小小的民航飞机再合适不过了。可是，我试了几次都没有成功地将它放在塔尖上，在我绝望地想要罢手的时候，老师站到了我身边，用他的智慧帮助我解决了问题。这样，我就毫无遗憾地结束了整个团体箱庭的制作。

第九轮，这是给每个人最后一次对作品修饰的机会，我没有任何改动。

我的主题是"希望"，这是我们五个人的第一次团体箱庭作品，也是三年学习生涯中的最后一次，似乎有些伤感，因为离别在即。不仅仅要告别其他的四个人，告别这个集体，还要告别老师。能成为老师的学生，是我的福气，是我们五个人的缘分，在这个集体中我体会到太多心灵的成长。三年，我们相伴走过，许多美好留在心里。以后，我们都会有好的发展，因为希望永在。

（四）Q.B 的主题：日月

我们五个和老师一起做箱庭，这还是第一次。整个制作过程用了 1 小时 15 分钟。大家做得很尽兴，我特别激动，深切体验到了自我的整合与团体的整合，这次箱庭就好像是我们三年硕士生活的一个圆满总结，是我们新的学习、生活的一个良好开端。

第一轮，由于自己的排序比较靠后，没有过多考虑要摆什么，而是用心观察别人摆的是什么。W.WH 首先挖了一片海滩，我想既然有海就应该有山，我一会儿要在沙滩上堆一座山。P.LH 在海里放了三只小船，我也很喜欢。Z.K 开始堆山，看来我俩的想法一致，那就看她堆到什么程度，我再修整。这时我又感觉海滩不是很美，虽然我知道 W.WH 想表现的是那种错落的海滩，但我觉得她做得不像。Z.K 堆好山后在山顶放了一座铁塔，我觉得很协调。该我了，我就把海岸线修整得更平缓一些，把山周围的沙滩也进行了修整。Z.XL 在海岸线上撒了一块石头和五个贝壳。

第二轮，W.WH 在海岸线的左边和右边做了两个港湾，我觉得很好，当时就想放点儿什么进去。P.LH 在山上铺了一条通向塔的路，当时我想其实不一定非要把路强调出来，后来又觉得这样也挺好。Z.K 在沙箱右下角的海里放了一个很大的海螺，又用六个蓝色的玻璃珠围了起来，我想这一定是海里的宝藏。我选了两条海鱼，一条绿色的鱼放在左边港湾里，一条蓝色的鱼放在右边港湾里，我想表现的是小鱼在港湾里积蓄力量，然后去同大海中的风浪搏击，在这个过程中慢慢长大、强壮，它在旅途中也可以在右边的港湾里休息一下，欣赏山上的美景。Z.XL 在左上角堆了一座小山，山上放了一尊坐佛，当时我对这尊佛看了许久，似乎想到了什么。后来老师谈到，他对 Z.K 放的大海螺感受很深，认为那是孕育珍珠的地方，代表着成熟与收获；希望 P.LH 能再多放一级台阶（杏仁核），正好代表我们五个。

第三轮，W.WH 在右上角放了一块石头作为山，在山上放了一个风车，我也很喜欢那个风车，但感觉风车应该在平原上，放在山上有点奇怪，但我想 W.WH 一定有她的想法。P.LH 在右上角和左上角各放了一棵树，我觉得右边这棵柳树有点不太合适，想着是否要移走。Z.K 在塔的周围放了四只千纸鹤，其实我这轮也想到要放鹤，不过我在玩具架上只发现了一只，看来还是 Z.K 的观察力好，我觉得这四只鹤非常漂亮。这时我突然有了某种感觉，眼前的箱庭从中间分成了左右两部分，左边感觉是夜晚，右边感觉是白天，左边代表过去，右边代表现在和将来，于是我在沙箱左上部放了一个月亮，右上部放了一个太阳。Z.XL 在左边港湾旁边用塑料盒和沙做了一个台子，却没有往上面放东西，我想可能我暂时不会在上面放什么。后来老师谈到，风车一般在平地上，在山顶上可能代表塔，象征着一种目标，一种指引；当 Z.K 拿了五只鹤时，他很兴奋，非常希望把它们都放上，可是最终只放了四只，所以就期待着第五只的出现；"日月"也可看成是月圆、月缺，整个作品从左到右是从月缺到月圆、从幼稚到成熟的过程；他已经预见到 Z.XL 会往台子上放东西，而且可能会放宝莲灯。

第四轮，W.WH 在右面沙滩上放了五只可爱的小猪，我想这可能就是我们五个在一起。P.LH 又选了一只仙鹤，这样就有了五只仙鹤，都朝向塔，像是在静静地听着什么，这只鹤是蓝色的，应该是 Z.XL。Z.K 把一座带塔楼的房子加了一个底座，放在右上角。我望着左上角的佛，眼前出现了一幅画面，似乎还听到了佛在低语着什么，在讲经传道，山脚下有虔诚的听者，我又想到了人的进化过程，从猿到人，从懵懂到有知识有修养的独立个体的成长过程，这些过程又经历了多少的日日夜夜！这就是我们的进化、发展过程，于是我把两个泥塑的猿猴放在佛的山脚下，仰头聆听佛的教诲。Z.XL 在 P.LH 修的路上面朝塔的方向放了一匹白色小斑马，我想这应该是他自己。Z.K 给灯塔加了底座，表达了灯塔的神圣、高大以及珍惜之情，两个灯塔也会让人感觉更加明亮。

第五轮，W.WH 把一只小船放进了右边的港湾，而且让它停靠在岸边，这样港湾的感觉就更加强了。P.LH 试图让三个珊瑚站立在左下角的海中，但很难做到，就先那样靠在了沙箱边上。Z.K 选了一朵非常圣洁的莲花，在 Z.XL 的台子那儿比画了半天，我以为她会放在台子上面，但她还是放在了台子边上。我把右上角的柳枝插到了左上角佛的身后，一直掩映到月亮的旁边，这样就营造出一种月上柳梢头的感觉。Z.XL 在四只仙鹤与塔中间各放三颗亮亮的紫色珠子，好像是路。后来老师谈到，他也觉得应该有一条船靠岸；P.LH 无法让珊瑚站立住时自己也很着急，想找胶纸又没找到，那就先这样吧；Z.XL 肯定会放莲花灯，Z.K 拿了莲花和另外两朵大花时，希望她能放莲花，并且希望放在台子中间，最后放得有点偏，可能是不敢把 Z.XL 的台子都用了；我则把柳枝仔细压好，可能是担心别人拿走。

第六轮，W.WH 在右上角山后放了两个空瓶盖，我想可能是两口井。P.LH 在海里撒了四颗幸运星。Z.K 把三颗同样的紫色珠子放在另一只鹤与塔的中间，这样五只鹤与塔都连接了起来。我在白马上山的路两侧放了两个漂亮的花篮，又在沙箱右半部放了许多鲜花，这样右边就显得更加明亮、欢快。Z.XL 用了很长时间给 Z.K 放的那朵莲花加了一片荷叶，又在荷叶边台子上放了一个小桌和一个宝莲灯，开始我觉得莲花不放叶子会显得更加圣洁，后来觉得这样用叶子衬托一下，也很好，而且我很喜欢那个"宝莲灯神龛"。后来老师谈到，当时希望 W.WH 往容器里放点什么，也很难说当时的心情，但确实是很关注那两个容器，觉得那代表了一种容纳；这次确实很关注数字，P.LH 为什么不放五颗星呢？我放的鲜花确实给人一种烂漫、庆贺的感觉。

第七轮，W.WH 在她先前放的山上放了一个中国结，我刚刚也想到要用这个中国结，不过不知放在哪里，很高兴 W.WH 把它摆上，而且是挂在山上。P.LH 又在海里放了一颗星和几个亮珠，我觉得海里更璀璨了。Z.K 在荷叶上放了一个小和尚，我觉得这和我在左半部营造修身养性氛围的设想非常一致。我感到右上角好像缺少一些植物，就放了一些树和花，不过可能只是想装饰一下，放得不是很细心。Z.XL 在右边沙滩靠近港湾的地方放了两棵椰子树，并把我放的鱼立起来靠在一棵椰子树上，我知道他是想表现鱼是在游着的，可是他没有注意鱼都已经陷在沙里了，我想一会儿要让鱼回归大海的怀抱。W.WH 放的中国结代表了一种对灯塔的情结，深深的情、浓浓的意都凝结在这个中国结里，感到一股暖流涌上心头；感到铁塔、灯塔代表了指引；Z.K 拿起宝莲灯看了一下是在理解它的含义，最后放了一个很虔诚的和尚，面向塔，整体很协调；港湾里好像缺点什么，放上树和花也表示欢迎，但鱼确实不能在岸上。

第八轮，W.WH 把右上角的植物整理了一下，我本来就觉得放得不是很仔细，现在经她一整理感觉很好。P.LH 在右中部靠近海滩的地方用心形木片摆了一朵"花"，四片花瓣，一个花心。Z.K 拿了大小四架飞机，我当时一惊，沙箱里平面上已经没什么地方了，不知她要把飞机放在哪里，看她最后选定了一架最小的飞机，比画着想放在中间那座塔的塔尖上，可是怎么也放不上去，就在快要放弃时，老师说了一句："应该会有办法的。"并递给她一颗带孔的珠子，这样把珠子穿在塔尖上，再把飞机放在珠子上，简直完美无缺！特别是我一直在考虑着怎样把左边的月（过去）与右边的日（现在）联通起来，现在就可以通过这架穿越时空的飞机完成，这样整个画面、意境就更加协调整合。我把鱼放回了海洋；Z.XL 用很长时间整理了左上角的树，让它们离佛远一点儿，可能是怕树挡住佛，我倒觉得挡住一点儿也无妨，因为佛本来就不是轻易能见到真身的。后来老师谈到，珊瑚是经过日月积淀成长起来的，代表着成长，海螺代表孕育，海螺周围的六个珠片表示成熟的珍珠诞生，也表示圆满；P.LH 的"心"围成一圈表示在联欢、跳集体舞，很欢快的感觉。

第九轮，W.WH 没有摆什么。P.LH 在老师的帮助下成功地把三个珊瑚靠在了一起立着放在了大海中。Z.K 也没有摆什么。我又把鱼放回了港湾，就像最初放的那样。Z.XL 进行了整体的修饰工作。

这次做箱庭是我最激动、感受最深的一次，也是最快乐最幸福的一次。

我深切地感受到了自我的彻底整合。日月变化更替、人类进化成长，我第一次这样深刻地感悟到人类与自然的奇妙关系，我们都要经历这样一些从幼稚到成熟、从黑暗到光明的过程。满怀希望，我们从过去慢慢走向现在、走向未来，在变化中直至永恒，这就是自然的力量，我们要做的是顺其自然，努力顺应这种种的变化，并向着更高、更远的目标前进……

我也感受到了团体的极大整合。为什么自我能够得到彻底的整合？这是因为整个团体的协调一致，心心相通，这与三年来我们五个人之间，当然还有老师的融合交流是分不开的。老师在其中起到了至关重要的作用，就像我们作品中的铁塔、灯塔、宝莲灯、佛、大海、日、月……可以说时刻在指引着我们、辉映着我们，又在无条件地包容着我们，让我们自己学会找到前进的方向，不断给与我们前进的力量，让我们学会接纳、学会交流，这样我们才有了从稚嫩的小鱼到强健的大鱼，从学飞的雏鸟到展翅待飞的大鹏，从成长的珊瑚到成熟的珍珠，从懵懂的听经人到有独立思想、有明确目标的追求者……这样一系列的飞跃。

初心不忘，所有的这一切，我们会珍惜。小鱼向往搏击风浪，雏鸟向往展翅高飞，珊瑚向往结晶美丽，悟道者渴望顿悟人生……经过三年，我们或许有了点滴的收获与进步，但我们会永远记得最初的拳拳之心，而且会永远凭着这颗初心，在心中灯塔的指引下、港湾的呵护中，向着目标前进！

（五）Z. XL 的主题：完美世界

生活总是在平淡之中透射出惊奇。当老师让我们五人做箱庭时，我还是和平常一样，没什么感觉，或者说意识里没有什么特别的期待和计划。我就是那样随着安排进入了制作状态。我平时大体也是这样进入制作的。

老师首先让我们一起触摸沙，感觉一下。我们一起将手伸进沙箱，我将手埋进沙里。接着我们猜拳，决定了顺序，我是最后一个。

第一轮，W. WH 挖了一片海，我注意到她特意将海岸挖成不规则的形状。P. LH 在海里摆了三条船。接着 Z. K 在岸上堆起了一座大山并放了一座铁塔。Q. B 平整了刚才不规则的海岸。我当时的感到这样不好，因为这样改变他人重要的东西的方式不好，所以我也想到第一轮先不着急摆我自己的东西，先将海岸进行一些恢复。我就先选取了几个海螺和石头。如何恢复呢？我想如果直接恢复，其实对 Q. B 来说也是一种冲击，所以我就采取比较委婉的做法，利用这些海螺和石头将海岸变成不规则的沙滩。

第二轮，W. WH 一上来就开始对自己被修改的海岸进行了恢复，但不是原样恢复，而是做出了两个海湾。我看到其实心里也很高兴，因为她自己坚持了自己的想法。但同时她也在制作的过程中将最右边的石头用沙给盖住了。这的确让我多少感到有些失望。我想要找机会让石头露出来。P. LH 在正对着铁塔的方向用四颗核仁（开始我以为是石子儿）摆了一条路。Z. K 这次是在海里放了一个海螺并在四周放了六颗透明的石头，五颗绿色的，一颗蓝色的。接着 Q. B 分别在两个港湾放了两条鱼，但右边的那条是躺着放的，我当时就产生了让它竖起来的冲动，当然 Q. B 也反复摆弄了一下，想让它竖起来。我看到 W. WH 可以自己处理自己的问题，而且对我的石头进行了遮盖后，我感到自己应该做自己的事情了。于是就在左上角堆了一座山，堆山的方式是首先堆起一座沙堆，然后用一个小塑料瓶子倒扣过来插入沙堆，只露出底部，将一尊弥勒佛放在上面。我很喜欢弥勒佛，而且我家里也有一个类似的雕像，上面有两句话：开口便笑，笑天下可笑之人；大肚能容，容天下难容之事。

第三轮，W. WH 在右上角摆放了一块石头，上面又摆了一座灯塔 P. LH 开始选择植物，她选择了一个大的植物要放在弥勒佛的旁边（当时我就很担心，这和她日常生活中一样，过度地去关心别人，有时让人的确不舒服，并不理解对方的感受）。庆幸的是她没有放，但放在左边山下的那一棵，我感觉需要移动，稍后再移动。同时她还在W.WH的石头后面放了一片大竹叶。Z.K接着挑了五只纸鹤，但最后她放回去一只，对称地摆在了塔的四周。我当时就有失落感，感到四只纸鹤分别代表四个女生，不过我对于这种情况可以理解，因为性别毕竟是个非常大的差异。然后Q.B在左右分别放了月和日，我也注意到她仔细地擦拭了沙箱壁上的沙粒。这时，我感到自己应该再开垦一些地方来摆放东西，于是我选择了小猪的盒盖，将它扣在了一堆沙上，制造了一个平台。但自己也不知道怎么把宝莲灯放上去。

第四轮，W.WH选择了我打开盖子的小猪，选了五只摆了上去，当时我很高兴她选择了我打开的玩具，同时我也很高兴她选择小猪的数目。我是哪一只呢？我想我大概是那只绿色的吧。然后P.LH选了蓝色的纸鹤（她准备放上去，但是空间不够，她准备放弃，这时老师建议可以把沙箱挪动一下位置，我们一起动手），我当时感觉这可能是代表我，既高兴有一个人还记得我，但对她加上我并不是特别兴奋，因为我一直在考虑加入那座山，并且我发现那条正中央的路不正是给我留的吗？于是我准备选择一匹我曾经选择过的白色的斑马放在山下。Z.K选了一个房子旁边有一座塔楼一样的东西，然后还垫了一下（我当时的确没太注意）。Q.B放了两只小猴子（当时我不知道那是小猴子），我很高兴，因为那两只猴子是面向弥勒佛的，感觉有种被认同的感觉。然后最后我就按照自己的想法，摆放了斑马。

第五轮，W.WH将P.LH的小船挪到了港湾里，并且靠在了岸上。接着P.LH摆放三个珊瑚，她想将它们树立在大海里，但是始终没有完成，最后不得已，将它们靠在了沙箱壁上。当时我想了一下，怎么可以将它们竖起来呢？Z.K选择了一朵莲花，放在了我搭的平台上。其实我的这个平台一直没有放东西，也是在看有没有人来摆，而且我希望有人会来，如果一直没有人摆，那么最后我自己再摆，但那会很孤单的。另外我感觉无论什么人在上面摆放了什么物品，我都可以将宝莲灯摆上去。Q.B将刚才P.LH摆在右侧石山后的大片竹叶移到了左侧箱庭上部的壁上，并压在了月亮的后面。这是否对弥勒佛构成干扰呢？但感觉颜色是一致的，而且并没有遮挡它，而且和月亮搭配挺美的。最后我选择了十二颗珍珠，分为四组，摆在了四只纸鹤与铁塔之间。我感觉自己虽然找到了自己在山上的位置，但感觉自己前面的那条路太过独断。我感觉大家都有通往铁塔的路，而且女性应该有用珍珠铺成的路。没有为最后面的那只鹤铺路，是因为我感觉那如果代表我，我自己已经有一个代表了，那个虽然有大家对我的认可，但我还是喜欢自己选择的象征。那条路是多余的，我也不用珍珠铺的路，毕竟男女有别。

第六轮，W.WH选择了苹果醋瓶子的盖子和另一个蓝色的盖子倒置于石山左后侧，当时我以为代表桶。不过她从苹果醋瓶子上拧瓶盖倒是让我惊讶了一下，因为我没想到她会从那里选择玩具，因为我总是从玩具架上选玩具（我有时候是非常循规蹈矩的）。然后

P.LH 选择了四颗星星（当时我并没注意几颗）抛在了海里。接着是 Z.K 将铁塔扶正，将纸鹤扶正，同时也给那一只纸鹤加了三颗同样的珍珠。我非常高兴，因为感到有种被理解和接受的感觉。Q.B 这次是选择了四丛植物（我当时也没注意丛数）和两个花篮，放在了山路的两侧。我对两个花篮也很高兴，因为我感觉斑马走的路也得到了认同。当轮到我的时候，我当时感觉 Z.K 的莲花没有叶子，而且比例很大，非常不稳固，有气无力的感觉，于是决定给莲花加上荷叶。当我看玩具架的时候，我很高兴真的有理想的荷叶，有一片是破的，我选了另一片，然后穿在了莲花的下面，将莲花下面的铁丝折成稳固的三角形，还是插在了平台的下面。然后我拿了宝莲灯，同时我选了一个颜色匹配的小桌子，将宝莲灯放在了桌子上，又整个放在了莲花的旁边。我非常满意，因为我想象的情景就是在月夜的莲花旁边有一盏宝莲灯在发光。上面有一个佛字（其实莲花总是让我想起一句歌词"将生命化做那朵莲花，功名利禄全抛下"）。

第七轮，W.WH 选择了一个中国结挂在了灯塔上。P.LH 选择了几颗珍珠，并加了一颗星星（当时我没有注意到）。Z.K 选择了一个小和尚，放在了荷叶上，面朝铁塔。这是我感觉 Z.K 基本认可了我对她的莲花的加工。Q.B 选择了几颗大的绿色植物放在了石山的后面。当时我就感觉不太好，因为有点淹没了灯塔和石山的感觉。然后我就动了遮掩住灯塔的那棵树。然后我选择了两棵椰子树，将鱼放在了那棵椰子树的上面，成为竖立的状态。我的确是不肯定 Q.B 是否会接受我的修改。

第八轮，W.WH 将 Q.B 的植物进行了修改，将一棵摆在了左侧的山下。P.LH 摆了四个大心，中间一颗小心，我当时很想笑，因为我感觉自己就是那颗小心，笑里面既有自己的高兴，也感觉自己被当做一个被爱护的小孩子，所以其实还有点拒绝。Z.K 选择了飞机，想搭在塔尖上，但尝试了多种方式，最后还是没有成功，这时候她将飞机放回了玩具架，看意思是要放弃。老师这时走过来，拿了一个带孔的珠子，让她试试，果然将飞机搭了上去。接着 Q.B 迅速将鱼拿走了，并放在了海里，并将鱼贴在了箱庭下方的侧壁上。我看了并不特别奇怪，因为我动了她的玩具，她可能完全不接受，所以重新安排。这样我就要恢复椰子树的位置。当然首先我要先把左侧的两棵"有问题"的树挪到离弥勒佛比较远的位置。而且我将 W.WH 和 P.LH 的树合成了一棵树，并费了一段时间，将它们安置好。

最后老师说可以修饰一下，于是我擦了擦沙，然后将墨绿色的椰子树位置调整了一下。

总的来说，最能触动我感情的部分当然就是莲花和宝莲灯。当我后来再看它的时候，的确让我想起了很多事情。另一个让我印象深刻的地方就是在中部的山脉上我们大家的协调过程，其实就是我们从陌生人到要好朋友的过程。我作为五人中的唯一一个男性，融入到这个集体期间虽然有误会和冲突，但总的来说我们都很快地取得了一致。而且，我们基本一直是在相互关心和帮助的状态下度过了这三年。

人生也许就是一次次的切断和一次次的融入。我选择"完美世界"作为主题，这个主题也寄托我对所有人的祝福：祝福大家都在未来的人生路上体验一个完美的世界。

第三节 团体箱庭疗法的体验

笔者认为，体验过团体箱庭疗法的人的亲身感受最能说明这一箱庭治疗形式的效果。下面将以一组八次的团体箱庭疗法体验来对此作一说明，包括每一次的制作过程、每个成员每次的体验和八次完成后的总体验。最后还节选了体验过团体箱庭疗法的人的感受作一补充说明，所有的引用都已征得制作者本人的同意。

一、团体箱庭疗法的案例——快乐成长

这是一个团体箱庭疗法的案例，从他们各自的感受中可以看到团体箱庭疗法的魅力。小组成员：ZH，Y，W，L，每次制作的顺序抽签决定。每轮的照片因为篇幅的原因在此予以省略，只附上每次最终的箱庭作品的照片。

（一）制作过程

制作从某年3月开始，到6月结束，共进行了八次团体箱庭制作。括号中的数字表示第几轮，每轮后表示每个成员的制作或所摆放的玩具，其后为每个成员的制作感受。

1. 第一次（某年3月15日）

第一次箱庭制作由十轮组成，制作顺序：Y，W，ZH，L。最终的箱庭作品如图图5-9所示。

（1）Y，右上角小山；W，从左下向右上挖河；ZH，左上角斑马；L，右下塔。

（2）Y，右上角的山上一绿色的塔；W，石拱桥；ZH，右上角树；L，河里三只渔船。

（3）Y，石子儿；W，四块草坪；ZH，小汽车；L，将两块石头放马后面。

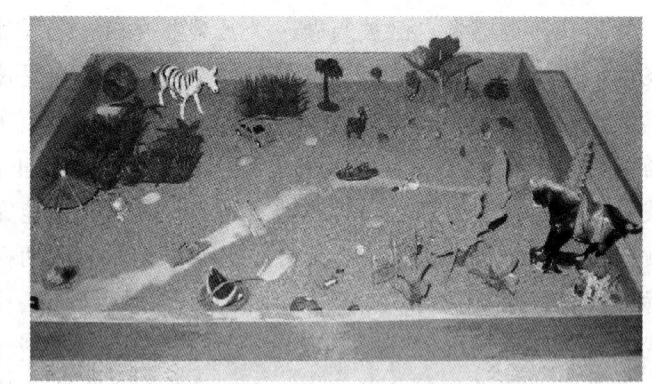

（4）Y，两只小鹿；W，房子；

图5-9 第一次团体箱庭作品：对望

ZH，中部一桥；L，房子旁边的小猫和岸边的鸭子。

（5）Y，白菜、西瓜和香蕉；W，房后树林；ZH，观音；L，山后石路。

（6）Y，小花点缀右上角沙山；W，一男一女两个小孩；ZH，右下瓷马；L，枫叶和右上山后的果实。

（7）Y，调整草坪和枫叶；W，移走右下的瓷马；ZH，将右下的椰子树移到河对岸；L，房子后两个酒杯。

(8) Y，叶子上的青蛙和小猫；W，房子旁边栅栏；ZH，右下角别墅；L，左下方水中鱼。

(9) Y，伞、竹篮和两片切开的西瓜；W，把桥放稳；ZH，移观音；L，移右下的塔。

(10) Y，用红伞替代原来的黄伞；W，房子左前方三朵小花；ZH，把瓷马又移回右下；L，右下塔的左边摆庙。

Y：自己想摆的山和塔都摆上了，最后还能够换上一把更合适、漂亮的伞，满意，发现制作箱庭的过程中会有意外的惊喜，比如L放的石头、枫叶、台阶都让自己很舒服。但是也有不和谐的地方，比如Z在W的小房子右下角放的那匹大瓷马让人很难受，大小不成比例，与整体不协调，Z一放到那儿，就感觉那匹马要把房子踏平一样，虽然不是我的小房子，但是感觉心里堵得慌。当时想如果W不挪动Z的马的话，我会挪动。等了一下，W挪动了，我想她比我要更难受。最后一轮的时候，Z还是把马又挪回去了，但是换了一个位置，离小房子远了些，我感觉还可以。但是结束讨论的时候W说她感觉还是不好。想想，可能毕竟我不是当事人吧。整个制作的过程中总想跟别人交流，做完之后感到特别高兴。

W：我们开始了第一次的团体箱庭作品的制作。和任何其他的第一次一样，这个第一次的经历让我充满着好奇、探索和期待。进入箱庭治疗室之前，我对于做一个什么样的箱庭并没有明确的想法，一个原因是我并不想事先做好计划，而想让箱庭自然发展。Y抽到了一号，她进行她的制作时，我观察着，一边猜想她想要做什么，一边勾画和想象着自己做些什么。看到了山，就觉得应当有水和桥梁，而当时箱庭中比较荒芜的景象又让自己急于放上草坪。这时，就感到，不像是自己做箱庭，想放的玩具要有计划，要遵守规则。这种有规则并与别人相互影响的世界更像是一个真实的世界。这一次与ZH之间由于马而产生小小的冲突也是在移动别人的玩具之前所没有想到的，从另一个角度来说也反映了我理解别人、揣测别人心思能力的欠缺。虽然马给家园造成了威胁，但是如果我能够意识到那匹马对于ZH的意义，即使它有威胁，我也不会去轻易移动，而是会想一些其他的方法进行调整。这次我自己的形象并没有清晰地出现在箱庭中，我觉得自己在房子里面，一边忙碌着，一边照顾院子中自由玩耍的孩子。做团体箱庭作品的时候，自己的计划会随着别人的活动而改变。有时觉得应该放些什么，但又不知道究竟放什么，这时如果同伴所放上的物品就是自己也想放的那个物品，就会产生一种被理解的感觉，很舒服。这次箱庭制作中我们每个人都在认真地经营自己的一小部分天地，但整个箱庭是大家的世界，会有和谐和冲突，需要进行一定的改变。

ZH：在制作的前半部分并不明确要做什么，看到山和水，觉得有些荒芜，就放了一匹马，显得有生气和生命力。马前标着2008的汽车和马的路线是一致的。虽然W在河上已经架了一座桥，但觉得车和马都要绕道才能够过河，所以在它们行进的路线上又架了一座桥，这时才明确自己想表现的是一条线路。观音是一种精神的象征，想在观音的旁边再放一条龙，但是没有找到合适的玩具，自己对那匹马也不是很满意，可是用这匹马来代替龙是最合适的。放上马，自己也觉得和整体不是很协调，但是马被W拿走了，心里还是有些不舒服，就决定趁最后一轮的时候把它拿回来。为了给自己一个目标，于是把房子放在了右下角。L把放在右下角观音旁边的塔移走，我感到既意外又高兴，意外的是怎么把塔拿走了，高兴的是正好给要挪回的马腾出了地方。观音和马是未来目标的象征，观音代表女性性，马是将来的自己。最大的遗憾就是没有能够找到龙，觉得自己摆的那条路线挺好的。大家一起做箱庭很轻松。

L：第一次做团体箱庭，心里总有一种期待和渴望。我打算在沙箱的左上角挖出一片湖，然后再堆出一座山，山上放一个塔。但是由于在一开始的抽签中排在了第四位，所以只能等其他人做过一轮以后才能动。可随着箱庭作品的展开，前面的几个人已经摆出了一座山和一条蜿蜒的河，如果再挖沙或者堆山的话整体的结构就会受到破坏，所以没有按照先前的想法来实施。只是选择了一个较大的塔放在了仅有的空地上。这时感觉基本的结构已经很清楚了，而且好像每个人都在沙箱里占领了自己的一块领地，还没有在别人的地方摆上或添加什么东西，似乎那样是一种侵犯。但是随着制作的深入，这个界限似乎在慢慢消失，大家开始在整个沙箱里来反映自己的内心世界。在左上角摆上石头是想表达那里需要稳固，添加枫叶和果实则是增加色彩和灵气。在山的后面另铺设一条小径，希望表达上山不是只有一条路，从其他的道路上去或许会有意外的收获，那些放在山脚下的榛子和瓜果就是收获，至于这个榛子，是因为喜欢这个玩具才将它摆在箱庭作品中的。其实在向河水里放渔船的时候，自己就已经意识到也许W一会儿会向这里发展的，但是还是急切地把船放在了水里。但是没有帮着把桥放上，因为这些都是和河联系在一起的。看到W的房子，觉得人家就需要有生活的气息，所以把一只可爱的小猫放在了房子的旁边。至于移动古塔，是因为原先考虑要把塔放在一座山上，也就是比较高的地方，但是由于自己没有堆出山来，所以把它移到了地势比较高的河岸上。本打算将一个小人放在桥边，反映出一种刚从一个塔过来，要到另外一个塔那里去的感觉，由于找不到合适的玩具来代表自己，所以就放弃了这样的一个设想，并且如果要在田园的景象中摆一个人的话，就破坏了整体的感觉。还有，一直以来的一个设想就是把两个老人下棋的玩具放在作品中，但是和刚才的原因一样，可能会破坏整体，于是就以变形的形式来反映，即以一座矗立在塔旁边的庙宇来代替，这是一种智慧的表现。总之，团体制作箱庭与自己单独制作箱庭有很多的不同，需要顾及其他人的反应，并且会随着制作的进行而改变自己的初衷。不过整体的感觉还是很高兴的，虽然也有些遗憾存在。

2. 第二次（某年3月23日）

第二次箱庭制作由十轮组成，制作顺序：W，ZH，L，Y。最终的箱庭作品如图5-10所示。

（1）W，左上方挖海；ZH，中间一女孩；L，右上角堆山；Y，左侧堆山。

（2）W，右边的山海之间小房子；ZH，女孩身后植物和花；L，海边海螺、贝壳和海星；Y，山顶观音。

(3) W，房子两侧铺路；ZH，五只小企鹅；L，右上石头山；Y，左下车，车前修路后又抹去。

(4) W，右侧山上植物；ZH，海中快艇；L，直升飞机及机场；Y，右侧花朵和植物，红玫瑰放下又拿走。

(5) W，右下角草坪；ZH，橡皮娃娃；L，迷彩男孩；Y，萝卜、玉米欲放右上山上，但又拿走，放葡萄。

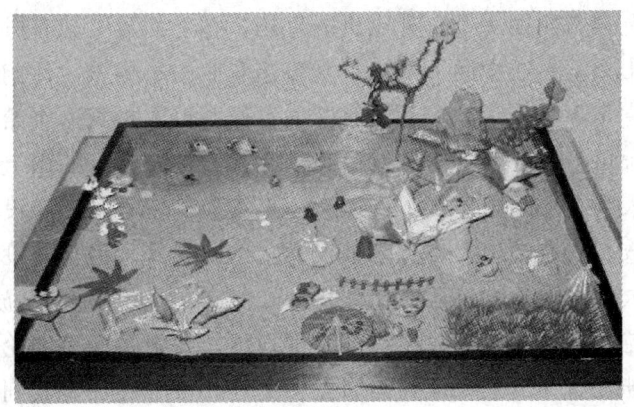

图5-10 第二次团体箱庭作品：祈望

(6) W，海里两只章鱼；ZH，三人组合玩具；L，右侧山上圣母；Y，海边一对鸭子。

(7) W，放弃；ZH，橡皮娃边上一只小猫；L，将花缠绕在山顶上；Y，右侧山顶放一朵花。

(8) W，右侧山脚一朵花；ZH，在迷彩男孩前放栅栏；L，铃铛悬挂在石头山上；Y，海的左侧一只青蛙。

(9) W，放弃；ZH，放弃；L，左边两片叶子；Y，将一把伞移到下方小男孩旁边。

(10) W，放弃；ZH，海中一对鱼；L，取下石头山上的花和铃铛，立于山后；Y，将伞又向右移动一下。

W：在这次制作箱庭中，我抽到的是一号，但感觉很茫然，不知道做些什么，制作中并不是十分投入，似乎只关心自己那一点点想法，没有去关注和理解别人。在最后的箱庭作品中几乎找不到我的存在。制作次数一共是十轮，我有三次退出。我也不知道是什么原因，可能是一些我并不明了的因素，也可能仅仅是觉得整个箱庭摆放的玩具很多，让自己的内心没有空间，有一些压抑，希望箱庭能够简洁一些，所以，放弃了自己摆放的机会。虽然对这么做的原因不明了，不过我想这种做法本身就有一定的意义。

ZH：上次表现的是行进中，这次表现的是看海，心情不一样，我摆的玩具和场面都是休闲的，小女孩在看海，大胖子父亲背着小孩，海中的游艇都表现了这一主题。我觉得两个橡皮娃就是我自己，在女孩的身边，很可爱。小企鹅也很可爱，所以就摆上了。但L放的那个拿枪的小男孩让人感到不安全，所以在小男孩和小女孩之间放了栅栏，起一种保护的作用。总之，这次对他人的关注不是很多，只是在营造自己所要达到的那种意境和氛围。

L：这次我是第三个做的。我先把右上角的沙堆成山，看到W挖了一片海，自己就在海边放海螺、贝壳和海星；在箱庭的右上角摆一座石头山，高耸的悬崖峭壁，不容易攀登；右侧摆一个直升飞机的机场，在上面放一架直升飞机，可以自如地去任何地方，包括山顶上；在中间下部放一个穿迷彩服的小男孩，休闲、玩耍的，旁边有一只小乌龟，所以肯定不是当兵的。我当时摆的时候并没有想到这个给其他人带来威胁，只是觉得这个小孩很可爱，自得其乐。这时我注意到我刚开始堆的山上还什么也没有，其实我是想看看其他人会在上面放什么，所以就一直给他们留着，但是没有人往上面放东西，所以我就把圣母放在右边的山上，自己也很喜欢这个玩具，但是并没有放到山顶而是山腰，还是期待着有人会在山顶放东西，比如塔什么的。在右侧的山上放花，并把石头山放稳，在上面缠绕花；但是这个花我缠绕得并不理想，我想在以后的轮次中还是要改动的。把铃铛认真地悬挂在石头山上；把铃铛加上去更好，可不好加，放到左边、右边都不合适，越加越找不到原来的感觉，后来想放到海里随波漂流，可放海里面感觉又不太好。最后挂到花儿上，觉得也比较满了，但是不想放弃一次机会，所以找到一把伞，放到山上，后来被Y移走，也没感觉什么，觉得现在这个地方也能够发挥作用，而且这个伞不是我最重要的东西。左边放两片叶子，然后用最后一轮的机会取下石头山的花和铃铛，将二者立在石山之后。其实以前就觉得花和山缠绕在一起不太协调，这样纠缠了几次以后，把花移走，这样的感觉比刚开始缠绕在一起要好多了。总的来说这次有个遗憾，就是我堆的山顶到最后也没有人在上面放东西，要有人放个塔也许会更好。

Y：左下部是我的领域，很喜欢黄花、观音、枫叶，这也是我以后重复使用的玩具。绿色的观音，晶莹剔透，圣洁高贵；娇嫩的黄花，娇贵美丽出尘；红色的枫叶铺在地上，营造出人意料的风景。老爷车是随时可以加油的，也是力量的象征，同时敞篷显得很休闲，希望我的实际生活也是这样，有力量，还可以休闲，过松紧结合的生活。这次我挪动了L放在山顶观音旁边的伞，因为特地堆山就是为了放观音，圣洁的观音普照大地，怎么可以被世俗的伞遮住呢？把伞挪到L的迷彩小孩旁边，遮阳同时弱化攻击性，因为小孩的枪指着Z的小女孩。讨论时L说没感觉有很大的不适应，可能是因为伞对他不是很重要的玩具吧。这次遗憾的是：在右上角L堆了一座山，我们都留着空地方让他放玩具，可是他最后也没有放。总之，我感觉挺好的，我想摆的东西都摆上了，也很美丽。

3. 第三次（某年4月1日）

第三次箱庭制作由七轮组成，制作顺序：W，L，Y，ZH。最终的箱庭作品如图5-11所示。

（1）W，抚平沙，中上和右上两块大石头；L，中部挖湖；Y，两只梅花鹿；ZH，左上豹子。

（2）W，用两束花连接石头；L，湖中央成小岛，湖与岛用桥相连；Y，左下宫殿；ZH，豹子周围树木和花。

（3）W，右上角石头上和尚；L，用沙连接岛与湖边，岛上放桌子；Y，宫殿前女娃和羊；ZH，湖中两只青蛙。

（4）W，两石头间挖河；L，桌上指环；Y，右下角花和树叶；ZH，大石头附近小房子。

（5）W，河里两条章鱼；L，石子儿铺路；Y，湖岸一只企鹅；ZH，房子两边香蕉、杨桃。

（6）W，河上桥；L，右上比翼鸟；Y，挪动一片树叶；ZH，宫殿前汽车。

（7）W，右上石头下直升飞机；L，湖周围的花、叶子；Y，皮娃；ZH，石子儿、小星星撒在各处。

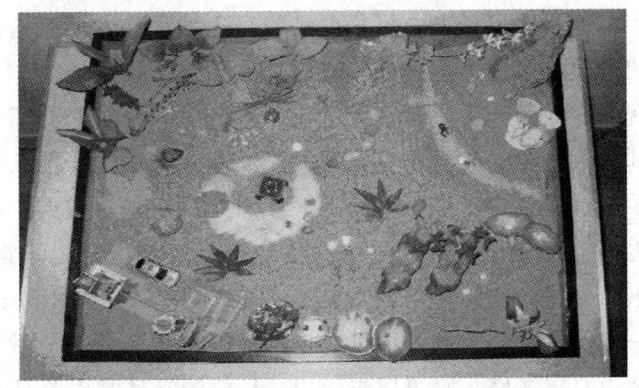

图5-11　第三次团体箱庭作品：入画

W：这次自己很意外地又抽到了一号，但上次箱庭制作结束后自己就有了一些期待和打算，所以，一开始就非常投入地按自己的设想制作箱庭。最终想办法完成制作并使大家都很满意，我也非常高兴。这一次制作的情况与上一次有明显的区别，有一些忘我的感觉。同样，关注自己的世界很多而关心别人很少。在整个制作过程中，自己的有些想法可以因为照顾整个箱庭作品的效果而放弃，但有些想法就必须付诸行动。虽然告诉自己就这样吧，不要去影响其他人或整个制作，但是心里非常别扭，必须要想办法在最不影响大家的情况下，把自己想表达的表达出来。这次我好像把山上的小孩当做了部分的或理想的自己，虽然在摆的时候只把它当做一个理想中的神通广大的人。我对自己所摆的山、花儿和小孩很满意，所以虽然它很不牢固，在制作过程中掉下好几次，但对我很重要，不管它掉多少次，我也会把它摆好的。

L：一开始自己没有想要做什么，后来忽然很想挖一个岛，于是开始挖湖，湖中有一个小岛。如果自己挖得大了，就会限制别人放东西，因此面积比较小。原想只是建一个岛，可那样就成了孤岛，于是又铺了些沙成为半岛。半岛上的这个桌子是一个棋的残局，谁都可以来下，胜者将得到这个光环，代表一个奖品，一种荣誉，周围的小石头代表很多路，有很多路通向小岛，小岛并不是孤立的。放鸟的地方原来是想放一架飞机，后来看到这只小鸟，想飞到哪儿就飞到哪儿。湖泊周围都是绿色，就放了花点缀，旁边的灯是我很喜欢的。蓝色变形的笑脸人，我是想放到山顶上代表我，可一想我已经放了鸟了，于是就放弃了，后来把这个递给Y，Y最后一轮的时候把它放上去，我想放而又放弃的东西可以再放上去，我感觉挺好。这一次有自己关注的东西，没有遗憾，感觉很好，是这三次以来最满意的一次。这次我想的主题是"春游"。画面上有山有水，小房子是农舍，宫殿是现在的人文建筑，右下角是杂技场，我就是那只鸟，想飞到哪儿就飞到哪儿。

Y：原来也没有想过要放什么，后来看到这个宫殿很喜欢，原想放右下角，后来觉得左下角更合适。然后就看到这两只梅花鹿，很漂亮而且毛茸茸的，手感很好。L挖的湖给我一种长白山天池的感觉，像世外桃源、仙境一样。然后Z放了一只豹，刚放到那时有些不舒服，可后来一想豹也是我喜欢的动物，而且这是仙境，可以和平共处的。Z又在豹的旁边放了树等，这样攻击性没那么强了。可还是觉得鹿和豹之间最好有点儿距离，于是就拿宫殿隔开了。有宫殿就应该有公主和王子，找王子的时候稍微花了点儿时间，后来看到这只小羊，我想羊也挺好的，又坚忍又温柔，能抵抗外敌，对自己的家人还特别细心温柔。这些花也挺漂亮，其中一片绿叶没有往右边放，因为觉得别人可能要放什么东西。左边是一直等着L放东西，如果L把鸟放到这儿，我觉得挺好的。看着左边一直没有人放东西，就把树叶从下面拿到上面，后来Z才放的汽车，早知道我不放树叶也行的。后来一扭头看到小企鹅，很可爱，乖巧的样子，就把它放到湖边了，觉得它是女性性的象征，湖边有很多路，它可以去爬山。L放的光环我以为是女孩子喜欢的首饰之类的。Z放的花儿也挺好的，蓝色笑脸人是L给我的，左边我还是觉得有点儿空，并且还是想在豹子和鹿之间隔一下，笑脸笑笑的，可以用温柔的方式来驯服这只豹，这样大家就可以和平共处了。这次总体感觉很好，很满意，挺开心，觉得Z温柔多了，撒了许多星星点点的装饰品，W的花儿很漂亮。这里面都有我，两只鹿中的一只、公主、小企鹅都是我。总之，感觉这次的意境很好，犹如天池的仙境，世外桃源，有种飘飘欲仙的感觉，鹿和鸟遥相呼应，成双成对，挺圆满。这次我们组都很喜欢W的两座山中间连接起来的两束花，很别致，是我们的亮点。

ZH：画面有山有水，有两只鹿，我就想放一只猎豹。喜欢猎豹，它的速度是非常快的，捕食之后需要休息，我喜欢在丛林中游荡的豹子，所以又放了许多树木，也是减弱它的攻击性。后来我想这可能跟我当时的生活事件有关，刚刚参加完博士考试的我正需要好好地调整和休息。然后就是选择了这只打盹的青蛙，还有一只小青蛙，一大一小感觉挺不错的。山的旁边是一个小茅屋，原来想放些绿色植物，可是都不成比例，于是放了些香蕉等，看起来是茅屋的主人种植的，也是增加点儿人气。原来是想在左边放一辆车，可是已经有树叶了，看到宫殿前面有停车场，就放那儿了。这辆车的颜色我很喜欢，上次就选了这一辆，不是很花哨，而且上面有2008，到2008年我就有一辆车了。我是最后一个，所以就拿了些小石头等点缀了一下。总体感觉我们摆得越来越和谐，越来越好了。我就是那只豹子，自由地四处游荡，是一只温柔的豹子。

4. 第四次（某年4月5日）

第四次箱庭制作由七轮组成，制作顺序：W，L，ZH，Y。最终的箱庭作品如图5-12所示。

（1）W，中上堆岛屿；L，平沙，左下房子；ZH，用两座桥和一个桥墩将岛屿与陆地沟通；Y，右下角堆山。

（2）W，山顶寺庙；L，房子前方一水井，水井中一玻璃球；ZH，右上带水车的房子；Y，玉观音。

（3）W，左上栅栏桥；L，寺庙后一塔；ZH，战舰；Y，右下祭坛。

（4）W，三个回廊、两个亭子和石阶；L，跷跷板；ZH，快艇；Y，一对人偶。

(5) W，石子铺路；L，魔方；ZH，一只青蛙、两条章鱼和三条鱼；Y，右侧三朵花、两棵树和两片叶子。

(6) W，中上六棵树、两朵花；L，左上树两棵、左下花四朵、叶子三片；ZH，贝壳九个、石子儿三块；Y，中下白色山羊。

(7) W，栅栏桥上母子；L，左下恐龙三只；ZH，河边槟榔树两棵、椰子树一棵；Y，三只狗。

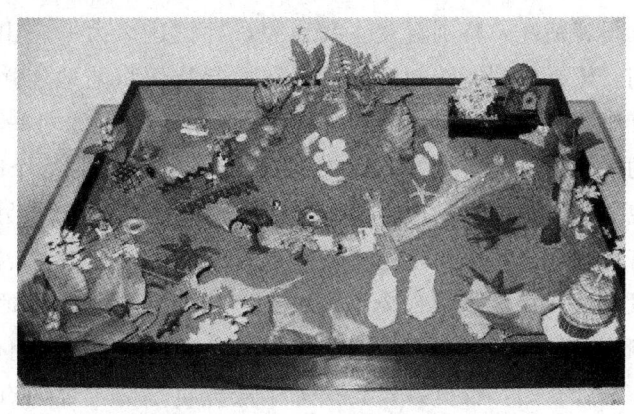

图5-12 第四次团体箱庭作品：踏青

W：因为这次和上次的时间比较接近，来之前就想，在三次团体箱庭制作中，自己已经做了两次一号，做一号虽然有特别的优势和责任，但自己不能总占着这样的机会。但没想到还是我抽到了一号。这是我们第一次用湿沙，我想因为湿沙比较好塑形，就用湿沙堆一个自己想要的大山吧。刚触到沙的时候还不清楚自己想要的山是什么样的，放在箱庭的哪个位置，但是我觉得以前总是把山堆在右上角，这次就把它放在中间吧。这次的制作我也非常投入，但在第六轮结束的时候，见证人突然说，下面是最后一轮。我们几个人面面相觑，感觉非常突然，而且我从大家的表情中知道，我们都还没有完成箱庭的制作，我感觉还有好多东西要摆，怎么就要结束了呢？我们向见证人强烈要求增加轮数，但他说不行，我们大家都有些恼火了，为什么不行呢？前几次我们都做了很多轮，时间也还有将近十分钟，应该还可以做两轮。我还有两样非常重要的东西要摆上，就这样不让我摆了，不能完成这个箱庭作品，不是我想要的结果。如果只允许摆一轮的话，那两样重要的东西我无法取舍，会让我非常别扭，非常难受。从小组其他成员皱着的眉头上，我也能感觉到，大家都不情愿这样结束，我们还要争取，这时，我们四个人成了一个要达到一个共同目标的整体。最后，在我们的坚持下，得到了增加一轮制作的机会。虽然时间有些仓促，我比较着急，最后找到的人物并不是特别满意，但是，我的感觉好多了。经过最后的讨论，我把自己的感受与其他组员交流后，心情就很快变好了。

L：我是第二个做的，留给我的制作空间非常大，但是我选择了一座小房子放在了左下，放房子的时候觉得刚才那边的沙好像挡住了房子，于是就把沙整平了。好不容易用湿沙制作一次，总要触摸一下沙，第二轮的时候，我就在房子旁边挖了一口井。我想这个井应该很少有人做过，只有用湿沙才能够做成。井里面我还放了一个玻璃球，说明这个井不是一口枯井，里面是有东西的。接着我看W堆山以后，我就想是不是应该往山顶放一个什么东西，我本来想放塔的，但是后来一想我要是给她占了，她就没地方放别的东西了。于是就算了，等一轮。后来W在顶上放了一座房子，我觉得是一座庙，就想要是庙后面有一座塔也挺好，就把塔放在了庙的后面了。最有意思的是，W弄的这个回廊，我觉得特别好，特别喜欢。我还想，她挖这么大一座山，拿什么桥能够连上呢？我还在纳闷，没有想到能够把两座桥连在一起从而将陆地连接，然后等Z做完以后，我觉得非常舒服。要是让我想，我肯定不会想到将两座桥通过一个桥墩连接起来。后来W用栅栏做的桥，我也觉得挺好。后来我就摆了一个魔方，这个时候我就有了一个初步的想法，到底我们这个箱庭作品应该叫做什么呢？因为这时Y在另一边的小山包上摆了一个观音，还有地坛一样的东西，还有右上角的水车，我感觉什么样的东西都有，本来想摆汽车，后来没有摆。我就想了一个主题——影视城。拍电影的时候那些人造的东西，山上可以拍庙啊，武打片啊什么的；Y摆的呢，就可以拍言情片啊什么的；河里还有军舰啊、鱼啊、水车啊什么的，都挺好；我摆那个魔方也是为了说明有一个奇幻的世界，魔方本来是乱着的，但是我又把它拼成一面，因为有很多是神秘的东西嘛！接下来就说是最后一轮了，我感觉还没有摆什么东西就最后一轮了，有很多的想法还没有体现出来呢。这时候，右下角还显得特别空，于是我就想，用什么能够又快速又占地方呢？想到了花和草。Y在第二轮的时候就用了花了，我一直没有用，是想到最后一轮的时候再用。在这之前我还在房子的旁边摆了一个跷跷板，它和房子应该是一体的，房子、井、跷跷板这是一个整体，可以作为是都市人家的感觉。但是我突然发现一个问题，就是在中间下方非常空，于是我就想，用什么能够又快速又占地方呢？我想还是放两片树叶吧，就放了树叶，这个地方不显得那么空了。自己对河里的关注不是特别多，主要是Z在做河里的。最后一轮，为什么我挑了3只恐龙呢？我在想，一个影视城应该有些虚幻的东西，不能光是实景，可以在这里面拍远古、白垩纪什么的。放在哪里呢？要是冲着右边的话就好像要冲着Y的观音冲过去了，还是冲着房子后面的小树林吧。

ZH：我摆的第一个是桥，我第一个感觉就是这个山和陆地隔的地方比较大，然后就想摆一个桥，但是一座桥肯定是摆不下，于是就找了两座桥，中间垫了一个桥墩。开始我以为自己是第四个制作箱庭的，其实我是第三个。后来我就开始基本上在水上发展。我认为它是一个海，然后就摆了一个比较大的"时来运转"。我拿的时候想找一只大船，我一看它又算一只船，还比较大，就把它拿过来了。后来我发现"时来运转"，而且这几个字还歪着，我就把它调正了。它就象征着一个比较稳定的东西，放在海面上，有点儿像固定的油田一样。然后就摆了一艘军舰，它的感觉就是让人感觉这是一片大海，水的区域就比较大了，给人一种广阔的感觉。而且它是那种瘦长形的，速度也比较快。后来就摆了一男一女，其实这个上次我摆过，就是游艇，在娱乐。再后来因为这儿摆的都是一些大的东西，就加了一些动物，还选了上次用过的青蛙，显得比较悠闲的。还有就是两条小章鱼，我不想让它随便骨碌在水里，所以基本上把它插在了沙滩上，让它能够立起来，包括这条鱼也是，不是随便让它们横在水里而是立起来，感觉好像是在游动一样。后面就是摆了些贝壳和海螺，因为除了这些东西能够代表海以外，还有点缀的意思。而且不完全是在海的区域，也可以放在山上。那座山其实也是点缀得越来越多了，但是在山底下还缺点儿什么，正好和海衔接一下。最后一轮的时候，这边岸上还没有放什么东西，就想在那里放一些什么,找了一些海边的椰子树,正好这里有一个缺口,把墨绿色的椰子树放在那个缺口处。最后选了三块小石头,本来想放在海面上,但是一想海里已经放了很多的东西了,然后看到了枫叶,好像颜色和石头有些像,就把它放在了旁边。最后一块石头,我想桥边一般都有石头,于是就放在了桥边。总的来说,这次我的制作集中在海里。之后在两岸进行了一些小的发展。我感觉 W 的那个回廊给人的感觉不错;还有 L 后面的一座塔、一座庙,高低错落的感觉也不错;还有 Y 的地坛,开始的时候拿来一个很大的,我还想怎么摆上呢,后来她把底座拆了,这样感觉很好。恐龙我是最后看到的,总体上感觉还行。我主要是在水面发展。

Y:我是最后一个摆放的,也不知道要放什么,后来想想,还是放观音吧,生活中现在正需要保佑。于是在右边堆山、放观音,后来看右下角还是比较空,于是又放了一座天坛。观音的旁边应该有金童玉女,放了一对古代人。又拿了花草装饰,是喜欢的黄花和枫叶。这时大家和见证人(C)起了冲突,C 说只能有一轮了,而我们不同意。他们还有想摆的东西,我虽然已经把想摆的摆上去了,但是感觉还是不应该现在结束,霎时心里很堵得慌。经过集体很不开心的极力争取,我们争取到了一轮。L 为了短时间内放满,用了植物,发现了植物的好处。看看下面的中部还有空地方,我挑选了两只白羊,喜欢这种白瓷的质感,也希望自己的心灵不受外界不开心的事情的干扰。可是放了之后,我的心情依然不好,还是难受,有点儿堵得慌,这是我的缺点。不开心的事情短时间内放不开,总要找到一种宣泄或者解决的方法后才能够好些。也许是忽然很想增强自己的力量,于是选了玩具架上的一只三个头的狗,在我心中那是一种神物,拥有巨大的力量,守护在天坛的旁边,可以保护我。当然,我也注意到了它看起来比较凶恶的一面,于是把它放在了树阴下。在我心中,它是隐形的,当需要的时候就会现形出现。

5. 第五次(某年 4 月 12 日)

第五次箱庭制作由六轮组成,制作顺序:ZH,W,L,Y。最终的箱庭作品如图5-13所示。

(1) ZH,从右上向左下及下方挖河,并在河的右下侧堆连绵起伏的山;W,左上飞机;L,右侧的最高山脉上挖洞;Y,大贝壳做桥。

(2) ZH,中上小女孩;W,右下别墅;L,指环进山洞;Y,增高贝壳边的山,压实,打通山的隧道。

(3) ZH,右上最高山上的瓷

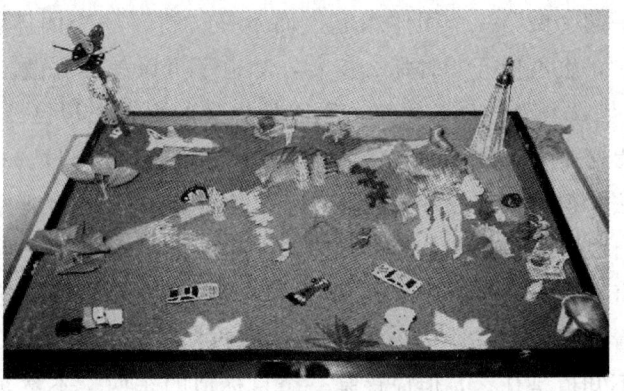

图5-13 第五次团体箱庭作品:探索

兽;W,右侧山腰小庙宇、中间山顶两塔、左侧山顶一塔,后又将小庙宇换成大个儿的;

L，四辆车；Y，隧道上方小花、山间成串的花、左下两侧绿树、右下喇叭花、女孩边椰子树、平原上枫叶。

（4）ZH，右上舰艇，河两岸贝壳、石子儿、鱼；W，右侧高山下挖河；L，面巾纸做瀑布；Y，高山与别墅间搭桥，并架两座小桥。

（5）ZH，植物花草装饰瀑布周围，女孩旁插花；W，蓝色橡皮泥捏成条状置于右侧山间；L，左上角组合玩具；Y，两只高跟鞋。

（6）ZH，右上角河里高塔，塔上放灯；W，别墅下方小白象；L，右侧水中鹤；Y，中下小狗。

ZH：第一次第一个操作，第一次动沙，挖沙的时候，让自己想起小时候玩沙的情景。没想到是一号，不确定到底做什么，但想起给其他组做记录时看到别人堆的山，就想堆山。做的过程中根据挖水堆山的情况改变了原来的想法，最后形成了山和海的样子。从没有想过在山上挖洞，看到L挖的山洞觉得很有意思。另外，觉得蚌壳太大，不好看，为了让它好看些，在旁边放了一个女孩。放小贝壳是为了让整体协调，使蚌壳不那么特殊，所以放上了女孩，当然也喜欢那个女孩。开始想在山上放塔，但又想放有生命的东西，没有合适的人物，就放了兽，同时也代表着自己。看到水里很空，突然感觉很难完成箱庭，好像有些费劲，后来看到别人摆的玩具，觉得很好，自己心放宽了一些，因为大家一起在做箱庭，完成它就不那么困难了。看到L的瀑布，觉得颜色有些刺眼，就想修饰一下，所以摆了不少植物，早就想在小女孩身边放一朵玫瑰，这次也实现了。最后本来想换掉山上的兽，又不想浪费一次在箱庭里放玩具的机会，就把灯放在海里。

W：这一次制作箱庭，我的状态好像是前几次的平衡，不像以前只是关注于自己的或小或大的一个世界，而是通过前几次制作后彻底充分的讨论，有意识地去关注和理解别人的制作。我会在制作过程中通过摆放玩具试图与别人交流和配合，有一种互相交融的感觉。比如，我在开始就觉得ZH挖的河的走势和源头都不是很清楚，所以，进行了一些补充修饰。这次在别人制作的时候，有时能够猜到他们的用意和想法。我觉得我们真的是在一起"做"一个团体箱庭，而不是"拼"一个团体箱庭。这次想移动或修饰别人的玩具时，也不像开始时那么担心，知道了可以怎样去做。

L：总体感觉很好，原因是想摆的别人先帮自己摆上了。想当一号还是没有如愿。觉得ZH堆出的连绵起伏的山很好，以前没有见过。挖洞的时候，有想挖通或挖到底的想法，但又想在照片中也体现不出来，而且选择的地方不容易挖到底，就只挖了一个山洞，自己感觉也挺意外。又觉得山洞里不能没有东西，所以放了指环，会让人有一些收获和惊奇。觉得山上空，而且有奇珍异宝的地方应当有奇兽，而且要攻击性不强，就想摆仙鹤。看到打通的隧道又想要有东西穿过隧道，就摆了车。最后摆的是自己制作的东西，自己也不知道是什么，但应该是一个目标似的东西，不然车过去，什么也没有，就没什么意思。觉得山洞不能让人轻易找到，所以想放瀑布挡住洞口，又想瀑布的水要有流向，所以想挖河，但在自己挖之前，W在这个地方挖了一条河，自己很高兴，很舒服。正想把山洞隐藏起来，ZH就摆了许多植物，也让自己很高兴。在下边摆了车后，占的地方比较大，就不能摆其他的东西了。ZH最后摆的灯塔很好，很高。最后想放仙鹤，本想放在洞口，但没有地方，就摆在河里，感觉也很好。

Y：这次可以说是我做团体箱庭以来最满意的一次，因为这次体现了我的创造性。以前的箱庭里，组里的其他成员都有创造的地方，自己会动手组装一些别致的东西，我其实挺羡慕的，希望自己也能够做到这一点，多花些心思，而不是仅仅将玩具拿到箱庭中。上次箱庭我们第一次用湿沙，容易塑形，给了制作者更多的制作空间和想象。结束的时候，我和L约定下次要打出一个隧道来。L先挖了一个山洞，可是并没有打通做成隧道，于是我仔细挖出了一个隧道，很容易塌陷，我从别的地方运来一些沙，终于挖成坚固的隧道。然后担心隧道黑洞洞的给通过的行人黑暗、恐惧的感觉，于是在两侧隧道门的上方分别放上一朵小花，山背上分别放上三串花，两端埋在土里，这样更自然逼真。放花朵的时候注意色彩的搭配，做好后，眼前一亮！这是我第一次真切地意识到植物的妙用，点睛之笔！整个画面霎时开朗、明亮、美丽了起来！这也是我第一次放桥，先后放了四座桥。以前好像没有注意过放桥，总是想着把桥留给挖河的人放，要是没有人放的时候我再放，我好像挺注意给别人留下空间，需要帮助的时候我会出手，但我想我肯定不像那些在我看来有些过于热情的人。这次ZH挖河，我是最后一个，放了一座满意的贝壳桥，感觉有创新，又很自然，和沙土挺配，后来想，可能也是因为L已经在下侧挖了山洞，可是山洞还没有和上侧连接，还有可能是L为我的隧道作准备。后来还在W挖的小溪上放了三座桥，把W的别墅、下侧空间和山洞连接起来，营造一份古典的意境。这次看到L摆的几辆车，我感觉那是赛车，于是放了以前就看到的两只高跟鞋，分别放在隧道门口的两边，可以守卫着隧道，也作为观众。最后放上一只可爱的笑脸斑点狗，它在人群中冲着我们开心地笑。

6. 第六次（某年4月19日）

第六次箱庭制作由六轮组成，制作顺序：L，ZH，Y，W。最终的箱庭作品如图5-14所示。

（1）L，用沙堆山，将山脉分成五段，左上角挖河；ZH，门和四周的六个玻璃球；Y，左下角水井；W，右上角寺庙、亭子和门。

（2）L，岸边九个玻璃球，水中两个，水中央一个蛋形卵石垫、一个圆环；ZH，门前用一双筷子绑两个灯笼；Y，左部六个和尚；W，扩河，堆积右上角沙成山。

（3）L，长枝条架于灯笼和左

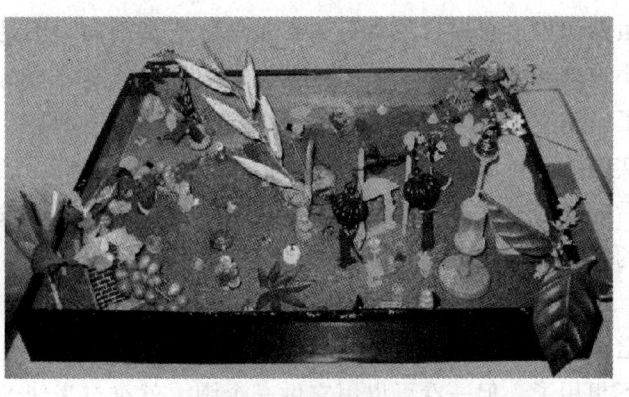

图5-14 第六次团体箱庭作品：柳绿花红

上角水中；ZH，三个物体架成一个灯塔；Y，河岸边及外部 19 个玻璃球（块）；W，右侧山上一只小鹿。

（4）L，山脚两只熊猫；ZH，门后石头，把枝条放在石头上；Y，娃娃枕；W，11 块玻璃铺成上山的路，一个贝壳放到箱庭外。

（5）L，右下角"老树新芽"，枝条上一柳枝，山上一些花，左下角树木，河里两朵花；ZH，枝条上铃铛，两块石头固定枝条；Y，陆地上分散各种果实，动一和尚更接近门；W，小鹿到山后，庙里一下棋的小和尚。

（6）L，贝壳、石子儿撒水中；ZH，门前一座桥、五个亭子和一座塔；Y，右侧山串花，固定"老树新芽"和其他植物；W，山脚画路，山腰一根竹子和五朵花。

L：以前一直没有做过一号，今天我是一号。本来我也不知道今天要摆些什么，但是来到这里我就想垒一个长城城墙那样的东西，有高有低的那种。但是我后来做着做着觉得自己弄得不像，我就想算了，把上边再挖出水来，使它像一个河堤。第二轮我在海里面放了许多小玻璃球和一个蛋，这个蛋我觉得是"封印之蛋"，是一种神物那样的东西。后来我想要是把蛋放在河中央，就有一种无法企及的感觉，怎么样才能够接近它呢？后来想起"空中飞人"，用一个索道连接，能够过去。刚开始我想拿一只船放在水里，但是一想船太没有创意了。想来点儿有创意的，一看有这个枝条，本来想把河弄得低些，这边弄得高些，把它搭上，后来一看 ZH 这里有一个门挺高的，现成的，我就把枝条搭在那上面了。如果人从高的地方划过去，途中可以碰到这个蛋，获得这个蛋。接下来看到 W 在她的那个山上放了一只小鹿，我也想放一些动物。其实我特别想放马，因为那天我骑马觉得特别有意思，但是看这匹马特别大，放在哪里也不合适，后来想把它放在水里，水里也不好，然后就改成另外的一种生物，用熊猫来代替马，放在山脚下。这时我觉得自己的大致想法都已经摆出来了，后来我摆完枝条以后，ZH 把它弄成拱形的，这就更有特点了。在我来说基本上想表达的东西都已经表达出来了，下一轮我就开始放了一些花和草散落在箱庭的各个角落里。其实，到最后一轮的时候我完全可以不做，我觉得已经没有什么可以摆的了，后来还是不愿意放弃这个机会，最后又拣了一些小石子儿和贝壳在海里修饰了一下。虽然海里没有船，我觉得它不是那么空荡荡的，不是没有生气的那种，因为有那些发亮的小玻璃球，在对岸又放了些花。那边好像就是一个岛，然后枝条正好把大陆和岛连接起来了。基本上做完自己想表达的东西了。然后，ZH 摆的这个特别高的东西挺有意思的，其实我刚开始的时候以为 ZH 想把枝条和这个灯塔连接起来，后来 ZH 把它弄成了拱形，然后在上面放了一个铃铛。对于这个铃铛，我先是比较意外，后来感觉效果还可以，不过做的时候有些难度。我觉得我是肯定做不出来的。

ZH：我第一个摆的是一个门，然后周围放一些蓝色的小石头。L 挖了山，山有五个道，就像是手指头弄出来的峡谷一样。我开始想弄一个塑料的山，后来又想太难看了，就不想用了，但一看可以用它做一个圆，就拿过来使劲弄了一个，正好中间放一个门，周围放一些透明的石头。然后放了两个灯笼，我以前看见有人做箱庭的时候放过，是随便扔在沙地上，这两个灯笼一般是吊在两个门框上，我想弄两个柱子把它挂上，我想把它组合一下，就找两根筷子，这可能用的时间比较长。然后 L 就搭了一个竹条，我开始以为这是一条路，开始看着不太协调，因为开始的时候他搭在筷子旁边，搭得好像特别随意，我开始确实是想把灯塔和竹条接起来，但是怎么也挨不上，离得太远。而且我看那个竹条实在是不舒服，好像断了一样，头那里什么也没有，就不太明白这是什么意思。最后我还是决定把竹条彻底地整一下，然后就用石头给弄成拱形。这时 L 就摆了柳条，还有那边放的一串红。这时候我就想，其实开始的时候我就想放那个小铃铛，还想放个星星啊什么的，但是没有线，其实拿线拴上以后放几个小星星也挺好看。但是放铃铛的时候并没有想那么多，后来要放的时候想放上以后会发生倾斜，会比较重。后来又想干脆用石头把两头给夹住，把小和尚可能移了一点儿地方，还把柳条和一串红都弄倒了，然后又把它们都恢复原状。但是总算把铃铛给弄上了，也是比较不稳定的地方。这次总的感觉就是弄了很多组合的东西，比如说那个灯笼就是我自己做的。灯塔也是。开始我想还是放原来的那个灯塔，但是上次放的那个和这次的整体气氛不太协调，那个跟铁塔一样。我看到有圆桌，开始的时候我把小的那个放在下边，结果头重脚轻，倒了。后来就把那个圆桌放在下边，这样就比较稳了，但是还有一点儿歪。总的来说我这次组合的东西比较多，我可能没有把它们按原样放在那里，而是进行了一些小的加工。这次总的感觉是和 L 交流比较多，因为弄他那个竹条弄了半天，和 W、Y 那边交流比较少。最后我就放了一些庙，因为从后面看这个门是白色的，像一个后院的感觉。开始后面什么也没有放，后来我就想最后一轮的时候放一些塔，就好像这是一个寺院的前门，后面大院子里有一些塔和一些桥，这样的话会有一个整体的感觉。对其他的可能就关注得少一些，加上像 Y 摆的这些小和尚和 W 在山上摆的那些庙宇，这样大家好像放得比较协调一些，总的来说比较古典。我感觉大家好像无意中在互相协调，把箱庭弄成一个古典的感觉。

Y：以前看过玩具井，两只可爱的小熊在红色方形的井边，发现些什么似的。这次天气比较热，于是放了这个，希望能够带来些凉爽。其实我对井、堆成圆形的有点儿像坟样的，都是害怕甚至恐惧的，可能一部分原因是一到五岁我都是在奶奶家长大的，有时候经过田地会看到坟，同伴或者长辈们会讲些鬼故事，我很害怕；后来看电影，小学的时候，和妈妈、弟弟一起看《夜盗珍妃墓》，有一个镜头，就是阴森森的夜晚，一股白烟冒起，冤死的珍妃就穿着白衣服披头散发地从井里冒出来了，飘到慈禧的屋里，对着熟睡的慈禧伸出了尖尖的长指甲，然后，我和弟弟就尖叫着扑进妈妈怀里，还听到大人们不以为然的声音。我不喜欢看恐怖片，因为自己想象力太丰富，看完了还老是想着，一遍又一遍，越想越恐怖，可是又不能忘记，痛苦的是我自己，的确是自己吓自己，可是没有想出克服的方法。最后，我还是把玩具井修饰了一下，放了一些树叶和葡萄，不再那么突出显示井口。后来又放了六个形态各异的小和尚、流光异彩的玻璃珠、水果、植物、娃娃枕等，都是自己喜欢的。L 和 ZH 摆的弧形藤枝和柳条也很好看，上面还挂了个铃铛。

W：这次的箱庭制作出现了一个意料之外但很有趣的小冲突。我第一次做四号，抱着一种主要去配合的态度，看看大家给我留下什么，能做什么。我的期望也不多，只想把以前就看到过的很喜欢的一群神态各异的小和尚摆在箱庭里就行了。但没想到我和前面的 Y 在同一轮想摆小和尚。我先把小和尚放在手中聚精会神地挑选，查个数，Y 突然让我把小和尚放回玩具架。我想，可能影响她挑选玩具了，可能她也想用小和尚。我本想看看 Y 会放哪些和尚，我再放其余的。但是，她把我很喜欢的几个小和尚都放进去了。我心里有些失落和难受，一时之间，不知道怎么办才好，最后只好用小鹿代替，放在了我想放小和尚的地方。后来我想，只要和别人在一起，就不可能自己事事如愿，总会有一些冲突和矛盾。最后，我的计划没有完成，虽然那些小和尚在箱庭中了，但好像并不属于我。

7. 第七次（某年 5 月 10 日）

第七次箱庭制作由六轮组成，制作顺序：ZH，Y，W，L。最终的箱庭作品如图5-15所示。

（1）ZH，沙箱中央用塑料盒做岛，并挖海；Y，将海扩展到原来的三倍，并在中心岛和陆地之间筑路；W，岛上和岛右边各一个亭子，并用廊桥连起来；L，中上做圆岛。

（2）ZH，将沙刷平，左侧伞下一只青蛙；Y，左下别墅；W，右侧九个和尚；L，舰艇。

（3）ZH，左上海面上用塑料

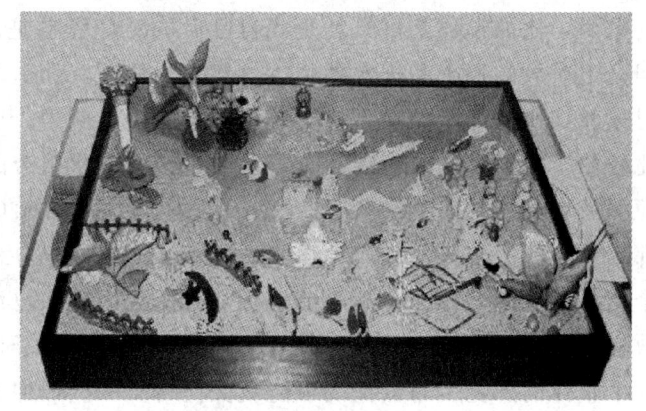

图5-15 第七次团体箱庭作品：碧海蓝天

插片做支架，支架上放熊和虾；Y，舰艇旁边快艇、两条乌贼、两只乌龟、三条鱼；W，中心岛上护栏和花；L，中上圆岛放灯和装饰品。

（4）ZH，支架上花、绿叶、枫叶，左边两棵树；Y，躺椅和中心岛与陆地连接处的绿叶；W，海螺、贝壳和玻璃球；L，两个足球运动员。

（5）ZH，大门和栅栏；Y，木质星月、大海螺和几个小海螺；W，一对小娃娃和两朵花；L，圆岛上玻璃、水晶、右下角的蛋。

（6）ZH，组合灯柱；Y，躺椅旁两朵花、一个桃子、栅栏内两朵花、西瓜和水果；W，移动小娃娃，树下水果。

ZH：这次其实我还是基本专注于自己的世界里，但是我的世界是根据情景而选择适当的地方。比如那个小岛，其实我并没有想在上面摆任何东西，因为有了海，所以想到了摆一个类似船的东西。还有就是给 Y 加的栅栏。这些都是随机加入的。应该说投入精力的主要是那个海上的船和灯塔。其他成员在按照自己的方式做箱庭，比如，Y 将自己的青岛旅游作为一个素材，W 终于实现了自己摆很多小和尚的心愿，L 则是想到了威海。我这几个象征也比较明显，湖心岛其实是为大家提供一个加工的材料，我摆不摆都无所谓。青蛙的部分表达的是一种悠闲、逍遥的感觉。而那个海上的平台则显示了我的某种孤独感，独自在海上游荡的感觉，于是加了很多植物，还有虾，也许是对孤独的某种调节吧。给Y加的栅栏其实是加强一些安全感，感觉不可以完全袒露。这也应该是个人心理的某种投射。灯塔是精神的目标或者是信念、理想的象征吧。最后的一些修饰是跟大家的某种交流。我跟大家的交流基本是以修饰的方式，不会过多介入。

Y：ZH先挖了一个岛，周围环绕着海。要是以前我可能不会动的，可是五一放假的时候我去青岛游玩，对那里的印象很好，于是这次很想做成青岛海边的景象，便开始扩海并且用两个玩具盒子连接成桥，桥面上撒些沙子，看起来很像小青岛——栈桥。W接着在岛上摆放的小亭子、栏杆、兰花，我都很喜欢，做了我想做的事情。青岛的海边有许多别墅，"红墙绿瓦、碧海蓝天"，且都是些很具有人文特色的建筑。于是我在岸上摆放了一幢别墅，希望自己有一天能够在海边拥有一幢别墅，美好的愿望。这时我特别想摆的已经完成了，看到海里还比较空，就放了ZH喜欢的快艇和W喜欢的小章鱼。右边的沙滩上W放了一群小和尚，还有空地方，就放了一把喜欢的白色钢制的摇椅，可以在海滩上晒太阳，休息。后来ZH在房子的周围放了一圈篱笆，我倒是觉得无所谓，因为在我心中，房子是很安全的，直接临海也很好呀，不过ZH放上后我也没有觉得不舒服，那就按照有篱笆是一个家来处理吧。看到一个漂亮的海螺和星月，想把它们连接起来，这样星月就高了许多。放在一起，在家里就可以欣赏漂亮的星星和月亮。还在沙滩上放了许多水果，大家休息的时候可以吃水果。这次ZH用玻璃球摆了一座灯塔，闪闪发光。L在海中央丢了些沙，创建了一个岛，扩大了空间，别有创意。

W：这次的箱庭对我来说，是上次未完成愿望的一个补偿和继续。我终于摆上了上次想摆却未能如愿的一群小和尚，感觉很满足。并且知道这是最后一次团体箱庭，我对我们组前几次愉快的合作与体验非常珍惜，总想把这次的箱庭做得让所有的人都非常满意。大家可能都有这样的想法，总想再多摆一些玩具，让箱庭更好一些，结果箱庭虽然也很漂亮，我们的制作也很尽兴，但画面还是太满了一些。这也许是大家珍惜和留恋的一种表现吧。

L：这次我最后一个做。看到前面的人弄出一个海的感觉，我也有个想法，就是威海的港口，所以就在海面上用沙做了一个岛，就像是威海前面的岛。然后在大海上靠右边放上一艘航母，因为威海就是一个军港，要有战舰的。在上面的圆岛上放上灯，并在周围以及岛上放上装饰品。因为看到W在沙滩上放了很多小和尚，于是就在小和尚前面放了两个足球运动员，好像这两个足球运动员是这些小和尚的教练，在教小和尚踢足球。在圆岛上放了玻璃、水晶，这些也是为了修饰这个圆岛的，并且在右下角足球运动员的前面放了一个蛋，我认为它就是一种荣誉，像奖杯一样。最后一轮我在右下角放了一棵树，在树下放水果，那些孩子踢足球累了就可以到这里来吃点儿水果。

8．第八次（某年6月17日）

第八次箱庭制作由六轮组成，制作顺序：ZH，Y，L，W。最终的箱庭作品如图5-16所示。

（1）ZH，中间挖圆池，池中有山；Y，将圆池扩成眼睛形，山上放蛋；L，眼睛上方柳叶眉；W，右上角堆山，山上观音。

（2）ZH，一对少男少女；Y，眼睛两角两朵花；L，右上坛子；W，右侧五个兵器。

（3）ZH，少男少女身后两个灯笼；Y，眼珠四周六块红色宝石；L，左下角一石头；W，右下方一对下棋的人。

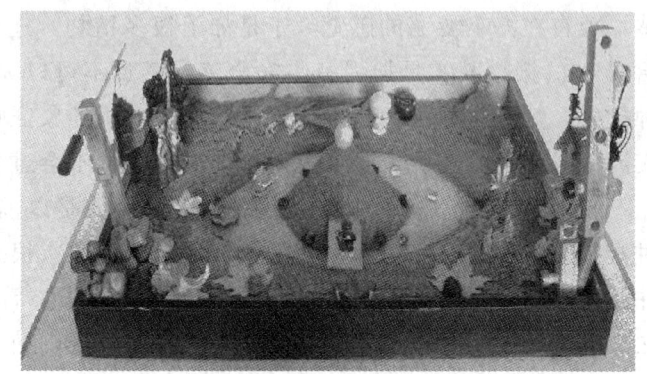

图5-16 第八次团体箱庭作品：心灵湖畔

（4）ZH，左下组合一高架；Y，左下两个芭蕾舞演员；L，右下组合一高架，上有两中国结、一篮瓜果、一帽；W，右侧两亭子。

（5）ZH，左上狗、狐狸；Y，左下果实，下方叶子，枫叶上珠子；L，机器猫；W，右上角山周围一珠子、六个铃铛。

（6）ZH，池中青蛙、鱼，池岸边两棵树，黄色的桥和桥上行人；Y，枫叶上珠子移到两演员旁边，果实移到枫叶上，桥上人移到桥头，动男女孩，动树，将池弄干净；L，右下高架下放花；W，山脚下的亭子往右移，猫向后移，蛋上光环。

ZH：应该说Y将湖扩大，我感觉不错，她在山上放了一个蛋，我感觉有些太急促了，因为我虽然并未打算放些什么，但我构造一个孤岛的目的就是看大家是如何沟通的。后来我一直没有把这当做眼睛，而是当做湖心的孤岛。选择情侣可能跟自己最近的心情有关，后来Y将情侣的手放在了一块儿，我很高兴，不过她其实是在投射自己的感情，因为她本来想放这对玩具，这也反应了我们组的某种默契。W放的刀枪剑戟大家开始是不理解的，但经过讨论明白了这其实跟她最近的生活事件是有关系的，而且总体上她这次放的都是在祈求保护。灯笼本身就是张灯结彩的意思，这次我摆放的风格就是放松的、欣赏的、乐观的。Y在继续修饰她的眼睛，而这些我都没有注意到，直到最后讨论时我才知道她和L在围绕着眼睛进行修饰。W一直在构造着一个精神的世界，需要保佑和老智者的感觉。L的大建筑和上面悬挂的东西有饰物、帽子等等，应该也代表了他的生活状态，这两个动物其实代表了生活里的两个人。但他的机器猫，我感觉离观音太近了，因为他没有理解W的心情。可以看出，他是感觉那里太肃穆了，但其实维持对方的状态有时很重要。我感觉湖里什么都没有，就放了一些东西，并搭了桥，因为我感觉Y孤立地在岛中央是不好的。总体的感受就是，在这次箱庭里，我们每个人都构造了自己的一部分，但L和Y在围绕着眼睛的主题做文章，我则将这看成湖心孤岛，W则显得孤立在大家外围，的确她的心情不是特别好，为自己的事情所困扰。其实客观地说，我破坏了构造一只眼睛的意图，因为我本来就没有特别构造全部的意图，但我不喜欢某个人对整体进行控制。可能是无意识的，我不想有一个对整体进行控制的形式，我喜欢大家都有自己的空间，这也许就是为什么我每次都在有意无意地改变着那个试图统治箱庭的意图。

Y：因为ZH马上要毕业了，心中有惜别之意，有一个想法就是要让ZH尽兴；另外，通过上课，对团体箱庭又多了一些理解，自己反思，我们组以前做箱庭的时候很快乐，但美中不足的地方是，在一个人摆东西的时候，其他人关注得比较少，有时在忙着寻找或者做自己的玩具（因为我们组创造的东西比较多）。我曾经关注过别人几次，那种关注的感觉与不关注是完全不同的，关注别人摆放玩具的时候，你会把精力放在别人身上，推测、猜想他的意图，和我们只是看别人摆上玩具的结果是不一样的。我想这才是做团体箱庭的目的，以前没有做得很好，有很大一部分原因是时间的限制，大家要在有限的时间内完成自己想放的东西，确实要抓紧。而现在我改变了的一个观点就是：不用太顾忌时间，制作箱庭是应该尽兴的，尤其在给别人进行治疗的时候。这次ZH是第一个，在中央挖了一个岛，堆得很严实，可是周围的水很窄，而且ZH没有仔细弄，看着挺乱挺难受的，我想起ZH曾经说过，他第一个做的时候不知道做什么是随意的，所以我决定接着修改。看着箱庭，忽然想起眼睛是心灵的窗户，决定做一个眼睛的造型，并且在岛上放了一个蛋，使眼睛更有神；L在上面放了柳叶，像眉毛，我很喜欢。这次是W在右上角堆山、放观音，不过她放的是另一个观音，我想可能会顾忌到以前我老是用那个碧玉观音的缘故吧，讨论时证明我的猜想是对的。ZH放了那一对现代的男孩、女孩，这是我准备要放的，结果ZH放在了左上角，朝着右下角，我不喜欢这个方向，不过想想ZH的个人箱庭中，他也是这个方位，所以可以理解了。此外，那两个小人儿中间有一颗心，是可以连接起来的，我想ZH可能没有注意到，也可能他的现实生活中还没有达到这个地步，不过我还是决定以后一定找机会把他们连接在一起。眼睛湖很神圣，我也不知道要放什么，于是在左右两角放了两朵圣洁的花儿。然后在岛的周围放了六个红色菱形的玻璃，选择红色，也是喜庆。ZH组合了一套"收获"，可是头重脚轻，老是倒，我拿了好多石头递给ZH，大家都帮他固定。W在右下角放了一对下棋的人，在我心中代表的是ZH和L，虽然ZH要毕业了，但是我们以后也还是可以聚到一起玩的，于是我放了一对小女孩代表W和我。三片树叶修饰下部。到现在为止，湖面还是挺干净、整洁的。最后一轮ZH拿了很多东西——鱼、青蛙、玻璃珠放在湖里，湖上搭了一座桥，放了一个人。我倒是没有什么特别的感觉，湖在我心里就可以了。ZH的小人儿总是放不稳，结果小人儿一头栽进岛的泥土里，我们看着都特别难受。我不是拥有修饰的权利的最后那个人，但是吸取以前大家都没有怎么修饰的教训，我决定修饰。把ZH的人放稳，两个人连在一起，泥土平整等。最后我是在三片树叶上分别放了西瓜、草莓和洋桃，玻璃珠放到女孩的旁边，又拿了一个玻璃珠放在另一个女孩的旁边，结束。最后一次很喜庆，有庆祝的意味，ZH和L自己制作的玩具很别致。记录员反映我做得很认真、关注，我的确是这样子的，投入地去感受、制作，收获更多。

L：ZH即将毕业，这可能也是我们这四个成员做的最后一次团体箱庭了，大家的兴致都很高，都希望再通过团体箱庭磨合彼此的关系。Y在ZH的基础上把一个湖给扩展成了眼睛的形状，我于是就用一个柳枝条放在湖的上面，形成一个眉毛的感觉。第二轮用了一个酒缸，其实是想加强眉毛的感觉，因为那根柳枝有些短，然后又根据这种感觉在箱庭的左下角放了一块石头，像是鼻子的感觉。在Y弄眼睛湖的时候，我注意到她很仔细地把湖里的沙都弄干净，于是我也就没有再往湖水里摆东西，我知道Y想要的是那种湛蓝湛蓝的感觉。看到ZH把很多的木头玩具组装在一起，我也想这么试着做做，但不知道自己要做一个什么。后来形成了一个高的建筑，于是我就在上面挂了两个中国结，感觉它还是很空，就又在上面挂了一个篮子，在篮子里放了一些果实，然后从正反两个方向看看，感觉还比较满意。放一个机器猫朝着观音，我知道W会动这个机器猫的，但我还是摆上了，因为我觉得其他人还能够容忍它的存在。最后我看到ZH开始在湖水里放东西了，Y也在湖的中间岛上放了蛋，W也在蛋上放了个指环。我感觉已经放得差不多了，最后一轮在我摆的木制高架下放了一篮花。这次感觉做得很轻松，其实每次我们组做得都很轻松，也很高兴。这次完成以后，我们还进行了很彻底的讨论，大家把能够说的都说了，也很珍惜这最后的机会。

W：在三年级的同学离校前，我们又集体制作了最后一次也可以说是作为离别的箱庭。我更多的是带着老师所说的"一期一会"的心情，以及突然意识到自己再也不能看到对面熟悉的同学的伤感来制作的。我虽然有想表达的东西，但更多的是想围绕整个箱庭的主题，让大家和作品都更好地和谐统一起来。我更多地考虑了以前所没有明白和意识到的地方，开始试着学着去观察别人，揣测别人，通过他们所表现的场景来理解他们，通过自己的制作去与他们交流和配合。这次之后的讨论也非常热烈和充分，从箱庭开始，涉及学习、生活以及个性的方方面面，是一次非常珍贵的和值得记忆的交流。

（二）感言

Y：我们组的制作过程很快乐，讨论过程更是兴奋，面对我们的共同作品，大家滔滔不绝地抢话说似的。彼此之间互相欣赏，也互相学习对方的优点，像我，就学到了要有创造性，有创意地制作玩具，表现自己的想法。组员之间是自由的、坦诚的、平等的，有什么话讨论的时候可以直接说出来，这可能也是和我们的一些性格比较相像有关吧。看我们组的箱庭作品会发现有一些个人的空间，在此基础上我们会再合作、交融、和谐。我认为这一点也很重要，团体箱庭尽管是集体的作品，但是应该是在有个人空间基础上的合作，如果完全为了集体的和谐而放弃了自己的想法，那会是一种遗憾，长久这么做下去，也会失去乐趣和兴趣。就如同现实生活中的交往，我认为我们应该在保留自己个性的基础上，根据集体的、环境的需要来调整自己，而不是完全泯灭自己的个性去适应环境，那样是一种失去自我，失去自我的人是没有根源的、恐慌的，长久下去，不仅不能满足自己的心理需要，而且发现环境也是不能接受自己的，这是最可悲的。因此每个人都应该保留、认识自我。

我在摆放时一直喜欢观音，是因为它的圣洁、晶莹剔透，更重要的是它的含义，观音是大慈大悲的神，可以保佑人吉祥如意。现实生活中，自己努力是一方面，求得心灵上的佑护和安定，在我看来也是重要的一面。未来的许多事情是不可知的，也有许多事情不是单单靠自己的努力就可行，所以想得到心灵上的安慰。喜欢黄花、白花，是喜欢它们的圣洁、高贵和出尘不染的美丽。还喜欢那种白瓷的质感，比如那一对白羊和娃娃枕，纯朴、童真、快乐、干净。可能是因为现实生活中总有许多复杂的烦心的事情来扰乱你的心情，所以很希望生活能够简单些，其实也不能这么说，因为生活给人的感受是人的主观意志的体现，你认为复杂就复杂，你认为简单就简单。所以，我希望的是自己的主观体验、自己的心灵可以纯净，当事情发生时，可以调整自己的心理状态，少受外界事情的干扰，同时也会反思，让自己的想法和行为可以更适应自己和环境。向往纯真、快乐的生活，是自己理想上的一种追求，尽管这样的追求可能是永无止境的，但是正是因为有这样的追求，才会看到希望，有美丽的期望和目标，才有力量和勇气来调整自己的状态，让自己生活得更好，让自己离目标更近，让自己享受过程的美丽。喜欢枫叶和水果，一是因为它们能够很好地修饰画面，点睛之笔；二是它们也是现实生活的物质代表，现实中也要有休息、享受，努力的间歇可以尽情休息，有奖赏在等着我们，这样的努力才有吸引力，过程也不会那么枯燥。人生只有这么短短的几十年，所以要善待自己。我想我是一个喜欢享受的人，享受精神上的、物质上的丰裕和满足，享受一切美好的东西。

生命是美好的，生活是美丽的，所以要带着一颗愉悦、善待的心去体验、去感受，去爱自己，去爱别人，去爱世界！

W：最初接触团体箱庭的时候，有些规则和安排让我觉得很奇怪，猜不到它们的用意。之前，我对箱庭的亲身体验很少，反而是看别的同学制作的次数多一些。不过，自己第一次制作个人箱庭的过程还是给我留下了很深的印象，那些感受并没有因为时间的流逝而黯淡，反而仍像昨天的记忆一样鲜明。通过八次团体箱庭的制作，对于它，我有了更多的感受和收获。

回顾整个团体箱庭制作的过程，每个人都有一些经常出现的玩具和主题，这些玩具对每个人来说都代表了某些相对固定的含义，代表着自己或对于自己来说非常重要的人物、经历、情感、寄托或期望等等，对它们的了解和探究对深入了解制作者有一定的作用。在所有放进箱庭的玩具中，有一些非常有意义，对制作者来说非常重要，敏感地捕捉和把握这些玩具对理解他们是相当重要的。

我们在制作团体箱庭的开始，大家相对而言中规中矩，比较谨慎和拘束，担心影响或冒犯别人，渐渐地，随着制作和讨论的进行，大家都出现了很大的变化，能够更加自由地表现自己。但对于老师提到的，我在作品中所表现出来的能量的巨大变化，我似乎有一些理解但又不十分确定，是我摆脱了一些限制还是以前只是没有表现出自己的力量？我感到如果在箱庭中占据了比较大的空间，充分地表现自己，对结果非常满意，并且得到别人的喜欢和肯定时，那种被接纳和认可的感觉让我非常温暖和舒服。

关于箱庭中自我的出现，有时是有明确代表自己的人物或动物，有时只是感觉自己在箱庭中的某一个地方，而另外一些时候，则更加不确定，仅仅觉得自己在箱庭中，可能在任何一个地方。通过箱庭有时候能够表现自己的理想，甚至得到一种实现自己理想的体验。我想这种体验可能对于唤起某些来访者的自我治愈力有一定的作用。

也许是我们组四个成员性格比较接近的原因，我们每次的箱庭都会通过充分而坦诚的讨论满意地结束。我们可以没有顾虑地说出自己制作时的所思所想，共同的相互接纳让我们能够非常快地进行自由表现。这一点是我们非常满意和自豪的。

对我个人来说，团体箱庭让我有一个很好的机会修正自己对他人理解的偏差。在现实的日常生活中，虽然和别人有着不断的交往，但很多时候，这种交往只是基于一种完全主观的推测理解，而且很难有条件得到直接的反馈来验证自己的理解。而且我自己往往会有一种盲目的自信，以为自己的理解基本上是正确的，只有在出现不协调和冲突，甚至在受到一些伤害的时候，才会反思自己的理解。通过团体箱庭，让我有机会并且也有意识地去练习和感受通过细致的观察去揣测别人，以使自己在社会中，在这个主要是人与人的交往所构成的社会中能够更加成熟地适应。另外一点很深的体会就是，如果只是去做事情，而不去思考和学习，就等于没做。虽然八次团体箱庭制作经历了很长的时间，但如果没有报告、老师的指点以及学习和思考，是不会有这些沉甸甸的收获的。

记得老师曾提到过希望达到那种"儒雅情致而世故练达并蓄，稚性拙速而凝静含蓄潇洒，方直于内而圆融贯通于外，善为人事而真诚坦荡"的人生境界，这让我神往，我希望能通过自己的努力，有一天离它更近一些。

L：再回过头来看我们这八次的团体箱庭制作，除了能够体会出当时制作时的愉快和释然以外，更多的是一些思考。开始时我觉得摆放的顺序对自己的发挥有很大的影响，因为自己第一次抽到了第四，只做了些点缀和辅助的工作。但后来受到 ZH 的启发，即使是最后一个摆，也同样可以变被动为主动。联系到当时自己的状态，表面上自己处于一种被动的状态，但是还是能够发挥自己的很多主动性的，有时候只是自己没有意识到而已。另外，我深深地感到，人际交往模式中的原则和技巧在团体箱庭中能够得到体现，在团体箱庭中改变自己的行为方式能够影响人际交往的模式，有时团体箱庭是一个提醒，引起自己反思自己在现实生活中的人际交往状况。我们每次都进行彻底的讨论，这使我发现了他人的许多个性特点，增进了大家的交往，使得彼此的联系由浅入深。最后，一个组的成员都有"一家人"的感觉，那种强烈的归属感使得我们为某一成员的情绪所感染，为一个成员的毕业而感伤，似乎大家是心连心的。

通过制作团体箱庭，经过老师的指点和大家的讨论，我们开始思考那些自己没有意识到的东西的象征意义，同时也更加感受到了箱庭本身的神奇和力量。在制作团体箱庭的整个过程中，我的生活事件在其中起到了很大的作用，从春游到花与山的缠绕，从洞穴到神秘的指环，这一切都和我的生活事件息息相关。那一段时间我正面临情感问题的困扰，我在痛苦中挣扎，终于作出了艰难的决定。而这一事件也使我开始重新认识自己，认识异性，当然这是需要一个过程的。

我很感谢团体箱庭疗法，它帮我治愈了心灵的痛苦，使我意识到了自己的潜力，并一步步探索。至今仍非常怀念制作团体箱庭的那段时光，仿佛仍能听到大家激烈的讨论和朗朗的笑声，我觉得那个团体中的我才是最真实的，我不需要遮掩，我是坦然的、轻松的、自由的。

ZH：我一开始对团体箱庭并没有什么期望和想法，但也担心发生冲突，不过总体上还是只关注自己，只在表面上看其他成员的动作和行为，没有去考虑他们内心的感受。但由于第一次与W发生了关于马的冲突，使我自己从没有期望到深刻地感觉到自己摆的东西对自己有特殊的意义，从而有情绪卷入。我慢慢地了解到，每个人都会给玩具赋予不同的意义，其中有对自己重要的，也有对自己不重要的。如果自己认为重要的东西被其他人移动或拿走了，自己会感到非常不舒服；如果那些不太重要的东西被移动或改变，则不会引起自己那么大的情感反应。总之，要很好地理解玩具对他人的意义，我们需要关注他人，仔细地观察他们的制作，共感他们，当然这样下来会感到很累。

以前我很少做个人箱庭，总感觉沙箱挺大，不知道该摆些什么，但通过八次的团体箱庭，我改变了这一想法。我开始仔细观察每一个玩具，每次参与大家的激烈讨论，我渐渐对玩具倾注了感情，不光对自己的摆放，对别人的摆放也能牵动心弦。我从只关注自己转向关注其他成员和团体作品的整体发展。我发现，这种彼此的关注与理解使团体的融合程度加深了，制作过程中经常出现别人摆放的玩具也是自己想要摆的，或者为别人对自己的理解而感到欣慰。

同时，我个人的生活事件和情感发展对我在团体箱庭中的表现影响很大。八次的箱庭制作过程也伴随着我从考博士前的紧张、焦虑到考博士后的担心，再到知道结果后的欣慰。第一次制作中我只关注自己的目标，方向明确，排除一切困难向前跑，正是考博士前状态的写照，那匹马就是我自己；后来作品中出现的那只到处游荡、渴望休息的豹子是我考博士后的状态；最后作品中的"张灯结彩"和"收获"表达的是自己成功后的喜悦。小组其他成员还反映我在团体中的表现越来越"柔和"了，我觉得这与我个人的情感发展有关。我从怀疑，到慢慢明确，再到确定自己情感的归宿，作品中出现的女性意象越来越多，它们共同表达着我对对方的赞美和对这份情感的渴望、祝福，也可以看出我自己的努力。箱庭让我实现了自己的某些理想，也让我看到了自己美好的未来。

从这些感人肺腑的感言中，我们确实可以感受到团体箱庭的魅力，此时我们已经不需要多说些什么，就让我们去回味并去感悟每个人心理成长历程中的点点滴滴吧……

二、团体箱庭体验

以上报告了一组完整的团体箱庭体验，但当体验过团体箱庭疗法的学生得知笔者正在收集这方面的体验时，他们也都迫不及待地将自己的感受发给笔者，希望与读者分享。下面就让我们静静地聆听他们的心声吧。

（一）M：有憾也无憾（小组成员：Y、F、W、K、M）

M只参加了一次团体箱庭制作，后来就退出了，但第一次的团体箱庭经历却对她的人生产生了重要的影响，她用"有憾也无憾"来概括这一段经历。

回想几个月来自己的感受，点点滴滴，百感交集。有时候，我喜欢默默地想一些事情，不是不愿表达，而只是没有表达的心情，也不知要表达什么，有些事情本来就是那么无奈，每个人的经历、环境、年龄都决定了每个人的思维方式、看问题的角度，很多事情说出来，别人未必理解你，即使理解了，又如何呢？对于不能理解我的人，我没有表达的欲望；对于理解我的人，我又不忍心打扰他们。或许正是团体箱庭，让我有了一个表达的窗口，即使退出了，也是我真实心情的表达。

第一次做团体箱庭时，生活中我的状态就是一片迷茫，无法面对很多东西，箱庭中的那片海正是我最恐惧并力图逃避的，所以我拼命排斥它，画了一个螺旋，并把一只小猫放在螺旋的中心，那应该是我。我不想让自己影响整个箱庭布局，但要保留自己独立的心理空间却也那么难，而那是我最需要独立空间的时候，大家对我的期待又让我不得不作改变，那改变的过程非常艰难，一点一点，我知道大家在期待什么，我无法忽视她们的存在，我觉得自己是那么无力，无力保持自己的独立。大家把这幅作品看做想象中海边美好的世界，在大家谈了各自的理解和感受后，我发觉我想的和大家的有些不一样，在大家的想象中海是美的，但我对海的感情是复杂的，尤其在那段日子，我对海的恐惧是无法形容的，再加上海中的山，让我更加压抑，我很难全心关注自己的世界，我不想打通和外界的通道，因为时机还不成熟。我并不觉得自己孤单，可大家都觉得螺旋是封闭的，应和外界联系沟通，那似乎才有生机，我艰难地打通了，别无选择。但在做箱庭过程中，大家对彼此的关注，对整体的关注，让我很感动，让我感觉：每个人都不是孤单的；每一个人，大到世界，小到团体，都有他自己的位置，都有他存在的理由。离开了团体，离开了人与人之间的理解和合作，可能会迷失自己。这是我第一次做完团体箱庭后的感受，也是唯一的一次，因为我再也没有参加团体箱庭制作。

当面临下一次的团体箱庭时，我很恐惧，那种恐惧我无法抗拒，一想起那一片蓝来，我的心就痛，我不想看见那一片蓝，它是那么令我恐惧，我经常担心在做团体箱庭时，如果有人挖出一片海来，我会冲动地去填平，那也是对别人的一种伤害，理智会控制我不这么做，可我又无法面对它。我无法解释心中的矛盾，我知道不参加，大家都会认为不好，可我担心如果在这种情况下勉强参加了，可能会让我以后对大海更加恐惧，我的心情会更加不好，所以我想暂时退出，好好调整一下。那段日子，我想了很多，我做了两次个人箱庭。我一直都努力调节，可我并不急，问题的暴露不见得都是坏事，至少我对自己有了更好的认识，有了更多的感受。当我想重新加入团体箱庭却被拒绝时，我的心一下子就跌入了谷底，我流泪了，这是那个月我第二次流泪，多年来积攒的眼泪都在那个月倾泻，也许是那眼泪洗涤了压抑许久的痛,也许没有比流泪更好的宣泄方式了,尤其是对于像我这样不喜欢流泪的人。

也许生活就是这样,郁闷到极点发泄一下反而就轻松了。时间飞逝,此时再细细品味当初的感受,我觉得第一次箱庭是那么真实地表达了我自己的世界,再看箱庭作品中的那片海,也没那么恐惧和压抑了,一股暖流润人心底。即使迷茫又如何呢?也许这个阶段的迷茫是另一个更好状态的前奏,我只是沉浸在自己的世界里,我是心痛,并不苦,因为我知道我最终会走出来解决问题的,只是需要一点儿时间而已,因为心痛的感觉不是那么容易就挥去的,时间会淡化一切的。

没有接着参加团体箱庭是有一些遗憾的,但箱庭之外的收获对我来说也是一种安慰。这段经历也促使我反思,促进我的成长。我经常想一个问题:如果时光倒转,我还会以同样的方式处理箱庭的前前后后吗?答案也许是,这也许是性格使然吧,但如果在今后出现类似的事情,我可能会改变一下处理方式,这也许就是成长吧。太完美的人生也是一种遗憾,些许的遗憾也是一种完美,箱庭内外都是收获,都有启迪。

(二) L. L:理解、沟通和友谊 (小组成员:Q. B、C. SS、L. BF、L. ZL、L. L)

第一次做团体箱庭时,不知道别人会做什么,感觉既紧张又好奇,既担心自己与别人会出现冲突,又很向往与别人共同创造作品。因此在制作过程中,每个人都为自己开辟了一小块领地,这在我们的第一次作品中表现得很明显:河流把整个箱庭分成了四块陆地,我们四个女生都有一个自己的小世界,与伙伴之间的关系不很密切。但是我们也都有交流的欲望:因为作品中的四座小桥,在四块陆地之间建立了联系。所以,这一次作品的主题,我们定为"沟通"。这是四个尚未完全打开的心灵,第一次在别人面前小心翼翼地展示自我,同时,又彼此传达着沟通的要求。

第二次,我们增加了一个男性伙伴,并且一直持续到第七次。从后来的一系列制作过程中,我感觉女性世界需要男性成员的加入。男女本质上不同的两种风格,可以为对方带来一些影响和改变。第二次,我们在地理上混合到了一起,但作品的内容似乎太杂乱了。每个人都迫不及待地想要充分表达自己的意图,因此几乎无暇顾及别人,整个作品的空间被挤得满满的,很难归纳出一个统一的主题。这一次,虽然我们把它叫做"人间天堂",但我觉得有"人间"、有"梦想",但却不像一个天堂。

第三次,我们的作品有了融合的感觉,整个作品是一个有机的整体,各个部分和睦共存。大家摆放的玩具都朝向一个共同的目标,不必再把机会都用来放置人物,所以有精力去布置一个更美好的环境。对比第二次的作品,我感觉,团体力量不是个体力量的简单相加,当我们各行其是时,它将小于个体力量之和,当我们团结协作时,它能远远大于个体力量之和。这一次,我们的主题是"春天来了"。这"春天",既是箱庭作品中大自然的春天,也是我们这个团队的春天。

第四次,给人意境悠远的印象。两条河流,起自同一源头,自西向东流淌。作品不再是纯粹的生活场景,而是越来越注重精神的探索与追求。从人物关系来看,作品中不再有单个出现的人物,所有的人物都是成对出现,而且关系亲密。这次的主题是"源远流长"。已经和谐默契的我们,开始转向对哲学的思考。这说明我们通过团体箱庭开始了更深层次的精神交流。

第五次,团体箱庭发挥了"为心灵疗伤"的作用。开始时,这是一个忧郁的月牙形岛。在团体箱庭的氛围中,制作人无意识地流露出了心底的感情。紧接着,所有团体成员都在没有语言和任何暗示的情况下感受到这种情感,大家开始作出种种努力,我也选择了在作品中添上与岛相望的陆地、精神的偶像、灯光、飞机、其他伙伴等。这时,大家能够通过作品感受到相通的情绪,每个人又用自己的方式进行调节和改善。我们将主题命名为"月岛"。这是我们制作过程中意义特殊的一次,因为我们能感受到别人的感情,通过制作箱庭进行互助。

第六次,L. ZL 先在箱庭中部挖了一条由左至右的大江,奠定了整个作品的大体格局。后来大家在此基础上放了山、塔、庙、桥、植物、行人、车辆等等,把箱庭布置成一个春光明媚的风景区。这次作品中的人物和其他物品的数目比较多,但是却很有秩序,而且也很和谐。人物和车辆都排着队由左向右走,方向感很强,所以我们把这次作品命名为"方向"。虽然做的时候没有想到,但是做完后再审视作品,我觉得作品中的人物似乎是我们这个箱庭小组的同学的写照:大家组成一个团体,有共同目标,有序前进。我们做完这个作品后都很高兴。

第七次,我非常喜欢,我觉得它有点儿像一幅美丽的中国山水人物画。L. ZL 由左下至右上挖了一条河流,这时我还不知道自己要摆什么。接着 L. BF 在左上部摆了一幢古朴的房屋,我的眼前立刻就出现了一幅温馨的美景:流水旁的书院。C. SS 在房屋前面放了一个手捧书本的老师和一个小学生,更加强了我的这种感觉。于是我又找了两个儒生放在房屋前面。后来我们又逐渐增加了渔夫、牧人、和尚,每个人都在悠然自得地做着自己的事情。作品中的竹桥、古寺、宝塔、茅屋和花草树木也都组成了一个安乐祥和的环境。看着这个作品,宛如陶渊明笔下的桃花源出现在眼前,只不过人物的主要活动不再是农耕而是读书。这真是我心中的理想画卷。我们大家将之命名为"欣悦自得",反映出我们大家当时的感觉。

第八次,三年级的同学就要毕业走向新目标,感到有些依依不舍。这一次我们的作品中,最主要的是箱庭左半部分的一颗心。那颗心是几个人合力制作出来的,制作得非常细致,也表达了很多内容。制作过程中,大家有心意相通的感觉,似乎这种无声的制作过程是在用一种独特的语言进行交流。这一次我们用了湿沙,我觉得湿沙的造型能力非常强,于是我捏了三个大沙球,令我再次感受到小时候捏泥球的快乐。但是怎样才能与整体的箱庭作品和谐呢?我把它们摆在一起,把它们想象成诱人的美食——冰激凌。于是,我把整个箱庭当做一张送给三年级同学的立体心意卡。右上角的幸福家庭,代表对他们的祝福。我为这次作品起的名字是"祝福的心意"。

随着时间的推移,我对箱庭的意义的理解将会逐渐进步。同时更加深刻地感到团体箱庭的魅力，它确实能够促进制作者之间的理解、沟通和友谊，这种友谊非常宝贵。

（三）H：分析云敝日，体验水映月（小组成员：H、X、L、ZH、P）

我所在的组只有我一个男生，而有四个女生。在这种阴阳失衡的情况下，有人说我被其他四个人给同化了。是这样吗？从第一次开始做，自己的确没有意识到这个问题。在团体箱庭报告中，老师指出前五次的我虽然表面上有一种男性的阳刚、强壮的状态，但是，那似乎就像是一只"纸老虎"，实质上没有什么力量可言，尤其是在第六次的作品中更加明显——整个作品中，自己只是缩在一个很小很小的角落里。其实，在做第六次团体箱庭时，我自己已经意识到了一些东西——的确，我们组有四个女生，而见证人虽然每次会是不同的人，但是每次都是女生，这样算下来，整个房间里只有我一个男生。那天做团体箱庭之前，我的心情是灰色的，虽然脸上有着笑容，但我想到了那个自己深爱着的却已分开的女友，心情是那样的沉重。制作过程中，我只摆放了前三次，接下来的几次全部放弃了，面对一个女性气质十足的作品，我退缩了。我把两颗心埋在了沙里，在上面放了两只蝴蝶，像《梁祝》中的化蝶一样。

为什么我会首先提到这第六次呢？就像我前面所说的，它让我有切肤之感，让我回想起以前，让我感受到了当下，让我思考着未来。接下来的两次箱庭作品，再看看，就不再存在那个虚张声势的我，而是一个真实的自己，其实，重要的是自己的心境变化了。

确实，表面上看来，我似乎不属于这个世界，是我被这个世界拒绝了吗？不是的，生活不会拒绝任何人，并不是我不属于这个世界，而是自己在逃离，自己惧怕了，虽然不知道自己惧怕的到底是什么，只是知道自己再也不知如何去接近，如何迈出那勇敢的一步，也许自己在某种程度上不敢接纳自己了。这也许就是箱庭所揭示的，但是，它要告诉我什么呢？还需要我慢慢地去思考。

看过我们作品的人都认为我与X的冲突最多，认为我们俩人的相互接受度是最低的，因为在制作箱庭的过程中我们争执过。其实，恰恰相反，我认为，我们俩人的接受程度也许是最大的，因为我个人认为，那种冲突都只是一种情绪的表露，其中并不蕴涵什么恶意，甚至敌意。X日常生活中就是那样坦率，如果在团体箱庭中，X一反常态，不能直抒胸臆，而对我有所隐藏，不肯说出自己心中的真实想法，我想那才是一种对我的真正不接纳、不信任，那才是会使我感到悲伤的事。

我们五人的团体箱庭制作由于两个成员的毕业而结束了，五人在一起的每一分每一秒已经一去不复返了，但我相信大家会珍惜那份真诚和感动，那与生命中真实自我相会的机会的。

小小的箱庭，真可谓无限的世界，演绎着形形色色的人生，蕴涵着无穷的意味，令人叹为观止。在这里，箱庭疗法不是枯燥的理论，也不是单纯的技法，而是我们内心世界另一个真实。

第六章 箱庭治疗者的培训及个人体验

治疗者在来访者箱庭制作过程中并不需要过多的言与行，只需要用心来陪伴来访者，用心与来访者的心灵世界默默交流。治疗者所提供的自由与受保护的空间、共感理解及用心营造的氛围，为来访者构造箱庭世界，为自我治愈力的实现提供了可能性。而要成为一名专业的箱庭治疗者，需要经过严格的心理咨询和临床治疗专业知识和技能的培训，同时，长期的个人箱庭体验也是必不可少的。

第一节 箱庭治疗者的基本要求与培训项目

箱庭治疗者的培训是一项系统工程。目前，在一些国家，如美国、日本等国，已经形成了一套严密的治疗者培训体系，包括培训条件、培训课程、考核、申请教学人员资格等。在我国，虽然对箱庭疗法感兴趣的人越来越多，但是因为箱庭疗法引入的时间并不长，箱庭治疗者的培训还处在经验阶段，目前尚未形成规范的治疗者培训规程。而令人欣喜的是，华南师范大学的申荷永教授、高岚教授等学者曾在广州组织了数次关于沙盘游戏治疗技术的研讨和培训，为国内箱庭治疗专业人士的培训作出了卓越的贡献。

一、箱庭治疗者的培训

箱庭疗法作为心理疗法的一种，箱庭治疗者自然需要接受心理咨询与心理治疗的理论学习及临床实践。如前所述，箱庭疗法的治疗者从事的是一项具有挑战性的工作，只有经过严格训练的专业人员方可担任，这就对箱庭疗法的学习者提出了不同于其他心理疗法的培训要求。

（一）箱庭治疗者的基本条件

在第三章，我们提出了箱庭治疗者除了学习心理学知识，特别是掌握临床心理学知识与技法之外，还必须具备感受性强、人格健全、专业技能娴熟等基本的人格素质。

在1985年第四届国际箱庭疗法学会上，通过了《箱庭治疗者的训练指南》，在关于接受箱庭治疗训练者的资格问题上提出了以下四点要求。

（1）申请参加箱庭培训的成员必须接受过医学、教育学、心理学、神学、社会福利或人文社会科学等正规的大学教育。没有大学教育背景的，也要有足够的相关教育背景。

（2）系统地学习过精神病理学、精神诊断学、心理疗法等知识并有相应的临床经验。

（3）有过个人分析或其他促使内心发展和自我洞察的经验。

（4）在有要求需要资格的国家或地区进行治疗实践的时候，必须具备相应的资格。

冈田康伸（1999）提出，箱庭治疗者必须具备以下条件：伦理（一般性伦理、了解自己、保守秘密及责任的问题等)、体验(体验地学习技法、接受教育分析及督导的必要性)、心象的扩大(通过箱庭制作体验、讲故事、读童话、读儿童文学、读神话等去掌握各种心象表现)、治疗者的资质(父性原理与母性原理、接纳性、共感性、统合力等)。

(二) 箱庭治疗者的培训项目

《箱庭治疗者的训练指南》还对接受箱庭治疗者的培训项目问题作出了相应规定。

1. 个人箱庭训练

参加箱庭疗法培训的人员需要在箱庭治疗专家的指导下进行个人箱庭制作体验,深入理解箱庭疗法的治疗原理,了解和学习箱庭中的原型心象,积累箱庭"过程"的经验。按照美国的规定,个人箱庭制作的数量至少为30个,接受箱庭疗法的专业培训时间至少为100小时。

2. 基本理论的学习

基本理论的学习包括箱庭疗法的起源和历史、卡尔夫的箱庭疗法理论、荣格的分析心理学理论、发展心理学理论、游戏疗法、箱庭配置和操作过程的系统介绍、原型象征理论及箱庭中的心象、箱庭疗法过程和主题等。也要学习宗教、神话及各种传统文化,以掌握其与箱庭"过程"的关系。

3. 箱庭疗法临床实践及督导制度

参加箱庭疗法培训的人员需要深入地进行箱庭个案的研究,深入理解箱庭治疗过程中的移情问题、阻抗和防御问题、箱庭作品的组成、内容和动力关系等问题,必须选择一个箱庭疗法的专业人员作为督导,并在督导的帮助下熟悉箱庭疗法课程,至少需要准备一个案例报告。

在美国,还必须有2 000小时接受督导的临床经验,在国际箱庭疗法协会成员陪伴下完成个人箱庭的制作,获得州或地区从事心理治疗的许可证。

除此之外,还需要参加由美国箱庭疗法家协会或国际箱庭疗法协会专业人士主持的箱庭疗法研究会或专题讨论会,时间要在100小时以上,而且100小时中至少要有一半时间参与陈述和讨论箱庭案例,其余时间用来介绍箱庭疗法理论。或者,与那些专业人士组成磋商小组(一般不超过四人),其中一个人报告箱庭个案,其他人参与讨论,时间不少于30小时。在培训期间,受训者要向考核小组提交两篇论文,其中有一篇论文必须是对象征或原型心象的深入探讨,另一篇是关于感兴趣的箱庭疗法某个领域的研究。培训结束时,受训者要提交一份案例报告,报告的内容是自己深入研究的个案。报告中要有箱庭疗法各阶段的作品照片,个案不得使用来访者的真名。此外,还要提交个人箱庭体验报告。

在日本还没有系统地对箱庭疗法培训的统一规定,但是一般也主要强调荣格的分析心理学知识、箱庭的制作体验、进行临床实践及建立督导制度等。

二、中国箱庭治疗者的培训

笔者在《心理科学》上发表的《箱庭疗法》一文,被认为(角田豊、沈勇强,2002)

是在中国最初发表的介绍箱庭疗法的文章。随后，笔者又与樱井素子先生合作在《心理科学》上发表的《在澳大利亚一所重度语言障碍学校进行的箱庭疗法的尝试》一文，被认为是在中国最初发表的有关箱庭疗法个案研究的文章。如此说来，箱庭疗法介绍到中国也不过才有几年的时间。有关箱庭治疗者的培训，我们也主要限定在北京师范大学、河北大学、辽宁师范大学和天津师范大学这几所大学，且培训工作也主要在研究生或本科生中通过箱庭疗法的授课和体验来进行。

相比之下，广东东方心理分析研究中心在申荷永教授的领导下，在与箱庭疗法同义的"沙盘游戏治疗"专业的研讨与培训方面作出了卓越的贡献，他们相继于2002年、2003年和2004年组织了三届沙盘游戏专业研讨和培训，并将研讨和培训班命名为"灵性接触：沙盘游戏治疗专业研讨与培训"（Encountering Psyche：Conference of Sandplay Therapy）。研讨与培训的目标是培养我们国内第一批符合国际箱庭疗法学会要求的专业沙盘游戏治疗师，而且在今后的2～3年内仍然会有系列的培训内容。申荷永教授、高岚教授及所邀请的心理分析家安曼（Ruth Amman）、帕蒂斯（Eva Pattis）、佐娅（Luigi Zoja）、卡斯特（Verena Kast），为研讨会作了专门的报告和个案研讨与指导等，其研讨与培训的主要内容涉及沙盘游戏治疗入门（沙盘游戏的基本理论和实际操作）、沙盘游戏治疗提升（沙盘游戏的基本原则和实际运用）、沙盘游戏治疗督导（个案分析、实际个人体验和督导）等。据介绍，东方心理分析研究中心为研讨会准备了多套沙盘，研讨会期间大部分与会者都有机会获得沙盘游戏的实际体验和专业指导。

据悉，申荷永教授策划与组织把沙盘游戏的经典著作翻译成中文，而且他撰写的一部关于沙盘游戏的原创著作已经问世，这对于箱庭治疗者在中国的培训与普及无疑是莫大的喜讯。

多年来，我们在箱庭疗法的教学实践中一直强调通过丰富多彩的形式进行箱庭疗法的体验和训练。下面简要介绍我们在心理学教学及研究生培养中所进行的箱庭疗法的学习、体验及培训，箱庭治疗者的个人成长与体验将单列一节。

（一）强调荣格的分析心理学基础

我们特别强调学习箱庭疗法就必须学习荣格的分析心理学，精读荣格的分析心理学著作，在此基础上系统接受箱庭疗法的实际训练。

事实上，箱庭疗法的作品确实有某种程度的诊断性，熟练的治疗者一看来访者所创作的箱庭作品，就会对其有某种程度的共同解释和印象，主要是由于箱庭疗法更多地是一种非言语的体现，容易使治疗者洞察来访者的内心世界，进而达到对来访者内心世界的理解。

笔者在国内许多地方作有关箱庭疗法报告的时候，发现关心和想学习箱庭疗法的人很多，许多人对能够将内心世界的无形化予以有形化的表现疗法有浓厚的兴趣。许多制作者都有一种感受，觉得在装有沙的箱子里用玩具制作箱庭，确实是一件令人感兴趣的事情。但箱庭疗法并不仅限于玩具的设置和摆放，还需要以荣格的深层心理学为背景，而我们的心理学教学很少强调荣格心理分析的学习及接受心理分析，所以对于我们的学生来说，箱庭疗法显得非常深奥，学习箱庭疗法就相对比较困难。

与以语言交流为主的心理咨询不同，通过箱庭材料理解箱庭作品，通过箱庭疗法的介入如何应对来访者，许多学生为此感到困惑。

以下是笔者对研究生进行箱庭疗法的个人训练和集体训练，供读者进行箱庭疗法的学习和训练时参考。

（二）箱庭疗法的个人训练

对于心理治疗家来说，切身的体验是非常重要的（冈田康伸，1999）。在这种体验学习的理念指导下，笔者认为要从事箱庭疗法的人必须有箱庭疗法的体验和训练。

下面介绍的是研究生在笔者作为督导和见证人时制作的箱庭作品，报告及自我分析是在箱庭制作后提交给笔者的原文，引用得到制作者的同意，笔者对其中的文字进行了相应的技术处理。

1. Y.LM的箱庭作品及自我分析

（1）制作过程。首先堆沙，做成一个像花朵般的波浪形湖，花朵和海的边缘用粉色的圆珠修饰，剩下的两颗随意撒在湖里。左侧通向大海，右侧通向目标——陆地，右上角堆沙成小山峰。将湖里和海里的沙擦干净，露出干净的海蓝色，堆沙用了15分钟。

左侧是起源，起源于大海象征能量的无穷无尽，中间波浪是曲线的，代表过程，走过的路是曲折的。拿起粉色的珠子把它们放进去

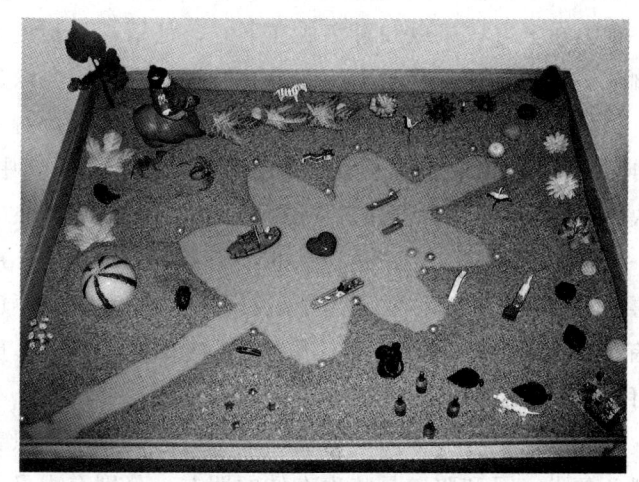

图6-1　Y.LM的箱庭作品：历程

时，忽然想起上一届毕业生箱庭里放的珠子，感慨真是到毕业的时候才充分领悟到"珠圆玉润"的意味。随意地撒珠子是第一次，自有一份惬意在里面。

然后在右上角放佛坛，湖中放了两只竹筏，右下角陆地放马车，左上角骑牛的女娃朝向佛坛，右下角房屋，湖中又放了两只船。

佛坛是我的目标，以后总的人生目标，包括有功名的成分在里面，佛坛的安详也祈愿着我的平安。竹筏、马车和后来左上角背着锄头走路的人都是一系列的新玩具，我以前没有见过，线条组成的简单、精致，我很喜欢，用它们来代表自己。从左上角、右下角的陆地和中央的湖都可以到达我的目标，条条大路通目标。骑牛的女娃也是我，很喜欢它整体可爱、憨厚的造型，拿在手中有些大，但是一定要放进去的，摆放进去后和整个画面也很协调。房屋是我未来的家，希望将来可以有舒适的房子住。此时的心态是犹豫的，好像不

是很想装饰房子，也不知道用什么来装饰，但是知道如果不装饰自己一定会不满意，对于装饰房子似乎有想逃避但肯定是逃不掉的感觉。

然后在下方放了弯曲盘旋、黑色的蛇，左上角的葡萄树，左下角的西瓜，右上角目标前方的水果车（后拿去），湖的两岸先在右上角接近目标的地方放了几只飞起的丹顶鹤，依次靠左面是上方一个回廊，下方一座桥，左上角的蜘蛛和蛇对称，水的根源处上方是一个太阳神的图像，下方是一个带有凤凰和喜字的图像。

蛇是一直以来很想放上去的东西，和蜘蛛一样，看起来比较丑恶、凶险，但实际上也有神秘、力量的一面，它们代表我前进路程中遇到的困难和世界上的阴暗面，会带来烦扰，但现实中是一定存在的，而且也不是那么可怕、不能接受的东西，它们是伴随的、可以接受的。葡萄是果实和美好的祝愿，很喜欢西瓜的颜色，清凉的感觉和厚实、沉甸甸的质地，试着旋转着把它放在了左下角，一半在沙土下，一半露出，是很重要的起源、神秘的力量。水果车原想着代表到达目标时的欢庆和报偿，后来觉得有点儿乱，就拿去了。沿着湖岸从下到上，左上角是工作、学习的历程，右下角是家园，因此代表光明、事业的太阳神放在上方，凤凰和喜字放在下方，是精神目标的开始和美好的祝愿，依次向上的蛇、蜘蛛、回廊、桥是路途中的困难和曲折，到最后会以丹顶鹤的飞跃而到达目标。

然后在通向佛坛的上方和右方各放了三朵花，右下角房子的后面一株梅花，"梅花香自苦寒来"，三朵花的下面分别用了三块石子儿。湖中央放红心，三个果实通向佛坛。六块石子儿和花分别是通向目标的路，一开始是艰难的，后来是绚烂的；果实的颜色也是，一开始是青涩的，后来是粉红的，到最后是大红。用梅花来装饰家，代表来之不易。很喜欢湖中央的红心，看到这个玩具的时候有种雀跃不已的想法，放到箱庭的中央好像整个箱庭都有了灵魂一般，正是因为有老师的、家人的、朋友们的爱心和我自己的决心，我才可以走到现在，实现我的一个目标。

然后左上方放了马、骆驼、牛，右下方放了一只善良可爱的斑点狗，右上方放了背着锄头的人。马和骆驼是骑牛女娃的朋友，分别有力量和耐性，值得女娃学习。深颜色的牛也是朋友，它好像也在守护着西瓜。背着锄头的人是我自己，接近目标的我。斑点狗离家有一段距离，也是一种守护吧，要达到未来的家还是有不安定的因素的。狗在蛇和家的中央，也是对一些险恶的抗争，保护家。

最后右下方放了四瓶香槟，摆成菱形；紫色和绿色幸运星组成花朵图案；四片青翠的玉片在家的周围，形成两条路，左下角海里一颗透明的星星。

现在很喜欢绿色，用绿色的幸运星摆成花朵，用香槟做的菱形造型是创意、诗意，也是修饰。晶莹剔透的玉片铺成路，代表家也是四通八达的，和外界有许多接触，也希望家保持晶莹剔透。海里透明的星星是起源、宝藏，也是"祝你好运"！

（2）作品内涵分析与感受。这是毕业前夕单独由老师陪伴我做的个人箱庭，用的时间也很长，每次老师做治疗者，我心里都会有前所未有的宁静，也不会担心做的时间长短，总是可以尽兴、自由自在地在自己的箱庭世界里遨游。上次制作箱庭是在决定了报考博士生的导师以后,那次是很快乐的,对未来充满向往,做的时候都忍不住要笑出来,一直都是很满意的心态。这次做完之后感觉有些累和辛苦,有沉甸甸的感觉,毕竟是三年的硕士求学的历程,好像重温了一遍一样,从最初的起源和基础,到过程的曲折和伴随的快乐,再到实现目标后的满足。做的过程中有犹豫和彷徨,甚至有时候会有一些不知所措的意味,但最终做下来还是很满意的,最后可以圆满地修饰和表达自己的想法。

做箱庭的确是一种情绪的宣泄,接触自然真实的细沙,自由随意地选择玩具,建筑完全属于自己的世界。治疗者适当的话语重复,共感理解,使来访者可以得到充分的放松。这些画面在我的脑子里曾经闪过,但真实地展现出来,感受美丽的画面、意境,轻松了许多。记得在老师的督导下第一次制作箱庭的时候,老师的一句话对我触动很大,对我是莫大的鼓舞!谢谢老师,一直以来,您的每一句话都会给我继续前进的信心和勇气。

笔者感怀:Y.LM是位一直想寻求随性、自由自在生活的人。这次的箱庭作品略微有些历经沧海的感觉,是回顾过去的三年的原因吧。不管怎样,新的生活已经开始,Y.LM已经在某大学攻读心理学博士学位,期待着Y.LM能坚定地走着,在自己的人生"历程"上大踏步地走!

2. Z.HC的箱庭作品及自我分析

(1)制作过程。这次在脑子里想这个箱庭的布局,脑子里就只出现一个山的模样,还是那种螺旋上升的样子,很规则的样子。当老师让我摆的时候,我想到用湿沙,因为只有湿沙才能塑造很好的形状,才能很规则地做出来,所以我选择了湿沙。然后我就用湿沙很仔细地雕塑一个旋转上升的山的样子。有一条旋转上升的路,路虽然是曲折的,但是我所做的路很平坦。本来想做好山后,在上面摆一个塔或者小亭子,结果摆上了一个塔后,又觉得不够眩目,然后我又把一个菩萨像放在塔的上面,意思可能是菩萨在塔中飞出,或者从天而降,一种朦胧的显现。然后我在四周摆了很多

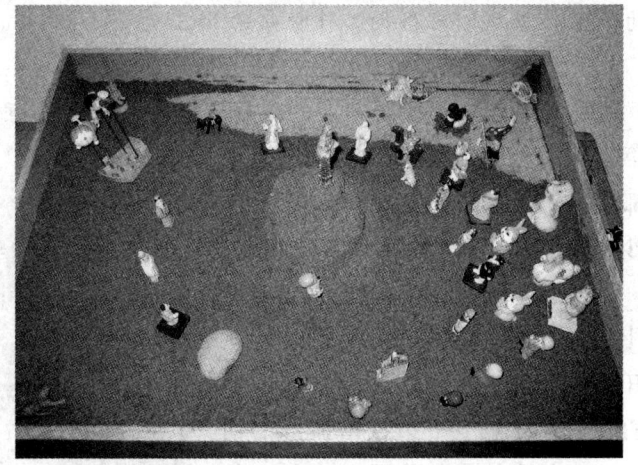

图6-2 Z.HC的箱庭作品:奇迹

的人,这些人都有一个特征,都在翘首看出现的菩萨,我选的所有的玩具包括人物和动物都具有相同一个特征,就是在注视一个东西,都在观望菩萨的降临。还有那个小和尚,我在摆的时候,刚开始没有想摆一个这样的人物,但是觉得大家都在关注,没有局外的,于是我找了一个什么也没有看到的人物,就是一个在路上陶醉于念经的小和尚。只是一心念经,而没有关注大家都在关注菩萨的出现。他只是在悠然自得地念经,而不理会其他人的表现。

(2) 作品内涵分析与感受。我在摆的时候没有考虑很多老师平时所说的一些象征意义，对此也不是太了解，只是在脑海里浮现出这样一个形象就摆了，但摆出以后觉得确实能在一定意义上反映出无意识的一些东西。那个菩萨可能是代表未来、前途或者力量。那弯曲的路象征曲折、螺旋上升的成长道路，是螺旋的、有起伏的，但是总的趋势是上升的。在这条路上目的不要过于明确，不要过于功利主义。像这个小和尚一样，在工作生活中自我陶醉，认真工作，不急于求成，也不一定有一个非常非常明确的目的，只是做而已。当然这些都是我的建构。

整体上来说，这个箱庭不是很复杂，我基本上没有赋予人物很多的东西。是一个心情的反映，是感觉自己缺少力量，希望出现奇迹，还是知道成功需要等待，需要弯曲前进，还是其他，自己说不清。不过现在确实是有一种很平淡的心态，或者说是无奈，也不尽然。

自己也制作了好多次箱庭了，开始的很多次，我都倾向于制作一种生活的景象，一些能在现实生活中体验和感受到的景象。但是中间有了改变。我也开始摆一些象征着精神的一些玩具，也就是有点儿像有的人摆的那样。因为感觉老摆一些通俗的东西没意思，似乎摆一些有很深内涵的东西更好。

笔者感怀：对于每年毕业的学生，我都会以制作箱庭的形式作为毕业的纪念。这是Z. HC毕业前夕制作的箱庭，他已经在某大学的心理咨询中心工作了，这次箱庭成为我作为Z. HC正式心理咨询工作督导的开始。

3．F的箱庭作品及自我分析

(1) 制作过程。要开始的时候，老师征求我的意见，是要用干沙箱还是湿沙箱。想起第一次做箱庭时用过湿沙箱，距今都快一年了，决定还是再用一次湿沙箱好了。

一边看玩具，一边想到底要做什么。最终想到的还是要先从沙箱开始，于是又来到沙箱旁。在沙箱的右上方开始往下边挖出弧形的河流，在左边相应的位置上也从上往下地挖出了对称的河流。这样，沙箱成了三个部分。中间部分是我想最先安置的地方。我找到一个写着"壽"字的扇面，把它放在沙箱的

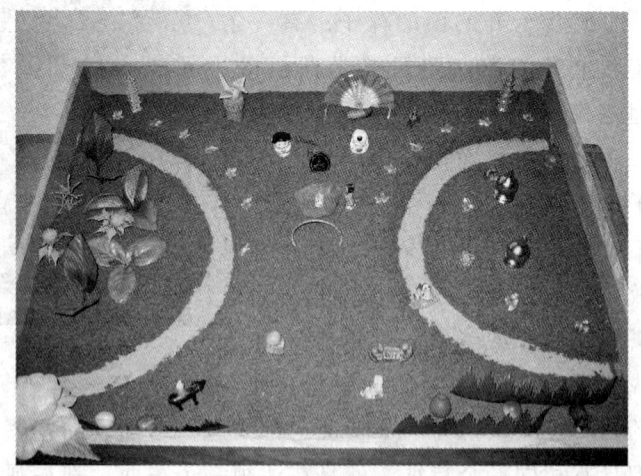

图6-3　F的箱庭作品：祈祷

上部，其实我更希望上面写的是福字或类似意思的字，但是没有关系，在我心里它就是表示一种良好祝愿的意思。在稍稍往下的地方，放上一尊佛像。这里开始有了气氛，于是就有一种很强烈的愿望，要摆一幅祈祷的景象。于是找到一个襁褓中的婴儿，不能直接放在

地上，所以找了一片红色的叶子，放在佛像前，把婴儿放在红叶上，然后在旁边放上婴儿的妈妈或者算是其他的监护人吧。觉得那种祈福的感觉还不是很浓，于是拿到两个分别写有"吉祥""如意"的男童和女童，放在佛像的后面，以增加妈妈给婴儿祈祷的氛围。一个大致的景象就形成了。我觉得这并不是一个无限制的地方，它有自己的独特的一片天地，超出这方土地，就是其他了。找到一只蓝色的手镯，浅蓝色的底上镀了一层亮亮的粉，把它竖着插进沙里，形成了一个去往圣地的通道。那么沙箱的下边会是什么呢？我放上三个不同的形象：一个骑在牛背上看书的人、一个背着柴火的男孩和两个对弈的老者，构筑了一个现实世界。然后在其后沙箱的最下面种上几排树，总觉得绿色是不可或缺的东西。

觉得中间大体的格局似乎没有问题了，就想右边的半圆形的地方应该是一个什么所在。放上两个金色的圆形塔，就有了一种神圣和心灵的纯静。随即生出了突显佛教圣地的心思，于是在沙箱的左上角和右上角又分别放上一座高耸的塔，分别用六片浅红色和淡蓝色的叶子来点缀两边的岸，心里也就颇有些满意了。

看左边时，并不太明确应该是个什么样子，然后就想只要一个自然的世界就好了，所以只放上树和花便不再操心了。

大体上就是这个样子了，但是还需要来整理和补充一下。觉得为新生儿祈祷的话就一个人也太单薄了些，但是又不想要太多的人，于是在左边的河岸上放了一只往岸边爬的小龟，右边水里则放上两只青蛙，它们都面朝着孩子和佛像的方向，让它们来参与祈祷，一起为婴儿祈福。佛像上方的地方也要有动物，就在右边放上一只金色的小鹿，左边放了一只仙鹤，一开始把仙鹤放在地上，但是觉得它是应该在空中或是停在高处的，于是找了一个木塞插入沙里，把仙鹤放到上面。右边呢，用几块彩色透明的石子儿装扮了一下。看到下方，觉得有树和人的话也应该有果实的，就在丛林里放上果实。之后又在老者的身后放上一只小狗，有人陪伴的意思，不知道是不是也在看守着果实。

（2）作品内涵分析与感受。老师来到沙箱前说，很有意思，一定有故事吧，然后让我讲讲。我告诉老师，这是一幅祈祷的景象，妈妈（或其他监护人）在为新生儿祈祷、祈福。老师问为什么想到做这个，我说不太清楚。老师提示我一定有原因的，让我好好想想。看到我为难，老师进一步问我："这里面有你吗？你在哪儿？婴儿和妈妈分别是谁？"是啊，我是谁，我对老师说感觉我自己好像既是"妈妈"，又是那个婴儿。所谓的祈祷也只是我在为自己祈祷而已。老师说他也是这样感觉的。又一个学期就要结束了，在这段时间里，我感觉自己与以前似乎有了很大的不同。这变化也许是无法看到的，但我自己感受到了。比如以前对很多的事情，也许在我的潜意识里都归因于我的错，因此我无法对自己宽容，反而经常苛责；同时就不能去放开自己，与人相交总会保持相当的距离，小心翼翼。所以自己很多时候都是又累又不开心。最近以来，对自己的很多方面能够更接纳了，包括自己的优势和限制；有了自己的好友，能够与她们进行深层次的沟通，不再一直处于无意识但却很强的防御状态；心里逐渐有了活力和生气，我想这对我自己来说很重要；另外，对自己以后想做什么，似乎也开始有了一个大体的定向。我相信自己的整个状态是有了一个较大的变化的，可能这对于我就像是一种新生吧，尽管这些变化有可能并没有完全表现出来，也许还需要时间。可能就是这样，我在心里祝福着新生，但是我想也正像老师所说的，新生只是个开始，还需要经历更长的成长和进步，是啊，我其实也在祈祷，祈祷进一步的成长和进步。我把主题确定为"祈祷"，我想的确那就是我所想表达的。自然，生活是一个过程，过程中需要更多的努力，也会有种种不同的体验，我想我是有这个心理准备了。

我不太清楚为什么要创造出一片现实的空间。我想，现实生活中，人们会从事不同的事情，看书，体力劳动，还有休闲，这就是我们生活的实况。但是我想无论从事什么，心里都有自己的一方圣土，在那里存放着对人的基本的关爱、对苦难的高贵的隐忍和承受、对生活和未来的殷切的渴望，只要可能他们就会去接触它，给自己以温暖和希望。箱庭中有足够的净土供人去接触神圣和自己的心，如祈祷的地方、沙箱的右侧，甚至是沙箱的左侧，有自然的地方就可以净化人的心灵。其实，也未必一定要去往某一个地方才能有心灵的顿悟或祈愿吧，谁敢说背柴的男孩、牛背上看书的人和对弈的老者的心中没有那份对生活的感悟、满足和希冀呢？

作品中，有自然界、人类的现实世界，还有佛教圣地（这里应该是精神世界的象征吧）。三者处于不同的地方，然而又统一于同一个境界：绝无纤尘，生机盎然，充满了希望和生命力，却又有沉静和谐的底蕴。自然，现实中还有其他的，但是这些，却是必不可少的。

仙鹤、小鹿、小龟和青蛙，它们都面向佛像和婴儿，它们同妈妈一起祈祷，为新生，也为成长。当时我想过现实生活中，一般为新生祈福的话，会有很多的人，非常热闹的，但是我很难在箱庭中去这样安排，我最多只能让这些动物来替代人做这些，而且还是远远的。不知道是否反映了什么。就如同老师问我一定要把果实藏起来吗，我当时即刻的反应是果实就是在丛林里的，这很正常，但之后想过，我的确很难让果实毫无遮掩地放上，同样我不太清楚因为什么。也许这两者之间有些关系，需要思考……

我如此庆幸，在成长的旅程中，能有这样的一个机会，专注地倾听自己内心的声音，慢慢卸下早已不须背的行囊，去恢复自我的力量。这个开始，缘于我接触箱庭。现在回首去看时，才发现有些东西已在不知不觉中离我而去，而另有一些东西也在悄无声息中深植我心。在这个过程中，箱庭特有的安全与自由的空间和老师的教育分析，带给我一次次的惊奇和勇气，让我进一步认识了自己，看到了自己的能量和生活中更多的美好，感谢老师，感谢箱庭。

笔者感怀：这是我作为督导和见证人陪伴F制作的箱庭之一，每次的制作都会给我留下深刻的印象和无尽的感动，陪伴她从几乎是满目凄凉的空旷走到充满生机的地方，看到F沉重踌躇的步伐开始变得轻松而坚定，看到F的生活变得日益多彩和开阔，看到F逐渐恢复了原有的力量，我感到有些欣慰。

4. D.YC 的箱庭作品及自我分析

(1) 制作过程。第一次在老师的见证下做个人箱庭，我并没有感到紧张，而是在比较轻松的心情下进行箱庭制作的。我选择的是干沙箱。

我开始触摸沙、移动沙，没有想到什么主题，也不想一开始就有一个确定的主题。我随便地移动沙，手在沙箱中一来一去，我要从中获得一种放松的、悠然的感觉，仿佛是处在一个浑沌的世界里，放松了自己的思维，任由我的内心自由地驰骋。

慢慢地，一幅明朗的景象出现在了我的眼前，我把整个箱庭的大体框架确定了，它是自然地、水到渠成地形成的，我感到很欣慰。一

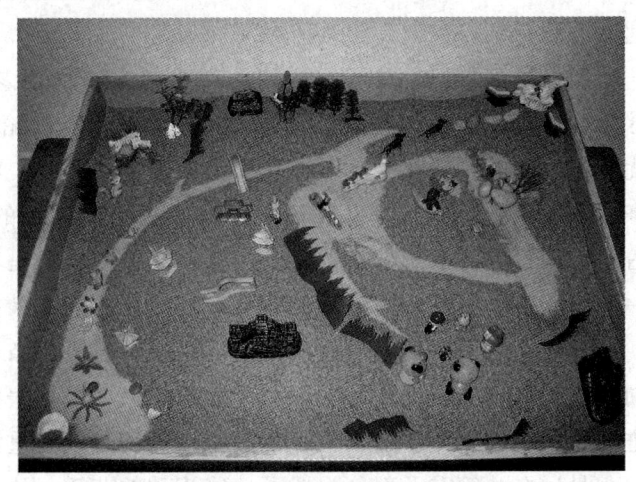

图 6-4　D.YC 的箱庭作品：刚柔并济

条贯穿整个箱庭大部分的从左至右、从上至下的河流形成了，流动着的是一股生命的气息，给我带来了一份宁静。现在从整体上看起来，它像是一朵花，左下是花梗，右边是花蕾，更给我带来一种宁静、悠远的感觉，那是一种最原初的宁静。

沙箱的中下部和右下部是两座山，我首先在两座山上各放了一座长城的关口，它们是那么的威严、壮观，是力量的象征，这种力量足以克服一切困难险阻。随后，我在右上部放了一匹马，它威严、壮观、翘首长鸣，马背上配有一把剑和一朵花，既雄壮又有魅力，兼有柔和与刚毅。它不仅仅只是一匹马，还是我的未来要达到的状态。

我在左上部的河流中放了一些珊瑚、水草，幽静、自然。又放了些树木、花草，还有一些极富灵气的小动物——松鼠、刺猬，还为它们设置了家，那些小房子就是它们的家，它们正过着一种悠然自得、与世无争的世外桃源般的生活。

我在沙箱右边的河流中放了一些石头、水草、珍珠，可见河流的清澈见底，没有任何污染，它们是蕴藏于深处的美，没有经过任何的雕琢。我还在岛中的池塘里放了青蛙，岛上放了一只骑着月亮的猴子，这时我想起了"猴子捞月"的故事，这只猴子虽然没有人聪明，但它没有人的虚伪和奸诈，它是人性善的一面，但对于现在的许多人来说，却是一片从没被发现和开发的处女地。

我还在岛上放了一个贝壳，还特意把一颗珍珠放进贝壳里面，并且用沙半掩埋，使它隐隐约约地闪现于岛上，我当时并不知道这是什么意思，自己为什么这么做。现在想起来，感觉这种做法有一种回归母体的感觉，体验一次再生。后来听老师说把珍珠放进贝壳代表着"孕育"，那么我的这种做法是不是也是一种孕育呢？至少我感觉到，这种回归能够给予我新的、以前从没发现的激情，它可能确实是在获得力量吧。至于我把它用沙半掩

埋上，主要是感觉它是宝藏的象征，含蓄一点儿更好，太明显了就不是宝藏了。

我在沙箱的中部河岸上放了一只怡然自得的兔子，它正躺在那里，欣赏河中的和岛上的景色。其实它是我所追求的一种无为的状态，懂得照顾自己、放松自己，使自己变得豁达、心胸开阔。

我在中部的河里放了一群鸭子和乘扁舟畅饮的老者。鸭妈妈正带领鸭孩子们学习游泳。这种景色使躺在河岸上的兔子陶醉不已。在沙箱中部放了牌坊、亭子、楼阁，古典、优雅，给人一种隐晦的美。在它们前面放了一座桥，将它们与对面的动物生活区联系了起来。在沙箱中下部放了一群正在注视一只金光闪闪的甲壳虫的人，这些人观察着、探索着，充满了好奇心和求知欲。其中穿蓝衣服的小孩是我，我们正在议论它。其实它不只是一只甲壳虫，而是一种宝贵的财富，当然，可能是精神上的，我们正在追求这种财富。

在沙箱右上部通往"理想我"的路上铺设了一条石路，并在山下放了两只狗，它们正向着"理想我"迈进。其中一只代表我，另一只代表我的伙伴，我们一起迈向目标，在前进的路上我的伙伴会给予我很多的帮助。我是很注重协作的，不喜欢孤立无援。

最后在沙箱左上部分放置了一些流动的花瓣，清新可人，生机盎然。我又放了一只乌贼，这是最令我不解的，我不知为什么放它。还放了一些贝壳，而且着意半埋在沙中，它们立于大地之上，与大地母亲心连心。

（2）作品内涵分析与感受。当老师问我选择干沙箱还是湿沙箱时，我选择的是干沙箱。没有使用湿沙箱，并不是因为我不喜欢湿沙箱，其实我从来没用过湿沙箱，早就想试试了。但是我感觉到干沙箱在制作时更容易随便地移来移去，关键是它的流动性能够给予我无尽的想象和放松，所以选择了干沙箱。这也跟我最近见证别人做箱庭时的感受有关，我注意到，在制作者摆放玩具之前，让他去用手仔细地感受沙，随便移动沙，能够带给他一种放松的、回归到儿时的感觉，更可以降低制作者的焦虑和防御心理，往往可以带来比较好的效果。正因如此，我从中发现了沙的流动性所带给制作者的感觉，那好似一种久违的感觉，它能够赋予制作者以力量。我感到，干沙箱更容易表现一种动态的过程，因为它的流动性好；而湿沙箱更容易表现一种静态的过程，因为它在流动性方面受到了一定的限制。我想要表达一种动态的过程，所以我选择了干沙箱。

在整个箱庭中，有几个我："理想我""无为我""洞察我""奋斗我"。右上角的战马是"理想我"的象征，中部的兔子是"无为我"的象征，中下部穿蓝衣服的小孩是"洞察我"的象征，通往"理想我"的小狗是"奋斗我"的象征。

整个箱庭有分别体现"刚"和"柔"的几个区域：两座长城关口和战马所在的区域是"阳刚"的体现，左上角的动物生活区、左下角的区域和中部小岛附近的区域是"阴柔"的体现。

经过百般思虑，我把这个箱庭作品的主题命名为"刚柔并济"。

笔者感怀：D.YC是在我作为督导和见证人的情况下第一次做个体箱庭，尽管以前有给包括D.YC在内的研究生见证过做团体箱庭的经验。其本人对箱庭很投入，看得出今后很想在这方面有所造就,箱庭体验也可见其"巧久不如拙速"的一面。能达到那种"无为"的状态,使自己变得豁达、心胸开阔,做到"人忙心不忙""身疲心不疲",在繁忙中享受宁静,这样的人生才是理想的人生。祝愿 D. YC 能有一个这样的人生。

(三)箱庭疗法的集体培训

1. 目的

箱庭疗法是从人心理的深层层面来促进人格改变,是应用深层心理学的一种新的心理疗法。实施这种疗法必须知道与意识世界不同的无意识世界的法则。无意识世界并不是用简单的理性、知性的方法就能够了解的,而需要综合细致的观察、敏锐的直观理解、温和的感觉、冷静的思考。

2. 程序

实习者中一人坐在治疗者的位置,一人实际制作箱庭。其他实习者作为观察者记录制作的经过、动作的全部(开始、中止、变化和结束)、玩具放置的位置和顺序等,必要时可以画略图或速写。一人完成后,各自谈感想,提问制作者。每人按顺序轮流制作。

3. 指导语

指导语可以是:"请用沙和玩具,在箱子里做个什么,做什么都可以。"

4. 讨论

作品完成后,从以下方面出发进行讨论:(1)作品的主题是什么?(2)作品投射出了怎样的内心世界?(3)作品中的玩具象征着什么?(4)由作品是否可以看出性别、年龄等特征?(5)作品是否受到了治疗者态度的影响?(6)作品可能向什么方向发展,发展的可能性如何?

箱庭疗法的集体培训除按以上的步骤之外,我们还广泛地开展着团体箱庭疗法,详见第五章及相关章节。

第二节　箱庭治疗者的个人成长

成长是伴随每个人的终身课题。在孩子的眼里,长高长大可能就是成长。而在成人的眼里,成长却承载着更丰富的含义:自我价值的实现、情感的收获、生命的体悟等等,有收获的喜悦、成功的快乐,也有挫折时的无助、放弃时的无奈和些许的忧伤。人生之路如同是一段漫长而短暂的旅程,没有人能轻轻松松地走过,但也还是各自走完了各自的人生。旅程上会有许多驿站,也会有许多相识及各种各样的场景和事件,驿站远去了,各种各样的场景和事件都过去了,但那些感受和体验却依然会在心灵深处久久地存在,这或许就是成长。为了成长,为了能为自己的心灵世界支撑晴空一片,我们会为之付出代价,在代价中品味人生。

作为提供心理援助的专业人员,心理咨询和临床治疗者,或者说是帮助他人实现个人成长的专业人员,其自身的个人成长是至关重要的。如果咨询者或治疗者自身不能处理好个人成长过程中的各种问题和困惑，就可能把自己未处理好的情绪和情感带入到临床实践中，就必然会影响心理援助的效果，甚至产生不良的后果。所以，我们特别强调咨询者和治疗者的个人分析和成长是对其进行培训的一个重要项目。

一、内省与个人成长

一般来说，人一生的活动都与成长有关，日常的衣食住行、工作、学习，都是人在有意识地促进自我的成长，但生活是不可能一帆风顺的，随时都可能出现干扰我们成长的危机，如亲人的亡故、情感的挫折、人际交往的困惑、工作学习的失利等。这些在给人造成创伤与痛苦的同时，也可能为人创造了成长的机会，能否成功地应对这一系列的心理危机，也就决定了人们能否把握住成长的机会。

对待危机，不同的人会采取不同的应对方式，有的人只知一味地抱怨，怨天怨地，或者攻击他人，或者折磨自己。有时通过这些抱怨，可能会是一种解脱，不一定就是毫无意义的。但说到底，抱怨只是一种消极的应对方式，它们只会使自己陷入痛苦与绝望中无法自拔。相反，有的人会主动求助于亲朋好友或咨询机构的心理援助，也有的会积极地采取自我调节的方式，如发泄、诉说、写日记、进行各种体育活动等。这些积极的应对方式都是以内省为特点的，虽然求助于外部支持系统的行动表面上看是在强调他人的力量，但其实是将他人建议的力量与自我的力量结合起来应对危机的。特别是现代社会，生活条件的改善，加之人的生活意义和价值目标的改变，越来越多的人开始采取内省的方式来对待危机和创伤。内省更意味着一种成长，它由内而外调动人的潜能，唤起人们的自我治愈力量，为成长提供动力。

具体来讲，个人成长的内省的内容包括以下方面。

（一）哲学方面

哲学一直被人们看做智慧之学。通过哲学，人们探索世界的本原，探讨人心灵世界的奥秘和生命的意义。虽然这些问题都带有终极命题的性质，但寻求这些问题答案的过程就是个人成长的过程。不管最终问题的答案是什么，探索过程中的点点滴滴都必然是收获，其中，思维方式的转变和改善是最重要的。人在生活中所遇到的危机和困惑有时就是由某些思维方式的问题而导致的，如片面化、极端化、夸大等等。为了应对这些问题，有些人可能转向哲学，通过阅读哲学的书籍，进行内省，从而实现思维方式和认知的改变。当人们从哲学中汲取营养的时候，其实是踏上了一条反思之路，而反思正是成长的开始。

（二）宗教方面

一直以来，人们将宗教看做一种信仰。世界上有宗教信仰的人很多，信仰宗教的人无时无刻不在期待宗教的力量化解困难或得到成功庇护。不管何种宗教，都非常强调精神层面的修炼和仪式化的活动，通过这样的方式来激活人们的无意识，使无意识的东西意识化。人们在这样的状态下可以直面心理和精神层面的创伤、矛盾和困惑。有宗教信仰的人相信，宗教中存在着一种神秘的力量，这种力量可以给人们以保护、安全感和信任感。相信人在宗教神灵面前能够敞开心扉，释放平日里所压抑的种种欲望和情绪，从而获得"彻悟"。这种"彻悟"的实质就是个人的成长。只不过这种成长要求调动起人本身的巨大心理能量，人可以利用这些能量来修复心灵创伤，实现自我的治愈和整合，达到自我实现。

然而，各式各样的"新兴宗教"的出现，给人的宗教信仰带来新的挑战，特别是诸多的邪教又往往打着宗教的旗号，利用很多人的心理弱点以及人们冀求平安、幸福、变化和成长的良好愿望和期待，达到欺骗的目的。很多人就是这样在所谓的"圆满"中被"洗脑"，这既是人的悲哀，也是对宗教的亵渎。

(三) 艺术创作方面

这包括戏剧、音乐、歌舞、绘画、书法及其他艺术创作等多种形式。艺术本身就是人心灵世界的写照，是人心灵世界的绘画、旋律和舞蹈，同时也是人内心世界的宣泄方式。与其他宣泄方式不同的是，艺术更强调创造性体验，其创造的过程经常伴随愉悦的情感经历。不管是对艺术家还是对一般人来说，艺术都是最具有象征性的表达心灵的方式，因此也是安全的，这种安全感的提供，满足了人心理本能的防御要求。人们的愤怒与恐惧、欲望与期盼，都可以在艺术作品中以一种含蓄的方式表现出来，避免了直接面对它们时的紧张与焦虑，使人们能够充分展示内心各种各样的情结。用艺术的形式将这些郁结的"心结"修通，自然对人的成长产生巨大的促进作用。而最终的艺术成果或作品给人带来的成就感又会让人们意识到自身的潜能，个人成长的动力和信心得到激发。所以说，艺术创作和体验也是一种非常好的个人成长的方式。

现代临床心理领域发展起来的艺术疗法就充分发挥了艺术的这一功能，如绘画疗法、游戏疗法、戏剧疗法、音乐疗法、舞蹈疗法等等，其目的就在于帮助人们顺利地实现个人成长，艺术疗法也受到了越来越多的人的欢迎。

二、促进个人成长的方式

多年来，笔者在箱庭疗法的教学实践中一直非常强调通过丰富多彩的形式促进箱庭治疗者的个人成长。下面就我们的探索作一介绍。

(一) 九分割统合绘画

九分割统合绘画（nine-in-one drawing method，简称NOD）是自由联想的技法。将图画纸分割为九格，以中间的格子为中心，呈螺旋状的顺序，一格一格地画，可为自由画或主题画。可由来访者一人完成，亦可由治疗者与来访者交互绘画完成，完成后依图画编故事。其特性在于自然地集结多元且复杂的心象，同时达到信息收集及整理的效果，并可看见联想的动向，且了解阻抗的模式、因绘画面积的缩小所产生的集约效果。当然，绘画的顺序是灵活的，笔者提倡的是从左下角开始顺时针旋转一直到中心，因为这使笔者联想到在拉萨去八角街转经的时候，我们往往是从大昭寺的左侧开始按顺时针转，在那里，逆时针是不懂规矩的表现而会引起人们的反感。

至于画的内容可以自由命题，在画面上画出当时在头脑中浮现的形形色色的联想过程，也可由治疗者命题，如"我的一生"（用这九个格子来表现自己的一生），"我"（用这九个格子表现不同时期的自己）等等。这种技法作为一种从各个方面去理解"人是一种怎样的存在"的方法而被提倡。如"我"这一存在，其实包含着各种各样的方面，表现和把握"这就是我"是极其困难的。但由于分解为各个因素，又能不损害多样性，所以对于理解"这就是我"提供帮助，将围绕"我"联想自我心象的过程表现在画面上，不擅长用画来表现的人把联想的过程用语言表现出来也可以。在联想过程中，因为能表现自我像及围绕着自我的人和物的世界，故又被称为心象风景。这种九分割统合绘画对个人成长的作用在于：补足语言的限制，通过其象征功能帮助来访者将感受到却无法用语言说出的情感表达出来；了解来访者及其时空的关系；自由画可以培养感受性和平衡的感觉，主题画可以发展伦理感及观察的精神。总之，九分割统合绘画给人一次书写人生的机会。

③	④	⑤
②	⑨	⑥
①	⑧	⑦

对于九分割统合绘画的分析，通常可以从这样几个方面来进行：作者的笔压大小；画面面积的大小；表现精神的画面有几幅，表现物质的画面有几幅，精神和物质各占多大比例；哪些是表现过去的，哪些是表现现在的，哪些是表现未来的，过去、现在和未来各占多大比例；九幅画画中突出表现的是正性情感、负性情感还是中性情感；画面中一贯出现的心象有哪些；画面中是否有自我像；作者最珍惜的画是哪一幅；作者最满意的是哪一幅；作者最希望重新体验的是哪一幅；等等。

体验过九分割统合绘画的人都有这样的感觉：这是一次书写人生的过程，人们可以在一笔一画中梳理自己的情感，体味人生的感动，展望美好的未来。很多人都说画完以后有种成就感，很舒服。在此，我们征得了一些体验者的同意，将他们的九分割统合绘画的感受节选如下。

1. ZH.K：用心认识自己，用爱体会人生

第一幅，月亮代表我的母亲，太阳代表我的父亲，我感谢他们给了我生命，也庆幸自己能够成为他们的女儿。生命是一种力量，更是神奇的产物。每个来到这世界的人，都应该好好对待自己的亲人，好好珍惜与他们成长相伴的日日夜夜。第二幅，一粒种子发芽了，一个新生命降临了，那就是我。第三幅，幼苗长成了一棵小树，左边有云彩和雨滴，右边有雨过天晴的美丽彩虹，代表人一生当中难免会遇到挫折和不如意，但我相信"风雨后总会有彩虹"。第四幅，小树变强壮了，但却遇到了大风雪，这与我刚刚感情上的挫折有关，当时我很伤心，不能接受。好在一切都过去了。也许是自己还没长大，想问题简单，像孩子般，所以体会不到成人的烦恼和忧伤。或许，我是个不善于思考的人，没有好好用心来感受生活，感悟生命。第五幅，太阳再次出现，小树的旁边多了两棵树和几朵花。这说明有了朋友的支持和关心，我又可以昂首迎接灿烂的阳光。我一直都为身边有很多朋友而感到幸福。"人生得一知己不易"，我信奉"以诚待人"。第六幅，狂风、乌云和闪电折断了小树的枝，这预示着未来道路上我还将遇到更多的磨难和挑战。人生的未知真

是让人既兴奋又不安，既憧憬又惶恐，既期待又拒绝。第七幅，太阳、月亮再次同时出现，小树周围的树木和花朵在对它微笑，树枝被闪电劈断的地方又长出了新的枝干。我相信，有了家人的关注和朋友的关心，自己一定能够克服所有困难，穿越任何险阻，坚强地生存下去。第八幅，两棵茁壮的大树相依而立，相伴一生，这是对自己将来的爱情和婚姻生活的设想，期待着一种"执子之手，与子偕老"的幸福生活。第九幅，月亮、太阳再次孕育新的生命，一颗种子，也是一颗红红的心。一个完整的家庭，不可以没有孩子，对此我深信不疑。我出生在一个幸福的家庭，将来也必将会拥有一个属于自己的家庭，我会用心装扮自己的港湾，让它温馨而安全，甜蜜而舒适，令身处之中的人享受到幸福和快乐。几幅画面中最满意的是第七幅，因为被爱，所以幸福。

这就是我的人生之画，让我有机会认真思考自己的人生。在这个忙碌的年代，人们更需要时间好好地发现自己、了解自己。在这个社会中每个人都有属于自己的坐标，需要用心去寻找，不能客观地认识自己的人是不会成功的，无论在生活上还是事业上都是如此。

2. Z.XL：思考·升华

我的九分割统合绘画总的来说笔迹粗糙，线条并非一次性描出。人物的线条比较突出，而且有轻重之分。在有关自我的部分和与自我关系密切的部分笔压都较重。选择的图画组成元素中人物占多数，总体线索是时间。其中八幅图反映的是过去，第九幅比较抽象，没有时间性。第一幅修改了很长时间，想画家庭，或者说一个起点，最后选择的是全家福的形式。母亲牵着我的手，父亲牵着妹妹的手，反映了父母对我们兄妹两个人的影响。第二幅是我在黑板前画画，是关于自己办黑板报的记忆的一种融合，画的孙悟空是童年时自己非常喜欢的神话人物。第四幅是自己进入大学时的情景，它象征了一个转折点，既是生活空间的转移，也是心理发展的一个新阶段。第五幅是自己在学校晚会上演唱的场面。应该说当时的情景是一种尖峰体验，这种表演的经验对我的大学生活产生了关键性的影响。第六幅是自己参加学校英语竞赛的情景。我曾两次参加比赛，都获得了第一名，应该说这是集体的成绩，是与个人体验不同的体验。第七幅是毕业送别。列车开动的那一刹那，我突然感觉到要失去他们是如此痛苦，我在他们面前第一次哭了。后来一个同学说他一直以为我是一个冷静甚至有些冷酷的人，直到送别时才发现不是这样。第八幅是工作后当教师上课时的情景，这是一段从痛苦到解脱的经历，但最珍贵的还是和学生的真诚交流和同事们之间美好的回忆。到画第九幅图时，我突然感到没有空间再画下去了，于是就用一种抽象的方式作终结。这幅图包括一个抽象的思维着的人，一个"龙"的繁体写法，一个心理学"psy"的标志，还有一个孙悟空的头形。我喜欢思考，而且是超越时空的思考，"psy"的标志是自己与心理学的融合，龙是我的属相，是想象的一种图腾，也是《易经》里乾卦的主体标志，而孙悟空则集结了某种集体无意识的元素。应该说，集体无意识通过我的经历表现了自己，而我也从集体无意识里汲取了养分。这些内容都是与我的心理状态、思维习惯和人生观相符合的。

3. K.Y：心路拾遗

儿时的自己常常喜欢用五彩的画笔来描绘自己的未来，喜欢用一幅幅的涂鸦之作向人们展示童稚的精彩。渐渐长大了，我习惯了用语言来表达自己，忽略了那曾经挚爱的画笔。而九分割统合绘画恰恰为我提供了这样一种方式，以艺术的手法再现体验、感受，再现每个人的心路历程。第一幅画描绘的是小时候玩耍时的情景。那时父母不在身边，他们在外地工作，我由爷爷、奶奶抚养，经常是独自一人玩。第二幅画描绘的是我与父母在一起时的情景。爸爸、妈妈在院子里的大树下乘凉，我在一旁为他们唱歌。房子在这幅画中占了很大比重，也是九格中唯一一幅有象征家的房子。可以看出，那时的自己正处于依恋的关键期，对父母、对家有着深深的依赖，渴望父母的呵护与关爱。幼小的心灵还无法理解为什么父母不能每天陪着我，所以就充满期盼地望着他们，想把他们留在我身边。第三幅画反映的是我去上学时的情景。那时的自己非常独立，喜欢独自一人观察和感受周围的一切。第四幅画描绘的是与小伙伴游戏时的场景。大家手牵着手，又唱又跳，无忧无虑。第五幅画表现的是我与家人一起外出游玩时的情景。我希望他们在忙碌奔波之余能好好休息一下，"公园"和"长椅"就充分表达了这一心愿。其实，这幅画面经常在我的头脑中浮现，特别是自己离开家独自一人在外求学，不能陪伴在父母左右照顾他们，心里总觉得不是滋味。第六幅画是父母到火车站送我上学时分别的那一幕。也许正是这一次次的分离才使我读懂了父母，使我获得了今天的成长。第七幅画描绘的是我在学校学习时的情景。夜深了，我仍沉浸在书的海洋中。第八幅画表现的就是我作为一名教师讲课时的场景。我希望自己将来能成为一名教师，在讲台上实现自身的价值。最后一幅画是我与家人、父母一起外出旅游时的场景。泛舟河面上，眺望郁郁葱葱的远山，享受着天、地、水、人交融的惬意。同时，山也可以看做我奋斗目标的象征，我能清晰地看到通往山顶的路，说明自己对于前途还是充满希望的，并且有信心走好每一步。

九幅画中突出体现了"路"这一心象，在六幅画（第一、二、三、五、六、九幅）中都出现了路的象征。其中有的是具体形态的路，有的是以河或船的心象来表现路，这可以看出我非常注重个人发展道路上的基础问题，崇尚踏踏实实、一步一个脚印，而且也体现了我个人发展的连续性。如果将这九幅画进行比较，我最珍惜的是第六幅，因为那个场景是我一辈子都不会忘却，也不应该忘却的。它给了我前进的力量和源泉，让我懂得了什么是孝心无价。最得意的是第七幅，我在图书馆看书的情景，特别是那一排排的书架，充分表现出我对知识的渴求。

这次绘画体验让我第一次真正体会了什么叫做"心理画外音"。它用最质朴的方式表达了平时我们很难外化的情感与愿望，达到了与心的交流，让我们找回了那曾经失去的灵性与坦诚。纵使心有千千结，我们也可以用自己手中的笔去梳解，在一笔一画中体味人生的感动。

4. M.DF：我的人生

人生是漫长而短暂、复杂而简单的历程，要把它完整地浓缩在九个格子里，对我来说是件难事，至少在起初的那一瞬，我感到茫然，无从落笔。"人生是一粒种，落地就会生根",于是,我借助成长的岁月来呈现我的人生。我的思绪是开放的,无法在哪一点上凝聚,所以有点儿心有余而力不足的感觉。尽管后来思路渐渐清晰,但总体上我的人生图既简单又抽象,涉及的人物也很少。第一幅是幸福的童年,那是我心底深处最幸福时光的珍藏。简单、纯粹、和谐,那就是我的家园,无论走到哪里都牵挂的地方。这幅图中没有我的父母,我想任何文字或画面都无法表达他们的平凡与伟大。第二幅是快乐入学。那是我第一次没有征求父母的意见自作主张入了学堂。当时我太小,够不着课桌,只好在椅子上又加了一个板凳。第三幅是不堪岁月。画中的小女孩端着杯子,流着泪,无助地看着医生。其实我不愿意回忆这段岁月,只是它对我现在的人生产生了重大的影响。这段日子教会我坚强,不流泪。人生是一道道关口,我只能勇敢去面对,闯过去才发现它远没有你想象的难。第四幅是高考岁月。上大学是我人生的一个转折点。第五幅是大学时光。两年的大学生活是充实而快乐的,带着对世界的关注,带着诸多疑问,我开始了探究。第六幅是成长的岁月。毕业后我进入了某集团,基层的锻炼磨砺了我的意志,使我学会了吃苦耐劳。几年的工作阅历虽磨去了当初的锋芒,但锐气依在,棱角依在,只是看问题的角度不断地在改变。第七幅是打开大门。这是我人生中非常关键的一步,打开了这扇门,才知道这世界是如此浩淼,如此精彩。第八幅是探索之路。画面中是两扇敞开的门,我已经打开了一扇门,尽管我不知道这扇门通向何方,但我会坚定地走下去,迎接我的或许是另外一扇门,或许会是很多扇等待我打开的门,这是心灵自由翱翔的地方,是不断探索的空间。第九幅是回归自然。尽管我不清楚那是怎样的一种境界,但我相信:只有在大自然的怀抱里,才会找到心灵的家园。

综观我的全图,画面简单、抽象,大多偏左,用很简单的东西表达了许多用语言无法表达的含义。我想我关注的是纯粹的精神世界、内心世界。如果说动笔之前是一片茫然,那在我画完九幅图时思绪便自然理清了,我看到了过去的历程和即将要走的路。……经历了生与死的考验,便更珍惜生命的每一天;经历了疾病的折磨,便更珍惜健康的每一天;经历失去爱人的悲痛,便更珍惜每一份情感。所以外在的虚饰很堂皇,很美丽,却不是我要追求的。对于时间而言,用我们有限的生命去探索无限是短暂的;对于生命而言,金钱有时也是无奈的;对于幸福而言,名利有时也是无助的。幸福对每个人有不同的含义,而对于我是发自内心美好的感觉,所以我的画面没有我未来的家庭。该有的,我将来都会有,我愿遵从内心的呼唤向前行。

(二)纸上玩具

这是笔者在训练箱庭治疗者时使用的一个方法。给受训者每人一张 A4 纸,让他们从玩具架上自由地选三个玩具,分别代表自己的过去、现在和未来,并用笔分别画圆,将三个玩具圈起来。从玩具在纸上摆放的位置、所占的面积的大小(圆的大小)和玩具的类型来看每个人对自我的认识。现实生活中,我们每个人都是对自己最了解又最不了解的人,通过将不同的玩具摆在纸上,其实就是在帮助自己认识自我。特别是在完成后的讨论中,通过与他人的交流,每个人都谈自己选玩具的意图,也就是在整理自己的思路,从而加深对自我的理解。下面是笔者的学生在进行此项体验时的感受节选。

1. Q.B 的过去、现在和未来

我在玩具架前站了许久，还是找不到一个能代表过去的自己的玩具。目光审视着一个个的玩具，脑海里涌现出过去的一幕幕——中学、大学，我一直是一个勤于学习、乐于参加各种实践活动的人。突然，我的目光停留在了水车上，这不就是过去的我吗？每天忙忙碌碌……大家都觉得我很充实，但实际上，我只是不停地转，并不真正清楚自己的目标和方向，水车——过去的我，不停地转，却找不到心的方向。现在的我，心态很平和，虽然每天也要做很多事情，但不会像过去那样盲目地转，于是选了那个安详、宁静、善良、友爱的小鹿代表现在的我。它

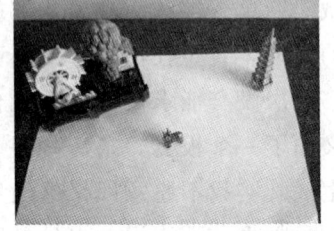

图6-5　Q.B 的过去、现在和未来

不过分张扬，但有自己的个性与追求，它在汲取着营养，积蓄着力量，一旦需要的时候，它会勇敢地展现自我，毫不犹豫地挺身而出。将来的我是一尊高高的塔，会有一些人从外边观赏这座塔，也会有一些人进入塔的里面。这代表了自己的目标追求，一种获得成就感的需要，还有就是希望自己能给别人带来一些美的感受、心灵上的净化。

2. W.WH 的过去、现在和未来

当把面对的白纸看成是我的世界时，头脑里产生了无数的蓝图。当面对无数个玩具时，我很快有了选择。一座古朴结实的桥，它就像是将来的我。一方面，桥可以沟通桥两边的人，体现自身的价值；另一方面，自己可以从更广阔的根基中汲取营养，丰富自己的生活。那么，现在的我就像一只船，行进中的船。当然，这是一个不断前进的过程。最后，自然想到了过去的我源自哪里，就选了一个小贝壳，可能是因为它代表了一种发展的可能性吧。整体看来，将来处于过去和现在之上，过去在左侧。整个过程中，我没有想到要用人形或动物代表自己，因

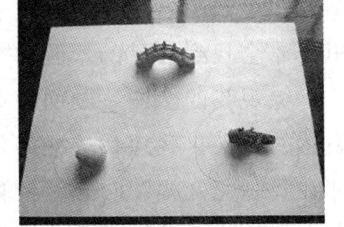

图6-6　W.WH 的过去、现在和未来

为不想被局限于某种特定的东西、特定的含义。完成后，在讲述的过程中，我突然发现自己摆的这些都和水有关系。是因为自己一直处于不稳定的状态吗？我不清楚。最后，为了突出贝壳的发展，我终于选了一粒圆润的小石子儿放在贝壳的里面，感觉完成了一件事。

3. Y.LM 的过去、现在和未来

来到玩具架前看了一遍，还是喜欢各种姿态静坐的少女，选择哪个代表我的过去呢？过去的我是扶膝而坐的少女，我把她放在纸的左下角，脸朝向右上角，朝向未来。过去的我充满对未来的憧憬和幻想，脑子里有许多的念头。少女的脸上稍带着一丝忧郁，现在回过头来看，有些"少年不知愁滋味，为赋新词强说愁"的味道。那时背那么多的唐诗宋词，细细地品味其中的意境，也自然生出许多的伤感。这也影响到了我的现在，因为许多时候自己很伤感，想象力丰富，会把事情接着想下去，越想越难过。应该跳出个人的小圈

子，做一个胸怀宽阔的人。现在的我是盘膝而坐的少女，如同老僧入定般，一心向禅。会仔细地考虑很多现实的、未来的事情，懂得了如何深刻地思考，如何从思考中获益。自己最喜欢的一句格言就是"非淡泊无以明志，非宁静无以致远"，所以在我的眼里，少女的脸上有凝重，有平和，也有释然。我喜欢宁静、平和的心态，净澈的心灵，所以要好好修炼。至于未来的我，我用一幢坚实、漂亮的房子来代表，希望未来的我能获得精神、物质双丰收。我是按照玩具的轮廓和形状画圆的，老师说可能

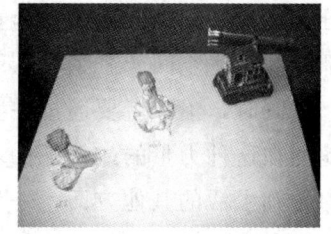

图6-7　Y.LM的过去、现在和未来

表现了一些强迫、约束、刻板和限制，不能自我主张。的确是有些限制，不过总的发展趋势还是很好的。从左下角到右上角，成一条斜线，发展的、希望的斜线。其实我不喜欢用圆圈起来，我认为那是一个有形的框架，是一种束缚，我这样子，是无形的，没有束缚，可以向各个方向发展，有无限的可能性。后来在老师解释时，我突然发现无形之中，从过去、现在到未来，轮廓的棱角越来越少，形状越来越大，也趋于圆满。和我的性格发展有关系吧，越来越平和、成熟，自我扩张性也越来越少。不过，改变的目的还是要适应，还是会圆满、幸福，成熟的圆满。

4．H.DQ的过去、现在和未来

一张白纸就是一个没有边界的、洁白的、纯洁的世界。我首先从玩具架上选了一个婴儿的形象，代表过去的自己。把它放在纸的左边，然后又拿起来，画一个圆，在圆内写上"过去"两个字，又重新将小孩放上。现在的我则是一个蹲马步的和尚的形象，同样，我在圆内写下"现在"二字。最后，我用一个塔来代表自己的将来，也在圆内写上"未来"二字。之所以选小孩代表过去，因为小孩的身上有一种纯真的、未曾受外界污染的、自然的品质。蹲马步的小和尚是想表现现在自己的努力状态，习武最重要的就是要有一个好的基础，这个基础就是蹲马步。它看似简单，其实需要很大毅力。同时，它也会使急躁的心态变得平和。将来的我之所以用塔来代表是因为它是精神的象征，它有六个角，希望自己以后能从不同的角度看世界，但又不会失去自己保持的那份独立的精神领域。我画的圆不是很大，也不是很小，对于三个物品来说比较合适。这也反映了平时的自己，自我不会膨胀，也不会过于压抑，可以表现出比较平和的一面。我将过

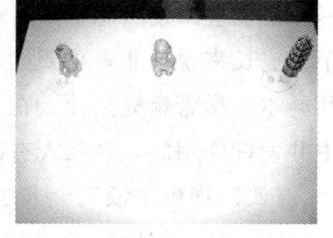

图6-8　H.DQ的过去、现在和未来

去、现在和未来都写在了圈内，能反映什么呢？我想这与一个人的行为与性格特点有关。至少，我这种人属于那种循规蹈矩的人，不轻易违背规则。

三、箱庭对个人成长的意义

（一）提供了一个安全而自由的空间

每个人的成长都需要有一个良好的环境作保障，在这个环境中感受到温暖、尊重和关

注。进行箱庭体验的环境就是如此，陪伴者以一种母性的包容态度来见证整个过程，没有分析，没有判断，更没有斥责和拒绝。体验者的情绪、情感，不管是积极的还是消极的，都能被箱庭空间所容纳，从而转变和化解。

同时，治疗者要通过一些无声的语言向箱庭体验者展示爱的力量和对生命的信念，使他们在这种力量的鼓舞下探求自我成长的潜能，把在箱庭体验过程中所获得的力量和信念内化到生活的其他方面，一步步地走向成长。从这个意义上来说，治疗者的存在是一种力量的存在，是一种推动成长的力量。

（二）唤醒了内部的成长力量

箱庭体验的过程在某种程度上类似于冥想和精神修炼。制作箱庭的人需要沉淀往日的浮躁与欲求，用心感悟自己所创作的箱庭世界，赋予玩具和沙箱空间以独特的含义，达到与箱庭世界的对话。有时可以注意到，来访者一边制作箱庭，一边自言自语说着什么，这既是与玩具的对话，也是与自己内心世界的对话。不同于日记那样一种内心独白的方式，箱庭为人们创造了一个视觉化的图景，使无形的东西有形化，使不可见的东西变为可见。或者说，来访者似乎"看"到了自己内心的世界，感悟到自己问题的所在，从而开始内心的调整与转化。每个人都有朝向自我实现的潜能，这些调整和转化就是促进个体成长的内部力量。人们会有这样的感觉，来自于自我内心的力量是最持久而稳固的成长推动力，这种由内而外的成长方式也是每一个对生命和生活充满希望的人所追求的。

（三）获得操作和控制的机会

箱庭制作本身并没有好坏、美丑、是非之分，来访者可以尽情发挥自己的想象，怎么做都可以，怎么摆都可以。来访者可以按自己的意愿选择玩具，分配空间，对作品进行整体或局部的规划。这个过程中，他们可以体会到对整体或局部场面的控制感。人在现实生活中有很多时候是因为无法控制自己生活的场面而导致心理危机的，而箱庭恰恰给人们这样一个机会，使其感受到自己所拥有的力量，而又不用担心被他人干涉或评判。这些对于个人成长来说是非常重要的，一个不能很好自我控制的人，其成长道路可能平添许多坎坷和崎岖。尽管箱庭是让人在想象的世界中体会控制感，但这种感觉是可以迁移到实际生活中并发挥作用的，就像人有时能从梦境中获得力量一样。

（四）提供了预演个人成长的舞台

初次体验箱庭的人都有这样的感受，觉得箱庭帮他们实现了梦寐以求的理想。现实中总是有许多的无奈、许多的限制，使得人们不能充分实现自己的想法。所以，古今中外，人们一直在向往着人间天堂，佛教的极乐世界、西方的伊甸园、陶渊明笔下的世外桃源、希尔顿小说中的香格里拉都是人们憧憬的梦幻般的至高境界。很多人的最初箱庭作品的主题的可能会是"我的理想""我的愿望""我的家园"等。制作完以后，他们会感觉到在现实中所没能实现的愿望、要找寻的精神家园，在箱庭制作的过程中得到实现，也得到了某种程度的满足，整个过程融入了来访者对自己、对生活、对人生的美好构想，更深地寄托着对未来的期待和向往。他们就像呵护一件珍贵的艺术品一样对待自己的箱庭。在来访者看来，沙箱就像人生的一个大舞台，人们可以在这里重温往日的情怀，设计自己的未来。正所谓"如电如幻，如昨梦前呈"。箱庭使人们的理想得到了初步的展现，让人看到了希望，感到了满足，更激励自己不断前行。

四、个人箱庭体验的意义

良好的治疗关系是箱庭疗法得以实施的重要保障，也是确保来访者实现个人成长的重要条件之一。这种关系的特征就是母子一体性。治疗者相信来访者有自我治愈的潜能，给予他们无条件的包容、接纳和共感，尊重其箱庭制作过程中的一切发展变化。当然，母子一体性的最终目的是实现分离，使来访者在离开治疗情景和治疗者之后仍能独立地应对各种问题，实现个人成长。而箱庭治疗者要做到这一点并非易事，必须经过严格的自我分析和训练。治疗者个人的箱庭体验就是一个很有效的方式。正如要成为一位优秀的精神分析家首先要先对自己的心理进行长期的教育分析一样，箱庭治疗者本身也要经历长期的个人箱庭体验，体验的意义在于以下几个方面。

（一）理解箱庭疗法的过程

没有亲自体验过箱庭疗法的人是无从了解箱庭疗法精髓的，更无从对来访者进行治疗。治疗者只有自己亲自体验箱庭，才能理解什么是母子一体性，才能从来访者的角度去理解箱庭疗法，切身感受到来访者在制作箱庭过程中的心理变化，最终达到共感的目标。

（二）处理治疗者个人的情感

治疗者在箱庭治疗过程中是静默的见证人。这要求治疗者既能共感来访者，同时又能静默地见证，防止将自己的感情移情到来访者身上而影响治疗。所以，在对他人实施箱庭疗法前，或开展治疗的过程中，治疗者都必须在箱庭治疗家的督导下进行自我箱庭体验和分析。其目的是揭示治疗者无意识中的情结和阴影，使其能够正视自我，接纳自己的情感，了解自身的心理发展轨迹，而不至于将自己的种种情感投射到来访者的箱庭治疗过程中，引起他们的抗拒或过度依恋。特别是当来访者与治疗者有相似的人生经历时，移情和反移情就特别容易出现。这时，治疗者就很难静默地见证，他可能会无意识地将自己的感觉和评判带入到来访者的箱庭治疗过程中而影响治疗。所以说，治疗者的个人箱庭体验是其能否顺利开展箱庭治疗的前提。

（三）理解箱庭心象

象征心象是箱庭的语言，治疗者能否解读这些语言是进行箱庭疗法的关键。虽然阅读大量的原型、神话、宗教、戏剧、文化方面的资料是学习象征心象的一个很好的途径，但掌握这些知识并不足以充分理解箱庭心象。因为箱庭心象要结合整个制作过程来理解，同一个玩具，放在沙箱中的不同区域可能有不同的含义，摆放的方式不同也可能预示不同的含义。而要理解这些都要靠经验的积累，也就是一次次的个人箱庭体验。只有在个人的箱庭体验中，治疗者结合自身的经历来反思自己的作品，并受陪伴者的启发将作品中的心象整合起来，经过一系列的箱庭制作之后才能渐渐把握某个箱庭心象。

当然，治疗者个人的箱庭体验是一个漫长的过程，不能一蹴而就。

五、个人箱庭体验的实施

治疗者个人箱庭体验的实施与一般的箱庭治疗大致是一样的，但还有些细微的不同。具体来讲，治疗者个人箱庭体验的实施分以下几个步骤。

（一）选择箱庭治疗家

箱庭治疗家必须有丰富的箱庭疗法的临床经验，对分析心理学和箱庭中的原型心象有深入的研究，而且本身也经历了长期的个人箱庭体验。他们一方面引导和启发治疗者，通过他们的一系列箱庭作品帮助他们进行自我分析和解读，另一方面教会治疗者如何建立良好的治疗关系，如何共感地理解，如何静默地见证。

（二）体验过程

治疗者进行箱庭创作，箱庭治疗家在一旁对过程进行简要的记录，制作完成后拍照。记录的内容包括玩具的摆放顺序、治疗者制作过程中的言语和非言语信息及制作所用的时间。记录的目的在于过后分析用，所以不必非常详细，只要起到提醒的作用就可以。

（三）共同感受作品

与个体箱庭治疗不同的是，制作完成后，治疗者要和箱庭治疗家一起共同感受作品。这是帮助治疗者深入理解自己作品的过程，也是训练治疗者的感受性和洞察力的过程。治疗家会问治疗者一些问题，如：能简单介绍一下自己所摆的吗？完成后有什么样的感觉？作品的主题是什么？作品中最满意的是哪一部分？某玩具可能是什么？在治疗家的启发和引导下，治疗者加深了对自己作品的理解。同时，治疗家也要谈自己对作品和整个制作过程的感受，谈自己的疑惑和对某一心象的理解，与治疗者进行沟通。治疗者也可以问治疗家一些问题，如：您如何看我摆的这些？我也不清楚自己为什么摆这个，您如何解释？一般来说，治疗家要引导治疗者自己先谈，再回答他们的问题。

（四）拍照和拆除

共同感受完作品后，治疗家要对最终的作品拍照，也可以由治疗者自己选择角度来拍。但作品的拆除一定要治疗者亲自去做，治疗家不能干涉，只是静静地见证。可能的话也可以记录下拆除过程中的言语信息和非言语信息。

（五）撰写体验报告

拆除完成后，治疗者要根据记忆或参考治疗家的记录撰写本次体验报告。报告的内容包括整个制作过程、制作过程中的想法和感受、自己对作品的分析、治疗家对作品的分析、双方的互动交流、作品的主题、作品中的心象探讨等。撰写报告的过程就是整理自己思路的过程，也是加深自己对箱庭疗法实施各环节的理解的过程，更是自我成长的过程。

（六）回顾

在进行了一系列的箱庭体验之后，治疗者要和治疗家一起回顾作品的照片和治疗者的体验报告。双方交流感想,彻底地讨论作品的发展变化及作品中的心象,这也是促进双方共同成长的好机会。

第三节 箱庭治疗者的个人箱庭体验

当笔者在各地进行箱庭疗法讲授时,很多人都会问这样的问题:箱庭确实能反映我们的心理吗?笔者通常不会过多给予解释,而是邀请他们走入箱庭世界,让他们亲自体验制作。因为箱庭疗法的精髓存在于体验的过程,只有用心感悟过箱庭的人,才能理解它,并从中受益。事实上,笔者一直非常重视箱庭疗法的体验学习和传授训练,特别是对致力于箱庭疗法临床实践的心理学专业学生来说,在笔者的督导下进行个人箱庭体验是其个人成长和学习该疗法的必要环节。以下是笔者用箱庭疗法对两名学生 K.Y 和 C.SS 进行教育分析代表性的个案,在得到他们同意的前提下将其整理并编入书中与读者分享。让我们一起感悟他们心路历程,共感他们万亩心田。

一、心路历程——承载、整合、渗透

K.Y 是一个来自大西北的女生。记得 2002 年 9 月开学的时候,K.Y 在她的父亲陪伴下第一次来见我的时候,她的眼神透露出期待和不安,给我留下很深的印象。我当时并没有多说什么,只是将心比心,觉得该怎样安慰一下她的父亲,就带她父亲参观了研究生们学习的教室——学研中心,介绍了一些情况,让她的父亲能够放心。三年过去了,K.Y 已经收拾好行囊,踏上了新的征程,虽然新的生活对于她来说还会有许多的迷茫和不安,但我听到她行进的脚步已经迈得踏踏实实,不管她走到哪里……

以下是在笔者的督导下 K.Y 进行个人箱庭体验的报告。

(一)第一次(某年 2 月 26 日)

说实话,在创作箱庭之前,我了解过一些有关箱庭的知识,看过一些别人创作的箱庭作品,也构想过种种的方案,可当我面对沙箱,触及到那细软的沙时,头脑一片混沌,自己也不知道下一步会做什么。

1. 制作过程

记得当时我什么也没有说,首先在沙箱的下方挖出一片海洋,可以见到箱底的蓝色,并且把海边的沙垒得很高,防止海水溢上岸。接下来摆房子,我选择了一个地基很高、屋顶有树、旁边有水车的房子,把它放到沙箱的左上方,并有意往沙中按了一下,以确保房屋牢固。另外,我还在屋的左后方种了一些树,在屋门前开拓出一条通往沙箱右上方的路,路的尽头是一个美丽的小天使,天使的两边有一对灯,灯的左前方摆了一架钢琴,琴前方有一人坐在凳上弹琴,凳子后面放了一张小方桌,两个人(女左男右)坐在桌的两旁祈祷,我说这是一个教堂。然后,我又在右下角的海边种了一棵椰子树,也用劲儿把树根往沙中按了一下,又在自己的房屋前摆了两个女孩,一个是我,一个是我的好朋友,我们

围坐在小方桌旁聊天，在女孩的后方摆了两盆花，再在桌上放了两个茶杯，在屋前的路旁摆了一盆花。又开出了一条通往海边的路，路的尽头是沙滩，沙滩上有贝壳，还有两个邻居家的小孩在沙滩上嬉戏，海中有一位邻家的中年男性在开着船钓鱼。最后，我在右下方通往教堂的路边放了一座小房子，在屋前的院子中放了一只公鸡，在桌子上放了两块西瓜，在钢琴上装饰了两盆花，这时，我突然意识到有必要在屋后挖一口井，放一个打水桶，以备日常淡水之需。整个制作过程用了约三十分钟。

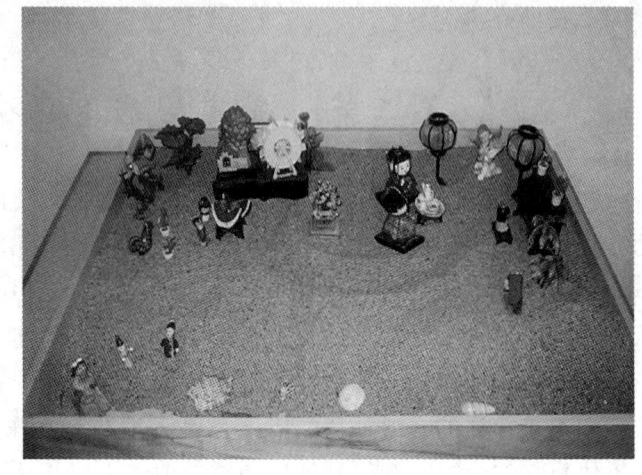

图6-9　第一次箱庭作品：感悟心声

2. 作品内涵分析及感受

从整个过程来看，最先挖出的是大海，老师问我大海代表什么，我想可能是代表我的无意识，反映了我对无意识探求的渴望，我想看看那"冰山"之下的深海到底蕴藏了些什么，同时也反映了一种"自我求解"的倾向。也许是开始学习心理学的缘故，我越来越不满足于意识层面的交流，而希望达到与无意识的交流。其次，我摆的是家园。当老师问我房子代表什么地方时，我不假思索地回答是家园。之所以选择这样的房屋是因为它的旁边有一个水车，我可以每天聆听流水的声音，可以感受那宁静和洒脱。但老师感觉我的家园似乎缺少了那种"人丁兴旺"的家的气息，我的理解是：不管是物质上还是精神上，我都追求一种独立，我想靠自己的努力打造一片属于自己的天空，为父母、朋友及所有爱我的人和我爱的人奉献一切。这也正是我现在的生活状态：一次次的走是为了一次次的回，一次次的分离是为了一次次的相聚，每当独自一人背上行囊踏上离家的路时，我就有一种预感，觉得自己这一生注定是奔波，尝尽那种"人在旅途"的滋味。如果现在有人问我"家"是什么，我会说，家是一个人在旅途中时时想着念着的地方。再次，我摆的是教堂，它的出现完全出乎我的意料，根本没想到会造出一个教堂，而且在右上角。在完成后与老师的对话中，老师感觉那部分像是一个精神的归宿，我觉得也是。按照空间象征理论，右上角代表前行、未来，那么教堂就反映了我对未来的期望、讴歌，说明我对于未来生活的精神层面要求很高，渴望达到一种内省的状态。同时整个教堂的摆设又像是个祭坛，表现了我对未来的祈祷，说明我对自己的信仰非常虔诚。当老师问作品中有无我的自我像时，我认为那个正在弹琴的小女孩就是我，一边弹琴，一边诉说着什么，老师也感觉那个弹钢琴的小女孩渴望倾诉。其实，在内心深处我一直渴望倾诉、渴望理解，但无奈的现实使我压抑了这些愿望，所以才幻化出了这样一幅场景。对于那个小天使，我觉得这是我对理想我的描述：纯洁、善良、奋发、向上，代表了自我发展和完善的趋势。我让众人都向天使祈祷、膜拜，是希望我身边的每个人都能追求像天使一样的品格与精神。最后，摆的是房屋后的水井和水桶，这是在准备结束箱庭制作时突然想到的。我觉得面前的海水是不能喝的，我必须为自己挖一口淡水井，不仅可以饮用，还可以灌溉树木花草。当老师问我有没有什么问题需要问他时，我问老师那个水井代表什么。他认为这说明我比较细腻，遇事考虑比较周到、仔细。水又是生命的源泉，我把"源泉"放在房屋的后面，说明我懂得呵护生命，珍惜人生。

从箱庭的布局来看，整个作品是比较匀称整合的，分为三个部分：左上角是家园，右上角是精神家园——教堂，下部是海洋，由此可看出我的自我是整合的，自己对自己和周围环境的认识也是比较客观的。作品中既有意识的显现，又有对无意识的挖掘；既有物质生活的反映，又有精神生活的反映；既能感到理想的召唤，又能体味到现实的滋味。

从作品所反映的主题来看，我制作时并没有明确的目标，当老师问我时，我想了想，将主题定为"听海"，一来因为我喜欢听海浪的声音，喜欢看那潮起潮落，二来因为我景仰海的胸怀，渴望拥有海的博大。可经过老师和同学的分析后，我觉得这个概括太片面了，"听海"并不能代表作品的全部，不能体现出我对未来的祈祷和讴歌。于是我把主题定为"感悟心声"，"听海"其实就是在聆听自己的心声，祈祷也是在为心祈祷，心把理想和现实、精神和物质融合到这小小的沙箱中，赋予了它们独特的意义。沙箱就是你我心灵的世界，只有用心感悟的人才能洞察这个世界。

从作品反映的未来发展趋势看，我觉得自己追求独立的个性将继续保持不变，而且为了体验"听海"的感觉很可能选择有海的地方生活。也许这条道路很艰辛，但我认为奋斗着就是快乐的，也许这种心路历程会使我很疲惫，但心灵的成长、成熟正是在一次次的阵痛中得到的。经历过苦乐年华的人才会真正懂得"初心不忘"，才会有资格、有能力实现对所有爱我的人和我爱的人的承诺。

做完箱庭，我有一种感觉，箱庭中的每个玩具代表什么并不重要，重要的是我们做箱庭时的那种感觉，从一开始的混沌到完成后的畅然，即使见证人什么也不说，我也感到非常舒服，不需要他人的解释，似乎自己就明白了一切。所以，与其说是我们在制作箱庭，还不如说箱庭整合了我们，让我们看到了自己的内心世界，真是此时无声胜有声，一切尽在不言中。

(二) 第二次（某年8月28日）

1. 制作过程

虽然不是在海边长大，但我对海有一种眷恋，一看到沙箱中的蓝色，就想挖一片海域。海边应该有连绵起伏的高山，于是就用沙堆起了绵延的山脉。这幅场景使我想起了自己小时候去青岛崂山时看到的景象，记得那个山上有寺庙，还有许多树，循着记忆的长河，我选择了塔、亭子、院门等摆到了山上，并用手指从左下到右上画了一条路，将塔和亭子都贯穿了起来。几棵树摆到上部，一些花在其间点缀，还特别注意在左上角放了两把椅子给过往的人休息，我觉得那个被院门围住的区域是非常宁静、惬意和安全的。崂山是郁郁葱葱的，所以又摆了些像屏障一样的树丛，也可以使山更稳固一些，但在考虑摆放的位置时，我有些犹豫。海里不能太空荡，于是就放了四只鸭子和一条鱼，使海显得更有生命力。可我自己应该在画面中的什么地方呢？自己应该不是在山上，那样离海太远，我想与海有近距离的接触，所以就把自己放在一只船上，正准备扬帆起航。整个制作过程用了大约二十五分钟。

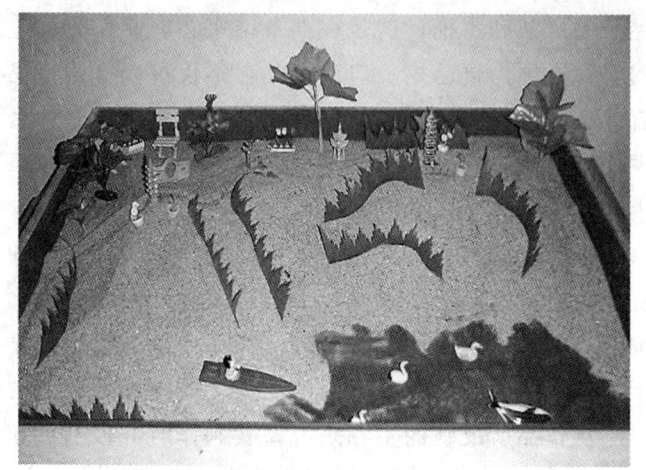

图6-10 第二次箱庭作品：起航

2. 作品内涵分析及感受

这次制作是我个人的第二次箱庭体验，作品完成后，老师点了点头，问我感觉怎样，我说有些犹豫，不很舒服，不如第一次摆完后那么畅然。老师问我营造的是什么场景，我说是海边的观光景点，非常休闲和惬意的地方。我告诉老师自己非常喜欢大海，但对于海又有一种矛盾的感情，喜欢它的博大、深邃，但又害怕它的汹涌，所以我将海边的山堆得很高，还用一些茂密的树林将其稳固，保证山上的安全。如果说大海象征无意识的话，那我感觉我似乎在逃避无意识中慢慢浮上来的一些东西，但不清楚是什么。那些茂密的树林也可以理解为是一种防御和保护。我在山上放了两座塔和两个亭子，并用一条路将它们联系起来，我觉得这正反映了我当时的状态，研究生学习已经一年了，自己仍感觉很迷茫，觉得要学的和要做的事情有很多，又不知从何做起，正在思考。我将塔和亭子理解为奋斗道路中的目标，非常渴望探索出达到这些目标的道路来。左上角由院门围住的是一个休息的区域，我将它看成是我内省的空间，在那里，我可以尽情地倾诉，与朋友交流，思考人生，从而补充能量，获得前进的动力。我觉得，人生的旅途中每个人都需要有这样的一个空间。但两把椅子却是空的，我现在并不在那里，也不在路上，而是在船上，正准备起航，究竟要去哪里，我也不清楚。说实话，作品完成后，我很困惑，自己为什么不在路上而是在船上？我既然害怕大海，但为什么要选择进入大海呢？我能驾御好自己的船使它经得起风浪？一连串的问题使我感觉很沉重，更加迷茫了。

（三）第三次（某年3月2日）

这已不是我第一次面对沙箱了，我将双手埋入沙里，什么也不想，闭上眼睛，静静地站在那里，一时间，我感到了沙粒在手心的跳动，感觉沙箱中的沙都流动了起来，从手心一直流入我的体内，遍布全身。这是我以前从没有过的感觉，第一次如此深刻地去体会箱庭世界中的沙，那么温暖和实在的触感，令我终身难忘。

1. 制作过程

老师觉得玩具架上的玩具数量和种类对我来说可能不够，我说够用了，因为玩具架上的很多玩具都是我精心挑选的，每个玩具背后都有一段故事，我像对待孩子一样照顾它们，对它们充满了感情。静静地看着沙箱，我沉默了。颗颗沙粒吸引了我，我把双手放入沙箱中，一股巨大的磁性引导着我，从右到左，我开始堆山。我想形成一系列的山脉，山脉之间有河流，营造一个空灵的仙境。我先在右上角堆了一座山，然后将沙箱中部的沙向上下两边堆，使沙箱的中间出现一条河流，河流的两边是一系列的山脉。为了表现出山脉的连绵起伏，我轻轻地抚摸着山脉的脊梁，使它们形成高低不平的地形。虽然沙还有些湿，但我却感觉有一股暖流注入我的体内，使我的整个

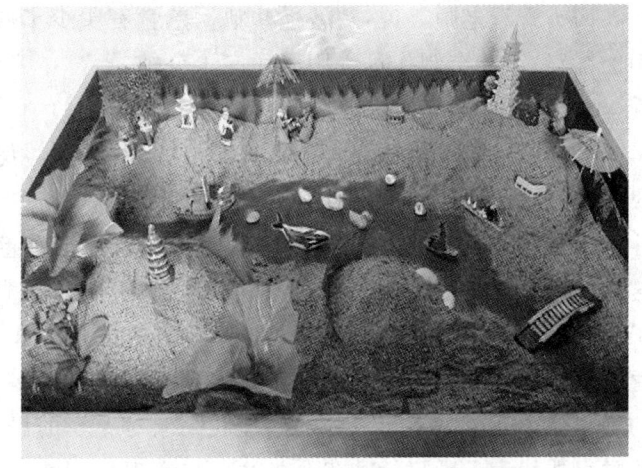

图6-11　第三次箱庭作品：流沙情缘——颗颗粒粒总关情

手掌都贴在了山脉的背脊上，并把每个山头都平整了一遍。看着展现在面前的山水画面，我觉得水还是太少，灵气不够，于是开始扩宽河道，把河两边的沙往山上堆了堆，又用手指将河岸边的沙整了整。为了使河流看上去源远流长，我特意将河的起点和终点都打通，似乎从远方流入沙箱，又流向远方。我不清楚整个过程用了多长时间，因为在触沙的那一刻，周围的一切都已不存在。我与箱庭交融了，像个赤脚的行者在流沙中漫步。沙记录了我的足迹，而我见证了沙的生命。以前制作箱庭时我从没有如此关注沙的治愈力量，但此次我被它的流动、它的温暖和它那"海纳百川"的胸怀震撼了，它冲破我心灵的羁绊，触动我的心弦。我从玩具架上挑了两座塔和一个亭子，将最高的塔放到了右上角的那座山上，另一座放到左下角，亭子放到左上角。由于沙很软，所以在放它们的时候，我特别注意将底座的沙压得实一些。感到山有些陡峭，又把塔两边的山坡休整了一下，以便于行人上山。随后，我把一座桥摆在河流的上游，一座桥摆在河流的下游，一个回廊放在半山腰，一个绿色的亭子摆在两山之间。又选了一些绿色的树木和花草来装点整个山脉，一棵树在亭子的后面，另两棵树和兰花在左下方，其他树木自然分布在山的两侧，画面立刻焕发了生机。但河面显得空荡了些，于是放了几个贝壳、石头、两只鸭子和一条鱼，在两座桥的附近放了两只船。我还特意从山上取了些沙将桥的底座加高了些，使船容易通行。凝视着这幅画面，我想象着自己正漫步在河流和山川之间，吸纳着大自然的灵气，涤荡着内心的芜杂，但总感到孤寂，这样的灵气应让更多的人分享。我挑选了一个正在河边休息的渔翁和两位正在谈经论道的老者放到画面中，又在亭子的周围放了三位古代诗人，使画面多了几分内涵。为了在右上方营造寺庙的感觉，我在塔旁放上菩萨和两个小和尚。也不知为什么，我的箱庭中总会出现像教堂、寺庙、祭坛等象征精神追求的地方，总觉得这是我的箱庭中不可缺少的一部分。这次作品中出现了伞，老师问我伞代表什么，我说自己喜

欢伞给人的那种感觉，可以遮阳，抵挡风雨，让旅途中的行者有一种归宿。我拍了拍手上的沙，来回变换角度欣赏着自己的作品，随手又从玩具架上拿了一只熊猫放到左下方的山上，回头看看老师，说："就这些吧，感觉石头少了些，要是有很多石头，我会用石头在山上铺路。"整个制作过程用了约四十分钟。

2. 作品内涵分析及感受

老师欣赏着我的作品，说这真是一幅"仙境"，我也感觉这幅场景很宁静，让人思考。我喜欢这种山水之间的感觉，尤其喜欢水，喜欢船在水上航行的情景。老师问我这是一种什么感觉，我说"漂泊"，河流总是给人一种漂泊之感，特别是自己在外求学，离家很远，这种感觉就更加强烈。老师感觉是一种"流动"，是啊，其实我将山塑造成连绵起伏的样子，将河流的两端打通，河面扩宽，都充分体现了这一点，我觉得这是生命力的流动，孕育着生机与发展的可能。老师特别提到了左下方的塔，问我是否像家乡的塔，我看了看，的确很像，我沉默了，老师的话让我陷入对家乡的思念和牵挂中。至于右上角的那个塔，我觉得那代表一种目标，我非常注意将实现目标的基础夯实，所以将塔的底座压得很实。我不理解箱庭中的伞代表什么，放在老者身边的伞是为了给他们遮阳，这是我对父母家人的牵挂，而沙箱右侧出现的伞却让我很困惑。老师告诉我，伞细长的手柄有一种攻击力，代表着男性性，它那打开的伞面体现的是一种包容与接纳，代表着女性性，所以说，伞是男性性与女性性的结合。伞出现在沙箱的右侧，我想可能反映了我渴望得到保护，希望情感上有一种归宿，但有时也很矛盾，因为现实中的自己必须漂泊，就像那只船，它一直在行进。老师问我是否感觉很封闭，我说有时候是这样，觉得很难融入一个新环境，害怕受伤害，还可能是由于我的自卑情结，不敢表露自己、展示自己，就像箱庭中山脉两侧的那些树，将山间的河流遮蔽了起来。说到这里，我流泪了，也许是压抑了许久的缘故，脑海里一下子涌现出了许多往事，我向老师谈了我的幼年经历，谈起我深爱的父母，以及我对那份亲情的阐释。我深知，正是有了这份亲情的支撑，我奋斗的脚步才越走越坚定。

已经有过许多次的箱庭体验了，但唯独这次流的泪最多，我总觉得这跟我与沙之间的交融有关，让我真正理解了箱庭中沙的"生命"。沙，生命本原的构成要素之一，当我触摸沙时，感觉自己在呵护着生命，慰藉着心灵，所有的忧愁、抑郁与担忧都消解在了沙的流动中，似乎能体验到它们生命的脉动，我觉得沙的生命与我的生命达到了一种共振，它们能共感我泪水中所包含的酸甜苦辣。沙，让我孤独漂泊的心找到了一个包容、温暖、倾诉的空间，它接纳了我，让我获得了一种"新生"的力量。所以，我想用"颗颗粒粒总关情"来概括我对沙的理解，对箱庭的理解。

一个人是一个世界，一粒沙也是一个世界，走进沙的世界，也许会更加理解我们自己的人生。

（四）第四次（某年3月11日）

1. 制作过程

今天，当我面对沙箱时，头脑一片模糊，不知道该做些什么，也曾想什么都不摆，就用沙做个什么，但有一点不可少，那就是要有水。我首先在沙箱的中央挖了一片湖，将湖边的沙平整了一遍，使湖面成为一个圆形。看到这一片蓝色，我感到非常欣慰，"绻着的心"一下子舒展了许多。接着在湖边种了些树，按逆时针的方向摆放。看了看，还是觉得树太少，又拿了四棵树放在沙箱的四个角，一棵大树放到沙箱的中上部，还放了些花在其间作点缀。这么美的环境总不应该没有人的存在，我又放上了自己喜欢的那个渔翁，湖中的船和鸭子在陪伴他，几个贝壳和小石头在湖边作陪

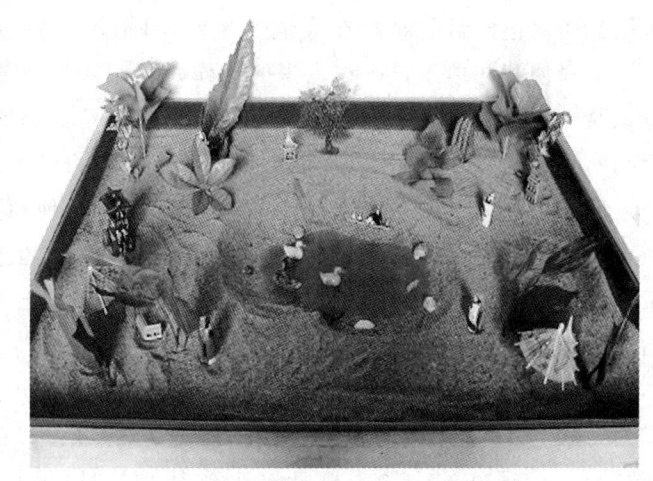

图6-12　第四次箱庭作品：孕育

衬。不知为什么，我总对那对老者情有独钟，这次把他们摆到了左上，并在他们的身后放了一大片树叶，为他们挡风雨、遮烈日。其实，从一开始挖湖，我就感觉湖边应该有一条环绕的路，还应该有一些亭子，以供路人休息。于是用手指按逆时针方向画了一条圆形的路，拿了一辆非常古典的马车放在路上，但在考虑车的方向时，我犹豫了一下，起初是朝向沙箱的中上部，但总觉得不是很合适，就转为朝向中下。将三个古典的人物放到路上，都面朝湖面并欣赏这幅美景。我还在中上、左下、右下和右上依次放了四个亭子，供行人休息。但总觉得右上角少了点儿什么，最后挑一块比较平滑的石头放在那里。这次，我同样在左下角和右下角摆了两把伞，感到所要表达的内容基本都表达了出来。看看作品，又看看玩具架，我突然发现了那串发光的珍珠和那只乌龟，并将珍珠随意放到了湖中，有意用沙将乌龟的身子埋了一半，使它深入到沙土中。这是我第一次在自己的箱庭作品中摆乌龟，有些不理解。整个制作过程用了约三十分钟。

2. 作品内涵分析及感受

作品完成后，老师看着我的作品说："这次很注意画面的对称，是吗？你在摆树和亭子的时候都非常强调这一点。"我说："是，对称让人觉得和谐、舒服，我想表现一种完整的、统一的、均衡的场面。"老师问我对作品有什么感觉，我沉默了一会儿，说"宁静、惬意"。老师感觉我目前可能压力很大，需要得到一种慰藉，我也认可这一点。我说自己对这个湖非常满意，想象中它很深，湖水充沛，让人的心灵得到某种净化。老师非常关注我摆的那辆车，问我车往哪里开，我说应该逆时针方向开，老师点了点头。这些提问使我突然意识到自己放在路上的人物也都是逆时针方向行走的，可能反映了我对过去的眷恋和固守，珍惜自己过去所经历的心路历程。老师问我在作品中哪个玩具对我来说最重要或意义最大，我说是那个渔翁，因为那是我摆的第一个人物，是父亲的形象。老师紧接着问我母亲的形象在哪里，我看了看那个湖，认为它可能是母性的某种象征。老师让我再找找

看，我将目光聚集在了那个乌龟上。老师肯定地点了点头，并说："大地本身就是母性的象征，而乌龟经常是吸附在大地上生活，所以，乌龟就是母亲的象征，是母性的象征。"这一解释使我明白了自己无意识的动作，即用沙将乌龟的身子埋起来，希望乌龟能与大地母亲紧密相连。父性和母性围绕着湖，是生命孕育的象征，它预示着我内心正在成长的东西吗？我当时并不清楚，但它体现了一种发展的可能。老师还特别提到了沙箱右上角的山，问我山在作品中象征着什么，我说可能是一种稳定和力量，或者是目标，或者是智慧，而老师觉得山还是男性的象征。我摆的这座山虽然不高大，但却具有巨大的内在力量，就像我的父亲，他虽然不高大，但他对我的影响非常深，他无时无刻不在关注着我，给我力量。

总以为自己非常了解自己，可每当面对沙箱时，又觉得自己对自己的内心是那么的无知。每次的箱庭体验对我来说都是一个整合的过程，让我思考，让我受益。我现在仍不能想出一个很好的主题来概括这个作品，姑且就叫"孕育"吧。我觉得，湖是作品的中心，它象征了生命的源泉，滋养着周围的一切，给世界万物以生命，同时它也是力量的源泉，给人行进的动力。制作这个作品的过程似乎让我也找到些自己的潜力和动力，有信心继续挖掘。

（五）第五次（某年4月27日）

1. 制作过程

我来到沙箱旁，看着沙箱沉思了一会儿，双手伸入沙中，从沙箱的中上部开始将沙向两侧堆，在中间挖出一条河，并使它延伸到左下角和右下角，没有尽头，流向远方，整个沙箱被分成了三个部分。沙非常松软，很容易就散落到河水中，我用右手指仔细地修饰河道，还特意用手掌将河的两岸加固了一下，使河的两岸变得坚固整齐，河水的蓝色变得清澈透明。我自己都被这蓝色所感动，陶醉在它的碧波荡漾中。我又选了一些玻璃球来点缀河的两岸，它们具体代表什么，我不清楚，只是觉得有了它们，河水就显得充满了灵性。在放它们的时候，我特别注意使左右对称，左右各摆了六个，下部摆了五个。看上去，有了它们，河岸增添了些稳固的因素。看着这幅场景，

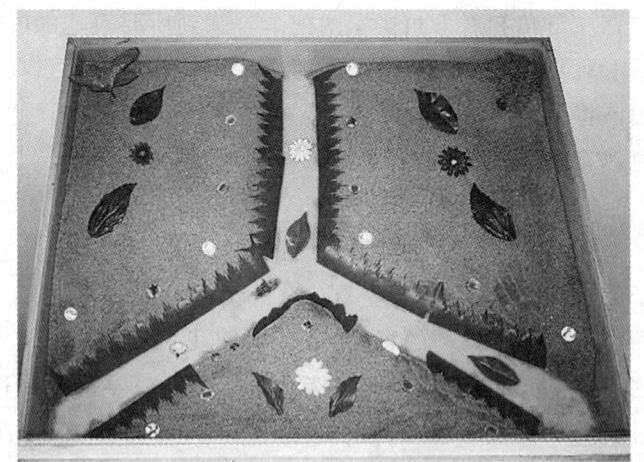

图6-13　第五次箱庭作品：花自飘零水自流

我开始考虑在这三个区域分别摆些什么。我在植物中挑选，特别选了几片独立的叶子和三朵花（两朵深红色的，一朵白色的），不知为什么，不想要那些有枝条的叶和花，我想表现的是花和叶随风飘落到地面的场景。既然有花有叶，就应该有树，我在左上角和右上角

对称的地方又放了两棵树。不知为何，我不想让河岸上有太多的树和花。看着这些飘落的叶子和花，我仿佛看到了一幅"花自飘零水自流"的场景。我觉得水面上也应有些叶子和花，就选了两朵白色小花在河的上方和左下方各放了一个。但却找不到合适的叶子，水中的叶子最好是轻薄一些的，可玩具架上剩下的叶子都是些颜色很深，比较厚重一些的。于是，我用这些厚重的叶子替换那些花旁边的叶子，从花旁边的叶子中选了两片较小的放到河面上。其实，从一开始，我就感觉河岸不够稳固，接下来我就用一些绿色的树林将河岸加固。在巩固下部的河岸时，我把一排树竖了起来，可能是感觉这里的堤岸最薄弱，只有这样才能让自己有安全感。在树林之间的空隙处，我又放了三个贝壳加固，这样自己心里踏实了许多。还想用一个连接物将三个部分连接起来，可找了找，不知用什么好。一座桥只能沟通两个区域，不能将三个区域都贯通起来，这时我想到了船。船在河面上是运动的，可以行驶到任何地方，也就自然将所有区域都连接了起来。可在放船的时候，我犹豫了，究竟应该放哪里呢？开始的时候，我把它放在了河的上方，但感觉不合适，又放到左下方的河中，又感觉有些远离这个世界，最后决定放在沙箱的中部，河的分流处。我又看了看玩具架，大约过了两分钟，对老师说："好了，就这些吧。"整个制作过程约三十五分钟。

2. 作品内涵分析及感受

老师看着作品对我说："有些忧愁，有些伤感。"其实，我自己也有同感，这次制作箱庭过程中，我感觉自己很无力，似乎内心在流泪。我想这个"花自飘零水自流"的场景应该是在秋天，一个令人感伤、怀旧的季节，让我想起了故人和朋友，让我想起了那句话："生命中，不断地有人离开或进入。于是，看见的，看不见了；记住的，遗忘了。生命中，不断地有得到和失落。于是，看不见的，看见了；遗忘的，记住了。"说实话，当双手触动沙的时候，我的思绪漂浮到了远方，想起了远在故乡的父母，想起了远在他乡的朋友，我是多么想让这些飘落的叶子和花捎去我对他们的牵挂和思念。当时我面临感情上的一次抉择，感觉很无助、迷茫，特别渴望有人听我倾诉，给我抚慰，所以我在每朵花的旁边都放了两片叶作为保护。左上、中下和右上的花就是我的化身，"我"被风吹落到地面和水面，自己却无力选择自己的来路和去路。其实，在我的内心深处，一直想回避这种抉择，害怕受伤害，所以一再用树木来加固河的堤岸，担心河水冲上来淹没周围的一切。河边那些透明的玻璃珠似乎也起到了稳固堤岸的作用。河水对我来说意味着什么，是感情和欲望还是其他什么，我不清楚。但我很清楚，我当时处在河流的十字路口处，在那条船上，何去何从，我在思考。老师说，虽然整个作品中没有我的形象，但作品中又处处有我，那些花，那条船，落花流水也有情啊。一直以来，我觉得自己是一个非常坚强的人，但这个作品却让我感受到了自己脆弱的一面，虽然很伤感，但我觉得自己丰富了，我不再逃避自己的内心，而要勇敢地去面对。

（六）第六次（某年 6 月 3 日）

1. 制作过程

"好久没有摆箱庭了。"我对老师说。老师让我将双手埋入沙中,仔细地感受沙。沙在我的手下流动着,从右下到左侧,再到右上,形成一片海和一个月牙形的岛。接着我将四颗幸运星撒到河里,两棵树分别放到左上角和左下角。为了更突出月牙岛,我用玻璃片把它围了起来。岛上显得有些空,我想应该有些植物,就拿了几朵花插在岛上,还在岛的中央放了一座塔,但很犹豫,后来将它们又都放回到玩具架上。我把四只纸鹤放在岛上,使它们前后排列,错落有致。然后又在水里放了两只船,

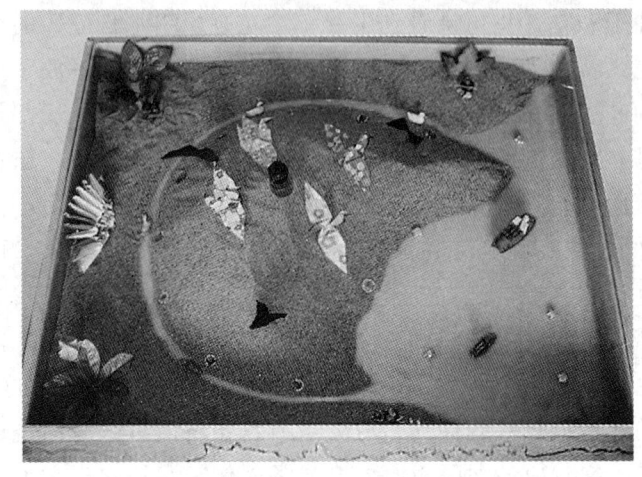

图6-14　第六次箱庭作品:远行

使整个水面动了起来。岛上还是应有些绿色,于是我拿几片叶子放到岛上,觉得比较满意了。右上角的区域似乎缺少点儿什么,尝试着放一个亭子在那里,但不合适,就放弃了。看到玩具架上那个用纸折的扇形,非常喜欢,就放到了左中,我用它作为纸鹤的家,它们是从这里起飞的。水中似乎缺少些生命,就每隔一段距离放一只鸭子,共放了四只。突然,我意识到,应该有人来欣赏这美景。于是在右上放了片枫叶,枫叶前放一个吹笛子的小孩,左上角树前放一个拉二胡的老人,与吹笛子的小孩呼应。在中下部放一个渔翁,似乎在悠闲地听着笛声,看着鸭子嬉戏。我觉得整个作品都贯穿了起来,互相辉映,形成了一个整体。但觉得这个月牙岛不应是普通的岛,它应是一个神岛,就想在上面放一个神物,我选择了那个宝莲灯。沙太松软,宝莲灯放不稳,我就在它下面放一块石头作底座,但心里还是不踏实。我在玩具架上仔细地寻找可以作底座的玩具,后来发现了装胶卷的塑料桶,我将它倒扣在沙中,压实,宝莲灯放上去就平稳了。我回头看看老师,说"好了"。整个制作过程用了45分钟。

2. 作品内涵分析及感受

老师看着作品点了点头,让我说点儿什么。我说自己不清楚为什么会做一个月牙岛,在我看来,月亮代表一种思念,一种寄托和祈愿,所以,整个制作的过程,我是怀着美好的心情进行的。老师问我那个纸折的扇形是什么,我说自己用那个扇形代表纸鹤们的家,它们都是从那个地方起飞的,那是个神秘的地方,它能变换出许多的纸鹤,也是一个孕育生命的地方。而老师觉得那是一个能产生很多变化的地方,蕴藏着无限可能。老师又问我纸鹤代表什么,我说可能是要远行的孩子吧,他们刚刚从家里吸取了能量,正整装待发,准备远行。老师问我生活中是不是有朋友和亲人要离开,我说可能是因为有些学长要毕业,最近忙着给他们送行的缘故。说实话,我觉得自己生活的集体就像一个大家庭,同学之间就像亲人一样,一起共感交流,甘苦与共。现在,他们就要毕业了,我心里很难

受，不想面对那即将到来的分离。老师曾对我们说，"分离是一种成长"，但当要面对它的时候，我还是会很脆弱。这样看来，那些鹤可能象征着即将毕业的同学。他们就要远行了，我为他们祝福和祈祷，能像河中的船一样，在今后的征程中一帆风顺。我也希望他们不要忘了我们这个大家庭，有空时回来坐坐。我知道：他们今天能够起飞的源泉和动力都来自这个"家"，"家"为他们创造了发展的可能，"家"永远敞开胸怀包容和接纳他们，左侧那个纸折的扇形可能就代表着家，一个起点和归宿。至于箱庭中的老者，我觉得象征老师，他时时关注着每一位学生，共感我们，为我们创造广阔的发展空间。右上的那个孩子就像是我们学生，学生与老师之间通过笛声来呼应，说明师生间是心心相通的。说到这里时，我看到老师欣慰地点了点头。老师对岛中央的那个宝莲灯非常关注，觉得像个祭坛，但我觉得那是一盏神灯，有意把它放在高处也是为了使它的光芒能照向远方，驱除阴暗，指引前行。我把这盏灯看成是作品中最重要的部分，一方面表达了我对远行同学的默默祝福，另一方面说明我对自己的前途有些担心。最近的确面临一些关系前途的选择，我需要考虑很多问题，所以变得犹豫而又茫然，特别渴望有人给自己指引。老师问我作品的主题是什么，我毫不犹豫地回答"远行"。其实，"远行"在我看来有两层含义，一是指自己的同学面临毕业，他们即将远行，二是指我自己的"远行"。也不知道为什么，我冥冥之中总感觉自己将来要面临"远行"。

刚开始制作箱庭时，我的心情很轻松，但当作品完成后，我的心情又变得沉重起来，我想起了"漠漠帆来重，冥冥鸟去迟"，想起了"数声风笛离亭晚，君向潇湘我向秦"，还有那充满无限情思的"一船明月一船风"。我突然意识到了那超越时空的"共时性"，我的箱庭作品与千年前古人送别诗中的心象达到了共鸣，"一月、一船、一帆、一笛"为人们构筑了一个直抒胸臆的心象空间，离别愁、送别意尽展其中。

（七）第七次（某年9月15日）

1. 制作过程

经过了一个暑假又迎来了新学期，好久没有体验箱庭了，当双手触摸到沙时，感觉是那么温暖和舒服。我先将所有的沙都聚拢到中间，感觉太多，自己无法控制，就向两边铺开。轻轻地闭上眼睛，我任由沙在手下自由地流动，想看看自己的无意识到底会做什么。大约过了几分钟，睁开眼睛，看到沙箱中部形成了一个大山堆，周围出现了一片广阔的蓝色，我又用手指仔细地将散落其中的沙粒清理干净，

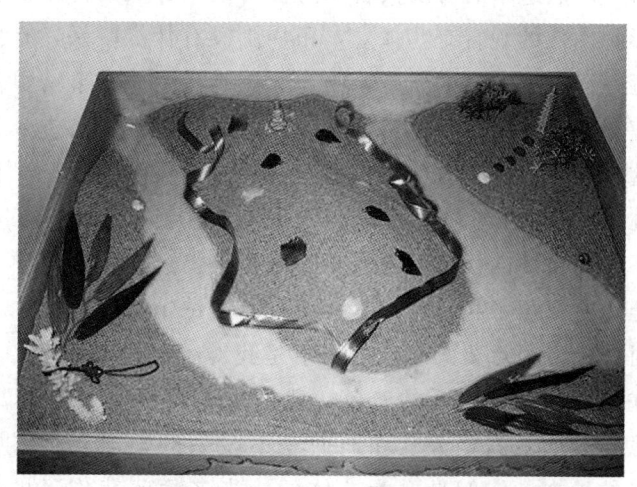

图6-15 第七次箱庭作品：天地之间

将周围的沙平整了一遍。这蓝色让我非常舒服，我觉得像湛蓝的天空，我把中间的沙堆想象成天宫中的山，于是在山上放了一个观音，观音是山的主人。又在山坡上放了些玉片，代表天宫中的叶子，使得山更有灵性。接下来，我开始布置右上角和左下角。先在右上角放了一座塔，但在选塔的时候有些犹豫，起初拿了那个最大的塔，但感觉太沉重，再三比较，后来摆上了玩具架上最小的塔。接着在塔前摆上四级台阶，但红色的台阶只有四个，不够，就放了块白色的石头，为上山铺了条平坦的路。而在左下角放了一大一小两个珊瑚，我喜欢珊瑚，因为它是日积月累形成的，象征了一种经历岁月考验的情感，也象征了一种执著的精神。我讴歌这样的情感和精神，就在它们上面放了一个中国结，使整个左下角充满了浓浓的情意。既然天宫中有一些玉叶，我在大地上也放了些植物，塔旁放的是两束花，珊瑚的两侧放的是两簇竹叶。为了更突显天宫的美景，我寻找了一条丝带，将其卷起来，再散开，随意地摆放在天宫的周围，作为五彩的云霞，整个作品让我比较满意了。来回看看自己的作品，已经决定结束了，但突然发现了玩具架下的贝壳，就拿了三个放在沙箱中，也圆满地为此次制作画上了一个句号。整个制作过程用了近三十分钟。

2. 作品内涵分析及感受

老师来到沙箱前感叹到："很美啊，这是一个神圣的精神世界啊！"我点了点头，对老师说："我觉得自己是一个生活在精神世界中的人，总是在精神世界中苦苦追求，每次创造的箱庭作品都少不了精神世界的象征。就拿这次来说，天宫是典型的精神世界的象征。"而这又是怎样的一种精神呢？我想了想，观音是大慈大悲的象征，是母性性的象征，是包容、接纳和理解的化身，我将其奉为精神世界的目标，说明我渴望自己拥有这种母性胸怀，渴望充分挖掘自己的母性潜质。因为我深知，要成为一个优秀的箱庭治疗者或儿童游戏治疗者，必须具备的素质之一就是母性的包容和接纳，这样才能为来访者创造一个自由与受保护的空间，与来访者之间形成母子一体性的治疗关系，从而唤醒来访者的自我治愈力。既然追求观音所具备的母性特质，那又为何用云彩将其环绕起来呢？在我看来，被云彩包围住的观音有些孤立，跟周围没有什么联系，有种高处不胜寒的感觉。这正反映了最近一段时间自己的状态，压力大，感觉要做的事情很多，于是自己把自己孤立起来，忙于应对各种事情，却忽略了和他人的联系，使自己进入了压抑无援的状态。我自己也意识到这种状态不好，改变的途径只能从自己做起，拆除"防线"，走出去，和他人融合，获取社会支持。右上角的塔是自己现实中的目标，经历了一个假期的思考，我已明确了自己接下来要奋斗的目标，而且为达到目标已经定好了一步步的计划，就像那台阶，很有秩序。至于左下角，我觉得那是一个具有浓浓情意的地方，小珊瑚就像是我自己，而大珊瑚象征对我来说很重要的人，中国结是我对他的感情凝聚，这种感情是我前进的动力和源泉。在天宫和地面之间的蓝色，我想是水天相接的地方，所以随意放了些贝壳，作为点缀。虽然表面上看，天宫和地面是不联系的，但我觉得它们并不割裂，因为周围是水天相接的地方，它们是融为一体的。当老师问我作品的主题时，我毫无迟疑地回答"天地之间"。天地之间存在着万物，只有用心体会和感悟的人，才能体会到其中包含的人生百味。

这次制作完后,我感觉很舒服,箱庭帮助我分析自己、理解自己,让我懂得了如何去面对自己生活中的危机,我感谢箱庭。而我更感谢老师给我提供了这样一个包容和接纳的空间,使我能充分探索自己的内心世界,倾听自己的心声。

细沙无声却有语,沙箱有限却无限。

(八) 第八次(某年9月21日)

1. 制作过程

来到沙箱跟前,我头脑有些混沌,双手抚摸着细沙,却不知道能摆出什么,有些犹豫。默默注视着沙箱,我不想摆任何玩具,只想用沙做个什么。这时,脑海中出现了前几天从电视中看到的蝴蝶的图案,于是决定用沙来画一个翩翩起舞的蝴蝶。我先在沙箱的中央挖出一大片的蓝色,然后从左右各抓一把沙轻轻地撒在蓝色的区域,于是开始在这层薄薄的沙上画蝴蝶。首先在左右的湖中各画一个B形,接着仔细地刻画蝴蝶翅膀上的纹路,在画纹路时,我特别注意将左侧和右侧做成一阳一阴,整个过程用了近二十分钟的时间。由于沙非常松软,所以要非常小心才能保证画好的纹路不变形,我感觉在这个过程中自己几乎屏住了呼吸,是怀着一颗虔诚的心来画的。当完成后,我深深地舒了一口气,感觉耗费了很多能量。看看蝴蝶的四周,我一直在想,如何才能体现出蝴蝶翩翩起舞的姿态呢?我想应该有风,有空气的流动,于是在左下和右下各挖出一小部分蓝色,用沙子画一个上升的螺旋和S形,代表空气的流动。做完这些后,已经过了半个小时的时间,我感觉非常累,站在沙箱前呆呆地凝望。画面给人的总体感觉有些单调,于是我开始点缀。在蝴蝶的中央放五个珠子,突显蝴蝶的身体,在中上的山坡上放五个珠子,作为上山的路,还在左右各放五个粉色的珠子,相当于蝴蝶的触角,山顶上放的是佛坛。至于为什么放佛坛,我觉得它是可以得到超渡的地方,也许是蝴蝶飞向的一

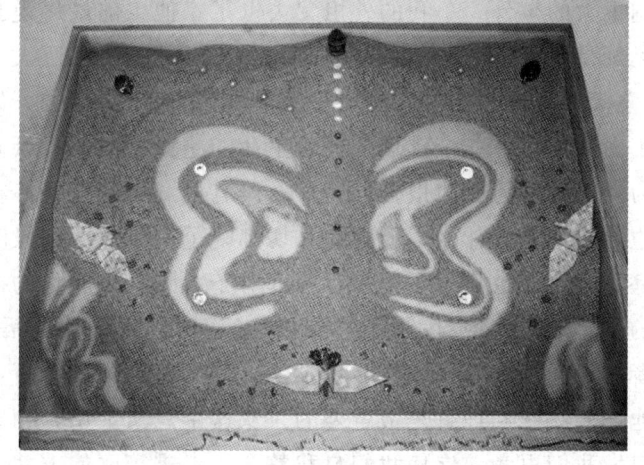

图6-16 第八次箱庭作品:飞天

个目标和归宿。左上角和右上角的沙堆有些空,我仔细地在玩具架上挑选,最后选择了两个玉片,寓意那两个地方也是非常神圣的。不过,一只蝴蝶还是有些孤单,我又摆了三只纸鹤陪伴它,并且在下部的那只鹤的嘴上放了一串铃铛,在风的吹动下,它会发出悦耳的铃声。接着又在蝴蝶的翅膀中点缀了四颗明珠,看上去像是蝴蝶的眼睛。在每只鹤的周围各放了四行小星星,当做四射的光芒,整个作品就完成了。这次制作用了50分钟。

2. 作品内涵分析及感受

老师看着作品赞叹"太美了",接下来的几分钟,老师和我都没有说话,而是静静地欣赏着作品。后来,我告诉老师说自己感觉很累,做这个蝴蝶耗费了自己巨大的能量,老师说他感觉到我是全身心地投入的,没有巨大的能量,是不能完成的。老师问我为何想起做蝴蝶,是不是跟最近生活中发生的事有关。我想了想,并没有发生什么,只是前几天在电视中看到过蝴蝶的图案,非常惊讶那图案的美丽,印象很深刻。本来想制作一个和那个图案一样美丽的蝴蝶,但真正开始后才发现有一定困难,因为干沙太难控制了。老师问我有没有什么想问他的,我说想知道蝴蝶象征着什么。老师启发我考虑蝴蝶生命的发展过程,启发我想跟蝴蝶有关的典故,我似乎明白了一些。蝴蝶的幼虫变成蛹,再变成蝴蝶,其幼虫和蝴蝶的外表差异很大,很难看出它们是同一生命。这说明,蝴蝶象征了一种变化和转变。蝴蝶在天空中自由地飞翔,也可能象征了自由。而在生活中,人们经常用蝴蝶比喻爱情和浪漫,就像《梁祝》中的化蝶。而我的蝴蝶又说明了什么呢?当时我觉得可能是一种转变,象征我在明确了自己的奋斗目标后进入一种新的状态,即不再迷茫和徘徊。当然,也可以象征对美好爱情的讴歌。至于那佛坛和纸鹤,我很困惑,它们和蝴蝶又是什么关系呢?老师问我作品的主题是什么,我说是"飞天"。不管是蝴蝶还是鹤,在风的舞动下,它们都在向高空飞去。说实话,这个作品给我留下了深刻的印象,使我久久不能忘怀,我是带着很多困惑结束与老师的对话的。

以后一段时间里,我会时常思考这个作品。也就是在那时,生活中发生了一件对我影响重大的事件——我的外祖父去世了。他生前最疼爱我和母亲,他的离去对我和母亲来说无疑是晴天霹雳,很长一段时间,我们都沉浸在巨大的悲痛中。突然间,我明白了自己的"飞天"。可能在我的无意识中对外祖父的生命已经开始担心,那个蝴蝶的飞天是对外祖父生命的祭奠,那个佛坛象征着生命的超渡,而三只纸鹤可能象征我和母亲、父亲,我们在为外祖父送行。我恨自己为什么没有早意识到这些,在外祖父生命的最后日子里回到他身边,为他做些什么,但现在一切都晚了。以后的一段时间,我害怕面对沙箱,害怕制作箱庭了。但我也反思了很多,箱庭对于人无意识能量的挖掘是令人震撼的,所以,对于作品的理解是不能绝对的,需要制作者用时间去自省,需要结合生活事件去理解。作为治疗者,对于他人的箱庭作品也不能立刻进行判断和分析,尊重来访者的自我治愈潜能,尊重他们的感受和理解是最重要的。从这个意义上说,箱庭作品是一个起点,而不是终点,它启发我们思考,促使我们自我整合。走进箱庭的方寸之间,我们收获的却是人生百味。

(九)第九次(某年12月22日)

1. 制作过程

上次制作箱庭之后,我有好长时间不敢面对沙箱,当老师突然提出做箱庭的时候,我有些不知所措。来到沙箱跟前,双手埋入沙中,静静地触摸着沙,先将沙从中间向两边分开,当时不知道要做什么,后来又将沙向中间聚拢,但还是不清楚今天会做什么,总觉得先要挖出一片蓝色来。我将中上部的沙向两边分开,渐渐地形成了一个三角形,也看不出像什么,随手在三角形下方画出两条弧线,看了看,觉得挺像两片叶子的,于是就把它们做成了两片叶子形,将上方的三角形做成了一个心形,像是两双手托着一颗心,或像是一个花蕾,又修饰了一下边缘,觉得满意了,就开始找玩具。我放了一个月亮(左侧)和太阳(右侧)在心中,就是想营造一种包容一切、承载一切的感觉,似乎能将整个时空都包含在内。接着,拿了一个太阳神放在心的上方,但觉得有些低,它应该是照耀万物的,所以就找玩具将它架起来。本想放在一个盒子上,但觉得那个盒子不好看,就用珊瑚作支架来放太阳神,但它们很难立起来,尝试了多次,才做好。既然有了中间的花蕾,我就想在它的周围放其他一些植物,找了五朵类型一样的花,放在了花蕾的周围,很注意让它们对称,接着继续找花。我是想找四朵花代表四季,于是在

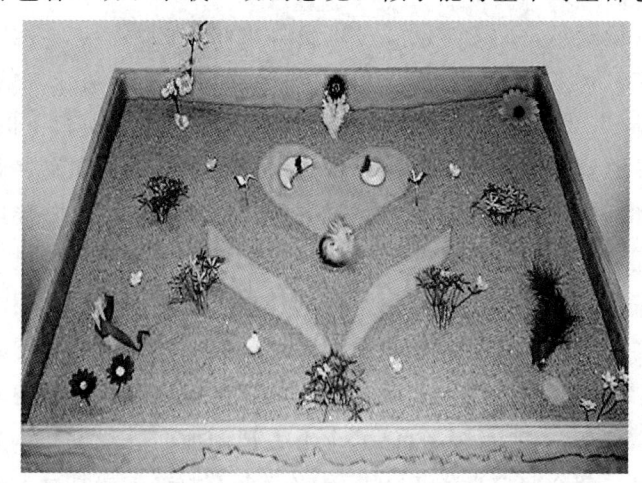

图6-17　第九次箱庭作品:爱心常驻

左上角放了腊梅,在左下放了菊花,在右下放了星星草,右上放了向日葵,但在选择这些花的时候用了很长时间。看着所摆的一切,总感觉还缺少些什么,仔细地在玩具架上找,最后选择了破壳而出的小鸡,代表一种新生,在花蕾的周围随意放了五只小鸡,它们都向着太阳神,从那里汲取力量。既然营造了出了一种新生的感觉,我就在想生命的力量来自哪里呢?突然想到了火,找来一条红丝带来营造火的感觉。可怎样才能表现火呢?我起先把红丝带放在了贝壳里,又尝试着放在一个小盒子里,但感觉都不合适。寻寻觅觅中,我突然发现了小木棒,就把它们掰成几段,用红丝带将它们缠绕起来,组成一个柴堆,而且还有意将丝带向外伸展了一些,表现雄雄烈火燃烧的场景。看到左下有了火,就想在右下也放个什么,表现水,开始拿来一个盖子,想接些水放在那里,但那样不能充分表现水的感觉,就放弃了,于是挖了一个泉口,源源不断地向外提供源泉。整个场景都已经差不多了,我想有这么多花,就应有些蝴蝶在周围飞来飞去,可那些蝴蝶不合适,将蝴蝶放回玩具架时又发现了一支红色的羽毛,也不知为什么,就放在了泉口的旁边。后来,又拿来两只仙鹤放在花蕾的两边,它们也向着太阳神。看看如此美丽的场景,我又将沙抚平了些,感觉非常满意了。整个制作过程用了30分钟。

2. 作品内涵分析及感受

老师欣赏着作品,让我讲讲自己是怎么想的。我告诉老师,沙箱中部是一双手托着一颗心,又像是一个花蕾。当时我就在想,心中应该放些什么来体现它的博大与包容,就选择了月亮和太阳放在心中,意味着心能承载和包容一切,包括时空,同时,心又是变化发展的,太阳有东升西落,月有阴晴圆缺。中上部的是太阳神,它照耀着万物,用珊瑚来支撑,是因为珊瑚很坚实,意味着一种强大的支持和后盾。周围的花是为了配合中间的花蕾

而放的，它们起陪伴的作用。中间的小鸡代表新生，周围的小鸡也是这个寓意，它们随意散开，但都向着太阳神。左下是燃烧的烈火，与火对应的地方是一汪泉水，但为什么在泉边放羽毛，不清楚。老师问我羽毛是用来干什么，我说是飞，老师又问我羽毛来自哪里，我说是鸟，而老师问我鸟来自哪里，我说天空，老师问我鸟用羽毛干什么，我说飞，煽动空气，老师欣慰地点了点头，说："羽毛是煽动空气的，从这个意义上来看，它是风的象征。"我似乎明白了些，原来左下的羽毛在煽动右下的火，左右是对称的。而这火又代表什么呢？我感觉可能是一种热情，在我内心正在燃烧着的热情，这要从我最近的生活事件和经历来解读。昨天我去了一所特殊教育机构，陪伴那里的残障孩子度过了一天，虽然时间不长，但那里的一切深深地打动了我。我曾接触过这样的弱势群体，所以特别能共感孩子们心中的孤寂和苍白，特别是当听到孩子们流着泪为我们演唱《苦乐年华》和《想你的三百六十五天》时，我流泪了，从他们的歌声中，我感到了他们内心的脆弱，他们渴求理解和关爱，渴望专业的帮助。从那里回来后，我的内心久久不能平静，我觉得那里的孩子需要我，我应该尽自己的全力去帮助他们。我深知，这条路是漫长而又艰辛的，但不管怎样，我会坚定地走下去。因此，今天的箱庭就是这种心态的很好写照，双手呵护着心，呵护着生命，用爱心关照他们，使他们同样感受到阳光的温暖，在阳光雨露的哺育下获得新生。正如特雷萨修女所说："我们也许常常不能做伟大的事，但我们可以用伟大的爱做一些小事。"我想，我内心的那份热情就是来自这样的信念。加之，刚刚为"春蕾计划"捐款，使我更坚定了帮助弱势群体的信念。这样想想，也就明白了花蕾的含义。老师问我作品主题是什么，我犹豫再三，似乎很难给予概括，而老师认为整个场景中有新生，有四季，有太阳神，有日月和时空，似乎给人一种超越时空的感觉。老师的话启发了我，我也有同感，的确，我所要表达的爱心是跨越时空的，是永恒的，不管日月更替还是四季轮回，爱给人力量，爱孕育着生命，我希望爱心常驻人世间。所以，我决定用"爱心常驻"作为作品的主题。

看着自己的作品，我感到了责任，也看到了希望，备受鼓舞，内心涌起一股暖流，久久不能平静。

（十）第十次（某年3月29日）

1. 制作过程

面临毕业，要考虑的问题很多，特别想做一个箱庭来整理一下自己的心情。来到沙箱前，感觉非常亲切，将上部的沙向下堆，本想做成一个天空的样子，但感觉不自信，于是将沙抹平。双手抓沙，放下，一次次感受，想找回那种对沙的感觉。慢慢地将沙堆到了中部，但感觉沙太多，周围的蓝色水域太宽阔，于是把沙推平，想了想，还是做成连绵起伏的山脉比较好。从左上角和右下角同时将沙往中央堆，形成两座山，还有意将山的两端向右上角和左下角延伸。而山上应摆些什么呢？看看玩具架，一眼就看到几支大羽毛，我把羽毛组合在一起，插在山上，但觉得不怎么合适，就放弃了。拿一所房子放到左上角的水中，房子的主人现在不在房子里，我就用船上的渔翁来代表，放了一只船在水中。为了更好地营造房子周围的意境，又放了两只仙鹤。不知怎的，还是觉得左上部的水面有些空，就用树枝做成的圆环和三片叶子组合成一个竹筏。完成了左上部的布置，开始布置左下部和右下部，梅花和鸟放于左下角，在一个装满沙的瓶子中插上花，放于右下角，再在左下角放草坪和读书的老人。看看周围的区域都差不多了，开始关注两座山。本想在山顶上放几座塔，但感觉那些塔太沉重，也太大，就换了一个纸折的扇形，并放上中国结，代表许愿的地方。接着在水中的房子前堆石头，巩固一下

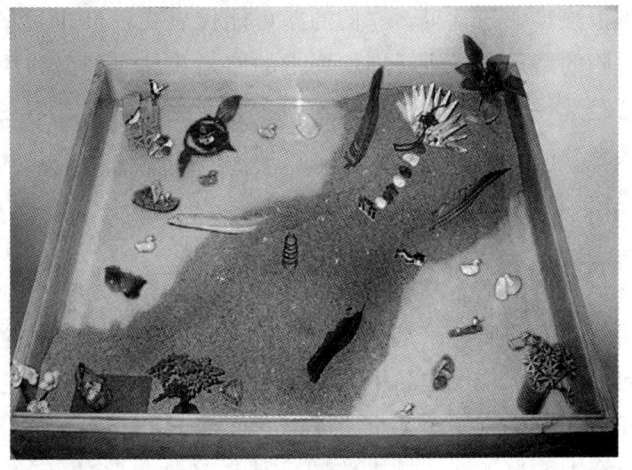

图6-18　第十次箱庭作品：路

房子的根基，在竹筏子上加了一个吹笛子的少年，在读书的老人旁边添加了一棵苍老的树，右上角则摆了一棵小一些的树。可山上还是有些空，犹豫了一下，放上塔，在两座山的中间摆山门，右上角的树上加了一个太阳神。这时，自己犹豫了，究竟在山上铺不铺路呢？我平了平山坡的沙，山门的左侧没有铺路，但从山门的右侧开始铺路，一直铺到右上角的树的下方，我觉得那一段必须有路，而且很艰难。右下部的水域一直有些空，就用一些小石头在水中堆起来做成两座石头山，特别想在石头山的中央插上一支羽毛，但尝试了几次，都失败了，很沮丧。后来想一想，羽毛应该是自由的，为什么要用石头将它们束缚住呢？于是将那几支大羽毛插在山的两边，各两支，并有意调整了它们的方向，使它们像敞开的胸怀，能够海纳百川，包容一切。自己所要表达的东西基本上表达得差不多了，接下来进行点缀：中部摆栈桥，右下摆小舟，左下摆亭子，还在山脉上撒了些绿色的星星作为草，再在左右水域各放三只鸭子，左上水域还放了两堆玉片作为浪花。整个制作过程用了50分钟。

2. 作品内涵分析及感受

老师看了看作品，对我说："很浩大的一项工程啊，能讲讲吗？"我告诉老师，自己思绪很乱，当把所有的沙都堆到中央时，自己很震撼，也有些担心，不知能否控制好这个场面，所以起初没有在山上摆任何玩具。水中的房子是摆的第一个玩具，我觉得它对我来说很重要，尽管有些担心它的安全，但还是无法将其割舍。而这个房子对我又意味着什么呢？可能是一个归宿，当我累了倦了时候，随时可以逃离尘世，回到这里，得到慰藉和休憩。两只仙鹤飞舞在房屋周围，说明这里是一个绝妙的仙境。房子的主人现在不在家，他在外劳作，因为现在还不是休息的时候，竹筏上的小孩和小鸭子在陪伴着主人。整个山脉给人的感觉气势磅礴，方向很明确，在太阳的指引下，一直向前。山门的存在像一个关口，非常符合我当时的状态，毕业后究竟何去何从，我正在抉择。山门右侧的栈桥，可能

是我为自己留的另一条出路。但形成鲜明对比的是，山门左侧的路很平缓，而山门右侧的路很艰难。我觉得，左侧的路可能代表我已经走过的路，一切都很顺利，没有大的挫折，右侧的路是我毕业后即将要走的路，我已经隐隐约约意识到自己将来的路很艰难，但既然已经选择了，而且目标明确，我会义无返顾地走下去的。更何况有太阳的指引，我把它看做老师的象征，虽然在远方，但无时无刻不在给我鼓励和支持。那个纸折的扇形，老师觉得像是太阳的光芒，而在我看来是一个使人升华和超脱的地方，蕴涵着无限的可能，人们超越这里之后则达到精神上的更高境界。老师问我在作品的哪里，我不能确定。老师觉得整个画面中虽然没有我，但似乎又处处有我，船上的人，读书的人，撑竹筏的人，是我不同状态的写照，只是我不知道把自己放在哪里好，这符合我当时的状态，正在考虑自己该何去何从。这次作品中，我最不理解的是那四支羽毛，它们插在山脊的两侧，像敞开的胸怀，又像是蝴蝶的两个翅膀，它们在诉说着什么呢？我很困惑。这次作品的主题是"路"，山脊上的那条路，是来路的延伸，又是去路的开始，我宁愿做一位"行者"，背起行囊，循着理想和信念，风雨兼程，一路播种一路收获。

"十"在中国传统文化中寓意着圆满和大结局。这次是我的第十次个人箱庭，但我并不将它看成是一个结束，心路历程是没有终点的，我愿意孜孜不倦地探索下去。

（十一）第十一次（某年 6 月 23 日）

1. 制作过程

三年的研究生生活很快就要结束了，老师选择箱庭来为我们三年的生活画上一个圆满的句号，为我们壮行。说实话，这三年留给了我太多的眷恋和牵挂，我不忍面对分别的时刻，但正如老师所说，人生是需要有句号的，分别也是一种成长。

来到沙箱前，我轻轻地抚摸着沙粒，是那么的熟悉而又亲切。三年来，我像对待自己的孩子一样呵护着这些沙，筛沙，洗沙，在四季轮回中感受着沙的生命，同时也在沙的世界中解读着自己，汲取着生活的力量。每次制作箱庭在我看来都是生命中的仪式，而此次却是我即将远行，即将结束三年的研究生生活，开始新的生活的一个重要仪式，所以寄予了很大期望。但面对沙箱时，我的思绪很乱，不知道要摆什么，只是任由双手来回抚摸着沙，似乎在梳理着自己的思绪。

渐渐地，我在沙箱的下部挖了一个半圆形，并将挖出的沙做成一个半圆形的岛。由于是干沙，所以我又将半圆形四周的沙整平，加固了一下半圆形的岛。接着在沙箱的上部从左到右挖了一条蜿蜒曲折的河流，将其加宽。在我看来，下部的那个半圆其实是太阳，我想表现太阳刚刚初升的景象，应该是光芒四射。于是在太阳周围放了九颗小星星，在中央放了一颗大星星，作为光源，又用一些粉色的球珠呈放射状排成两排并放在太阳的四周，共十八个。整个下半部分表现的是天空中的景象，我想放一些大雁在天空中飞行。怎么才能使大雁飞起来呢？我用两个插板组合起来，再把大雁放上去，这样就表现出了大雁飞行的姿态。左右各一只，非常注意对称。我非常喜欢两个金属指环，上面的图案是太阳神的模样，所以把它们套在了两只大雁的尾部，大雁载着它们，守护在太阳的两旁。接下来，我在太阳的四周分别放了四株花，非常注意上下左右的对称。河里放一只船，但对于它的位置有些犹豫，最后还是觉得放在左上角出发的位置比较好。对于船上的人来说，远行的路很漫长，为了不使他孤单寂寞，我又在左上角和右上角各放了一个拉二胡的老人和一个吹笛子的少年，遥相呼应，用悠扬的琴声陪伴远行的人。而这些人应该有个归宿，就在老人的身后放了一所房子，可觉得有些不协调，就换成了一棵古松。为了呼应起来，在少年的身后摆了棵苍天大树。老人和少年之间似乎相隔遥远，于是想到用大雁来联系和沟通。同样将插板组合起来放大雁，但似乎占了太大的地方，挡住了些什么，就换成一根铁丝来支起大雁，在大雁身上套一个中国结，在铁丝的下端固定一个小珠子，深埋入沙中，使其固定。自己所要表达的基本都表达出来了，回头看看玩具架，突然发现了那些铃铛，于是在老人的身旁放了一对，在少年的身旁放了一个，至于为什么要摆，自己当时也不是十分清楚。还在老人的身旁放了一匹马，在少年的身后放了两只猴子。只有河里还显得有些空荡荡，先在河岸边放一个珊瑚和一个钓鱼的老人，在河里放些白色的玉片作为浪花。担心中上部的铁丝不稳，又在底部围了五块小石子儿，加固起来（如彩图3）。转身看看老师，说："就这样吧。"整个过程用了40分钟。

2. 作品内涵分析及感受

老师看着作品说："很美啊，这次做的时候很注意协调对称。"我点了点头。老师让我讲讲，我告诉老师，自己对这次箱庭寄予了很多期待，但完成的作品却出乎自己所料。老师点了点头，表示同意。我说沙箱的下方是一个光芒四射的太阳，刚刚升起，照耀着四方。老师说起初他没有看出来是太阳，但当我摆上星星和珠子后，他已经感觉到了可能是太阳。而我用太阳要说明什么呢？如此具有强大能量的太阳，它无私地给四周以光明和温暖，可能正是老师的象征，无论何时何地，老师都无私地将自己的爱倾注到我们这些学生身上，倾听我们，给我们指引，给我们保护，在我们心目中老师总是那么有力量。能做老师的学生，我感到自己是幸运的，三年来，在老师的教诲和共感中，我一步步长大成熟。三年后的今天，我们即将在老师的守护下起飞远行。在我以前的个人箱庭作品中，也曾出现过太阳神的心象，我一直认为那就是老师的象征。特别是当我迷茫、无助、犹豫时，我的箱庭作品中就会出现太阳的心象，它鼓舞着我，给我勇气和坚定的信念。这次的太阳出现在即将毕业的时刻，对于我来说，结束旧的生活，开始新的生活，既觉得有挑战，又感到有些茫然，所以太阳又一次出现了。同时，这又是一个新升的太阳，它给我以希望，预示着新的开始。太阳两侧的大雁正准备远行，太阳在为它们送行，为它们守护和祝福。年年岁岁，岁岁年年，太阳默默守候着，迎来了一批又一批的追逐者，又送走了一批又一批的远行者。但不管大家走向何方，太阳的恩泽是会被永远铭记的，我希望自己将来有一天用自己的努力来报答老师。

老师看着河流对我说："很漫长啊，虽然有风浪，但方向一直是前行的。"我也是这样的感觉，因为在挖河流的时候，我有意使它绵延曲折，似乎从很远的地方来，又要流向更远的远方，突然让我想起了晏殊《诉衷情》中的那句"流水淡，碧长天，路茫茫"。那只帆船才刚刚起航,虽然前路不平坦,有些茫然,但它已准备好了风雨兼程。我觉得那只船就象征着我自己,即将远行,又要开始漂泊的旅程。可能是自己求学生涯一直在外漂泊,七年了,总是匆匆地奔波在旅途中,所以已经学会享受这份漂泊的孤独与艰辛。毕业,意味着我面临新的旅程,又要开始新的漂泊,前行的路还很漫长,但不管风浪有多大,我觉得自己会坚强地度过,因为我有信念,有太阳的守护,有周围人的祝福。老者的二胡、少年悠扬的笛声都在陪伴着我,告诉我来路和去路。还有那挂着中国结的大雁,也都在为我祈祷。他们的支持和守护让我备受鼓舞,有了更大的前进动力。正所谓"路漫漫其修远兮,吾将上下而求索"。

除了表现天空、水面的景象外,我还在陆地上放了两个相隔遥远的人,靠二胡声和笛声来呼应,无限的思念和情意就蕴涵在其中,中上部放的那只大雁也在为这两人传递着消息,"鸿雁来时,无限思量"。对于我来说,远离家人和老师,到他乡工作,难免有些惆怅,有太多的牵挂,但我知道,空间的距离并不能阻挡彼此的心理交流,我努力创造一切条件来营造共同的交流空间,像鸿雁、笛声、铃铛声,都是交流和沟通的信号。我觉得,人们心中珍藏的那份情义是可以越过高山、跨过海洋的。特别是那个中国结,更强调了这份情。河岸边的那些珊瑚,我想,是我旅途的见证,也是这份情义的见证。因为它们是经历了岁月的洗礼而渐渐形成的,象征着永恒。我用石头将鸿雁固定起来,可能也是希望永恒。同时,石头、鸿雁和中国结似乎又构成了一个丰碑,成为历史的见证。

从作品整体来看,水、天、地又像是包含了整个宇宙,既有精神,又有物质,非常整合。当老师让我定主题时,我想了好长时间,最后定为"守护"。我觉得,天空中的太阳和地面的人、物都在为水中远行的人送行,而且它们的精神将伴随和守护着她,跨越时空,要她用一辈子去解读。

静静地看着作品,默默无语,我流泪了,我多么希望时间的脚步能够慢些,好让我充分感受在老师陪伴下的这离别的箱庭。本来是想和老师就作品多谈一些,毕竟这是毕业前老师与我们的最后一次谈话,但不知为何,我当时什么也没说,只是呆望着沙箱。老师说他能够共感我对箱庭的感情,不管是物质还是精神,我都留下了很多,所以对这里有很多的牵挂和眷恋。老师送给了我一个"箱",其实送给了我一个"世界",我全身心投入其中进行探索,感受着百味人生。昨天,懵懂的我在迷茫中寻找着内心的归属,今天,坚定的我在寻寻觅觅中找到了箱庭,明天,我会将它带向远方,让更多的人走进箱庭的世界,聆听心语,感悟心声。

(十二) 结语

犹记得两年前的那个春天,老师陪伴我第一次体验箱庭,当时懵懂的我只觉得很神奇,很感谢老师给我那次珍贵的体验。后来,我才慢慢懂得,老师给了我一个"世界",它需要我用一生去解读。三年里,老师的陪伴为我创造了一个包容和接纳的空间,使我深入内心,踏上了解读"心路"的历程。

"结语"意味着句号吗?我想人生永远没有句号,我在箱庭世界中的探索也远没有结束。十一次的箱庭体验只是一个开始,我的内心经历了从平静到涌动,从压抑、无助到开阔、接纳,我开始关注自己内心的声音,它给我力量,使我勇敢面对生活的危机,鼓舞我前行。我想说,"箱"承载了我,"沙"整合了我,"玩具"渗透了我,我变得丰富,我为自己的箱庭故事而感动,爱过、恨过、哭过、笑过。我也为自己能拥有老师所形容的"两个世界"而庆幸,一个现实世界,一个箱庭世界。如果说合掌是一种信仰,那么通过十一次的箱庭体验,我已经合掌给"箱庭"了,它已经成为我的信仰,任凭前路艰难险阻,我都会义无返顾,风雨兼程。探索"另一种真实"是我对箱庭的追求,也是我对"人生"的追求。

二、心田万亩——为了心中的曼荼罗

C.SS 从数千里之遥的南方找到笔者,表示希望跟随进修学习,2002 年考上研究生成为笔者真正的学生,想来一切都是一转眼的工夫,不能不惊讶时光的飞快。C.SS 是一个追求完美的人,这三年来他确实进步了,在笔者的鼓励下,他成功地捧起美丽如金的沙,开始制作自己的曼荼罗了,难忘他第一次在笔者的陪伴下制作箱庭后的兴奋,也忘不了他完成箱庭实验时的欣喜若狂和得知实验报告在《心理科学》上发表了的那份激动。这是一生不可忘却的起点,初心不忘是笔者赠送给学生们的共勉语。

以下是在笔者的督导下 C.SS 进行个人箱庭体验的报告。

(一)第一次(某年 2 月 22 日,30 分钟)

1. 制作过程

在与老师简单对话之后,我就走向沙箱,开始构思自己将在沙箱中做些什么,表现些什么。其实,坐在来访者的位置时,我挺想让老师给我咨询一次的,我也一直想找个人倾诉一番,整理一下自己的心绪。我也曾想过不按照自己前一天所制作的箱庭作品那样,同时又想按照前一天所摆放的位置、模型复原一件作品。可是站在箱庭前,我最终还是摆出了与前一天可能一样的内容,但顺序、玩具的选择、空间的比例仍然有很大的不同。

我很快将沙箱右边的沙堆成一座高山,并毫不犹豫地将塔放了上去,我以为将塔放上去就应该是稳当的,可惜斜了。接着,我在左上方放了一棵树,并在树前放了一所房子,挺好看的房子。此时,老师离开座位走向我,我似乎有了一种得到支援的感觉。我一边摆放玩具,一边说出摆的是什么。我也只

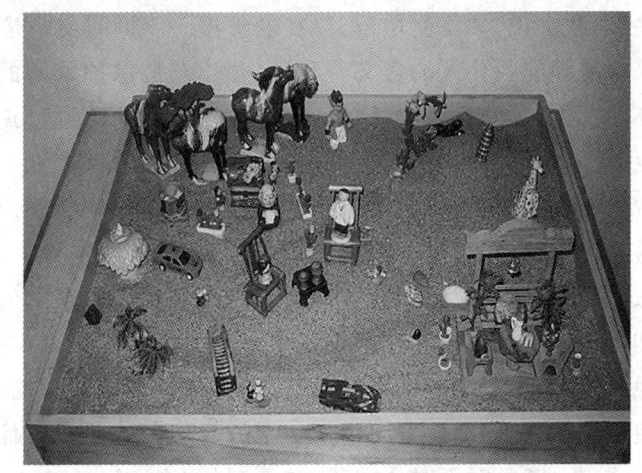

图6-19 第一次箱庭作品:享受并追求着

听到老师的"嗯""哦"的声音。接着，我在河边放了两把太师椅，其中一把上是一个女孩的模型。我想找一个较帅的男孩的模型，可却找不到，只好拿了一个小的弥勒作为替代（其实，那个小弥勒挺像我的，可是我不喜欢）。接着我在河的上游架了一座桥，将两岸连在一起。我又找来一些花，摆在太师椅后面及房子周围。这时，我选了一个形象强壮而且勇猛的男人作为我的仆人摆在正上方——我的家园与大山的交接处。接着我又在房子的左侧摆上一个女仆，说是帮我料理家务。接着，我挑了一只豹子的形象放在山的后面，朝向右侧奔跑，我挺喜欢这个模型。然后在山上又种一棵树，代表着一整片森林。在房子前面、女主人的后面放了一辆小车（我好像在这之前在房子前面划出了路），我拿了一个淘气的小孩放在河边，说是带出来玩的。我很喜欢森林，因此，在河的上游又放了一棵树代表森林，然后又放了一棵大榕树。我不知为何又在房子的右侧放了一个女仆，而且放了一个老人在房子前面，是在锻炼。

这期间老师一直在身边，说实话，我此时希望老师能离开一会儿，让我自己慢慢做。我摆上一个小人儿，来送东西给我的。老师离开了我，我有一种欣喜。选了一口井放在房子的左下方。放了两匹马在左上方树边，是一个牧场。老师又走了过来，他好像知道我此时希望他过来似的。我在河的对岸摆了一个似乎是房子又不像房子的建筑物，已经有一只小动物坐在那里，于是我选了一只小动物放在另一把椅子上，并在它们中间的茶几上放了一串香蕉和一个瓶子，说："它们生活可好过了！"还在房子边上放了一些花，在这边也放了一辆小汽车。我接着又开始关注到那座山，于是又在山的左侧放了两只长颈鹿，在山的左侧放了一只小熊。同时又强调了左下角的一片森林。这时我觉得只有两匹马，上面似乎太单薄了些，于是又放了两匹马上去，我也觉得放两匹太拥挤了些。我还放了一个有两个小孩开小滑车的玩具在桥的这一头，并说："本来应该在桥上。"此外，我还在河里摆上几个贝壳。我完成了箱庭制作。

老师问我："主题是什么呀？"我说："一家人的生活。"老师希望我能说得"文学一些"，我又说："享受快乐。"在老师进一步询问主题是什么时，我说是"享受生活"。接下来，老师问我仆人的含义，我说："仆人是保护家园的，森林里有野兽。当然野兽不全是坏的。"老师问我："家园不安定的因素是什么呢？"我立即回答："主人不在家。"老师重复了一下我的话。我紧接着说："其实，家里有老人，也不会不安全。"我还将房子打开，说里面有一个小孩，但现在不能出来，带一个出来玩就行了（大家笑）。老师问："为什么这么多森林？"我说："森林树木多，空气好，充满生机。"老师问："想问什么吗？"我说："这条路本不该通向森林。"老师问："为什么？你现在在什么地方？"我其实还是有点儿不知自己该在什么地方，但我还是指出了自己的位置，并说"想去山上的塔那里玩"。老师说："那主题不全是享受生活吧。"我稍想了一下，说："追求生活。"老师说："是嘛。是追求生活。"老师接着问我河两岸的两个家的关系是什么。我回答说是亲戚关系，他们经常往来。老师时不时会问我："没有什么要问我的吗？""摆的时候是怎么想的？"我确实不知该问些什么，摆的时候也就想让整个作品能够表现我的一种理想，能够成为完整的作品，能表现一种富贵康宁的生活景象就好。

2. 作品内涵分析及感受

整个作品可以看做由三个部分组成：左侧为我现实中的家园，右侧为我奋斗的目标，下方河的右岸为我在大学的生活反映。作品是完整的，因为河的两岸由一座桥联系着。

根据老师的分析，左侧的家是我现实生活的反映，这个家有花草、牧场，内容丰富，反映了我精神世界的丰富，但同时反映了我过于细腻，过于周到，不允许有余暇、空闲，需要按部就班的心态。对前因后果考虑很多，因而心理空间就会太满，容易爆满，因而很容易发生冲突。对自己现实家园的详细描述，也反映了我内涵不足，外显强了，想将心中想说的东西都说出来。对于这个部分的分析，非常中肯，非常准确地反映出了我的心理状态。这是我始料未及的。

在这一部分包含的另一重要内容是仆人。老师问我为什么要放这么一个仆人，我说是要保护家园，因为主人不在。为什么需要保护？真正需要保护的是什么？老师认为，强调什么，就应注意什么。可是我自己也不知道我究竟要保护的是什么。是财产的安全？是家人的生命安全与健康？还是其他的什么？我自己也难以确定，这种不安似乎只是一种难以名状的忧虑。

房子后面是一片牧场，有许多马。这是想要拥有的财富。马同时是奔跑的象征，也是奔波的象征。摆上这么多的马，象征我正在度过的万里奔波的求学生涯。河边的太师椅以及闲适的生活也是我安乐、稳当生活的写照，当然也可以看成是一种高高在上的心态。房子左边的那口井是我在追求美好生活时力求寻找生命源泉和动力的准确反映。确实，我非常期望自己像以前那样，精力充沛地学习、钻研，希望自己有不竭的动力。

作品右侧是一座山，山上放着塔，还有动物（有猛兽也有可爱的动物），一整片茂密的森林。在这里，森林和塔都是精神的象征。塔是非常重要的，是未来的精神追求。森林很多，可见精神世界的丰满，但同时也是一种迷茫的表现。按照我当时所说的自己正往山上那座塔的方向前进，可却找不到路。这是我当前学习状态的真实反映。自从我追随老师学习心理学，确实非常热爱这个领域的学习研究，也非常珍爱这来之不易的学习机会。可是，我该研究心理学的哪方面？如何进行研究？我非常迷茫，有时觉得很无助。但我始终认定，我一定能出色地完成自己的学业并在自己的专业上有所收获，有所成就。在完成箱庭作品的过程中，老师与我针对上山找不着路时的对话，使我有一种醍醐灌顶般的感觉。是啊，找不着路是因为自己在山脚下，如果站在山顶上塔那个位置，所有的路就都尽收眼底了！我的学习不也正是如此吗？我深知山路难行，山中有猛兽，前行不易，需要攀登；但我也意识到山中不仅仅有猛兽，还有其他可爱的东西，正是因为要面对猛兽，发现其他可爱的动物，上山才有了挑战，才有了更大的乐趣。塔是轻轻放上去的，我想是我对这个目标的珍爱和不确定性的心情结合在一起的表现。

箱庭下边摆放的是一个似乎是房子又不像房子的建筑物。在我看来，这是个临时的去处，生活很好过，但只是个驿站。我欣羡这里的生活，因为这里宁静祥和。这是我对大学生活的反映。河的两岸有一对人相望着,这是我和我的妻子吗?或许是吧。我不知道,为什么繁重忙碌的学习并不能消减一分我对家的眷恋和牵挂?我也只能将其当做自己生活的一部分,非常珍贵的一部分,也是我的一笔巨大的精神财富。

我认为,正如老师著作中介绍的那样,箱庭是一个世界,来访者内心的世界。其实,无须对来访者作品作过多的分析。当来访者在完成一件作品时,咨询者始终以共感理解的态度与来访者进行对话,给予心理援助。而且我认为,在这个通过内心投射出来的世界中,咨访双方进行的不仅仅是现实的逻辑对话,更多的是心象的对话,通过象征的原始逻辑与来访者进行交流。或许来访者的意识不能理解这种对话的意义,但来访者的无意识却有可能知道。此外,玩具的丰富、完备应能促进来访者更贴切地反映自己的内心世界。这需要全体咨询者关注箱庭,重视箱庭。

(二) 第二次(某年 8 月 28 日,25 分钟)

在经历了 SARS 这一令人心惊胆战的特殊时期之后,我的心也似乎经过了一次特殊的洗礼,虽然自己未曾与 SARS 正面交锋,但其带来的精神上的极度紧张却让我感到疲惫。暑期,为了进一步丰富自己对箱庭的理解,并试图为自己今后的学习、研究创造一个良好的环境,在老师的指导下,在家人以及朋友的帮助下,我在工作单位附近的一所中学里建立了自己的箱庭治疗室,并利用这一空间开展了一系列的实验研究。早出晚归的生活以及炎炎烈日的炙烤,使我的身心感到了疲惫。提前半个月开学了,我也期待着能够在老师的陪伴下完成一次箱庭,让自己的身心稍稍休息,整理自己的思绪,为自己继续前进充电加油。

当老师决定带领同学们一起体验箱庭时,我再次主动地提出充当被试,获得了接受老师督导的机会。

1. 制作过程

当老师示意可以开始之后,我想,山水应该是这世间不可或缺的重要组成元素。回想自己乘坐列车穿越大江南北时的昼夜所见,处处是青山绿水,那景致着实让自己心怡。特别是清晨醒来时品味着一路上山水带来的恬淡、闲适和澄澈的体验,就能让自己变得深刻许多。有了这些感受,面对这一盘静默无语的沙,表现出家乡的山水美景就是理所当然的选择了。于是,我在沙箱中部自左向右挖了一条河流,非常仔细地在上部堆出一道连绵的山脊,并呈现出左低右高的样子,最右侧是一座大山。山水之间是一条不太明显的路。接着,在山上自左向右种植了四棵大树,然后选择了一座刚从家乡带来的大白塔谨慎地摆放在山顶上,然后用十颗石子儿自下而上铺设了一条通往塔的山路。有了山路,我想山下的路也应该更加明确些,于是我选择了一部自己感觉非常豪华的、充满力量的、向前奔驰的红色小跑车放在路上,然后选择一辆紫色的轿车放在红色跑车前面,并用其开出了一条很明显的路。山上只有几棵树和一座塔并不能满足我对山的表现,于是我用几片树林将山脉表现得郁郁葱葱,并用四盆小花修饰了通往塔的石子儿路。

河面并不洁净,也没有我想象的那么宽阔,于是我就细心地自右向左地将河面整理干

第六章 箱庭治疗者的培训及个人体验

净,表现出一条左窄右宽的河流。洁净的蓝色让我感到非常满意,自己的心也平静了许多。为了表现出小河的流动和悠闲,我在河流中摆放了四只鸭子,自上而下,显得悠闲、快意。

随着河流的充分表现,两岸之间的桥梁就显得非常必要了,但将桥摆哪里合适呢?我感到非常迷茫。犹豫之后,我将桥摆在了河道较窄的左中部,似乎这是比较合适的。

桥的架设,也就将制作转向了河的南岸,我想,那该是一个家园吧。于是我平整了一下左下区的沙。接着,就在左下角摆放了一所房子,这是我第一次做箱庭时所摆放的代表自己的家的那所房子,非常精致。有了房子,就应该用一些树木、花草来修饰它,于是就在其左侧摆上一棵大树,在其右摆了一丛花。为了表现家的情趣,于是就将花丛向右移动了一些,并摆了一个少妇,公鸡、母鸡和几只小鸡,这里应该就是自己的理想的家园吧。在我想象中,那位少妇就是我的妻子,带着孩子一起嬉戏。那我该在哪里呢?我开始思考自己的位置。

我想我的位置不可能在家中,而应该在劳作、追求、前进之中。塔是我所渴望到达的地方,自己在拜塔的登山途中应该是比较准确的。于是我选择了一位外形很像我的棒球队员,放在石子儿路中部。有自己、有妻子,我想一个家庭还应该有孩子,所以又在房子前面摆放了一个小孩,正和妈妈在一起嬉戏。

接着,我想将山表现得更生动些,于是就选用了一只狮子和一对长颈鹿摆在山的左部丛林中。有上山的路,还需要有下山的路,于是就在塔的右方也铺设了一条石子儿路,我想塔并不是最终的目标,到达这里,只是为了更长远的未来。山的生气已经得到充分表现了,我就在水边放一片里面坐着三只小青蛙的叶子,这也使水中的情趣更为浓厚。

只有右下部分比较空旷了,还没有得到表现。家园的附近应该是一片良田吧,于是我就将草坪埋在沙里,并放了一些小花,做成一片生机勃勃的田野景象。有了良田,我想也该有果实吧,于是就在田里摆放了各种果实,并用另外一个棒球队员表示自己正在田间劳作。作品内容已经相当丰富,我想已经足够了,所以也就宣布结束了。

2. 作品内涵分析及感受

老师并没有机械地让我讲述作品的内容,而是问我:"怎么想的?"是啊,怎么想的?我自己在制作作品时并没有过多地考虑作品中出现的玩具承载什么意义,但选择玩具时却表现出了相当的谨慎和挑剔。只觉得自己乘坐火车贯穿福建时所见的山水让自己感到非常舒适,自

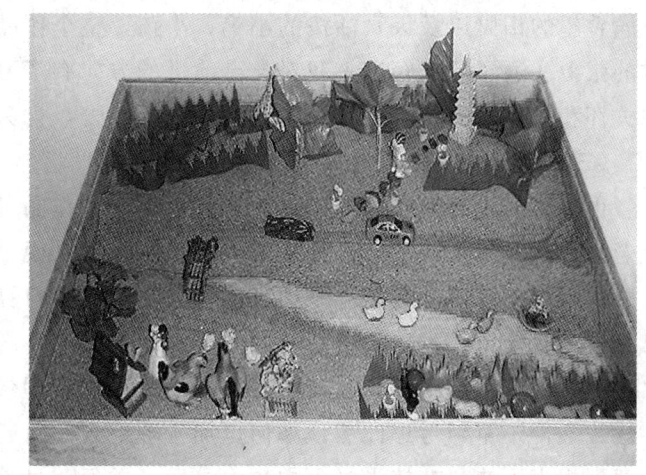

图6-20 第二次箱庭作品:追求的步伐

己的作品确实着意表现家乡的山水情怀。开门见山是福建山水的最大特色，有山有水，这是多么幸福、浪漫的生活环境啊，我想。山是仁厚的，它为所有山间动物、植物提供了生存的条件，像母亲一样包容着山间所有的生命，走进山林，我们常常感到宁静、安逸，犹如投入母亲的怀抱一样，让我们感到如此的温馨。水中自有智慧，它幻作不同的形态，充分表现了存在的自由和适应性准则。液态的水在江河山地及沟田之中流变，本身就是一部丰富的知识体系；气态之水又是云雨风暴的基础；固态之水则又有不同的表达，或为松散的雪，或为坚固的冰，或为晨霜夜露。观测水的变化，就能够让人增长智慧，了解自然的生长和流变、循环。我渴望登上山顶远眺，喜欢聆听淙淙流水的韵律。这也是我在箱庭中表现山水的最根本的动因吧。有家，自然有田地，也就需要耕作。这是自己前进的动力，也是自己的归宿。对于塔和田地，我都认为是自己不可放弃的部分。

老师问我有什么不理解的地方。我想，制作过程中唯一让自己犹豫不决的就是那座桥，放哪里合适呢？离家近了，离目标也就远了。老师没有给我答案，我想，老师也相信我自己能够找到答案。

登山是不易的，毕竟那需要力量和毅力。老师也认为登山不易，但却给予我力量和心理援助，这令我很感激。

这次作品中，两辆车使整幅作品充满了前进的力量，这是前行的表现。但一辆车太孤单，需要两辆车一起，才能相互接应。老师解释说右下角是对所向往生活的回归。我想确实如此，恭耕陇亩，劳作并收获，这是自己的期待。这与右上方的塔所象征的崇高的精神世界、追求、目标是相应和的。

老师说他原以为我会表现出一条退路，但却没有。其实我也想过，曾想在山后方做一条退路，但接下来觉得不妥，所以也就打消了这一念头。当然，有时确实需要退路。这也是自己需要慎重思考的新问题。

此次箱庭的场面气氛因众多树木表现出了生机勃勃的繁茂景象，加之行驶中的车辆、充满希望的田野以及天真活泼的小鸡、小孩，整个作品显得生动可爱，充满力量和向前发展的张力。通过此次箱庭，我对自己前进的方向有了更明确的认识。是箱庭让我将对家园的关怀和对事业的执著一并纳入自己的人生视野，也只有箱庭才有可能将此变成现实。

（三）第三次（某年5月31日，15分钟）

很长时间没有在老师的陪伴下完成一件箱庭作品了，我很期待有这么一天能够借箱庭让老师帮助我整理一下自己烦乱的内心。对于我来说，这个学期来所发生的事情让自己确实感到心烦意乱。开题了，一切都比较顺利，先前打算趁热打铁接着攻读博士学位，这也已经成为我个人、家庭、单位的共同设想。但人生许多时候并不能按计划行事，许多突然出现的事件将可能中断、改变自己原先设计得非常理想、美好的生涯规划，妻子怀孕也确实让我不得不重新考虑此后该如何更加合理地规划自己的生涯了。先前的计划中断了，自己感到相当不快，在接受老师的教诲之后，并经过两个月的反思，我理清了自己的思绪，也将原先的懊恼抛却，转而对自己即将降临世间的孩子充满期待，并为之欢欣歌颂。

第六章 箱庭治疗者的培训及个人体验

作为一次箱庭体验训练，我也知道这是一次让老师帮助自己整合的机会，所以再次主动地提请老师让我作为体验者制作箱庭。此时，除了老师之外，还有研究所的十八名同学也在一旁见证自己的箱庭制作过程。

1. 制作过程

当老师示意可以开始之后，我也就陷入了思考，我该如何表现自己呢？我很喜欢山水之间的感觉，"仁者乐山，智者乐水"，我不是智者，也不敢以仁者自居，但我喜欢身处山水之间的那种感觉，或者更准确地说是期待能够从曲水流觞中获得智慧，求得心灵的宁静和惬意。于是我将右侧的沙尽可能往中部堆集，表现出一座大山，并在山顶上摆放了一座绿色的塔。我想表现这座大山的深处蕴藏着丰富的宝藏，于是拿了一把蓝色的玻璃珠子，仔细地埋藏在大山的左侧，然后在其上面覆盖上沙，用手仔细地将山坡整理得平缓些，然后沿着山坡用不同颜色的石子儿做成上山的台阶。当完成了这些，我感到一身的轻松。右侧的蓝色让我原本有些烦躁的心平静了许多。

有山必然要有树木，只要材料允许，我是不会让山没有树的，因此我选择了许多翠绿的树木种植在上部和山坡上。为了不让树林挡住塔，我只能在塔的周围摆放一些较小的树，大小适当的花。我想这也应该是春夏之交的景致吧。

对山的表现，我已经比较满意了，于是就转向表现海。我在海面上放了几只船，表现出一幅千帆竞发的情景，在海边摆放了一片停有三只小青蛙的绿叶。主体背景已经有了，应该考虑人物的安排了。突然我发现玩具架上两个非常精致的小孩子的模型，其中一个像美人鱼，样子非常可人，于是我将它们摆放在沙箱的中下侧，再放上一个贵夫人的模型，表现玩耍、游戏的场景，这让我由衷地感到欢欣。有人也就一定有家，于是我在左下角放了一所农舍，并在其前面摆放了四只雏鸡，它们在嬉闹着，与中下部的小孩子的游戏相互映衬着，使这一区域显得非常轻快，富有生趣。

显然这些人物中都没有我自己的形象，我想，虽然不一定要有确切的某个人物代表自己，但如此美好的情景，自己不进入其间也是相当可惜的，所以我一定得为自己确定一个适当的位置。看到不久前从家乡带来的几个风格的人物陈列在玩具架上，我内心怦然一动，那不就是自己的形象吗？"众里寻她千百度，蓦然回首，那人却在灯火阑珊处。"这是多么经典啊！我选择了那对师生讨论的人物放在左侧树

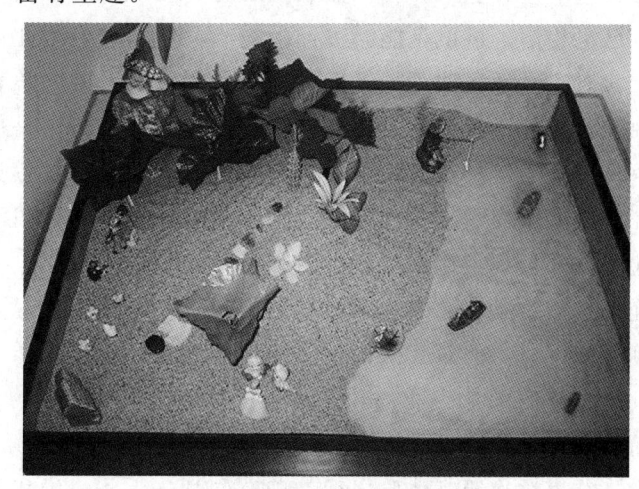

图6-21 第三次箱庭作品：灵性的追寻

阴下。我也知道，自己有意地表现了自己向老师求学的情景，不论是有意还是无意，这种

情景的确最准确地表现了自己当时的情绪。也不知为什么，我觉得海边还应该有一位垂钓者，并认为那也是自己。

记得自己在小组做团体箱庭时曾将一只孔雀代表凤凰，那时感觉非常好，于是，我在左上角放了一块大石头，再一次选用了一只孔雀，并将其放在石头上，那样子显得非常的圣洁和富有灵性，甚至有一种傲视俗世的情态。

在这一次的制作过程中，我显然有些忙乱，我时时感觉到除了老师之外其他同学的存在，并不能做到充分投入。虽然都是自己所熟悉的同学，但毕竟不能给我安全感，他们是带着审视的眼光而来的，而不是欣赏，也不会有共感，所以，我只用了15分钟时间就宣布完成作品制作了。当然，虽然只有15分钟，但也已经充分地表现了我想表现的内容，也是我内心世界的一种真实。

2. 作品内涵分析及感受

当老师问我是怎么想的时候，我也不知道该如何将自己的制作过程有条理地告诉老师，只能想到什么就解释一下，我也似乎不太想说太多内容。其实，对于作品内容，我自己大部分能够明白，但理解作品的过程，本身也让自己原本烦乱的思绪得到了梳理，心情也平静了许多。老师问我作品的主题是什么时，我想了想，回答说是"灵性的追寻"。之所以如是说，是我发现自己的作品中到处都有灵性的表现，如小孩子、雏鸡、凤凰、青蛙、求学、垂钓也都是在追求灵性的获得，塔也是代表精神上崇高的追求。

我很清楚，海边嬉戏的母亲与孩子代表着什么。妻子有孕在身，孩子在母胎内的形象也正如长着鱼尾巴的小孩一样。母子嬉戏的场景、雏鸡嬉戏的场景都是对新生命的歌颂。空间配置上，左上角代表着宇宙、光、希望等，凤凰是女性的象征，也是具有灵性的动物，将凤凰放在这里，也代表了自己对女性、母性的歌颂，同时也是凤凰从宇宙将新生命带到这个世界上来。我在摆放凤凰时，表现得非常细心，非常担心它从石头山上跌下，但自己也相信，凤凰是能够飞翔的充满灵气的鸟，因此也不用太担心。

对于我埋藏珠子的表现，许多在旁边观看的同学表示非常不解，我也只将其解释为山中蕴藏着的无尽宝藏。其实我也知道，埋藏的不论是什么，都是一种试图忘记、掩藏的东西。老师的解释让其他同学对我感到好奇，也让我感觉到被洞察了似的。珠子是女性的象征，将珠子埋藏起来，并称之为宝藏，这是自己试图消除某些来自女性的影响，将其深藏起来，并且艰难地在此基础上铺设自己前进的道路。在现实生活中要做到这样，对我来说确实是非常不容易的，感谢箱庭给我机会，让我实现了这个艰难的过程。虽然箱庭并不是真实的世界，但对我来说，将能量表现在这里也同样达到了自我整理的效果。

左侧的求学情景，不言而喻就是我向老师求学的再现。老师说这是我年轻时的形象，而渔翁则是我将来的形象，我也非常认同这一解释。

结束这次箱庭体验之后，曾有同学告诉我，说我制作箱庭的速度非常快。确实，我只用了15分钟时间制作这个作品。周围有这么多人观看，我也不期望有太多人理解作品，毕竟这是我自己的作品，虽然与他们都认识，但并未建立起在箱庭世界中的信赖，因此，我的快速完成也就可以理解了。这让我想起自己作为治疗者接待来访者时，当来访者尚未对自己感到信赖时，他们很少投入足够的时间充分地表现自己。

箱庭作品表现出来的山水情怀，着实让自己不安的心得到了慰藉。一份牵挂，一种追求，一生的期待，尽在箱庭世界中得到了表达。

（四）第四次（某年12月13日，45分钟）

好长时间没有在老师的陪伴下完成一件箱庭作品了。或者更准确地说，我从未独自一人在老师的陪伴下完成过箱庭作品。曾经作为体验者，当着所有同学的面展示过自己内心，但由于自我的防御心理，总是匆匆地完成，匆匆地体验自己的世界，所以今天的作品更让我激动。

1. 制作过程

老师出去了一下，让我先感受一下沙。我闭上双眼，想象着沙传达给我的感受，我很想在老师未回来时就开始制作一部分，但我始终不敢动手，因为我没有把握把双手触及沙时心中闪现过的那一幕准确表达出来，特别是想象中的那个连接着天上与人间的祭坛。

老师说开始了，而我却一阵慌乱，我做什么呢？原本出现的那些情景哪儿去了呢？我再次轻轻地抚弄沙，心中顿时出现了一条绵长、蜿蜒的河流和汹涌澎湃的流水，于是，我开始在沙箱中从左下角往右上方向挖出一条蜿蜒曲折的河流，并且想办法使右侧更宽广些，在我的想象中，这是一条河流，下游是非常宽阔的湖面，如果顺着湖泊继续往右方走，则是汪洋大海。开完河道，我也感到老师在后面关注我，在接触沙时我的心中涌现出来的那个世界渐次分明。于是我开始动手从右下角捧沙，在沙箱中部上方堆集起一个类似祭坛的建筑。然而仅用双手并不能表现得那么完美，于是我利用一个小塑料板将祭坛的三个侧面及其平面整理得非常平坦。

这些做完后，我很想在河道上放一座桥，但是玩具架上的桥都不太如意，终究是需要一座桥的，所以也就只能将就着选择了其中最宽大的那座，我想，如果有另外一片适合的木板，我也会利用它作为桥的。祭坛已经做出来了，这是这一次自己所要表现的重心，所以必须先将这一部分完成了再来构建其他部分。我在祭坛上放了一个佛坛状的东西。接着，我用一条木片在祭坛下正面做出台阶的样子，这一过程非常艰难，毕竟干沙不如湿沙那么容易塑造。终究完成了，我自己感到付出了巨大的能量，都有些喘气了。这些做完后，我感觉这一部分暂时可以了，所以就转向其他领域。

河道已经将世界划分为两片，我想这一世界没有人的出现是不完美的。当我发现窗台上那所小房子时非常激动，多么别致的小屋啊！我将其放在了左上方。这时，我并没有想象出该摆哪一个景物，但接着在河道里摆放了四只鸭子，这也使水面活动了起来，苏东坡有诗云："春江水暖鸭先知。"那就表现春天吧。想想春天山花浪漫的景象，自己不需要闭上双眼也能感受到春天的美好，到处是新生命，到处是生机勃勃，五彩缤纷的花草树木使春天洋溢着热情和憧憬。突然，我在玩具架上发现了两只仙鹤，天哪，还有如此精致的东西，于是我有点儿急不可待地将其放在佛坛的两侧，如此一来，祭坛俨然一副仙境模样。

接着，我在河里、湖里摆放了两只船，右边的一只正扬帆远航，左侧那只停靠在港湾里。

我不知接下来该做什么了，后来发现有一些小珠子，也就选了两粒粉色的小珠子放在祭坛的下角，灯光下发出的淡淡的光芒似乎使祭坛更圣洁了。还有一粒褐色的小珠子也非常美丽，我想这是人间少有的珍奇，它应该来自天界，所以就让右边的仙鹤衔着它，那个样子让我非常得意。该修饰一下了，我选用了一棵树放在房屋后面，并在祭坛下方两侧、屋后放了些树。那辆小马车确实太别致了，我想把它放在房子前，可以表现出一条道路来。但它有些重，一放下去就陷入沙里，这不免使我感到遗憾，但还是舍不得放弃，于是就放下了。

我总觉得这一次自己放任何一件玩具都非常慎重。我想祭坛应该也需要一扇非常气派的大门，于是就放了一扇，放下后，我突然害怕是否放倒了，所以赶紧拿起来再看一下，然后才放心地轻轻放下。深信这个祭坛的布置已经非常完整了，只差人了，但我并不想在整个世界没有完全建立起来时就放人，所以先去完成别的领域。我还在河道里放了些撑竹排的人，那种形态非常适合这个环境。

右上区域一直是空白的，这让我惶恐，是啊，这也应该是一片非常美好的景致。于是我想从植物中寻找一些适合放在这个领域的东西，后来，那个葫芦进入了我的视野，我觉得它是那么饱满，颜色也让人感到赏心悦目。记得小时候种葫芦时，打开它时发现里面满满的都是籽儿，就觉得它不得了，因为一只葫芦里装的种子可以撒一大片，那是何等的伟力啊！接着该做什么呢？我预先没有设计，原先接触沙时心中产生的景致太模糊了，我也只能做一步想一步。发现有几块小石子儿挺精致的，我想，如果房子旁边立一块石头也是非常别致的，所以就选了其中一个略有造型的立在房子右侧。

右侧下方一直都是空白的，我想，就做一片未曾开发的地方吧，重峦叠嶂的。于是就在下方稍稍做出一点儿小山的样子，并在上面放了一棵圣诞树式的树。我想，这种地方的树也不应该是普通的树。右上角只有一个葫芦太单调了，该放些什么合适呢？我也开始琢磨这次作品的主题了。祭坛让我想起了上天，是人间与天堂的联结，那就做个天堂和人间整合于一体的情景吧。那么，左侧既然是人间的景致了，右边也就该是天堂了。天上是有云彩的，于是我想起了曾经在团体箱庭中用过的五色花片，用它们做成五色祥云是非常理想的，而且这种圆形也很像翻卷着的云彩，富有动感。

当我发现那一巢母子鸟，心中荡漾起一片温馨，我将其摆在合适的位置——房屋后面的大树上，可是那棵大树并不能让人感到温馨，于是我又用了一些时间在树上装上三大簇花。然后才再次将那巢母子鸟放上，再放些花，山花烂漫，鸟儿呢喃，该是何等的一幅家的温馨、令人心醉的情景啊！祭坛上应该是什么样的人呢？我先用了一个男孩，但觉得不合适，这种场合或许一个和尚更好些，所以改用一个念经的小和尚。接着又想起下方的领域，所以就又植上一些树木，并在左下放两片草，代表农田，如果有一耕种中的农民将更生动些，可惜没有，但我想这也不一定就非得正在耕种，看田地里庄稼的长势应该是已经耕种一段时间的了。我想寻找一些抽象的物品放在右下角，发现了一个玉片做的叶片，我很喜欢，但放在右下角不合适，而右上的葫芦也显得比较单调，放一个玉片表示一棵玉树也是挺好的，而人世间的树不可能有玉树，天上却是可能的，于是将其放在葫芦右侧。接着，我在河北岸沿岸放了一排整齐的小五星，挺好看的。想表现左下丰收的景象，但一想是春天，不是收获的季节，于是就打消了这一想法。右下只有树，我也觉得不太丰富，放亭台楼阁是不合适的，于是我选择了一个红色水晶片和一颗蓝色小球放在右下的山峰上，这样这个领域也就不显得世俗了。同时我也发现了另一

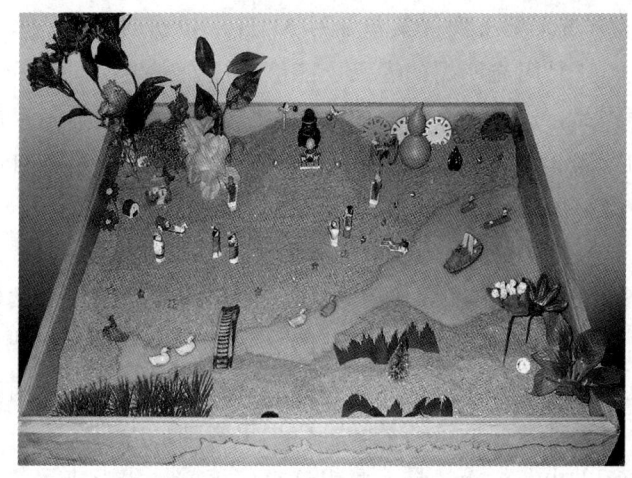

图6-22　第四次箱庭作品：往来天地间

颗小球，所以也就让另一只仙鹤也衔上一颗。祭坛前的空地如果没有人物、车辆就显得不太宽阔，于是我选用了五个人物摆成相对而行的样子，而人物也恰好都是抱着手，似乎是招呼应和着，相当和谐。接着我又选用了正在谈书论道的两老者，将其放在右上方，我想这该是两位仙人吧。窗台上两只猴子挺生动的，那神态让我由衷地欢喜，所以将其放在左上树丛中。我觉得作品已经表现得相当充分了，没有必要再放什么了，但祭坛的台阶显得有些斜，我想再花点儿时间整理一下这个台阶，所以再次将其抹平，重新做了一遍，虽然不见得比原先的好，但相对平整些，所以也就觉得挺满足的。

2. 作品内涵分析及感受

这次作品制作时间很长，历时 45 分钟，应该说是我所做时间最长的一次，也是表现自己内心世界最充分的一次。开始时我非常在意老师的关注，也正是老师的存在，为我提供了一种动力、能量，使我终于敢动手制作那方祭坛，也才能成功地完成了这一浩大工程。但当作品表现越来越丰富，自己完全沉浸在自己的世界里时，我也就"忘却"了老师的存在。我解释说这是天上与人间的景象，左侧是人间，富裕的农家生活，中间是连接人间与天上的祭坛，谁也不知道该祭祀的是哪路神仙，但所有来到这里的人不分贫富贵贱，都会主动去祭拜，可能只是一种精神。这些人是从不同地方来这里祭拜的，虽然不认识，但因为目标一致，所以也就相互招呼着。右上角是天上仙境，葫芦本应飘浮着，但放在地上会更踏实些。踏着波浪，也能走到水晶宫。

从箱庭想象世界回到现实世界，在老师陪伴下欣赏、体验自己的世界时，我也渐渐明白自己作品的内在含义。这也让我的精神自由地往来于天上、人间、海底，我非常感谢老师的陪伴，感谢这次箱庭给我的感受：春光明媚、鸟语花香时节的欢快，祭拜神灵的庄重，登临望海的畅想，还有无限江山、重峦叠嶂的壮丽。箱庭让我在自己的心灵花园中漫步、参拜、启悟，欣赏自己内在的无尽宝藏，因而感受到生命的伟大，也感受到人生的

美好。

（五）第五次（某年3月31日，40分钟）

正是阳光明媚的春天，能够在读研究生期间最后一学期由老师单独陪伴着完成一件箱庭作品，这是多么温馨的体验啊！我知道，老师是我能够自由、安全地完成箱庭作品创作的背景。在自己依赖的老师陪伴下整理自己、经验自己的内心世界，也是箱庭疗法的实践者必修的功课。

1. 制作过程

在老师示意下，我开始了这次箱庭作品创作。做什么呢？我试图闭上眼睛，希望在头脑中能够呈现出一幅诗意的图景来。不知为什么，我的头脑中仍然与先前做箱庭时一样，总是呈现出一片山峦起伏、海河翻腾的景象。但不同的是，以前创作作品时脑海中呈现的总是郁郁葱葱的重峦叠嶂，较少出现灿烂的花朵，而这一次，同样是山河景象，却是一派春天的山花烂漫情景。我想这也应该就是我当前无意识世界的一种真实吧，尊重这种真实对于我来说是唯一的选择。

我开始在沙箱中移动沙，试图在沙箱中表现出连绵起伏的山峦，真正表现出重峦叠嶂的景象来，但这样做后，发现，所做的并不能充分表现自己内心的那种冲动。在动沙的时候，我的内心似乎有一股力量澎湃着，连绵的山峦虽然看起来视野宽广，但由于分散了沙，每一座山峰都显得很小，并不能给我力量的感受。于是，我决定放弃做山脉的意图，而改为做一座大山，其实一座大山也总是与众多的山峦连接着，大山不可能独立存在于世的，它总是有其他小山的陪伴。主意已定，我就在沙箱的中上部堆起了一座大山，并尽可能表现出与左右都可能存在连接的山脊。由此，右下就表现出一大片的水域来了。在我的脑海中，山与水总是相依相伴的，此次也是，我设想，这应是一片大海，海应该是极其沉静的，所以我用了五六分钟时间将沙箱的这片蓝色表现得非常洁净，甚至使用了纸巾。

基本背景已经确定，接下来应该是细致地经营这片天地了。我想，山的左侧有一片较平坦的空地，可以布置成家园的情景，所以我就在这块土地上摆放了房子。然后用树木、花团、叶片对整个上半部进行了美化、修饰，这使得作品立即表现出热闹的春意，坦率而言，这也是我非常期待的结果。有了大山，就要有路上去，所以我就用石子儿做成一条小路将房子与山顶连接起来。

按我惯常的做法，我总喜欢在山顶上摆放一座塔或者其他什么可以代表着崇高精神的东西，但是，如果总是摆放塔，也就说明自己没有什么进步。塔虽是目标，但也使作品显得过于沉重，这与作品的山花开放的景象不相符合。当然，我不会不在山顶上放任何东西，突然，我脑海中闪现出一只坚定地站立在山顶上、面向东方海上初升的太阳怒吼的雄狮，那一刹那间，我感觉到全身充斥着力量，就如同那只雄狮。于是我开始在玩具架上寻找能够表现自己这一想法的狮子，可惜的是没有怒吼的狮子，而只有正在前进、觅食的狮子，于是我就只能用其表现了，不过其神情虽不能充分表现我的想法，仍然能够给我力量感。紧接着，我在右上角悬挂了一个太阳，我想这是一个初升的太阳，光芒万丈。大山、雄狮、太阳，确实让我感到无限的春光和无限的伟力。这是我自己做过的箱庭中最让自己感到如此雄壮的一次。

虽然我也知道这里摆放的雄狮并不会对山下的人家构成任何的威胁，但我想，左下的家园是需要一些神圣力量庇佑的，于是，我就在房子的旁边摆放了一座佛坛，并摆放了两只飞翔的仙鹤，这使得这一片显得非常祥和、神圣。我选择了两个古代人物，表现为一对夫妻的样子站在房子前面，是房子的主人。我发现玩具架上有一个很洁白的小孩子，这让我想起了自己的孩子，于是，我将其小心地捧在手心中，发现已经是尘封已久了，这勾起了我对孩子的思念，是啊，孩子才四个月，我就离开他来求学了，一个月不见，对孩子的印象也似乎被尘封了。我用一张纸巾将其擦拭干净，那一刻，我心里感到非常的愧疚，眼泪也在打转。当我将其擦拭干净后，心情轻松了许多。我将其摆放在房子的右边，表现出一副天真、好奇的样子，似乎在看什么。

不知为什么，我居然拿了许多果实堆放在左上角，试图表现出一幅丰收的景象，但突然我意识到，自己目前所要表现的是春天而不是收获的季节，所以，我就将这些果实全部撤走。没有繁花似锦的春天也不可能有丰收的秋天，同样，有了如此美好绚丽的春天，也自然能有一个好收成。

山的景象已经得到了充分的表现了，而海的领域却仍然是一片空白。于是，我选择了几个水族动物，试图表现出海的动态。我在海滩上摆放了一只海龟，在水中摆放了鱼、贝壳、珊瑚，还摆放了小船。海确实动起来了，但我并不满意，因为这种海的景象并不能让人感到海水澎湃的那份荡涤人心的力量美，而只是一片宁静的普通海面。于是，我将鱼、船只、小贝壳撤走，留下了那个海龟和那个非常晶莹的珍珠贝，并用原先擦拭小孩的纸巾顺便将水面擦拭干净，然后撕成条状，将其摆放在海上，表现出一种怒涛拍岸的景象，那一刻，我想起了十几年前在海边听潮时的那份激动，水是柔性的，但其拍岸的那一刻却显示出巨大的力量。在我看来，珍珠贝就是一座龙宫，它应该散发出夺目的光辉，于是，我将一丛用纸张做成的光芒摆放在珍珠贝右侧。随着海水的涨落，龙宫时隐时现，海龟也随着海水时沉时浮，别有一番情调。

接着，我想，山与海之间还应该有一条公路，这将使得这里的家园出入便捷，表现出繁华与宁静、忙碌与闲适并举的意境。于是，我用手细心地自左向右上方向表现出一条双车道的高速公路，在两车道上分别摆放了小车，并用一条红线仔细地将两车道分隔开，靠山、房

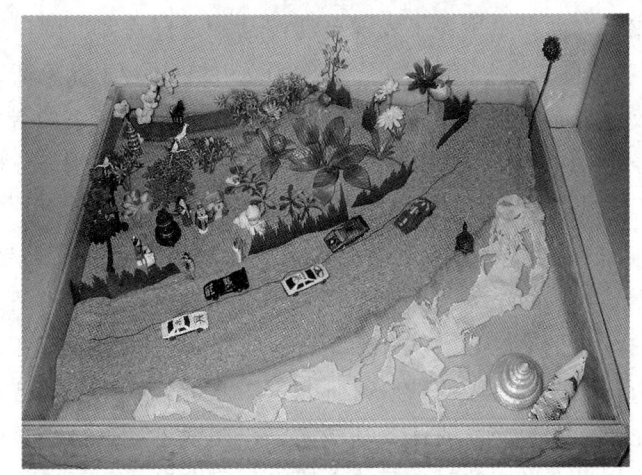

图6-23　第五次箱庭作品：山花烂漫季节

子一侧也有防护林形成的一道屏障，这样车来车往、人来人往都是安全的。

如此的繁盛、繁忙景象，必然是喜庆的时节，于是我想表现出办喜事时迎来送往的场景，就再选用了一对夫妻以及另外两个人表现出前来道喜的样子，这种气氛让我感到非常满意。就只有左上角因撤走果实显得比较空旷了，我想，或许摆上一片绿地、马匹，表现出一片牧场，可能也是合适的。于是，我这样做了，感觉也非常好，与整个作品显得很融洽。最后，我在左侧的小山上摆放了一座小塔，这与佛坛相互呼应着，使这一片空间显得更加祥和。

作品已经相当丰富了，我也不想再增加什么，或者修改什么了。知足吧，这一片春光明媚，这一派山花烂漫的景象。

2. 作品内涵分析及感受

这次箱庭制作过程也因为是在老师单独陪伴下完成的，所以也做得非常投入，历时40分钟。因为有了前一次老师单独陪伴下完成箱庭作品的安全感受，所以，我自始至终都非常坦然地投入到箱庭作品的创作之中，不再像以前制作作品时那样在意老师是否从作品中看出我的内心想法等等。因为我知道，不论我表现出什么，老师都能非常宽容地接纳，并能够共感我在作品中寄寓的情感体验；而且，这也正是我们制作箱庭作品时所期待获得的。经过三年的箱庭疗法实践，我也知道，一旦治疗双方达成依赖关系，来访者就可能在箱庭中充分展示自己的内心世界，并完成自我整合。

当我宣布作品制作结束时，老师并没有着急地询问我有关作品的内容，只是说了一句："很有力量的啊！"这正是我此次作品多处表现出来的气氛。虽然制作作品时也在玩具、沙的利用方面考虑到力量感的表现，但并没有意识到最后作品许多方面都相互呼应着来表现这一力量感。当老师用其最简短、最概括的话语指明我此次作品的特征时，我才注意到整个作品处处洋溢着发自内心深处的力量。

我告诉老师，雄狮傲立山头、向太阳吼叫确实让自己感到无限的力量，我也常在梦中或箱庭世界中用狮子表现自己，也就是自我像。冈田康伸（1993）曾指出，当治疗接近尾声的时候，制作者往往会制作山，并在山上放置象征自己的人物或动物等，有的会在上面放置带有精神世界象征的物体，这有可能表示来访者立足于大地，自我已得到相当确立。经过三年的学习，并在老师督导下进行一系列教育分析，我的自我确实相当确立。除了用狮子代表自己，我也在左侧的家园中安排了自我像，即接受他人祝贺的主人。

老师问我："左上角原先摆放的果实为什么又撤走了？"我解释说，因为现在是春天，不是收获的季节，不应该有果实。我也清楚，果实是成就感的象征，对于即将毕业的我来说，并不是说自己没有感到有所收获，也不是说三年来碌碌无为。正如作品表现的那样，山花烂漫是春天的景象，研究生毕业也是我迎来自己人生的一个春天，毕业论文已经基本完成，老师交给的任务基本完成，在即将结束自己学业时心情是轻松、充满希望的，用山花烂漫来形容此时自己的心情也是很准确的。正如前文所说，没有繁花似锦的春天也不可能有丰收的秋天，有了如此美好绚丽的春天，也自然能有一个好收成。此时的成就感并不

第六章 箱庭治疗者的培训及个人体验

需要表现出来，珍藏在内心也能够让自己感到无限的力量，也是自己进步的能量来源。

老师对我将大海中的动物撤走也感到难解。我想，有大海就必然有海洋生物的存在，也就一定是动态的，没有必要刻意地表现这种动态。怒涛拍岸本身就表明了大海是充满活力的。在波涛翻腾中，水晶宫若隐若现，并散发出夺目的光辉。海是无意识世界的象征，水晶宫是男性自性——龙的住处，龟是母性的象征，因此，虽然撤走了一些船只、鱼、贝壳，但水晶宫和海龟则不能离开，这也是我在制作作品时无意识作出的决定。

可能是负笈求学生涯给我的感受使然，我在历次箱庭作品中如果表现了交通情景，就必然强调安全的重要。此次作品也不例外，我使用防护林保护家园的安全，并用红线强调了两个不同方向的车道之间的安全。正如老师初次陪伴我做箱庭时所说的，强调什么就需要注意什么。对安全的强调也一再提醒我必须在这方面进一步思考。

对于作品的主题，我用"山花烂漫季节"来概括。之所以用这个主题，是因为作品的场面构成上确实有许多山花怒放；更重要的是，山花烂漫的季节是一年的开始和最美丽动人的时候，这也正是我当前心理的生动写照。有了春的山花烂漫，才有了夏的热烈和秋收冬藏，如此的循环往复，也就构筑了生生不息、多彩的人生。只有在山花烂漫的春天，才有可能给我如此的伟力，才能给我以无限的希望。

（六）第六次（某年6月23日，35分钟）

看到上一届毕业生毕业时老师送给他们的特殊礼物——箱庭体验时，我就期待着自己也能够在老师的陪伴下，为自己的研究生生涯画上一个特殊的句号。三年来，也常在老师的陪伴下完成个人箱庭，每每也都有一番新的体悟，然而此次箱庭当与先前的箱庭有所不同了，毕竟这是特定时刻为特定事件而做的箱庭，做箱庭的心境也理所当然地受到这一事件的影响。

1. 制作过程

老师只是简单地说了一句"做个箱庭吧"，没有过多言语。我也只是简单地"嗯"一下，就开始思索如何表现了。我是一个很现实的人，自己的个人作品以及在团体箱庭中的表现很少表现抽象的、符号的场面，而且作品总离不开山和水，我也不知道究竟是什么原因使自己对山水如此眷恋。经一番思索，我期望能在寻觅玩具时获得些许灵感，期望能在这特殊时刻能有特殊的表现，但我最终仍然不想制作抽象场面，仍然将自己的思绪聚集于山水。

我喜欢移动沙以表现山水。于是在左上角堆集了一座山，中下角是一片宽阔的大海。有山自然有树，我从不让山光秃秃的，于是从玩具架上挑选了几株翠绿的树形，将这座山布置成一片郁郁葱葱的茂林。海在我的内心视野中始终是湛蓝、澄澈的，我总喜欢将海面整理得非常洁净，擦拭海面似乎擦拭的是自己的心。基本场面构成确定之后，就该细致地布置、经营了。我脑海中闪现一幅众鸟穿林的景象，于是就挑选了五只彩色的鹤，并用几根细铁丝将众鸟分别支撑起来，表现出鸟儿穿林而出向远方飞翔的情景。但一座山总是要有一些神圣的存在，能够表现这份神圣的或许就属那座白塔了，于是我就将塔放在山上。

由此，众鸟穿林而去的情景就不能表现出塔的神圣。于是我将众鸟的方向调整为一个圆形，塔自然就成为这个圆的圆心，场面使人感觉到塔具有强大的默默的磁力。左上角呈现出众鸟朝拜塔的景象。

山下海边是一片较宽阔的平地，这让我想起自己大学时曾经与同学一起在江边或者海边举行篝火晚会的情景，非常浪漫、温馨。但如何表现篝火却是件不容易的事。在团体箱庭时，我曾利用蜡笔和几片树叶表现过篝火，但这里的玩具中没有蜡笔，准备放弃这种表现的当头，我发现有几朵菊花很像火焰，这让我想起了自己高中时曾与房东一起培植过的菊花品种"火炼真金"，那我就用这几朵"火炼真金"来表现篝火吧。效果真的不错！篝火晚会上通常有一些人围着跳舞，那是欢乐的海洋。但玩具架上没有合适的人物形状，我只能选用五只张着小翅膀的小鸡替代，那神情也是欢快的、舞动的。篝火场面的表现让自己感到非常惬意、欢乐，我的心也随着那跳动的火苗欢快地舞蹈着。有篝火晚会，我想应该有房屋的存在，毕竟需要归宿，于是我就在中上方放了一座小屋。

篝火晚会让我还想起了夏夜，当人们收获着丰硕的果实，享受着丰收的喜悦时，这种场景是合适的。于是，我就在左上角的几棵树上分别添加了不同类型的果实，并在左下角处用草皮、西瓜等表现丰收在望的景象。

至此，海仍然没有得到表现，于是我就选用了一些鸭子、水鸟、龟、船只摆放在海里，这就增添了一份动态。

有晚会，有果实，这是多么令人心怡的地方啊！我在房子前面的海边摆放了一套休闲用的桌椅、茶具，显然这些东西都比我原先摆放的小房子高大许多，比例上不协调，于是我就另选用了一个稍大些的房子放在先前那所房子处，并将原来的小屋向上侧移动。选择一个男士放在椅子上代表自己，另选一个怀抱着一只小狗的女性坐在旁边，这当然是妻子的形象了。

此时只有左下区仍然空白着，我也不知道摆什么合适。寻觅中我发现了一块大石头，于是就将其摆放到那里，并在其两旁各摆放了花篮，在其后的草地里摆放了一个南瓜、葫芦，一个人正推着一车的水果走向篝火晚会。很难说明白作品究竟表现的是白天还是夜晚，但从篝火晚会这一活动看，夜晚的气氛更浓些。既然是夜晚，海里的动物也该回家了，于是我将海中的动物调整了一下，表现出鸭子回家、渔船归航的场面（如彩图4）。

2. 作品内涵分析及感受

从作品的场面看，喜悦的、快乐的气氛非常明显。由于自己时常做箱庭，因而也没有等待老师的提示，就自己解释起作品来了。老师对我作品中频繁出现的"五"很感兴趣。我想，在毕业时刻所制作的箱庭作品必然表现出这一时刻所特有的气氛，"五"也就是我对一起毕业的五位同学的感知吧。在这个作品中，篝火是让我自己最满意的，老师对我用花来表现篝火也感到很特别，很传神。确实，正如当时自己利用这几朵花时想到的"火炼真金"一样，三年的学习也正是自己经历锻炼的三年。在人类远古时代，人们通常在狩猎归来时，燃烧起熊熊篝火，并围着篝火载歌载舞表示庆祝，后来，人们也时常借篝火晚会来表示丰收，表达丰收的喜悦。在南方农村，也是一家人围着火锅吃年夜饭，这也是一种表达丰收喜悦的形式。与篝火晚会相应和的是左下角丰收的果园。左上角的众鸟投林、鸟语花香的景象似乎也是一片欢声笑语，鸟儿看上去是在朝拜塔，也是对塔的眷恋。

老师问我自己在哪里，我想自己的形象既有真实的人物，如坐在那里休息的男士、推水果车的男子，当然五只鸟中的一只、五只舞蹈的小鸡中的那只白色小鸡、海中的小鸭中的一只也是自己的形象。那么老师在哪里呢？显然那座塔是老师的意象，除此之外，我认为海中的龟也是老师。老师对我的解释感到惊讶。我想塔是目标、精神追求的化身，是父性的表现，而龟是母性、温暖、包容的表现。对于我来说，用塔、龟一起来表现老师是最恰当不过了。而果园的丰收也是离不开老师的，因此，果园路口的那块大石头及其背后的葫芦也一样是老师的形象。

老师问我作品的主题是什么。我先说是"收获的喜悦"，随后改为"丰收的喜悦"。是啊，三年的学习，在老师的指导下潜心学习，确实有了令自己满意的收获，在收获的季节里，这份喜悦是溢于言表的。"丰收的喜悦"是我三年研究生生涯的一个句号，一个充满喜悦的、圆满的句号，是一生中独一无二的特殊的句号。

要毕业了，这是值得庆贺的事件，许多人也都如此告诉我，我也确实因此感到高兴，在这人生驿站里，得到了自己渴望得到的学识和智慧，并以此为新的起点迈向新的驿站，这确实是值得自己去感激、庆贺的。时光荏苒，在老师身边学习也已经历时四年了，自己也将与老师离别，离别是自己的一次成长，但毕竟也是很舍不得的，因而也就有了因此而产生的焦虑。感谢苍天厚土给我如此广阔的空间，使我可以倾情制作自己的曼荼罗。感谢严父慈母给我生命和朴实的心性，使我能够精致地描画自己的曼荼罗。感谢授业恩师静默的关注和引领，使我能够深情地观照着自己的曼荼罗，观照自己的心梦。

笔者作为学生们的导师、督导和见证人，每次在欣赏他们制作的箱庭作品并与他们的交流中，特别是再来读他们的感文，感受到作品传递出如春天般的无限生机和活力，也为他们的成长和收获而备感鼓舞。如先哲所言："是故学然后知不足，教然后知困。知不足，然后能自反也；知困，然后自强也。故曰：教学相长也。"感谢箱庭，让我能够借此倾听学生们澎湃的心潮，饱览春光明媚的心灵大地，饱尝富饶智慧的精神食粮，从中也获得无限的力量。

第二编　箱庭疗法的基础研究

第七章 幼儿箱庭基本特征研究

箱庭来源于儿童创造的"神奇箱子",从诞生的那一天起,它就与儿童结下了不解之缘,儿童在沙箱中的游戏让人们看到了箱庭的魅力,感受到了生命的另一种真实,可以说,箱庭是儿童送给我们的"礼物"。笔者早在日本学习箱庭疗法的时候,就萌发了在中国进行幼儿箱庭基础研究和临床治疗的构想,希望通过幼儿箱庭的基础研究,为其在中国的临床实践提供一些有益的借鉴。

第一节 概 述

由于幼儿言语能力发展的限制,一些适合成人的言语治疗形式不适合他们,而箱庭疗法的非言语性,特别适合言语能力还未充分发展或言语能力有障碍的幼儿。

一、幼儿箱庭作品的先验研究

国外已经将箱庭疗法广泛运用于幼儿心理咨询和临床治疗,并进行了一系列的幼儿箱庭疗法的基础研究。

卡尔夫曾经研究了幼儿箱庭的发展阶段,研究表明,一般情况下,6岁左右幼儿箱庭中使用史前动物比成人要频繁,许多幼儿会给自己放在沙箱中的动物提供食物,这是他们迈向独立的第一步。鲍尔在将箱庭运用于幼儿的临床指导时也发现,5岁之前的幼儿作品中表现出更多与吃有关的主题;5岁之后,农场的主题出现得更多些,作品中出现很多动物;5~8岁这个阶段,交通工具是幼儿最感兴趣的玩具。

皮尔森和威尔逊(Pearson & Wilson,2001)总结指出,3~5岁幼儿的箱庭制作过程通常具有如下几个特征:(1)治疗者与幼儿不能直接进行对话,但可以通过玩具的活动进行合作、交流;(2)幼儿似乎全身心都被箱庭的活动所吸引;(3)往往存在大量的活动;(4)幼儿经常很愉快地单独使用沙而不用玩具进行游戏;(5)幼儿常常快速地完成作品的创作,或者突然宣布结束;(6)治疗者与幼儿之间可能很少交流对话;(7)不需要外界太多的解释或分析,幼儿在制作箱庭时内心就得到了整合;(8)幼儿可能将许多沙撒在沙箱外。

这些特征的归纳大多来源于个案研究,没有将幼儿作为一个单独的群体,且是在西方文化背景下进行的。因此,在中国文化背景下,对幼儿群体箱庭基本特征进行研究,有着重要的理论和临床应用价值。本研究旨在探索幼儿箱庭的导入、基本构成、主题、制作过程中的互动特点。

二、研究方法

箱庭疗法基础研究的程序和方法因研究对象的不同，其侧重点也有所不同。对幼儿箱庭作品的记录、分析也有别于青春期之后各年龄段人群的箱庭作品。

（一）被试

研究者与某幼儿园联系，在得到幼儿家长的同意后，选择了愿意体验箱庭制作的幼儿10名作为被试，其基本情况如表7-1，他们都从未接触过箱庭，所以此次箱庭制作是他们的初次体验，每个人都进行了一次制作。

表7-1　被试基本情况（人数）

性别	年龄			合计
	3岁	4岁	5岁	
男	0	3	1	4
女	1	2	3	6
合计	1	5	4	10

（二）箱庭治疗室的配置

本研究所使用的箱庭治疗室内有玩具两千多件，分人物类（包括东西方各种宗教神话人物、现实人物、想象童话人物、残缺人物等）、动物类、植物类、建筑类（包括房屋、亭台、桥梁、塔、寺庙、各种娱乐设施、标志物等）、交通工具、家具电器、用品用具、军用设施、自然物及景观（包括山、石头、贝壳、海螺、日、月、星、辰等）及其他（包括拼图、积木、插板、橡皮泥、蜡笔、粉笔等手工玩具）。沙箱有两个，一个干沙箱，一个可以使用水的湿沙箱，另外提供盛水的水壶和水盆。为了便于儿童拿取玩具架上层的玩具，研究者还提供了高低不等的椅子和凳子，幼儿在研究者的保护下可以利用它们获取玩具。

（三）制作过程的见证和记录

幼儿箱庭制作的见证人由研究者本人担任，记录人由心理学专业的研究生担任。由于幼儿各自特点不同，有些幼儿需要在父母的陪伴下才进行箱庭制作，所以见证人有时也包括幼儿的父母。幼儿箱庭的记录分两部分。一部分为制作过程的记录，采用的工具是自编的幼儿箱庭制作过程记录表，该表从幼儿的背景信息、制作时间、摆放玩具、摆放顺序、摆放位置、移动玩具的情况、与见证人之间的互动等几个部分来记录。另一部分的记录是在作品完成之后的记录，主要是用数码相机对作品进行拍照，与幼儿就其作品进行对话，采用的工具是自编的幼儿箱庭作品对话表格，对话内容主要涉及：你喜欢玩沙吗？在哪里玩过沙，什么时候，是怎样玩的？你喜欢自己今天所玩的吗？你能讲讲自己今天摆的这些吗？就像讲故事一样，把自己所摆的编个故事讲出来。你能给自己摆的这些或编的故事起个题目吗？同时，为了更加深入地理解幼儿的箱庭作品，研究者还设计了一份开放式问卷，由幼儿的父母来回答，主要是了解幼儿的家庭生活和幼儿园生活。

（四）箱庭作品分析

对于幼儿箱庭制作过程和箱庭的分析主要从箱庭的导入、制作时间、玩具的移动、箱庭作品的基本构成（包括玩具数量、玩具种类、沙的使用、空间使用这几个方面）、作品主题、制作过程中幼儿与见证人之间的互动这几个维度来进行，各维度包括不同水平、情况如表7-2，根据这些维度的不同水平对幼儿的箱庭作品进行描述分析。

表7-2 箱庭分析维度表

维　　度	水　　平	维　　度	水　　平
导入方式	见证人言语	玩具移动	1～5次
	见证人言语＋玩具		6～10次
	见证人＋父母言语		10次以上
	见证人＋父母言语＋玩具	沙的使用	没有动沙
	见证人＋学生同伴言语		动沙
	见证人＋学生同伴言语＋玩具	作品主题	无明确主题
空间使用	部分（只占用沙箱的部分区域）		生活场景
	占满（将整个沙箱都占满）		动物世界
	同时使用两个沙箱（交替在两个沙箱进行制作，最后完成两个作品）		争斗场面
	其他（将玩具摆放在沙箱边缘或外侧）		其他

第二节　结果与分析

幼儿箱庭的制作是一个动态的游戏过程，既充满乐趣，也发人深省，透过幼儿的箱庭制作和箱庭作品，我们发现它们具有以下一些特点。

一、幼儿箱庭的导入

研究发现，幼儿箱庭的导入，即给初次体验箱庭的幼儿介绍箱庭的制作，使他们投入到箱庭游戏中，其形式有以下六种（如表7-3）。幼儿箱庭的导入以见证人引导、见证人与父母合作为主，共有8人；从导入方式看，以玩具和言语的结合为主，共有6人。

表7-3　幼儿箱庭不同导入的情况

导入者	导入方式	
	言语	玩具+言语
见证人引导	3	1
见证人与父母合作引导	1	3
见证人与同伴合作引导	0	2

注：表中的数字为采用某一导入方式的幼儿人数。

二、制作时间

在本研究中，幼儿制作箱庭的时间最长的用了75分钟，最短的用了10分钟，10个人的平均用时32.4分钟。10名幼儿在制作完一个箱庭作品后都表示非常喜欢这种游戏形式，不想离开，想拆除后重新摆。

三、玩具的移动

幼儿在制作过程中都移动过玩具，或者是将已摆上的玩具移动位置，或者更换玩具，如表7-4所示。移动最少的在5次以下，有2人，其余8人的移动都在5次以上，其中5人在10次以上。

表7-4　幼儿移动玩具次数统计表

移动次数	1~5次	6~10次	10次以上
人数	2	3	5

四、作品的基本构成

（一）玩具数量和种类

10名幼儿箱庭作品中玩具总数及各类别玩具的百分比如表7-5所示。8人使用最多的是动物类玩具，其他类别的玩具数量上没有表现出明显的优势。数量上排第二位的玩具种类有人物类（3人）、植物类（3人）和用品用具（4人）。

表7-5　作品中的玩具总数（个）和各类玩具占总数的百分比（%）

编号	总数	人物	植物	动物	建筑	交通	家具	用品	军用	自然
001	34	29	0	53	0	6	9	3	0	0
002	44	5	9	80	0	7	0	0	0	0
003	32	13	3	3	16	3	41	22	0	0
004	105	13	5	46	11	1	8	5	8	
005	57	0	23	46	0	19	0	5	7	0
006	53	4	2	4	21	40	4	23	0	0
007	161	16	9	33	7	9	4	19	1	1
008	39	8	15	64	5	3	3	0	0	0
009	54	6	7	46	2	0	0	20	0	19
010	89	28	0	39	3	10	0	2	17	0

(二) 沙箱的使用

虽然比起成人来说，幼儿接触沙的机会要更频繁，如在工地的沙土堆旁玩沙，在幼儿园的沙池中玩，在河边或海边的沙滩边玩，但当告诉这些孩子，让他们用各种各样的玩具在沙箱中随便摆个什么或做个什么的时候，他们却很少动沙，更不要说利用沙来堆山或挖河（如表7-6所示，表中的数字指的是人数），10个孩子中只有3个人曾经动沙，一人是挖沙做河流，一人轻轻地将沙聚拢起来形成小山丘，另一人则是用勺子舀沙玩。

表7-6 沙的使用、空间使用和作品主题基本情况

沙的使用		空间使用				作品主题				
未	有	部分	占满	两个沙箱	其他	无	生活场景	动物世界	争斗场面	其他
人次 7	3	0	8	1	1	6	2	2	0	0

注：表中的数字为幼儿人数。

(三) 空间使用

研究者将空间的使用分为四种类型："部分"指只使用了一个沙箱的部分空间，"占满"指将玩具摆满整个沙箱（如图7-1、7-2），"两个沙箱"指同时制作两个沙箱，"其他"包括在沙箱的边缘摆玩具，或在沙箱外进行游戏，将玩具摆放在沙箱之外的区域（如图7-3、7-4）。从表7-6可以看出，参加本研究的幼儿8人都是将整个沙箱占满，只有一人将玩具摆放在了沙箱外，并在沙箱外进行"过家家"游戏。大部分幼儿在制作完成后都会说一句"摆满了"，对他们来说，箱庭作品的完成似乎就意味着将整个沙箱摆满。另外有一个儿童在开始进入游戏室时很难适应，研究者就尝试用各种玩具与她沟通，吸引她进入游戏区，但当她熟悉了玩具之后，她很快地将喜欢的玩具放满一个沙箱，紧接着又制作了一个作品，所以最后使用了两个沙箱。

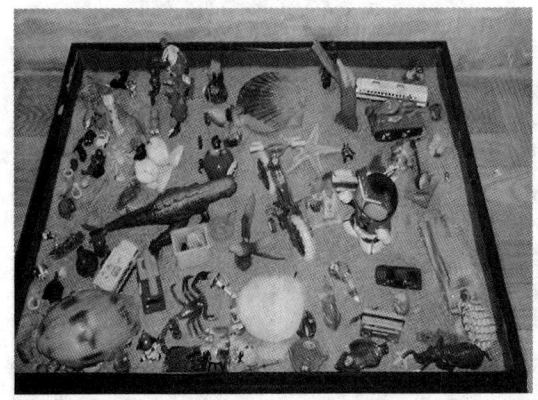

图7-1　4岁男孩S.JY的箱庭作品

[反映的是奥特曼（动画片中的超人）打怪兽（恐龙），发生在海边，房子是超人的家，房子周围有人在看书，还有其他动物。]

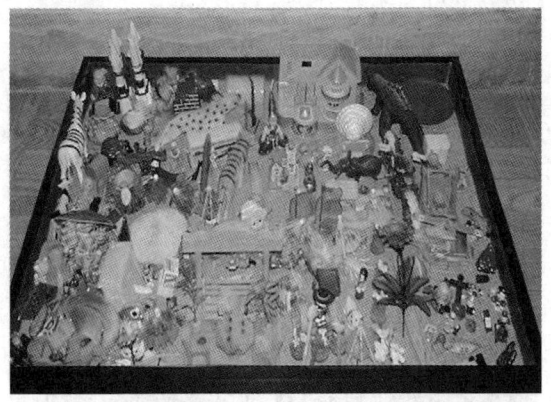

图7-2　5岁女孩W.XM的箱庭作品

(小孩和动物一起玩，很高兴，房子是小孩的家，房子周围的狮子、豹子、恐龙是小孩的玩具，孩子的父母在屋里，百宝箱是爸爸妈妈的钱包，给孩子们买好吃的。)

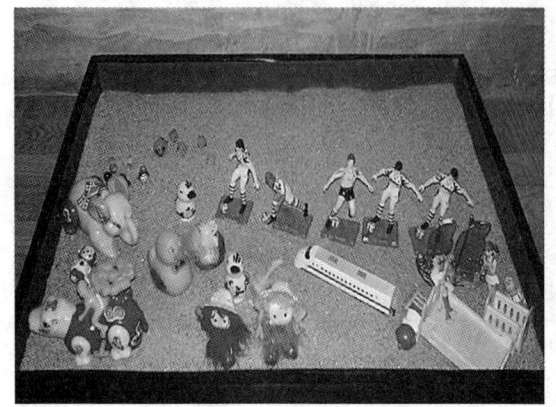

图7-3 3岁女孩 W.ZQ 的箱庭作品
（小动物们在做游戏，小哥哥们在踢足球，右下角是妈妈、姐姐和孩子。）

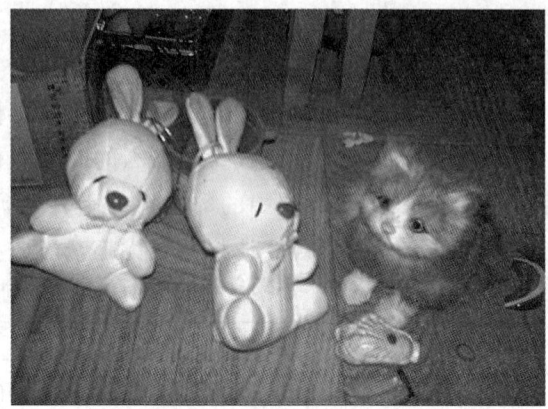

图7-4 W.ZQ 在沙箱外进行的游戏
（两个小白兔的名字叫"多多"，是"妈妈"的孩子，小猫咪是陪着玩的，整个游戏过程中"妈妈"都忙着买菜给"多多"做饭，后来，"多多"病了，"妈妈"又忙着给喂药，照顾"多多"。）

五、作品主题

本研究所探讨的作品主题是以幼儿自己报告的为依据，表7-6显示，有6个幼儿都不能明确地报告自己的作品的主题，当研究者问他们："你能给自己所摆的作品起个名字或题目吗？"他们都回答说不知道，但他们能就沙箱中的某一部分讲出大概的意思。有两个作品有明确的主题，它们是"全体动物游乐园"和"动物看鹅"（如图7-5）。有一个作品反映的是家庭生活，用的大部分玩具也都是家具类的，但幼儿受语言表达所限，不能准确地说出，只说是"她们的家"。另外那个制作了两个作品的幼儿，她的第一个作品没有主题，但第二个作品却有明确的主题，叫做"小草的生日"（如图7-6），因为那天恰逢这个幼儿的5岁生日，她将自己过生日的场景反映到了箱庭作品中，所以，研究者将这类内容归入了生活场景类。

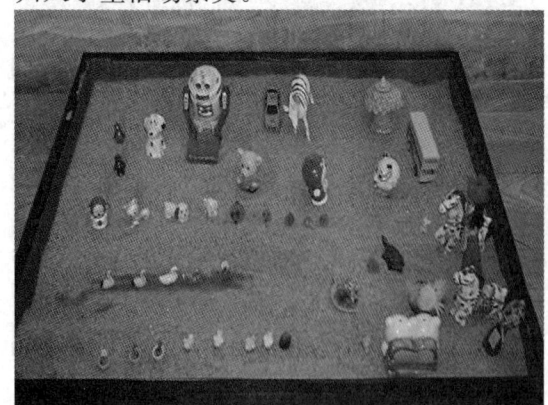

图7-5 4岁女孩 L.JY 的箱庭作品：动物看鹅
（最前面的鹅是爸爸，后面的鹅是孩子，他们在游泳，其他的动物都是来看鹅游泳的，右下角的姐姐领着妹妹来这里玩，她们也来看鹅，姐姐告诉妹妹说："不要乱跑，要不就丢了。"）

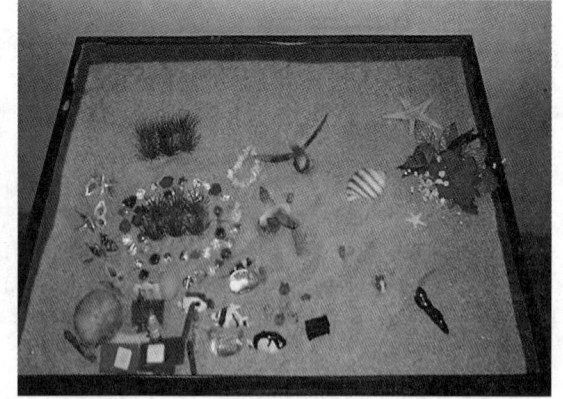

图7-6 5岁女孩的箱庭作品：小草的生日
（彩色玻璃珠围着的小草就是女孩自己，另一块小草是小草阿姨，她是来给小草过生日的。她给小草送了一条项链作为礼物，周围的蝴蝶、小鱼、小猪、飞鸟也都是来给小草庆祝生日的，小草前方的桌子上放了两块蛋糕，蛋糕周围有五支蜡烛，大家围着蜡烛在一起唱生日歌。）

六、制作过程中幼儿与见证人之间的互动

作为幼儿箱庭制作的见证人,研究者的明显感觉是,大多数幼儿都是一边自言自语一边进行箱庭制作的,如那个制作了"动物看鹅"作品的女孩 L.JY 一边摆一边说:"先挖一条河,河里有鹅,前面这只鹅是爸爸,后面的是孩子,然后小猪的妈妈带着小猪来看鹅,小狗、小猫、小象、小鸡也都来看鹅,小猴子和小熊是后来来的,它们迟到了……这边的是姐姐带着妹妹来看鹅,姐姐对妹妹说'要听话,不然的话就走丢了'……"再如那个制作了"小草的生日"的女孩说:"小草今天过生日,好多小动物都来给她过生日,它们给小草送了好多礼物,草阿姨也来了,她给小草送了一条项链,桌子上有生日蛋糕和蜡烛,还有小草喜欢吃的宝塔糖,小草今天特别高兴。"在摆上蜡烛之后,她和见证人一起拍手唱生日歌。还有的幼儿不仅自言自语,而且主动与见证人交流,问问题,或者邀请见证人参与到他们的箱庭游戏中。总之,幼儿箱庭制作过程中的互动要比成人的箱庭制作更频繁,箱庭的游戏性质更明显一些。

第三节 讨 论

通过上节对幼儿箱庭的基本特征的描述,我们已经对幼儿箱庭有了一些感性认识,在这一节中,我们将作具体分析和讨论。

一、幼儿箱庭的导入以玩具为媒介,信赖关系重要

本研究中,见证人的指导语为:"这里有一个沙箱和各种玩具,请你用它们在沙箱中随便摆个什么或做个什么,想怎么摆就怎么摆,没有时间限制。"有时也会让幼儿将双手伸入沙箱中感触一下沙,再开始制作。幼儿在开始制作之前可以就不明白的地方问见证人,如"想怎么摆都可以吗""这些玩具都可以用吗"等等。但当制作箱庭时,仅靠这样的指导语是很难被他们理解的,特别是幼儿初到一个陌生环境,常常表现出不安和害怕,不愿意与父母分开,很难立刻投入游戏,所以就要求见证人首先与幼儿建立信任关系,再给他们讲如何来做。而要在短短的几分钟时间内就与幼儿建立相互信任的关系,关键的一点是利用玩具。见证人可以从玩具架上拿一些玩具,通过玩具来与幼儿进行沟通,可以模仿玩具的语言向幼儿问好,带领幼儿参观玩具和沙箱,和幼儿一起触摸沙,邀请他们在沙箱内进行游戏,并示范可以将玩具放在沙箱中。当幼儿从见证人手里接过玩具或开始在玩具架上寻找玩具的时候,就说明他开始接纳见证人和游戏环境,此时,见证人可以对幼儿说:"来,我们把喜欢的玩具摆到沙箱中吧,这些玩具都可以摆,想怎么做都可以,摆完后告诉我,好吗?"如果幼儿还不明白的话,见证人可以示范用简单的几个玩具在沙箱中摆个场景,然后拆除,让幼儿选他喜欢的玩具摆自己构想的场景。不难看出,幼儿箱庭的导入时间比成人的要长,需要以玩具为媒介、联合孩子的父母来建立信任关系,不能心急

而强求幼儿。

二、制作时间长、多变动

正如前面分析中所提到的,幼儿制作箱庭的时间一般都比较长,因为他们在制作的过程中变化很快,刚刚摆上的玩具觉得不合适就又放回,随时调整沙箱中各个玩具的位置,可能跟这一年龄阶段(3～6岁)幼儿的心理发展特点有关,他们的注意稳定性差,以不随意注意为主,注意的范围也较小,使得他们很难围绕一个主题来摆放,于是就出现了制作过程时间长、多变动的特点。

三、玩具的移动

参加本研究的幼儿中有一半幼儿移动玩具次数都在10次以上,这与3～6岁幼儿易转移、易变动的注意特点有关,他们还没有能力很好地控制自己的行为和生活场面,使幼儿箱庭具有很强的动态特点。见证人也发现,这些幼儿移动玩具有时是为了表达玩具的行为和表情,充分体现了他们的具体形象思维的特点。

四、作品的基本构成

(一) 玩具数量和种类

幼儿箱庭作品中出现的大多数是动物类玩具,象征理论认为,动物代表的是一种原始的、本能的力量,所以它们在幼儿箱庭中的大量出现可能反映了幼儿早期自主性的缺乏和内心力量的未分化。荣格认为,这一阶段的儿童处在与客观物体认同阶段,自我和非自我被看成是一个整体,他们还不能区分内部世界和外部世界,属于自我发展的原始阶段,幼儿箱庭中的动物心象正是这一原始自我状态的表现。而幼儿又是如何对待这些动物的?研究者发现,有5个幼儿都在动物旁边放食物,说是给动物吃的(如图7-7)。根据卡尔夫的理论,这是幼儿学习如何从他人那里获取经验的第一步,而不是仅仅被动地接受来自他人的提供,是迈向独立性的表现。

另外,动物是幼儿生活中最熟悉的形象,他们所听的故事、所看的动画片、所唱的儿歌中大多有动物形象,所以幼儿很容易将自己的情感投射到这些动物类玩具上,与它们认同,通过它们表达自己的内心世界。

人物类玩具也是使用频率相对较多的,主要包括现实人物、科幻超人和英雄。现实人物在箱庭作品中主要代表的是幼儿生活中的重要他人,如父母、父母以外的重要抚养者和好朋友。如W.ZQ作品(如图7-3)右下角的人物代表妈妈和自己,没有爸爸,是因为她不喜欢爸爸。再如L.JY说自己作品(如图7-5)右下角的两个人物是姐姐和妹妹,而现实生活中,她的表姐与她们一家生活在一起,经常照顾她。科幻超人、英雄通常是幼儿最喜欢的动画片中的人物,他们代表正义,拥有超人的神奇力量,可能是幼儿内心渴望力量、渴望独立的表现。如图7-8所示,沙箱中上方的超人被幼儿看成是最厉害的人,他在指挥着周围的一切，也是他最喜欢的人。

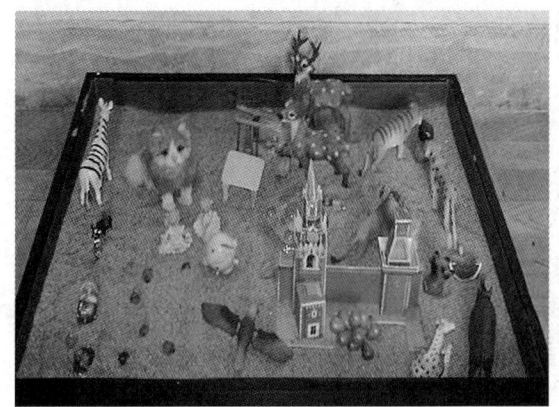

图7-7　4岁女孩S.S的箱庭作品：全体动物游乐园

［房子是小猫的城堡，两个女孩在向小猫跳舞。小猪们在开会，讨论如何用棍子把野兽打死，但它们不会赢，因为它们太小，野兽大。斑马在闻四周的味道，野兽们在找粮食。桥下是河，鸭子们在浮水，飞机在飞往东北（因为S.S的老家在东北），飞机里面坐着小猪，小猪说"我也想回东北"。］

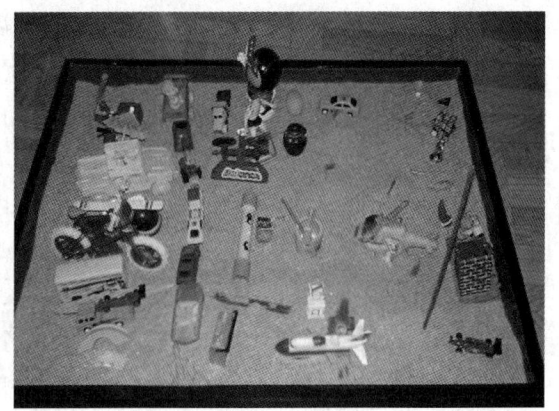

图7-8　4岁男孩Z.JW的箱庭作品

（右半部分插旗子的地方代表部队，中上部的奥特曼指挥着这一切，右下部插的吸管是给那些跑得快的人。汽车运东西，天平是烤面包的，烤到10度才能吃，踢足球的是爸爸，酒给爸爸喝的，小婴儿是准备过桥的。）

植物类玩具出现的频率也相对较多，主要表现为果实和一些点缀的花草。其中，果实可能是幼儿生活中"喂养"主题的反映，他们在日常生活中通常是被喂养者，而在箱庭的制作过程中，他们给动物提供食物，充当了喂养者的角色，体验到了自主的感觉。花草在幼儿的眼中不仅仅是点缀的，有一个幼儿用小草代表自己和研究者，这在"小草的生日"（如图7-6）中有所体现，幼儿说作品中被七彩玻璃珠围住的那块小草是她自己，旁边的那块小草是"草阿姨"，大家都是来给小草过生日的，还有一个幼儿用草坪当武器，刺伤怪兽。

用品用具类玩具虽然使用得也较多，但这一类包含的玩具很杂，如劳动工具、衣物饰品、容器餐具、学习用品、乐器、食物饮品、药物等，幼儿的选择也分散，因为这主要和他们不同的生活经历有关，个体差异很大，难以看出有什么规律。

（二）沙的使用

参加研究的幼儿被试中有7人都不曾动沙，有3人虽然动沙，但力度也都不大，可能跟他们初次接触箱庭有关，对环境感到陌生，还不敢大胆探索游戏环境。

（三）空间的使用

观察这10名幼儿的箱庭作品，给人的明显感觉是都很满，他们往往将占满整个沙箱看成是完成作品的标准，而且从各个方向来摆放，一般是从离自己最近的地方开始，由近及远，直到将整个沙箱摆满，也就是说，幼儿并不总是站在沙箱的正前方来制作，他们站立的位置随时都在变化，以便于将沙箱的各个角落都照顾到，这一点充分反映了3～5岁幼儿的自我中心的心理特点，而"占满"的这一箱庭格局似乎是幼儿未分化的内心状态的投射，他们还没有力量和能力控制自己的生活场面，只能是被动地接受和应对。

被试中年龄最小的幼儿（刚满3岁）除了制作箱庭作品外，还在箱外进行"过家家"的游戏，她把两只小兔子当做自己的孩子，自己当妈妈，给小兔子做饭、买菜和喂药，还邀请研究者与她一起玩，让研究者当卖菜的人。对于刚刚3周岁的幼儿来说，他们还很难在沙箱内外作区分，没有明确的界限感，所以整个游戏室都是他们的游戏空间，而不仅仅限于沙箱内，这往往反映了幼儿自我的界限尚不确定，有时也反映了对表现自我的一种恐惧和不安。

另有一个幼儿制作了两个箱庭，第一个作品摆得很满，第二个作品有明确的主题（"小草的生日"）。这个幼儿开始进入箱庭治疗室时非常不适应，总拉着母亲的手，任何玩具也不看，问她问题，她也不回答，研究者就尝试用玩具与她沟通，她最终接纳了，将它们摆到沙箱中。出乎意料的是，一个箱庭不能满足她的要求，接着又制作了一个，而且主题明确。可以认为，第一个箱庭是幼儿适应环境、熟悉玩具的"过渡"，第二个才是她真正的创作。

五、作品主题是生活经历的再现

当研究者直接问幼儿箱庭作品的主题时，他们通常很难回答。所以，研究者就让他们看着自己所摆的场景讲故事，除了一个幼儿不知道如何讲外，其他幼儿都能讲出来，而且他们中很多人是一边摆一边讲故事的，小小的沙箱成了他们演绎童话世界或科幻世界的舞台。只有四个幼儿明确说出了故事的主题，分别是"动物看鹅""她们的家""小草的生日""全体动物游乐园"，其他幼儿虽然没有明确提出，但他们的故事中都包含有斗争的场面，动物之间的斗争、动物与超人之间的斗争、超人与敌人的斗争，似乎表明他们需要一种能量来应对内外力量的斗争，从而整合内心与外界、自我与非自我，走出自我中心的状态。为了更好地把握幼儿箱庭故事的主题，研究者还从幼儿的父母那里了解了一些幼儿生活的背景信息，如幼儿与父母的关系、幼儿在幼儿园中的表现、幼儿喜欢看的动画片和听的故事等，于是发现，幼儿箱庭故事中的很多原形和场景都是自己生活经历的再现或模仿动画片和童话故事中的场景，从前面讨论的作品中人物类玩具中也可以看到这一点。

同时，在幼儿讲述箱庭故事时，他们很自然地赋予箱庭作品一种时间维度，他们使用"先""然后""晚上""天亮了"等描述时间的词把故事贯穿起来，比如对先摆的玩具说是"先来的"，对后摆的玩具说是"某个玩具迟到了"，对自己暂时不能关注的玩具就说"晚上，要睡觉了"，当他想要玩时就说"天亮了，该起床了"等。前面曾提到，幼儿箱庭中玩具移动的频次很多，跟这一点也有关系，所以其作品就更具有动态性和发展性。

冈田康伸（1984）认为幼儿的作品缺乏整合，比较杂乱。我们的研究也验证了这一点。对于那些不能明确说出作品主题的孩子，可能是这种思维任务对他们来说有些难，他们常常能说出摆某个玩具的用意，但不能将玩具之间联系起来考虑，要么就是以部分代替整体，还不具备初步的推理和概括能力。所以说，幼儿箱庭的制作和发展在某种程度上也反映了他们思维发展的状况。

六、幼儿与见证人之间的互动频繁

幼儿的箱庭作品是以玩具和沙箱为媒介，向我们讲述心灵世界的故事，幼儿既是讲故事的人，又是故事的主人公。而见证人就应该是听故事的人，事实上，见证人不仅仅是在"听"故事，也在用"心"陪幼儿一起感受和经历故事，适时地回应他们的言语和非言语，当幼儿遇到困难的时候，见证人要及时给予帮助，使他们尽量达成内心的想法，减少遗憾。如一个幼儿想寻找生日蜡烛，但玩具架上没有，她很着急，见证人就给她拿来蜡笔，她很高兴。有时还会应幼儿的邀请参与到他们的箱庭故事中扮演某个角色，用那个角色的语言与幼儿进行对话，帮助他们讲述内心的故事，如有个幼儿让见证人扮演"卖菜的人"，她扮演"给孩子买菜的妈妈"，幼儿将自己母亲平时照顾她的场景表现得淋漓尽致，让人可以深深感受到浓浓的母女情。

第八章　小学生箱庭基本特征研究

自箱庭疗法介绍到中国以来，笔者一直非常关注箱庭疗法在中小学等各级教育机构中的临床应用和实证研究，深入到幼儿园和中小学，为教师传授箱庭疗法，带领、指导研究生开展中小学生箱庭疗法的基础研究和临床实践。

第一节　概　述

箱庭疗法作为一种心理治疗的方法，在美国、日本等国家已广泛运用于学校心理咨询。在中国，箱庭疗法是否能够为解决小学生的心理问题提供有效的帮助？本研究拟从了解小学生的箱庭基本特征入手，为箱庭疗法应用于小学生的心理咨询实践作初步的、有益的探索。

一、小学生箱庭作品的先验研究

20世纪70年代开始，西方研究者就开始了儿童箱庭的基础研究，如研究年龄、智力因素和心理健康状况对儿童箱庭制作的影响。第一章提到康普和凯斯勒（1970）的研究，他们选取6岁、7岁、8岁和9岁共20名儿童制作箱庭，发现，6岁儿童创造的箱庭图景都属于"并列结构类型"（玩具混乱地放置在沙箱中或充满整个沙箱）和"图式构造类型"（玩具仅以一种方式组合在一起），9岁儿童创造更多的"描述性图景"（玩具间很少有现实的联系），智力因素对儿童的箱庭世界构造有一定影响。

琼斯（Jones，1986）探索了儿童箱庭世界发展与皮亚杰发展阶段论的关系，结果发现，第三阶段（5~7岁）儿童的箱庭出现了局部的结构感，反映了各种联系的开始，第四阶段（8~12岁）儿童的箱庭出现整合一致的世界观，通过单一的主题将各部分联系在一起。在这些研究的基础上，20世纪80年代以来，西方学者将箱庭疗法运用于学校，使其发展为一种促进学生学业发展和心理成长、诊断和治疗干预的工具。

诺伊斯（Noyes，1981）的实践表明，箱庭体验加深了学生间的同伴联系和亲密感，提高了他们的自尊，有助于解决他们的内部冲突。

贝尔泽（Belzer，1991）选择有特殊学习需要的四、五、六年级学生制作箱庭，一段时间后发现，箱庭提高了学生的注意力和对学业任务的关注，做完箱庭后，学生们的情绪稳定、愉快，课堂表现更好。

由于箱庭疗法引进到中国时间较短，尚未能充分发挥它在学校心理咨询和辅导中的作用，尚未发现有关小学生箱庭的基础研究。鉴于国外对于儿童箱庭研究的经验，我们认为，箱庭对于促进小学生的心理健康和学业发展均具有重要意义，进行小学生箱庭的基础研究，探讨其箱庭作品的制作与构成，对箱庭疗法今后在学校中的开展和推广是必不可少的。

二、研究方法

考察小学生箱庭基本特征的研究程序和方法大体上与考察幼儿的相同。

（一）被试

研究者与某市某小学联系，向他们介绍箱庭，在征得学生、老师和家长的同意后，选择了愿意体验箱庭制作的小学生12名，其基本情况如表8-1。这些志愿者此前从未接触过箱庭，此次都是他们的初次体验，每人都制作了一次。

表8-1 被试基本情况（人数）

性别	年龄				
	6岁	7岁	8岁	9岁	10岁
男	2	0	0	4	2
女	0	2	2	0	0

（二）箱庭治疗室的基本配置

本研究是在某大学的箱庭治疗室内进行的，该治疗室有玩具两千多件，分人物类（包括东西方各种宗教神话人物、现实人物、想象童话人物、残缺人物等）、动物类、植物类、建筑类（包括房屋、亭台、桥梁、塔、寺庙、各种娱乐设施、标志物等）、交通工具、家具电器、用品用具、军用设施、自然物及景观（包括山、石头、贝壳、海螺、日、月、星、辰等）及其他（包括拼图、积木、插板、橡皮泥、蜡笔、粉笔等手工玩具）。沙箱有两个，一个干沙箱，一个可以使用水的湿沙箱，另外提供盛水的水壶和水盆。为了便于年龄较小的学生拿取玩具架上层的玩具，研究者还提供了高低不等的椅子和凳子，小学生在研究者的保护下可以利用它们取玩具。

（三）制作过程的见证

小学生箱庭制作过程的见证人由研究者本人担任，记录人由心理学专业的研究生担任。整个制作过程的记录分两部分。一部分为制作过程的记录，采用的工具是自编的儿童箱庭制作过程记录表，该表从制作者的背景信息、制作时间、摆放的玩具、摆放顺序、摆放的位置、移动玩具的情况、与见证人之间的互动等几个部分来记录；另一部分是作品完成之后的记录，主要是用数码相机对作品进行拍照，与小学生就其作品进行对话，采用的工具是自编的小学生箱庭作品对话表格，对话内容主要涉及：你喜欢玩沙吗？在哪里玩过沙，什么时候，是怎样玩的？你喜欢自己今天所玩的吗？你能讲讲自己今天摆的这些吗，都摆了些什么？自己是怎么想的？你能就自己所摆的这些编个故事吗？你能给自己编的故事起个题目或定一个主题吗？同时，为了更加深入地理解小学生的箱庭作品，研究者还设计了一份开放式访谈提纲，制作完成后由记录人对学生逐一进行访谈，主要是了解他们的家庭和学校生活。

（四）箱庭作品分析

对于小学生箱庭制作过程和箱庭作品的分析与幼儿相同，详见第七章幼儿箱庭作品分析部分并参阅表7-2。

第二节　结果与分析

研究者作为见证人，陪伴12名学生经历了整个箱庭体验过程，这是一次奇妙而又令人震撼的心灵之旅，在此，研究者截取了其中的几个片段，希望读者在看到我们的分析结果之前对小学生的箱庭先有一个感性的认识，我们也希望听到您的心声。

一、小学生箱庭的导入

12名学生共完成了13个箱庭作品，因为有一个7岁的女孩同时制作了两个作品，以下只是它们中的节选（如图8-1、8-2、8-3、8-4）。小学生进入箱庭治疗室后，还没有等到见证人说出指导语，就迫不及待地来到玩具架前，兴奋地玩起了玩具，一边玩一边告诉见证人他们喜欢什么样的玩具，有的小学生还把玩具摆到了沙箱中，这个时候，他们会问见证人如何摆，见证人通常会简单地告诉他们："喜欢这些玩具吧，现在你就可以用它们在沙箱里随便摆个什么或做个什么，想怎么摆或怎么做都可以。"与幼儿相比，见证人觉得小学生比较主动，他们积极地向见证人询问玩具和制作的基本情况，积极地尝试将玩具摆到沙箱中，很容易进入箱庭的制作过程中，而且能够独立完成，12名学生都不需要父母或伙伴的陪伴，箱庭的主要导入形式是见证人的言语引导。

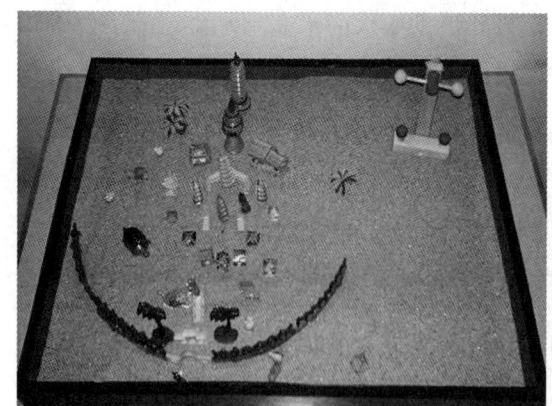

图8-1　9岁男孩G.LX的箱庭作品
（反映的是一座寺庙的场景，右上角是一个民族的图腾，代表这个民族的起源。主题是"民族和寺庙"。）

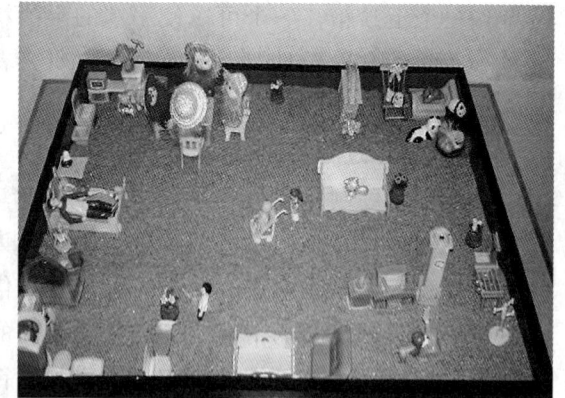

图8-2　8岁女孩M.GD的箱庭作品
（反映的是一个家，中央的小女孩是家的主人，左侧中部是小女孩的爸爸、妈妈在睡觉，小女孩喜欢和动物玩，还喜欢在家里种许多花。主题是"快乐一家人"。）

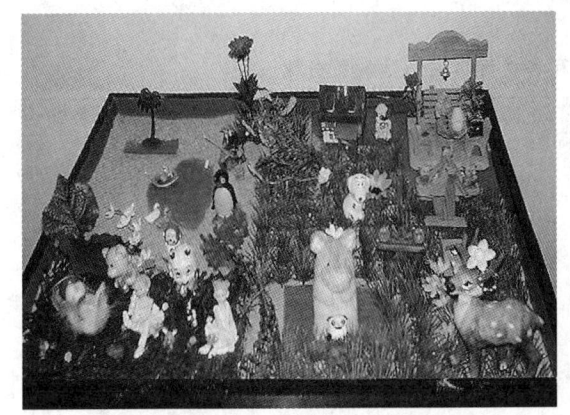

图8-3　8岁女孩 Z.XY 的箱庭作品

（反映的是动物们在花园聚会，花园的主人是小老鼠和小鹿，它们知道小动物们来玩，就种了很多树和花，左上角的老爷爷是养老鼠和鹿的人，他不厉害。主题是"动物聚会"。）

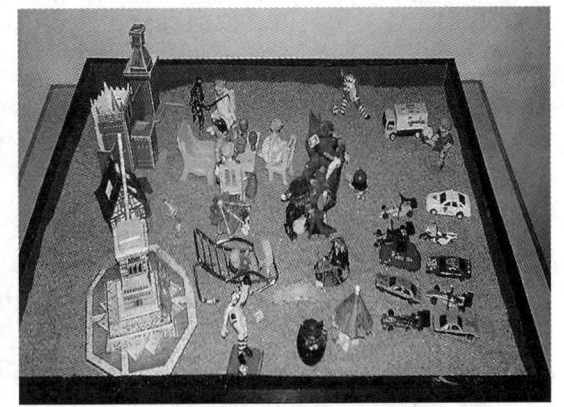

图8-4　6岁男孩 H.DR 的箱庭作品

（中部骑马的战士要去他妈妈家，另一个战士拿着剑逼着女孩问："黑板在哪里？"后来才发现是自己误会女孩了。老人在钓鱼，大鱼都跑了，就剩下小鱼了。小和尚在看电视，他的爸爸在踢足球，还有几个人围着桌子喝酒，差点喝醉了，拿小旗的女孩是裁判。主题是"自作自受"，指的是喝醉了却威逼女孩的战士。）

二、制作时间

参加箱庭体验的小学生制作时间最长的用了94分钟（完成一个作品），最短的用了6分钟，12个人的平均用时42.6分钟，比幼儿箱庭制作的平均用时32.4分钟要长。12名小学生在制作完一个箱庭作品后都表示非常喜欢这种游戏形式，不想离开，还想接着制作或者要求以后继续制作箱庭。

三、玩具的移动

小学生在制作箱庭时犹豫和构思的时间多了，因此经常改换场景，刚刚摆上的玩具又拿走，或者移动沙箱中玩具的位置，有12人在制作过程移动过玩具，其中有一半的人移动玩具的次数都在10次以上，具体情况如表8-2。与幼儿相比，小学生移动玩具时大部分都会自言自语地说明自己移动玩具的理由，分三种类型：为了表达主题，为了追求美观，为了表达场景的动态效果。

表8-2　幼儿移动玩具次数统计表

移动次数	1~5次	6~10次	10次以上
人次	5	1	6

四、作品的基本构成

（一）玩具数量和种类

表8-3是对12名小学生箱庭作品中玩具总数和类别的统计，表中数字表示各人使用玩

具的总数和各类玩具占总数的百分比。

表8-3 作品中的玩具总数（个）和各类玩具占总数的百分比（%）

编号	总数	人物	植物	动物	建筑	交通	家具	用品	军用	自然	装饰
001	58	3	7	3	9	0	0	7	36	34	0
002	37	0	0	0	0	0	100	0	0	0	0
003	48	0	8	23	69	0	0	0	0	0	0
004	14	0	50	50	0	0	0	0	0	0	0
005	35	20	14	0	66	0	0	0	0	0	0
006	57	5	37	35	14	0	0	5	0	0	4
007	51	2	27	65	4	0	0	2	0	0	0
008	68	19	15	10	0	0	47	9	0	0	0
009	61	26	0	7	11	18	11	16	10	0	0
010	150	17	0	34	21	16	5	3	1	2	1
011	43	12	5	7	26	26	14	12	0	0	0
012	45	16	0	27	2	47	0	0	9	0	0

经统计，小学生使用玩具总数的平均数是55.58，标准差为32.96，可见，12名小学生箱庭作品中的玩具总数在个体之间的差异是很大的。从各类玩具的数量上来看，就这12人的作品，我们没有发现什么规律，但从每个人使用最多的玩具种类来看，排在前三位的是动物类（有3人使用最多的玩具都是动物类）、建筑类（有3人使用最多的玩具是建筑类）和交通工具类（有3人使用最多的是交通工具）。从各类玩具的使用频率来看，从高到低依次为：动物类（11人）、人物类（9人）、建筑类（9人）、植物类（8人）、用品类（7人）、家具类（5人）、交通工具（4人）、军用设施（4人）、自然物（2人）、装饰物（2人）。

（二）沙的使用

如表8-4所示，12名学生中有5人在制作过程中曾动过沙，他们中有1人利用沙堆山，3人挖河，1人将沙装入器皿中，7人未动过沙，也没有问过见证人是否可以动沙。

表8-4 沙的使用、空间使用和作品主题基本情况

	沙的使用		空间使用				作品主题			
	未	有	部分	占满	两个沙箱	其他	无	生活场景	动物世界	争斗场面	其他
人次	7	5	4	7	1	0	0	2	2	3	5

（三）空间使用

从表8-4可以看出，小学生对箱庭空间的使用分为四种类型。12名学生的箱庭作品大部分都是将空间占满，共有7名学生，其中1名学生的作品在占满沙箱空间的同时还将玩具摆在了沙箱的边缘上（如图8-5）。有4名学生的作品只占用了一部分的沙箱空间，另有1名7岁女孩同时制作了两个作品（如图8-6、8-7）。

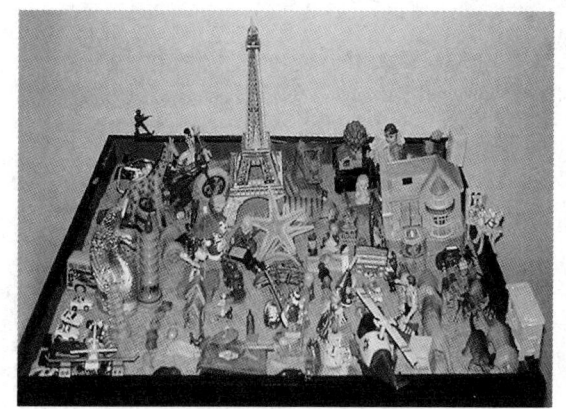

图8-5　6岁男孩H.DC的箱庭作品

（他将自己喜欢的玩具都摆到了沙箱中，特别提到沙箱中下部的妈妈带着小宝宝玩，右下角的恐龙要吃人，而中上部的狮子是保护人类的。主题是"丰富的大世界"。）

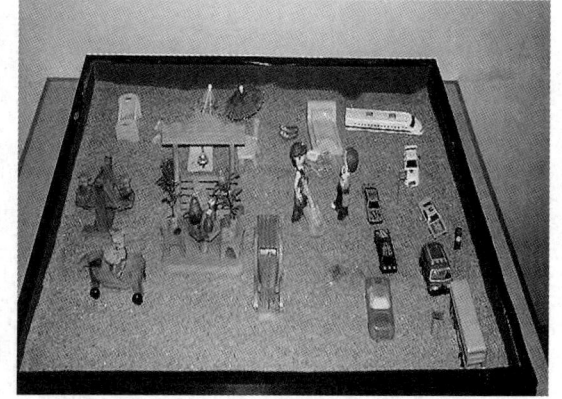

图8-6　7岁女孩L.SJ的第一个箱庭作品

（中间的一男一女开着车来这里玩，他与她就相识了，后来他们谈恋爱了，再后来他们成家了，买了房子，生了四个小宝宝。主题是"爱情故事"。）

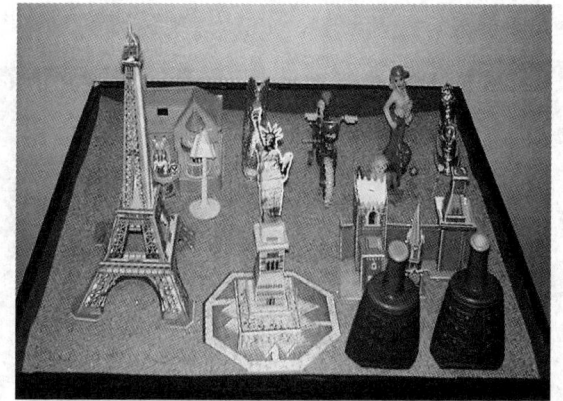

图8-7　7岁女孩L.SJ的第二个箱庭作品

（左上部房子前站着的那个小女孩的妈妈死了，留给她这所房子和一只猫，渐渐地，她长大了，有了自己的孩子，她学习很好，还得了一个奖杯。后来，她来到法国，看到了埃菲尔铁塔；又来到美国，看到了自由女神，还去了教堂，听到了教堂的钟声。主题是"成长的故事"。）

五、作品主题

与幼儿箱庭相比，小学生都能报告出明确的箱庭主题，12名小学生的13个箱庭作品都有明确主题。其中，有2个作品的主题属于生活场景类，分别是"温馨的家"（如图8-8）、"快乐一家人"（如图8-2）；2个作品属于动物世界类，分别是"动物聚会"（如图8-3）、"灰姑娘和动物们"（如图8-9）；3个作品属于战争场面，分别是"国宝之战"（如图8-10）、"原始森林的战争"（如图8-11）和"机器人的车和家"；其他的作品属于其他类，包括"寺庙与图腾"（如图8-1）、"农家大院"（如图8-12）、"自作自受"（如图8-4）、"爱情故事"（如图8-6）和"成长故事"（如图8-7）。总体来说，小学生箱庭作品的主题是比较丰富多样的。

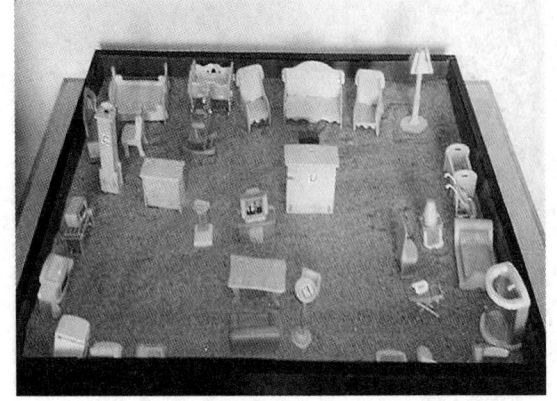

图8-8 10岁男孩 Z.Q 的箱庭作品
（反映的是自己温馨的家。上部木质的家具是奶奶爷爷的房间，下部是爸爸妈妈和自己的房间，特别提到要给妈妈布置一个舒适的房间，自己非常听大人的话，一家人生活得很幸福。主题是"温馨的家"。）

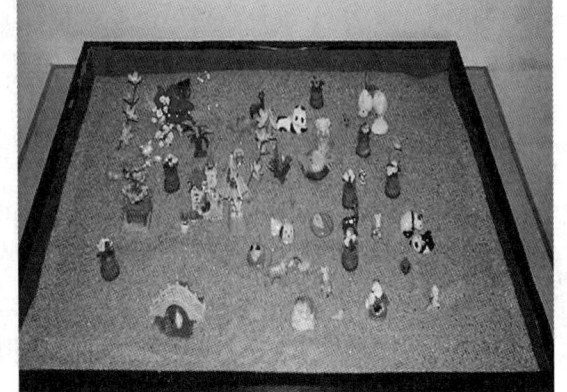

图8-9 7岁女孩 W.XY 的箱庭作品
（作品中伞下的女孩是灰姑娘，小动物是她的伙伴，在和她一起玩。作品的主题是"灰姑娘和动物们"。）

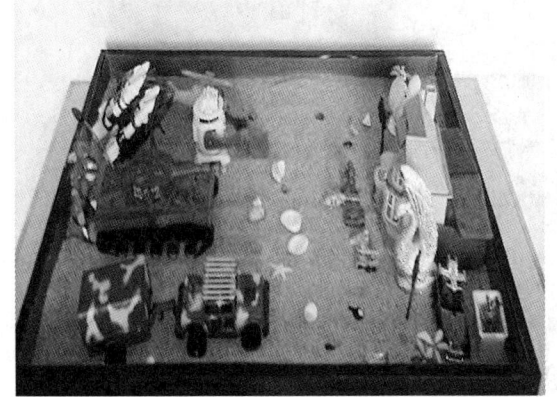

图8-10 9岁男孩 Z.XY 的箱庭作品
（作品左侧代表国家一方，右侧代表敌人一方，敌人一方抢走了国宝，把国宝藏在了房子的后面，代表国家正义一方的军队要战胜敌人，夺回国宝。主题是"国宝之战"。）

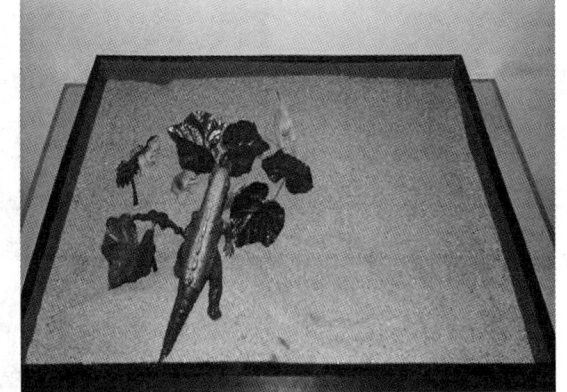

图8-11 10岁男孩 L.MF 的箱庭作品
（反映的是原始森林的恐龙们在决战，蓝猫发现了它们。主题是"原始森林的战争"。）

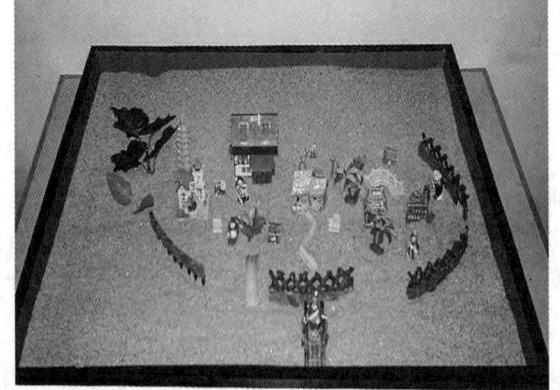

图8-12 9岁男孩 L.MG 的箱庭作品
（反映的是北京一个大院中人们的生活，院子里的人来来往往，有人下棋，有人巡逻，桥上站的那个人是谋士。主题是"农家大院"。）

六、制作过程中小学生与见证人之间的互动

相比幼儿来说,小学生箱庭制作过程中,学生与见证人之间的互动少了,一般情况下,当他们开始制作箱庭作品之后,都会静静地投入其中,只是在需要见证人的帮助时,他们才会主动与见证人沟通,有时也会自言自语,特别是在移动玩具的时候。各个学生制作过程中与见证人的互动次数和内容如表8-5所示,12名学生中有6人与见证人有过互动,其他6人(编号004、007、008、009、010、012)与见证人没有互动。

表8-5 学生与见证人的互动次数和内容

编号	互动次数	内 容
001	1	能帮我把那个白天鹅拿下来吗?我想把它当做银子做的宝贝。——原来是这样啊,我帮你拿下来。
002	3	太好了,这些玩具都能摆吗?——可以啊,想摆什么玩具都可以。 你看我的家温馨吗?——很温馨很幸福的家啊。 我摆的是家里面的场景,我还想在黑板上画一幢我们家的楼房,特别大,比现在的房子好,可以吗?——当然可以。
003	3	你让我摆玩具是心理测试吗?——这是一种游戏,我想看看你们摆的有什么特点。 这个是什么?——你觉得它像什么,就可以把它当做什么放在沙箱中。 我摆这个有时间限制吗?还剩下多长时间?——没有限制,直到你满意为止。
005	2	还有房子吗?我想把所有房子都摆上。——你再找找看。 还有没有栅栏?——你已经摆上了所有的栅栏,如果还要的话,可以试着用这里的玩具做做看。
006	2	还有草坪吗?我想把所有的草坪都摆上。——你到下层再找找看。 有篮子没有?——我们一起在这一层看看。
011	1	我可以摆两个沙箱吗?——觉得有好多东西想摆,是吗?如果是这样的话,可以摆两个。

第三节 讨 论

经过上一节的介绍,我们对于小学生的箱庭已经有了一个感性的认识,虽然选取的这些箱庭作品只是小学生箱庭世界的一个片段,但透过这些生动的作品,我们同样也能感受到他们心弦的波动和成长的思考。

一、小学生箱庭的导入以言语引导为主

小学生箱庭导入的主要形式是见证人的言语引导,很多情况下,还没等到见证人告诉学生如何做,他们就已经拿玩具开始了游戏,并尝试着将玩具放到沙箱中,这时,见证人很容易给他们介绍箱庭。在明白了如何做之后,一些男孩通常会问为什么让他们制作箱庭、有没有时间限制、所有的玩具是否都可以用等问题,而女孩很快就投入到了制作过程

中。可以看出，随着身心的发展，小学生探索环境的主动性增强了，开始独立地控制自己的行动，特别是思维能力的发展，其活动的目的性增强，箱庭在他们的眼里不仅仅是游戏的一种形式，他们开始关注如何利用这样的游戏来充分地表达自己内心世界的想法和情感，箱庭制作的盲目性大大减少。

另外，给小学生介绍箱庭时不再需要父母或伙伴的陪伴，虽然参加研究的12名小学生都是初次来到箱庭治疗室，初次见到见证人，但都没有表现出恐惧、焦虑、不安、抵制等情绪，他们都很乐意制作箱庭。研究者推测，随着生活圈子的扩大和学校集体生活的开始，小学生渐渐有了规则意识，他们懂得要与环境融合、与他人和谐，就必须学着处理与父母分离的焦虑，学着控制自己的情绪和情感，调整自己的行为适应团体规则。

二、箱庭制作趋于整体和谐

小学生箱庭的平均制作时间在半个小时以上，作为见证人，研究者也明显地感到，小学生制作箱庭更谨慎了，他们对自己所要表达的主题考虑得多了，如有的学生说："我想摆的是幸福的家，家里应该有这个，所以就摆了，而那个玩具，虽然我也喜欢，但放家里不合适，所以没有摆。"对于作品的整体和谐和美感关注得多了，如有的学生说："我想找一个跟那边的塔大小一样的，这样才对称，才好看。"对于玩具之间的联系也考虑得多了，如对于玩具间功能联系的考虑，桌子上应该放些花装饰，器皿里应该放些食物等等。正如琼斯（1986）研究所发现的，5~7岁儿童的箱庭出现了局部的结构感，反映了各种联系的开始，8~12岁儿童的箱庭出现整合一致的世界观，通过单一的主题将各部分联系在一起，而构造这样的结构和场景，小学生需要不断调整和思考，其相应的制作时间也就延长了。这从一个侧面也能反映出小学生思维能力的发展，即思维的连贯性和整体性得到了发展。

三、玩具的移动增多

参加研究的小学生制作箱庭时都移动过玩具，原因有三个方面。

（一）为了表达主题的需要

如图8-2"快乐一家人"，M.GD在制作时不断地变换客厅、卧室、饭厅的位置，使得各个房间的布置达到最和谐，而且还特别注意调整家具的大小与人物的大小成比例，如那个小女孩推着婴儿车，爸爸妈妈躺在床上休息，跳舞的女孩站在镜子前照镜子，左上角那个小女孩在开冰箱等，只有这样，她认为才能表达"快乐一家人"的感觉。整个制作过程用了94分钟。

（二）为了追求美观

这在女孩的箱庭中表现得比较突出，如图8-3"动物聚会"，Z.XY在制作的过程中特别注意装饰整个场景，她给鹿的头上装饰了一朵花和一个光环，给大老鼠的头上也戴了一朵花，以及在草地上点缀那些花，她说她要做一个最漂亮的动物世界，所以她不断地挑选、变换花草和不同大小的动物。再如图8-9"灰姑娘和动物们",作品中的那些花草也是经过 W.XY 仔细挑选和多次调整之后才达到最后这个效果的。

（三）为了表达动态的场景

这在男孩表现战斗场面的箱庭中表现得比较突出,如图8-10"国宝之战"和图8-11"原始森林的战争"中,Z.XY 和 L.MF 都是通过变换战斗双方的位置来表示激烈的战斗场面,前进表示进攻,后退表示防守,Z.XY 为了壮大代表着国家正义一方的力量而选择体积大的玩具,将敌人一方的玩具都换为体积小的。

如果说幼儿在制作箱庭时移动玩具更带有盲目性,是他们注意力稳定性差的体现,那么小学生移动玩具的目的性更明确了,这是他们知觉的目的性和自觉性增强的表现。所以从这个意义上来看,小学生的箱庭作品在某种程度上也反映了他们认知和思维能力的发展。

四、作品的基本构成趋于复杂

（一）玩具数量和种类

从小学生箱庭所使用的玩具数来看,我们没有发现什么规律,但从每个人使用最多的玩具种类看,排在前三位的是动物类、建筑类和交通工具类,从使用频率上来看,动物类、建筑类和人物类也是相对较高的,我们可以认为,这13名小学生箱庭作品倾向于使用动物类和建筑类玩具。

动物类玩具在小学生的作品中的作用分为两类。一类是代表人类的伙伴,它们与人类和谐共处,这占了绝大部分,如图8-2"快乐一家人"、图8-3"动物聚会"、图8-5"丰富的大世界"、图8-7"成长的故事"和图8-9"灰姑娘和动物们"中的动物。按照箱庭的象征理论,如果说动物代表一种能量的话,那么人类与这种能量的和谐共处至少说明了人类对于这种能量的控制,也就是说,小学生逐渐具备自控的能力,开始在自我的冲动、欲望与环境之间作平衡,这种和谐共处是他们适应环境的表现。另一类是用原始动物代表强大的敌人,如图8-5"丰富的大世界"中右下角的恐龙,制作者认为它们非常可怕,要吃人,图8-11"原始森林的战争"中的恐龙,制作者认为代表强大的力量,可能反映了制作者还未具备控制自我冲动的能力,他们被这些力量所控制,害怕它们,研究者推测,可能他们在适应环境方面有困难。

相对于幼儿箱庭来说,小学生箱庭中的建筑类玩具出现得比较多,他们用这些建筑代表家（如图8-3、8-5、8-7、8-9）、周围环境（如图8-4、8-5、8-6、8-7、8-10、8-12）和宗教世界（如图8-1）,从某种程度上表明小学生对周围环境的关注在增强,不再自我中心,这些环境既包括现实的生活环境,也包括神秘的宗教世界。从中可以看出小学生的时空观念在增强,他们的箱庭世界不仅展现着他们的现实生活,还包括对过去和未来的思考。

（二）沙的使用

12名小学生都是初次体验箱庭制作,但他们中有5人懂得利用沙堆山、挖河,或者将沙作为物品放入柜子中，比幼儿动沙的力度增强了，说明他们更勇于探索环境了。在制作完成后的访谈中，所有的小学生都表示自己非常喜欢玩沙，特别是男孩，他们认为沙想怎么玩就可以怎么玩，他们最喜欢在沙里挖洞，用沙堆山，或者将水和沙混合起来做碉堡。从这个方面来看，沙的世界构成了儿童想象的无限空间，对沙的使用体现了儿童的想象力和控制力。

（三）空间使用

大多数小学生的箱庭世界仍然是占满的，但与幼儿箱庭作品的占满不同，这种空间布置不再是儿童未分化的内心状态的投射，而是为他们的主题而服务的，是其内心世界丰富的表现，他们希望把自己能想到的内容都在沙箱中表达出来。虽然占满，但并不显得混乱，而是围绕主题摆放。从作品完成后的对话中，研究者也发现，学生摆的每个玩具都有明确的意图，是为他们作品的主题服务的，从某种程度上也反映了小学生对生活场面的控制性增强了。7个作品中只有1个作品（如图8-5）显得有些混乱，而且，制作者将大量玩具摆放在了沙箱的边缘上。儿童将玩具从沙箱内移动到沙箱外，往往反映了自我的界限尚不确定（张日昇，1999）。

有4名小学生的作品只占用了部分空间，他们都认为只要自己想要表达的主题表达出来了，就没有必要摆满，可以看出，他们行动的目的性和选择性有了很大提高。只有1个7岁女孩同时制作了两个作品，"爱情故事"（如图8-6）和"成长的故事"（如图8-7），她说一个沙箱只能表达一个故事，而她要表达两个故事，所以就选择了两个沙箱。不难看出，小学生已经开始大胆地探索环境，不再被动地适应环境，而是主动地选择和构建，为自己的意图服务。

五、作品都有明确主题

12名小学生的箱庭作品都有明确主题，主题种类比较丰富，有生活场景类、动物世界类、战争场面和其他类。

生活场景类作品反映的是小学生的家庭状况和对美好家庭的期望。如图8-8"温馨的家"，该学生的母亲常年在国外打工，一走就是一年，而父亲工作也很忙，晚上也不能在家陪着他，他主要由奶奶爷爷抚养大。在作品完成后的访谈中，他说自己现在最大的愿望就是爸爸妈妈都能回家陪他，他最想对妈妈说的一句话是"妈妈，你快回家吧，我想你了"，最想对爸爸说的一句话是"爸爸，你能不能晚上不要出去了，在家陪我"。从制作过程也可以看出，他摆家具时考虑得非常周到，希望给爸爸、妈妈、奶奶、爷爷营造一个温馨的氛围，他说自己要做一个听话的好孩子，使父母不再离开他，这是他的最大愿望。他摆完后感到很高兴，似乎箱庭帮他实现了自己的愿望。而图8-2"快乐一家人"表达的也是对美好家庭的希望，因为现实中，她的父母经常不在家，她是独生女，感到很孤单，最大的愿望就是父母都在家，可她也知道，父母这么辛苦工作都是为了她，所以在箱庭中她让父母躺在床上休息。整个过程，她非常谨慎、小心，每个玩具都是精挑细选才摆上的，她希望把家布置得很漂亮、很温馨。

动物类作品反映的是人与动物和谐共处的场面，动物是人类的好朋友，与人类一起游戏。通过访谈，研究者也发现，这些动物已经被小学生拟人化，他们用动物代表自己现实生活中的伙伴，不同特征的动物代表不同特点的伙伴，因此，这种和谐共处的场面也反映了小学生与同伴团体的交往。图8-3"动物聚会"中的小女孩代表制作者自己，各种动物是她身边的同学，大家来到草地上聚会，玩得很高兴。图8-9"灰姑娘和动物们"中的小女孩也代表制作者自己，周围的小动物是她的小伙伴，有她们陪伴，就不会感到孤单。小学生为何不选择真实的人物形象代表小伙伴？研究者认为，可能是因为他们对他人的认识和评价还处于模糊阶段。

战争场面主要体现在男孩的作品中，包括"国宝之战"（如图8-10）、"原始森林的战争"（如图8-11）和"机器人的车和家"。我们知道，战争意味着冲突、矛盾，以及两种力量的抗衡，如果将箱庭看成是一个人心灵世界写照的话，那么男孩箱庭作品中的战争就是其内心冲突的体现，随着年龄的增长，他们渴望独立和自主，希望自己能像英雄或超人一样具备万能的力量，但身心的发展却使他们还不能达到控制自我和生活局面，于是就需要一种能量来应对内心的斗争，箱庭中的正义一方或好的一方所象征的就是这种力量和能量，它们在战争中的胜利可以满足男孩的这种心理需求，同时也可以帮助他们疏通一些攻击性的能量。从完成后的对话和访谈中，研究者也发现，男孩喜欢战争的场面，因为它们让男孩获得一种力量感和控制感。

其他类包括的内容很丰富，但不管是关于宗教的"寺庙与图腾"（如图8-1）、关于历史的"农家大院"（如图8-12），还是关于生命成长的"爱情故事"（如图8-6）和"成长的故事"（如图8-7），它们都表现的是一些抽象的主题，如精神追求、生命的轮回等，它们来自动画片、书籍和父母的讲解，如制作了"爱情故事"和"成长的故事"的小女孩的母亲说，由于她经常给孩子讲一些西方圣经故事和一些神话故事，所以孩子的头脑中就形成了有关生命成长、人生变迁的概念，也就表现到了她的箱庭中。不难看出，随着小学生思维能力的发展，他们开始思考一些抽象的问题，并将自己的理解展现在箱庭世界中。这一类中只有一个作品"自作自受"（如图8-4）是以细节概括总体，不能充分体现作品的内容，但能用这样的概念来描述自己的箱庭作品，说明他对作品的理解深入了，不再停留在玩具的表层意义。

六、制作过程的互动转为寻求帮助和认可

如果说幼儿箱庭中的互动主要体现的是游戏的动态性，那么小学生与见证人互动已不再是为了演绎游戏和箱庭故事，而是为了询问箱庭制作的规则，寻求帮助和求得认可。如向见证人询问制作是否有时间限制，询问箱庭制作的意义和目的，请见证人帮他们拿玩具，完成作品后问见证人是否认可自己的作品等。另外有些学生则安静地投入箱庭制作中，整个过程一句话也不说，非常投入。可以说，小学生能很快理解箱庭制作并投入其

中，有了明确的界限感，主动选择和自我控制的能力增强了，而且开始关注见证人对他的作品的评价。

这就给我们在箱庭治疗中一个启示，作为治疗者，不仅要"看"儿童制作箱庭的过程，给予及时的回应，而且要"看"得明白，关注儿童的言语和非言语信息，循着儿童的思路共感他们，这样才能更好地理解儿童的内心世界。

第九章 初中生箱庭基本特征研究

处于"疾风怒涛"时期的初中生，因其身心发展不平衡以及家庭、社会、学校等因素的影响，出现了许多心理困惑，他们非常需要心理咨询专业人员给予专业的指导、心理上的援助。笔者在将箱庭疗法介绍到中国的时候，就期待着能在一些中学的心理咨询机构设立箱庭治疗室，为中学生的心理健康教育提供帮助。为此，在中国进行中学生箱庭疗法的基础研究就显得非常重要，这对于学校心理咨询、临床诊治以及箱庭疗法的理论和实践都具有积极的参照意义。

第一节 概 述

中学生的心理咨询场所，开始转移到普通的心理咨询室。但是，处于初中和高中这一时期的孩子未必完全能够用语言来表现自己的内心世界（张日昇，1999）。在这样的情况下，我们认为完全可以运用箱庭疗法开展心理咨询，箱庭疗法的游戏成分对唤醒初中生对刚刚过去的儿童期诸多美好回忆，会起到较好的治疗效果。

一、初中生箱庭作品的先验研究

初中生心理发展的特征，以及他们通常遇到的心理困惑在箱庭世界中将以何种心象予以表现？皮尔森和威尔逊（Pearson & Wilson，2001）总结14岁以上人群的箱庭作品的特点：(1) 他们的箱庭作品与成人所制作的箱庭作品很相似；(2) 可能出现对性方面的事情表示出浓厚的兴趣；(3) 可能出现有关分离、权力、未来观、人际关系方面的主题。但他们并未明确指出初中生（13~15岁）这一年龄段具体的箱庭作品特征。

琼斯（Jones，1986）在探索儿童箱庭世界发展与皮亚杰发展阶段论的关系时，也只是分析了13~18岁个体箱庭世界的一般特点，认为对男孩不适合用沙，男孩比女孩会更多进行一些攻击性游戏，而女孩则多有亲密性和协作性的游戏倾向。但研究没有区分初中生和高中生箱庭作品可能存在的差异。

冈田康伸（1984）概括了中学生箱庭作品的特征：制作时间大体为20分钟，在30秒后开始制作；随年龄的增大，箱庭作品的高度在增高，触摸沙的人数在增多；女孩倾向于房子等建筑物类，男孩倾向于车类；植物类的使用增多；在玩具的使用、主题上不存在性别差异。

但我们没有中国初中生箱庭疗法的基础研究资料。

二、研究方法

随着年龄增长,初中生的自我控制力也进一步得到了增强,在导入箱庭制作时,已经不再需要像此前阶段那样需要借助玩具或父母的言语,仅仅依靠治疗者的言语介绍就已经足够了,因此,对初中生之后各年龄段箱庭作品特征的研究程序、考察点均不同于小学生、幼儿。

(一)被试与研究者

(1)被试。在某中学初二年级学生中随机选取43人。每人制作箱庭1~3次,共有箱庭作品120个,其中男生作品65个,女生作品55个。

(2)研究者。由主持人1名、指导者1名组成。

(二)研究工具

(1)玩具。玩具如表9-1所示。

表9-1 箱庭疗法使用玩具分类及数量(个)

类别	次类别	数量	类别	次类别	数量	类别	次类别	数量
人物 (122)	宗教神话人物	42	动物 (214)	野生动物	39	植物 (60)	树木树皮	31
	古典人物	11		驯良动物	86		花	23
	现代人物	61		飞禽	4		草、草皮	6
	卡通机器人	4		水族	65	家具 (65)	家具设备	59
	情境人物	4		昆虫	1		乐器	6
建筑 (77)	都市建筑	16		两栖动物	3	食品果实 (20)	饮料	3
	古典建筑	40		神话动物	4		果实	15
	其他建筑	2		拟人化动物	12			
	连接物	11	交通工具 (72)	民用交通	40	石头(100)	石头	100
	障碍物	5		军用交通	18	其他	抽象物	2
	门	3		施工车辆	5			
生活用品 (61)	生活用品	61		设施标志	9	总计		793

(2)沙箱一个。尺寸为72厘米×57厘米×7厘米。箱子内侧为蓝色,并装有半箱棕色的沙。沙箱摆放在离地高80厘米的桌子上,以便制作者不需转头就可以将沙箱大体置于视线之内。

(3)记录工具。数码相机一部,普通照相机一部(可将相片赠送制作者),计时器一个。

(三)记分与评价

记录箱庭制作的时间(以分钟计算)和实际使用玩具的总数、类别数(有生命物、无生命物)。

沙的使用,区分为未用、微用、大幅度使用三个水平。

自我像表现,区分为未出现、替代物(非人物)、人形(真实自我)三个水平。

对作品场面从对抗—共存、动态—静态、内界—外界三个方面给予评价,并区分为家庭及居住环境、社会生活、自然界、战争与对抗、抽象与宗教共五类主题。

(四) 实验程序

实验在箱庭治疗室内按随机顺序单独进行。实验分为两个阶段:制作阶段、对话交流阶段。每位被试根据自己的意愿前后参加1~3次实验,间隔一周。

1. 制作阶段

主持人向制作者陈述指导语:"这里有许多玩具,一个沙箱,请你利用它们随便做个什么,想怎么做都可以,不限时间。"本阶段开始。被试开始挑选玩具、制作箱庭作品。主持人在一旁陪伴其完成整个作品创作,并按顺序记录其摆放的玩具及玩具移动情况、交流互动以及时间利用。当被试提出制作完毕时,本阶段结束。

2. 对话交流阶段

制作阶段结束后,主持人陪伴被试一起体验箱庭作品,从作品内容、主题、自我像以及部分不易理解的方面与被试进行对话。主持人对作品不进行分析,在操作规程要求下,可以在作品内容范围内说明自己的理解。照相。

实验结束后,主持人按记分与评价标准整理实验材料,并与指导者一起对作品进行整体分析。

第二节 结果与分析

我们试图从内容(含场面构成、主题、自我像表现)、玩具与沙的利用、主观印象等方面考察初中生箱庭作品。

一、箱庭作品中玩具使用情况

从制作箱庭作品所需时间,一般可以看出通过箱庭制作表现内心世界的投入状态,时间越长,其思考程度更深些,反之亦然。所使用玩具数量和种类,则表现制作者内心世界的丰富性。人物、动物、植物是有生命的物体,交通工具是前进、转变的象征,也有生命力的意义,箱庭中有生命物的多寡,表现出个体内心动力状态。表9-2呈现了初中生箱庭作品这些方面的信息。

表9-2 初中生箱庭作品使用玩具的情况

	第一次($n=43$)		第二次($n=41$)		第三次($n=36$)	
	M	SD	M	SD	M	SD
制作时间	14.40	13.17	13.71	9.73	13.94	10.15
玩具总数	29.30	17.95	30.44	18.28	34.22	22.36
玩具类数	5.86	2.70	5.37	2.61	4.75	2.32
人物	3.63	3.59	3.07	4.03	3.86	5.01
动物	6.65	7.45	5.80	7.12	6.97	9.69
植物	3.70	4.68	6.37	5.30	8.25	6.32
建筑物	2.49	2.28	3.32	4.72	2.53	3.68
连接物	0.74	1.76	0.76	1.41	0.50	1.16
障碍物	1.07	1.82	0.90	1.77	0.78	1.81
门	0.30	0.64	0.20	0.46	0.22	0.59
交通工具	1.63	2.49	1.46	2.34	2.86	4.24
交通设施	0.40	1.33	0.24	0.80	0.53	1.25
家具设备	4.42	7.32	4.37	8.79	2.25	6.34
生活用品	0.81	1.87	1.46	3.48	0.47	1.54
食品果实	0.74	2.09	0.46	1.40	0.86	2.68
石头	2.58	6.42	1.80	3.70	4.14	12.03
抽象物	0.05	0.21	0.17	0.80	0.00	0.00

注:除项目"制作时间"的单位是"分钟","玩具类数"为"种"外,其余项目单位为"个"。

对这些作品的有生命物和无生命物之间进行配对样本差异检验,结果显示初中生箱庭作品中有生命物显著多于无生命物,如表9-3所示。

从表9-2、9-3可见,初中生箱庭作品中玩具使用数量、种类比较少。总的来说,初中生箱庭作品中所使用的有生命物显著多于无生命物,但第一次、第二次并无显著差异,第三次有生命物显著多于无生命物。男生作品中除第一次之外,总体上以及第二次、第三次作品中有生命物都显著多于无生命物,而女生作品中有生命物和无生命物之间并不存在显著差异。

表9-3 初中生箱庭作品中有生命物和无生命物的情况

		总体		第一次($n=43$)		第二次($n=41$)		第三次($n=36$)	
		有生命物	无生命物	有生命物	无生命物	有生命物	无生命物	有生命物	无生命物
总体	M	17.88	13.28	15.60	13.70	16.71	13.73	21.94	12.28
	SD	12.33	13.73	11.73	11.72	10.91	13.76	13.80	16.06
	t	2.709**		0.829		1.134		2.912**	
男	M	19.06	11.00	16.00	11.67	17.82	10.64	24.39	10.58
	SD	12.96	11.69	11.66	10.68	10.93	10.53	15.49	14.47
	t	0.723***		1.396		2.545*		4.302***	
女	M	16.49	15.98	15.11	16.26	15.42	17.32	19.24	14.18
	SD	11.50	15.48	12.11	12.73	11.04	16.32	11.50	17.92
	t	0.352		−0.342		−0.425		0.848	

注:* 为 $p<0.05$,** 为 $p<0.01$,*** 为 $p<0.001$,下同。

二、箱庭作品场面与主题

对初中生制作的箱庭作品场面（对抗—和谐、动态—静态、内界—外界）、主题类型进行分析，结果见表9-4至表9-8。

表9-4 初中生箱庭作品场面、主题类型情况

	箱庭作品场面							主题类型				
	对抗—和谐			静态—动态		内界—外界						
	和谐	中度	强烈	静态	动态	内界	外界	家庭	社会	自然	战争	抽象
作品数	86	15	19	52	68	30	90	36	41	17	20	6
χ^2	79.550***			2.133		30.000***		34.250***				

表9-5 初中生箱庭作品中对抗—和谐场面比较

		第一次制作			第二次制作			第三次制作		
		和谐	中度	强烈	和谐	中度	强烈	和谐	中度	强烈
男	作品数	14	4	6	14	1	7	10	5	4
	χ^2	7.000*			14.545**			3.236		
女	作品数	18	1	0	18	1	0	12	3	2
	χ^2	32.316***			32.316***			10.706**		

表9-6 初中生箱庭作品中男女生表现的静态—动态场面

		第一次		第二次		第三次	
		静态	动态	静态	动态	静态	动态
男	作品数	11	13	8	14	2	17
	χ^2	0.167		1.636		11.842***	
女	作品数	13	6	12	7	6	11
	χ^2	2.579		1.316		1.471	

表9-7 初中生箱庭作品中男女生表现的内界—外界场面

		第一次		第二次		第三次	
		内界	外界	内界	外界	内界	外界
男	作品数	1	23	2	20	0	19
	χ^2	20.167***		14.727***		19.000***	
女	作品数	13	6	9	10	5	12
	χ^2	2.579		0.053		2.882	

表9-8　初中生箱庭作品中男女生表现的主题类型

次数	性别	主题类型					χ^2
		家庭	社会	自然	战争	抽象	
总体	男	8	25	8	18	6	11.36 **
	女	28	16	9	6	9	14.35 **
第一次	男	3	13	2	5	1	19.33 ***
	女	14	3	3	0	0	36.00 ***
第二次	男	5	3	5	7	2	3.45
	女	9	8	2	0	9	20.21 ***
第三次	男	0	9	1	6	3	14.42
	女	5	5	5	2	0	6.23

从表9-4至表9-8可以看出，初中生箱庭作品中表现的场面比较和谐，诸如战争、竞赛等对抗性主题出现得相对不多；动态作品和静态作品数量并无显著差异；作品大部分表现的是外在世界。男生更喜欢表现社会生活，而女生则更喜欢表现家庭及其环境。不论是男生还是女生，他们的作品都很少涉及宗教、理性的、抽象的主题，主题基本上是对客观世界的想象、直观呈现。

三、沙的使用

箱庭中沙具有特殊的意义，它柔和、细腻，容易塑造，当个体双手接触到沙时，会联想到儿时在海滩或工地的沙堆上游戏的美好情景，唤起美好回忆，产生美好的感受。挖开沙显现出沙箱底部的蓝色时，个体会产生一种挖出水来的感觉。往下挖掘也是个体内省的表现，是否敢于利用沙表现自己的内部世界也是个体在陌生环境中是否感到紧张的一种表现，也可以就此对个体创造力进行评估。

表9-9　初中生箱庭作品中男女生沙的使用情况

制作次数	性别	动沙情况（作品数）			χ^2
		未动沙(个)	微动沙(个)	大幅度动沙(个)	
总体	男	53	7	11	54.87 ***
	女	43	9	4	48.25 ***
第一次	男	22	0	2	37.00 ***
	女	13	5	1	11.788 **
第二次	男	14	4	4	9.091 *
	女	16	1	2	22.21 ***
第三次	男	13	2	4	10.842 **
	女	14	2	1	18.47 ***

表9-9结果显示,绝大部分初中生在制作箱庭作品时都不太移动沙,虽然作品中有许多"水""山"等需要利用沙才能更直观表现的心象,他们也仍然很少利用沙来表现。

四、自我像表现

自我像是个体对自身在环境中的角色的认知。箱庭作品中有无自我形象的表现,以什么样的形象展现自己,都折射着个体现实中自我评价、自我认知的风格。我们在与初中生一起理解他们制作的箱庭作品时,也非常关注他们是否在作品所营造的世界中给自己"安排"一个位置,结果如表9-10所示,大部分初中生在箱庭作品中没有考虑安排自己的形象,或者说没有意识到自我在内心世界中的位置,是自己内部世界的旁观者。他们也较少用动物、植物等物品代替自己的形象。

表9-10 初中生箱庭作品自我像出现情况

制作次数	性别	自我像出现(作品数)			χ^2
		无自我像(个)	替代性自我像(个)	真实自我像(个)	
总体	男	47	7	17	54.87***
	女	35	4	17	48.25***
第一次	男	17	2	5	37.00***
	女	11	0	8	11.788**
第二次	男	13	2	7	9.091*
	女	13	1	5	22.21***
第三次	男	14	2	3	10.842**
	女	10	3	4	18.47***

五、箱庭作品总体印象

根据箱庭疗法的先验研究以及我们的箱庭疗法实践,我们从统合性、动力性、丰富性、流畅性四个方面对初中生箱庭作品的主观印象进行评价,结果如表9-11。

表9-11 初中生箱庭作品总体印象

制作次数	统合性		动力性		丰富性		流畅性	
	M	SD	M	SD	M	SD	M	SD
总体	4.31	0.912	2.97	1.45	2.98	1.41	3.96	0.929
第一次	4.05	0.999	2.67	1.523	2.84	1.511	3.72	1.008
第二次	4.34	0.938	2.98	1.313	2.95	1.341	3.83	0.919
第三次	4.47	0.774	3.42	1.381	3.14	1.397	4.31	0.749

表9-12　初中男生、女生箱庭作品总体印象比较

		统合性			动力性			丰富性			流畅性		
		M	SD	t	M	SD	t	M	SD	t	M	SD	t
总体	男	4.47	0.84	2.23*	3.03	1.43	0.452	2.87	1.45	1.00	4.06	0.88	1.31
	女	4.11	0.97		2.91	1.48		3.13	1.35		3.82	0.98	
第一次	男	4.29	0.96	1.85	2.75	1.57	0.362	2.67	1.55	0.829	3.92	0.93	1.45
	女	3.74	0.99		2.58	1.50		3.05	1.47		3.47	1.07	
第二次	男	4.41	0.91	0.489	3.05	1.21	0.362	2.82	1.37	0.679	3.86	0.89	0.255
	女	4.26	0.99		2.89	1.45		3.11	1.33		3.79	0.98	
第三次	男	4.63	0.68	1.32	3.58	1.26	0.741	3.05	1.47	0.387	4.37	0.764	0.527
	女	4.29	0.85		3.24	1.52		3.24	1.35		4.24	0.75	

从表9-11、9-12可以看出，男生在统合性、动力性、流畅性上稍好于女生，女生作品相对比男生较丰富，但除了统合性差异达到显著性水平之外，其余三方面均没有达到显著差异水平。

为了探讨箱庭疗法在短期内是否可以促进个体发展，我们对前后三次箱庭作品总体印象进行了检验，其结果显示：动力性$F(2, 117)=4.488$，$p<0.05$，差异显著；而统合性$F(2, 117)=2.282$，$p>0.05$，丰富性$F(2, 117)=2.718$，$p>0.05$，流畅性$F(2, 117)=0.446$，$p>0.05$，差异均不显著。用各组均值多重比较的LSD分析发现，第一次与第三次作品之间在统合性（$p<0.05$）、动力性（$p<0.05$）、流畅性（$p<0.01$）三方面差异都达到显著水平。

第三节　讨　论

根据结果分析，我们从玩具的使用、场面气氛、沙的使用、反映的主题以及男女性别差异等方面出发，探讨初中生箱庭作品的基本特征。

一、玩具的使用量

在与初中生合作过程中，我们发现，他们的箱庭作品大部分所使用的玩具都比较少，大部分作品的使用玩具数量为19～38个，制作作品使用的时间较少，一般在6～17分钟，这与小学生、幼儿相比都显然少得多。初中之前的儿童可能将玩具无节制地往沙箱里堆集，也无视自己在箱庭制作过程中究竟使用了多少时间，而初中生则表现出小心翼翼的样子，他们往往只是从众多玩具中选择少量的、自己感到合适的玩具，慎重地摆放到沙箱中，很在意控制自己制作作品的时间。初中生制作箱庭作品，虽然在选择玩具时也表现出

犹豫不决，但往往是在玩具架上选择完毕后再摆放到沙箱内，或者先堆集在沙箱之外，再作具体选择，他们很少在沙箱内进行大幅度的修改。当他们感到可以时才会宣布结束，能够做到有始有终，很少出现类似小学儿童、幼儿制作过程中突然结束的情况，这说明他们的自我控制能力进一步提高了。

二、生机勃勃的气象和积极进取的人生态度

初中阶段是个体生长发育的第二个高峰期，他们身体各个方面都在迅速发育并逐渐达到成熟，表现出精力充沛、生机勃勃的气象，这在他们制作的箱庭作品中也得到了充分表现。绝大部分初中生作品出现了代表着生命力的人物、动物、植物，以及象征着进取奋斗的交通工具，而且他们作品中的有生命物和无生命物数量相比较，存在显著差异，尤其是男生作品中有生命物显著多于无生命物。初中生作品中常常表现出比赛、忙碌、繁忙的景象（如图9-1、9-2），从他们对作品内容的理解上看，中考并没有使他们对考试产生过多的压力感，平时的学习、考试也并没有引起他们太多的焦虑，相反，他们更多的是将平时的考试、竞争视作锻炼，是对困难的挑战。从这些方面，我们可以感受到初中生的人生发展课题——学习总体上持积极进取的态度。

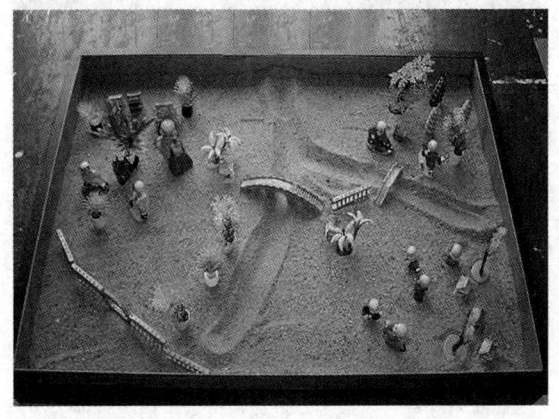 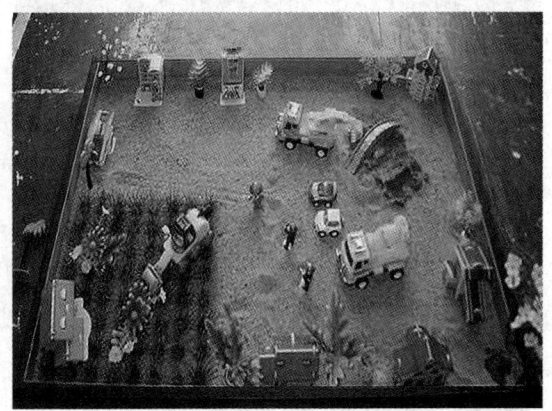

图9-1　W.YT(男)的箱庭作品：锻炼　　　　图9-2　G.Y(男)的箱庭作品：兴建中的金宝花园

（河道将作品分割为三部分，同时用桥梁连接在一起。作品表现的是少林寺和尚在锻炼的景象。小和尚们生动神气的动作与生机勃勃的植物相互映衬，表现出积极的人生态度和充满活力、张力的生命。从左下的门到右上的塔，这是个体由起源到终极奋斗历程的生动写照。）

（主题的命名形象地表现了制作者正处于自我同一性确立过程。整齐有序的建筑是其内心秩序感的表现，而忙碌的施工现场则是其追求内心世界丰富、完善的表现，也是积极的人生态度的表现，草木繁茂和鲜艳的色彩展现了他充满活力的生命。）

三、与家庭生活、环境、社会生活有关的主题

儿童制作箱庭作品时基本上依靠的是自己丰富的想象力，其箱庭作品所表现的内容也是想象的世界所发生的故事，成人的作品则主要表现自己的主观体验、理性认识、稳定的

情感，作品场面会出现一些超现实的内容。初中生的箱庭作品也是其积极想象的结果，但其内容往往是其客观生活环境的微缩，如表现家庭内部结构时，就按照自家住房的格局进行安排等。他们在理解箱庭作品时，往往流露出他们对自己所处环境的半幼稚半成熟的感性认知。

初中生箱庭作品主题通常表现的是自己的家庭、生活环境、社会生活（主要是校园生活），较少表现宗教的、抽象的、原型的主题（如图9-3、9-4）。"家""城市"是出现最为频繁的主题词，尤其是女生的作品，表现家庭活动的作品占主导地位。而在120个作品中，只有6个作品所表现的主题是抽象的，表现制作者的主观认识、对人生进行哲学思考。

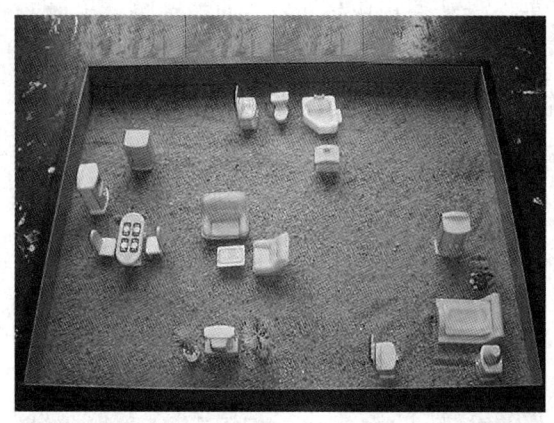 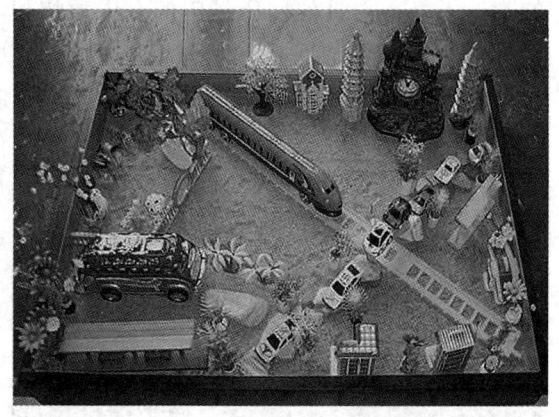

图9-3 X.X(女)的箱庭作品：未来的家

（未来的家其实只是当前常见的家庭布局，"未来"只能是个体意义的"未来"，不是科技更为发达后更加现代化的"未来的家"的景象。有序的家庭构造也是其内心秩序感的再现，同时也透露出刻意的自我分割状态。没有人物活动的家也是内心"无我"状态的写照。静态场面传达出个体心理疲惫、缺乏动力的信息，盆栽的微弱生命是其希望所在。）

图9-4 L.ZF(男)的箱庭作品：繁华的城市

（地道桥的建设是不易的，这也为自己将起点与目标搭建了一条不平坦却非常坚定的道路。双塔、城堡古老而崇高，这是初中生渴望获得的哲学意义的目标。交通工具驶向不同方向，可能是其内心目标不确定的表现，即使如此，其内心也仍能保持相对的秩序。让动物生活在合适的地方，也表现出对本能力量的有效控制。）

四、较强的秩序感

与小学生的作品不同的是，初中生的箱庭作品表现出较强的秩序感，其场面构成基本上是统合的。他们的作品中也存在着由若干个区域共同组成一个作品，表现某个主题，但区域之间通常不存在明显的障碍、隔绝，即使气氛完全独立的区域，他们也会通过玩具、人物将其联系起来，或者通过某个主题将其统一起来。如城市和乡村之间本是对比鲜明的两个区域，但制作者通过一座桥梁将二者紧密联系在一起。城市是秩序的象征，在初中生作品中，男生表现的忙而不乱的街道（如图9-5）、女生所制作的整齐有序的家庭布局（如图9-6），都说明了初中生内心秩序感的确立，这与成人的作品基本相同。

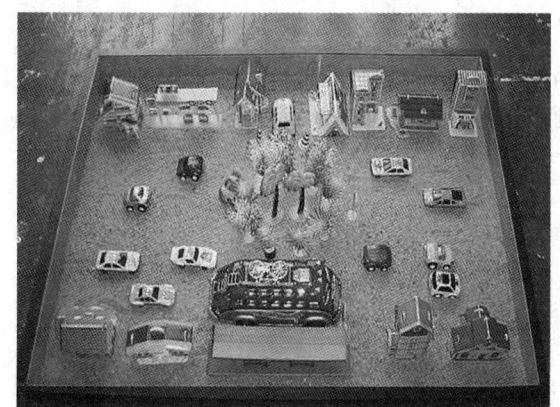 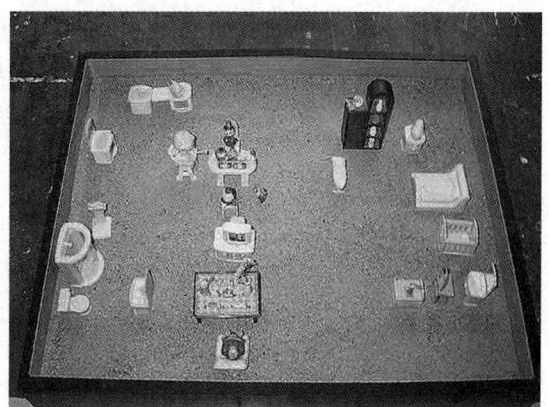

图9-5　W.GZ(男)的箱庭作品：繁忙的城市　　　　图9-6　X.XY(女)的箱庭作品：温馨的家

（繁忙而有序的街道以及有序行驶的车辆，都是制作者内心坚定的秩序感的表现。中心圆形的绿色"环岛"是其旺盛的生命力的表现，也是内心原本具有的自性力量，因有这股力量，退行与前行的能量就能有序地转换，成为个体不断成长的不竭动力。加油站、商场给予自己能量接济机会，站台、住宅则提供了休息、能量转换的空间。）

（功能明确的家庭布局，是制作者秩序感的积极表现。与其他家具风格迥异的博古架陈列着历史的珍品，是值得收藏的精神财富。与朋友一道分享收获的果实，在享用过去劳动成果的同时，为此后的征程补给了能量。）

五、自我像的表现

随着身体的变化和性的成熟，初中生逐渐产生一些新的体验，也感到周围人对他们的新的反应。他们将力求发现自己现在的真实情况以及将来自己会变成什么样子，他们的内心世界逐渐丰富起来，在日常生活和学习中，常常将很多心智用于内省。"我到底是个怎样的人""我与别人不同的本质特征是什么""别人喜欢还是讨厌我"等一系列有关"我"的问题萦绕他心中。伙伴的来往，新的社会关系的产生，也使他们扩大了自我活动、自我探索的空间。他们要弄清自己所处的世界是什么样子、社会又是什么样的等问题。在这种不断认识和探索中，他们"理想的我"逐步接近"现实的我"，使自我意识达到积极的统一。但实现自我同一性确立是一逐渐达成的过程，初中生的自我同一性确立过程还会因外界评价影响而出现反复。初中生箱庭作品中绝大部分没有自我像，或者确切地说，他们对作品中出现的自我形象没有予以认同。许多制作者解释箱庭作品主人公时，可以感受到是在诠释自己的形象，但他们仍然不承认那是他们自己的形象，而将其解释为自己的朋友，或者是自己不认识的人，或者是自己崇拜的人物。对箱庭作品自我像或主人公的理解，可以看出初中生尚处于自我同一性确立的反复过程中。

六、男女生箱庭作品的区别

在初中生制作的120个箱庭作品中，男生的作品主题主要表现的是外部世界（如图9-1、9-2、9-4、9-5、9-7），很少表现家庭生活，主要是社会生活、战争等攻击性、挑战性主题，而女生作品主题则主要是家庭生活（如图9-3、9-6、9-8），她们经常利用家具设备、生活用品展现一个家庭布局，或者是表现家园环境，她们较少表现社会生活内容，极少表现战争主题，宗教的、抽象的、原型主题极少得到表现。这可能与社会文化对男性、女性所提出的要求、期待不同而导致初中男生更多倾向于对外部世界的探求，而女生则倾向于对家庭、内部世界的关注。

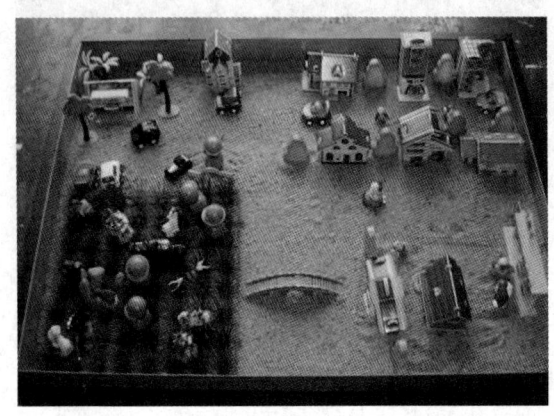 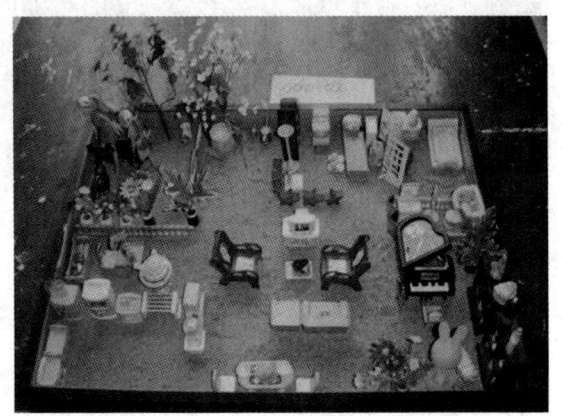

图9-7　D.W（男）的箱庭作品：快乐星期天

（井然有序而忙碌的街道与闲适无章的公园形成鲜明对比。往左行驶的车辆是其退行的表现，是对自己过高期待的修正，也是向母性靠近的趋向。左上角的机场，是其试图平衡自己与地（母）、天（父）联系的努力。对表现外部世界的热衷，是男性的天性。）

图9-8　R.YJ（女）的箱庭作品：家

（严格谨慎的家具陈列，表现出家的豪华，也是内心的丰富。过分强调的空间分割，是自我能量过分分配的表现。欲走出家庭，走向外界，是女性对男性社会的欣羡。表现内部构造是女性的偏好。）

科尔曼（Colman，1998）认为，男人体内没有子宫，在人体解剖上没有类似女性子宫的创造性的"内部空间"。而一个女性却包含了这种创造过程的天然本质。也许正是这种差异使得男人也把外部世界看做他们的活动舞台。这也可能是男性箱庭作品更多表现外部世界，而女性更多表现内部世界的人体解剖学意义的解释。女生箱庭作品中使用的玩具类别数比男生要更多些，主要是家具设备等表现家庭生活所需要的物件。由于表现主题的不同，男生箱庭作品比女生的作品表现更多的动态，而女生的则主要是静态的"照片式"场面再现。这与冈田康伸（1984）认为在玩具的使用、主题上不存在性别差异的结论不一致。

虽然箱庭疗法基础研究的实验每人只进行三次，但我们也深深地感受到箱庭疗法对这部分初中生的心理发展起到了一定的促进作用。总的来看，第三次作品比第一次作品显得更加整合、流畅、有序，且充满力量感。大部分参加实验的学生在结束实验时都表示箱庭疗法这种特殊的游戏给予他们许多启迪，他们表示自己先前未曾深刻地进行内省，箱庭疗法却让自己站在新的层面、角度理解、体验自己的另一种心理世界，起到了内省的作用。当然，仅仅三次箱庭疗法并不可能立竿见影地在太大范围内帮助初中生克服他们可能存在的心理困惑，但至少让他们尝试着以另一种形式打开心扉，小心翼翼地洞察自己的内界。

第十章　高中生箱庭基本特征研究

高中生年龄普遍在 15~19 岁之间，这一阶段被称做青年前期，上与少年后期相接，下与青年中期相连，是个体独立地走向社会的准备期。由于身体的迅速发育、生理的急剧变化，特别是性的成熟，对青年心理的发展带来了前所未有的、全新的影响（张日昇，1993）。他们开始注意到自己的内部世界还存在着本来的、本质的我，并将注意力集中到发现自我、关心自我的存在上，从而促进内在自我的形成和发展。

如前所述，笔者在将箱庭疗法介绍到中国的时候，就期待着能在一些中学的心理咨询机构设立箱庭治疗室，为中学生的心理健康教育提供帮助。为此，我们在进行初中生箱庭疗法的基础研究之上，又进行了高中生的箱庭基本特征的探索。

第一节　概　　述

经过初中阶段生理和心理的剧变、动荡，高中生的生理和心理均显得成熟、稳定了许多，随着认知水平的提高及生活经验的积累，高中生的自我发展呈现出一些新的特点，其中的一个重要特点，是青年的心理性断乳（psychological weaning）表现，也就是要求在心理上脱离父母和成人。不论是在个人生活的安排上还是在对人生与社会的看法上，开始有了自己的见解、自己的主张，已不满足于父母、老师的讲解，或书本上的现成结论，对成年人的意见不轻信、不盲从，要求有事实的证明和逻辑的说服力。这种心态很容易带到心理咨询室的咨访关系之中。

笔者认为，在心理咨询中，至关重要的是与来访者建立相互信赖的咨访关系。而箱庭疗法中，治疗者与来访者之间的关系更为强调，向来访者提供自由与受保护的空间，不给来访者压力，让来访者能够感到安心并自由地表现内心世界，使来访者潜在的自我治愈力得以发挥，从而达到治疗效果。箱庭疗法的治愈假设和治疗理念符合处于青年期的来访者的心理特点。

一、高中生箱庭作品的先验研究

琼斯（Jones，1986）在探索儿童箱庭世界的发展与皮亚杰发展阶段论的关系时，概括了 13~18 岁个体箱庭世界的一般特点，他们的现实世界和象征世界都形成了，且具有如下几个特点：（1）或者有一个单一的主题，但包含并不整合的各个复杂部分，或者由某一抽象的主题整合起毫无联系的玩具，或者是明确单一的主题，其各部分既独立又统一；（2）玩具完全在沙箱内，沙箱的百分之九十以上面积得以使用；（3）对玩具进行意图明确的定位，玩具是可以改变的，开始在河上架桥；（4）没有戏剧性游戏，各种玩具以创造性的方式复杂地组织在一起，表明玩具间戏剧性运动；（5）明确使用和整合表现人类社会的玩具,也使用单个玩具;(6)沙不仅用来创造界限,还用来创造陆地和河流的形式;(7)界限也可以由相互协调的各类玩具创造,它们与复杂的世界相联系。但研究没有区分初中生箱庭作品与高中生箱庭作品的特征及其差异。

由于国度、时代、文化背景的差异,由少年期转入青年期,个体心理可能出现较大发展、变化,表现在箱庭作品中也应该有所不同。我们试图对此进行研究,以提供相关的箱庭特征说明。

二、研究方法

在对高中生箱庭作品特征研究时,箱庭治疗室的物理条件受到了较大的制约。由于高中生学习时间非常紧张,课业负担较重,许多学生虽然愿意参与实验,但却因此未能如愿,本研究的考察对象数量也因此受到了影响。

(一)被试与研究者

(1)被试。在某中学高一年级学生中随机选取13人,除1名男生制作3次作品之外,其他人各制作1次箱庭,共有箱庭作品15个,其中男生作品7个,女生作品8个。在此之前他们均未曾接触过箱庭。

(2)研究者。由主持人1名、指导者1名组成。

(二)研究工具

(1)沙箱一个。尺寸为72厘米×57厘米×7厘米。箱子内侧为蓝色,并装有半箱棕色的沙。沙箱摆放在离地高80厘米的桌子上,以便制作者不需转头就可以将沙箱大体置于视线之内。

(2)玩具。各类玩具共计1 331个(如表10-1)。

表10-1 箱庭疗法使用玩具分类及数量

类别	次类别	数量	类别	次类别	数量	类别	次类别	数量
人物	宗教神话人物	45	植物	树	31	建筑物	现代城市建筑	16
(238)	中国古代人物	69	(122)	花	59	(115)	中国传统建筑	45
	现代人物	96		草	5		连接物	30
	运动员、战士	22		树皮	4		障碍物	18
	机器人	6		草皮	12		门	6
动物	野生动物	54		竹子	11	军事器械(25)	武器、器械	25
(325)	家畜	82	交通工具	民用交通	50	食品	果实	16
	家禽	25	标志	施工用车	5	(23)	饮食	7
	飞鸟	19	(94)	军用交通	29	石头	天然石头	106
	水族	75		交通设施	8	(110)	五彩石	4
	两栖动物	19		旗帜	2	抽象物	抽象物品	120
						(120)		
	恐龙	10	家具设备	家具	55	其他	井	1
	神话动物	5	(69)	电器设备	14	(2)	土堆	1
	拟人化动物	36	生活用品			合计		1331
			(88)					

注:括号中的数字为各类玩具的总数。

（3）记录工具。数码相机一部，普通照相机一部（可将相片赠送制作者），计时器一个。

（三）记分与评价

与初中生箱庭基本特征研究的"记分与评价"相同。

（四）实验程序

与初中生箱庭基本特征研究的"实验程序"相同。

第二节 结果与分析

我们从高中生所制作的箱庭作品内容、场面构成、主题、沙的利用、总体印象等方面予以考察。

一、箱庭作品中玩具使用情况

箱庭场面的构成必须从作品所使用的玩具数量、类别的丰富性考察，表10-2直观地呈现了高中生箱庭作品的这些信息。

表10-2 高中生箱庭作品中使用玩具情况

项目	M	SD	项目	M	SD
玩具总数	32.333	23.850	连接物	0.267	0.594
时间	16.333	11.481	障碍物	1.333	1.839
玩具类别数	6.200	2.883	门	0.200	0.414
人物	4.533	3.642	家具设备	2.133	2.875
动物	4.667	6.184	生活用品	1.600	2.472
植物	9.667	9.507	食品	0.667	1.589
交通工具	6.400	1.844	石头	3.867	4.764
建筑	1.600	1.594	抽象物	0.333	1.291

注：时间的单位为"分钟"，玩具类别单位为"种"，其余项目单位都为"个"。

因被试量较小，我们将15个作品的内容构成均给予呈现，表10-3直观地展示了这15个作品玩具使用方面的基本信息。

表10-3 玩具使用情况表

编号	时间	玩具总数	玩具类别	人物	动物	植物	交通工具	建筑	连接物	障碍物	门	家具设备	生活用品	食品	石头	抽象物
001	8	14	4	6	0	6	0	0	0	0	0	0	1	1	0	0
002	10	23	6	1	10	5	0	1	0	0	0	0	1	0	0	5
003	8	26	8	4	4	3	2	1	0	0	0	3	0	2	7	0
004	5	16	2	0	0	6	0	0	0	0	0	0	0	0	10	0
005	13	49	10	0	6	17	3	1	1	3	0	5	2	6	5	0
006	15	35	9	6	4	8	2	2	0	0	0	4	2	1	6	0
007	7	23	7	3	0	4	3	0	0	2	1	0	4	0	2	0
008	27	53	7	1	6	23	0	3	2	2	0	0	0	0	16	0
009	8	37	6	4	5	13	0	4	0	4	0	7	0	0	0	0
010	20	36	8	5	2	16	2	0	0	4	1	0	0	0	2	0
011	34	40	7	7	7	6	0	1	0	0	0	7	9	0	2	0
012	46	102	10	14	24	34	2	4	0	5	1	6	4	0	8	0
013.1	15	7	1	7	0	0	0	0	0	0	0	0	0	0	0	0
013.2	19	15	2	6	0	9	0	0	0	0	0	0	0	0	0	0
013.3	10	9	5	3	2	1	0	1	0	0	0	0	1	0	0	0

对这些作品的有生命物和无生命之间进行配对样本差异检验,结果显示高中生箱庭作品中有生命物显著多于无生命物,如表10-4所示。

表10-4 高中生箱庭作品中有生命物和无生命物的情况

	总体		男生		女生	
	有生命物	无生命物	有生命物	无生命物	有生命物	无生命物
M	20.267	12.067	11.857	7.143	27.625	16.375
SD	16.641	8.722	7.105	8.454	19.442	6.739
t	2.712*		1.919		2.168	

从表10-2、10-3可见,高中生箱庭作品中玩具使用数量较少、种类比较多。高中生箱庭作品中所使用的有生命物显著多于无生命物,男女差异未达到显著水平;女生作品中有生命物与男生作品中的有生命物差异不显著($t=2.023$,$p>0.05$);女生作品中无生命物显著多于男生作品($t=2.354$,$p<0.05$)。

二、箱庭作品场面与主题

对高中生制作的箱庭作品场面、主题类型进行分析,结果如表10-5。可以看出,在本研究中，高中生箱庭作品中表现的冲突场面较多，但总体上表现的是竞争而较少出现战争等强对抗性主题；动态作品与静态作品数量未达到显著差异水平；不论男生还是女生，他们的作品绝大部分表现的是外在世界，较少表现诸如家庭内部构造的作品，达到显著差异水平，这与初中男女生之间在表现内界、外界方面存在显著差异的特点不同。高中生作品中，表现抽象、宗教主题、社会生活的作品相对较多，较少出现校园生活的客观表现。这与初中生箱庭主题基本上是对客观的想象再现、直观呈现的特点不同。

表10-5 高中生箱庭作品场面、主题类型总体情况

	箱庭作品场面							主题类型				
	对抗—和谐			静态—动态		内界—外界						
	和谐	中度	强烈	静态	动态	内界	外界	家庭	社会	自然	战争	抽象
作品数	7	4	4	4	10	1	14	1	1	1	1	4
χ^2	1.200			2.571		11.267***		5.400				

表10-6 高中生箱庭作品的主题类型

编号	性别	主题	编号	性别	主题
001	男	足球赛	009	女	人间乐园
002	女	随心所欲	010	女	古代生活
003	女	悠闲	011	女	美好的愿望
004	男	体验艰难	012	女	古与今
005	男	世外桃源	013.1	男	篮球
006	女	海边足球赛	013.2	男	融
007	男	赛车	013.3	男	生
008	女	黛玉葬花			

三、沙的使用

沙柔和、细腻，容易塑造，个体是否敢于利用沙来表现自己的内心世界是个体在陌生环境中是否感到紧张的一种表现，是其主观内省的表现，也可以由此对个体的状态进行评估。

表10-7 高中生箱庭作品中沙的使用情况

	动沙情况（作品数）			χ^2
	未动沙（个）	微动沙（个）	大幅度动沙（个）	
男	1	1	5	4.571
女	0	3	5	4.750
总体	1	4	10	8.400*

表10-7显示，尽管箱庭治疗室环境以及主持人都是完全陌生的，但绝大部分高中生在制作箱庭作品时都敢于移动、利用沙进行创作，这与初中生的表现不同。

四、自我像表现

箱庭作品表现的场面本身就是来访者的心象，但是否可以从作品中确认一个清晰的自我像，是个体对自身在环境中或自己内心中的角色认知。对自我形象的表现、解释，折射出个体的自我评价、自我认知的风格。我们在与高中生一起理解他们制作的箱庭作品时，也非常关注他们是否在作品所营造的世界中给自己"安排"一个位置，结果如表10-8所示。大部分高中生在箱庭作品中能够给自己安排一个人物形象代表自己，或者用动物、抽象图形等代替自己的形象。

表10-8 高中生箱庭作品自我像出现情况

制作次数	自我像出现（作品）		
	无自我像（个）	替代性自我像（个）	真实自我像（个）
总体	5	4	6
男	2	3	2
女	3	1	4

五、箱庭作品总体印象

根据先验研究及我们的箱庭疗法实践，我们从统合性、动力性、丰富性、流畅性四个方面对高中生箱庭作品的主观印象进行评价，结果如表10-9所示。高中生箱庭作品表现出来的统合性、动力性均较强，但作品不够丰富、流畅。男女生之间并无显著差异。

表10-9 高中生箱庭作品总体印象

	统合性		动力性		丰富性		流畅性	
	M	SD	M	SD	M	SD	M	SD
男	5.000	0.000	4.571	0.787	3.000	1.732	2.714	1.890
女	4.250	1.035	3.625	1.188	3.375	1.408	3.500	1.195
总体	4.600	0.828	4.067	1.100	3.200	1.521	3.133	1.552

第三节 讨 论

本研究也从玩具使用情况、作品内容（含场面构成、主题、自我像表现）、沙的利用、主观印象等方面考察高中生箱庭基本特征。

一、玩具使用量与投入时间

在与高中生合作过程中，我们发现，他们的箱庭作品大部分所使用的玩具都比较少，大部分作品的使用玩具数量为 15～40 个，制作作品使用的时间较少，绝大多数制作时间不超过 30 分钟，这与初中生的表现相似，但与小学生、幼儿相比都显然少得多。小学生、幼儿可能将玩具无节制地往沙箱里堆集，也无视自己在箱庭制作过程中究竟使用了多少时间，而高中生和初中生则表现出小心翼翼的样子，他们往往只是从众多玩具中选择少量的、自己感到合适的玩具，慎重地摆放到沙箱中，很在意控制自己制作作品的时间。高中生制作箱庭作品，虽然在选择玩具时也表现出慎重，但往往是在玩具架上选择完毕后再摆放到沙箱内，或者先堆集在沙箱之外，再作具体选择，他们很少在沙箱内进行大幅度的修改、移动。当他们感到可以时才会宣告结束，能够做到有始有终，很少出现类似小学儿童、幼儿制作过程中突然结束的情况，这说明从初中开始个体的自我控制能力已经得到增强。

二、出现主观情感体验的场面、主题

与初中生箱庭作品常常表现客观、现实世界所不同的是，高中生箱庭作品中时常表现的是自己此时此刻的主观体验，即使是再现客观世界，也常常寄托着自己对人生的一种感受、态度、认识、情感。如主题为"体验艰难"的作品（如图10-1），通过石块、坑坑洼洼的沙漠构成艰难的环境；而"黛玉葬花"（如图10-2）抒发的是制作者的伤感情愁。"足球赛"场面虽然是校园生活中常见的比赛场景，但制作者的理解却特别强调了"可乐"的丰富内涵。箱庭作品场面的营造和理解，表现出高中生与初中生所不同的情感世界。

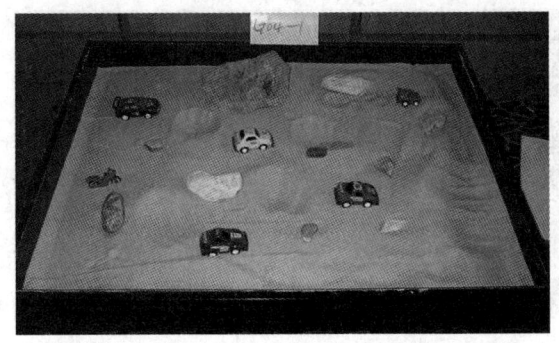

图10-1 L.MT（男）的箱庭作品：体验艰难

（坑坑洼洼的路面、棱角凌厉的石头营造了"沙漠越野赛"艰难环境。车队体验到了艰难，但没有被这种艰难所吓倒，而是矢志不渝地奔向远方的目的地。作者原本驾驶着小摩托，显然不能像其他人那样有信心到达目的，弃车离开这种艰难环境却又不舍得。多么希望能够驾驶飞机尽快超过这块艰难境地啊！）

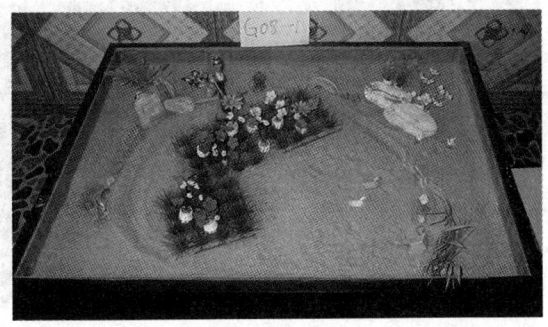

图10-2 Y.HT（女）的箱庭作品：黛玉葬花

（繁花盛开的季节，应当是令人欣喜的青春时节，但冷落的潇湘馆只能依偎着湘妃竹，惆怅地面对门前一汪碧水，鸳鸯、鸭子能够成双成对，而自己只能独自荷着花锄埋葬飘零的花瓣。埋葬的不仅仅是花瓣，埋葬的也是自己的情思愁绪。灿烂的繁花却寄托着浓郁的哀愁和失意的情感生活。）

三、常表现具有宗教意义和抽象、理性的内容

高中生箱庭作品中出现了较多的具有宗教意义、抽象的主题，如 W.YJ 主题为"融"的第二次作品所表现的是一个太极图（如图10-3），制作者对自己作品的理解是太极的阴阳交融、不断运动的辩证状态。左部为阴，右部为阳；左半部分六位男子代表自己阳刚的一面，右半部分九株植物代表自己阴柔的一面。在空间象征理论中，左是母亲，右是父亲，在数字象征中，6是太阴，9是太阳。W.YJ 对其太极阴阳的说明与这一传统是一致的，而其将表现阳刚的男子摆放在左部，将表现阴柔的植物放在右部，这也与其"融"的主题相切合。H.SY 的作品"随心所欲"（如图10-4）所表现的就是想突出鲸鱼在天堂上飞的那种随心所欲的情态。这种超乎现实的想象，

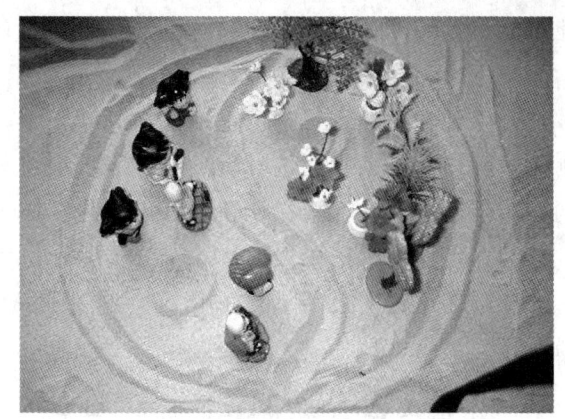

图10-3　W.YJ（男）的箱庭作品：融

以抽象的形式传达了自己心灵的期待。W.YJ 的第三次作品"生命"（如图10-5）以太阳给世界带来生命，给自己带来活力为内容，更是从宗教、哲学的意义上对自己的生命现状进行理性的思考。我们都知道，太阳是光和温暖的源泉，是生命能量的表现。它为万物提供热量，因此成为活力、冲动、勇气、青春和男性的象征。太阳使得世间万物都可予以辨别，带领世界超出黑暗，因此又是知识、智慧和真理的化身，是启发（illumination）、认

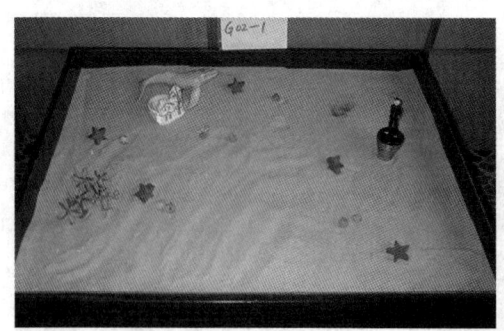

图10-4　H.SY（女）的箱庭作品：随心所欲

（房子处于山上，与天相连接。鲸鱼在天堂上飞，随心所欲地想去哪里就去哪里，这也正是自己理想的化身，是这次作品中不可或缺的主体，令人感到镇定。人与鲸鱼所处环境不相配，不处于同一层面，所以想让自己更高些。五星是这世界里美好的事物。）

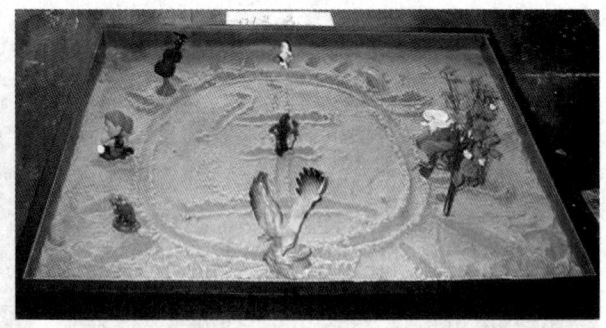

图10-5　W.YJ（男）的箱庭作品：生命

（展翅的苍鹰代表理想，愤怒之神代表愤怒，足球队员代表激情，提琴代表理性，白狮代表悲伤，拱桥代表沟通，天平代表公正，花枝代表开朗和自信，而这八个方面的组合就是其自己，但现在自己并没有完全拥有这八个方面，或者准确地说没有充分拥有这八个方面。）

知（cognition）和意识（consciousness）的象征。在人们心目中，太阳周而复始地升起、降落，一直重复着同一个完整的圆，我们用裸眼不可能看清太阳的真实形状，但我们却坚定地认为太阳永远都是一样的，因而，太阳也就是永恒的、不可改变的象征，是上帝的象征。个体在箱庭作品中表现太阳，是希望能将自己男性本原的核心力量——太阳的光辉引入无意识，为自己带来永恒的生命力，借助太阳的力量达到人格的完整、整合。

高中生箱庭中出现的具有宗教、抽象、理性的主题和内容，说明他们已经能够在哲学层面上对自己的人生进行思考，并试图将自己的精神世界与人类集体共有的精神世界建立牢固的关系，也对成人所代表的理性、精神自由表现出无限的向往和热衷。

四、场面空旷、简洁，气氛开朗

由于制作时间较短，使用玩具较少，且由于高中生的控制力已经得到极大发展，因而他们的箱庭作品场面往往比较空旷、简洁，通过少量的玩具却能形象生动地表现自己"此时此刻"的情感体验。如 Zh.RY 的"足球赛"（如图10-6），仅使用沙箱中部，并用绿地、球员形象地组成一个激烈的足球赛场面，而其余空间则是其他任何可以安排的活动场面。Zh.YH 的"悠闲"（如图10-7）更是将右部、中部全部留出来，只要左下角的海边风情就足够了。场面的空旷，说明了高中生，特别是高一学生心理的单纯，足够的空地为他们提供了无限发展的可能性，也是他们此后需要进一步"建设"的空间。

在这些作品中，有六个作品使用了栅栏，但是这些栅栏的作用已经不是为了防止伤害或者割裂与外界的联系，而是必要的界限而已。这也说明了他们人际关系方面开放的一面。

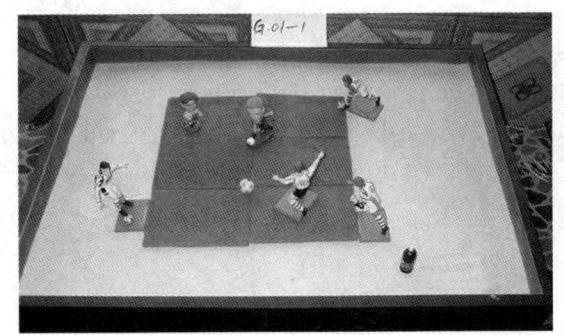

图10-6　Zh.RY（男）的箱庭作品：足球赛
（两支球队仅仅是为了快乐而进行一场赛事，虽然只是训练，只是为了快乐，但他们仍然非常认真。绿色的球场已经足够驰骋，周围留待安排其他活动。那瓶"可乐"突出的正是自己所想表现的"可以快乐"的意思。场面生动、活泼，富有激情。）

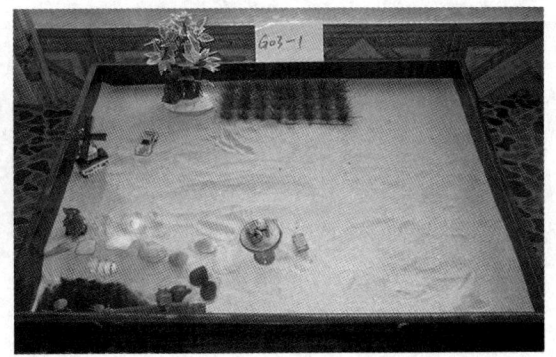

图10-7　Zh.YH（女）的箱庭作品：悠闲
（喜欢有水的地方，有家、风车、树、空阔的草地，宽阔的空间可以让人自由观赏，没有遮挡的视野让人感到心情畅快。小石头铺成海边的一条路，同时也是坚固的堤坝，预防海啸的发生和海水的泛滥，并为人们提供驻足观看壮阔海景的处所。）

五、竞技场面频繁出现，表现热烈的青春

刚刚过去的中考似乎已经渐渐淡出许多高中生的记忆，他们感受到的是高考的竞争，以及学习生涯中时刻准备着的各类考试、竞赛。表现在箱庭作品中，则是频频出现的竞技场面，不论是比赛还是训练都是为了前进，为了提高水平。

在本研究的 15 个箱庭作品中，包含有竞争、比赛、锻炼场面的作品就有 7 个。前文所提到的"体验艰难""足球赛""赛车""海边足球赛"都反映了这一点。从他们对这些比赛、训练的解释来看，他们对当前的竞争、考试等的态度是合适的，即将它们视作提高自己素质不可缺少的环节。虽然也感到了竞争的压力，感到被淘汰的恐惧，但他们一般都能以适应性的视角诠释人生的这些竞争事件。通过这些富有竞技意义的场面、主题，高中生在箱庭作品中表现出了热烈、奔放的青春气息，以及吸纳万物的开放心态。

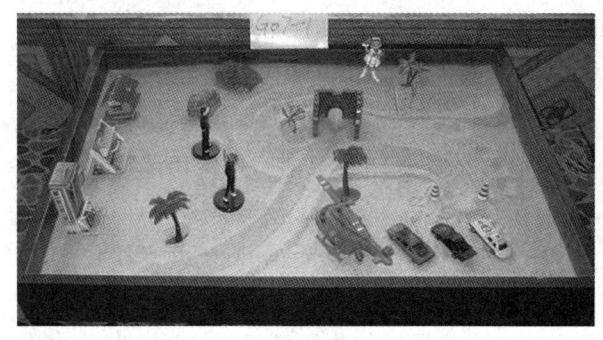

图10-8　W.H（男）的箱庭作品：赛车

（一座保存着古老气息的现代都市即将举办一场壮大的赛车比赛，各赛手已经到达比赛起点整装待发了。自己（绿色赛车）作为其中一员，也准时到达了赛场。比赛尚未开始，但比赛的浓烈气氛已经弥漫在整个城市上空。虽然自己也感到压力，但谁也不能过早地对比赛结果下定论。）

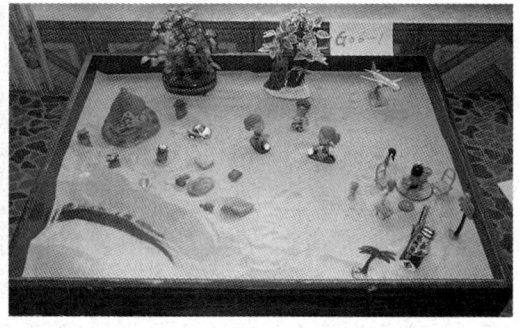

图10-9　F.YY（女）的箱庭作品：海边足球赛

（风景绮丽的海边，有古朴的农庄，有宽阔的海滩，有独具风情的建筑，有便捷的交通，还有无拘无束的自由空间，是人们向往的好去处。自己与朋友们一道来此游乐，自己不会踢足球，看到男生们叱咤风云的表现，自己非常羡慕，只能在一旁观看、呐喊助威，毕竟他们的快乐也给自己带来了许多快乐，也让自己增添了无限的力量。）

第十一章　大学生箱庭基本特征研究

大学生的年龄一般在18～23岁,个体走过动荡不安的青春期,经过此前各阶段的发展,生理与心理日臻成熟,自我同一性得以完善,价值观、世界观体系日趋稳定。他们对生活充满热情,奔放、开拓,富有理想,崇尚个性,求新求异。同时,大学生作为一个承载社会、家长高期望值的群体,也就承载着之前其他阶段从未有过的责任和义务。而大学生又处于"心理的延缓偿付期"(psychological moratorium),可以一时合法地延缓偿付对社会所应承担的责任和义务,这就使得大学生经常处于义务、责任和自身的兴趣、爱好、价值观等内在世界的矛盾之中,这也是所面对的最苦恼、最难适应的问题之一,其适应情况影响着个体今后的工作、生活。

笔者在将箱庭疗法介绍到中国的时候,首先在河北大学心理咨询中心开展了大学生箱庭治疗。临床经验告诉我们,箱庭疗法完全适合在中国的大学生中开展。但对大学生箱庭的基本特征进行研究,一直是笔者在中国开展箱庭疗法的临床应用时的可行性构想,希望通过大学生箱庭作品的基础研究,为箱庭疗法在大学的心理咨询与治疗中发挥作用提供依据。

第一节　概　述

有关对中国大学生箱庭的基本特征进行研究,一直是笔者所希望开展的工作,这一研究得到了研究生们的配合。

一、大学生箱庭作品的先验研究

有关成人的箱庭疗法临床应用、基础研究认为,成人的箱庭作品通常具有如下几点特征(Pearson & Wilson, 2001):

(1) 反映生活变化、变迁,人生目的、方向的变化,职业和人际关系选择的变化,工作中的冲突和家庭动力关系等主题在箱庭过程中得以表现;

(2) 表现出对某些情感的反抗;

(3) 成人可能已经忘却了或抵制游戏的表现价值;

(4) 表现出一种克服当前困难、继续前进的迫切感;

(5) 箱庭可能激活他们早已忘却的情感;

(6) 箱庭可能激活他们因过去的问题、困难而引起的悲伤、悲痛;

(7) 可能表现出对崇高的精神生活的向往。

大学生的箱庭作品一方面应该能够表现出成人作品的基本特点,另一方面,基于这一阶段心理发展特点，他们的箱庭作品仍然可能表现出与成人不同的特征。

那么，大学生的箱庭作品有哪些基本特征？角田豊、沈勇强（2002）的研究表明，中国大学生在进行箱庭体验后，认为箱庭可以表现自己的内心世界，作为自我表现的手段是有效的。但至今尚未发现研究中国大学生这一特定年龄阶段的箱庭作品特征方面的详细报告。

二、研究方法

对大学生的箱庭作品进行研究时，我们的研究方法与研究初中生、高中生的箱庭作品一样。需要说明的是，对大学生箱庭作品特征的研究是我们开展箱庭疗法基础研究最初的几个研究之一，箱庭玩具数量相对其他基础研究要少些。本研究实施程序中的对话交流条目也成为其他基础研究采用的基本对话结构。

（一）被试与研究者

（1）被试。某大学一年级35名学生。每人制作箱庭1～2次，共有箱庭作品65个，其中男生作品29个，女生作品36个（如表11-1）。

表11-1 被试作品基本信息

	文科作品	理科作品	总　计
男生作品	15	14	29
女生作品	22	14	36
总　计	37	28	65

2. 研究者。由主持人1名、记录员1名、指导者1名组成。

（二）研究工具

（1）玩具。总数463个，其中人物类113个，动物类150个，植物类21个，交通工具类44个，建筑物及娱乐设施类24个，家具类26个，生活用品类49个，果实16个，石头20个。

（2）沙箱一个。尺寸为72厘米×57厘米×7厘米。箱子内侧涂蓝色，装有半箱棕色的沙。

（3）记录工具。数码相机、普通照相机各一部（相片赠送制作者），录音机一部，计时器一个。还有箱庭作品制作过程记录表、箱庭作品对话记录表、箱庭作品分析表。记录时将箱庭平均划分为九个领域。

（三）记分与评价

与初中生箱庭基本特征研究的"记分与评价"相同。

（四）实验程序

实验在箱庭治疗室内按随机顺序单独进行。实验分为两个阶段：制作阶段、对话交流阶段。每位被试根据自己的意愿前后参加1～2次实验，间隔一周。

1. 制作阶段

主持人向被试陈述指导语:"这里有许多玩具,一个沙箱,请你利用它们随便做个什么,想怎么做都可以,不限时间。"本阶段开始。被试开始挑选玩具、制作箱庭作品。主持人在一旁陪伴其完成整个作品创作,并按顺序记录其摆放的玩具及玩具移动情况、交流互动以及时间利用。当被试提出制作完毕时,本阶段结束。

2. 对话交流阶段

制作阶段结束后,主持人陪伴被试一起体验箱庭作品,从作品内容、主题、自我像以及部分不易理解的方面与被试进行对话(如表11-2)。主持人对作品不进行分析,按操作规程,可以在作品内容范围内说明自己的理解。照相。

表11-2 箱庭作品对话交流条目

题号	题 项
1	请你简单介绍一下你的作品可以吗?
2	如果让你给作品起个名字,你认为是什么?
3	整个作品中你最满意的是哪个部分?
4	你觉得哪个玩具对你意义最大?那是什么?
5	你记得你第一个放的是什么?最后一个放的是什么?
6	在整个过程中,有没有在哪里觉得卡住了,或是停下来了?为什么?
7	你觉得还有什么需要补充的吗?
8	你觉得作品能充分表现出你的想法吗?
9	如果要你就作品向我们提个问题的话,你最想提什么?
10	完成作品后,你有什么感觉?
11	作品中你在哪个位置?或者哪个是你?
12	其他

实验结束后,主持人、记录员按严格标准整理实验材料,并与指导者一起对作品整体分析。

第二节 结果与分析

我们从箱庭作品内容、构成、主题、沙的使用、总体印象等方面对大学生的箱庭作品进行考察。

一、箱庭作品中玩具使用情况

我们从作品所使用的玩具数量、有无生命物来考察箱庭场面的构成,表11-3直观地呈现了大学生箱庭作品的这些信息。

表11-3 大学生箱庭作品使用的玩具

项目	M	SD	项目	M	SD
玩具总数	27.492	18.557	连接物	0.215	0.414
时间	10.339	8.691	障碍物	0.954	1.463
人物	4.077	6.318	门	0.046	0.211
动物	7.200	7.981	家具设备	2.815	3.056
植物	4.923	5.392	生活用品	3.000	4.405
交通工具	1.923	3.261	食品	0.800	2.033
建筑	2.554	2.365	石头	0.985	2.058

注：时间的单位为"分钟"，其余项目单位都为"个"。

对这些作品的有生命物和无生命物之间进行配对样本差异检验，结果显示大学生箱庭作品中有生命物显著多于无生命物，男生、女生、文科生、理科生箱庭作品中的有生命物均显著多于无生命物，如表11-4所示。

表11-4 大学生箱庭作品中有生命物和无生命物的情况

	总体		男生		女生		文科生		理科生	
	有生命物	无生命物	有生命物	无生命物	有生命物	无生命物	有生命物	无生命物	有生命物	无生命物
M	18.123	9.369	15.467	12.028	12.619	6.370	18.077	9.028	15.137	9.798
SD	13.854	9.286	2.872	2.234	2.103	1.062	2.103	1.446	2.969	1.921
t	4.848***		2.804***		4.315***		4.441***		2.646*	

二、箱庭作品场面与主题

对大学生制作的箱庭作品场面、主题类型进行分析，结果如表11-5。可以看出，在本研究中，大学生箱庭作品中表现的冲突场面较多，但总体上表现的是竞争而较少出现战争等强对抗性主题；动态作品与静态作品数量未达到显著差异；不论男生还是女生，他们的作品绝大部分表现的是外在世界，较少表现诸如家庭内部构造的作品，达到显著差异水平，这与初中男女生之间在表现内界、外界方面存在显著差异的特点不同。大学生作品中，表现抽象、宗教主题、社会生活的作品相对较多，较少出现校园生活的客观表现。这与初中生箱庭世界的客观再现、直观呈现的特点不同。

表11-5 箱庭作品场面、主题总体情况

	箱庭作品场面							主题类型				
	对抗 V 和谐			静态 V 动态		内界 V 外界						
	和谐	中度	强烈	静态	动态	内界	外界	家园	社会	自然	战争	抽象
作品数	51	5	9	29	35	21	44	27	18	4	6	10
χ^2	59.938***			0.563		8.138**		27.692***				

三、沙的使用

沙柔和、细腻，容易塑造，个体是否敢于利用沙来表现自己的内部世界是个体在陌生环境中是否感到紧张的一种表现，是其主观内省的表现，也可以由此对个体创造力进行评估。

表11-6　大学生箱庭作品中沙的使用情况

	动沙情况（作品数）			χ^2
	未动沙（个）	微动沙（个）	大幅度动沙（个）	
总体	50	3	12	57.446***
男生	23	1	5	28.414***
女生	27	2	7	29.167***
文科生	30	2	7	34.308***
理科生	20	1	5	23.154***

表11-6显示，可能是由于箱庭治疗室环境以及主持人都是完全陌生的，绝大部分大学生，不论性别、文理，在初次制作箱庭作品时都不敢移动、利用沙进行创作，这与高中生的表现不同。

四、自我像表现

正如前文所说的，是否可以从作品中确认一个清晰的自我像，是个体对自身在环境中或自己内心中的角色认知。对自我形象的表现、解释，折射出个体的自我评价、自我认知的风格。

表11-7　大学生箱庭作品自我像出现情况

	自我像出现（作品数）		
	无自我像（个）	替代性自我像（个）	真实自我像（个）
总体	34	12	19
男	14	6	9
女	20	6	10
文科生	19	8	12
理科生	15	4	7

我们在与大学生一起理解他们制作的箱庭作品时，也非常关注他们是否在作品中给自己"安排"一个位置，结果如表11-7所示。近一半的大学生在箱庭作品中能够给自己安排一个人物形象代表自己，或者用动物、抽象图形等代替自己的形象。

五、箱庭作品总体印象

根据先验研究及我们的箱庭疗法实践，我们从统合性、动力性、丰富性、流畅性四个方面对大学生箱庭作品的主观印象进行评价，结果如表11-8所示。大学生箱庭作品表现出来的统合性、动力性、丰富性、流畅性均不强，作品不够丰富、流畅。男女生之间、文理科学生之间并无显著差异。

表11-8 大学生箱庭作品总体印象

	综合性		动力性		丰富性		流畅性	
	M	SD	M	SD	M	SD	M	SD
总 体	3.508	1.371	2.939	1.435	2.815	1.402	3.754	1.132
男 生	3.379	1.449	2.724	1.509	2.690	1.583	3.414	1.268
女 生	3.611	1.315	3.111	1.369	2.917	1.251	4.027	0.941
文科生	3.462	1.466	2.974	1.478	2.692	1.341	3.667	1.132
理科生	3.577	1.238	2.885	1.395	3.000	1.497	3.885	1.143

第三节 讨 论

一、箱庭作品内容的丰富性

箱庭作品反映的是一个人的内心世界。一个内心世界丰富充实的人，其箱庭作品往往也能较充分地表现出来，如玩具选用的数量、种类等。我们评价大学生箱庭作品丰富充实状况的依据，是根据所有作品玩具总数分布情况来进行的。从作品场面构成来看，一年级大学生箱庭作品内容不够丰富充实。这与幼儿在箱庭中表现出来的丰富充实甚至是爆满是不同的。个体在走过充分展示自己、激烈竞争的中学时代，进入大学之后，对人生、人际关系、社会的思考日渐深刻、深沉，虽然也充分利用机会展示自己，但已经懂得考虑许多方面因素，所以展示时就有所取舍，特别是在陌生环境下更是小心翼翼（如图11-1、11-2）。

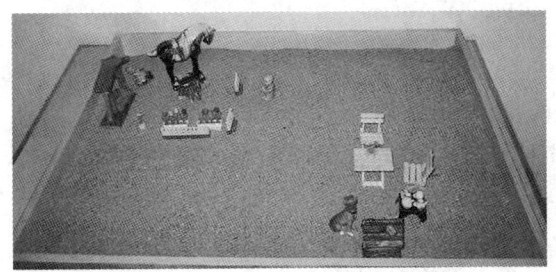

图11-1　L.WZ(女)的箱庭作品:安静的生活

(村镇的巷子两侧的人家都过着安静的生活,这让自己感到羡慕,自己试图走访这些人家,但又担心自己的不当言行打扰了他人美好的生活和平静的心,所以也就只能在门外小心地观看,猜测着门内世界了。)

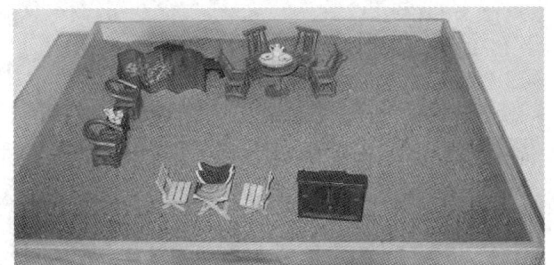

图11-2　W.HW(男)的箱庭作品:安乐的家

(在这个安乐的家里,很有秩序地安排着不同情趣的生活。左侧中部是祖辈才能安坐的位置,屏风之后是卧室,中上部是接待客人的地方,下方是自己与朋友交流的场所,可以一边吃水果,一边听音乐。)

二、自我像表现

箱庭作品中对自我认识的不确定充分体现在自我像的缺失上。本研究中,一半以上大学生的箱庭作品中没有出现自我像,只有19个作品中出现了明确的自我像,表明大一学生对自我认识不明确或有失客观。

大部分大学生在高中时都是老师、同学、家人、朋友关注的焦点,形成了"唯我独尊"的优势心理。经过"千军万马挤独木桥"的拼搏进入了大学,才发现大学里的竞争更激烈,往日的独尊也一去不复返,昔日值得骄傲的光环一下子变得黯然失色,使得他们不得不重新思考自我。在大学里,人与人之间的较量不仅表现在学习上,还表现在其他多方面才能上。来自学习、个人生活和人际交往方面的各种挑战与冲击,使他们开始更深刻地思考如何客观评价自己,如何在新环境中给自己重新定位等问题。在这思考过程中,他们或过高评价自己,傲视周围的一切,或过分自卑,以畏缩的姿态对待生活、对待他人,产生种种的不适应。当问及作品中自我像时,他们常常会说自己站在作品所表现的场景之外,以旁观者的角度来审视这一切,或者说目前没有办法确定自己的位置或状态等等(如图11-3、11-4)。

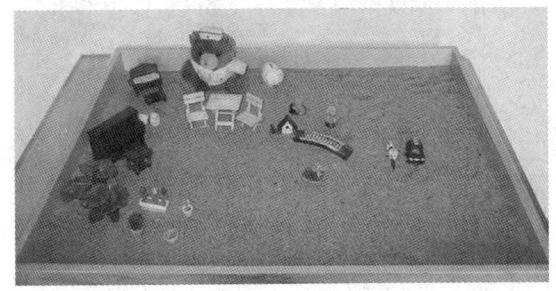

图11-3　X.GF(女)的箱庭作品:
安逸、和平、发展

(桥的左侧是安逸的家庭生活,自己可以在家中弹钢琴,也可以过桥到城市里工作,谋求事业的发展。在这种安逸、和平、发展的生活中,却不能清楚地了解自己可能的形象,空旷的右侧说明了其对自己未来的不了解,也是充满无限可能的领域。桥、车辆也是生活、心理变迁、发展的表现。)

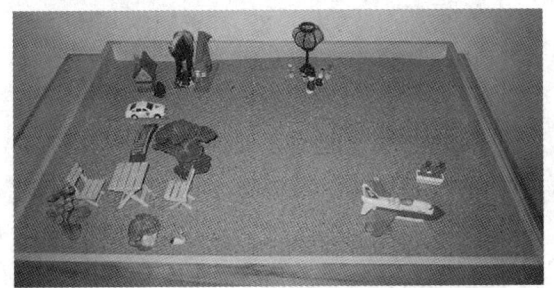

图11-4　S.Ch(男)的箱庭作品:理想空间

(在这理想的空间里,自己拥有轿车、房子、马匹,还有飞机场,可以自由出入。最重要的是,左下幽静的交流天地,为自己与朋友谈心提供了非常安全、恬静的环境,现在没有朋友到这个空间来。自己虽是这个世界的主人,但不知道应该以什么样的形象表现自己。桥、车、飞机是其积极寻求变化、转变的表现。)

三、沙的使用

在本研究中，大学生不能充分利用沙的材质进行创造性活动，有山未堆，有路未开，有河未挖，说明他们在发挥自身潜能方面缺乏开拓性、深刻性。水是能量的象征，当个体自我认识处于模糊或不确定状态时，也自然不能充分挖掘自身的潜力，更不知如何合理有效地利用之，因此也就未能利用沙箱表现"水"的存在。山是地与天最接近的地方，是崇高的目标的象征，能给人以力量感。当个体自我评价消极时，常产生无力感，对未来前途感到迷茫，在箱庭中也就未能表现出"山"的存在。没有了明确的目标，缺少力量，且未能发掘自己的潜力，自然也就很难确定所谓的目标了，表现在箱庭作品中就是没有利用沙表现路途、方向。大学生在进入大学之前，他们的目标单一，就是考上大学。当他们进入大学后，才发现理想与现实之间存在巨大的差距，于是开始重新考虑自己的目标，调整自我，在这个过程中遭遇诸多困难与困惑。在箱庭制作过程中，他们常说"这边是山""那边是海""前面是一条路"，却不能有效地利用沙的可塑性进行创造、表现（如图11-5、11-6）。

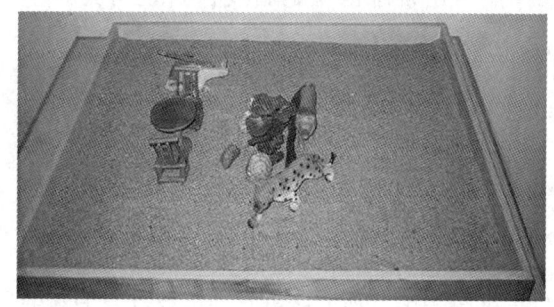

图11-5　S.Ch(男)的箱庭作品:探险
（中部是一座非常险峻的山峰，并有凶猛的野兽出没，这里是探险家们热衷的目标。自己可以驾驶直升机来，也是为了在出现险情时便于紧急逃离。虽然知道沙可以堆集，却未敢用沙来表现高山，表现这里的险峻。）

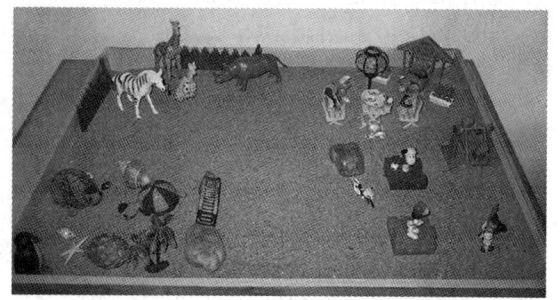

图11-6　Zh.L(女)的箱庭作品:生活是美好的
（左上是一片森林，是动物的乐园；左下是一片大海，是水族的世界；右部是动物们游乐的场所。对这些动物来说，这就是最美好的生活。虽然知道沙可以移动，却不敢移动沙露出蓝色以表现海水。森林、大海以及游乐园都在一个平面上。）

四、空间利用

箱庭疗法空间配置理论认为，左代表过去，中代表现在，右代表未来，上代表精神意识，下代表物质。本研究中，大学生的箱庭作品的玩具方向大部分朝向下方，而左侧、右侧、上方所占比例均不大。他们最满意的领域以及意义最大的玩具所在领域大部分集中于中部及左部，这表现出了他们对现实的关注和认可，非常关心自己现在的大学生活，并对过去的生活表现出丝丝眷恋。

刚脱去高考的戎装，高中时代的拼杀场面仍然记忆犹新，高考成功后的喜悦仍时常荡漾上心头，但已经不再享有先前的"独尊"地位了，自己必须时时刻刻关注着现实。在时代变迁巨大的今天，如何经营自己的大学生活，使自己在未来的竞争中立于不败之地，成为大学生首先要考虑的问题。他们肯定、关注自己当前所拥有的一切，认为现实（中心区域）是自己最满意的；同时，他们认定，对自己意义最大的东西，不论是自身的价值、爱情、友情还是事业，都应在这个现实中逐步予以确定。因而他们将自己的目光移到了这个领域。他们关注的、首选的当然是物质上的宽裕，暂时还未将自己的视角放在精神领域的享受和追求上，表现在箱庭作品中则为玩具方向朝向下侧的居多，朝上的甚少，这与先验研究认为的"成人作品中表现出对崇高精神生活的向往"的观点是不同的，这说明大学生与社会成人的追求仍然有所区别。在关注现在的同时，他们也怀念自己的过去。当人际关系、学业追求出现一些不如意时，他们想到的是过去的老同学、老朋友，想到的是自己曾有过的一度辉煌，因而也就透露出对过去丝丝的眷恋，反映在作品中则为对左侧的满意程度较高以及意义最大玩具所在区域集中于左侧，特别是象征着过去精神世界的左上区域受关注程度仅次于中心区域。箱庭的右部空间也较少得到有效利用，常以空白的形式表现（如图11-7、11-8），这也是他们在大学期间无限发展的可能性的表现。

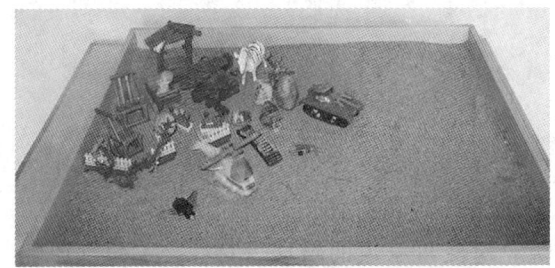 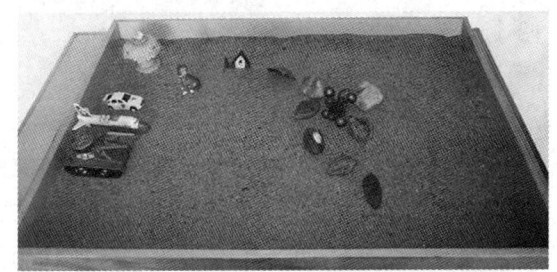

图11-7 L.HJ(男)的箱庭作品：战争与和平
（左部是和谐平静的生活，为了保卫这片和平，就必然要武装自己的部队，以抵御外来侵略。至于来自右侧的侵略可能是什么，自己也无法预料，但做好准备总比面临战争时措手不及要好吧。右部的空地，是其对未来可能面临的困难、挑战的不确定性的表现。）

图11-8 X.GF（女）的箱庭作品：奋争
（自己带着无限的期望来到这片尚未开发的土地，因为不知道会有什么困难，所以自己全副武装。虽然自己已经有了充分准备，但未来是怎样的无法准确预料，至少有困难（用石头表现），同时也一定有收获（果实为证），更多的是可能性。）

五、交流场面

在 65 个箱庭作品中，有 44 个作品是以"交流"为主的场面，其中有 32 个场景出现了供朋友或家人坐的椅子、凳子，但上面却没有人坐，即"空椅子"现象（如图11-9、11-10）。

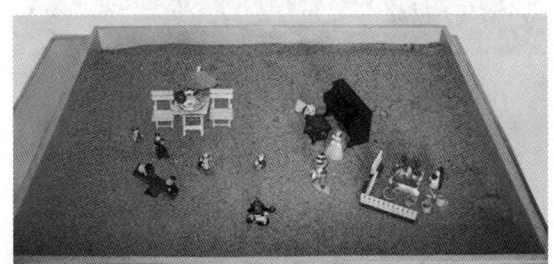 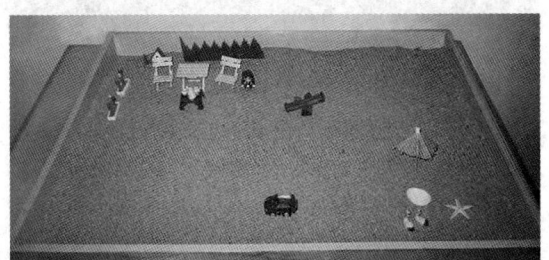

图11-9 F.XM(女)的箱庭作品：夏天的午后
（夏天的午后，许多人在一起游乐，非常高兴、开心，但所有这些人除了游乐之外，自己也不知道该和谁可以坐下来静静地交流一会儿，一起分享、品尝果实的甜美，还是虚位以待吧。自己走向钢琴，倾诉自己心声。但或许只有温顺、忠诚的小狗可以在一旁专心倾听，其他人都一心扑在游乐上了。）

图11-10 W.LJ(女)的箱庭作品：恬静的家园
（房子前面的小院子里，自己摆放了可以纳凉休息、交流的场面，自己在那里静静地等候着朋友的到来。这里很恬静，靠近大海，水里的动物也在悠闲在生活着。小汽车则开往左边，是看海的人们回家的车辆。左下是通向城市的公路，右上是远处的山峦。）

由此可见，大学生非常渴望与人交流，希望自己身边有一位知心朋友倾听自己诉说，一起追忆往昔、畅谈现在、展望未来。在箱庭交流阶段，许多大学生认为，在大学新环境中很难找到符合自己标准的人，周围的人似乎都戴着一副面具，人际交流少了些真诚，却多了些利用与欺骗。因此箱庭作品中常虚位以待，常以动物或其他非人的形象代替朋友等交流对象。同时，他们也特别强调朋友对自己的忠诚，表现在作品中"空椅子"旁边会摆放一只忠实的小狗。也因为如此，他们对朋友的选择非常严格，宁缺毋滥，没有合适的人物就不摆。可他们强烈渴望向他人倾诉自己的内心，于是就摆上了与作品主题并无太大关系的钢琴等乐器。箱庭象征理论认为，钢琴等乐器有着倾诉的意义，乐器的出现展现了制作者内心对于倾听者的期盼。另外，我们也应注意到，作品中交流场面有着"一对一"的特点，说明其在人际交往中比较重视人与人之间的平等，希望心灵的沟通建立在相互尊重与志同道合的基础上，"人不需要太多，一两个知己足矣"。

六、主题

大学生箱庭作品主题主要表现的也是家园、社会方面的内容，但与中学生的箱庭作品主题所不同的是，他们的主题强调的不是家园的状态、社会生活的美好，而是自己对家园建设方面所应承担的责任感、对家庭现状的担忧、对父母家人的牵挂、对社会不公现象的思考、对社会和谐的期望等。大学生走过中学时代，走向独立过程中开始意识到自己所应承担的家庭的、社会的责任、道义，这是心理成长、成熟的表现，也意味着他们已经是成人社会的准成员了。

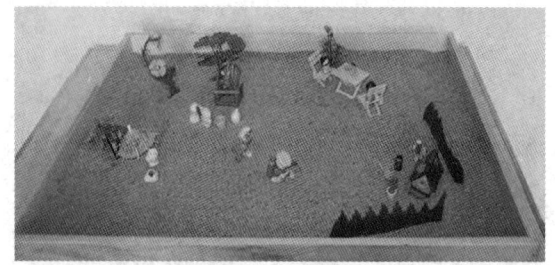

图11-11　W.P(女)的箱庭作品:责任与自由

（在自己的家园前面，兄弟姐妹以及邻居家的孩子都在自由、欢快地游玩，动物们也搭起舞台，小兔子在表演节目，其他小动物在台下鼓掌，小精灵在伴奏。为了这份自由快乐能够长久保持，自己当前不是玩，而是在家门前辛勤劳动，这是对家的一份不可推卸的责任。）

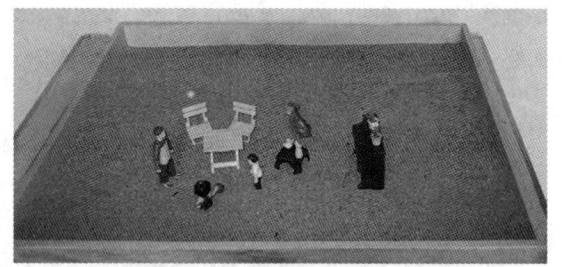

图11-12　Zh.L(男)的箱庭作品:我的家

（自己家庭构成非常简单，爸爸、弟弟和自己，妈妈早就离开这个家了，所以只能依靠父亲一人支撑着家庭，父子三人相依为命。自己也渴望能够像其他城里的同学一样拥有诸如钢琴一样标志着城市的、现代的生活。但这一切只能是一个梦想，为了这个家庭，为了分担父亲的担子，自己必须不断锻炼、创造财富。）

第十二章 团体箱庭疗法的基础研究

如前所述，团体箱庭疗法是笔者将箱庭疗法介绍到中国后，经过多年的学校心理咨询临床实践而开创的，它对于改善团体的人际互动、促进团体和个体的成长等都取得了很好的效果。我们认为，团体箱庭疗法的基础研究可以为团体箱庭疗法在中国的临床实践提供借鉴。

第一节 概 述

有过箱庭体验的人都有这样的感受，箱庭世界是人心灵韵律的真实写照。每时每刻的心理状态不同，其所创造的箱庭作品也是不同的，但从一个人的系列箱庭作品来看，却有一些相似点或共同点，如作品中总是出现某一类的玩具，或者重复一些相似的主题等，它们都反映着个体人格方面的某些特质。

而在团体箱庭中，不仅能够感受到这些，还可以感受到彼此心灵的韵律从不协调到协调，经历彼此人格从冲撞到接纳的动态历程。这个过程就像是在跳集体舞，要很好地配合在一起，需要相互的共感，最终才能展示整齐、优美的舞姿，充分表现出集体舞的艺术之美。

一、人员构成

笔者在中国开展团体箱庭疗法的临床实践时一直强调进行箱庭制作的训练，所指导的研究生共组成"日""月""星""辰""昇"五个组，不间断地开展着团体箱庭的制作。"月"组由五位女性（W、K、M、F、Y）组成。但从第二次开始，M由于个人原因退出。之后，笔者指派了专人为M进行了几次个人箱庭疗法，从心理上对M进行了有效的帮助，使M最终主动向团体提出申请。经过团体的充分讨论和协商，在得到笔者的同意后，批准了她的申请，M参加了第八次的团体箱庭制作。

二、程序

每次团体箱庭过程的制作顺序是按照规则由事先猜拳来决定的，摆放玩具考虑到了每个成员都有做"第一"的机会。每人每次只允许一个作业。每一轮结束后，都对前一轮的箱庭场景进行了拍照。整个制作过程都不允许成员之间进行任何形式的交流。整个制作过程对制作时间没有特别严格的限制，但一般以一次咨询的时间（50~60分钟）为准。团体成员的参与是根据自愿原则进行的。团体箱庭的其他具体规则请参阅第五章，规则也贯穿于本次的整个研究过程。

第二节 团体箱庭疗法的实施

在此报告的是一个五人小组的团体箱庭过程，每次制作的顺序由事先猜拳决定，这是一个共进行了八次的团体箱庭制作。具体过程如下，前面括号中的数字表示第几轮，后面括号中的内容为制作者摆放时的想法和意图，下同。每一轮都进行了拍摄，但限于篇幅，只展示最后完成时的照片。

一、过程

（一）第一次（某年3月11日）

第一次的制作包括六轮，制作顺序为 Y、M、K、F、W。具体过程如下。

（1）Y：沙箱中央挖湖（挖一个想象中的湖，希望大家向它靠拢）。

M：右上画出螺旋状，螺旋中央放猫（一看到这片湖，就有一种排斥感，所以画螺旋，把猫放在了中央）。

K：左上角放绿树（很喜欢这个湖，希望它更有生机，不希望它是封闭的，所以在左上角种树，但第一次还未把它打通，因为当时还不是很清楚每个人的意图）。

F：把左部的沙弄湿，堆成一座山，并弄一条河（有湖就应该有山，但右上部的螺旋感觉不容易进入，所以在左侧，但又怕影响 K 的树，所以就选择了现在的位置）。

W：右下角挖一条河，河上放一座桥。

（2）Y：湖中央放石头（我也不想让水是封闭的，所以 W 挖河和架桥我是很高兴的，K 放的植物我也喜欢，我选择这粗糙的石头是把它看做大海中的一个岛，它经过了海水多年的冲刷）。

M：右下方桥边一鹅卵石（我觉得湖中心的那个岛让我很压抑，于是我把猫的目光转了个方向；我想在桥边铺一条路，让我的世界与外界是沟通的，所以用石子儿来铺）。

K：将右下方的河打通，并在左上方又挖通一条河（我觉得水应该是没有终端的，连绵不断地流，所以将它们打通）。

F：左下放一只鹿（我喜欢湖中心的岛，有水，有岛，很平静，我觉得还应该有些生命，所以放了一只鹿）。

W：桥附近放房子（右边的螺旋有种圈地的感觉，进不去，可我又不想让那里空着，所以在旁边放房子，安下一个家，定下休闲的基调）。

（3）Y：母子鸟放岛上（看到河打通了，我很高兴，岛也不应是孤单的，所以我在岛上放了一对母子鸟，有种母子情深的感觉）。

M：又在桥前放了一个鹅卵石（我特别喜欢石子儿铺的路，所以又放了一块鹅卵石）。

K：将一个庙宇放在了中上（四周都已放好了东西，我想营造一种神圣的精神境界，供人们朝拜和休息）。

第十二章 团体箱庭疗法的基础研究

F：将一只鹰放在自己堆的山顶上（我觉得山上有水有树，还应有些有灵性的东西，所以放了只雄健的鹰在山顶，俯瞰下面这个宁静的世界）。

W：在左上角的山上放了很多绿色植物（M 放第一块石头时我还不明白她的意图，但当她放第二块时，我就知道她在铺路；我放绿色植物代表生机）。

（4）Y：将一些贝壳和石头撒在湖的周围（贝壳是大海的一种象征，所以摆贝壳和石头营造一种潮水退去后大海恢复平静的氛围）。

M：右侧挖河，与螺旋贯通，将石子儿移到右上角（W 的房子放到这里很好，有了生气，但我发现再去桥头铺一条路的话就不太合适了，所以就把石头移走了，本想放在湖边，但 Y 已经放了很多石头，于是就把它放在了螺旋的后面）。

K：左上方河上架桥（摆时有些犹豫，不知是该架桥还是把 M 在右侧挖的河和中部的河流都连通起来，但还是希望 M 自己能把它们贯通起来，所以就摆了座桥）。

F：将草坪放置在左下部、中下部和右部（看到整个画面是一种小桥流水的感觉，觉得很舒服，但总觉得绿色少了些，所以摆了些草坪）。

W：将一对下棋的老者放到左上部（F 摆草坪的时候我就有种担心，担心她放得太满，还好她没有放太多；K 摆的庙我很喜欢，所以在旁边放了一对老者，这对老者是和庙宇有关的人，不管是否"得道"，看上去很悠闲）。

（5）Y：将两只带有青蛙的绿叶放在湖的入口和出口（对于 F 摆的草坪很满意，但剩下的区域已经没有多少了，想到在湖中放一些船，但没有找到载有游人的小船，所以放了两片带有青蛙的绿叶在湖的入口和出口，没有放到湖中央是考虑到湖中央太深）。

M：将桥头的石子儿放回玩具架（上次把石头移走后发现它放在哪里都不合适，于是把它放回；我感觉到大家在努力创造一个流动的、充满生气的世界，我不能太脱离团体，所以我必须作些改变，于是就尝试着打通这条河，但没有出口，还没想好它的去处）。

K：一只小船放在湖心岛的左侧（Y 摆放了两片绿叶后，我觉得这么宽阔平静的湖面应该有人或游船，于是放了只小船，但觉得山过于高，给人一种压力，所以小船放的位置已经绕过了山，可以顺利前行了）。

F：一所房子放在小猫的背后（湖不应是与世隔绝的，所以 K 放的船我很喜欢；但感觉那只小猫太孤单了，于是就在它的旁边放房子）。

W：四个小人放在右边的草丛边（感觉整个画面的格局已经确定了，所以放了四个小孩点缀一下）。

（6）Y：幸运星撒在四处（我用幸运星是想营造一种华灯初上的感觉，当时我很想把一两颗星星放在螺旋区域，但那是 M 的领地，我有些怕，最终在离它不远的地方放了一颗，静静地看着它）。

M：右上部挖河，与先前的河贯通（我特别期望 Y 能把一两颗星星放到螺旋区域，但她还是没有放；F 的房子让我感到特别的舒服；至于为什么没有挖通那条河，我想我一时还接受不了，但我也知道，不挖通的话，那就是个封闭的世界，是死的世界，所以我挖的河比较窄,让水缓缓地流入我的世界,然后回归大海)。

K:修饰右上角河的拐弯处,移开一部分沙,又挖出一条出口,并在旁边堆出一座小山(M的螺旋在我看来是封闭的,是拒绝外界的,我对这个区域也有一种恐惧感,一直在想水如何流入那个世界,我是期待着 M 自己把水引入的,但她挖得比较窄,我就把它加宽了些;后面的小丘原来也想动一下,但我想 M 把石头放在那里毕竟有一定的含义,应该留给别人一定的空间,不应该过多地打破)。

F:将猫挪动了一下,让它更固定了,将一只狗放在了小猫的旁边(河打通后我感觉非常好,只是那只小猫有些孤单,于是就在它的身边放了一只小狗)。

W:一只小船在右上部的河中(我最后一定会放一座桥的,因为河已经挖通了,但我知道放在哪里,那边已经有桥了,而这边可能去的人比较少,所以我就选了一个铁索桥;之所以放那里是考虑到我是最后一个,还有一次修饰的机会,我还想用船把这连起来,桥是固定的,没有人来,而船是流动的、活的,想去的人自然会坐船去)。

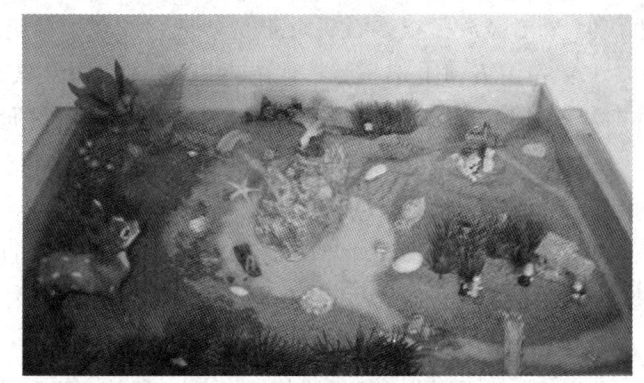

图12-1 第一次团体箱庭作品

修饰:W 将小船稍微向右上移动了一下,并在右上部的河上架一座桥。

(二) 第二次(某年 4 月 1 日)

第二次的制作包括八轮,制作顺序为 F、W、K、Y。M 由于身体原因而未参加。具体过程如下。

(1) F:左上角放大恐龙,头朝向右(恐龙是已经灭绝了的动物,很神秘,可以表现原始的感觉)。

W:右上角一对连体娃娃(走进箱庭治疗室后就想用这个恐龙,但被 F 摆上了,但我觉得够不成威胁,觉得有机会可以把它挡住,所以放了一对娃娃,觉得有种新生的感觉)。

K:中上部放圣母像(我觉得恐龙对娃娃构成了威胁,想摆一个保护神)。

Y:左下一对鸟(我也觉得那个动物很可怕,把它想象成了独角兽,很恐怖,当时思绪很乱,下意识地摆了那对鸟)。

(2) F:用许多树把恐龙围起来(圣母像给人一种神圣的感觉,而我要营造的是一种原始神秘的感觉)。

W:娃娃的前方放一女孩(看到 K 的圣母像后感觉很踏实,因为那也是自己很想摆的东西;后来选择了这个跳舞的小孩,感觉是动态的,让娃娃看女孩在动)。

K：挖一条河，将圣母像围起来（觉得圣母像的周围也应是神圣的，所以挖河，与外界隔开，希望人们来朝圣）。

Y：将 K 的河打通至左下（我也喜欢 K 的河，于是将河挖通，把恐龙隔开）。

(3) F：快艇，朝向恐龙（人们坐着船想去了解世界的根源，因为现代人对原始的、神秘的东西有很大的好奇心）。

W：先在玩具架上选定几个历史人物，又放回，最后拿了一个放在右上，与跳舞的小女孩相对（大家摆放的玩具对自己没有太大的影响，所以继续摆放自己想摆的东西，选择李清照是因为她是一个有内涵的人，与舞动的人形成对照）。

K：用很多幸运星将圣母像所在的岛圈起来（星星代表一种神圣，给人一种光芒普照大地的感觉，照亮黑暗的地方，驱除邪恶）。

Y：沙箱下部和右下放树和花（树木和花草形成屏障，起保护的作用）。

(4) F：右下角一幢别墅（看到 W 摆的，觉得那是她的世界，K 摆的很神圣，自己没有用桥连起来的欲望，不用过去就可以感觉到爱与温暖，Y 的树和花也很有生气，但我自己原来所设想的原始与现代的格局很难实现，用房子代表现代人的后盾，一种支持力量）。

W：古代人物前放门（觉得 K 的那个地方是不能动的，几乎可以不用架桥，于是我继续在李清照前放门，因为她代表内在的东西，不能轻易看到，需要通过一道门）。

K：从别墅到河边用石子儿摆路（觉得房子里有人要出来，就应该有路，但没有想到将路铺到对面，希望人们走到河边，看到美好的世界）。

Y：用桥将石子路与岛连起来（因为不明白大家的意图，所以总感觉那个岛是孤单的，就用桥与外界连接了起来）。

(5) F：乐器琵琶放在别墅旁（乐器可以用来表达精神家园的含义，使得这个地方不单是物质的家园，也是精神的家园）。

W：两只羚羊放在别墅的左下（有人就应该有动物，所以放了两只羚羊在树林里，两只做伴）。

K：中下放一只小兔（觉得树林里的动物还是少些，就又放了只充满灵气的小兔子）。

Y：将一个载有两只小熊的跷跷板放在沙箱的中下位置（觉得大家在营造一个动物王国的场景，于是放了那个跷跷板）。

(6) F：右中放房子（石子儿路让我很高兴，但总觉得一所房子太孤单了，就又摆了一所）。

W：右上堆小丘，将玉观音放在沙丘上（前几次摆的都是各种各样的人，用不同的眼睛看这个世界，K 的圣母像太西方化了，所以想摆一个观音，它不应与人在同一个水平，所以放在了沙丘上）。

K：将一片绿色的植物插在右中的房子后面（本想放一个绿色的屏障在观音后面，但那里地方太小，就放到了房子后）。

Y：三只小熊放在跷跷板的周围（觉得动物世界的动物太少，就又拿了三只熊）。

（7）F：将一辆小汽车放在房子的下边，并用手画出一条通往河边的路（感觉房子应该是与外界相连的，于是放汽车，并画了一条路）。

W：将两盆花对称地放在右上门的两侧，并放了一些果实在小女孩的一边，另一边放了一株绿色植物（画出的路使原来很空的空间不再那么空了，所以选择一些花与果实去点缀，让人们都能看到）。

K：用栅栏将恐龙围起来（左上的区域对周围的世界造成威胁，虽然有神灵的存在，但觉得还是不够，就用栅栏把那个地方圈了起来）。

Y：拿一些绿色植物沿河边插在左下方（一直觉得那个区域很危险，又选了一些植物将河边围上，更安全些）。

（8）F：一对天鹅放在圣母像右侧的河中（看到整个箱庭已经很满了，于是放两只天鹅在河中，代表纯洁和神圣，与周围的神灵相和谐）。

W：将小女孩旁边的果实放到观音前（将果实放到观音像前，因为觉得它们代表一种成就，我们不能每天眼里看到的都是成就，所以把它们向后挪了挪）。

K：放弃（栅栏摆好后，自己想表达的"博爱"的主题已经充分表达了，所以再没选任何玩具）。

Y：将左下角的河道扩宽（箱庭的格局已经确定了，只是觉得栅栏把一些沙弄到了河里，河变窄了，于是就把河拓宽了些）。

修饰：Y看了看整个作品，没有作任何修饰。

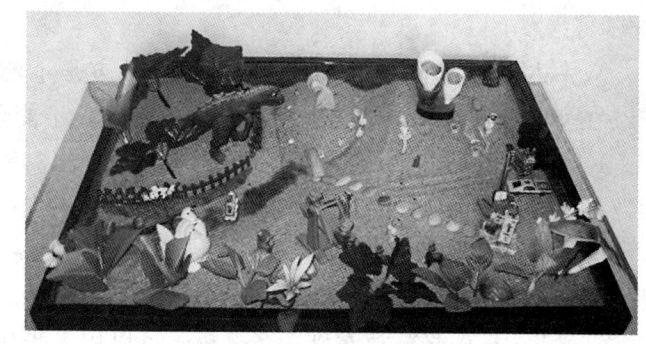

图12-2　第二次团体箱庭作品

（三）第三次（某年4月8日）

第三次的制作包括八轮，制作顺序为K、F、Y。M主动提出退出，W由于事假而未参加。具体过程如下。

（1）K：从右上角到左下角挖一条河，把挖出的沙放到河的两岸，并在右下角堆山（一触到湿沙就有一种水往出流的感觉，所以特别想挖一条河，希望河面特别宽，特别长，于是就选择了这个方向来挖；由于沙比我想象的要多，就在右下角堆了座山）。

F：拿一座瓷桥架在河面上，但看了看，觉得不合适，就换了一个篱笆当做桥（觉得河把沙箱分成了两半，就想用桥把它们连接起来）。

Y：别墅，但在放的时候对放的位置非常犹豫，后放在左上（因为这边有桥，就有人在动，所以摆了一座房子，作为人的家）。

（2）K：右上角的山上放女神像，面朝河（觉得山应该是一个神圣的地方，于是就选了那个女神像，女神的头上有一个光环，可以照耀周围所有的地方，寓意是一种慈爱）。

F：将一所带水车的房子放左中部（我觉得Y的那所房子太孤单，于是就放了带水车的房子，感觉很舒服）。

Y：右上角放塔（塔放在右上角可以与女神像遥相呼应）。

（3）K：山的周围放十支蜡烛（我的关注点还是在山的周围，我用十支蜡烛来体现慈爱的光芒）。

F：河中一只船（我觉得这是一个休闲的环境，所以放了一个比较休闲的船）。

Y：房子稍向前移，沙箱上部插花（我原以为K会在山的周围放一圈星星，但没想到她放的是蜡烛，可能是一种保护；感觉房子周围有些空，就摆了些花）。

（4）K：石子儿路（当我用蜡烛将山围起来的时候，我没有想象它是封闭的，所以就用石子儿铺了些路，把两所房子与女神连接了起来）。

F：三棵树，带水车的房子前两棵，别墅前一棵（我觉得K摆的蜡烛很有创意，那个山是一个很神圣的地方，好像有种天上人间的感觉，但我觉得生命的东西还是太少了，于是就放了些树）。

Y：左上角大榕树，还特意使藏在树上的人露出头来（我选择这棵大榕树是因为树上有个寻宝者拿着望远镜向四周看，但我不希望寻宝者太容易就看清楚这一切，就在前面放了些树）。

（5）K：中下亭子（有路有桥，这段上山的路一定很辛苦，我摆亭子是给上山的人提供一个休息的地方）。

F：跷跷板及小熊（我摆的房子是有院子的，里面有小孩玩，我把小孩想象成自己的孩子，一个人太孤单，就摆了这个跷跷板，可以做伴）。

Y：中上部两个草编人物（我觉得应该用人来突显一下生命，就找了两个人，从不同的角度看世界，一个看塔，一个看女神）。

（6）K：选篱笆做桥，放右上河面上（Y摆的人有一个是朝向女神的，可能要上山来，于是就在右上又搭了座桥）。

F：两只荷叶青蛙（我觉得这些青蛙表现的是一家三口，很有意思，就放在河里）。

Y：左下、右下、中部和右中共四棵树（山虽然是一个神秘的地方，但总感觉少了些什么，就放了些树，也可以给人一种神秘感）。

（7）K：两个果实放右侧树下，两个放在左下树下（Y摆的树也是我想要摆的，很高兴；我还希望，人们从这里不光可以得到精神的慰藉，还可以有一些物质的食粮，就摆了些果实）。

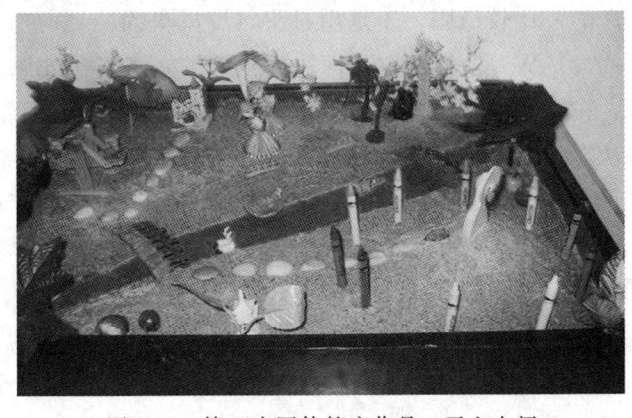

图12-3 第三次团体箱庭作品：天上人间

F：一个弥勒佛放右上角塔边（本想在两个女孩的旁边放两个男孩，陪这两个女孩跳舞，但没有合适的，后来看到了这个佛，它可以给塔增加灵气，就摆上了）。

Y：放弃（不知道摆什么，放弃；我也想到摆两个男孩在女孩的周围起保护作用，但F放了一个佛，我觉得也可以看成是保护）。

（8）K：在河边靠近人物的地方放两个护栏（开始想要用石子儿把塔所在的山和桥右上的桥连接起来，但考虑到河岸比较低，就用护栏把小女孩保护起来，因为生命更重要，至于路，人本身是可以去开拓的）。

F：两只天鹅放河中央（本想摆两只小鸟在树上，但没合适的，就放了两只天鹅在水里）。

Y：将一朵大一些的花拿回，在塔的前方放两棵椰子树（我还是觉得神圣的地方是不容易达到的，就想在塔前放些什么，开始想放门，但门给人一种沉重的感觉，于是就选了些树）。

修饰：Y放了一只兔子和一只小熊，兔子有灵气，小熊比较憨厚，给跷跷板上的两只小熊做伴。

（四）第四次（某年4月15日）

第四次的制作包括六轮，制作顺序为W、Y、F、K。M已经主动提出退出，经团体协商决定，她以后也不再参加。具体过程如下。

（1）W：用湿沙在中上堆一个土台，在下方挖河（在中间堆一个土台，至于做什么当时也不清楚；本来想挖海，但既然有了土台，那它前方对应的应是海，所以就在下方挖出蓝色来）。

Y：继续挖河，将沙箱右侧挖出的河与下方的河连起来（觉得W挖的海不够宽阔，就在右侧又挖了一片，将它们连接起来）。

F：门（看到这个土台时不清楚小组成员要做什么，觉得那应是一个神圣的地方，是不容易达到的，于是就在前面放了一个门）。

K：将河拓宽，在河边整齐地摆放一些石子儿（感觉土台像是一个城堡，周围戒备是森严的，比较稳固，于是用石头将堤岸巩固）。

（2）W：沙箱左侧从河边到土台铺一条石子儿路，还将两颗石子儿随意地放在路的旁边，在土台的右侧随意撒了些幸运星（本以为K用石头会在门前铺路，但没有；我摆的路从左到右，没有固定的路线，也没有门，任何人都可以到达，只是每个人走的路不一样，水是一个起点，走到一定的高度、获得一定的东西后，就会像星星一样闪闪发光）。

Y：河中放两个漂流瓶（漂流瓶是可以给人带来幸运的东西，谁拾到它就会有好的运气）。

F：弥勒佛（当时不明白W的意图，不敢轻易地动土台，动其他的地方又怕破坏）。

K：在土台的左右、前方各放一些木圈（觉得这个城堡很封闭，本来想挖几个洞，但怕毁坏了它，所以用几个木圈作为窗户，是与外界沟通的渠道）。

(3) W：沙箱左侧依次摆放五棵树（自己还是没有动那个土台，也没找到一个可以象征智慧力量的东西，也在静观别人会不会放东西在上面；有了路，源头这边还应该有水有树，选择有小鸟的这棵树是觉得人以前就像小鸟一样）。

Y：右上角放塔（看到星星，有闪光的感觉，于是想放一座塔，散发出光芒）。

F：小和尚（左）（很迷茫，不知道该放什么，也不理解他人的意图，不敢随便放。既然已经放了一个佛，就又放一个和尚，表示讲经或布道）。

K：右侧河边三棵树（把土台看做中轴，于是与 W 的树形成对称，在右侧也放了三棵树，更显出鲜活的生命力）。

(4) W：将右侧河岸下方的一棵树与左侧中间部位的一棵树对换，并拿了一株红色的花，与对换过的树一起放在原来的位置（看到 K 摆树的时候有一棵不是很满意，而自己这边的这棵正好满足她的要求，所以就调换了一下，还拿了一朵红花，与绿叶配起来更完美了）。

Y：两只小船放在下面的河面上（放了两只船在河面上，希望有人能拾到漂流瓶，给他们带来好运）。

F：又放一个和尚（右）（觉得两边的树很绿，仿佛是用圣水浇灌的，觉得那是理想的画面，是意识的最高层；本来也想在土台上画出个圆来，但怕打断 W 的构思，于是就又放了一个和尚）。

K：在土台中央挖一个洞，不是很深，在洞的上面放一盏灯（也想到土台上应该有个圣池，本来想挖透，见到蓝色，但没有自信，怕破坏整个构造）。

(5) W：土台上放两只孔雀，在灯的前方（当时觉得 K 的洞应该要一种动力，一种源泉，但觉得她不会挖到底，灯对自己有一种负面的印象，所以放了凤凰，代表智慧、力量，它们是不可分的，它们可能是从小鸟那边飞过来的，它们有翅膀，可以飞到右边）。

Y：在右侧河岸的下方放四棵树（我也等待大家去动那个土台，看到灯，觉得是宝莲灯，是一个宝物，自己曾想放一只鹰去守护它们，但看到沙箱底部有些空，所以就放了一些树，当时也觉得很不自信，觉得有些不对劲儿）。

F：放弃（自己觉得灯是光明的源泉，是一种源头，与主题是相同的，同时也觉得那是凤凰，很圣灵的鸟，觉得整个画面已经很完美，很和谐，自己想要表现的东西都有了，所以放弃了）。

K：把河岸下方的四棵树移到

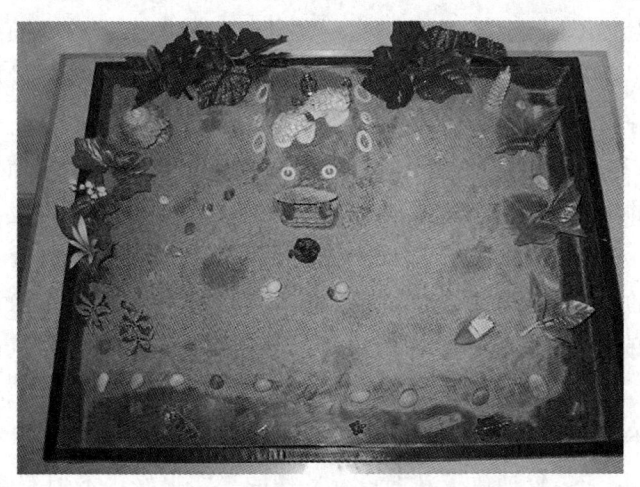

图12-4　第四次团体箱庭作品：升华

土台的左右两侧（感觉 Y 放树时很不自信，但还是觉得放在这个地方打破了原有的平衡，很突兀，同时也觉得这个画面还是需要这些树的，所以放在土台的左右两侧，形成对称，而且也是一种力量的源泉）。

（6）W：在下方的河里放三只乌龟（当时想放鱼，但觉得这些热带鱼生命太脆弱了，所以放了乌龟，希望无论陆地、天空还是海里，都能达到自己的目的；也想在右侧放一些东西，但 K 拿走了，她就一定会放些东西在上面）。

Y：放弃（觉得 K 把树放在那个位置也挺好）。

F：放弃（乌龟在动物界是精灵，是有灵气的动物，感觉象征着永恒，整个画面到处都是灵气，自己就放弃了）。

K：在右下放一块石头，石头上放一亭子（放亭子作为和尚的一个归宿，放一块石头的底座使它不至于被水淹没）。

修饰：K 有两个想法，把门挪走，或在右侧河岸放些东西，最后把两只天鹅放在右侧，本来想放在底部河岸，但太挤了，后来放在右侧作为白天鹅，可以预示着丑小鸭变成白天鹅的过程。

（五）第五次（某年 4 月 23 日）

第五次的制作包括五轮，制作顺序为 K、W、Y、F。具体过程如下。

（1）K：右上角堆山，将其余的沙抹平（为什么堆山，自己也不清楚，要在山上放什么，自己也不清楚，只是觉得这沙适合堆一座山）。

W：六个蓝色玻璃片在中下部围成一个圆圈（今天要摆什么没有具体的想法，看到玻璃片觉得很有意思，就摆了个圆，有一种见到蓝色、见到水的感觉）。

Y：三个果实（白菜、草莓、苹果），在沙箱左上角形成一个三角形（我也不清楚要摆什么，但看到那些颜色鲜艳的果实，很喜欢）。

F：带翅膀的神马放在山顶上（我今天也不知道要摆什么，W 的圆看上去有些神秘，但仍不清楚整个作品的主题是什么；Y 的果实让我有一种踏实感；而我今天有一种冲动，想摆一个自由女神，但我觉得和这个画面不和谐，最后折中了一下，选了一匹带有翅膀的神马）。

（2）K：12 个不规则的透明塑料块围绕在山的周围（我把这些塑料透明块当做彩色的石头，它们让整个山充满了灵气，代表着宝藏，使山有了一种蕴涵）。

W：在沙箱上部堆一个高台，将圣母像放于高台上（这个蓝色的圆形是一个比较神圣的地方，那么和它对应的就应该有一个象征性的东西；我是想要一种象征新生的东西，最好是圣母或圣子那样的东西，但没找到，后来看到就选了这个）。

Y：手捧鲜花的天使放于苹果右侧（想让天使给天马或圣母送果实，但具体送给谁并不很清楚）。

F：竹桶放于左上角（Y 摆的果实很好，不但有精神，还要有物质，我觉得果实应该有两种，一种是容易看到的，一种是不容易看到的，于是，我放了这个竹桶，里面好像藏

第十二章 团体箱庭疗法的基础研究

着一把宝刀,一种很珍贵的东西)。

(3) K:六个蓝色玻璃珠片,在圣母前方摆成长方形,又取八个蓝色玻璃片在圆的左右两边各摆一个三角形(看到 W 摆的圆圈和圣母,我觉得应该有一条路把它们联系起来,应该从各个地方都能通向那里,但这条路如果用石子儿铺会显得很平淡,于是就决定用玻璃片铺,象征一种光明之路)。

W:在大山前堆一小山,将亭子放于小山上(我觉得 K 这轮摆上了我想要摆的东西,于是我就摆了这个亭子,供上山的人休息,人们都可以看到它)。

Y:四棵树放于果实与竹桶旁,有花的树放天使旁(我觉得整个画面缺少一些绿色,就在果实旁放了几棵树,那些果实是从树上落下的)。

F:六个透明玻璃球放入竹桶中(我也觉得整个画面表现的是一种仙境,我本来想找一个能代表这种仙境的东西,但没找到;我也想找一些仙桃或者白云之类纯洁的东西,但也没找到;后来又想竹桶里的宝物不应该是容易找到的,就放了一些玻璃球在里面)。

(4) K:将 W 的六个玻璃片拿开,挖圣泉,又将玻璃片放回原处(我一直把 W 的圆看成是一个泉眼,所以这轮我想办法将圆的中间露出蓝色,给人们提供能量和源泉)。

W:一草房放于果实旁(我觉得一眼就看到圣泉比较突兀,总想在泉边放些什么,但一时没有想好放什么;虽然 Y 说这是天上人间,但我想,不管天上还是人间,都需要有房子,就放了这所比较朴实的房子)。

Y:13 个玻璃球分别在草房与圣泉、竹桶之间铺路(用玻璃球铺路,每种颜色代表一条路)。

F:放弃(我也把 K 挖的泉看成是圣泉,很好,其他的我也没有什么要摆的了)。

(5) K:两棵树放在大山的后侧,一条柳枝围在大山的四周(我一直觉得右边太空,因为左边已经有绿色了,左右应该平衡起来,右边作为一个神圣的地方,也应该有树,我开始时想把柳枝放到路边,但看了看,不合适,又放在泉边,觉得可能造成人们不敢接近泉水,于是就围在了山的四周,而且非常注意将柳叶插入到沙中,以免刺伤他人)。

W:一个白色的贝壳和一个白色的海螺放在圣泉里,觉得那个贝壳不太合适,又把它放回玩具架,只留下小海螺(圣泉里也总该有些生物的,贝壳有些大,不太合适,就放了个海螺;K 刚才在泉边放树的时候,有些担心,因为这里给人一种开阔的感觉,有了树,可能挡住人们的视线)。

Y:在天使边放三个玻璃球,并把草莓和白菜竖立起来(这一轮我突然发现自己把天使旁的路给忽

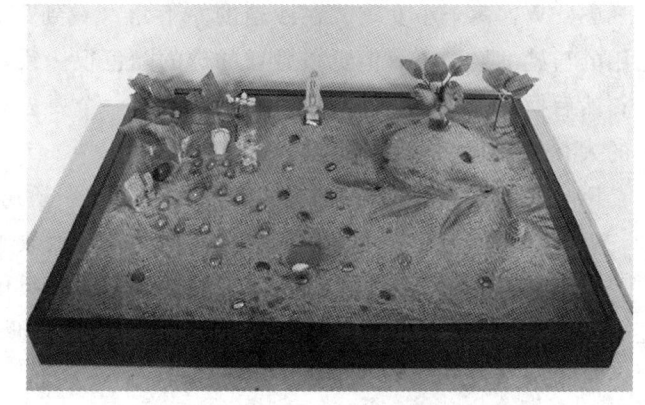

图12-5 第五次团体箱庭作品:孕育

略了，这时，我还有一种选择，就是把柳枝的一端插进桶里，但想了想，K 把它围绕在山的周围也可以，还是先铺路重要）。

F：放弃（什么也不想放，觉得整个感觉已经可以了）。

修饰：从沙箱左下角取些沙，把小亭子所在的小山垫高，并在小山的山腰上做成一个平台，把小亭子放在平台（我本来不想再放了，但我是最后一个，还有一次修饰的机会，就把小亭子垫高了些，人们都能看到它）。

(六) 第六次（某年 5 月 13 日）

第六次的制作包括五轮，制作顺序为 W、F、Y、K。具体过程如下。

(1) W：先将一块石头放在沙箱的右上角，然后把沙往左上角堆，又将石头放在堆起的沙上（石头放在那里代表一种形象，立在某一个地方，人可以看到它，可以想到它）。

F：在沙箱右下角挖出一片海，并将河岸的沙弄平（觉得 W 的山不是很普通的山，很挺拔，很坚毅，像是在海边的经受过风吹雨打的，于是就挖了一片海）。

Y：海中放一个塔（看到海后，使我想到了曾经看过的神话故事，我将海中的塔看做龙宫）。

K：渔船（觉得塔与岸边应该有个连接，本想铺一条路，但觉得不太稳定可能会被海水冲垮，于是放了一只渔船，可以连接到任何地方）。

(2) W：河岸放六个不规则的塑料块（我把这些塑料块看成是彩石，露出一部分，埋入沙中一部分，因为这时已经想到后面要放一些人，想让这些人过来后能体验一种发现的乐趣）。

F：沙箱左上角放房子（本想在海里放一些生物，但没有合适的，于是放了房子，我想象海边应该有个城市，有人去欣赏）。

Y：塔的周围放六个玻璃球（六个玻璃球的作用是保护，觉得龙宫不是容易达到的，但摆上后才发现，玻璃球太滑了，很不稳定，保护的感觉没有了）。

K：河边两个栅栏（觉得海岸边的沙比较平，海水可能冲上来伤到岸边的人，于是就放了栅栏，但只放了两个，不想把海边弄成封闭的）。

(3) W：两个小女孩放在沙箱的左下角（看到 Y 摆玻璃球时非常辛苦，想到要把自己用的与她的换一下，但觉得她摆的球的颜色很一致，我想可能有她的原因，所以就放弃了；然后摆了两个人物，身份不确定，其中一个要去海里的宫殿，另一个可能与岸边渔船上的人有关系，目送渔船远航）。

F：海边放一只海龟，向左上爬（本想再放一所房子，但没有找到与先前的那个协调的，就放弃了；但还是觉得海里应该有些生物，就放了海龟，它代表海的精神）。

Y：三个和尚（三个和尚中有两个是海里的精灵的化身，一个是鱼神，一个是龟神，还有一个可能也是来自海里的神灵，也可能是世间的高僧，至于为什么摆成三角形，自己也不是很清楚）。

K：栅栏旁四棵树（这次的树也是一种保护，更加巩固堤岸，同时它们也是水所孕育的生命）。

（4）W：左下角一张桌子和四把椅子（在栅栏和树摆好后，我觉得这个地方是一个休息的好地方，于是就摆了一套桌椅，而且特意转了一个方向，没有让谁正对着海或背对着海，大家都可以看到海，但方向都不是特别正）。

F：原有房子右边又放一所房子（还是觉得应该再有一所房子，这所房子应该很坚固，给人一种安全感）。

Y：在三个和尚中间用七个蓝色透明的珠子摆成北斗七星的样子（三个和尚不应该就那么呆着无所事事，于是就其中摆了一个七星阵，那是一个迷阵，和尚们在解迷阵）。

K：将五块小石头放在房子和桌子之间（开始时不知要摆什么，但想了想，觉得房子周围还是有些空，本来觉得W会把桌椅放在房子前，比较中心的位置，没想到她把桌椅摆在了角落里；自己摆的是一个类似盆景的东西，用木块围起的表示水池）。

（5）W：桌子上摆香蕉、草莓、核桃、花生和西瓜（觉得自己最开始摆的石头山代表一种信念，没有必要刻意修饰，于是利用最后一次机会在桌上放了些果实）。

F：房子的右下角摆星星、月亮状的玩具，在两所房子之间用手指画出一条沟（本想用石头在两所房子之间铺一条路，但看到K摆的石头后，觉得再摆可能会太乱，与他人的不协调，于是用手画了条路；看到Y摆的北斗七星阵，想象是一个月朗星稀的晚上，于是放了一个星星和月亮）。

Y：九尾狐置于石头山上（九尾狐是一个聪明的动物，可以给山带来灵气，同时也觉得真应该把海中的六个玻璃球换一下，因为它太不稳定了）。

K：先用手指在一堆石头周围画一个圆，并放一些小的木块在圆上（看到F的星星和月亮，本想把它们竖起来，放在天上，更能显示夜晚月亮升起的场景，但后来看了看，觉得位置并不重要，放哪里都可以；我担心大家可能不明白我摆那些小石头的意图，于是就用小木块将它们围起来，表示一种很有韵味的景观）。

修饰：K觉得整个画面已经不需要再修饰什么了，放弃了这次机会。

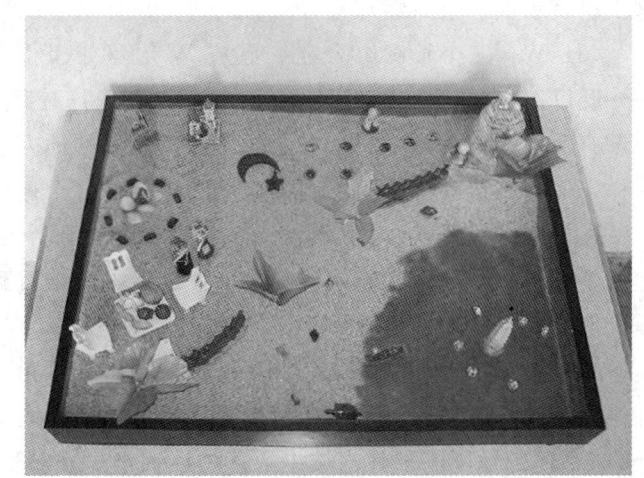

图12-6　第六次团体箱庭作品：求索

（七）第七次（某年5月20日）

第七次的制作包括五轮，制作顺序为W、K、Y、F。具体过程如下。

（1）W：将沙从左到右做成斜坡，然后非常仔细地在左上角挖出一片水域（在把沙弄湿的过程中,我觉得什么都不摆就可以,于是就把它弄成一边高一边低的样子,最后也不知道要摆什么,但还是决定挖出一片蓝色来)。

　　K:将左上角水域扩大,并挖通到左下角以及沙箱下部边缘,但没有挖到右下角(觉得 W 挖出的蓝色可能是一个水域,因为右边高,所以水会从右边流向左边,但这水好像既没有来路也没有去路,于是我把蓝色区域扩大了些,想象它是从地下渗出来的)。

　　Y:将右上部的沙抹平,在右下角堆山(在 K 没有挖之前,我就想在右下角堆一座山,把它作为水的源头,看到下边的水域有些窄,就把它挖到了右下角)。

　　F:红色纸伞放于沙箱中上部(我把整个画面想象成一个海滩,海滩应该是一个休闲的地方,于是就放了把太阳伞)。

　　(2) W:将山顶抹平,把一朵喇叭花插入山顶(我用喇叭花代表一个天池,作为水的源头)。

　　K:取五块石头放在右上角组成一座山(我也把 W 摆的想象成一个天池,想到天池的周围应该有一些奇石,组成高低不齐的山脉,这样更能突出周围环境的灵性,于是就精心挑选了几块石头,它们受到自然的风化,形态各异)。

　　Y:将一些植物围成一个圈,插在山上(我对自己开始堆的山不太满意,想把它改造成跌宕起伏的那种样子,但看到 W 在山顶做成了一个天池,我也觉得挺好;有水,有源头,我就摆了些植物来突显生命力)。

　　F:左上角水域中放船(在 K 摆了几块石头后,我觉得这个地方表现精神的东西挺多,它应该不是一个休闲的地方,于是我开始将这个场景看成是一个未开垦的新大陆,摆这个船表示人们去探索)。

　　(3) W:三个长廊组合在一起成 W 形(如果 Y 不放植物,我也想在这轮摆一些植物,既可以突显生命,又可以防止水土流失;我看到 K 的石头和山之间有些空,我就想应该有个回廊,它既是一个安全的、避风挡雨的地方,又是一个通道,它和亭子的作用不一样,但它有包容亭子的作用,这里它主要是一个通道)。

　　K:把一个小亭子放在五块石头中左下角的那个上(W 放的回廊与我的想法相吻合,然后就放了个亭子,人们从回廊走出去之后,应该看到一个别有洞天的景色,亭子还可以是人们休息和缓冲的地方)。

　　Y:取八个蓝色的玻璃片排成一条线放在右下角山的一侧,将山顶和水域连接起来,好像是泉水从山顶流下来(我用蓝色透明的珠子代表水从山上流下来)。

　　F:仔细地用刷子将水域中散落的沙扫走,水域部分扫得干干净净,然后在右上角放一大石头山(不管是 K 的几块石头还是 W 的回廊,我觉得都是精神的东西,也就表明这个地方是一个没有污染的、特别纯的地方,于是我将蓝色区域散落的沙扫干净,又摆了块大石头与 K 摆的石头相呼应,我把它看成是土著人进行祭祀、图腾活动的地方,而且这是个人迹罕至的地方)。

　　(4) W:六个贝壳置于湖畔(我觉得除了 F 的大石头让我觉得有点儿突然之外,其他的都挺好，特别是干净的蓝色水域，我很自然地放了几个贝壳在水边）。

K：将四个小木块放在两石山之间，此过程中将塔碰倒，然后犹豫片刻，把塔下的石头取走，又用橡皮泥将一串木块粘在大山上，与前面摆放的木块连接起来（我也觉得蓝色让人很舒服，但石头有些突兀，我在想这个大山和我摆的小山之间如何连接起来呢，于是拿了几个木块放在地下作为脚印，又拿了个浮梯粘在大山上，我不愿意看到这座山因为险峻而使人们不敢靠近它，它显示着一种攀登的精神）。

Y：将右下角山上的两棵开花的树取走，并将剩下的树均匀地摆放在山的四周（我把一些花拿走，使这个地方显得更清爽些）。

F：先拿了几个贝壳，看了看，又放回玩具架，后拿了一棵金色的树放在右下角山的旁边（W摆贝壳我觉得很好，但K摆的我不知道什么意思，我并不希望人们到这个山上去；当时，我觉得这个险峻的山的周围应该有一些奇特的植物，于是就选了金色的树，这个东西是很难得到的，它吸收了山上的灵气生长而成）。

（5）W：五个小和尚（中间的部分至今仍一片空白，于是就摆了五个小和尚，这或多或少是我们每个人的影子）。

K：取一中等大小的石头放在大石头山的左边，让两山相依，又取三块小石头，在伞下摆成一桌两椅的场景（我感觉大家都在期待中间部分放些什么，W摆上后我觉得挺好；由于是最后一次了，我本想在大山旁放些比较高的树和花，让上下山的人欣赏到美景，但考虑到攀登后人们一定很累，所以就放了个矮一点儿的山，作为一种缓冲，同时在伞下放了一套桌椅）。

Y：将一个小精灵放在泉水的入海处（W摆的五个人物让我觉得很充实，但K摆在伞下的石头当时我并不明白是什么意思；这次我摆的是美人鱼——海的女儿，这使我想起了一个凄美的爱情故事《幻城》，美人鱼是一个哀怨的美女形象）。

F：本想把一朵金色的花放在两个石山的夹缝中，但没有成功，后又把它放在矮点儿的山顶上，但最后还是用力插入两山之后隐蔽的地方（Y摆的那个精灵我非常喜欢；至于伞，我开始是想在下面放人物的，但后来看到大家所营造的场景，我觉得在这儿摆人物可能不合适，于是就找了些特别的植物，像高山雪莲一样，生长在石缝中，代表一种宝花，它可以给得到它的人带来幸运）。

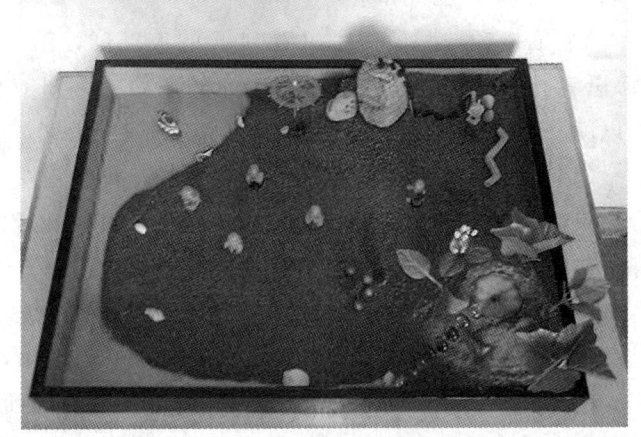

图12-7　第七次团体箱庭作品：道悟

修饰：F将一个悬着的贝壳按入到沙里，使之更稳固。

（八）第八次（某年 6 月 23 日）

第八次的制作包括五轮，制作顺序为 M、K、F、Y。W 由于外出学习而未能参加。M 在第二次退出后完成了几次个人箱庭，并进行了积极的自我调整，在第八次制作箱庭之前，她向小组成员提出申请，要求参加团体箱庭。经过小组成员的讨论和协商，经笔者同意，第八次允许她加入。这次的具体过程如下。

（1）M：先将整个沙箱抚平，然后挖了一个圆形的河，将沙堆在河中央，做成心状（不知道要做什么，想到了人心难测，也最难懂，所以做了一个"心"形的岛）。

K：拿 12 个蓝色的玻璃珠片在沙箱左上角摆一个菱形状（看到这个"心"很震撼，同时想到了"星语心愿"，于是决定摆一个星，希望给大家带来一份祝福）。

F：中间心岛上插一个红色的木棍，在木棍上放一个天使（看到"心"，使我想到了丘比特之箭，但没有找到合适的箭，于是就用这个红色的木棍代替）。

Y：蓝色的精灵放在河道内（看到这个画面使我想起了刚刚看过的影片《特洛伊》中的阿基里斯，但没有合适的，所以就选了这个蓝色的精灵，象征童年的阿基里斯，他是海洋之子，中间的天使是爱与美女神）。

（2）M：中间心岛上放八只小猪，围绕着天使（觉得小猪很可爱，也不知道为什么，就把它们摆上了）。

K：左上角菱形的下端放一个中国结，并用一个珠片压住中国结（感觉这颗心是跳动的心，是有生命力的，当 F 插木棍的时候，觉得有种刺痛的感觉，但后来放了一个天使，感觉好多了；我摆中国结是在为大家祈祷）。

F：河道里随意地放 16 个彩色玻璃球（看到这个画面，第一感觉就是在河中放一些玻璃球，很美，也很和谐）。

Y：右上角放一所房子（看到 F 的玻璃球，第一反应觉得阿基里斯不应该再呆在这"海里"了，也许这海不需要有生命的东西了，知道自己是最后一个，还有修饰的机会，所以就不急着把它拿走；想到要给阿基里斯安个家，于是摆了个城堡）。

（3）M：在中间心岛上插一束白色的花，沙箱左下角放一束浅紫色的花，右上角房子旁一束红色的花（这次的花感觉很美，选的都是比较淡雅的，但感觉红色象征热情，也很好；放在房子旁的花，我有些担心，害怕 Y 不高兴）。

K：与左上角对称，在沙箱右下角同样摆一个菱形（觉得 M 非常注意花的对称，于是在右下角对称的地方又摆了个菱形的星）。

F：沙箱右侧摆四块积木（开始也想在右边的菱形边摆一个中国结，但如果那样就太单调了，后来觉得用这些木块做成流苏的感觉会更好，开始用的是黄色的，但不合适，所以换成了红色的，更协调）。

Y：一棵树放房子后面，两棵放在左右（自己放房子的时候想到要放花，但 M 放在那里的花成对角线，可能有她的道理，不是很影响我，于是我又放了些树在城堡的周围）。

（4）M：中心岛花旁边放一棵树，然后修整河道中的玻璃珠，并将岛上的沙抚平，在天使的左右洒上很多水（Y放树时很希望她把最后的那棵树放在我的花的周围，但她可能怕放了后我不高兴，于是我在花的周围放了棵树，红颜色看起来很热情，而且与天使下边的木棍很一致）。

K：沙箱上方正对着"心"的位置放五个贝壳（这次做完箱庭制作完后，有一个小组成员就要毕业了，所以我特别想在箱庭中摆上我们五个人，于是就放了五个贝壳，仿佛在和"心"诉说着什么，在许愿）。

F：右侧房子的旁边放一个兔子（看到这个流氓兔，很喜欢，就把它放在了房子旁边，作为一个精灵）。

Y：沙箱左下用五个红色的塑料块摆一个太阳（我觉得F的流氓兔与阿基里斯正好做伴，是他的一个守护神；这次我想把一个太阳，本想放在上面，但上面已经有了五个贝壳，所以就放到了下面）。

（5）M：放弃（本来想把沙全弄湿，但觉得全湿也许未必是好事，觉得很好了，就这样了）。

K：放弃（开始也想把心全弄湿，但心可能就是这样，有起有伏，千变万化，所以就不想修饰了，有明确界限的话，可能并不好）。

F：放弃（想摆的都摆了，所以放弃了）。

Y：沙箱右下的位置用七个幸运星摆一个月亮，与太阳对照（上次摆太阳，这次就想摆一个月亮，原想用那个木质的月亮，但感觉颜色不太好，所以自己用星星摆了一个月亮）。

修饰：Y将河道中的蓝色

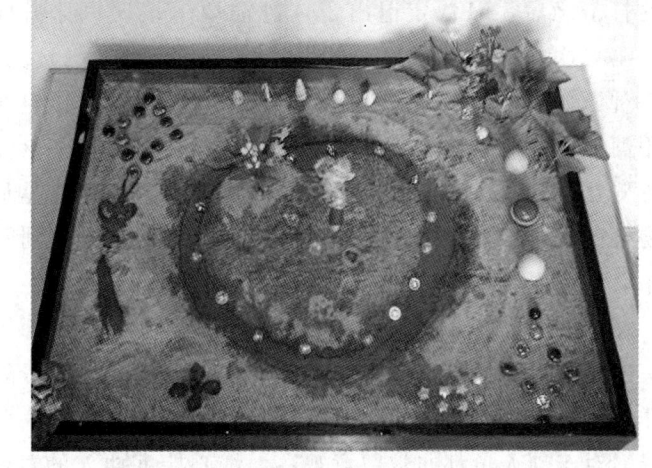

图12-8　第八次团体箱庭作品：星语心愿

精灵移到岸上，放到房子前面（因为河道里有太多的珠片，他再放在那里已经不合适了）。

二、讨论

每个人的个性特点是不同的，当这些个体组合在一起共同完成一个团体箱庭作品时，他们之间难免会产生冲突，特别是当团体被置于一个有着各种规则和限定的空间时，这种冲突就表现得更加明显。笔者在聆听这一组的报告时深深地感到了这一点，而从一系列的团体箱庭过程中，也可以感受到这种团体心理场的作用，以及个体和团体的变化。

（一）团体箱庭作品的发展

根据团体箱庭发展过程，我们将八次的团体箱庭制作历程大致分为了四个阶段。

1. 各自为政

最初两次的团体箱庭作品一个明显的特点就是各自为政，每个人都急于表现自己的想法，想当然地臆断他人的意图，结果成员间产生了冲突，表现在第一次作品中关于螺旋区域的争论。M 自己认为她制作螺旋是为了给自己营造一个独立的空间，这个空间给她保护和安全，而其他成员却将它看成是一种拒绝和封闭，她们担心螺旋让 M 孤立起来，于是 K 尽力使河流贯通，W 和 F 在螺旋周围和中间摆放玩具，都是在向 M 传达沟通和交流的意愿，却忽略了 M 当时的内心感受和意图，最终 M 在不得已的情况下无奈地将河流打通。后来在谈感受的时候，她说自己非常惧怕蓝色，蓝色的海洋对他人来说可能意味着浪漫，但对她这样一个生活在海边的人来说，海洋也是充满危险的，所以她对蓝色的海洋有一种排斥。当她发现，小组其他成员都希望与她沟通的时候，她的内心非常矛盾，最终还是在强大的团体压力的迫使下作出了牺牲。其他成员都为她的这种改变而高兴，但谁又能听到她内心的哭泣。大家都对螺旋有一种负面的印象，却没有去考虑 M 当时的意图和心情，大家的摆放给她造成了压力和紧迫感，使得她在还未做好任何准备的情况下要去改变自己，而且还失去了那份独立。在这场急风暴雨式的打击之后，M 决定退出了，她需要一段时间来疗愈那心灵的创伤，需要反思和调整。第二次作品中关于恐龙的争论也是一个证明。F 认为恐龙是没有危险的，它只是象征一种原始，但其他成员却感觉恐龙非常突兀，给整个画面造成了威胁。于是其他成员用河流、栅栏将它围了起来。当 F 感觉到了这一点时，就尝试改变其他人的想法，在右侧摆了房子，其目的在于告诉大家她要表现的是原始和现代的对立，恐龙是没有威胁性的。但大家却没有意识到这一点，使得 F 受到了打击。在接下来的团体箱庭制作中，F 发生了很大变化。

2. 调整、融合、回归

这一阶段包括第三、四、五次的团体箱庭。经历了前两次的冲突后，大家摆放玩具时都非常小心谨慎，站在沙箱前犹豫的时间长了，每摆一个玩具都要考虑作品整体的主题和布局，对于他人也都非常留意观察，细心揣度他人的意图。作品中各部分的呼应增强了，如第三次中 F 和 K 摆的桥，Y 放草人时非常注意它们的朝向，第四次中 K 在与 W 对称的位置放树，第五次中大家以圣母为中心摆放等。其中一个突出的变化就是 F，她变得小心翼翼，摆放的玩具风格柔和了许多，摆放的玩具数量也减少了许多，第四次只摆放了四个玩具，她感觉整个团体在营造一个神圣的精神家园，在没有把握的情况下她不敢轻易破坏这种氛围，于是就选择放弃。小组其他成员也都明显感觉到了 F 的变化，觉得 F 在受到了挫折之后开始调整，她开始关注作品整体的氛围。而这整体的氛围究竟是什么呢？其实大家都已经隐约感觉到了作品在向精神家园回归。如果说第二次作品中出现的圣女发挥着保护神的作用，那么第三次箱庭中出现的蜡烛环绕的圣女、塔更具有精神符号的意义，一个代表天上的女神，一个代表现实的目标，共同构造了一幅"天上人间"的精神蓝图，为团体指明了一个方向。到了第四次的作品中，目标为塔，但却强调了通过目标过程中的那个土台，它不是一个普通的土台，而是给万物能量和源泉的地方，两只凤凰的出现更说明了它是一个可以给予新生，促成质变的地方。也许正是从这个土台开始，整个团体也经历了一次洗礼和升华。在接下来的作品中，目标演变为圣母像和飞马，都是精神世界的象征，是一种指引，也代表一种超自然的力量。神马的出现是 F 第一次选择精神的象征，至少可以看出她接纳了团体的精神氛围。大家的摆放都以圣母为中心进行，并且突出强调了"路"的印象，不管是 Y 的五彩路还是 K 的光明之路，也都说明她们已经踏上了回归心灵家园的道路。

3. 道悟

这一阶段包括第六、七次的箱庭，箱庭作品体现的是深入心灵家园之后的场景，即充满着一个又一个的迷阵和抽象的符号。第六次作品中的"七星阵"和"星月"等都是很有力的证明，它们是宇宙的符号，象征着人心世界的奥秘，启示着人们去探索。而按照分析心理学大师荣格的说法，宇宙中的星座是自性实现的某种象征，它们凝聚着巨大的心理能量，能创造出这种符号的人其本身的能量正在得到挖掘。因此，团体箱庭中出现的迷阵和各种抽象符号本身就说明团体已经开始探索"宇宙之道"，或者说是"生命之道"。第七次作品的主题是"道悟"，整个作品构成了一个循环，以右下角的圣泉为起点，通过长廊，经过高山，最后休整之后又回到起点，象征着生命的循环往复。作品中间的那五个小和尚似乎就像是团体的五个成员正在参悟"道"的精髓，大家都有了共同的目标和追求。

4. 新生

这主要体现在第八次的作品中。整个作品洋溢着喜庆和祝福的气息，那寄予深情的中国结、中部的"心"岛和岛上的天使似乎构成了一幅为新生而庆祝的场面，而这种新生正是团体在经历了冲突、矛盾、调整和融合之后的结果，也是道悟之后的圆满。团体将这幅作品的主题定为"星语心愿"，表达了"星"所代表的宇宙与心灵世界的沟通，是一种超然的默契，只有当团体融合到一定程度时，才能达到这种状态。K 还用五个贝壳代表团体的五个成员，她们见证着彼此的心路历程，接纳和包容彼此的成长变化。特别需要说明的一点是，在 M 退出团体的那段时间里，她进行了几次的个人箱庭疗法，最终向团体提出申请，经过团体的充分讨论和协商，在得到笔者的同意后，批准了她的申请，M 参加了第八次的团体箱庭制作。我们可以看到，M 的箱庭制作发生了很大变化，一向惧怕蓝色的她却首先挖出了蓝色的河，并做了一个"心"岛，在后来的讨论过程中她一再强调这颗心是跳动的，这是她对团体发出的信号，她渴望与大家交流沟通，渴望他人的理解，她已经鼓足勇气将自己的内心世界展现在了大家面前。大家被这颗跳动的心所感动，明白了当初那个螺旋对于 M 的意义，那是她的内心对安全和保护的渴望。在第五章中，M 用"有憾也无憾"来概括了这一段经历。尽管这颗心充满了创伤，还很脆弱，但我们相信，有了大家的关心和美好祝愿，她会勇敢地面对曾经的不快与忧伤的，这颗心预示了 M 的新生和成长。

（二）团体箱庭制作中的个体特征

通过表12-1可以看出，每个成员在团体箱庭过程中表现出的特点是不同的，因此她们在玩具的数量和类型、动沙情况和对团体箱庭规则的遵守情况几个方面表现出了差异。而个体的不同特点也是导致团体矛盾冲突产生的主要原因，是影响团体箱庭制作的重要因素之一，以下将从几个维度对团体各成员的特点作一简要的分析。

1. 玩具数量

综观八次的团体箱庭制作，五个成员中使用的玩具总数最多的是K，其次是Y、W、F、M，但每个成员所使用的玩具数量的变化特点是不同的，这在某种程度上反映了她们融入团体、与他人协调程度的变化，以及她们个人的某些个性特点。K和F在玩具数量上的变化就充分反映了这一点。整个团体箱庭过程中，K的玩具数量在第二次时出现了一次突增，从4变为27，而F的玩具数量在第四次时出现了一次突减，从15变为4，而这正反映了她们当时的状态。当K面临一个新的环境时，她往往是非常谨慎的，在没有把握的情况下轻易不行动，很少表现自己，她通常会注意观察其他人的言行，等到有了基本了解以后再决定自己在新环境中的角色和言行举止，尽量避免与他人的正面冲突。所以她在第一次制作时只摆了四个玩具，占据的空间也非常小，作品中感觉不到她的能量。而F由于在前几次制作中与他人的冲突，其制作的意图被他人误解之后，她摆放时变得非常谨慎和犹豫，第四次时只摆了四个玩具。可以看出，当F面临一个新的环境时，她最初对他人的关注不是很多，想当然地去臆断他人的想法，结果常常使自己进入非常尴尬的境地，然而，她又能及时地调整自己去适应大环境，她的谨慎和对他人的关注就是她调整的表现，最终她接纳了环境同时也被环境所接纳。对于Y和W来说，她们所使用的玩具数量的变化不是非常明显，整个过程中她们与其他成员之间的冲突相对较少，情绪的起伏波动也不是很大，可能反映出她们在现实生活中有着比较好的适应能力，能很快地融入到新环境中。至于M，我们看到，在所参加的两次团体箱庭中，她使用的玩具都是五个人中最少的。第一次她选了三个玩具，这与她当时的心境有关。突如其来的生活变故使得她看不到生活的希望，其心情就像那个螺旋所显示的那样，迷茫、混沌、无助，不想摆任何玩具，她没有力气思考，只想一个人有一个独立的空间好好地思考接下来的道路，但她的这个愿望并不能得到其他成员的理解，相反，大家急于想跟她沟通，想帮助她走出孤立无助的境遇，但谁也没有想到这种好意却适得其反，使得她最终离开了团体。最后一次她选用的玩具增多了，但与其他成员相比仍是少的，可能在经历了第一次的打击和挫折之后，她自己也反思了许多，并进行了积极的调整，然而这种调整是需要一段时间的。

2. 玩具种类

八次团体箱庭过程中，每个成员所选用的玩具类别既表现了一定的共性，又表现出了明显的个性特色，如表12-2所示（数字表示使用该类别玩具的次数）。

第十二章 团体箱庭疗法的基础研究

表12-1 团体成员各次箱庭过程表现情况

成员	考察细目	一	二	三	四	五	六	七	八	总计
Y	玩具数量	26	21	21	9	25	18	15	17	152
	玩具种类	N+A+O	A+Pl+C	C+Pl+Pe	E+C+V+Pl	Pl+Rpe+O	C+O+Rpe+A	Pl+O+Rpe	Rpe+C+Pl+O	
	沙的利用	1	2	0	1	0	0	1	0	5
	规则遵守	Y	Y	Y	Y	Y	Y	N	Y	
M	玩具数量	3	—	—	—	—	—	—	12	15
	玩具种类	A+N	—	—	—	—	—	—	A+Pl	
	沙的利用	3	—	—	—	—	—	—	3	6
	规则遵守	N	—	—	—	—	—	—	Y	
K	玩具数量	4	27	36	24	29	20	15	27	182
	玩具种类	Pl+C+V	Rpe+O+N+A+Pl+C	Rpe+O+N+C+Pl	N+O+Pl+AA+C+A	O+Pl	V+C+Pl+N+O	N+C+O	O+N	
	沙的利用	2	1	2	2	2	1	1	0	11
	规则遵守	Y	Y	Y	N	Y	Y	N	Y	
F	玩具数量	14	12	15	4	8	4	5	23	85
	玩具种类	A+Pl+C	A+Pl+V+C+AA	C+V+Pl+A+Rpe	C+Rpe	A+AA+O	C+A+N	AA+V+N+I	AA+Rpe+O+A	
	沙的利用	1	1	0	0	1	2	0	0	5
	规则遵守	Y	Y	Y	Y	Y	Y	Y	Y	
W	玩具数量	12	12	—	30	10	19	15	0	98
	玩具种类	C+Pl+Pe	Pe+C+A+Pl+Pl	—	N+Pl+A	O+Rpe+C+N	N+O+Pe+F+Pl	Pl+C+N+Rpe	—	
	沙的利用	1	0	—	2	2	1	3	—	9
	规则遵守	Y	N	—	N	Y	Y	Y	—	
总计	玩具数量	59	72	72	67	72	61	50	79	532

注：A 为动物，Pl 为植物，Pe 为现实人物，Rpe 为宗教、神话、想象人物，V 为交通工具，C 为建筑，AA 为用品、用具，N 为自然景观（包括石头、日、月等，O 为各种装饰点缀物（玻璃珠片、玻璃球、木片等），E 为其他；Y 为遵守规则，N 为不遵守规则。"沙的利用"一栏中的数字表示动沙示数的次数。下同。

表12-2 团体成员玩具使用情况

成员	类别									
	Pe	Rpe	A	Pl	V	C	AA	N	O	E
Y	1	4	3	6	1	5	0	1	5	1
M	0	0	2	1	0	0	0	1	0	0
K	0	2	2	6	2	6	1	6	7	0
F	0	3	6	4	3	5	4	2	2	0
W	2	3	2	5	0	4	0	4	2	0

　　Y 喜欢使用的是植物类玩具，其次是建筑、各种点缀物及宗教、神话、想象人物。K 喜欢的玩具是各种点缀物、植物、自然景物景观和建筑。F 喜欢的玩具是动物、建筑和植物。W 喜欢植物、建筑和自然景物景观。M 由于只参加了两次箱庭，所以从这个表上很难作出判断。显然，除 M 以外，其他四个团体成员都喜欢植物和建筑类玩具，后来团体成员在讨论时一致认为，植物的作用在于：作为一种点缀美化环境和突显生命力，作为屏障起保护作用，作为一种遮挡起隐蔽作用。但对于建筑，成员之间的看法还是有差异的，F 和 W 使用的建筑多是房子，作为归宿或家的代表，表明了家在她们心目中的重要地位。前面成员介绍中已经提到，F 和 W 已经成家，由于工作和学习的原因，她们有时不得不暂时离家而外出，她们频繁使用房子可能是对家的牵挂的一种表现。而 Y 和 K 选用的建筑多是塔、亭子、寺庙一类的宗教建筑，都是一些精神的象征，这或许反映了她们精神世界中的理想和追求。但需要注意的一点是，K 所选用的建筑中还有一些是栅栏，她把这看成是一种保护，其他成员也都深有感触，她们觉得整个箱庭制作过程中 K 经常充当保护者或保护神的角色，如用栅栏把恐龙挡住，摆女神，用栅栏保护小女孩，用石头加固堤岸等。

　　此外，也应该注意到，Y 喜欢点缀物，她用它们构造一些抽象的图形或迷阵，喜欢摆一些小精灵之类的玩具，可能都跟她平时喜欢看神话故事和科幻故事有关，反映了她对某些神秘现象的好奇，同时从这些神话故事中似乎也可以看出她的智慧。K 也喜欢玻璃珠片、木片等点缀物，但她更经常用这些东西构造界限或铺路，如用幸运星将圣母包围起来，用蜡烛表现圣母的光芒，用不规则的塑料块将山围起来，用木块构造水池的边缘，用玻璃片铺路。在 K 看来，界限是一种保护，也是一种对重要事物的强调，说明界限所围住的东西（如圣母）对 K 是非常重要的，是她所需要的，现实中的她可能正渴望一种保护和支持。从上表也可以看出，K 对自然景物和景观也情有独钟，在团体箱庭作品中主要表现为对石头的喜爱。她用石头铺路，加固河堤，构造山石和盆景，她自己也说，这些石头是历经风雨而沉淀积累形成的，看上去虽然很普通，但每一个都非常有内涵，有灵性，孕育着巨大的能量，人们可以尽情地发挥想象去塑造它们，她喜欢石头的这些特性，更欣赏石头坚毅刚强独立的品格。五个成员中，F 对动物类玩具的喜爱是非常突出的，她认为动物是非常有灵性的，它们是人类的朋友，陪伴人们，给人们带来欢乐，是快乐休闲生活所不可缺少的。团体其他成员也都感到，F不喜欢现代城市生活的嘈杂和喧嚣，厌烦现代社会人际关系的复杂，她渴望回归自然，渴望淳朴自然的乡村田园生活，这可能跟她从小到大的生活背景有关。而令其他成员不解的是，F也喜欢恐龙之类代表原始生命力的动物，在他人看来那些动物对人类造成了威胁，但那些原始的、本原的东西却对她有一种吸引力，她认为从这些原始的生物身上现代人能找回一些失去的东西。另外，F是五个人中选用用品、用具类玩具最多的一个成员，这跟她对现实家庭生活的牵挂有某些关系。至于W，她最突出的一点是对人物类玩具的喜爱，八次团体箱庭过程中，只有她三次选用了现实人物，第一次作品中草地上的小孩子、第二次作品中的舞蹈演员和第六次作品中海边的草人，而且每次摆放时，她都非常注意照顾到不同人物的不同特色及与环境的协调，其他成员也都感到恰如其分。这个团体中，W的年龄是最大的，人生的阅历和经验也是最丰富的，从她在箱庭中的表现似乎可以推断出现实生活中的她具有很好的察言观色能力和协调能力。

3. 沙的使用

表12-1还向我们显示了团体成员运用沙的情况，动沙次数最多的是K（11次），其次为W（9次）、M（6次）、Y和F（5次）。我们知道，动沙，利用沙来堆山、挖河或开洞都是需要很大能量的，动沙程度的大小也在某种程度上反映着人们动力感的强弱。K对沙的利用主要表现为挖水和泉眼，在她看来，水是一种源泉的象征，它给人们行动的动力，不管人们干什么，源泉和起点都是非常重要的，一个人无论现在身处何方，将来可能走向哪里，都不应该忘却自己的来路和起点。可以感觉到，K在整个箱庭制作过程中爆发了很大的能量，她在努力探索源泉，挖掘潜能。W对沙的利用主要是堆山或土台，她觉得，它们的存在是一种目标和信念的存在，生活中是不能少了这些东西的，是这些目标和信念的存在鼓舞着她不断奋斗，因此从作品中也可以看到她的力量是很强大的。M虽然只参加了两次的团体箱庭制作，但她对沙的利用给人留下了深刻的印象，第一次的"螺旋"和最后一次的"心"形成了鲜明的对比，如果说"螺旋"是一种无力、迷茫的象征的话，那么做"心岛"的过程中她则爆发出了巨大的能量，这是她自我调整的结果，团体成员都从这颗"心"中看到了希望。Y动沙的次数相对较少，她自己后来说，在第一次箱庭中挖的海与M发生冲突后，她心里很不好受，特别是当M提出要退出团体箱庭制作时，她觉得这都是她造成的，但她也很委屈，她怎么也想不到自己那美丽的海却让M感到了恐惧，于是在以后制作中，她动沙时变得非常谨慎小心，再没有如此大规模地动过沙。F动沙的次数也相对少些，从第三次箱庭开始，她感到了无力感，在接下来的几次中，她选择放弃的次数也多起来，可能她当时正面临困惑，为什么她的好意却常常被他人所误解，于是她将自己的能量压抑了下来，避免再次受伤害，同时也着手调整自己。

4. 规则遵守

本书的第五章已经详细地论述了团体箱庭的规则，考察团体成员对这些规则的遵守情况是有着重要的意义的。团体箱庭中的规则就像是社会和现实生活中各团体组织的规则一样，它们是维持一个社会和团体正常运作的基本保障，每位团体成员在团体箱庭中的表现则从一个侧面反映出他们适应社会和团体的能力，及其对规则、秩序和权威的态度。从表12-1中可以看出，五个成员总体来说是比较遵守团体箱庭规则的，即使不得以而破坏规则也并没有引起成员之间的冲突或破坏整体和谐。如果仔细考察的话，我们会发现，最初成员破坏规则是出于自身利益的角度来考虑，如 M 第一次箱庭中将铺路的石子儿放回玩具架，这反映了她当时矛盾的心理，是应该走出去与人交流还是封闭起自己，F 在第一次箱庭中为了放狗而稍微移动 M 在螺旋中放的猫，W 在第二次箱庭中将右上角的果实向后挪，因为她不想让人们每天眼里看到的都是"成就"，而后来在讨论的过程中其他成员也并没有觉得她们的做法有什么不妥。可以看出，当规则与自己的利益发生冲突时，M、F和 W 是不会委屈自己而迁就规则的，她们用抗争以捍卫自己的利益。而 K 则相反，在第二次的箱庭中，尽管她不希望人们到达圣母所在的那个神圣的岛屿，但当 Y 用桥将它和陆地连接起来时，她再三考虑还是没有移动。K 自己也说，这反映了她的性格，对于外来的侵犯她很少正面抗争，而是在避免伤害他人的情况下调整自己，最终避开冲突与伤害。随着团体箱庭的深入开展，在中期和后期的团体箱庭中，成员破坏规则的出发点转变为考虑整体的和谐。如第四次箱庭中 W 共感到 K 对自己摆放的树不满意，于是就将自己摆放的树与 K 的树调换一下位置，从而实现整体的协调，而 K 在这次制作中将 Y 放在右下的四棵树移到土台的两侧也是为了整体画面的和谐，Y 本人对这种调整也是满意的，第七次箱庭中 Y 将泉眼边的两棵红花拿走，同样也是为了照顾作品画面的流畅。从这种变化中，我们不难看出，团体的凝聚力增强了，当团体利益与规则发生冲突时，她们为了实现作品的完美而牺牲了制作的规则。后来她们说，规则的存在是应该更好地服务于团体的，规则也应是灵活的，而不应是刻板的。

当然，对于团体箱庭的分析并不仅仅局限于这几个方面，还有待于进一步的实践和探索，但从这些初步的尝试中至少可以感到，团体箱庭作品不仅反映团体的发展变化特征，同时也从一个侧面反映出个体的某些人格特征，它对于协调团体人际关系和加深各成员的自我认识都是有益的。

这个团体的箱庭制作在第八次后就结束了，当然，"月"组又有了新的成员的加入，现在还在继续着团体箱庭制作的体验。作为他们的督导，笔者在此衷心地祝福每一位成员都能实现各自的"星语心愿"。

第三编 箱庭疗法的个案研究

第十三章　对A君的箱庭疗法

（治疗者：张日昇）

本个案是笔者在日本对一个大学二年级学生进行箱庭疗法的治疗记录。

来访者A君选修了笔者担任的"自我与社会的心理分析"主题讲义的课程，无论在课上的性格分析还是课下的表现，笔者都认为需要给他以适当的心理援助，他本人也非常期待笔者能提供给他这样的心理援助，表现出对箱庭疗法的兴趣和关心。在笔者的安排下，A君开始每周一次的箱庭疗法。

第一节　个案介绍

笔者担任"自我与社会的心理分析"主题讲义的课程前半部分，选修课程的学生要完成三个心理测验，即Y—G性格测验、树木绘画测验和九分割统合绘画测验，对自我进行心理分析。

一、关于来访者

A君，男性，20岁，大学二年级学生。家中有父亲、母亲。父亲在电气公司工作，因工厂倒闭，刚转到新的工作单位。母亲打一些小时工。兄弟三人，大哥和二哥都已工作。自己是老小，入学前与二哥同屋住，关系比较好。现在A君自己一人住在大学附近的公寓。

二、临床表现

A君因对自身存在的问题感到困惑，加上对心理学感兴趣，于某年9月选修了笔者担任的课程。在实施的Y—G性格测验时，A君被判定为典型E型特征。E型的主要表现为，情绪不安定因子中的抑郁性高，又有较强的自卑感和神经质倾向。社会不适应因子中的主观性强，非协调性、非活动性，为内省和内向型。

A君谈起自己做的三个心理测验，觉得由三个心理测验反映出自己最大的问题是没有自信，尽管这是自己在做心理测验前朦朦胧胧所知道的，但对结果还是感到痛苦。如果在大学毕业前，在就职面试前不解决没有自信的问题的话，第一次就职面试过不了关，最终就非常有可能被淘汰。可以看出来，A君有些焦急的样子。

九分割统合绘画测验的中心是星星，命名为"复杂的星"。A君解释说不仅仅是星，而且是两个重叠的星，表示对自己心的制约或限制。他谈起之所以在中心画星，且是"复杂的星"，是因为中学三年级的时候所发生的"事件"导致给自己的"制约"和很大程度的罪恶感。"成人式"的时候,曾见过当事人,感到当事人好像还在记恨着自己。有关此事件,A君表示不想说。

因为A君的用笔极轻,树木绘画测验和九分割统合绘画测验几乎看不出纸上有字画,难以图示。

A君有轻度的异位性皮炎(AD),箱庭疗法过程中症状有过恶化表现。

第二节 治疗过程

根据治疗关系双方的理解,对A君的箱庭治疗划分为三阶段。

一、第一阶段

(一)具体过程

1. 第一次(某年11月27日)

A君按约定的时间来到特设的箱庭治疗室,笔者先与A君谈起学习的一些情况,了解了一些A君的家庭情况。据A君本人介绍,幼儿园时曾有过被欺负的经历,中学和高中各方面普通。某年4月由某专科学校编入本大学,对大学的课程感到满意,但对学分有上限的规定有些不满,成绩一般。

20分钟后,A君表示想制作箱庭。A君先问笔者:"能动沙吗?"在笔者说"你想怎样就怎样"后,A君就开始用左手的四指轻轻地仔细从沙箱的左下角开始向上挖沙并将沙堆往中央,又用右手同样从沙箱的左下角向右挖沙,在沙箱中间部分堆成一座山,接着用手将其抹平。用了5分钟。

拿一个小座钟在手里犹豫半天,深深地将其插到沙里,露出一半。前面放一如同旅游景点的大房屋,3分钟后将两只仙鹤放到小座钟两侧,在周围放了一些饮料罐。

拿栏杆将山的平台围上,接着有5分钟左右一直在寻找玩具,拿上又放下,结果选了带盖的甲壳虫放在前面。拿一个没有头的机器人平躺着放在下栏杆和右栏杆之间。将盛满小贝壳的一大贝壳拿上,将里面的小贝壳轻轻地倒在下栏杆和左栏杆之间。又拿起几块有机玻璃放下。最后,在前方放两盏烛台,A君说制作结束。共用了40分钟的时间。

A君告诉笔者说,上周看箱庭还不知该如何制作,而今天实际体验的时候,本来想将沙堆往中央堆成一个圆,但觉得沙比想象的要多,如果堆成一个圆的话,可能就不会成为陆地而会成为山,所以最后堆成一个椭圆形状。制作的时候就在想尽量能使其左右对称,就放了两只仙鹤。为何要放两只仙鹤,自己也不知道。本想用栅栏将岛都围起来,但因只有四根栅栏,觉得有些不完全。其他,如贝壳,没头的、坏了的机器人等玩具,可能是为了表现废墟(如彩图5)。

A君告诉笔者,说箱庭表现的是"无人岛"。笔者问A君,"无人岛"是不是表现自己现在的心理，A君说到大学以后，自己没有私下交往的朋友，"无人岛"确实是自己现在的心理表现。

2. 第二次（某年12月3日）

16时到箱庭治疗室，先进行了20分钟的谈话，A君问笔者，若到国外去的话，自己的性格是否会改变，笔者问为何这样想，A君说只是这样想而已。看得出来，A君希望改变自己的急躁心态。又说特别想看一下别人是如何制作箱庭的。接着有五六分钟的沉默。

笔者说："要不就做箱庭？"笔者的话打破了僵局，A君走到沙箱前，站立在沙箱前踌躇不定。过了10分钟，A君开始动沙，先将左侧的沙堆到右侧，最右侧放上花草树木，但在拿时，又特别去掉那些有果实的树木。在好像是沙滩的上面任意撒上一些花瓶、书籍、杂志等小的玩具。最后，在左侧看上去像浅海的地方倒放上一架旧飞机。

从A君走到沙箱前开始计算，制作共用了30分钟。

过后，A君说最初站到沙箱前的时候，一直在犹豫，是做与上次一样的还是做另外的样子的。在头脑中，"无人岛"的景象非常强烈，也想，制作与上次同样的不是不可以，但又想，自己又没有制作与上次箱庭同样的技术，就放弃了往中间堆沙的念头。结果是没有怎么考虑，就将沙箱分成了陆地和海。如果陆地上什么也没有，也未免有些寂寞，就放上一些花草作为装饰（如图13-1）。

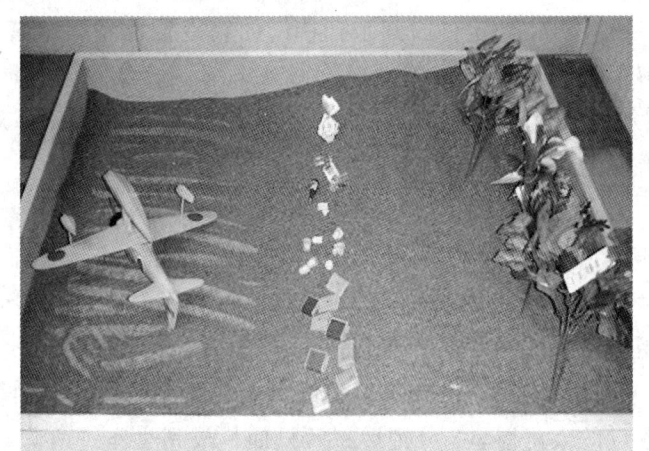

图13-1　第二次箱庭作品：垃圾

笔者问A君："这是要表现什么，或者说主题是什么？"A君回答说："垃圾。"笔者又问，是"无人岛"的一部分吗？A君说自己什么也没有考虑，就这样放上了，觉得确实表现的是"无人岛"的一部分。

3. 第三次（某年12月10日）

因为上次说特别想看一下别人制作的箱庭，在征得别人的同意后，将保留着别人制作的箱庭给A君看了。A君表现出兴趣，但没有特别说什么。

接着有近十五分钟的谈话。A君问笔者："不是自己的事情也可以谈吗？"笔者告诉A君，自己想怎么谈都可以。于是A君就问笔者："老师是怎么想到要到海外（日本）留学的？"笔者联想到上次谈起的"若到国外去的话，自己的性格是否会改变"的话题，就询问他是如何想到要问笔者关于到海外求学的事情的。A君说自己在考虑是否去国外短期

第十三章 对 A 君的箱庭疗法

留学,因为学校有这样的授课计划,但只是这样想想而已。看得出来,A 君希望能通过到海外留学,哪怕是短期,以改变自己的性格。笔者只是简单地谈了一下自己是如何在 16 年前到日本留学的一些情况。A 君也表现出兴趣,但没有特别发表什么意见。接着有 3 分钟的沉默。

笔者说:"要不就做一下箱庭?"A 君走到沙箱前,站在沙箱前有 5 分钟的时间。还是踌躇不定的表情,然后才开始动沙,从左上开始向右下斜挖一条河川,将沙仔细地堆到河川的两侧,在玩具架上挑拣一些大小不一的玻璃球、玻璃珠片,特别去掉那些不透明的玻璃球和玻璃珠片,轻轻地撒放在河川里,河川顿时变得非常透明美丽。又拿了一个白色的看上去像桥的东西放在沙箱的下方。接着,开始在玩具架上拣一些比较薄的长短不一的木片,轻轻放在沙箱的左偏下方,制作一个四方形的平台,接着开始长时间地站在玩具架前在寻找什么,有差不多 5 分钟的时间。拿起一个折叠的纸片,端详了半天,就轻轻地放在用长短不一的木片做的平台上面。又拿了一个蛇年特制的、在日本被称做"破魔矢"避邪的箭牌插放在平台的旁边。又站在玩具架前开始寻找什么,有差不多五分钟的时间,拿了一对木桶、一把叉子和一把铲子,分别放在两边,叉子和铲子是朝上插放的。制作共用了 40 分钟的时间。

A 君表示这次箱庭表现的是"仪式"。那个折叠的纸片如同蛇,"破魔矢"也是蛇年特制的,上面印着"蛇"。为什么选蛇来表现仪式,自己也不清楚(如图13-2)。

第一次制作的是"无人岛",第二次表现的是"无人岛"的一部分,即海里有许多许多的"垃圾",而这次却是非常美丽的河川,觉得有些矛盾。还有,在放的时候就在考虑,一对木桶、叉子和铲子是分别放在河川两边的、对立着的,而对立着的话,没有生物是难以成立的。觉得有些难解……A 君这样说。

在两天后 A 君发来的邮件中,A 君说"破魔矢"是吉祥物,但查了一下辞书,从汉字"破魔矢"的字面意义来看,好像是除魔避邪的意思。

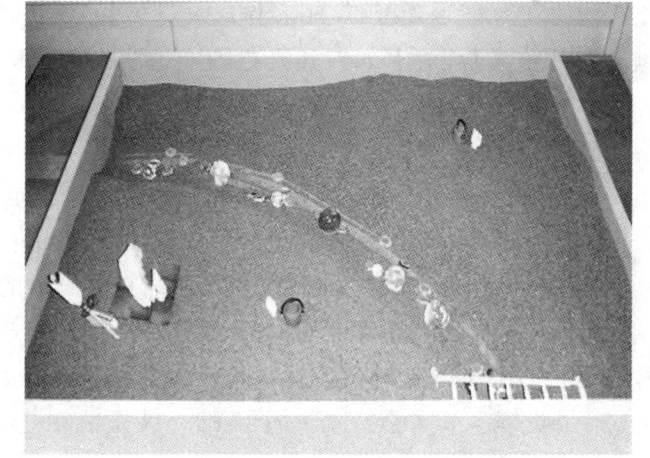

图13-2 第三次箱庭作品:仪式

4. 第四次(某年 12 月 18 日)

比约定的时间早到 5 分钟,见到里面有其他学生,先退出。到时间后笔者让他进来。坐下后,A 君问:"上海交通大学在中国是不是非常有名?为何叫交通大学?因为第二天上海交通大学校长来访。"

今天的谈话主要谈起自己的兴趣。A 君说因为喜欢马,所以偶尔会去看赛马,因为只赌自己喜欢的马,时有输赢。A 君还特别问,是不是有竞争对手好一些?他谈起,上月参加电信工事主管资格考试的时候，与专科学校时的同学见面了，那位同学也编入了其他的大学，说在专科学校的时候将 A 君作为竞争对手，而现在因为没有竞争对手，学习起来特别没劲。本次资格考试 A 君合格了，而 A 君的那位同学落第，合格率是 12％。笔者觉得 A 君今天的表情比较明快，但 A 君说没有特别意识到自己的变化。

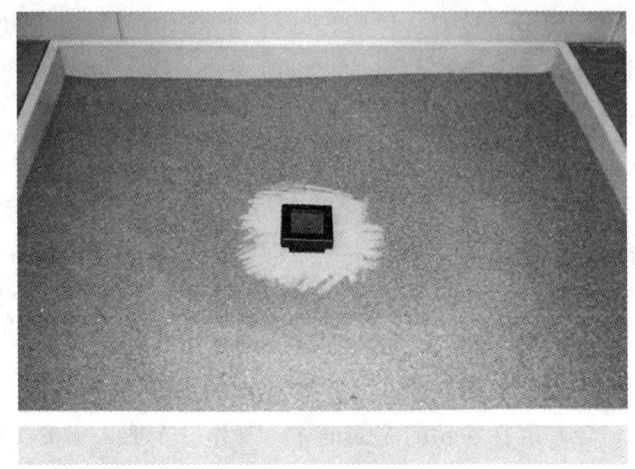

图13-3　第四次箱庭作品：黑洞

笔者说："要不就做箱庭？" A 君就走到沙箱前，站在沙箱前有 5 分钟的时间一直在看着沙箱。表情有些怪，偶有苦笑的或不知所以然的表情。然后开始动沙，从中间开始向四方挖，将沙仔细地堆到沙箱的四周，形成了中心的洞窟或湖泊（如图13-3）。接着有 5 分钟的时间一直在盯着中心的洞窟或湖泊，去玩具架上拿来象征太阳的电子表放到中心，又有 5 分钟时间一直在盯着。好像有些难为情地说："就这样。"

A 君说电子表（黑色）是"black hole"，笔者开始有些不解，又问了一遍，才知道是指天体的"黑洞"。"黑洞"很容易让人望文生义地想象成一个大黑窟窿，其实不然，"黑洞"的引力场非常之强，就连光也不能逃脱出来，从外面什么也看不到。那，A 君想说什么，或者说想表现什么呢？

5. 第五次（某年 1 月 7 日）

笔者因有事情，先让 A 君进箱庭治疗室，比约定的时间晚到 5 分钟，笔者先向 A 君表示了歉意。因是新年，先是新年寒暄，A 君说新年回老家与家人一起过年了。去了神社，抽签抽到的是"凶"，上面写着：若能克服眼前的困难，愿望就会实现。A 君说当读到这里的时候，觉得有些动摇。上面还写着"健康方面会比较危险"而去年健康方面有些问题，印象比较深刻。寒假期间，A 君选修的体育课组织滑雪，有 20 人参加，A 君去了。去之前，A 君曾定有一个目标，就是能在这次活动中和其他同学说话，但结果没有与任何人说话，只是在回来的路上，有一位同学坐到自己的身旁，说过几句话，就感到很高兴。

A 君说心里还是好像有结，感到有些沉重，但难用语言说明，就表示要制作箱庭。A 君到沙箱前，看着沙箱有 2 分钟的时间，然后去玩具架看着玩具架上的玩具有 3 分钟的时间，又回到沙箱前，开始用右手动沙，从右下开始按顺时针方向挖沙，将沙仔细地堆到沟的两边，形成了螺旋状样式的箱庭。笔者在关切地注视着 A 君和沙箱，心想 A 君将会如何放置玩具的时候，A 君用失神的眼睛看着笔者，说结束了（如图13-4）。结果是一个玩具都没有放，笔者问："没有放置任何东西，是什么含意呢？"A君说，自己想的结果就是不想放什么，可能是自己感到某些方面有些不足……

该结束的时候，笔者看到A君在盯着沙箱，好像欲言又止的样子，就问A君，怎么样，要不要将这次制作的箱庭保持到下周？A君说：好。于是，笔者找来纸和笔，让A君写上"勿动"两字放在沙箱上。

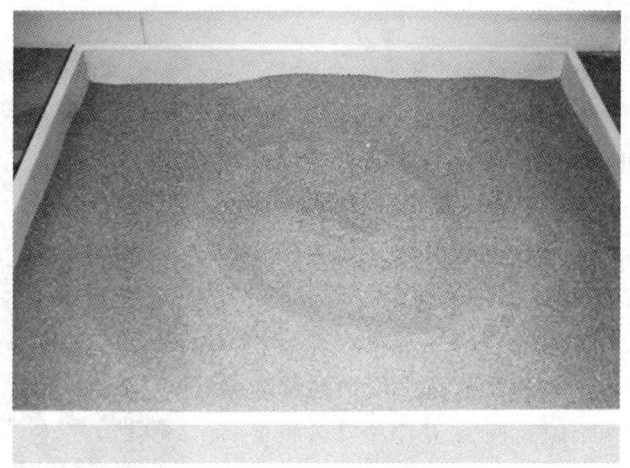

图13-4　第五次箱庭作品：螺旋1

6. 第六次（某年1月14日）

A君进箱庭治疗室后，表情有些沉重，谈起上周制作的箱庭，螺旋形状的箱庭可能表现的是动摇、迷茫的心态。好像没有特别要说的样子，笔者就让A君看上周制作的箱庭。A君就在沙箱前，盯着上周制作的螺旋形状的箱庭有5分钟，然后去玩具架看玩具有4分钟的时间，开始从玩具架的最低层捡起一些球体和三颗透明的球体沿着螺旋形状的沙沟轻轻放到沙箱里（如图13-5）。然后告诉笔者："好了。"

如果说，螺旋形状的箱庭可能表现的是A君动摇、迷茫的心态，好像今天的放置球体更加深了A君的动摇和不安的表现。但A君本身也不知为何要特别强调这一点。而球体又分为白球体和透明的球体，也可能说明紧张和动摇之外，A君多少还是有些自信的？——笔者想。

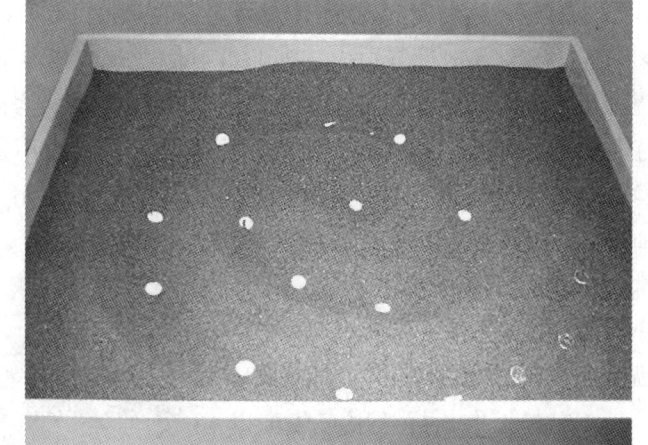

图13-5　第六次箱庭作品：螺旋2

结束时，A君表示希望保留今天的箱庭，笔者答应了A君的请求，让A君将上周写有"勿动"的纸放在箱底上。

7. 第七次（某年1月21日）

A君一坐下，就问笔者，守夜该去吗？笔者问，要给什么人守夜？A君告诉笔者，舅舅去世了，今天晚上自己要不要去守夜？尽管有些远，但自己非常希望能去，不过今天有两门考试，就决定在周六和周日去。父母也说让他专心考试，但自己还是犹豫不定，尽管此时去已来不及，但心里还是非常动摇并感到有些后悔。笔者适当地给A

君以安慰。

A君就说制作箱庭,到沙箱前,看着上周制作的箱庭有5分钟的时间,然后去玩具架前看着玩具架上的玩具有5分钟的时间,回到沙箱前,挪走中央那个球体,用右手在螺旋状箱庭中央动沙,轻轻地将沙堆到两边（如图13-6）。A君用有些为难的眼神看着笔者,说结束了。

旋涡的中央露出底面意味着什么呢?笔者问A君,A君告诉笔者说是洞穴。其他的,A君说也不清楚。

8. 第八次（某年1月28日）

A君晚到了有10分钟,笔者

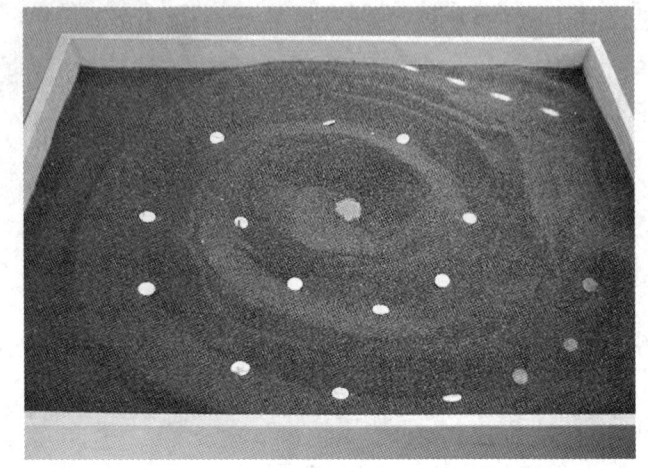

图13-6　第七次箱庭作品:洞穴

问A君为什么迟到了,A君说提前一点儿来了,见笔者不在,就去网络教室查看有没有笔者给A君的邮件联系。笔者想起上次曾告诉过A君,本周三将是本学期最后一天,中午可能会与其他教授一起聚餐,说不定会晚到。若到时间笔者还不到,请确认一下邮件。

坐下后,笔者问起上周末去为舅舅服丧之事。A君告诉笔者,当天晚上去了有500人,自己因为考试没有去成感到非常后悔。其实不参加考试,就是少了学分,也是可以毕业的,该没有问题。但周末能去,且住宿在舅舅的房间,如同与舅舅俩人度过一个晚上,好像得到了什么似的。但到底得到了什么,自己也不知道。

A君还是有些紧张和不安,多有沉默,笔者就说:"要不就制作箱庭?"A君就到沙箱前,看着沙箱有4分钟的时间,然后去玩具架边看着玩具架上的玩具有5分钟的时间,就从排列着的四个猫头鹰中拿起一个最小的回到沙箱前,用右手轻轻地将猫头鹰放到沙箱的中央（如图13-7）。A君如上次一样,用有些难以形容的眼神看着笔者并轻轻地告诉笔者:"结束了。"

笔者有些惊讶的是,至今为止的箱庭,A君没有放过人或动物,甚至连想法都没有。这次是A君将猫头鹰作为自己的象征或者说是作为比喻放到沙箱的中央的。笔者问A君,A君告诉笔者说是自己在这

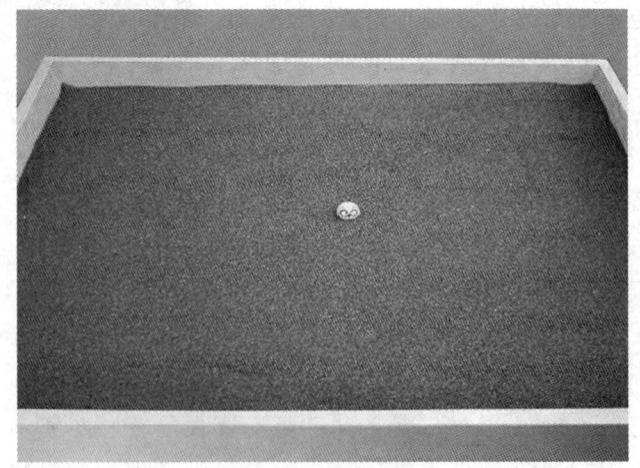

图13-7　第八次箱庭作品:孤单的猫头鹰

儿。但其他的，A君说自己也说不清楚。

因为到了寒假，笔者觉得A君在箱庭中第一次用猫头鹰这样的动物代表了自己，认为这可能会成为自我整合的一个契机，就与A君商量暂停一段时间。开学后再商量今后的治疗计划。

（二）第一阶段箱庭治疗小结

1. 第一阶段箱庭主题

第一次，无人岛；

第二次，垃圾（无人岛的一部分）；

第三次，仪式；

第四次，黑洞；

第五次，螺旋1；

第六次，螺旋2；

第七次，洞穴；

第八次，孤单的猫头鹰。

2. 第一阶段各次箱庭治疗过程解析

第一阶段共八次的箱庭疗法记录了A君的心路历程。笔者将这个过程看成是"自我的的整合、寻找自我"的过程。

第一次的"无人岛"充分体现了A君内界与外界的分割。内界的他是孤寂而无力的，甚至有一种逃避的倾向，渴望一种援助和保护。而外界的他是混乱的，或许正是由于先前的Y-G性格测验、九分割统合绘画测验和树木绘画测验使得一直困扰他的问题外在化，给他带来巨大的不安与紧张。但他也非常清楚，他必须面对，只是接受和面对需要一个过程。这第一次的箱庭，就是开始面对的起点。

第二次的"垃圾"表现了"无人岛"的一部分。可以看到，垃圾漂浮到了海边，无意识中被压抑和掩盖的一些东西开始浮出海面，给人一种残败、落寞的感觉。尽管如此，箱庭中还是出现了一些树，虽然都是特意挑选没有果实的树——可能是无成就感的体现，但毕竟给"无人岛"注入了些许的活力。然而这些力量还不足以使他实现改变现状的理想。至于从无意识深处浮现出的"垃圾"将会被如何处置，从这次作品中还不得而知。

第三次的箱庭作品取名叫"仪式"。A君所要回避的可能跟这个仪式有关。在此次的箱庭中，它从海底浮现了出来。特别是他以蛇来表现仪式，让人感觉，他过去的创伤经历与一种邪恶黑暗的力量有关。这种力量一直以来就是笼罩在他心头的阴影。此次箱庭中，它得到了外化。可以看到，阴影部分外化后，河流也变得清澈透明了。至于河岸两边对立着的木桶、叉子和铲子，笔者将其看成是深入无意识的信号。因为对于河水来说，这些是容器和工具，说明他需要接纳一些东西，也需要清理一些东西。但从整个画面来看，河两岸的力量不对称，过去的阴影力量明显大于将来。可能制约和控制他的"自卑情结"正来自过去，但至少他开始触及自己的灵魂了。

第四次的箱庭叫"黑洞"。似乎很出人意料，但实属必然。如果将上次的箱庭看成是A君深入灵魂深处的开始，那么，此次的作品就是其深入灵魂深处过程的体现。作品呈现给我们的是一个黑洞，一个有着巨大引力的黑洞。或许它正是A君无意识黑暗面的外化。它在告诉我们，没有人能逃脱黑洞的力量。他正在被这种无意识的力量所控制。这个黑洞具体指什么，A君也许还没有做好准备去揭示它，或者根本就不想去触及。

第五次的箱庭没有摆任何东西，只是按顺时针的方向使沙成螺旋状，让人感到的是迷茫、动摇和抗拒。正如A君所说，他觉得有些沉重。我们可以理解，上次的那个黑洞的确给他带来了不安与恐惧。出于本能的自我保护，他可能会不愿意再去触及那灵魂深处，以求内心的平静。同时，我们也知道，那黑洞使他的自我意识陷入了迷茫，他没有勇气再去揭示它了。

第六次的箱庭是在第五次的基础上均匀地点缀了一些玻璃球，似乎更加深了他的迷茫、动摇和抗拒。虽然他自己不知为何要强调这一点，但笔者觉得，这些玻璃球清楚地勾勒出了一条道路，特别是最后三个透明的玻璃球似乎为迷茫指明了一个方向。也可能说明他在迷茫之外多少还是有些信心的。

第七次的箱庭没有添加任何东西，而是在第六次箱庭的基础上将螺旋的中央露空，使箱底的蓝色显现出来。A君认为这露出的蓝色代表的是洞穴。黑洞变成了蓝色的洞穴，每个人看到这里都会有一丝的欣慰。至少A君在看到出路之后不再逃避，他开始接受无意识给自己的暗示，并把它作为新生的一个起点。

第八次的箱庭可以说是对前几次的一个总结，摆了一个代表自己的猫头鹰。不管怎么说，他的箱庭作品中第一次出现了动物，而且代表的是自己。可能是他对自我整合的一个结果。从猫头鹰本身的特性来看，它是属于黑夜的，属于黑暗，而不属于白天，不属于光明。但我们必须允许A君处在黑暗中一段时间，从黑夜到白天，有一个转变的过程，或者更确切地说，"变化"又是一个新的历程。此次作品就预示着接下来发展的许多可能。

综观A君八次的箱庭历程，A君经历了成长，从混乱、孤寂到无意识中阴影的浮现，到恐惧、不安，再到调动意识的力量保护自我，直至接纳阴影、寻找自我的过程。虽然感觉A君在箱庭中的探索才刚刚开始，但笔者意识到A君的箱庭疗法可以到此告一段落了。

二、第二阶段

新学期开学已有一段时间，A君来找笔者，看得出A君有些不安。他告诉笔者，假期里他去找工作了，想找份时间短些的工作，结果没有成功。A君感觉受到很大打击，觉得自己的心情并没有整理好。但因为4月18日有资格考试，这样，笔者就与A君约好在资格考试结束后再进行箱庭治疗。

（一）具体过程

1. 第九次（某年4月21日）

A君按约好的时间来到箱庭治疗室。A君先谈起18日参加的资格考试，是有关信息方面的，他已取得6项资格，这在同级生中是最多的。也谈起假期中去找工作而未果，感到打击很大。还谈起假期曾看2002年在日本公映的电影《百忧解王国》（Prozac Nation），这是一部描写一位女性与抑郁症抗争的真实电影。A君说他第一次知道抑郁症是18岁的时候，但当时自己正在专科学校上学，自己的兴趣是电影和赛马，根本就没有考虑抑郁症的事情。进大学后，开始觉得自己是不是有点儿像抑郁症或抑郁症倾向，也在想自己是否正常的问题。看了《百忧解王国》后，觉得自己和主人公有许多相同的部分，但主人公能说出一些负面的事情，但自己基本上什么也不说，这一点是完全不一样的。表示自己也能认识到消极的自己。

A君还是多有沉默，笔者就提议制作箱庭。A君来到沙箱前，盯着沙箱有5分钟的时间，然后看着玩具架上的玩具有5分钟的时间，就从低层用右手拿起一块一块的小石子儿，放在手心，回到沙箱前，用右手轻轻地一块一块地将左手的小石子儿由沙箱的下面开始放，放

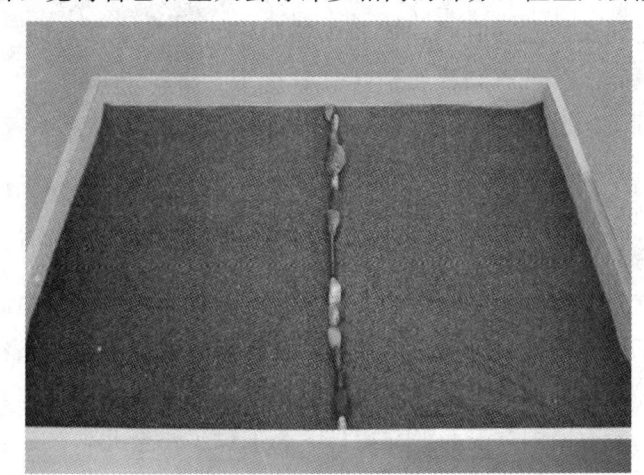

图13-8　第九次箱庭作品：境界线

到接近中央，又由上面开始一块一块地放，将最后一块又放回玩具架。中央空出一截。接着开始在玩具架上寻找什么，结果拿起一块木片插放到中央的空白处。再开始一块一块地让小石子儿紧挨在一起，轻轻地告诉笔者，说结束了。由A君到沙箱前，到结束制作共用了25分钟。

A君告诉笔者说主题是"境界线"，是自己的"境界线"的表现。但其他的，A君说自己也说不清楚。笔者问，若是考虑左右哪面更喜欢，A君告诉笔者说可能是右面，但左面不喜欢也不讨厌。

2. 第十次（某年5月6日）

A君来到箱庭治疗室，先谈起上次的箱庭，左面的空间要比右面的大，为何会说是喜欢右面，自己也说不清楚。笔者告诉A君，由空间象征理论来考虑的话，右面是未来，左面是过去。笔者问A君，这样来考虑的话，自己现在何处？A君毫不犹豫地告诉笔者：境界线。

A君告诉笔者，自己非常希望能在他人面前说话，但就是说不了。可能自己是想说的，因为自己经常会自言自语。也可能在自己的内心里面有一个不想说的"自己"。为什么，自己也不清楚。

A君告诉笔者，经常会回忆起自己在幼儿园的时候，坐在游泳池旁看着游泳池的水。3~4岁的时候，在幼儿园的时候曾有过被欺负的印象。小学的时候有些让父母

发怒的事件，曾因偷窃被告知父母，父母威胁说将他送入少年院，中学和高中的时候各方面比较一般，也没有特别的反抗期。

A君今天尽管也时有沉默，但与以前相比谈得是比较多的一次。时间快结束的时候，笔者提议制作箱庭。A君就到沙箱前，盯着沙箱有10分钟的时间，开始用左手动沙，从左上侧向右下方向仔细轻轻地挖沙，形成了斜面状的箱庭。然后到玩具架前，先看了看第一次箱

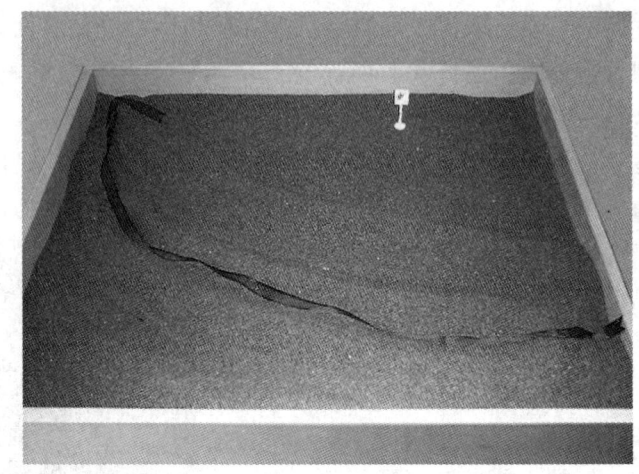

图13-9　第十次箱庭作品：线

庭时使用的栏杆，拿了拿又放下，接着又在第二次箱庭时使用的撒在沙滩上的花瓶那里盯了一会儿，欲拿又止，最后在玩具架的里面拿起一条红色礼品带，按左上侧向右下的方向仔细轻轻地放上，又多次地整理了礼品带。接着又去玩具架前，看了半天，拿了一个蓝底上面有太阳和云彩的交通标志，端详了一会儿，就放在上面中央的位置，但又往右挪动了一下，说结束了。由A君到沙箱前，到结束制作共有20分钟。

A君告诉笔者说主题是"线"，但对"线"是想表现什么说不清楚。

3. 第十一次（某年5月13日）

A君来到箱庭治疗室，谈起上次的箱庭，笔者谈起"线"可能意味着变化、波动，红色可能是强调，而那个蓝底上面有太阳和云彩的交通标志是天空的意思，天空有可能是父亲的象征，所以笔者让A君谈谈父亲。A君告诉说，3月母亲来看他，谈起父亲，最近经常会担心父亲退休后怎么办的问题。现在家里每月寄给他11万日元作为生活费，A君每月大约给家打一次电话，父亲接电话的次数非常少。

A君告诉笔者，自己都不敢相信，前天在做实验的时候，老师让他返工重新做后，自己在其他被老师命令返工的同学面前发泄了不满，以前是不可想象的。

A君今天也时有沉默，笔者提议制作箱庭。A君就到沙箱前，盯着沙箱有5分钟的时间，然后去玩具架那儿，一段一段地看，有5分钟时间，结果什么也没有拿。回到

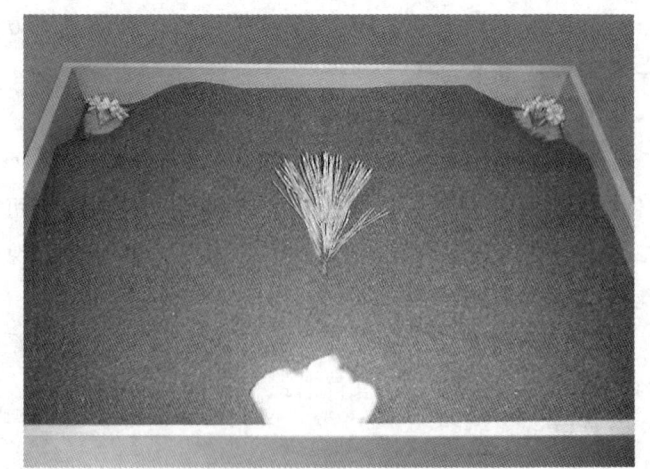

图13-10　第十一次箱庭作品：圆

第十三章　对 A 君的箱庭疗法

沙箱前又盯着沙箱有 5 分钟的时间。开始用左右手在沙箱下中央动沙，从下方仔细地向上面轻轻地挖沙，并将挖的沙抹平。盯着挖好的部分，考虑了有 5 分钟，开始在左上角用左手挖沙，并将挖的沙抹平。又在右上角用右手挖沙并将挖的沙抹平。最后又用左手背将沙抹平。

最后在玩具架上拿起白棉花，一直握着，拿枯枝，两枝花。将白棉花放到下面中央，两枝花分别放在左上角和右上角。而枯松枝则拿在手上犹豫了有 5 分钟，最后插在箱庭的中央。A 君本次制作用了 40 分钟的时间。

A 君告诉笔者说主题是"圆"，下面的是"半圆"，左上角和右上角各为"四分之一圆"，但想表现什么不清楚。笔者想起第九次箱庭的时候 A 君曾在箱庭中第一次用猫头鹰这样的动物代表了自己，放到中央。枯枝代表什么呢？是自我像吗？笔者没有直接问 A 君。

4. 第十二次（某年 5 月 20 日）

A 君准时来到箱庭治疗室，说从周一开始有些感冒，看得出他身体有些不适。笔者希望他结束箱庭治疗后能去医院看病。也谈起上次的箱庭，笔者谈起枯枝，A 君表示可能代表了自己的心，但也一直在考虑一个问题，放枯枝能行吗？放棉花是为了将下面的"半圆"不易看清楚。说自己还不到画"圆"的阶段。昨天，他曾向任课老师提过问题，看得出老师有些惊讶，说"你确实能再主动一些为好"。A 君自己也觉得如果能再主动、再积极一些该多好。

A 君告诉笔者，自己有一件事一直没有说出来，是在第一次治疗的时候提到的有罪恶感的事件。在中学三年级的时候，午休时被一个男生打扰，A 君一怒之下，用尖指甲将对方的左手致伤。这就是 A 君在第一次治疗时所讲的中学三年级的时候所发生的"事件"。A 君告诉笔者，"成人式"的时候，曾与对方同坐一辆车，但彼此并没有说什么，不过也看得出对方好像还记恨着自己。A 君显得有些沉重，沉默 5 分钟。

A 君开始制作箱庭。有 10 分钟一直站在沙箱前，到玩具架那儿非常仔细地看所有玩具。回到沙箱前直视有 5 分钟，拿木板将沙抹平，往复有 10 次。右手拿着木板看着箱庭，放回木板，盯着箱庭 5 分钟，左手直插沙中，左下往右拉 4 条线，再在 4 条线上，用右手向左拉 4 条线，再在上面用左手向右拉 1 条线，用右手向左拉 1 条线。最后，从左上角用左手斜向右下拉 3 条线，从右上角用右手斜向左下

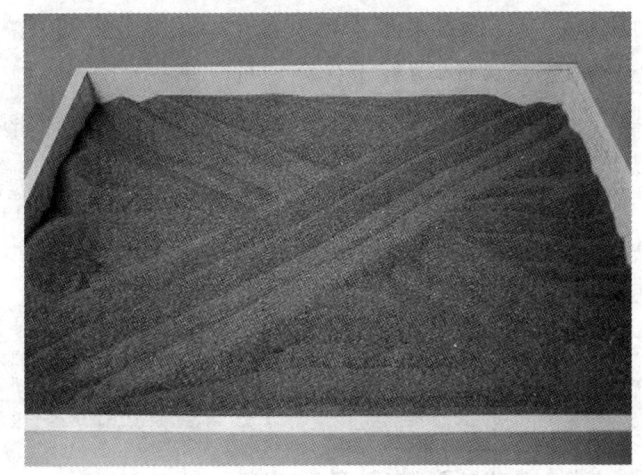

图13-11　第十二次箱庭作品：空间

拉 3 条线。

据 A 君解释，不知为什么，就是想画成一个复杂的东西，但又想留下一块空间。这块空间就是上方那块地方。主题是"空间"。

5. 第十三次（某年 5 月 27 日，隔周）

准时来到箱庭治疗室，笔者问起 A 君上周的感冒，问他结束箱庭治疗后是否去医院看病了。A 君说没有，但身体已没有问题。谈起上周的箱庭，A 君说有 16 条线，问笔者这 16 条线是否有何含义。笔者没有正面回答 16 条线的含义，只是询问了一下当时制作箱庭的感受，A 君说只是以平常心的心态去做的，没有多少其他的想法。

20 分钟后，A 君开始制作箱庭。右手拿着木板，拿木板将沙抹平，盯着箱庭 10 分钟，用左手从左上斜向右下拉 1 条线，再在其上拉 1 条线。线间用左手指压 3 条线，从左向右。

在玩具架上找了 20 分钟，笔者问："犹豫什么？" A 君有些不自然地笑笑，又看了有 10 分钟，拿起棉花，撕成薄片，先放左下方，再放右上方，最后放右下方。又回到玩具架上找，拿起一块石头，放到左上方。箱庭制作共用了 45 分钟。主题是"梯子"，后改变为"草原"，说那些棉花是为了表现草原上的杂草。

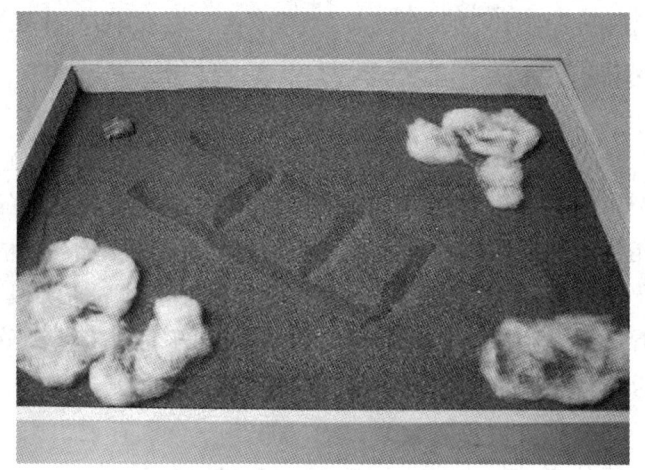

图13-12　第十三次箱庭作品：梯子

6. 第十四次（某年 6 月 14 日，隔周）

因笔者短期回国的原因，咨询隔了一周。A 君准时来到箱庭治疗室，谈起学校有公司研修制度，他报了名，其中有一个公司是去深圳，18 日有公司面试，月底就会决定，他表示很想去。

20 分钟谈话后，A 君开始制作箱庭。拿木板将沙仔细地抹平，站沙箱前盯着沙箱 5 分钟，又站在玩具架前看玩具有 5 分钟，又回到沙箱前盯着沙箱 5 分钟，开始用右手挖沙，由上往下，再从左向右，用近 10 分钟的时间，在沙箱中央挖出水池，向右上开出一条水路。

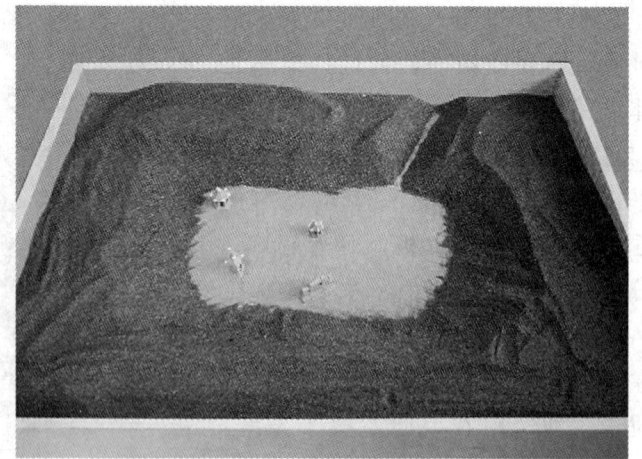

图13-13　第十四次箱庭作品：解体都市

到玩具架前，盯着房屋、牌楼等建筑群，拿亭子、牌坊等放到池中。主题是"解体都市"。笔者不解亭子、牌坊等放到池中之意。A君回答说，那些建筑群如同都市，就是沉没在那里。

7. 第十五次（某年6月23日）

今天，发现A君的皮炎有些严重，建议他去治疗。

15分钟谈话后，A君开始制作箱庭。拿木板将沙仔细地抹平，站箱前盯着沙箱10分钟，站在玩具架前一段一段地看玩具有5分钟，用手拿着桌子和柜子，回到箱前，盯着沙箱5分钟，用右手拿着桌子在沙箱中央偏下深插，留下。拿柜子在桌子偏上部位深插，留下印迹，拿回玩具架。拿小柜子，端详

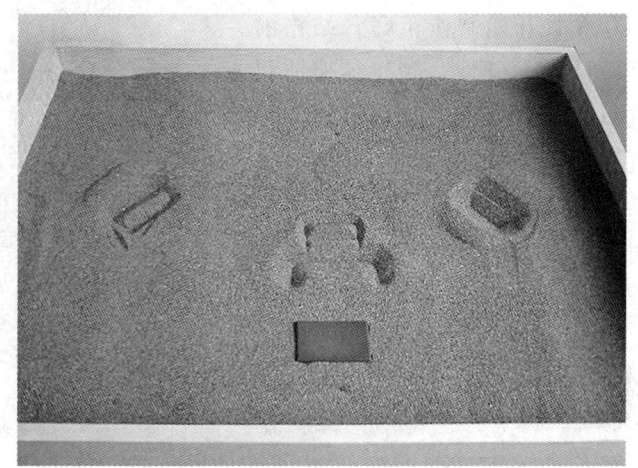

图13-14　第十五次箱庭作品：模型

半天，拿到箱前，在左侧深插，留下印迹。右侧深插，留下印迹。最后，只剩下桌子的模型，将其他模型取走，放回玩具架。箱庭制作共用了30分钟。主题是"模型"。

8. 第十六次（某年6月30日）

上周笔者看到他的皮炎有些严重，督促他去医院。但A君说只是拿了些抹的药。A君告诉笔者，有7人报名去深圳公司研修，只能录用5人，所以觉得不会有希望。但他还表示，还有其他公司，他表示去其他公司也可以。

A君突然问笔者，自己是不是抑郁症？但也没表现出非常担心什么。说最近不像以前那样注意别人的视线了。这次有20分钟的谈话。谈话后，A君开始制作箱庭。站箱前盯着沙箱15分钟，开始用右手僵直着由上往下挖沙、成沟，形成3条不整的沟线，制作每条沟线间隔2～3分钟。

到玩具架前找玩具，先拿栏杆和木片看，但又都放回。又拿纸

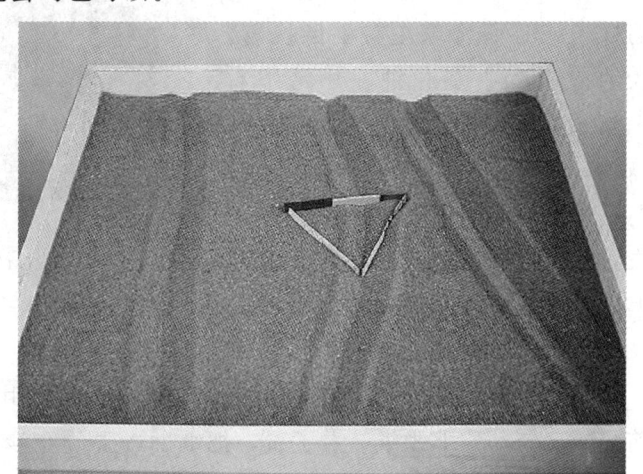

图13-15　第十六次箱庭作品：三角形

片，到箱前试图将两片接在一起，没有成功，自己无声地笑了。最后，左手拿两片纸片，右手拿两片纸片，齐着放成V形，又到玩具架前拿木片，放成三角形。箱庭制作共用了30分钟。主题是"三角形"。

9. 第十七次（某年7月7日）

先有10分钟的谈话，A君说很想改变自己，也有一点儿自信了，但觉得自己的能力一般。

A君开始制作箱庭。站箱前盯着沙箱5分钟，到玩具架前找玩具有10分钟，先拿粗笔，一直在看，不知所以然地笑。又拿巧克力长嘴鸟，到箱前，将粗笔插到右下角。拿着巧克力长嘴鸟，一副犹豫的样子，最后插到左上角。箱庭制作共用了40分钟。主题是"看着棒的生物"。

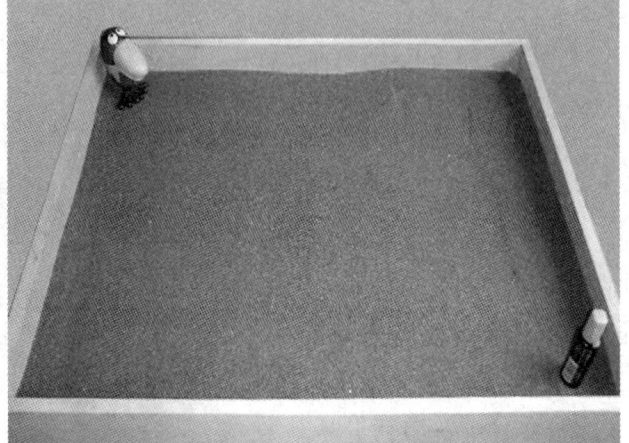

图13-16　第十七次箱庭作品：看着棒的生物

10. 第十八次（某年7月14日）

A君告诉笔者，他报名去深圳公司的研修没有被批准，觉得有些遗憾。今天的A君多有沉默，说不喜欢自己现在这个样子，真的很想改变自己。

30分钟后，A君表示要制作箱庭。站沙箱前5分钟，到玩具架前看玩具有15分钟，拿起一个玻璃球回到沙箱前，左手拿着，用右手比画着沙箱，有些犹豫不决的样子，时而将球左右手倒换着。大约持续有十多分钟，开始用右手指或手背轻轻地挖沙，堆沙，抹沙，形成了一个圆。然后，将左手拿着的那个玻璃球轻放到中央，又用手仔细地将那个玻璃球上的灰抹去，使玻璃球有了光亮。主题是"波纹"。

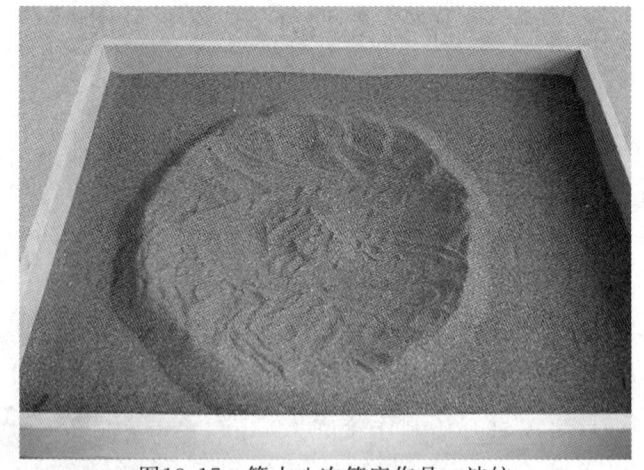

图13-17　第十八次箱庭作品：波纹

11. 第十九次（某年7月21日）

A君准时到箱庭治疗室。站在沙箱前，拿木板用十多分钟整平沙，拿起A君自己以前写的"勿动"那张纸，看了看，把纸翻过去放在沙箱的中央，然后告诉笔者制作结束。主题是"无"。

A君告诉笔者，制作的时候一直在考虑那张纸能不能用，因为老师以前说过可以自由地制作，所以就放上了。为什么要反过来放，自己也说不清楚，反正觉得自己的字不好看。拿木板用了十多分钟，在整平沙的时候，一直觉得抹不平，可能是在说明自己的心理

没有整理好，否定自己的一面。A
君还告诉笔者，最近正是期末考试
期间，有些忙乱。

12. 第二十次（某年 7 月 29
日）

A 君准时到箱庭治疗室。A 君
告诉笔者，上次的箱庭很好地表现
了自己目前的状态，不喜欢自己，
也表现出对自己的不满。三个公司
的研修都没有被批准，尽管觉得有
些遗憾，但没有怎么觉得受到什么
大的打击。笔者觉得 A 君的心胸开

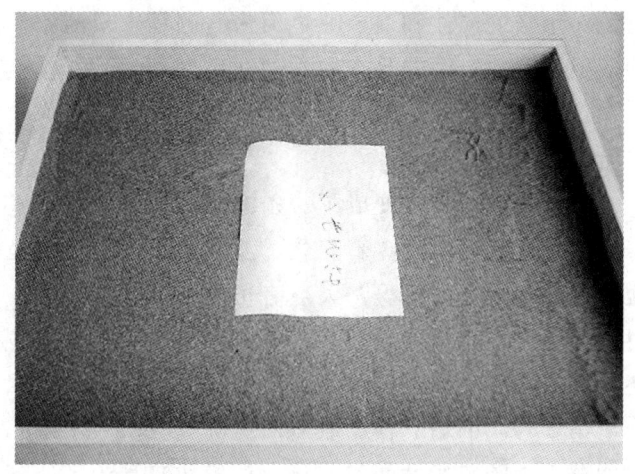

图13-18　第十九次箱庭作品：无

阔了许多，但这样说后，A 君有些不好意思地笑了。A 君表示，上次的箱庭表现了目前
的自己，所以这次不想制作箱庭，这样本次治疗只有近六十分钟的谈话。

因为要放暑假了，笔者和 A 君商定 9 月开学后再继续箱庭治疗。

（二）第二阶段箱庭治疗小结

1. 第二阶段箱庭主题

第九次，境界线；

第十次，线；

第十一次，圆；

第十二次，空间；

第十三次，梯子（草原）；

第十四次，解体都市；

第十五次，模具；

第十六次，三角形；

第十七次，看着棒的生物；

第十八次，波纹；

第十九次，无。

2. 第二阶段各次箱庭治疗过程解析

第二阶段共十一次的箱庭疗法，是 A 君在心路历程中探索的继续，笔者将这个探索
的过程看成是"自我的整合，接纳自我"的过程。

第九次是从怀疑到深信自己是抑郁症开始的。"境界线"的主题，明显是 A 君自己的
"境界线"的表现，是内界的分割，A 君明确告诉笔者，自己喜欢的更可能是右面，但左
面也不讨厌。由照片可见，左面的空间要比右面的大。过去的那些困扰他的问题还在给他
带来巨大的不安与紧张吗？尽管如此，A 君明确告诉笔者，自己喜欢的更可能是右面，

正是对未来的向往和追求吧，因为右侧是未来的象征。而通往右面的境界线是用石头垒起的，但唯有中央用的是木片。可见，境界线并非是牢不可破的，而是相通的，A君现在正在这条境界线上，他在矛盾和抉择，那中央的木片似乎是一个突破口，让人们看到了一些希望。

第十次，境界线变成了一条波动的红线，笔者感觉到了A君内面世界中那种分割状态的弱化，线可能意味着变化、波动，而红色可能是强调。那个蓝底上面有太阳和云彩的交通标志是天空的意思，天空有可能是父亲的象征，所以笔者才让A君谈起了父亲。同时交通标志也有可能象征了一种规范和约束，笔者感觉更多的是A君对自我的约束，他还没有信心和力量摆脱种种的束缚。

第十一次的箱庭作品取名叫"圆"。这是一个很奇妙的圆，这个圆是由一个半圆和两个四分之一圆组成的圆。而且，放棉花又是为了使下面的半圆不易看清楚。如第四章所记述的那样，圆是整体性、自性的象征，是来访者心理走向整合的表现。此时的A君，如他所说，自己还不到画圆的阶段。A君曾用猫头鹰这样的动物放到中央代表自己。这次是用枯枝代表了自己，甚至A君表示自己在考虑枯枝是否可以的问题。给人的感觉，他在努力去促使心理走向整合，但没有生机的自我，动摇实属必然。令笔者感到欣慰的是，左上角和右上角的那两个半圆中出现了两束美丽的花，预示着一种能量的产生，但A君还不能将它们整合起来。

第十二次的箱庭叫"空间"。似乎很令人费解，上次是圆，这次又都是线了，而且都是直线，从下面左右往返各画四条，而为了保持他那仅有的空间，接着只画了两条，加上六条斜线，正好是16条线。那么，这16条线和A君所强调的空间是什么呢？这次的箱庭制作是在A君身体有些不适的情况下进行的，而且A君说出了至今一直没有说的、有罪恶感的事件。这也是笔者一直认为的，只有很好地接纳那些痛楚，将更多的能量用来面对当下的、还有今后的自己及生活，发展才是可能的。但也可以看出A君复杂的内心深处，这些错综复杂的线条是其无法清理的内心世界的表现，可能反映了他的矛盾和自我否定，而那唯一的一块空间对他和笔者来说都是非常珍贵的，笔者感觉那里可能反映了A已经开始努力理清自己的内心，他能说出那件有罪恶感的事就很好地说明了这一点。而他也只有一步步揭示这些阴影，面对它们，他才能整合自己，找到自我的力量，才能更好地处理生活中的问题。从那个空间所处的位置来看，它处于沙箱的中上方，而那里属于精神的领域，可能表明，A君在精神层面已经意识到要去整理自己，面对过去的一些阴影，但现实中却找不到行动的力量，所以一片迷茫。

第十三次的箱庭主题是由"梯子"变为"草原"的，但我们可能更重视A君开始命名为"梯子"的第一感觉。梯子反映了A君怎样的心理呢？笔者认为，梯子是用来达到一定高度的工具，登上梯子表达了摆脱和改变现状的愿望。说明A君目前强烈地想改变自己的状态，希望自己达到那个整合的空间，但感觉有压力，正如那块石头所表明的。A君拿那块石头的时候看得出他一直在犹豫不决，可能在思考，是拿石头还是拿别的，

第十三章　对 A 君的箱庭疗法

结果还是拿了那块石头。那么，A 君拿那块石头的时候为什么一直在犹豫不决呢？笔者问了 A 君，A 君告诉说，不知道是该拿那块石头还是放一个人物。但最终 A 君放了石头，这既反映了 A 君对自己还是有不敢正视的一面，另一方面也看得出他还是有很大的压力。

第十四次的箱庭主题是"解体都市"。笔者感觉这正反映了 A 君的内心状态，无法整合的状态，没有力量感，需要从外界注入能量和源泉。正如 A 君所说，那是一条供水的河道，所以水的流向是池内，建筑群如同都市，就是那样沉没在那里。A 君表示自己肯定不在里面，因为人要呼吸，但可能在这个箱庭的哪里呢？笔者感觉，A 君找不到自己。

第十五次的箱庭叫"模型"。这次的箱庭，A 君选择的是家具的模型，由此笔者推断是在表现家庭。A 君告诉说，这是自己的家族，中央的两个表现的是自己的父亲和母亲，左右的两个可能是两个哥哥，可是自己为什么没有表现出来，觉得很不可思议。如果说上次的箱庭表明 A 君渴望一种来自外界的力量源泉的话，那么这次箱庭中出现家庭的场景也就很自然了，可能说明这种力量是来自家庭的，一种亲情的力量。但他的家庭是一个模型，没有人存在，就像是家的影子慢慢从他心中浮现出来的场景。他没有放人物，说明他还没有能量和力量去关注他人，同时，也可能反映了自己没有勇气面对家人，对自己很失望的心理状态。

第十六次的箱庭主题命名为"三角形"。这次是从 A 君问自己是不是抑郁症开始的，笔者没有给以正面回答，原因是 A 君自己已经相当清楚，而且正在积极地与抑郁症进行抗衡，目前已经表现出坦然的心态，尽管中间的那条不整齐的沟线很令人寻味，但这次的三角形正是 A 君的心理现状趋于安定的表现。整个作品给笔者的感觉是，A 君的心理正从迷茫、混乱走向趋于稳定，中间的那个三角形尽管很"脆弱"，但它还是努力地支撑了下来，这是 A 君努力改变和整合自我的真实写照。

第十七次 A 君用了 40 分钟完成了箱庭制作，但大部分的时间是站在箱前盯着沙箱，或是考虑巧克力长嘴鸟该放到哪里，或是考虑棒该放到哪里，表现出犹豫不决的样子。主题是"看着棒的生物"，那么生物是谁呢？为什么在看着呢？没有答案，因为 A 君自己也不知道为什么制作了这样的箱庭，以及要表现什么。而在笔者看来，那个生物就像是 A 君自己，处在旁观者的位置，关注着周围的一切。而右下角的那个棒，可能代表 A 君要战胜的力量，是曾经威胁他、给他造成压力的力量吗？笔者一时还不能肯定。但让笔者感到欣慰的是，A 君开始面对它，而不再隐藏和逃避。

第十八次是一个很有创意、很令笔者感慨的箱庭制作，主题是"波纹"。这次 A 君拿起过上次箱庭制作时使用过的棒，可能是为了表现水滴，因为波纹的产生就一定是因为有物理的冲击。但是，最终使用了玻璃球，可能这样更形象地表现出水滴。很小的冲击竟也能出现如此大的波纹，笔者也感到了震撼。这次的作品充分反映了水滴所代表的力量给 A 君带来的冲击，他开始勇敢面对，并开始接纳内心的波动。

因为接近暑假，笔者预告还有两次的时间。那么第十九次的箱庭制作，预示着一个段落。A君在第一阶段的最后一次箱庭中用猫头鹰这样的动物代表了自己,笔者认为这会成为自我整合的一个契机,这次的箱庭主题是"无",很好地表现了A君目前的状态,不喜欢自己,但能正视自己,包括自己的缺陷,也肯定自己的长处,心胸开阔了许多。

如果说第一阶段是A君在箱庭中探索的刚刚开始,那么第二阶段共十一次的箱庭历程是A君深入探索自我,心理走向整合的表现过程。虽然这个过程中,A君经历了迷茫、困惑和矛盾,但我们也看到了他为解决自我的问题而作出的努力。这个过程是艰难而又漫长的,A君不断地尝试探索自我,又否定自我,矛盾,绝望,再探索,再反思,努力地整合,相信每位读者都会为他的心路历程所感动。毕竟,人最难战胜的就是自己,A君用自己的作品向我们展示了他与阴影抗争、探寻自我的过程。第一阶段的时候,笔者也特别想让A君说出那件事是什么,为什么会带来如此大的阴影,但如果把它们轻易暴露出来,A君当时的自我状态可能会承受不住,只会调动起其更强的防御机制,反而更加不安、更加逃避。不如把这个课题留给A君,让他在自己的世界中探索,直到有一天,光明与自信重又回到他的生活中。在此也论证了,笔者在心理咨询中一直坚持认为给来访者留有一个空间是很有必要的。

我们对那些难言的痛楚,比较多的是一种漠然含糊、暧昧不清的理解。明确这些难言的痛楚或自己存在的各种烦恼,有助于理解所存在的问题,而且还可以促进自己接纳这些问题、痛楚。就是说,不是去无视、去拒绝,而是拿出勇气去关注,将其成为自己自身的一部分,成长才成为可能。

三、第三阶段

新学期刚开学,A君就来找笔者,看得出A君有些心事。他告诉笔者,两周前他曾经在购物时晕到,被救护车送到医院,而且当时有些神智不清。到医院后,马上进行了紧急处置,但医生说没有发现特别的异常,MRI的精密检查的结果要在一周后才能出来。因为有了新的情况,笔者就与A君约好下午见面。

(一)具体过程

1. 第二十一次(某年9月15日)

A君到箱庭治疗室,因团体箱庭没有结束,就在外面等了一会儿。16时10分进入箱庭治疗室,

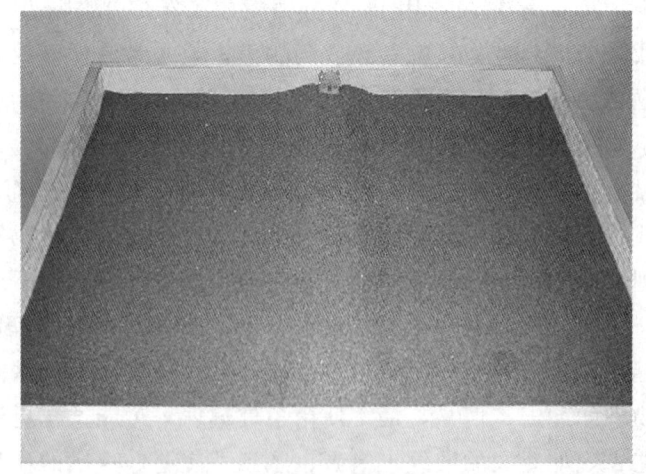

图13-19 第二十一次箱庭作品:关

帮助笔者整理了一会儿玩具。于是,笔者就说:"那就这样制作箱庭吧。"A君表示同意。

A君先用手抹沙，站沙箱前有5分钟，到玩具架前看玩具有5分钟，回到沙箱前，用木板从左侧向中央，又从右侧向中央堆沙，在沙箱的中央形成沙丘，再用木板压平，到玩具架前看玩具5分钟，拿起一个楼阁，放在最上面。主题是"关"，说是自己必须过的场所。

制作用了22分钟，之后笔者与A君有长时间的谈话。A君告诉笔者，其实在这几年，他曾晕倒四次，第一次是打网球的时候，第二次是在楼里，第三次在上专科学校的时候，再就是上次并被救护车送到医院，但没有告诉家人。笔者觉得A君真是有些可怜，但又不知道该怎样表达对他的关心，就让他去医院了解一下MRI的检查结果。

2. 第二十二次（某年9月30日，隔周）

因为笔者回中国，停了一次。A君准时到箱庭治疗室，因为是中午时间的关系，这次笔者让A君直接制作箱庭。

A君先用木板抹平沙，站箱前看沙箱，用木板从左侧向中央，又从右侧向中央堆沙，在沙箱的中央形成如同上次那样的路，再用木板压平。A君告诉笔者，是上次"关"的"延长"。

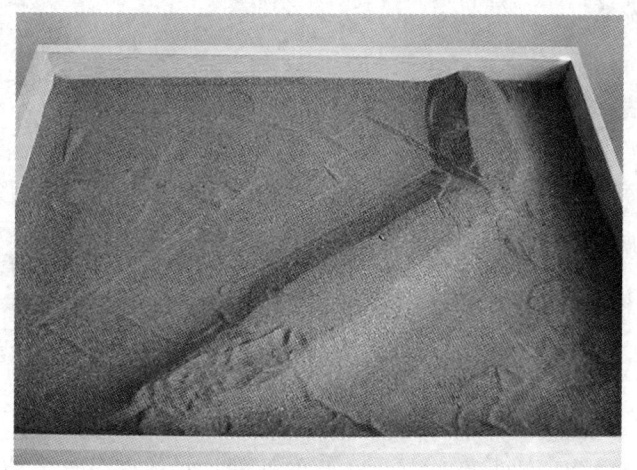

图13-20　第二十二次箱庭作品：延长

3. 第二十三次（某年10月6日）

A君用木板抹平沙，站箱前看沙箱，用木板从左侧向中央，又从右侧向中央堆沙，在沙箱的中央形成如同上次那样的路，再用木板压平。到玩具架拿起一个交通标志放在最下面，告诉笔者制作结束，共用了20分钟。主题是"止"。

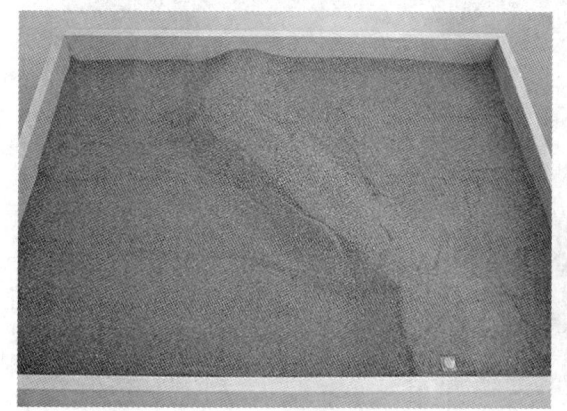

图13-21　第二十三次箱庭作品：止

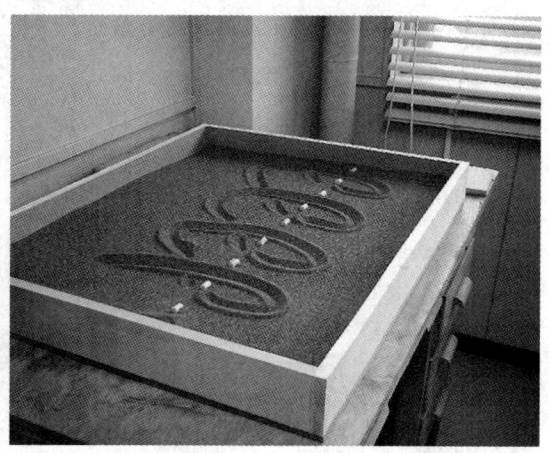

图13-22　第二十四次箱庭作品：螺线

4. 第二十四次（某年 10 月 13 日）

A 君到箱庭治疗室，有 5 分钟的谈话。A 君告诉笔者这一星期过得很平稳，没有什么大事。A 君到玩具架那儿拿一些旧的很小的易拉罐模型，从左向右排列着放在沙箱里，再用右手指从左向右画螺旋状，共用了 20 分钟。主题是"螺线"。

5. 第二十五次（某年 10 月 20 日）

有十多分钟的谈话，但 A 君今天多有沉默。A 君站沙箱前有 10 分钟在看沙箱，用左右手掌插入沙中，留下手印。又到玩具架拿起一条红带横放在手印上。主题是"手印"。

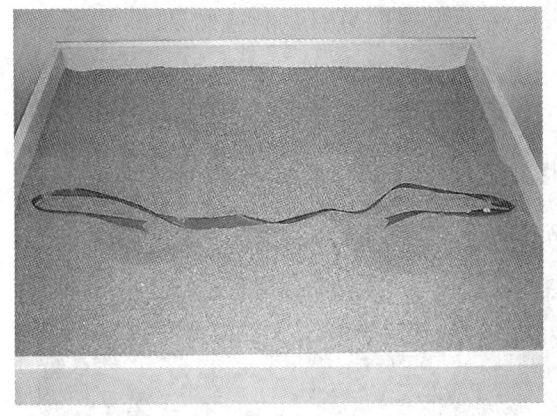

图13-23　第二十五次箱庭作品：手印

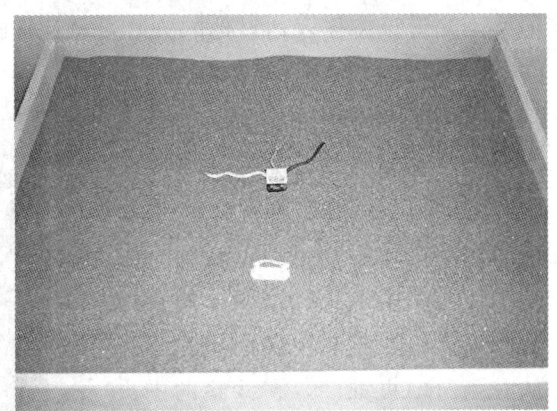

图13-24　第二十六次箱庭作品：钟表

6. 第二十六次（某年 10 月 27 日）

A 君到箱庭治疗室，稍坐片刻，好像没有什么话说，笔者就提议制作箱庭。

A 君站箱前有 4 分钟的时间一直盯着沙箱，又到玩具架前看玩具有 8 分钟，从玩具架上拿起从电脑上拆卸下的部件，回到沙箱前，用手摆弄了一会儿，插到沙箱的中央。又回到玩具架前，捡拾起一块白色塑料片状的模型放到沙箱中央偏下的地方。告诉笔者结束了。主题是"钟表"，指向上面的绿色是时针，指向右面的黑色是分针，指向左面的白色是秒针，下面白色是钟表的牌子。A 君特意强调这是一个停止状态的钟表。制作用了 23 分钟的时间。

制作完后，A 君告诉笔者，感觉最近时间过得很快，希望能停下来慢一点儿。

7. 第二十七次（某年 11 月 10 日，隔周）

因为上周是假日，停了一次。

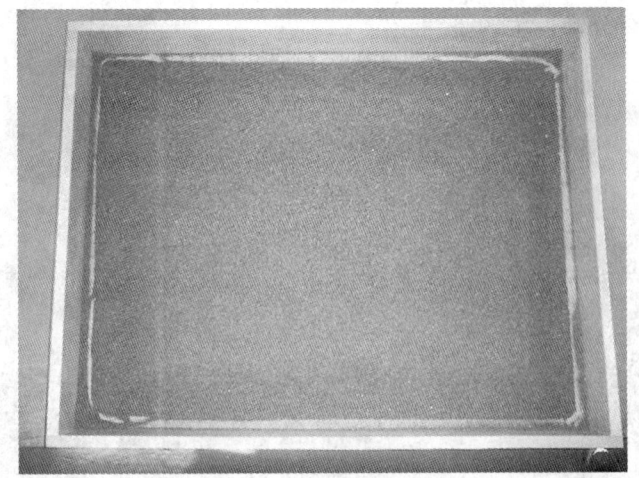

图13-25　第二十七次箱庭作品：框

A君来到箱庭治疗室，笔者发现A君的皮肤有些恶化，问了一下情况，表示了关心。

A君站在沙箱前用手轻轻地抚摸了沙，然后去玩具架前看玩具，有10分钟，回到沙箱前，用右手从左下向右挖沙，右下角往上，右上角往左，左上角往下，按逆时针挖沙，将沙在箱中堆平，再用布将四周抹干净。从站在沙箱前到制作结束共用了27分钟。告诉笔者，主题是"框"。

8. 第二十八次（某年11月17日）

A君准时到箱庭治疗室，有近十分钟的谈话，告诉笔者，又接受了学校就职活动时统一实施的Y—G性格测验，觉得没有什么变化。笔者只是谈了性格不是那么容易改变的，其他也就没有特别说什么。

A君站箱前，盯着沙箱莫名其妙地笑着，到玩具架前找玩具有10分钟，从玩具架上拿起一个微小的瓶子，将瓶子的浅蓝色的球状塞子拔出，回到箱前，用手摆弄了一会儿塞子，左手拿着塞子，用右手摸沙，将沙子向右上角方向堆拨了几次，最后将塞子轻轻地插到沙箱的右上角。告诉笔者制作结束。主题是"漂流物"，是在浪花上的漂流物。制作用了20分钟的时间。

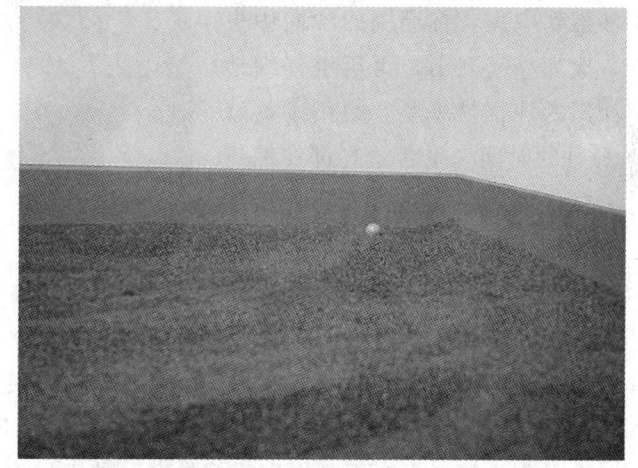

图13-26 第二十八次箱庭作品：漂流物

9. 第二十九次（某年11月25日）

A君准时到箱庭治疗室，谈起了上次的箱庭，但只告诉笔者，那是大海上的漂流物。

A君站立在沙箱前，用左手从左下角开始向上将沙子推到中央，再用右手从右下角开始向上将沙子推到中央，制作用了15分钟的时间。A君告诉笔者，今天一站立在沙箱前，就好像有制作大海的欲望，自然想起了上次的箱庭，今天的主题是"波浪"。

10. 第三十次（某年12月1日）

A君准时到箱庭治疗室，看起来表情有些轻松愉快，笔者问A君有什么事情发生了，A君告诉笔者，

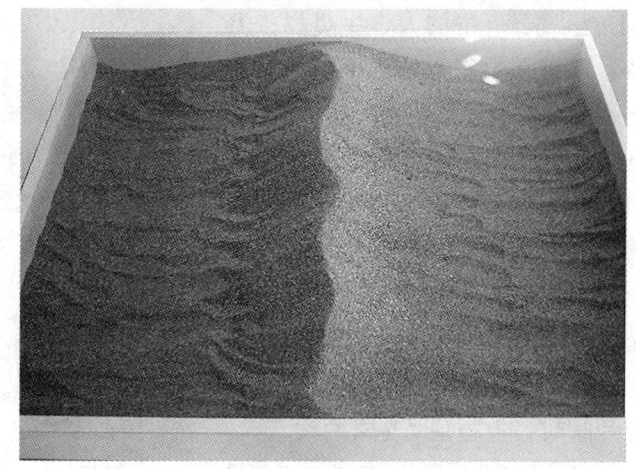

图13-27 第二十九次箱庭作品：波浪

上周的专业实验发表很成功，19个人中，自己得了

第二，看到 A 君喜笑颜开的样子，笔者也由衷地为他高兴。

A 君还谈起了这两次的箱庭，说上次无疑是"漂流物"的继续，可那"漂流物"到哪儿去了呢？A 君有些疑惑，但笔者也没有多说什么。

20 分钟后，A 君开始制作箱庭。站立在沙箱前，又到玩具架前看了有 5 分钟，但什么也没有拿，回到沙箱前。用右手从右下角开始将沙推到中央，左手从左下角开始将沙推到中央，将周围的沙向中央推，成为一座高山，再用手仔细地将四周的沙抚摸平整，共用了整整 25 分钟的时间。笔者始终都在惊讶地关注着，也在猜测 A 君将在山顶上放置什么玩具。这时候，A 君拿木板放到山顶，几次轻轻地将山顶压平。走到玩具架前，拿了折叠为东西南北中的纸模型，顺手将插在右裤腿口袋里的一支笔拿出，插到沙箱中央的高处，将东西南北中的纸模型扣上。

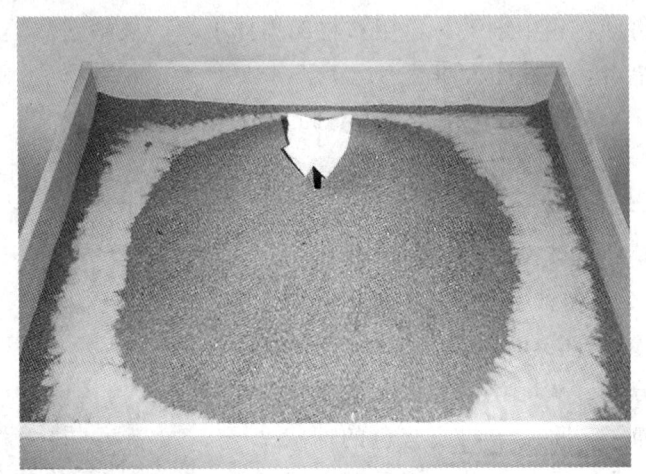

图13-28　第三十次箱庭作品：花

A 君告诉笔者制作结束，主题是"花"，那支笔是"支柱"。制作共用了 35 分钟的时间。A 君告诉笔者，今天制作完后好像有一种满足感、充实感。

笔者向 A 君提出在放假之前结束箱庭治疗的问题，A 君表示同意。

11. 第三十一次（某年 12 月 8 日）

A 君准时到箱庭治疗室，一坐下来就告诉笔者，刚刚公布了修改的法律，从明年 1 月 1 日起，满 20 岁的大学生可以去赛马。看到 A 君高兴的样子，笔者想起了他有看赛马的爱好。

A 君站立在沙箱前，开始制作箱庭。拿木板横着插到左下角，慢慢向右上角开出一条沟，再用左手画直，再拿木板横着插到右下角，慢慢向左上角开出一条沟，再用左手画直、平整。制作共用了 25 分钟的时间。主题是"交错的线"。

12. 第三十二次（某年 12 月 15 日）

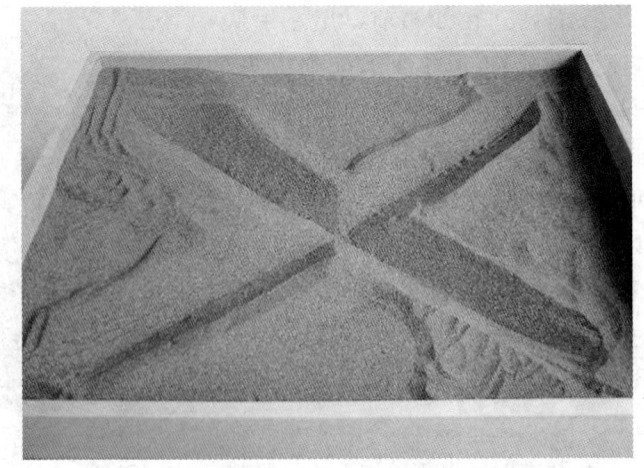

图13-29　第三十一次箱庭作品：交错的线

A 君准时到箱庭治疗室，开始制作箱庭前有近二十分钟的谈话。谈起上次的箱庭，也谈起自己的生活习惯，笔者给予了适当的生活指导。

A 君开始制作箱庭。站立在沙箱前 5 分钟后，到玩具架前仔细地看了每一段的玩具，拿了一些小玩具，回到沙箱前，将拿的小玩具撒在沙箱上，再轻轻地用手压埋在沙中，用左手从左向右将沙箱平整。制作用了 15 分钟的时间。A 君告诉笔者主题是"填埋地"，而埋的那些是垃圾，心情感到很舒畅。图13-30是结束后，经 A 君同意，从沙中取出的埋的"垃圾"。

（二）第三阶段箱庭治疗小结

1. 第三阶段箱庭主题

第二十一次，关；

第二十二次，延长；

第二十三次，止；

第二十四次，螺线；

第二十五次，手印；

第二十六次，钟表；

第二十七次，框；

第二十八次，漂流物；

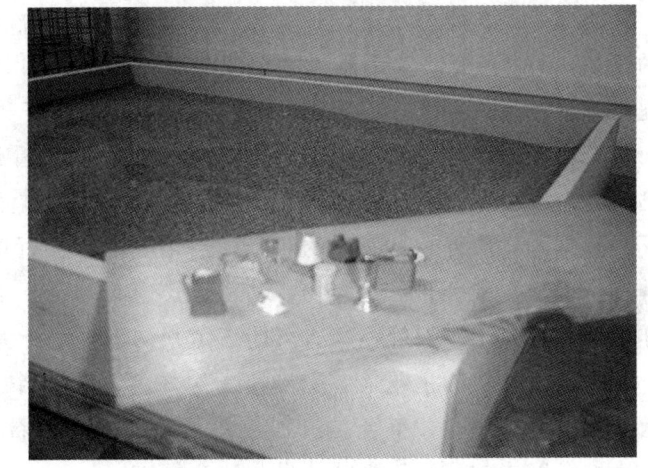

图13-30　第三十二次箱庭作品：填埋地

第二十九次，波浪；

第三十次，花；

第三十一次，交错的线；

第三十二次，填埋地。

2. 第三阶段各次箱庭治疗过程解析

第三阶段共十二次的箱庭疗法，是 A 君通过箱庭制作在心路历程中探索的终结。笔者将这个探索的过程看成是"自我的整合，确立自我"的过程。

第二十一次是"关"的主题，第二十二次是"关"的"延长"的主题，第二十三次是"关"的停"止"的主题。"关"投射出 A 君渴望改变自我状态的强烈愿望，所以，这"关"是转变的关，预示着转变和发展的可能。同时，也反映了 A 君目前在探索自我、整合自我、确立自我过程中正处于关键的时候，但路还很长，延续还在进行，停止也是必然。

第二十四次的"螺线"可能还是变化、波动的意思，但值得注意的是，这个螺线围绕着中间一条闪亮的直线，在笔者看来，这似乎是一条冲破迷茫和困惑前行的路。而 A 君能找到这样一条路，说明他看到了自己的力量。而第二十五次"手印"，则是自我的印刻和认证。人只有在出生的时候、小孩子过生日的时候才会可能按手掌的印，是对自己自身的印刻，对自我确立和成长的认证。同时，双手通过一条红线联系在一起，让笔者看到了A 君行动的力量和决心。

第二十六次，A 君制作了题为"钟表"的箱庭，还特意告诉笔者，感觉最近时间过得很快，希望能慢一点儿。但从另一方面看，A君已经开始行动，感到生活忙碌就是一个证明。A君说最近睡觉比原来好了一些，但也看到了A君生活不规律的一面，使笔者觉得有必要适当地给予生活方面的指导。

第二十七次箱庭的主题是"框"，尽管没有放置任何玩具，但仍然使笔者感到并不空旷。有限制的自我才是自我得以保障的前提，才可能实现真正的自由，达到自我的完善。

第二十八次箱庭的主题是"漂流物"，第二十九次的"波浪"是第二十八次"漂流物"的延长。笔者感觉，这个漂流物似乎就是A君无意识内容的显现。那么它漂到哪里去了呢？笔者还无法判断，但感觉漂流物在波浪的作用下得到了处理。

第三十次箱庭A君制作了题为"花"的箱庭，看起来如同第一次的"孤岛"，但是孤岛已经有明显精神世界象征的花的存在，使得笔者觉得对A君的箱庭治疗可以接近尾声了。根据冈田康伸（1993）的解释，当箱庭治疗接近尾声的时候，制作者往往会制作山，并在山上放置象征自己的人物或动物等，也有的会在上面放置带有精神世界象征的物体，如寺庙、塔或十字架等。这有可能表示来访者立足于大地，自我已得到相当确立。

第三十一次的主题是"交错的线"，尽管交错的线并不完整，如同内界和外界整合的课题依然存在一样，整合是过程，并不是结果。A君的自我确立是需要一个过程的。第三十次箱庭中的花是确立的信号和整合标志。

第三十二次的"填埋地"，使笔者想起第一阶段第二次的主题"垃圾"，而且当时A君说是"无人岛"的一部分。如果说第三十次A君制作的"花"的箱庭表现了第一次"孤岛"的变化的话，那么冲上来的"垃圾"，终于被A君埋没于"填埋地"，而且，填埋地本来就是供在上面构建楼房之用的。A君将在上面构建什么样的人生，这也是A君今后的课题。

对A君一年多的箱庭治疗结束了，现在A君还选了笔者担任的其他课程，在学校也能时常遇见A君。次年6月的一天，A君兴冲冲地来见笔者，笔者知道一定有什么好消息。果然，A君告诉笔者，他拿到了公司内定的通知。看到他那高兴的样子，笔者也受到了感染并有些许的欣慰，同时也以对A君的无限期待和祝愿的心情结束这一报告。

第十四章　对一个重度语言障碍儿童的箱庭疗法

（治疗者：樱井素子）

这是根据笔者与樱井素子合作发表在《心理科学》上的文章整理而成的。治疗者是樱井素子，记录了在澳大利亚一所重度语言障碍学校对一个8岁男孩的箱庭疗法过程。此文发表后，陆续收到了许多读者的来信，认为尽管介绍的是一个对澳大利亚重度语言障碍儿童的治疗过程，但对在中国进行儿童的箱庭治疗同样具有借鉴和指导作用，也给了许多具有类似问题儿童的家长面对现实的勇气与力量。

第一节　前　言

樱井素子于某年在澳大利亚留学期间曾对一所重度语言障碍儿童学校全体学生进行箱庭疗法的尝试，特别对那些需要进行心理治疗的儿童进行了连续性治疗。通过这一连续性治疗，探讨作为一名日本的治疗者与来自世界各地移民构成的澳大利亚的儿童在治疗场合下会形成怎样的治疗关系，同时考察在箱庭治疗过程中可能表现的文化差异。

在学校的一个房间里设置了一套箱庭疗法的用具，每个儿童都很高兴地参加。有一天，一个老师将一个男孩带来并说："这孩子的情况有点儿棘手，让他来做箱庭吧。"治疗者只问了他的姓名和年龄，就在其他一概不知的情况下开始了箱庭治疗。

第二节　治疗过程

一、个案介绍

治疗开始以后，治疗者（以下简称Th）参考了男孩4岁8个月时的病历材料。当事人：萨姆（Sam），8岁6个月（初次治疗时），3~4岁时由欧洲移民到澳大利亚。家庭成员：父亲，母亲，两个哥哥（18岁、14岁），一个妹妹（4岁）。生育历史：妊娠情况正常，1岁11个月时头盖骨骨折，3岁3个月时两耳下垂。发育诊断：自闭症（autism）；重度语言障碍（severe language development problem）；轻度迟滞（mild retardation）；社会性、情绪性未成熟（social emotional immatualities）。智商（测试量表为Kaufmen Assessment Battery for Children），2岁6个月以下水平。幼儿园生活：不和小朋友一起玩，性格孤僻；给他玩具、黏土什么的，他只一个人玩；玩水、沙、水管和筒子之类的可以玩很长时间；不看人；不会用代名词；听到童谣会焦躁不安，怕见生人，怕去陌生的地方；对东西撒漏很敏感；无表情，目光呆滞，拒绝看东西。

二、治疗程序①

（一）第一次（某年10月21日）

Th和萨姆一起走到箱庭治疗室。他有些怯生生的样子，没有什么表情。弯着身子，腰身纤弱，重心前倾，脊背显得不硬实，手脚纤细，腿脚乏力。进屋后，按照箱庭疗法的程序开始让他用架子上的玩具在沙箱里做个什么，他看也不看Th，盯着摆在架子上的许许多多的玩具，旁若无人地尖着嗓子以很快的语速大叫［See! Little things］，然后拿起小汽车，并让小汽车在沙上从左到右滚动，在沙面上留下了一道道圆弧的痕迹。萨姆的嘴和手也不停地动。他的手指微微震颤，一边说［Dig, dig, dig］，一边用僵直的手指不停地刨着沙，然后再埋上，又将沙抚平。其间，他一边笑着，一边频繁地拨掉手上的沙，还多次把双脚上的袜子往上拉。［He gets the another idea］，他一边说着，一边将车依次排好，模仿车开动的声音，还哼着歌，萨姆完全沉浸在他的游戏中。［Dig, dig, dig...La, La La］，他尖声唱着，［Make forever, forever］，并不断将沙堆起来，又不断地推平，弄散。当他看到很少的沙从沙箱的小缝隙漏在了地板上时，他就开始故意将沙撒落在地板上，两手将撒落在地板上的沙一圈一圈地铺开，在上面玩车（如彩图6）。Th制止他，［Yes］，他虽停了一下，但立即又照样玩。Th告诉他到此结束，他老老实实地停下来，变得面无表情的样子，从房间里走了出去。

（二）第二次（某年10月29日）

首先，他看到玩具车，萨姆很兴奋。［He has to dig...］，和上次一样，他用颤抖着的手指刨沙。一会儿刨成十字形或斜十字形，一会儿做一座高山，一会儿又把房子和车到处搬动，一会儿刨，一会儿又将其推平，形状瞬间即变，［Dig, dig, crash, crash］，又开始刨了起来。然后，他把左边的车和房子全

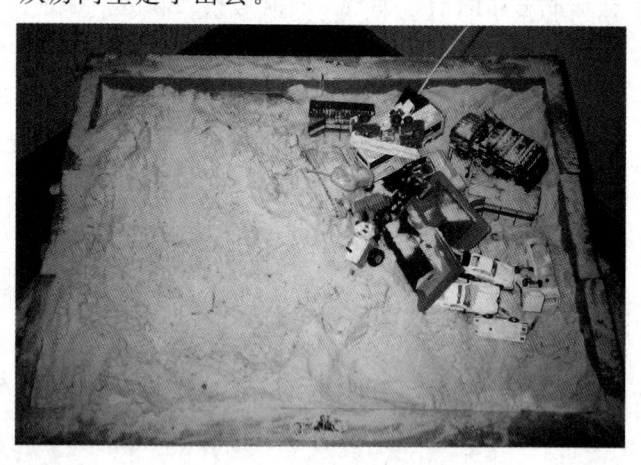

图14-1　第二次箱庭作品

部用沙埋起来，推成了一座大沙山。他把手指插进沙山中，一边说［He felt something］，一边把触到的玩具车、房屋等一一取出来。他的指尖像触角一样微微动着，其间，他频繁地拉着袜子。好像要做个什么，但马上又将其毁掉。无秩序地将车子乱堆在一起（如图14-1）。他的眼睛闪闪发光，很投入。当感觉他恢复了意识的时候，他的目光却又变得呆滞。他似

---

① 文中"〈　〉"中是代表治疗者（Th）说的话，"［　］"中的英文是萨姆说的话，"［　］"中的中文是治疗者根据自己的理解记录的萨姆说的话。

乎对周围的一切都"有视无睹"。最后，他看到撒落在地板上的沙，好像有些介意，但一会儿又恢复毫无表情的样子并离开了房间。

（三）第三次（某年11月4日）

午饭后，孩子们在校园里玩耍。萨姆像往常一样一人孤独地玩。他一个人坐在树桩上的时候，Th悄悄走近他，默默地坐在离他有50厘米的地方。他把小石头和树叶的碎片不停地扔进小洞穴，然后竖起耳朵听落下去的声音。有时还小声地哼着歌。看着萨姆，Th想，一定要想法去理解萨姆。约三十分钟以后，上课铃响了，萨姆在进教室的时候，来到Th的地方说［I want to play sand］，在得到班主任的同意之后，就一起去箱庭治疗室。萨姆是不是注意到了Th一直在观察他呢？

他把套娃分成三个，接着又复原，嘴里嘟哝着［I made mother］，并放回到架子上，然后他又喊着［Dig，dig］，并竖起指头重复着挖沙的动作。时而又唱起圣诞歌，缺乏抑扬顿挫，也不成曲调，但声音却很宏亮。他好像想玩战车，因为有黑色的大底座，不能随心所欲地转动，于是很客气地说：［给我取下战车的底座行吗？］萨姆两手高举着战车，［See！Motoko］，这是他第一次喊Th的名字。Th点头答应着并为他能意识到Th的存在而震惊。萨姆让战车在沙上面跑并留下了一道道痕迹。［Hey，Look，Motoko，Look，Motoko］，他欢快地像唱歌一样叫着Th的名字，笑吟吟地看着Th。接着又不停地挖沙，做山，继而又推散，抹平。他用玩具车堆成两座山，在上面盖上沙，这样就形成了两座沙山，看上去正好像乳房一样。萨姆接着又把两座沙山推散，抹平，然后走到沙箱的另一边，重复同样的动作，接着又在沙箱中间堆起一座高山，［Volcano！Woo］，形容火山爆发。这时候Th说：〈还有五分钟，做点什么吧！〉他听了以后，从房间角落里拿来一个纸箱，［Fill up the box，you can use that box．］他嘟哝着，又拿来一只小小的白纸盒，将沙装满，再把沙倒进大纸箱里，就这样重复同样的动作。这时，［0（零）comes，start come… That means 0（零）comes］，萨姆像梦吃般唱，纸箱被填得满满的，沙面也很平整，接着又指着玩具架的一角说［Motoko，bring this here］。Th搬过去后，萨姆"噌"地一下就从房间跑了出去。

（四）第四次（某年11月12日）

萨姆一进屋就马上看玩具架，问：［上次放在这里的沙呢？］Th回答说已经收拾了。他跳了起来：［Birthday again．］他今天一开始就和Th搭话，这与以前完全不同。他不停地挖沙，做沙山，做火山之后，又拿来纸箱，和上回一样，用纸盒装满沙，然后很小心地将沙倒

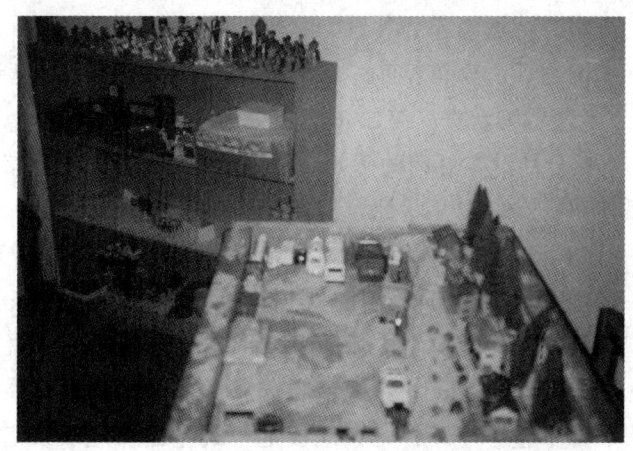

图14-2 第四次箱庭作品

进大纸箱里，等到纸箱装满沙，[Today?]说完后他开始在沙上栽上了树。他用力说了一句：[Beauty!]又接着说：[Little birds on the ground]，就把一对鸟放在树边。[This is father（上中央），This is mother（中央）]，然后他将树拔了。接着，又将七只小鸟排列在曾有过树的地方，又将小鸟拿开，把沙面抹平，用手掌将沙压结实之后，和上次一样，又请 Th 将其搬到玩具架上，他还将小纸盒也装满沙，盖上盖子，轻轻地放在装满沙的大纸箱上，说了一声 [I'm going to make a city]，就在沙箱上面堆上沙，放上房屋、树、小鸟和各种颜色的小石头。突然，隔壁房间传来了圣诞舞曲的音乐，萨姆随着音乐边跳边做了一个结束的动作。他笑着紧握 Th 的手并离开了房间，今天他总是边叫 Th 的名字边摆玩具，Th 以点头微笑来对应。今天没有看到他手颤和拉袜子的动作了。

（五）第五次（某年 11 月 19 日）

萨姆先将沙面抹得很平整，说了一句[I make a city]，然后在箱子的四角放上房子、圣诞树和其他树。他还一边说[All birds are standing]，一边模仿鸟叫，在沙箱前欢呼雀跃。[Look, Motoko. Lots of rocks]，他轻轻地把各色小石头放在小鸟旁，[A sad bird is down there]，将小石头给小鸟，他又模仿青蛙呱呱和鸭子哇哇的叫声，Th

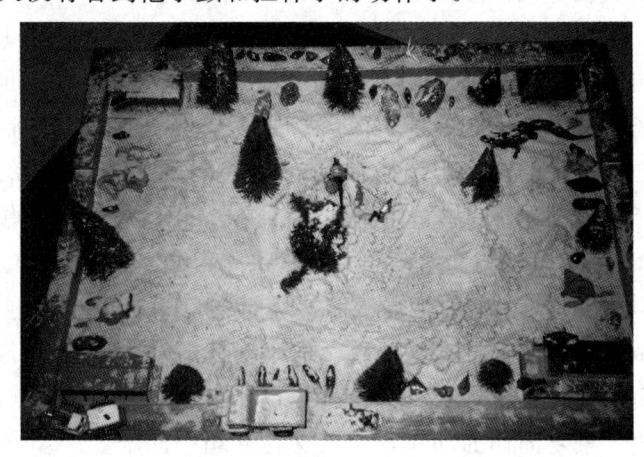

图14-3　第五次箱庭作品

也应和着，和萨姆轮唱着，快活地摆放玩具。萨姆放上小鹿之后，就将小鸟和小石头取出并放在箱沿上，沙上只留下小鹿、房子和树。然后再将袋鼠、鳄鱼、蜥蜴放到沙上，沙上呈现出澳大利亚的圣诞风景。最后，他一边唱着圣诞歌，将井放在正中间，[Snow snow]，他欣赏着这个飘雪的、宁静的圣诞节景象，欢快地跑出门去了。小鸟啁啾，很多小动物在大合唱，一派温馨的气氛，高远而富有震撼力，在 Th 心中也留下一缕温馨的余韵。

因为 Th 不得不回国，和萨姆的"箱庭游戏"也就只得暂告一段落。

（六）第六次（第二年 7 月 29 日）

8 个月没有见面的萨姆现在是什么样子呢？Th 满怀着期待的心情到教室去迎接萨姆。虽然萨姆有一点儿吃惊，但还是很开心地飞出教室，看到 Th，说道：[sand box?]

到了箱庭治疗室，萨姆马上就开始触摸沙，一边对 Th 说 [look, see, Motoko!]，一边用车和房子玩耍。他做出湖、河、山，栽上树，还说着[Snow, snow...]，一边表现下雪的样子。突然，又把这些全部破坏掉。他说着[Look! All the ice, all winter, spring comes, melt]，把沙和玩具全部都放在正中央搅和在一起。并且，把面前的部分弄得非常平整干净，开始在地板上用战车愉快地玩耍起来。[Look, look, Motoko]，他又急忙返回到沙箱，挖开上面的部分，并说是"Bigger than lake"。在面前的沙上面摆放了车、房子、水井,并且结结实实地树立了"Go"的标志牌。他说:〔All trees are coming back from snowy winter, good fun, spring.〕然后突然停下了一切,走出了房间。

和去年最初见到的那个瘦弱的小男孩相比,现在的萨姆稍微胖了一点儿,脸蛋看上去也圆起来了。腰部还是有一点儿令人担心,但是已经没有以前那种干瘦和不安定的感觉了。虽然因为拿玩具忙碌时手还是有一点儿抖动,但已

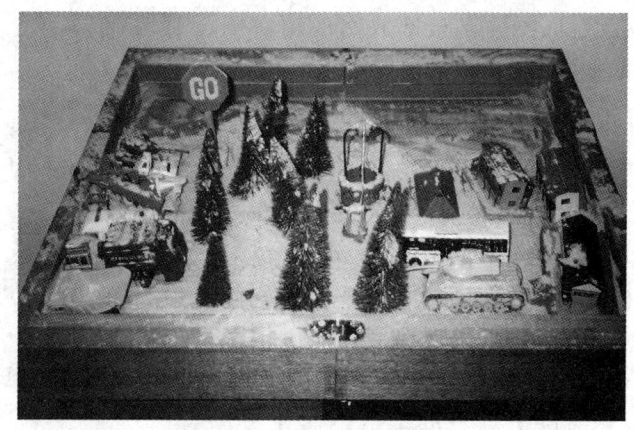

图14-4 第六次箱庭作品
(寒冷的冬天结束,春天的脚步临近,"Go"的标志牌就好像从冬眠中醒过来一样竖立在那里。在中心的地方,是注满了水的水井。)

经不见了最初时那种颤抖,也不再把袜子提到那么高,和Th之间也能很好地交流了。

(七) 第七次(第二年8月4日)

一开始就挖起左上角。对Th说:〔Look, see! Do you like this?〕这一天萨姆说了好多遍同样的话。〔Ha, ha, ha...〕地笑着,说〔He is laughing〕。玩车的时候,他会一边玩一边分别模仿不同车的声音。手不停地动。多次把战车埋进沙里,再挖出来,救护车也在行走。〔Naughty naughty, you have been naughty〕,他悲伤地说着,把战车埋进沙里。当被告知〈还有五分钟啊〉,他把沙全部放回原状,抹平,然后把玩过的六台车(巴士,垃圾车,挖土车,运输车,战车,救护车)随意地放在沙上,离去。

今天萨姆玩得很好,和Th也有较好的交流,但感到有一些慌乱而难以平静。"naughty"这个词到底代表了什么。可能是发生了什么naughty的事情吧。

(八) 第八次(第二年8月13日)

挖上方。接着在中央堆山,抚平正中央的沙并分成左右两部分。之后,把沙又全部堆砌到左半部并加固。从右到左,从左到右,让车多次交错着开来开去。提出想要第三次用过的纸箱,但是最终没有找到〈很抱歉〉。之后又马上在一瞬间变了样子。嘴和手不停地动。7个"good men"小玩偶和"bad men"士兵对阵来玩起来。左半边的沙子里面埋了十字架、时钟、塔、桥、神社门。因为不能全部埋在里面,所以有的半露在外面。水鸟、猪、马、牛、大猩猩,萨姆模仿这些动物的声音,然后把它们分别放在沙上。把一部分士兵拿出并放在地板上。〔Nature, nature is here〕,沙箱里形成了nature。突然,他从地板上拿起士兵,大叫着〔Bad men came!〕,并把士兵扔进沙箱,将里面破坏得乱七八糟。Th没加考虑地说〈Oh, no〉,萨姆吃惊地看着Th,把车从沙箱的右侧全部拿到地板上,一边在地板上玩,一边睁大双眼,躲躲闪闪的看Th,好像要看到Th的心底深处。Th的心也受到了震撼,Th也坐在地板上和萨姆一起玩了一会儿车。当告知时间到了,他把在

地板上玩耍的车全部放回沙箱右侧，对Th说，[剩下的你要收拾好哦]，就走出房间。

（九）第九次（第二年8月19日）

首先说[Today, sand is more soft and dry, wet and dry, mix together]，用两手的手心充分地享受沙的触感。把沙堆集到上部、下部，并加以加固。在正中间的部位，放上了好几部车，然后在上面撒上沙，做成了一座山。[Big volcano]，说完之后，他让火山爆发，把沙和车高高地扬起来。和每一次一样，充分地玩沙。时不时地[La, la, la...]，一边高声唱歌，还不时地和Th说话，口也是不停地说些什么。用手心抚摸沙箱的底部，听抚摸时发出的声音。[Little pond, here, one more little pond, together, make a lake, see?]把两个湖泊连接在一起，最后在湖泊里面静静地放上4台大型车。

（十）第十次（第二年8月27日）

[Sand is nice, dry and wet]，萨姆边说着，边不停地搅和着沙，当认为他要制作一个什么的时候，他又做别的。用高音一边唱歌，一边全身心地享受着沙的触感。[Look! Land and water.]他把沙或上或下，或左或右地分成两半固定，然后再破坏掉。一边唱着[Sand, sand...]，一边把沙子集中到上半部，在上面放上树、房子、车、水井。感觉今天萨姆充分地感触并享受着沙子。

放学的时候，传来了动听的歌声。到教室一看，原来是萨姆在和老师练习唱歌。老师说："萨姆的声音非常美，气息也可以持续较长时间了，而且也能很好地记住歌词和曲调，所以开始让他练习唱歌了。"

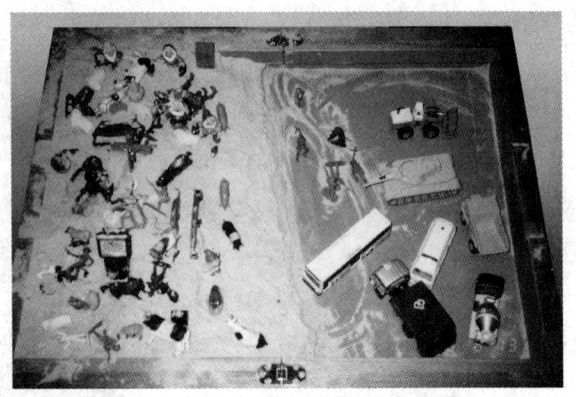

图14-5　第八次箱庭作品
（Nature里，有badman来袭，但脱离了危机。可能是深埋的十字架保护了他。结结实实插在沙里的是神社大门和桥。）

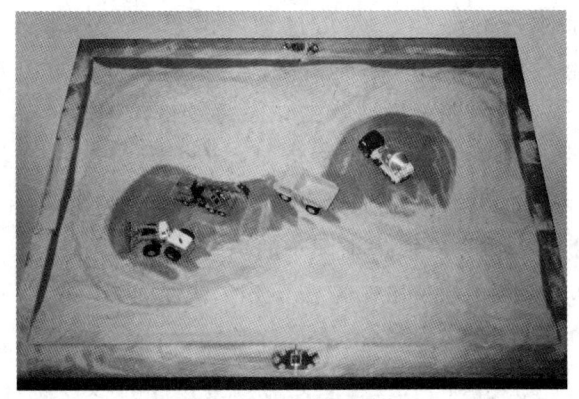

图14-6　第九次箱庭作品
（火山爆发之后，两个湖泊被连接在一起。）

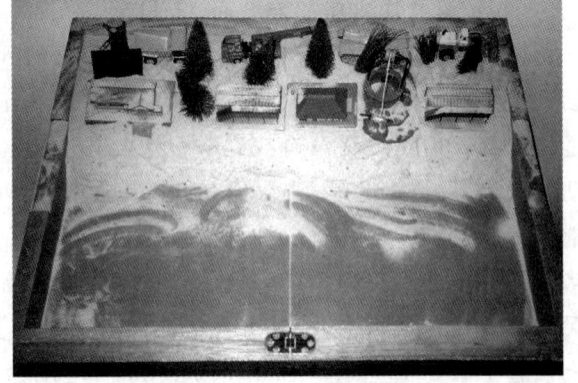

图14-7　第十次箱庭作品
["陆地和水（land and water），左上是"学校的标志"。]

第十四章 对一个重度语言障碍儿童的箱庭疗法

（十一）第十一次（第二年9月1日）

用两只手把沙从一端到另一端充分地混合，[Not dry, not wet. This is just right]，萨姆满足地说。接着宣布[Nice and carefully, they make something. I have to make concentration]，然后好像是在重现至今所制作的沙的形状一样，用两只手结结实实地制作着。

最小的沙形状是沙箱的四分之一，和纸箱（第三次使用过的）大小一样。在没有沙的空间里，肯定会放上车并行走着玩耍。然后，制作下一个造型。一瞬间破坏掉再重新制作。在这个时候，他会唱歌，也会注意听车子开动的声音，或者车轮转动的声音。而且，还会使用运输车，把中间装满沙，做成一座很大的山，大叫[Volcano]，然后好像是从身体内部迸发能量一样，发出很大一口气息，发出很大的声音，就好像是从地底迸发出的火山一样。〈快没有时间了，做点什么？〉[Little lakes here]，说着，他制作了两个细长的湖泊，快速地做完，结束了这次的箱庭制作。

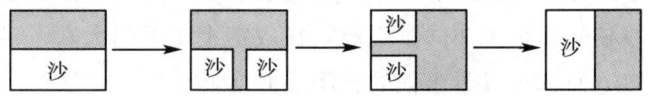

图14-8 几次制作箱庭时沙所占的空间

（十二）第十二次（第二年9月8日）

一进入房间，萨姆就从地板上捧起一些散落的沙，撒在平整的沙箱上面，[Can you see the pattern?]他问Th，并且欣赏着隐隐约约可以看到的沙的纹样。又将少量的沙从沙箱的上面撒下，[Can you hear the noise?]一边聆听沙落下时那微弱的声音。最后，把沙全部堆放到左侧，用两只手拍实，做了一个结结实实的沙台。在上部挖了一个竖长的洞，把"Go"字牌斜着插好，只露出那个"Go"字，把手柄的部分全部埋在沙子里面，说[Sleeping, he is dreaming]。〈还有5分钟就要结束了。〉萨姆说，巴士越过边框，很多人坐着巴士来了。[Here is a picnic, everybody come picnic]，一边说着，一边将车子一辆又一辆地摆在"Go"字牌的周围。他一边很开心地唱着远足的歌儿，一边往"Go"字牌的上面一点一点淅淅沥沥地撒沙。"Go"字牌就慢慢地消失在沙里，被严严实实地埋了起来。[帮我系好鞋带？]说着，伸出了脚。Th很认真地帮他系好鞋带，戴好帽子。觉得萨姆已经知道Th就要回国的消息，就说〈这次算是结束了哦，我可要回日本啦〉，他一言不发地走了出去。

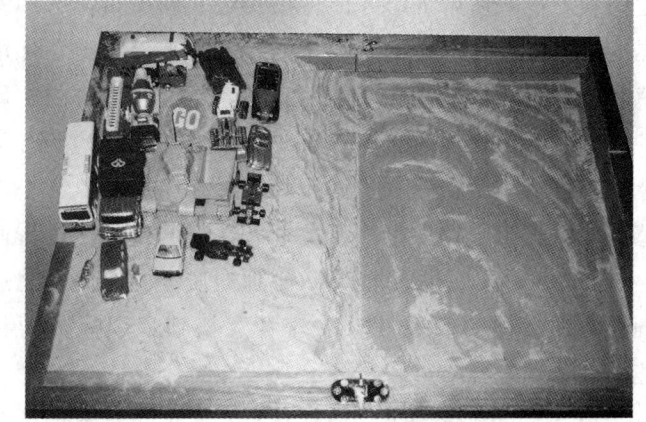

图14-9 第十二次箱庭作品

（之后，绿色的"Go"的标志牌被沙子覆盖，消失了。"sleeping and dreaming"，再见吧。）

第三节 讨 论

一、关于治疗过程

第一次,萨姆说话时主语时而是"He",时而是"You",无法判断到底说的是谁。他继而将做的东西破坏掉然后又重新开始做并重复着这些动作。他开始时拿着汽车按顺时针转圈,意味着"中心化"的开始。圆运动,在心理学上通常理解为指向无意识运动的表现,"中心化"现象则意味着与人的内在力量,特别是宗教力量的接触。进而,他口念叨着[Dig, dig],挖沙可以理解为是深入内心世界的动作。用指尖在沙上横画竖画表现了他无法集中的支离破碎的心理活动。在此期间,他一个人说、唱、笑,让人觉得他与外界毫无关系,完全处于另外一个虚空的世界。他能敏感地观察到沙掉在地板上,并且表现出很执著的样子。他在校园里很少和同学交流,在教室里也不同大家一起活动,被认为是最棘手的孩子。在很多方面都可以看出他的自闭症倾向。

第二次,继续重复第一次的动作,手指敏感得如同昆虫的触角一样。中根晃(1991)认为,自闭症较严重的儿童,其触觉敏感性往往非常显著。萨姆虽然在瞬间可以认识到一个个的东西,但不能连贯起来,特别是不能理解其含义。可以认为,只有将触觉整合到其他感觉之中,萨姆的心才能得以安定。冈田康伸(1993)认为,沙通过触觉调动具有动物本能的人类容易忘却的感觉技能。婴儿被母亲抱在怀里,通过接触和玩耍培养心理的安定感和安全感。而萨姆在玩沙游戏中,与沙所拥有的"母性"相接触,进而又与治疗者的母性联系在一起,通过自由的玩耍,在这一特定的场合下产生了治疗的一体感。最后萨姆和上次一样,把留在箱庭中的玩具毫无秩序地乱放在一起。我们认为,说因受保护而有安定感的儿童的感情往往存在于一个有秩序的世界之中,而得不到保护或不安的情感则通常不存在有秩序的构造并可能导致心理崩溃体验,而萨姆这两次箱庭疗法的体验尚不能让人感到有一种整体的倾向性。治疗者意识到,今后需要注重的是培养萨姆的归纳、整合的能力。

第三次,在校园里,治疗者看到了孤单一人的萨姆,如果不去理睬他,也未免太过于伤感,但如果轻易地和他搭话,又会打破他周围的寂静。于是,治疗者尽了最大的努力才轻轻地坐在了萨姆的旁边,因为治疗者认为,此时此刻的距离理应由他自身决定的。如同山中康裕(1986)所指出的那样,这样的孩子并不是对与人接触或人际关系毫不关心,而是以一种微弱的形式,不断地表示着这种关心。萨姆身上所存在的这种微弱形式的人际接触的渴望,以一种不可思议的力量吸引了治疗者。在他小声地表示想取下战车的底座时就表示了这种力量。可以认为,战车在沙上的滚动让沙箱里充满了活力。在这一过程中,他很自然地与治疗者搭话,开始了与治疗者之间的交流。这一切都使萨姆的心灵深处和治疗者的心灵深处融为一体,一瞬间即产生了一种很深的母子一体性。可以说这是因为箱庭游

第十四章 对一个重度语言障碍儿童的箱庭疗法

戏才产生的一种体验。治疗过程中可以发现，萨姆时而到沙箱的对面，时而又反复同一作业，根据中根晃（1991）的解释，这类孩子很难领会事情的要点，也难以进行由此及彼的推理。因此，其本人不得不去实际操作或试行，否则难以亲身领会，也不可能有实感。前两次都是萨姆一个人随便玩，而这一次他开始和治疗者说话，并保持着这一关系。

第四次，萨姆的［birthday again］的话语让治疗者大吃一惊，在于他所产生的这一感受及能将自己的感受用确切的语言表达出来。和第三次一样，他用沙装满纸箱，在意味着生命之树的旁边放上"父鸟"和"母鸟"，举行诞生仪式，并把压结实的沙箱搬到"神龛"上。这简直就是由混沌向秩序的过渡的仪式。那些摆放在沙箱（土台）上的小小的诞生物飘荡着神圣的神秘感。而且在沙箱上开始形成自我。从这次开始，他使用"I"的主语句子增多，开始对自己有了一个渐渐明确的认识。他将意味着能源的加油机放到沙箱中心，给人一种安定感。由沙箱所发现的内在变化相对应，外在变化也同时出现。手的颤抖、神经质地一直频繁拉袜子的动作也不再出现，还开始与小朋友交流，歌声中也加入了感情，也开始把握了调子。

第五次，作为一个阶段的结尾已到了比较恰当的时候，在生命之树的旁边配以拯救之井，构成了曼荼罗图。井里蓄满了足够的水，用以供给四方，成为树木及动物赖以生存的食粮。动物们守护在周围，并在小鸟们的欢快歌声中祝贺诞生。这似乎看到了萨姆的内心世界，由北欧而来，扎根于澳大利亚的自我的新生。如同卡尔夫所言，自我的外显是人格发展过程中最为重要的瞬间。

第六次，重新开始箱庭制作，萨姆的内心里也如同从严冬来到了春天。在上部，被融化的雪水和水井里的水被注满，水井里面绵延不绝向外涌动的水让人感叹不绝。和8个月前紧密地结合在一起，也让治疗者很是感动。"Go"字牌结结实实地竖立在那里，传达着再会的喜悦。

第七次，从一次又一次地把战车埋起来再挖出来的样子，感到萨姆内心的那种因为战车不能按自己的意志动作而产生的不耐烦的感情。

第八次，不同于一开始的那种非常分裂状态的分沙方法，上下左右做出来的沙台中最小的沙台大概是沙箱的四分之一大，正好是纸箱的大小，是一个很理想的台基形状。这时候，萨姆突然说［我想要纸箱］，可是却发现去年用过的那个纸箱已经没有了。可能他觉得这里很有必要再一次把纸箱装满沙，放到神坛里，所以治疗者感到很抱歉。至此，萨姆总是使用差不多同样的玩具，但是这次他第一次用了一些小人和士兵，还在近旁放置了建筑物和动物，做了一个 nature。这时候，来自 bad men 的攻击来势凶猛，差点儿破坏了台基，治疗者不由自主地"no"叫出声来。战争的场面虽然是萨姆全新的自我的发展，但此时治疗者还是无法忍耐由此带来的痛苦。在碰触到萨姆惊诧的目光那一霎间，治疗者的内心突然鼓起一股力量，于是和萨姆一起玩起了车，直到两个人的心情都平静下来。

第九次，第八次表现的"good men"和"bad men"的对立和战斗，因为火山喷发，心底的那股热情也因此喷发而出，这两个对立的整合，由两个小小的池塘的连接而被表现出来。

第十次，3岁之前萨姆一直都听不了童谣，也许是因为他的内心的感情得到整合的缘故吧。萨姆的歌声真的很美。

第十一次，萨姆已经表现过很多次火山爆发，可是这一次的很特别。也许是因为非常投入地玩沙的结果，从地底下喷发出来的火山能量和从萨姆的内部喷发出来的气息一起，迸发出了极大的能量。也许是因为萨姆埋头于游戏中，高度集中而迸发出的能量吧，这种热血沸腾的场面还是非常令人感动的。最后制作的两个湖，可以认为是能量迸发完毕后的寂静。

第十二次，这是最后一次箱庭。萨姆把"Go"字牌隐藏起来的作品，让治疗者胸口一热。从第四次开始，总能看到萨姆在校园里和其他的孩子们一起玩耍的身影，让治疗者觉得可以安心离开了。孩子们也在计划着下周去野营，接着将是两周的春假。

如果不予治疗则后果不堪设想的萨姆，经过这几次箱庭疗法之后，他那支离破碎的心开始被引向理性并慢慢趋于整合，生命得以复苏。看到这一切，治疗者在回国前感到有一种难以言状的欣慰。

在以后的四年时间里，治疗者每年去澳大利亚两个月，为萨姆进行了共计24次箱庭疗法。每次见面给彼此带来的喜悦，使萨姆和治疗者之间结下了很深的情意，这种心理上的沟通促使治疗的进展很顺利。后来，萨姆进了公立的普通学校，这样他就在放学后来此接受箱庭疗法的治疗。萨姆也能做完整的箱庭，他的情绪也变得丰富起来，唱歌也富有感情，语句的杂乱现象消失，不再有重复同一动作的倾向，开始形成了现实感，日常生活中已经能够进入朋友圈了。

二、关于跨文化比较研究

对日本和澳大利亚进行箱庭疗法的比较研究是一个很大的课题。目前因为缺少其他文化圈的研究数据，进行跨文化比较研究可能为时尚早，还有必要继续进行个案。仅就这一治疗个案而言，比较突出的特征是在箱庭游戏过程中语言表现很多。尽管这所学校的孩子们都有不同程度的语言发展障碍，但孩子们在游戏中语言表现丰富。He、You等代名词使用混同，因为日语中不带主语的语言表现较多，所以这一点在日本也许不会成为什么问题。

在这一个案中，治疗者与当事人的一体性关系问题，与在日本的治疗关系一样，也是随着治疗关系的加深，治疗得以进一步发展。由无意识的表现，令人感动的母子一体性而导致的内在世界的再构成，使得萨姆的症状也随之减轻。通过箱庭中所表现的内界与萨姆的外界表现相对照，我们再次确认这与在日本的箱庭治疗没有什么特别不同的地方。

我们认为，箱庭疗法在不同文化背景下都具有同样的可能性和有效性，这是我们之所以将其介绍到中国并进行箱庭疗法个案研究的前提。

第十五章 对一个更年期主妇的箱庭疗法

（治疗者：冈田康伸）

当笔者提出希望能在本书中引用一篇冈田康伸先生的箱庭疗法案例报告时，冈田康伸先生首先想到了这个案例，并很高兴地推荐给中国的同仁。尽管这是冈田康伸先生为一位日本妇女使用箱庭疗法所进行的教育分析案例，但通过这些箱庭作品及分析讨论，我们在发现文化差异性的同时，也许能够通过来访者内心世界的变化，感触到人心理表现的共性。

第一节 前 言

正如发展心理学所指出的，在人的生涯发展中，每个人都必然要经历几个重大的时期，而青春期是其中被认为是最重要、最多彩的时期。但是，在男女平均寿命延长至八十岁左右的今天，从中年到老年的过渡期问题，特别是女性生活方式问题，也开始得到了广泛的关注。日本女性从一贯以家庭为中心的生活中解放出来，作为社会的一员，她们的生活方式变得更富有个性，使我们不得不开始重视这一长期以来被我们所忽视的女性心理问题。例如，在山中康裕的案例中，中年女性因为迎接老年的到来，以内心为主题的心理咨询与临床治疗有所增多。借用荣格的话来说，这一时期的女性，开始正视后半生的问题了。所谓后半生的问题，就是回顾自己迄今为止的生活和问题，并使其得以整理和改善。这不仅是指获得外在的成功，还包括追求精神方面的充实，学会放弃，做好迎接老年期到来的心理准备等。对于女性来说，还有重新认识人生、如何处理自己因对丈夫不满的怒气、处理和孩子的关系（孩子自立及与父母的分离）等问题。

本个案讲述的是一个在第二次世界大战前后的混乱期中度过青春期的女性的治疗过程。她当时面临一些个人问题（和母亲的关系，和祖先、丈夫的关系等）以及一些超个人的问题（有几个朋友在战争中被飞机扫射而去世，战后的混乱，日本社会制度的变革等），在中年马上就要过去的时候，为了整理这些问题，并进一步成长，她找到治疗者（以下简称 Th）要求制作箱庭。在这里，报告的是其中的 23 次（约 1 年 10 个月）的箱庭制作，这些箱庭作品充分表现了一个更年期主妇的心理变化。

第二节　治疗过程

一、个案介绍

来访者：S，55岁，在医院从事心理专业工作。

临床表现：矮个子，但是看上去很精神。感觉有很强的好奇心，很有智慧。说话很有条理。

家族史：出身藩国的家臣之长之家。祖先在明治维新之前因为一次大的事变而逃离藩国。进入明治年间，在经商上获得成功。S的父亲是某公司驻国外员工，母亲经常跟随丈夫出国。所以与其说是习惯了国外的生活，不如说是不习惯日本的生活。S有兄妹三人，哥哥一岁时去世，现在只剩下一个妹妹，变成了姐妹俩人。S高中毕业后在T大学做过一段时间助手。虽然有自己的男朋友，但是通过教授的介绍和现在的丈夫结婚，并育有四女。四个女儿全部大学毕业，并各自走上了自己的道路，当时还都没有结婚。

来访经过：S作为心理学工作者在医院工作，并做心理咨询。对荣格心理学很感兴趣，从而对箱庭疗法产生了兴趣。并且在别的治疗者那里有过几年的箱庭制作经验，但由于和那位治疗者不合拍，并且因为想更正规地学习箱庭疗法，于是来访并希望从教育分析的角度制作箱庭。

二、治疗程序

原则上两个星期来面谈一次。虽然以制作箱庭为目的，但在时间的使用上S有自由。有时只是谈话，有时既制作箱庭又进行谈话，这样交替进行着多种方式。

（一）第一次

S先是做了一个有山的小岛，在山的中间挖了一个洞，在洞穴的周围种上草，在洞中摆放了比萨斜塔，并在斜塔上放置了一个妖怪。好像在用妖怪来表现未决、未知的问题。在山的上下，从山的右侧到山顶的路上，有蛇和蜥蜴、鳄鱼沿路前进。在左侧的海岸上，有士兵和印第安人好像在和妖怪对峙着。在左侧的海里放置了石头和贝壳。在四角分别放置了如下一些东西：左下方的钟，右下方的迦楼罗的面具，右上方的女人人偶，左上方则放置了一个乘船的印第安人。时不时地交谈，谈话涉及S来访期间发生的一些事情和想法。S比Th年纪大，所以有时会是以一种"我来教你"的口吻进行谈话。以后的每次也都是以相似的感觉来制作箱庭的。

图15-1的作品可以认为是表现治疗的开始，也就是说暴露出了S

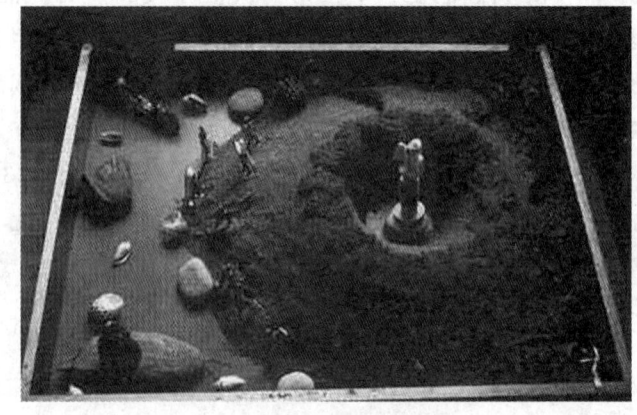

图15-1　第一次箱庭作品表示治疗开始

的一些问题。以 Th 的理解，这个箱庭作品海里放置的钟、贝等，表现了 S 内心所拥有的肯定性的母性及女性性。挖山所出现的妖怪，可以认为是否定的母性和未解决的问题的表现。而且这其中似乎也暗示了一些男性性的问题。从海的远处过来的美国印第安人和士兵，好像是在和妖怪对峙，但是这股力量可能还是有点儿微弱。因为美国印第安人以及西方化的士兵和日本的关系是很远的。朝着山顶进发的蛇、蜥蜴和鳄鱼，一方面也是和妖怪对峙的，但另一方面又属于和妖怪同样的"恶"，可能早晚都是要被征服的势力，也可以说是以毒攻毒吧。所有这些，表现出了一些带有攻击性的、野性的、本能的、未分化的东西，表明这之后的治疗中必须要把它们作为 S 的问题来对待。

（二）第二次

构图和第一次相似，做了一个中央有山的小岛。在山顶的中心部位放置了一座钟，在四面分别放置了两棵树、一个假面具和一个拿着酒壶的狐狸。似乎表现了钟被这些东西守护着的场景。在半山腰放置了迦楼罗的面具、大狗脸等假面具。显然，这些东西也像是在守护山顶的钟。四个角的海里面，左上放置了五重塔，左下放置了海龟、美国印第安人乘过的船和冰炭，右下方是佛像，右上则放置了印度的神。是一个"4"和圆组合的曼荼罗式构图，是一个明显表现"守护"的作品。

（三）第三次

一条河从左上斜流向下，将沙箱一分为二。在河上架起一座桥，在桥上放了上一次放在山顶的钟。在右上方的领域里的三个印度神把钟运到这里来，似乎想要把钟交给左下方的领域。准备要接收钟的是 ET，在 ET 身后是托枪准备射击的士兵。右上方的众神既像是保护 ET 又像是要加害 ET。在河上有两只船和很多鱼。桥的右上方放置了一个瓮，再右上安放了弥勒菩萨。作品表现了一种保护，似乎预示士兵接收到钟以后，在运送途中以防备遭到不测。

在第三次 S 的作品中，让人感觉过分使用了表示强烈的原型性玩具，如妖怪、钟、印度神等。Th 认为，可能这是强行打开自己的无意识之门的结果。

（四）第四次

一条蛇行的河将沙箱分成两个领域。在河岸上有比萨斜塔和钟，在河里放置了石头，上面有一只青蛙。左下方，有日本样式的房屋，并放置了瓮、老妇和狮子。左侧和

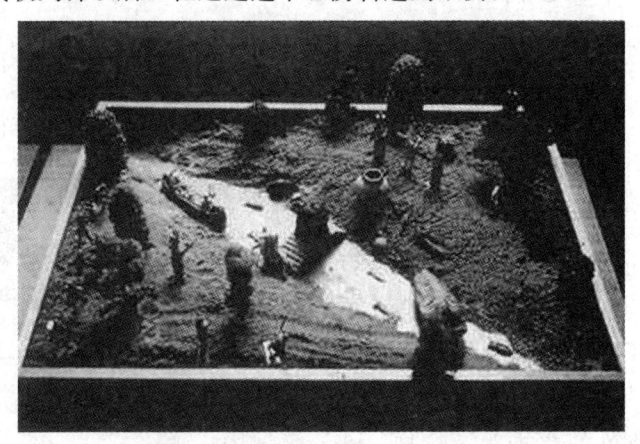

图15-2　第三次箱庭作品：钟的交接

上方有很多树和花。右侧则放置了印度神、女孩子、妇女等不同年龄的一些女性人偶。而且还有迦楼罗的面具、土器。左上方安放了在图15-2中出现的弥勒菩萨，右下则是地藏菩萨。在这次的作品里，第一次和第二次中出现的玩具被沿河放置，还放置了很多女性人偶的作品。

（五）第五次

中央做了一个花木繁盛的岛。周围的海里镶嵌了玻璃珠和弹子。海里放了三只青蛙和一些鱼，岸上有一只船。在岛上的森林里面放置了钟、迦楼罗的面具和拿酒壶的狐狸，松子和佛像也被放置其中，一只雕停在树上。为了看这些景象，一对老夫妇从船上下来正要走进森林里去。迦楼罗的假面具再三出现，关于它的意义，将在讨论中作进一步的考察。

（六）第六次

S没有制作箱庭，而是谈起了自己的母亲和丈夫。母亲因为跟随父亲到了欧洲生活而被西化。回国后，因为无法适应日本的生活，无法把欧式的思维方式和日本的思维方式结合起来，最终在内心的纠葛中去世了。丈夫身上有那种在日本很多见的大男子主义，也有些孩子气。

（七）第七次

第七次的作品如图15-3所示。这次的作品由五个池塘和四棵树组成。在上面树的前面放置了地藏菩萨，作品可以看成是由包括树和池塘在内的九个部分组成。在左下的池塘里，放置了双头蛇、老鼠和ET。左上的池塘里则放置了乌龟、石头和青蛙。中间的池塘里面放置了迦楼罗的面具、狐狸和假面具。

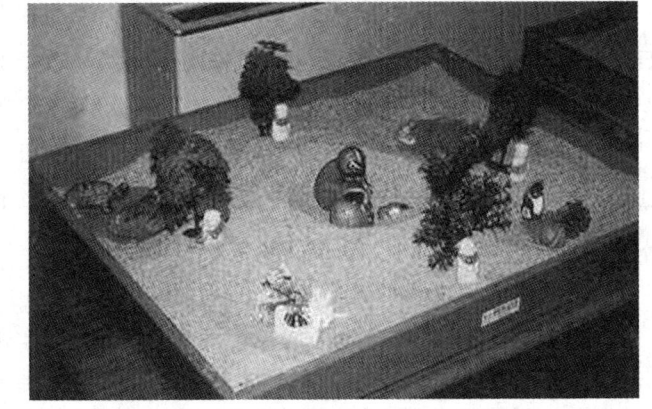

图15-3 第七次箱庭作品

右下的池塘里放着豆、核桃和松子。右上的池塘里则放置了青蛙。这些东西都互相对视着。做出了一个以"面对面"为主题的作品。背对着树的地藏菩萨面向正面。

（八）第八次

谈了丈夫的事情。S常常因为丈夫的梦话和鼾声而无法入睡，有时会叫醒丈夫。可是自从丈夫得了病，鼾声就算再吵，也只有强忍着，不再去叫醒丈夫。S感到自己就好像丈夫的女佣人一样在伺候着丈夫，感觉不到作为妻子与丈夫的平等地位。和Th的谈话主题由个人的不满而扩大到日本女性的丈夫观。这样一来，S试图去理解自己，然而却给人一种无可奈何的感觉。

（九）第九次

这次的作品里，四个角落里放

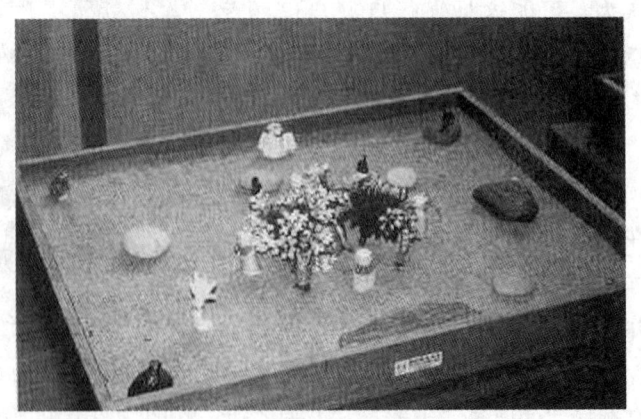

图15-4 第九次箱庭作品

置了青蛙，中间是圆形的，是一个曼荼罗式的构图。中间的圆形的中心是迦楼罗的面具，上面装饰了花。并且，有四个地藏菩萨和四个印度神在周围守卫着这个圆。在圆外放置了石头。在箱庭中间上侧的位置放了妖怪。而且，第一次把一只手放在了左下方的位置。这只手在这之后的箱庭作品中也时常被放上来，具体这是什么意思，Th 会在讨论部分再阐述。

（十）第十次

上一次出现的手和石头（两块）还有迦楼罗的面具被放在中央，感觉好像是对立面同时出现在这里。这是一个只有三个玩具（石头是两块堆在一起）的箱庭作品，很简单但感觉很重要。如果石头意味着身体，那么可以认为手、头、身体是相互分化的。虽然是分散的三个部分，却又像要互相统合一样靠拢。这次的作品是以三个部分如何建立联系为主题。也可以说，这三部分代表一种用来制约从心底发出的未知的、破坏的、本能的东西的手段。石头代表力量，手因为和技术有关联，所以代表控制，假面具则扮演了智慧的制驭力的角色。总之，给 Th 的感觉是，虽然看上去是一个很简单的作品，却包含了很多的意义。S 制作完之后的感想是"心情舒畅了"。而且她告诉 Th："这个迦楼罗面具和手很重要。"Th 也这样觉得，但是具体怎么重要她没有提到。

制作完成之后，略微提及了战争年代差点儿被美军飞机扫射致死而产生的恐惧。她说，那时候有很多朋友被杀死。像这样的战争体验被深深埋藏在这一代人的心里，多少有点儿跨越了个人问题的界限，可以说是一种外伤体验。在当时，S 所面临的，只是朋友在自己的眼前死去，自己的悲伤、恐惧，然而到了今天，"死"成了所有的人都要面临的事情，也已经上升为个人的切实问题。

（十一）第十一次

因为 S 的迟到，没能制作箱庭。S 和 Th 谈起了最近的腰痛、肩酸等身体的异常。她还解释说："通过上次的制作，虽然说觉得自己舒畅了很多，可是事实上问题还是像山一样堆积着，也许正是因为这些，才在身体上出了症状吧。"

（十二）第十二次

第十二次的作品和第十三次的作品相似。左上方放置了海龟，在这条对角线的下方，放置了灯笼。右上方堆了一座山，山上有一只雕，好像是在眺望全局。还在山里挖了一条隧道，有两条蛇、一只蜥蜴和两只蜈蚣正从隧道里爬出来。蜈蚣缠住了放在隧道正面的钟。在隧道的两侧有灯笼，还放置了船和玫瑰花。同时，与隧道里出来的动物对立着放置了那只手，像是要制约它们似的。在手的后面有迦楼罗的面具。蛇、蜈蚣和钟一起从地下钻出来。这里，如果说钟表现了女性特性里肯定的一面，那么缠绕在钟上的蛇和蜈蚣，则代表了女性特性里否定和本能的一面，即有关怨恨和性爱等内容。另外，Th 认为，这座钟如同道成寺的钟，包含了女性情感的意义。道成寺的故事是这样的：清姬爱上了僧侣安珍。安珍出逃，清姬化作蛇，不管到哪里都跟随着安珍。最后，安珍躲到钟里面，清姬则变成一条蛇，缠在上面。在这里，S 通过隧道里出来的东西来表示她的爱情以及她的爱情的破坏性和攻击性。

在第一次的作品里，除了爆发性之外没有表现出其他的东西，可是在这次的作品里，通过隧道把它们都一一表现出来了。也就是说，从妖怪和怪兽到蛇、蜈蚣的变化，表现了在制约之下可以表现自己了。

（十三）第十三次

这次的作品依然是表现了蛇和蜈蚣正从隧道里爬出来的情景。和第十二次最大的区别在于，多了左下方的白马，用牙签做了树，在中央的附近放置了钟，像是吊在树上。骰子、草鞋和树木的果实等等也被挂在上面。树横穿过河，如果把这棵树立起来，钟和其他的东西就可能会被吊起，然后垂下来。就这样，钟被吊在树上，表示了以钟为主题的制作告一段落。

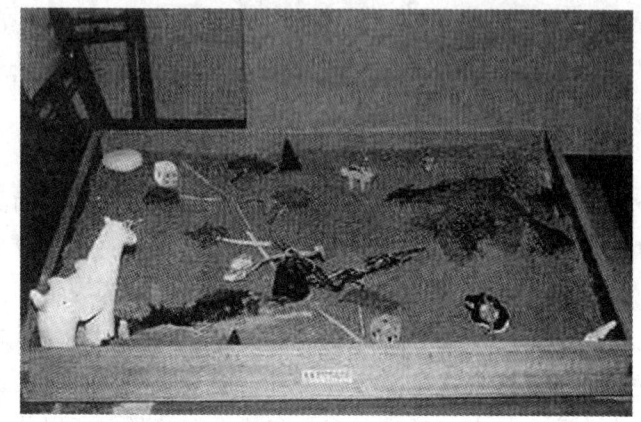

图15-5　第十三次箱庭作品

（十四）第十四次

左侧是海，左下方放了一驾马车，在中央附近放了海龟和贝壳，在贝壳里面放置了假面具和两只青蛙。左上方放了一匹白马。右侧做了一座山，中央是类似火山口的洞穴。在洞穴里有类似岩浆的东西（一个张着黑色大口吐出红舌的玩具）。火山口的周围放置了五个印度神和妖怪。一个女人被放在山顶，在半山腰有年轻男人和年老男人（如彩图7）。女人人偶给人一种好像是要投身于谁的感觉。年轻男人好像是和下面的红色马车有关系，而年老男人好像是和上面的白马（《西游记》中三藏法师的坐骑）有关系。

Th认为，这个作品表现出了S至关重要的主题。也就是，年轻男人引导她那青春期性的奔放一面，老人则是引导她冷静的、宗教的一面。事实上，不是让来访者在两者中选其一，而是让来访者面对这两种冲动，承认它们，并把两者很好地整合在一起，才是治疗师要解决的课题。

（十五）第十五次

这次S谈了自己的祖先的事。谈话内容是令人感兴趣的，也充满着戏剧性。但是，处于保护来访者隐私的原因，在这里就不详细记述了。知道她的祖先原来是一个藩的家臣之长，由于内部的骚乱而从藩逃亡，一直过着隐居的生活，直到明治维新。

（十六）第十六次

在这次的作品里，S使用了两个沙箱，和第十七次箱庭作品有些类似。左侧的沙箱被分成了陆地和海洋两个领域。在陆地，在左右上方放置了灯笼，还有天狗的玩具。在海上，放置了两个土瓮和手。两块石头的上面放上了假面具。再右下方是比萨斜塔。右侧的沙箱里，分别在左下方和右上方放置了龙和迦楼罗的面具，并且面对面地放置着。给人一种印象是，S表现了更带有宗教性的世界。如果说和第十四次箱庭作品的关系的话，感觉是表现了一个朝向左上方的世界。

（十七）第十七次

这次依然是在四角和中央放置玩具，做了所谓的曼荼罗构图。左下角放置了贝壳，贝壳上是手。右下角是迦楼罗的面具，右上角是龙，左上角是棉花（被看成是云朵），然后上面放置了雕。中央的圆形森林的下面是红树的果实，在树上也停着雕。从中央圆的左下到右上的对角线上放置了钟和牛。四角的玩具全都是力量强大的东西，并且是给人一种和变化有着很深关系的玩具，让人感觉是在为某种变化作准备。在这次的作品里，可以让人感觉到龙和雕的飞翔与挂红缨的牛，表示使大地摇动的东西之间的对比，也可以说是出现了以"天"为主题的箱庭制作。

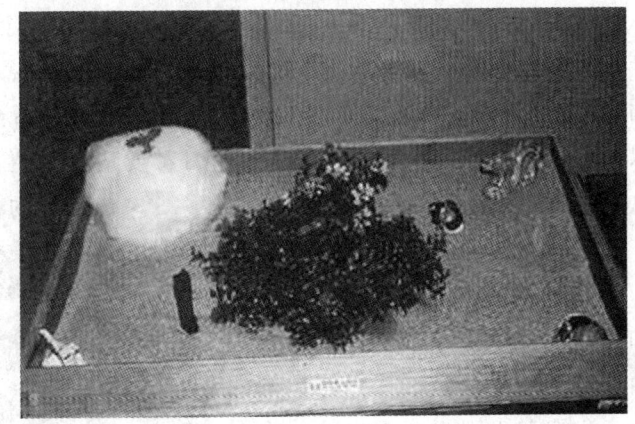

图15-6　第十七次箱庭作品

（十八）第十八次

这一次，和S谈了以前所制作的箱庭，也谈了她的母亲和女儿。特别是关于女儿的婚姻，她对女儿们都没有结婚表示不满，但另一方面，她也感到内心"有婚不结也罢"的想法。Th认为，她该如何接纳自己的婚姻，是一个主题之一。

（十九）第十九次

和第十六次一样，S这次也是用了两个沙箱。两个沙箱都分别表现了陆地和海洋，右侧的沙箱的陆地还有一点儿天空的感觉。在左侧沙箱的陆地上，放置了地藏菩萨、松塔、豆等等。地藏菩萨的前面放置了葫芦和一个放有木偶人的碗及一双草鞋。在岸上，放置了一些串珠、石头和贝壳，在海里放了载着手和假面具的船。右侧的海里放置

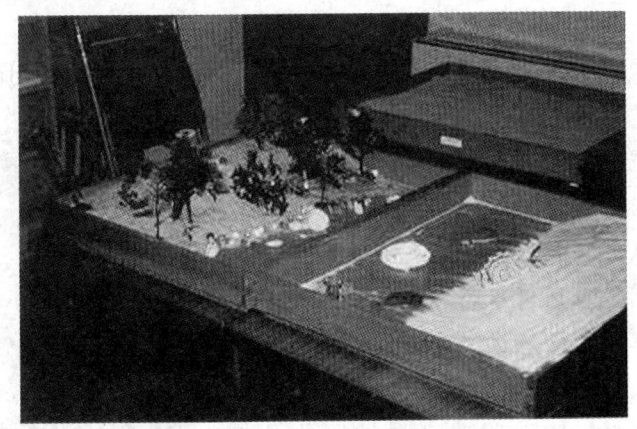

图15-7　第十九次箱庭作品

了蛇、鲸鱼和青蛙。在天空中有龙。Th感到，之所以用了两个沙箱，可能是为了表示海、陆、空这三个领域。

（二十）第二十次

这一次没有制作箱庭，只是谈话。S说自己充分理解了河合隼雄教授在演讲里提到的

"片子"。她说"片子"的故事和自己的母亲非常类似。她的母亲因为长期居住在欧洲,被西化,回国以后,没有能够适应日本的文化。一直到去世都没有能够接受日本文化,老年以后非常可怜,最后怀着遗恨去世。

因为S家附近有人悬梁自杀,S便叫来尼姑驱除妖魔。那个尼姑看上去有相当的悟性,来到她家,正谈着的时候,尼姑突然叫起来,说"这个家里有幽灵",还指着走廊的墙壁说:"看到幽灵了!"顺着方向看去,确实好像看到了母亲。又因为想到自己的家是在以前的坟墓上建起来的,于是她每个月都要请这个尼姑来家里驱一次妖魔。Th虽然感到这有点儿不可思议,但也觉得尼姑给了S一定程度的精神支持。

(二十一)第二十一次

左侧放置了迦楼罗的面具,犹如守卫、监视、控制着右边的东西。右侧堆了一座被树和花包围的山,犹如在表现无意识中的什么东西似的,放上了各种各样的东西。在半山腰上,放置了陀螺、放倒的手、容器和吐着红舌的嘴。山顶上有怪兽和大猩猩,还有一张一半红一半黑的面具。还有一张色彩鲜艳的长条纸。好像是第一回出现的妖

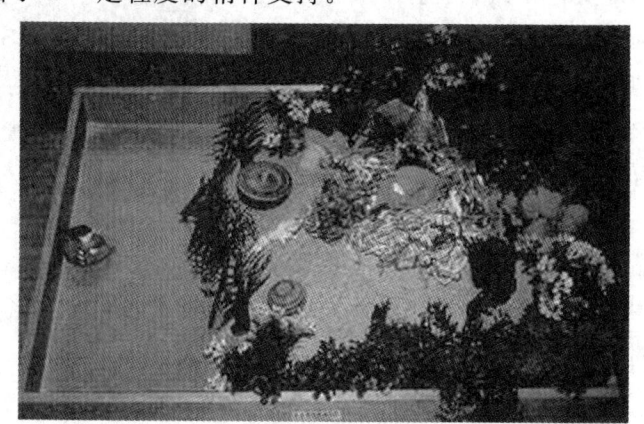

图15-8 第二十一次箱庭作品

怪在这里被换成了脸和纸条。鲜艳的程度是不是在强调一些情感方面的东西呢?

(二十二)第二十二次

这一次,一开始先是谈话,然后用了几分钟时间制作箱庭。谈话还是继续着第二十次的内容。S说:"偶然和尼姑相遇,尼姑告诉我说我的家里有幽灵,有必要作祈祷。"这样就不知道该怎么办了。然而事实上S又说确实在墙上看到了自己母亲的幻影。因为不明白该怎么办,于是到高级餐厅去大吃了一顿。说自己心烦意乱的时候,吃一顿或者冲动购物什么的,可以缓解一下心情。

图15-9就是这次的作品。在正中央放了一只手。这只手代表着她

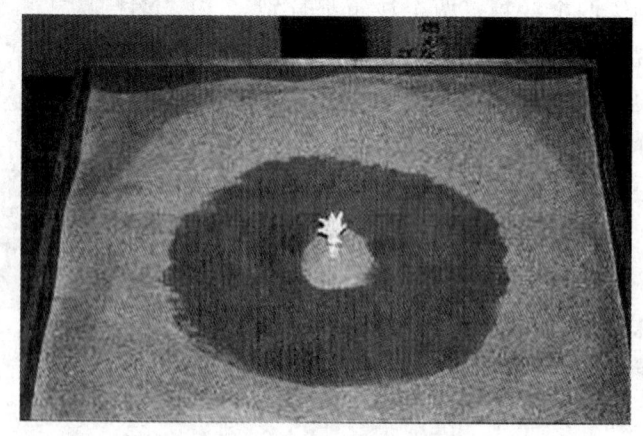

图15-9 第二十二次箱庭作品

自己,说表示自己的弱小。虽然她自己说这只手是弱小的,可是Th却联想到日本有一句"细腕一只带大子女",表现母亲强大的手臂的话。

想想看，手确实可以用来表现柔弱的自我像。例如，受虐儿会在画画的时候用手来表现自己的弱小。她的这只手，虽然也是表示弱小，但是也表示出直到今天这只手扮演了制约内心冲动和不断上涌的未分化的东西的强大作用角色。Th 认为，像这样能用如此畅快的形式表达自己，可能说明在她已经很安定的内心中，开始萌发弱小的芽儿。

（二十三）第二十三次

感觉是第二十一次的右侧的扩大。沙箱全体被树木和棉花（像云雾一样）覆盖，在树下还有蛇。中央像火山口一样，一个挖到底的洞穴。架着一个梯子，可以一直下到底部。在底部，红黑各半的脸和怪兽对立着。在洞穴的上面，左侧放着陶器的蛇和迦楼罗的面具及一双草鞋，右侧放置了陀螺和松塔。

如前面所讲，这之后还在继续着箱庭的制作，但是考虑到在这里可以告一段落，所以这次只报告到此为止的治疗经过。

第三节　讨　　论

一、关于见面的过程

这次报告的是到第二十三次为止的情况。整个教育分析过程一共进行了五十多次，所以说这次报告的只是全过程的一半，全过程共用了三年半的时间。之后的箱庭制作，基本上是按照一个月一次的原则不规则地进行着。

这 23 次见面，S 都表现了一个主题，象征了内在的精神内容。但是，想在现实生活中解决这些精神方面的问题，是需要更多时间的。所以，不单单是持续治疗的时候，就算在治疗结束之后，这也还是一项要用一生去努力的工作。在这一个案治疗结束六年左右之后，S 的一个女儿结了婚，在工作方面也获得了一些成绩。

虽然有上述事情的存在，本过程还是表现出 S 本人与从内心深处冲动着的、涌上来的东西之间的对决姿态。说得更确切一点，治疗者多少感觉到了 S 面对正在进行中的格斗突然被终止而引起的后悔的残存。

从总体来看，S 在箱庭的制作过程中多使用了妖怪、钟、假面具、菩萨和蛇等具有原型心象的东西，给人感觉有点儿过于表现了原型心象。这也可以理解为是过于直接地表现了自己的无意识及自我的弱小。但是，在本案例中，像这样考虑也许会更妥当：由于考虑到 S 有过箱庭制作的经历，所以，无意识的内容会比较容易外露。她以前制作的箱庭作品也带有冲动性，追求一种刺激性。所以 S 这次与治疗者见面的目的之一也是要抑制这种渗出。而且，在第二十次治疗时，她谈到了在墙上看到了母亲的幻影，这表现出 S 在无意识中是一个很敏感的人，会体会到一些不可思议的事情。换句话说，她的自我比较容易被侵袭。

治疗者把这 23 次的制作分成两部分来考虑。第一次到第九次可以看成是初期。这个时期，在治疗主题被显示出来的同时也涌现出了很多原型心象。如图15-4所示，这种印象的涌现有一点儿收缩的迹象。但事实上并没有那么简单，那些本能的、冲动的东西还在蠢蠢欲动，这些都在迦楼罗的面具和手的控制作用上表现出来。这一点在第一次手的玩具被摆放出来的时候也有所表现。治疗者认为手的出现是非常关键的一点。

中期是从第十次到第二十三次。在这一时期比较重要的表现，一是从第十三次之后就不再摆放钟，二是在第十四次的作品（如彩图7），以及图15-8、15-9中所象征的东西。

关于钟，将在后面详述，S在作品中不再放置钟的行为，在这里其实是表现出了钟所代表的问题被首先克服了。

第十四次的作品颇有意思，是一个关于走向左上方的马还是走向左下方的马车的选择问题。可以认为，青年期的动摇与选择是一个很大的课题，然而中年期向老年期的过渡时期的选择，是一个更大的、更困难的课题。这是因为，像通往左上老人在等待着的这个主题，可以看成是一个宗教性的主题。宗教性的主题自然而然和"死"这个主题有所关联，代表向天上飞翔。选择向左下，也就是选择乘上红色马车，那其实是表现了一个情感的世界、年轻人的世界。我们可以认为，这个选择不但是只选其一，而且，没有被选择的主题不会被消灭，而是被抑制到底层了。确实像彩图7所显示的那样，在火山口里岩浆被烧尽，但这并不代表这个问题被解决了。所有这些，仿佛都暗示了S的问题的困难程度以及为了解决这些问题需要很多时间。

图15-6和图15-7所显示的主题也很有深意。治疗者认为图15-7是图15-6的展开。在图15-6里，在左上和右上分别放置了可以在天空中飞翔的东西，在中央，重要的红色的果实被安置在树丛中被树环抱。左上有一只雕，树上也有一只。这好像是表现了已经做好了飞跃的准备。而在图15-7里，表示出了海、陆、空这三个世界，犹如在自由飞翔。龙在天上腾空，鲸和鱼在海里自由地游泳，在底部横着一条白蛇。在陆地上，树木繁茂，在中央安置了地藏菩萨，在地藏菩萨的前面是草鞋，似乎是表示在陆地可以自由活动。

在图15-8里，更多地表现了一些栩栩如生的东西。这些都处在迦楼罗的面具的控制之下。

终结期这次没有能够详细报告。因为在这一时期，一方面S还有着内在问题没有解决，另一方面这些问题和外部世界的关系还需要进行更好的整理。

二、关于使用过的玩具的含义

在制作过程中S使用了很多玩具，把这些使用过的玩具的含义一个一个都弄清楚是不可能的，下面就这个案例中治疗者认为比较重要的三个玩具作一下阐述。

（一）钟

第一个重要的玩具就是钟。到第十三次为止，钟一直出现在S的箱庭作品里。第一次是在石头上（左下），第二次是在中央的洞穴里，第三次是在桥上，第四次是在河岸上，第五次是在森林里。第七、九、十次没有放置，第十二次是从隧道里出来（从第五次的森林里出来），第十三次是被吊在树上。钟被吊在树上这一表现，给人一种到一段落的感觉。这只钟的含义如果用一个词来表达的话，那就是母性。

关于钟的意义，治疗者有三点考虑。一个是韩国民间故事中的寻母的钟声，一个是道成寺的故事所表达的女性的怨恨，还有一个就是除夕夜的钟声。在这里详细介绍一下。

在韩国，有一个叫做"Emile"的钟的故事。Emile的钟是新罗第三十五代的庆德王所铸。这个钟因为太大了，总也铸不成。有一天，天上的使者托梦给铸钟的领头师傅，告诉他：如果用九岁的女童做成一个人柱的话，钟就能做成了。第二天，领头师傅就把这个梦告诉了和尚。有一次那个和尚化缘的时候，有一个母亲走近他，说自己没有什么能给和尚的，所以把自己的女儿供奉给和尚。和尚还记得那个领头师傅的话，于是他就收下了这个小女孩。

大师傅在僧侣们祈祷的时候，把小女孩投进了熊熊燃烧的火炉。这时候，正如那个天上的使者所说，一口大钟就铸成了。而每当敲响这个大钟的时候，都会发出小女孩"E-mile"的哭喊声一样的声音（Emile是妈妈的意思）。这个故事，一方面表现了抛弃女儿的母亲那否定的母性一面，同时也表现了作为女儿就算受到这样的对待也仍然在寻找母性的要求。另外，这个牺牲的少女正好九岁，也表现了一些意味深长的意思。可以解释为在青春前期，作为女儿首先是想离开母亲，但实际上，是在心底有一种渴望母亲的愿望。

另外一个道成寺的钟的故事是这样的。一个女孩爱上了一个和尚。和尚拒绝了那个女孩，可是女孩并不放弃，而化作一条蛇不停地追着和尚。和尚最后没有办法躲到了道成寺的钟里。那女孩走近那口钟，再次变身为蛇，卷住大钟，想要把大钟吞下去。这是一个表现女性对男性的怨恨和热情的故事。

在日本，在除夕夜里，要敲响除夕的钟。这是因为在除夕夜里，人们要击钟108次，从而除去108种烦恼，迎接新的一年，这也就是所谓的死和再生。广义上这和母性有着关联。钟可能包含着这些意思吧。第十三次，钟被吊在树上，这可以说明在S的心里萌生了一种安定感。

（二）面具

在这个案例中，面具被多次使用。天狗的面具、东南亚购买的面具、迦楼罗的面具等等。还有一些在这个报告里没有显示，是在以后，S还用了治疗者的面具（实际上是模仿治疗者的脸做的面具）。在这里，想就迦楼罗的面具作一下分析。在第二十一次（如图15-8）中，迦楼罗的面具被放置在左侧，像是控制着右侧的东西，代表了一种强大的力量。而且，这个面具已经在第一次（如图15-1）的作品中出现在右下角，是对于S而言很重要的象征。而事实上，S自己查找了关于迦楼罗面具的资料，并且这样向治疗者作了介绍："迦楼罗的身体是人，而脸却是鸟。在奈良的兴福寺里，迦楼罗是和阿修罗恶神、夜叉并列的天龙八部众之一。起初是释迦牟尼的邪魔，但是后来变身，成为了释迦牟尼护卫者。"据说常常吃恶龙，担当着警卫的角色，拥有魔力。治疗者也认为迦楼罗代表了守卫制作者的力量之一。另外，迦楼罗的变身，带有S变身的意味，所以迦楼罗的面具经常被使用。

(三) 手

自制的手从在第九次箱庭作品中被使用以来，在第十、十二、十六、十七、十九、二十一、二十二次的作品以及后半过程里几乎次次被用到。这个手有很多种含义。例如：(1) 技术；(2) 用手表示全身，因而表示自我像（特别是第二十二次的作品）；(3) 表示停止。S在制作过程中没有特别说明什么。由手可以联想到的，一个是诞生的时候要按一个"手印"来证明今后的成长，这也是表示了那个人本身的存在；另一个就是作证时按手印证明自己。另外，也有许多关于受虐儿童会描画孱弱的手的报告。

对于盲人，手的触觉起了重要作用。也就是所说的摸索，即用手去探索。还有，可以联想到新生儿用手抚摸母亲的脸，来确定母亲的存在。这其实不仅仅是确定实体的存在，对于人际关系的发展也有很大的作用。不仅仅是手，治疗者还注意到手上戴的手表。S解释说："时间有计时形式上的时间和表示时间特质的时间。这个手表与其说是表示形式上的时间属性，不如说是为了表示历史的、命运的特质的时间属性。"

三、关于更年期的主题

50岁是从中年向老年初期过渡的时期。进入老年以后，"死"的主题会变成人生的中心，可是，"死"这个主题对S来说还有点儿为时过早。虽然正在告别中年的活跃，但是还处于相对活跃的时期。因此，这个时期的任务是完成中年时期没有完成的事情，为老年期作准备。在本案例中，可以认为是对这个时期的母性、宗教性、爱情、无意识的整理等。

(一) 母性

母性是这个案例的主题，这在钟、妖怪和菩萨等处都有所体现。钟的交接，其实就是世代的交替，也就是S的母亲和S之间的问题，向S和S的女儿之间的问题的转移。在第十三次的箱庭制作开始以后，S谈到看到了自己母亲的幻影。最后钟被挂在树上，母性的主题并没有告一段落。对于中年期来说，母性的问题依然是一个重要的主题。这也许是日本特有的，因为在日本，丈夫会寻求一种母性的东西，所以使得在夫妻关系中很需要从妻子那里获得母性。

(二) 宗教性

从第十四次开始，向天空飞翔成为主题。但是在第十四次中，也表现出了情爱方面的东西向左下方飞翔。在图15-7、15-8中表现出来的宗教性，在S的内心是怎样统合在一起的，留下了一个很大的课题。在现实生活中，也时有尼姑来访。S也曾说，尼姑对她说"你可以当尼姑的"的话。先不说是不是可以当尼姑，这一点确实表现出在S身上已经酿成了一种宗教的气氛。

翻译：张羽宁　校正：张日昇

第十六章　对一个缺乏持续动力青年的箱庭疗法
（治疗者：樱井素子）

在这里要向大家介绍的太郎（以下称 CI），是为了接受箱庭治疗而前来拜访治疗者（以下简称 Th）的。CI（28岁）当时正在某大学读研究生预备课程，为研究生入学考试作准备。最初，CI 讲述到："自己不能充分和自己的内心世界对话，希望能通过这种对话方式进行自我的重新构建。虽然有这样的进取心，可是不知道为什么就是无法爆发出持续的能量。希望通过箱庭的制作，一边和自己的内心对话，一边不断发掘自己的内心世界，探索自己的心灵深处，以期实现自我的重新构建。"在两年的时间里，他对治疗非常热心投入，前后共制作了 49 个箱庭作品，自我得到了成长。在这一过程中，治疗者所追求的，是让作为箱庭制作者的 CI 在安全可信赖的氛围中自由地表现自己的内心世界。

箱庭疗法的基本，是以治疗者与来访者的人际关系为母体，在此基础上所产生的一种表现形式，简单地说，就是以荣格所说的心象为前提。心象，就是把意识和无意识、内界和外界交错时所产生的视觉性影像捕捉下来的东西。另外，由于在箱庭疗法中，来访者和治疗者的关系是一种包含了意识和无意识的关系，来访者与治疗者在箱庭制作过程中基本上没有语言的交流。但实际上，两者之间非语言的及内心世界之间的交流却非常多而且细腻。这就对治疗者的人格有很高的要求，虽然表面上看治疗者似乎什么也没有做，但内心的能量却在全速地运转着并支援着来访者。

下面，让我们按照顺序来回顾这些表现 CI 心象的箱庭作品。因为 Th 曾经从荣格心理学的观点出发研究过《乌龟的心象与意义》，所以在这个案例中，Th 以那些放置了乌龟的箱庭作品为中心，一边观察乌龟的动向，一边注视着整个箱庭的走向。后来（五年后），当 Th 向 CI 谈起自己对乌龟的兴趣时，CI 亲自就每一个乌龟的意义作了说明，加深了 Th 的理解。所以，在本记述中出现的关于乌龟的印象和意义的叙述，皆出自 CI 自己的说明。

关于在箱庭中所表现出的 CI 的主题，CI 自己认为是与内心世界的对话，也就是关于自我、关于心理成长和关于女性这三个主题，不过除此之外还可以看出一些其他的主题。

第一节　个案介绍

一、家族

CI是独生子，一直和父母同住。祖父是寺庙住持，父亲作为长子本应继承家业，却把继承人的位子让给了叔父，现在医院做行政工作。CI没有见过祖父，但祖父在乡下的寺庙的情景却深深地印刻在他的内心深处。母亲是家庭主妇，20岁的时候离开九州来到关西，第一次见到了自己的生母。外祖母一个人生活，但却常年住院。CI从中学时代开始就没有了和外祖母的交流，在本箱庭治疗期间外祖母去世（参照第三十六次箱庭）。

二、成长史

在治疗过程中，CI非常投入箱庭制作，但话语很少，基本上没有提及自己的童年，只有一次冒出一句"自己在幼儿时期有过问题"，可是没有说明具体是什么。在初中、高中时代，CI是一个非常活泼的孩子，在学校非常活跃。高考三次落榜，随后考入有名的私立大学，毕业后，通过函授教育取得了小学教师的执照，那时的梦想是教孩子们手工制作。CI现在的专业是精神人类学。

三、临床表现

初见CI时，他表情呆板，认真严肃，话很少，感觉是那种静静地跟在别人后面的人，让人隐隐感到有一种焦虑和不安全感，但在箱庭疗法过程中却没有提及自己的焦虑不安。五年之后，CI承认当时自己真的非常不安。那是一种什么样的不安呢？这种不安的产生和母亲有关，是一种相当深刻的不安。但具体是什么，治疗中却没有明显地表现出来。

四、治疗状况

初次治疗时设定为每周一次，每次50分钟。由于CI经常沉浸于制作，以至于有时不得不延长治疗时间，制作时间将呈现在日期后。

治疗是在大学的心理咨询室进行的，在大学放假期间治疗中断。除此以外的中断，则是因为CI的原因，有时候CI会因早上起晚了而改变时间或者取消治疗。

第二节　治疗过程

一、箱庭制作

（一）第一次（某年5月14日，50分钟）

CI在右上方很郑重地摆放了教堂，右下方制作了一个牧场，在围得严严实实的栅栏里，放置了抱着小羊羔的老人、四只羊、母牛和牛犊、筒仓、正在劳作的男人。在房屋排列的地方放置了一对男女。中上方放一个池塘模型，一侧是鸭子母子，左上制作了森林，最后装饰了一些花。这次完全没有接触沙，每一样东西的朝向都是在经过仔细斟酌之后才放在沙箱里。放置大量的花和他那细心的表情，表明了他温顺的性格。CI 说："这是相互致意的箱庭，关系亲近的男女在路过时互相打招呼，想通过箱庭表现出很多自己的事情。"

这个最初的箱庭表现了很多东西，有很多值得注意的地方，特别是在上方的池塘和右下牧场中抱着小羊的老人。实际上，CI 曾经说过："很让我放心不下的是放在栅栏里抱着小羊的老人。觉得这个老人掌握着预言似的东西，和我的心相距甚远。"

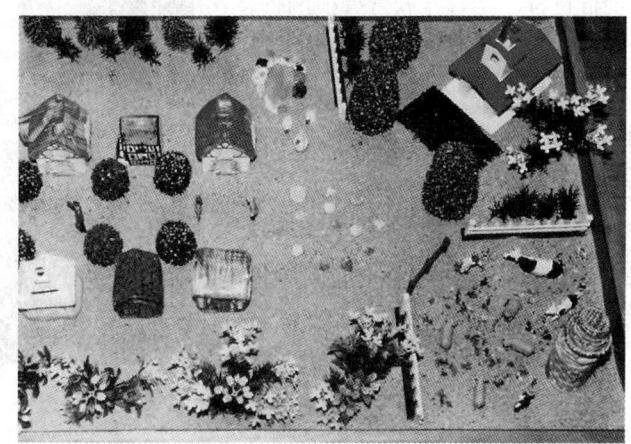

图 16-1　第一次箱庭作品

（二）第二次（某年 6 月 20 日，40 分钟）

CI 告诉 Th："佛像有重大的象征意义。"接着讲了祖父的寺庙和父亲的故事。"自身的能量还有些微弱，没有生存的榜样"，CI 边说边露出了凄凉的神情。作品中那棵被小心围起来的高大的树，是有很大能量的生命之树，可以认为象征了 CI 内心的中心——自己内在的成长力量。另外，在钟放下之前，CI 轻轻地在耳边摇了摇，那专注的样子，更让 Th 确实地看到了 CI 心中母性的存在，也可以认为是在内心深处呼唤母性的存在。

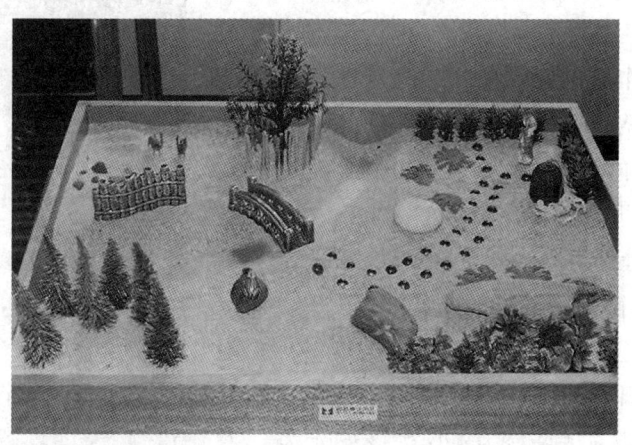

图 16-2　第二次箱庭作品

（三）第三次（某年 6 月 27 日，45 分钟）

这是一个有着安详氛围的箱庭作品。坐在左上方石头上的禅僧，恋人关系的两只青蛙和池塘，完全放养并享受自由的羊群。

（四）第四次（某年 7 月 4 日，50 分钟）

"这是我向往的城镇，一座与自然、与人和谐统一的且有着丰富内心世界的城镇。自己一边领会自己内心的平静安详，一边仰面躺在池水干净的池塘边，用书盖住脸，香甜地睡觉。"CI 这次聊起了自己从高中时代就开始拉的小提琴和对巴赫作品的喜爱。

（五）第五次（某年 7 月 9 日，70 分钟）

CI 用积木精心搭起一座建筑物。这座美丽的建筑物建好之后曾两度坏掉，第三次才建好，可以说是 CI 的苦心之作。连 Th 也忘记了时间已过，一直在欣赏着他的创作。CI 也说："做这座建筑物可真是费尽力气了。这是一座古希腊式建筑，做好后，连自己都感到了那种单纯的美。虽然在这座宫殿里没有出现人，但却存在着一些什么。"CI 还说了一些有关母亲的事情。让 Th 觉得他的母亲很会照顾人。不过，也许并不能说这样的母亲就一定母性丰富。

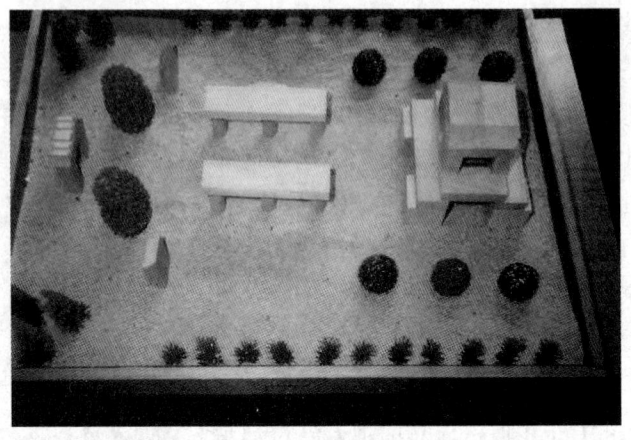

图16-3 第五次箱庭作品

（六）第六次（某年 7 月 17 日，105 分钟）

继续上一次的样子，放下又拿起、注视、思考，一次次地修改，终于制作了一座城堡。在一边观看的 Th 都感觉筋疲力尽了，但看着他热心制作的样子，Th 怎么也无法中途宣告结束。CI 说："上一次和这次都有一种想建一座建筑物的欲望，所以，从一开始就打算制作这样的城堡和城镇。"

（七）第七次（某年 7 月 24 日，30 分钟）

"弹钢琴的小女孩才十岁，看上去有些寂寞。想制作弹钢琴的小女孩可以看见外面的一扇窗户的情景。"CI 一脸快乐的表情。

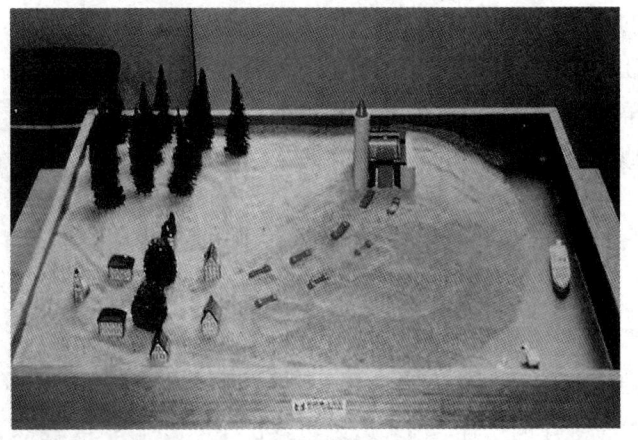

图16-4 第六次箱庭作品

CI 谈起了昨夜的梦，自己站在玩具架前告诉 Th："多了很多新玩具啊。"而实际上，两天前确实放进一些新玩具，这也许表现出 CI 开始朝着一个新的方向进发吧。这是在作品中第一次出现少女的形象，给 Th 留下了深刻印象。

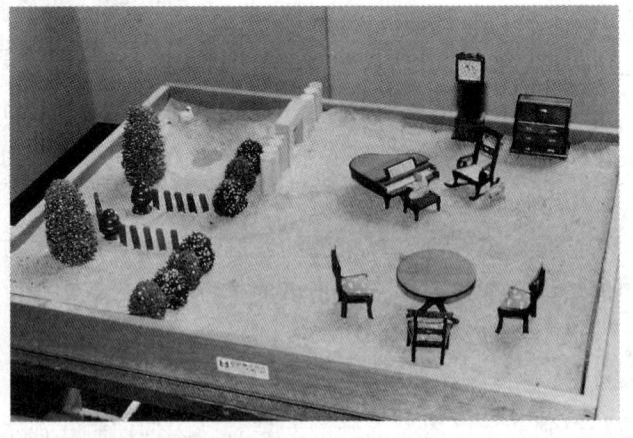

图16-5 第七次箱庭作品

（八）第八次（某年 8 月 1 日，70 分钟）

用绿色的小积木做枕木，火柴做铁轨，可谓做工精细。"左右延伸的铁轨跨过了一个相当长的距离。这辆列车刚刚到车站,正在等候发车。"

（九）第九次（某年8月8日,40分钟）

充分地触动沙,并制作了以饮水场为中心的动物乐园。他说自己多少有了些精神,早上也起得很早。最近CI没有迟到,也没有取消治疗,CI说从现在起要和朋友一起练习网球。治疗结束后,CI便拿着球拍心情愉快地走了。

（十）第十次（某年8月15日,55分钟）

"这是王宫的中庭。王宫的典礼马上就要开始了。"在中央的池塘里有喷泉,靠近自己（位置似乎不清楚）这边有门和铁栅栏。军乐队的喇叭声很嘹亮。在左上方的树阴下面,一只松鼠静静地看着这一切。

（十一）第十一次（某年8月22日,70分钟）

"为了寻找动物们必需的东西,军乐队正要出征。不知道具体将是一段什么样的旅程。在这个箱庭

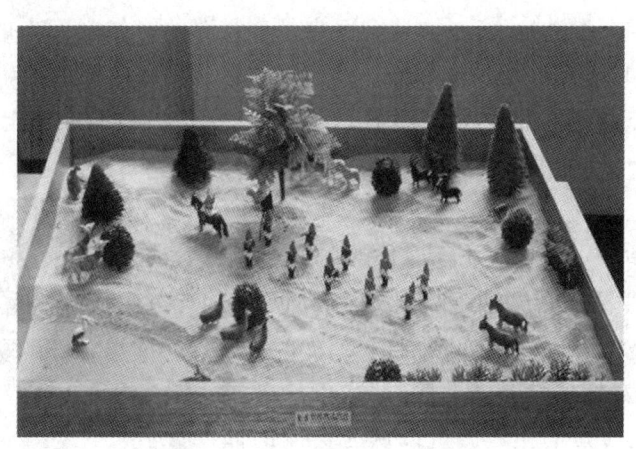

图16-6　第十一次箱庭作品

里,猩猩（左上）是一个重要的存在,是动物们的代表。能看出动物们对于为自己而出征的军乐队怀着希望而又不安的心情。"一片苦心的最后,是不是能找到什么方向呢?

（十二）第十二次（某年9月4日,30分钟）

"这是一位侦探（离自己很远的存在）的房子,他继承了一块很大的地产。这位侦探兼具活动性与教养,是一位理想的男性。"放置了一架直升飞机,要开始空中的探索了。

（十三）第十三次（某年9月13日）

"中间的树是生命之树,下面是生命力的广场,这个生命力象征着一种自发的力量。饮水场是生命之泉,动物们的乐园。岩石（右上）是哲学的象征。岩石上的猩猩是智慧的象征。雕是力量的象征。石门（左上）是通往未来之门,想通往未来之门的人都要在这里一试。松鼠站在两条路岔道口的正中间。到现在为止一直是拼命地制作箱庭,可是现在开始想要表达自己内心的东西,今天有一种上了一个台阶的感觉。随着现实中自己的改变,作品也会改变啊!"CI这样说。

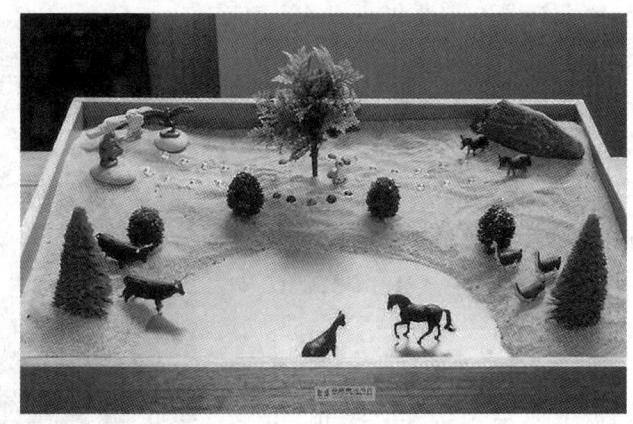

图16-7　第十三次箱庭作品

（十四）第十四次（某年 9 月 19 日）

"想做一个石院，可是总感觉庭院整体还不是那么考究。看来做一个考究的庭院，不花时间不行啊。"CI 说完后，有点儿苦思的样子。

（十五）第十五次（某年 9 月 25 日）

"放上一尊如来佛像之后，完成了整体的构成。池塘和山表现了佛教世界。因为祖父净土真宗的寺庙使得自己对佛教产生了兴趣。"CI 站在玩具架前，马上就发现了如来佛像，激动地说道："这个回来了！需要的时候就回来的啊！"从其他箱子里取出一些白沙，加水弄湿并细心地做成一座山。"地基如果不圆的话，不管做什么也不会圆的。"他用手一点点抚摸着做成这座白山，并好几次把白沙撒在山上（如彩图 8）。这个行为到底意味着什么呢？CI 对制作的专心让 Th 无法发问。当听到"地基如果不圆的话……"的时候，Th 的脑海里突然闪出 CI 幼儿期（地基）的问题。放置在中心的如来的两侧做了池塘（女性）和山（男性），这也许会成为今后的主题。可以认为美丽的如来像是母亲的替代品。松鼠（可以认为是 CI）已经真正站在起点上，我们期待他今后的发展。

（十六）第十六次（某年 10 月 9 日）

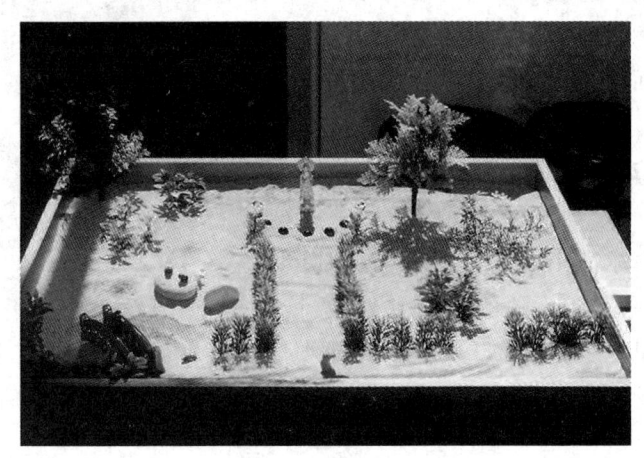

图16-8　第十六次箱庭作品

"如来的前面有一条路，在路的入口有一只松鼠。"这次的松鼠与其说是对着如来，还不如说正在徘徊。第一次出现一只小乌龟，今后要注意乌龟的动向。"乌龟是我喜欢的动物之一。在意识里乌龟自身没有特定的含义。本来是想制作一个细致、安详的寺庙和庭院，做好之后看看，觉得还是有点儿华丽。"CI 用沉着的语气说。

（十七）第十七次（某年 10 月 16 日）

"这次做的是慈照寺庭院里的山和池塘，是值得思念的寺庙。"

（十八）第十八次（某年 10 月 23 日）

"这次，所表现的是一个我想独处的空间。练习钢琴、读书，还有自然。虽然乌龟在意识上没有什么

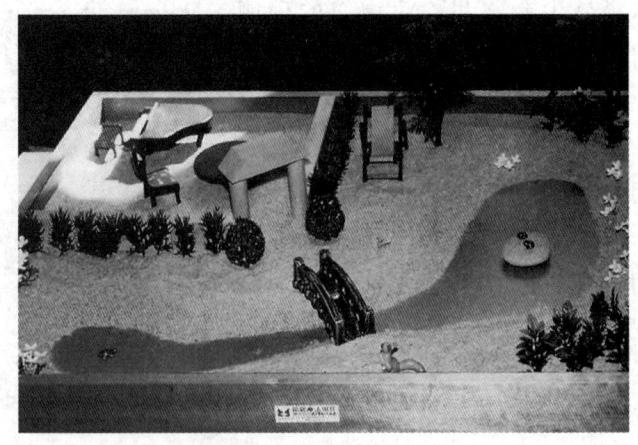

图16-9　第十八次箱庭作品

含义，但是这里面如果没有了乌龟，又会显得孤寂。"

（十九）第十九次（某年11月6日）

一条大河把领域分成左右两块。"动物们因为要喝水而聚集在一起。没有肉食性野兽的威胁，动物们生机勃勃地生活着。"

（二十）第二十次（某年11月27日）

正中间有一个葫芦形状的池塘，上面架着一座桥。桥上有一对男女在谈话。池塘中有一只小乌龟。左上方制作了一座很高的山。

（二十一）第二十一次（某年12月15日）

在左右分开的宽阔河面上撒上了玻璃球。在河的右岸有一个修女正走过来。小乌龟正从水中朝右岸的方向往上爬。

（二十二）第二十二次（某年1月16日）

"想做一个日本庭园。在院子里做茶道的女性，我是将其视为我理想中的恋爱女性。池塘中石头上的乌龟没有具体的含义，只不过是点缀庭园整体感的一个突出点，但小乌龟有更高的敏感度，预知力也很强。"和上一次相比，这次的作品出现了带有更多现实意味的、穿和服的女性，箱庭稳重而华丽。在这之后的箱庭，都会出现各种姿态的女性。CI在渐渐地朝向自己的内心世界，在和自己内心世界的女性相遇的同时，在现实中也与多名女性相继见面或约会。

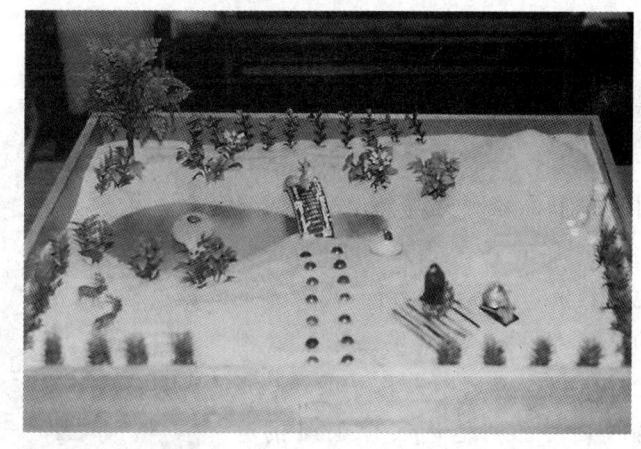

图16-10　第二十二次箱庭作品

（二十三）第二十三次（某年1月22日）

"昨天，通过音乐和一位女性有了人格上的交流。这个箱庭表现了我和女性的关系，是我以前就追

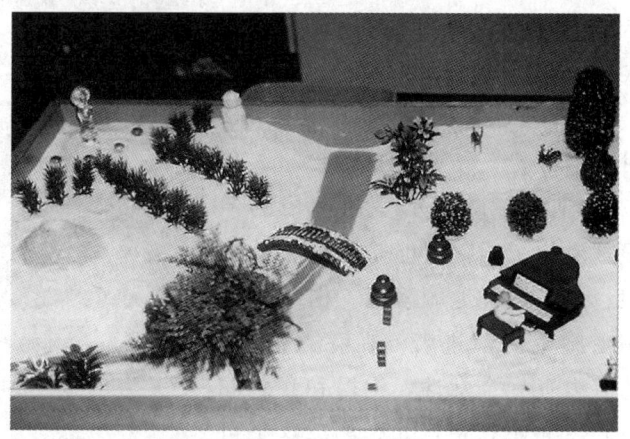

图16-11　第二十三次箱庭作品

求的那种男女关系。这尊菩萨像，代表了音乐升华到最纯粹的结晶。另外，还有祈祷二人通过音乐的交流达到人格交流的含义。在见这个女性的前一天我做了一个梦。梦中她穿着一条白色的裙子。虽然她是拉小提琴的，但与她在文学和艺术方面也都很谈得来。昨天，突然在乐器行见到一年没见的她，竟然也穿着白裙子，她仍然继续着小提琴的练习，也很

有长进。"我觉得，因为这次人格上的互相接触，也许是心理作用，让CI开始表现出了男性性。在这个箱庭中，由于女孩用钢琴奏出乐声，使得他从内到外开始渴望交流。

(二十四) 第二十四次（某年1月29日）

在中心处做了一个圆形的池塘，在池塘的中间放了一匹马。上方是如来像，如来的右边是女性和松鼠。

(二十五) 第二十五次（某年2月19日）

"这次因为很累，所以制作很是吃力。在我的心里，有灯在照着什么东西，我在看着中心的那一盏。脑海中浮现出了匹诺曹，多少有点儿孩子气的我。那意味着自己可以和同样有点儿孩子气的女孩保持一种关系，但却没有形成那种真正的关系。如来是我的精神象征。"

(二十六) 第二十六次（某年3月11日）

"在此之前，一直是如来作为主角登场，这次换作了地藏，现在对于我来说地藏更适合。钟代表了影响内心的各因素之间的协调。"他接着说，"渐渐看到了代表方向的路。"然而在现实生活中，CI刚刚在研究生考试中失利，正处在低谷时期。看到他确实很艰难的样子，Th却找不到更多安慰的话语。这是一个从第十五次起反复做过几次的固定式样的箱庭作品。

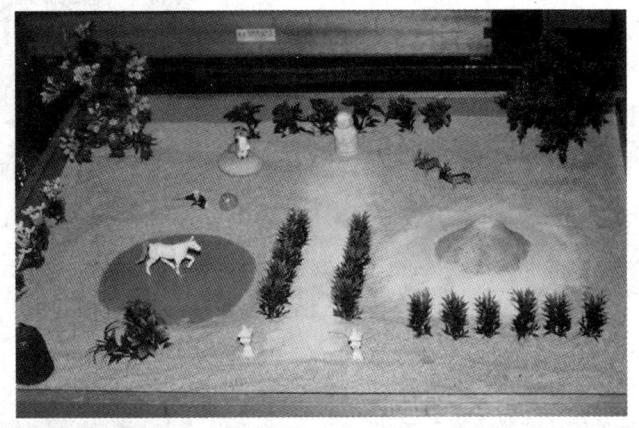

图16-12　第二十六次箱庭作品

(二十七) 第二十七次（某年3月18日）

"地藏菩萨表示一种世俗的但很重要的东西。可能是对什么的愿望。鹿守护着地藏菩萨。白马为了实现愿望而前进着。在我（松鼠）的旁边有一个女性，觉得和我之间在心灵上还有一点儿距离。这个可以叫做路吧，有了一个代表方向的东西。开始想到要和自己的内心建立一种联系。在第十一次的箱庭的时候，还只是停留在观念上的，然而这次在自己的内心形成了一种真实感，从此开始会变得得心应手吧。"CI一边看着箱庭，一边滔滔不绝地说。

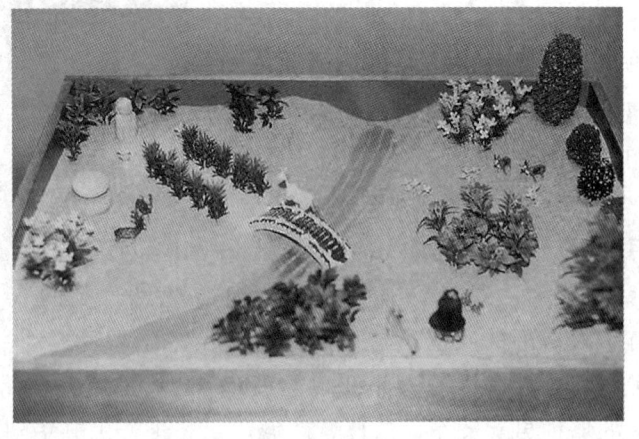

图16-13　第二十七次箱庭作品

（二十八）第二十八次（某年3月25日）

一条很宽的河把沙箱一分为二，河有一点儿弯弯曲曲，上面架了一座桥。和第十九、二十一次是一样的构图，不过这次在两岸上多了一些房屋、人和动物，简洁而热闹。

（二十九）第二十九次（某年4月19日）

"从整体来看，表现了一个日本某村庄的样子。其中在神社里有对我而言非常重要的东西，代表我的松鼠和代表女性的兔子具有很亲密的关系，是迄今为止最令我满意的。给我能量的马（三匹）正处在休息的状态。在河里石头上的乌龟是一种守护重要东西的存在，是作为超越时间的象征，和左上方表现的心的中心有关系。乌龟作为一个分界线，左侧是表示内心的部分，

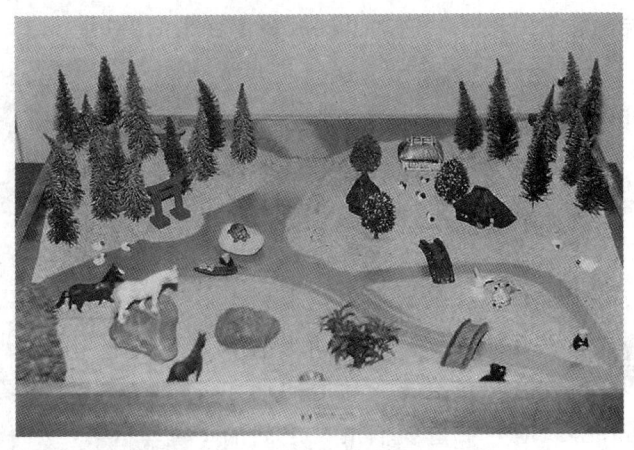

图16-14 第二十九次箱庭作品

右侧则代表了外界、俗界。"CI解释着自己的作品。在这里，乌龟的意义变大了，承担着一个连接内外界的角色。

（三十）第三十次（某年5月2日）

"这次做的是京都的街道。这里面特别是对于银阁（钟）的感情很强烈。如果读一下川端康成的《古都》，就可以感受到那种情趣。这个时候可能是正在享受着春天的时期。"

（三十一）第三十一次（某年5月8日）

"一条河把空间一分为二。我（松鼠）站在桥上。左上方是一个神社，右侧是一个和平的村庄，因为鸡鸭们的存在而变得充满生机。乌龟象征了存在于我内心、跨越时光流逝、走自己路的存在，是一种不在乎周围的、可信赖的存在。在第二十九次里，乌龟在中间的位置，但是这次放在了比较靠边的位置，有点儿孤独的感觉。走自己的路，就是会有点儿孤独感的。"CI说。

（三十二）第三十二次（某年5月26日）

"为了把如来佛像放在中心而制作了一座山，是密教的寺庙。久违地把如来放在了重要的位置，这代表了活泼的精神性的东西，地藏菩萨（右下）则相对于精神性，代

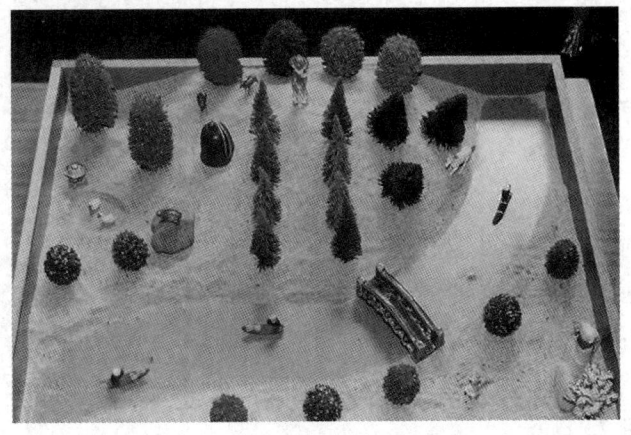

图16-15 第三十二次箱庭作品

表了朴素性。松鼠看上去有点儿寂寞，因为乌龟面向侧面。和迄今为止表示过的意思不一样。在超越时间的存在这一点上是一样的，然而在内心却是处于休息的状态。虽然存在，但没有动静。我（松鼠）与如来之间比以前有了更好的沟通。能量（白马）走到了一边，没有怎么动。"说这些的时候，CI流露出一种孤独感，感觉有些累。每一次感到累的时候，总是出现钟，这次也被放在了如来的旁边。

（三十三）第三十三次（某年6月2日）

"隔着一条清澈的河流，如来和松鼠在说着什么。因为在第三十二次里，我（松鼠）没有走到对面去，所以如来这次出来了，来到了离我比较近的位置。因为如来出来了，所以白马在看家。乌龟的存在是在静默地守护着我们两个之间的交谈，也是我们两人之间问答的裁判，但并不会审判或说些什么。当两者之间的关系真正建立起来以后，乌龟就会消失。"

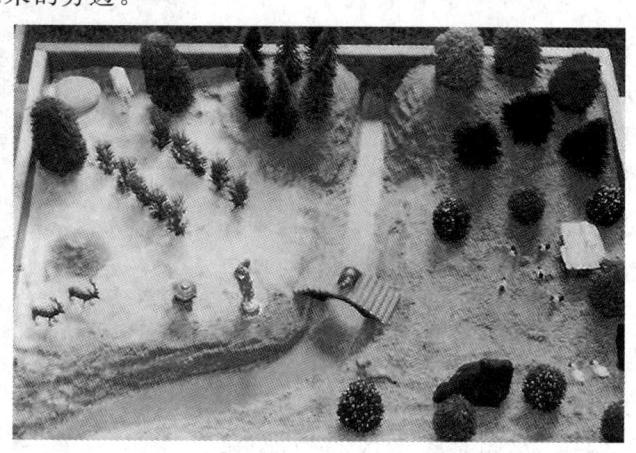

图16-16　第三十三次箱庭作品

（三十四）第三十四次（某年6月9日）

"没有现实感的世界，像是在迪士尼动画片里出现的一个梦的世界。在池塘的下面是心，乌龟浮在它的表面。很单纯的两个人（我和女友）和乌龟像是两个极端。从两个人的角度可以看见乌龟的存在，但并不清楚具体代表什么意思。知道是存在的，但是没有真实感，可能心灵上有隔阂。相对于现实，两个人在享受着梦一样的快乐。由于身心不能合一，所以不知道心灵的深度。如果在现实中这样生活，是不能走到乌龟的世界的。总是这样的话不行，我觉得还是应该向着乌龟的方向比较好。"CI有些感慨地说。

（三十五）第三十五次（某年6月16日）

"智慧之泉。均衡的世界。"在上方正中间是如来菩萨。如来菩萨前面是一个鸡蛋形状的池塘。隔着池塘，在如来的对面是猫和松鼠。右下方是山，左下方是四棵树。

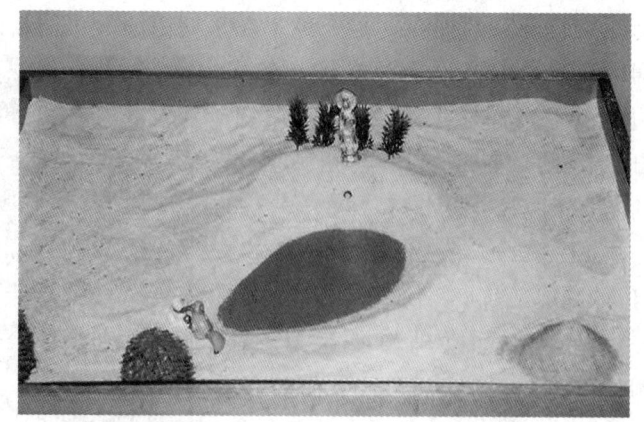

图16-17　第三十五次箱庭作品

（三十六）第三十六次（某年6月23日）

无常的世界，19日外祖母去世。他说"耳边总是响起肖邦的送葬进行曲"。"左侧是魂魄安息的地方"，那里放置了祖母的墓以及石头，石头上是乌龟。"右侧是现实世界中祈祷的地方。在横跨现实世界和生命的桥上，我自己一个人，静静地吊唁死者的灵魂。这个乌龟是在注视着时间的流逝，并不仅仅表现了超越时间的含义，还是一个包含了祈祷含义的、温柔的乌龟。今天有了一种近于平安的、自然的或者说是近乎于平常心的心境。"CI还讲了关于祖母和母亲的事情，寂静地祈祷时间在流逝。

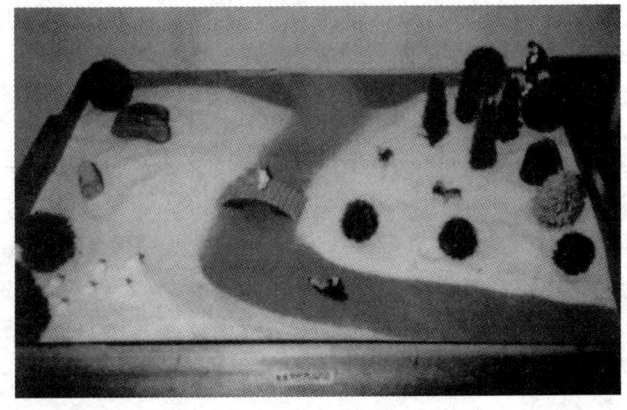

图16-18　第三十六次箱庭作品

（三十七）第三十七次（某年9月16日）

"每天过着一种没有紧张感的生活，所以箱庭作品整体看来有点儿退行。然而，今天想要追求一种快乐的幻想，想制作一个快乐的世界。池塘是心灵的表面，乌龟浮上了心灵的表面。这是个表示跨越时间的存在，所以为了保持与快乐之间的平衡，放上了与快乐相对的具有精神性的乌龟。非常憧憬快乐的世界，同时也非常憧憬那种超越时空的精神世界。"

（三十八）第三十八次（某年10月6日）

和上一次相比，气氛没有什么变化。在左上方放了钟，让人感觉池面上回响着钟声。

（三十九）第三十九次（某年10月22日）

河把空间一分为二，在左侧的精神世界和右侧的世俗世界中间架了一座桥。左上方和上次一样放了钟。

（四十）第四十次（某年11月10日）

在中心有一个大池塘，池塘里面有一个小岛，岛上架了一座桥。在右上方放了乌龟，面向池塘。"这个乌龟是能意识到的自我与心的中心（自己珍惜的重要东西）的

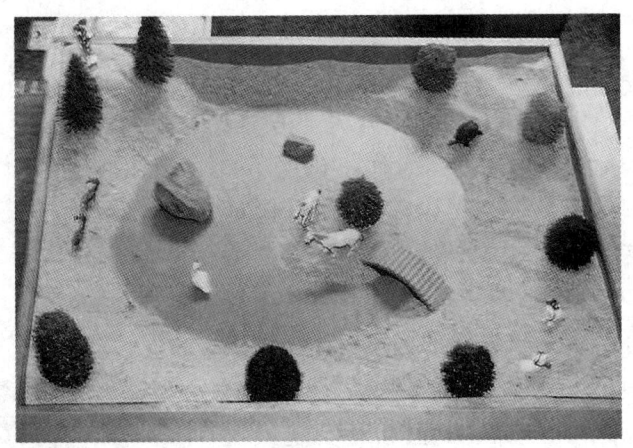

图16-19　第四十次箱庭作品

接点，是一种守护着意识的自我和内心深处的存在。"

（四十一）第四十一次（某年11月17日）

在中央挖了一个池塘，上方放置了达摩不倒翁，下方是两只猫，左上方是山，周围有几棵树。

（四十二）第四十二次（某年11月24日）

右上方是魔法师，正中间是一个池塘，水边有几只水鸟，在池塘的周围有12棵树，左边有松鼠。和第四十一次相比，基本上没有什么变化。

（四十三）第四十三次（某年12月1日）

中央是池塘。上方是达摩不倒翁。池塘左右两边是两只兔子。右下方放了一个灯笼，周围是树。

从第三十七次到第四十三次，一直是持续着几乎相同的作品。连Th也陷入了一种消沉的情绪中，只是静静地注视着他的箱庭制作。往往在什么东西诞生之前，它越是巨大，就越是需要一个长时间的、温暖的孕育期。在这段时期，可以说最重要的应该是像母鸡孵化小鸡那样的温暖的照料。这样内热与外热相结合，经过一定的时间，当迎来那不早不晚的、决定性的时刻，新的生命就会诞生。

（四十四）第四十四次（某年12月17日）

这次，CI第一次在沙中使用了水，并用力地搅混搅拌。他在河的中间做了一座结实壮观的桥。他屏住呼吸，用手指尖小心翼翼地在桥下挖了一条隧道。在挖的过程中，变干燥的沙不断哩哩啦啦地掉下来，连Th也替他捏了一把汗。不仅仅限于这次的箱庭作品，他的箱

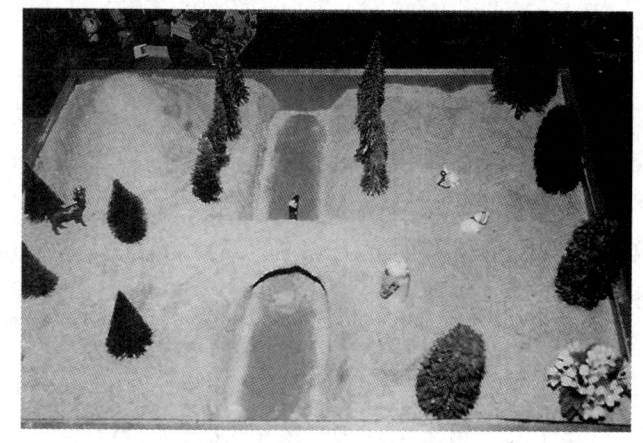

图16-20　第四十四次箱庭作品

庭作品经常出现左右对称，也许是心情不安定，有必要在箱庭中制造一种平衡的表现吧。

（四十五）第四十五次（某年1月12日）

和第四十四次一样，在正中间流过一条河，在河上架了一座结实的双层桥。在桥墩的地方一次又一次地用湿沙加固。这让Th觉得很像是精神世界（左）和俗界（右）之间的紧密结合。右上方放置的门给Th很深的印象。也许这扇门很快就会被打开。门可以认为是用来发现人类真实的姿态与价值的通道，通过门，可以将在深层世界中的体验带到日常世界中来，并紧紧结合。CI问："人们都没有充分地珍惜每时每刻的生活。没有决心和意志，

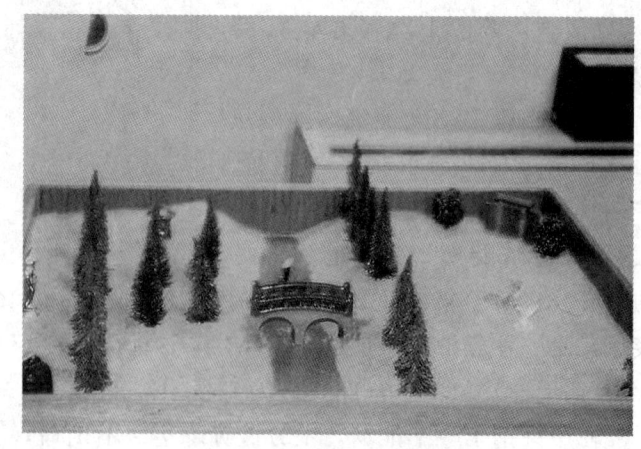

图16-21　第四十五次箱庭作品

能量到底从何而来呢?"这个疑问也是从心底发出的呐喊。

(四十六)第四十六次(某年1月28日,80分钟)

这是他在80分钟内默默持续制作的力作,最后说上一句"累死了"就坐下不动了,但脸上挂着完成了一项浩大工程之后清爽的笑容,并用至今从未有过的丰富的表情说着话。"两个池塘在桥下交汇,心中相反的事物也在这里交汇。心腹的部分是桥墩,一点一点累积得越来越大。心腹部和头部连接在一起。表情是发自内心的。自己时常会有那种间断的力量,但是不知道

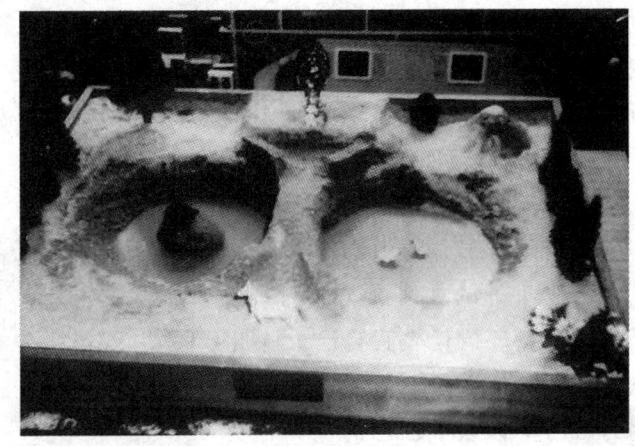

图16-22 第四十六次箱庭作品

为什么不能持续。总是不能产生能量,但是今天有了能量,有了一种类似于决心的能量。第十五、十六、二十七、三十二、三十四、四十五次这六次的箱庭作品中都做了表现追求与如来相会的场景,一点点地在接近,但是因为还没有做好准备,所以最终也没能实现。今天,终于实现了和如来的会面。这是自己与自己心的中心的会面,从如来那里领受了些什么之后,骑马返回到现实世界中。迄今为止一直是用脑考虑事情,没有更深入到心的地方,所以一直没有什么进展。小林秀雄说过,像雪一样一点一点向心腹的地方堆积从而让它逐渐丰满。最近真的明白了很多事情。"CI高兴地说,"这其中,乌龟是一个超越时空的护身符,是位老贤者。"

(四十七)第四十七次(某年2月10日)

"老贤者(左上)是上一次乌龟的化身,是我心的中心,老贤者正在和我(松鼠)谈话。上一次的两个池塘相互连接,在这里合二为一。感觉这个老贤者好像要对我说些什么,似乎要传授给我一些人生或者人类的智慧。到现在为止,感觉这个持续制作的箱庭又上了一个台阶。打个比方,就像十牛图,探索从一到十的这个过程。"这个老贤者是不是就是在第一次箱庭里出现的那个抱着羊的老人呢?在禅宗十牛图的最后一幅图中出现了老人和孩子,也许可以说是老少一体。用禅来解释的话,老人就是孩子,孩子就是老人,也

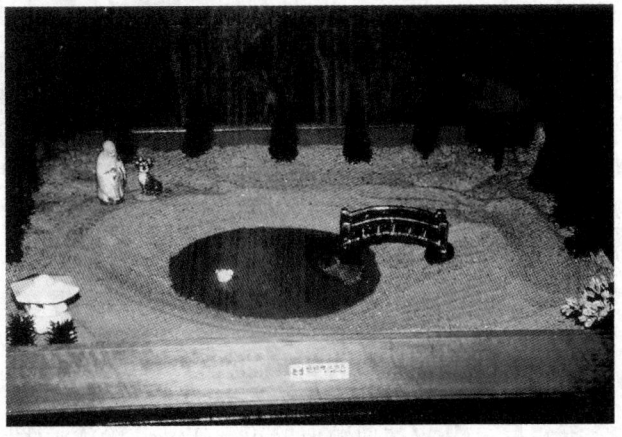

图16-23 第四十七次箱庭作品

就是说在这里包含了再生的意思。与这个老贤者的会面是在女性化的要素（池塘的水）的支持下实现的。无意识中表现了母与子的关系，因为和无意识的关系而得以新生，也就是回到了原点。"对于自己所追求的与现实是否一致，有没有能量等等这些问题，我感到了不安。但因为知道只要在一定的时期内付诸行动就会有结果，所以很想付诸行动。有想法就好，想精心制作。"CI 表情明快地说。

（四十八）第四十八次（某年 3 月 9 日）

"石头上的乌龟再一次回到了最初的位置。这只乌龟不在意守护、老贤者、时间，是超越时空、对于心的中心的守望性存在。池塘里的如来是心的中心。马代表能量。树代表我自己。除此以外，其实什么都不需要了。但是因为自己不喜欢干巴巴的世界，所以在右上方放上了白色的花。"在乌龟的守望下，我们看到了 CI 的整合。也许是因为在第四十七次与老贤者的会面指导了这次的整合吧。这是一个很宁静的箱庭作品。这个作品可以看成是卡尔夫所说的中心化倾向。卡尔夫认为，对人类而言，另一本质方面，在体验过中心化之后才会付诸实际，之后，才会形成与外界的关系。可以说，他已经形成了面向外界活动所必须的中心化的整合状态。

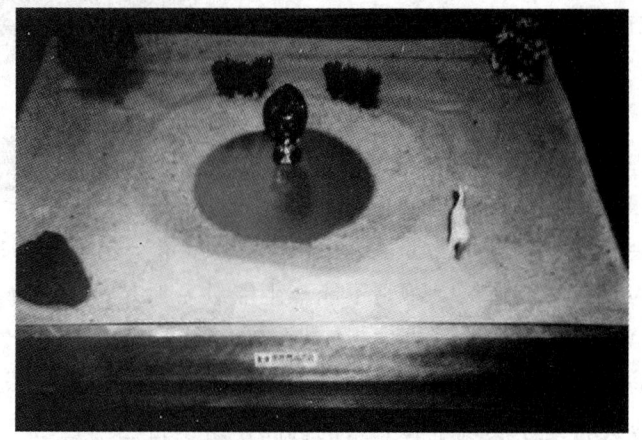

图16-24　第四十八次箱庭作品

（四十九）第四十九次（某年 3 月 24 日）

池塘中出现了美丽的鱼，一条得到了水的美丽的鱼。其实，鱼作为能量的复苏，可以认为是今后的希望，在女性化的水的支持下，希望复苏了。也就可以认为是男性性的复苏，承担着 CI 今后心灵建设的重要作用。

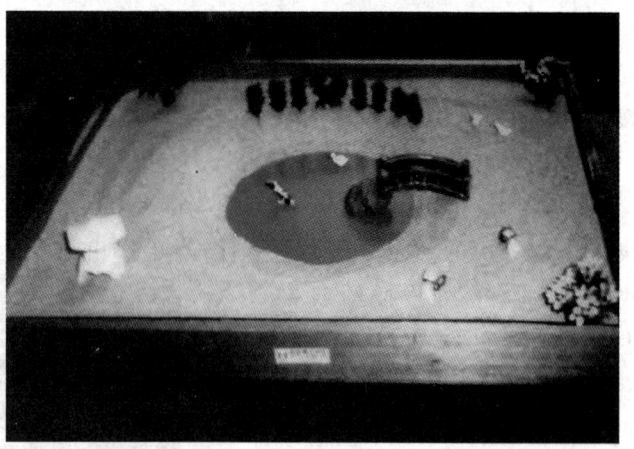

图16-25　第四十九次箱庭作品

二、CI 的自述

五年后，CI 再次回顾他的箱庭作品，给治疗者寄来了以下手稿，在这里介绍给各位。

第十六章 对一个缺乏持续动力青年的箱庭疗法

开始制作箱庭是在大学毕业三年后，是没有就职而一直想着继续读研究生的时期。那前后三四年的时间，是一段精神上非常不安的时期，又伴随紧张的神经症倾向。究其原因，其中之一可能就是不能根据自己的意志付诸行动。但是，当时我认为那种不安是源于自己精神上的弱小，所以在锻炼精神方面下了不少工夫，通过加深对音乐、美术、文学的了解来加强自己的精神。这种尝试始于箱庭制作前的两年，持续了大约五年的时间。现在看来这种尝试是非常有效的。并不是因为精神因此变得强固了，而是因此有了对自己的判断力和思考力。很幸运的是，我在各个领域里接触到的都是最正统的东西，并贯穿始终。对音乐自己能全身心关注地欣赏，对绘画也能集中注意力观赏，但对文学则往往处于一种漫然遐想之中。刚开始箱庭制作的时候，对各个领域的看法开始有些明白，然而，因为那个时候没有自信，所以非常不安。正因为如此，就更加期待能在箱庭中发现些什么。每次制作箱庭都非常努力，将每次的箱庭都作为一件作品来雕琢。

现在回头来看制作的箱庭，可以说有三个主题：（1）心与自我的对话；（2）心的成长；（3）与女性的关系。在箱庭制作过程中，开始逐渐意识到自己心的中心，这个中心以佛像和地藏的形象登场，然而怎样能够接近这个中心，并与其发生联系，对我而言都是相当重要的问题。另外，最终得以和老贤者会面，感到自己的心被打开并融入到了自然之中，体验到了那种无欲无求的平常心，我觉得这是自己在箱庭制作中最大的收获。在这里也接触到了真东西，通过箱庭的制作，另外一个主题——心理的成长也得以实现。关于第三个与女性关系的主题，在箱庭作品中并未表现出真正的恋爱关系，在作品中登场的只有暧昧的关系，在现实中的关系也是一样，为了追求更高的精神境界，而寻找正在交往的女性所不具有的东西。这个主题到现在都还留着尾巴，所以，这是自己今后不得不面对的一个问题。就像所叙述的那样，通过箱庭制作，自己有了新的发现，促进了自我成长，当然也有尚未解决的问题。只是，一旦发现这些问题，就有必要继续进行下去。在工作的压力下，很容易忘记一些事情，但是只要是能促使自己成长的道路就要继续走下去。启发我有现在这样一些想法的，是在那段焦虑不安的时期，我遇到了许多正统的东西以及箱庭的制作。

第三节　讨论与分析

一、成长的过程

迄今为止，治疗者通过乌龟来看 CI 的箱庭作品，在最后大体上的整合宣告了治疗的结束。正如 CI 所述，在第一次作品中，出现了教会（宗教性）、老人、池水、牛（母性）、男女的相遇、花和羊（温柔）等，最后，所有这些都很好地整合到了一起。在最初的时候，CI 忘记了时间，对于箱庭"埋头制作，因而彻底地进入了自己的世界"。"完全进入自己的世界的时候，就是我埋头于制作的时候。"我们不得不承认这对于 CI 是非常重要的。从第一次到第十二次，治疗者都记录了制作时间，就是为了表现 CI 埋头于制作的样子。正是因为这样专心致志于一样东西，使得 CI 体验到了心灵的解放。这就像我们在孩提时代，在超越时间的无时间性中生活的那种心灵的解放。箱庭的框、沙的母性、治疗室这一自由与受保护的空间，以及在与治疗者的关系中，CI 与自己的心的游戏，渐渐地、一点点地将自己与心联结在了一起。

这种体验相当于西田哲学的观点——纯粹经验。西田对此的解释是，体验就是原封不动地了解事实。……纯粹就是一点也不加入区别思考，完全是照原样的体验。例如，我们在看到颜色，听到声音的那一刹那，不要有类似这是外物的作用、这是我感觉到的等等这样的考虑，也不要加入类似这是什么颜色、什么声音的判断。因此，纯粹经验与直接经验其实是一致的。就是原封不动地了解事实（西田幾多郎，1982）。据此，我们可以认为所谓的纯粹经验就是忘我地埋头于某件事的状态。这种经验在最初产生的时候，就像个人实现一样，个人可以说成是"自我的根底"。这作为让来访者产生全部体验的事实，具有一种现实存在的生命力的作用，或者说，是力量的场（木村敏，2004）。CI 所讲的"因为埋头于箱庭的制作，从而融入自然，保持在一种既有的状态……体验到了平常心"就体现出了这一点。CI 所讲的"儿童期时有问题"和"人都没有充分地珍惜每时每刻的生活"让治疗者有很多思考。还不懂人情世故之前的婴儿是不具备自我的。当然，这样的一个婴儿作为一个生物主体与环境发生着重要意义的生命活动。发展心理学告诉我们，这种生命活动中最重要的，就是与以母亲为代表的周围的人进行交流，并通过这种交流，渐渐发掘自我（木村敏，2004）。由此我们可以推测，对于 CI 而言，恐怕是在他生命初期的母子关系中，由于某些原因，造成在幼儿期出现了自我发展障碍。超越既定的治疗结构，埋头于专心制作箱庭，在这里具有重大的治疗意义。箱庭疗法不是心理测验，包含着更多的游戏因素（冈田康伸，1984），可以认为 CI 在这一过程中真正体会到了这一点。之后，在第十一次中得以找到方向，开始向内心进发。在第十三次形成了通往内心的道路。第十六次，开始了与如来的对话，并找到了通向心的方向，在这里第一次出现了乌龟，可以认为乌龟承担了一种连接的作用。在到达心的过程中，有多种形式的与女性的相遇，CI 也对那时与女性的相遇有所讲述。作为一种在与现在交往对象相遇之前的异性朋友之间的交往，对于CI 是有充分的意义的，这也是今后的课题。

在这之后，我们还可以看到象征 CI 的松鼠来来往往，从而实现了与如来的对话这一过程。从第三十七次到四十三次，一直是关于发掘池水的箱庭作品。日本的庭园一般都会在中心的地方设计一个池塘。池水可以保持心中的滋润，使人安心。在经过了一段很长的孕育期之后，可以认为在第四十四次有了很大的进展。不知不觉中从什么地方迸发出了一股能量，然后在第四十五、四十六次里，重复构架通往心的中心的桥，并最终结结实实地架了起来。在第四十六次，左右两个池塘在桥下汇集，并和老贤者会面，也就是自己与自己心的中心的会面，这一切导致了最终的整合。虽然 CI 对此讲述说："因为左右池水交汇，把水给弄浑浊了。"治疗者认为，不如解释为由此向整合性发展的趋势。在第四十七次里，与内心的中心紧紧相连，有灯光照着内心，老贤者与松鼠安静地对话。CI 说自己"知道了什么是平常心，知道了这个世界里还有这么美好的东西"，感觉上他是加了足够的油，有了充足的能量，变得生机勃勃。对于 CI 而言，虽然在第一次作品里出现的抱羊老人是个遥远的存在，但在这里 CI 终于与抱羊老人（老贤者）得以会面。从这个事例可以看出，当从内部迸发出来的东西与外部相连的时候，能量就会产生，也就是说，内心的充实与外部的充实相连。然而这时，池水的支持作用以及乌龟超越时空的守望，都显示了一种联结机能，表明乌龟是不能忽视的，是支撑基础的象征性。虽然关于"静默地从根基支持"这个话题是全世界关于乌龟的神话中最精华的部分，但由于篇幅所限，在此不再赘述。在第四十八次，描绘了一个以如来为中心的曼荼罗式作品，也许表现出了一种平常心吧。

二、钟

在整理这些记录的时候，治疗者很不可思议地注意到了钟。钟在第二次的作品中登场，然后在第三十、三十二、三十八、三十九、四十五次出现，共六次被摆放在作品中。我们注意到，在 CI 感到疲倦的时候，钟都会被放置到作品里。然而，只有一次，就是第三十二次，钟和乌龟同时出现在箱庭作品中，那时 CI 说："乌龟面向侧面，在我的心中休息。虽然是存在的，但是没有动静。"治疗者认为，每次摆放钟的时候，都是呼唤母性的时候，在深层里需要一种支持、守护。这表现出，他在生育史（幼儿期）里，因为发生的某些问题，在深层中可能特别期待能被关爱、被接纳。关于这一点，已经在上面"成长的过程"中有所论述。关于龟和母性的话题也没有必要再论述。

回顾整体，我们能感觉到 CI 制作的几乎都是很温柔的女性化作品，可以说这是与老贤者再会的男性在追求女性的时候所表现出的女性化美妙的作品。CI 的这种男性特征，与"永远的少年心性"（樋口和彦，1986）相吻合。

翻译：张羽宁　校正：张日昇

第十七章 对一个重度考试焦虑学生的箱庭疗法

（治疗者：陈顺森）

小创（假名）对考试感到极其焦虑，自我价值感降低，因而来接受箱庭治疗。历经 20 次的箱庭治疗，小创实现了自我的整合，用他的话说，那就是前后变了一个人。他的箱庭历程带着我们游历了他心灵中一处处令人陶醉的风景，并让我们体验到一份重整河山的壮美。

第一节 个案介绍

一、家庭背景

小创的父亲原先是政府部门公务人员，大专学历。20 世纪 90 年代，顺应"下海"经商大潮，到部门下属企业任职；三年前因企业体制改革而下岗在家待业，去年到一家私有企业从事业务工作，工资收入一般。他为人比较严厉、严肃，因工作变动频繁，平时较少言语；对小创的学习不太关心，也较少与小创交流，只有在开家长会时才了解一下小创的学习成绩，之后对小创提出较高的目标。

小创的母亲是一位贤妻良母型的女性，中专学历。在一家事业单位任职，工作相对稳定，但薪金收入不高，能较好地照顾家庭事务，比较关心小创的考试成绩，常唠叨小创的学习成绩没有进步等，但较少关心小创学习上存在的困难，较少参加学校召开的家长会。

小创是家中独生子，初三年级重点班学生。从小因父母严格要求，对自己要求很高。受父亲的影响，对国际局势、军事要闻也很感兴趣。小创身体健康，常紧蹙眉头，头发较长且乱，不讲究穿着。偶尔也在课余时间携带篮球到学校与同学一起打球。在家中较少与父母交流，一般吃完饭后就到房间里写作业。周末时会与堂兄弟一起到祖父母住处看望老人。

二、问题表现

小创认为自己是完美主义者，一切都必须做到最好，最担心的事是自己比别人差。他认为自己的这种完美主义倾向是非常必要的，因为这使自己的行为有一高标准、高目标，是引导自己不断进步的动力。

小创认为自己很自信，只要自己考试时能精力集中，只要自己学习更用功些，就一定能考得非常好。他的学习成绩处于全年级前列，但在班级处于中下水平。历史、地理、生物、物理成绩很优秀，但语文、数学、英语成绩只处于班级中下水平，特别是数学成绩不够理想。

他反映，自己考试之前一直担心自己没有做好准备，所以需要一直熬夜；考试时感到非常紧张，遇到不会做的题目时，头脑一片空白；原先记住的答案可能一下子全忘记了；做题目时总牵挂着别人是否完成得比自己好，担心自己不会做的题目别人是否会做。考试结束之后又担心自己的成绩是否一塌糊涂，直到考卷发回来之后，心里的石头才落地。对考试的这种焦虑情绪周而复始，一直是困扰自己的大问题。通过考试焦虑量表（四点量表）测验，其得分为82分，属于重度考试焦虑学生。小创从未向父母诉说过自己对考试存在的焦虑情绪，认为父母不可能理解他的这种情绪，所以也不经常与父母交流自己的想法。

小创的班主任认为，小创在班级其他方面表现都非常良好，遵守纪律，尊敬师长；学习也很用功，但成绩却不拔尖。初一时，小创对学习重视不够，曾经一度沉迷于电脑游戏，后来在老师的教育下，不再玩游戏。在初二时通过努力，被遴选到重点班。班主任提到，小创平时总是充满自信，认为自己一定会考得很好，但考试结果却不是那么好，他认为小创的目标设定得太高了，不切合实际。

第二节 治疗过程

小创前后共接受了20次箱庭疗法。卡尔夫（1980）指出，大致经历6~8次箱庭疗法，来访者将实现从问题的呈现到解决的过程，因此我们将小创的箱庭疗法过程以其生活事件为标志划分为三个阶段。

一、第一阶段：呈现期

（一）第一次（某年8月21日）

小创初次接触箱庭。虽然在实施箱庭疗法之前，我们已经与他见过面，也简单地向他介绍过箱庭，但他对于自己在沙箱内制作一个作品仍然感到紧张，在作品制作过程中，他还一再地说："我不知道自己是否能做好。"这也表现出他的不自信。在治疗者的鼓励下，他逐渐投入到自己的创作中。

一开始，小创就表现出完美主义倾向。他逐一地审视箱庭治疗室中的五个沙箱，并一一给予评价："这个沙太细了，不太现实"，"这个沙箱内的沙是最普通的沙，给人以现实感，但与沙箱的蓝色不相配"……最后他选择了一个湿沙箱作为第一次箱庭作品的容器。选择何种玩具、表现什么样的主题也让小创感到了迷茫。他在玩具架前寻寻觅觅了好一阵子，然后说："我做一个夏威夷的风景吧。"

他将沙箱上方的沙挖出一片月牙形的蓝色表示海洋，并很细心地用沙表现出凹凸不平的岛屿。他将沙压实，并挖出一条小河流来，架上一座木桥，桥两头各放一座草屋。考虑再三，他决定将桥右边的房子挪往中下方，并用四个栅栏将其半包围住。这些做完后，他感到非常高兴，开始在这片土地上种上几棵热带树，再摆放上几幢高楼大厦和一口水井，然后在中部的房子前放了两名少女；陆地部分基本上都有东西了，于是就往海域摆放些水族和两只小船，使海面也稍稍有了些生气。

作品内容并不丰富，使用的玩具数量和种类也不多，类似于一幅静态风景画，夏威夷风光的美丽景致也没有得到充分的展现，小创感到多少有些遗憾。但他却对自己第一次作品中所表现出来的创造性感到满意。他说没有意料到自己其实挺有创造性的，这可能是因为通过在沙箱中的创造性活动，使他感受到自己控制力在增强，沙箱给予他自我展现的安全、自由空间。他认为，夏威夷这种风景优美的地方，

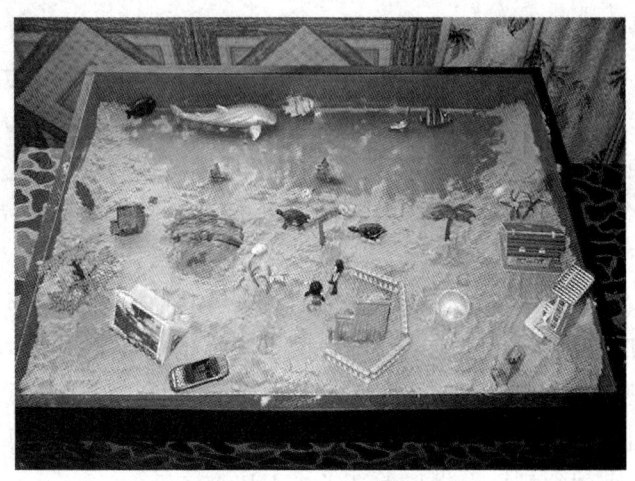

图17-1　第一次箱庭作品：美丽的夏威夷风光

有让世界各国游客所向往的自由、开阔，这也是自己非常向往的。有蓝天、大海，有古老的建筑，也有一些为了方便游客而建造的现代商厦。在这一场面中，并没有出现任何具有威胁性的物品，但小创却为中部那座草屋安排了严实的栅栏（如图17-1）。

（二）第二次（某年8月29日）

这一次，小创选择了"具有现实感的"沙。他说："我得制作出水的感觉来，因为水是生命的源泉。"随后他就在沙箱中部挖出一大片的蓝色，形成一个湖泊，并往左下角开挖出一条河道。当他做完这个巨大的湖泊之后，他选择了一些中国古代风格的建筑和人物堆放在湖泊中，然后从中选用三座大小不同的桥梁将小河两岸紧紧连接在

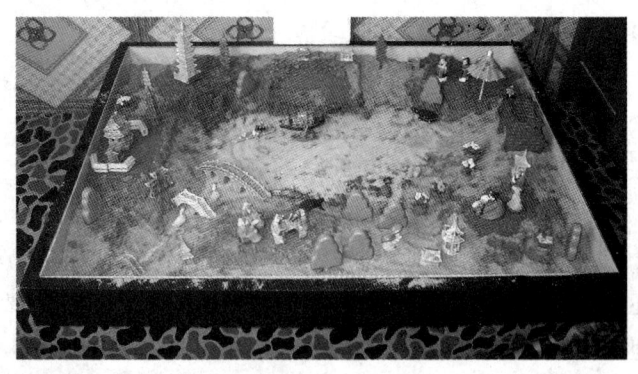

图17-2　第二次箱庭作品：江南

一起。他想到湖边需要一些绿色植被，于是拿了几片草地模型。为了使草地的摆放不显得太刻板，小创将草地沾上水，并用沙将草地的四边都覆盖上，显得自然些。每摆放一片草地，就在上面摆放上人物或建筑。通过一再反复腾挪，小创在沙箱内创作了一个环湖而成的古典的江南风景，一些江南特色的寺庙、亭台楼阁，几只渔船、扁舟，数只小鸭、青蛙、乌龟等生物。楼台掩映，人们悠闲地游乐赏玩着（如图17-2）。

与上一次作品不同的是，这一次作品中玩具的数量、种类以及作品内容的丰富性都有

了积极的变化。但小创自己却对这一次的作品持不满意的态度,因为湖面很不容易整理干净,也没有充分表现出自己内心理想的江南景致。

(三) 第三次(某年9月5日)

小创一来箱庭治疗室就很想知道是否有别人制作了反映战争主题的作品,这也就预示着这一次小创将会制作一个表现战争主题的作品。小创与前两次一样仔细地挑选了一个湿沙箱,然后就大面积地将沙箱中部的沙移向上方、下方,形成一条宽阔的河流。随后,小创在河两岸各放置了一座草房,在河道里摆放了一条蛇、鲨鱼、几只乌龟,然后在两岸摆放了一些热带树木、动物,并没有表现出战争的气

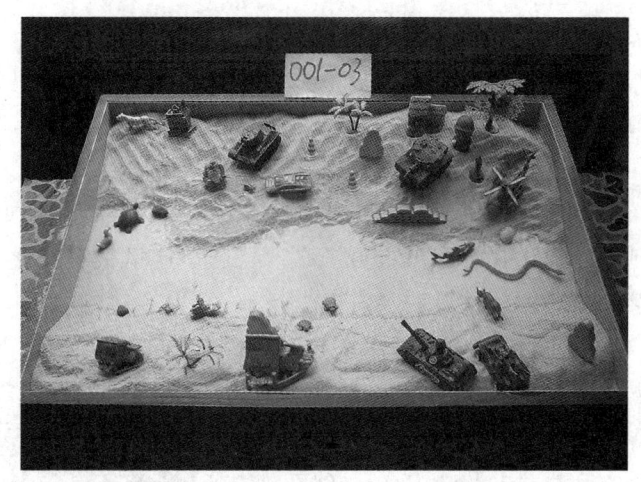

图17-3 第三次箱庭作品:尼罗河两岸的战争

息,但老虎、豹子、蛇、鲨鱼这些凶猛动物已经透露出一丝紧张、残杀的气氛。紧接着,小创在沙箱中摆放了坦克、战车、直升飞机、轿车、持刀老人,战争的气息陡然间呈现在沙箱中(如图17-3)。

小创解释说,这是发生在非洲尼罗河两岸的战争,沙箱上部分为政府军,下方为外国势力支持的反政府军。由于长年战争,这里原来的繁荣早已消失,留下的是如今这种贫瘠、破败的景象,虽然如此,反政府军仍然与政府军对峙着,彼此间难分胜负。持刀老人是当地族长,也是一个凶残的食人族。小创说自己不可能存在于这种场面内,并对反政府军表示同情。

(四) 第四次(某年9月12日)

小创感觉"有现实感的沙"确实能给自己一种现实感,而且控制这种沙相对容易些,所以还是选择了这个沙箱。他又一次在沙箱中部挖开一条大河,将沙往南北岸堆集,待河面整理干净后,他就用几片草地将南北岸铺设成绿意葱茏的样子,沿河种上两排树,并在左上角摆放了一座大别墅,然后在两岸对应地各放了一座欧式风格的古建

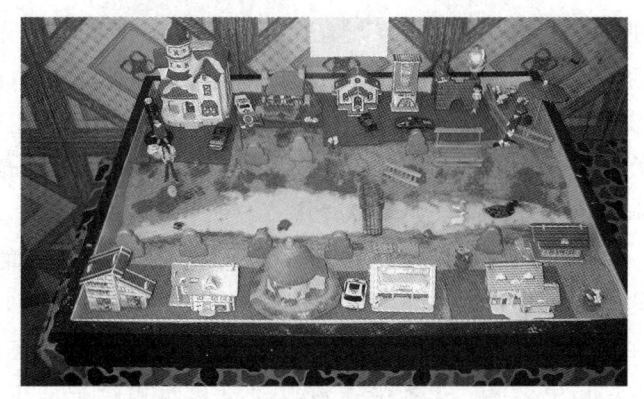

图17-4 第四次箱庭作品:蓝色多瑙河

筑。一座大木桥放在正中部,将河的两岸牢牢地连接在一起。随后他在河两岸对应地摆放

了两排现代城市建筑，城市的秩序也就立即呈现出来。为了美化这座城市，他在各楼房前后摆放了一些花。可能担心太靠近河边，有些不安，所以在河北岸放了一排栅栏，然后在河里放了几只鸭子。在左上角的别墅前摆放了一个男子。为了表现城市，他还摆放了一些交通工具，有动有静。为了表现欧洲的古老，他在右上区摆放了一座废旧城墙，然后在右上角用栅栏围成一小花园，摆上几盆花，还放了一只公鸡和几只小鸡，一个女子在观看花园的样子，接着在城墙上放了两尊守护神，城墙门口放一个女子，左侧男子前面放了两个女子。最后他在右侧插一把伞（如图17-4）。

小创解释说他所制作的是他想象中的多瑙河畔的一座城市，左侧的三个人在面对多瑙河沉思着，其中穿黑衣男子是他自己。这里很有文化积淀，人民都非常富裕、悠闲，两个保护神保护着这里的平安。

（五）第五次（某年9月19日）

小创想尝试一下湛蓝色沙箱作背景的感觉，所以最终选择了这个沙箱。与前几次一样，小创在沙箱中部挖开一大片水域，不过这一次的水域中部呈港湾状，上半部分的陆地面积也大于下方。然后他就非常有序地铺设草地，种植花草树木，待环境布置好之后，他开始自左往右非常整齐地摆放了一排高楼大厦，显然他要表现的仍然是一座城市。接着，他在楼房之间摆放上汽车，表现出一幅有序、热闹的都

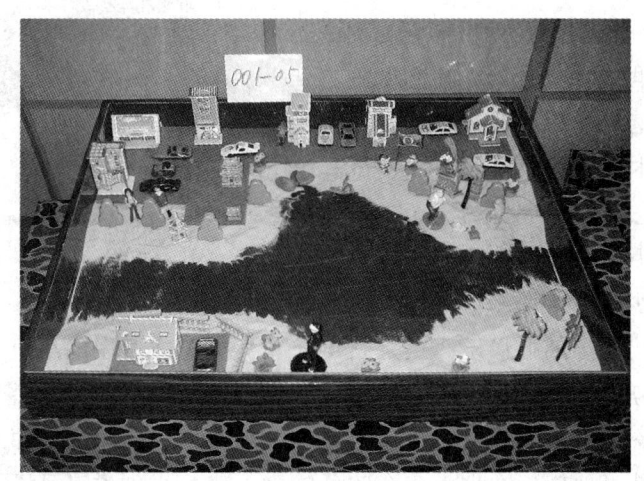

图17-5　第五次箱庭作品：海湾

市生活。为了表现这座城市繁华有历史积淀，他在港湾旁边摆放了一些寺庙、佛塔等古老建筑。古老与现代建筑既有序存在着，又相互辉映着，让人感觉到和谐、相互依存。随后，他将左下角那座别墅用栅栏围起来，使之与右边处于完全隔开的状态。接着，他开始布置港湾的上方，摆放了几块石子儿、一只帆船，还有几只水族。最后，他在左侧上方摆放了两位少女，下方中部摆放了一位男子和一只狗。这三个人物也正是小创在第四次作品中出现在自我像（如图17-5）。

小创一再强调，作品上半部分是一座海港城市的一个角落，这座城市要比展现出来的这些繁华得多，下半部分是这座城市对岸的郊区，也属于这座城市，其实是富人区，许多有钱人在这里建别墅。白天乘坐帆船到城里工作，傍晚回到这里休息。这座城市有些历史名胜，包括中式古典建筑和西式建筑，还有城市标志性雕塑，是吸引游客的地方。这座城市有得天独厚的地理条件，那就是这里的港湾四季不冻，且是深水港；依靠这种优越的地理条件，该城市发展迅速，当地政府也非常重视环境建设，使这里

的建设既有现代城市的规划性，又有人文气息。小创说，自己是城市普通一员，左下的别墅是自己的居所。

（六）第六次（某年9月26日）

小创一开始就移动沙，但与前几次不同的是，他没有表现出水的心象，而是在沙箱中部试图开出一条宽阔的大道，路的两边是连绵不断的山峦。他边做边说："我这一次要做一个特殊的作品，我要做出路的样子来。"但几经周折，他对自己所开创的道路都感到不满意，每次即将完成时又毁坏重来。看来，他还没有寻找到解决问题的最满意方式、途径。过了一会儿，他的大道仍然没有成功，他只好先搁

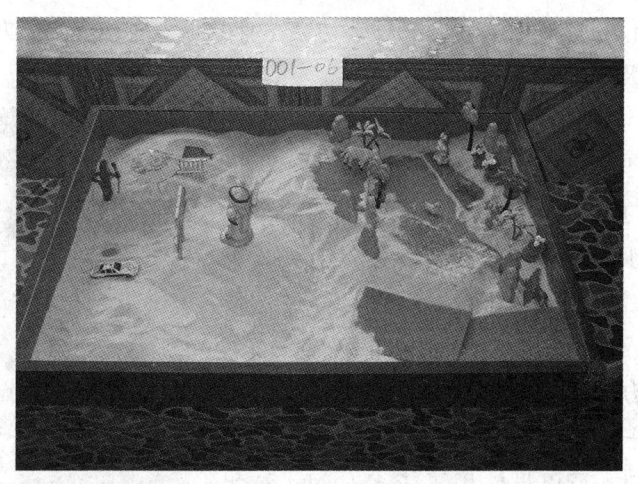

图17-6 第六次箱庭作品：沙漠绿洲

置着，开始着手经营右上角。他在右上角挖出一个小湖泊，铺上草地，种上树木花草，一片生机盎然的样子。接着，他在大道的最左端也挖出一点儿"水"的样子，像路途中一个陷阱似的。然后，他在右上角放了一个捧着宝珠面向左边的女神，此外还摆放了羚羊、猴子、犀牛、鸭子。右半部分已经比较丰富了，小创该经营左半部分了。他选择了一把绿色的伞插在左上沙丘上，但又觉得不满意，所以改用一把黄色的。然后，他把一个阿拉伯人放在左下区，面向左下角。他对自己所开创的道路仍然感到不满意，所以，犹豫之后，他再次毁坏了那条道路，而在中部堆集起一座大山，将一位举着双手的阿拉伯人放在山上，并在左侧山脚处放了一座山门，这样阿拉伯人与山门都正对着左侧的那个小水池。他对自己的这一做法比较满意，紧接着，他在左上沙丘边上放了一个手持蛇杖的女神，正对着山门处摆放一辆轿车。最后，他在左上沙丘上放了一座草屋，用力将其大半截按到沙里，然后在房屋前面放一个栅栏（如图17-6）。

小创解释说自己作品表现的是沙漠绿洲，意在突出沙漠中绿洲给人力量和希望。他说自己坐在轿车里，其目的地是到达绿洲。他一直在努力通过自己的力量开创一条很便捷的道路，但最后都觉得不满意。他说，在他驱车前往绿洲这一过程中，自己感到非常辛苦，此时，远方绿洲那里的希望女神正通过神力向自己召唤。与希望女神对立的邪恶女神为了阻止他到达绿洲，在半路设立了一些诱惑，如那个水池，骗他前方没有道路，没有希望，但当他表示出坚定信心时，又想欺骗他到山上小屋休息，然后驱车绕道回去，或者下车步行，通过山门到达阿拉伯人那里，也就可以到达绿洲了。这些都被他识破了，但时间不多，如果不能在天黑之前赶到绿洲，希望女神就会消失，自己也就会死亡。于是他选择了将车快速开到山下，然后徒步攀登，要尽快到达阿拉伯人那里，这是一座胜利者的英雄塑

像，是胜利的标志。

（七）第七次（某年9月30日）

由于学校选择国庆节前举办运动会，除了运动员，全校其他学生都得到了连续10天不用上课的长假，这对于初三毕业班学生来说就更加难得了，小创对能有这10天长假也感到高兴。

小创特别爱移动沙，正如他自己所说的，他需要"水"这一生命的源泉。这次他不在沙箱中部移动沙，而是将下方的沙移向上方，下面露出一片蓝色，看来又是海边的景色了。他非常小心地平整沙箱，力求沙箱表面是完全平坦的。但由于细沙不容易整理，加上他比较急，所以虽然用了较多时间，结果并不能如其所愿。不过，他也不再坚持下去，而是转向选择玩具来表现自己的想法。首先，他发现了那

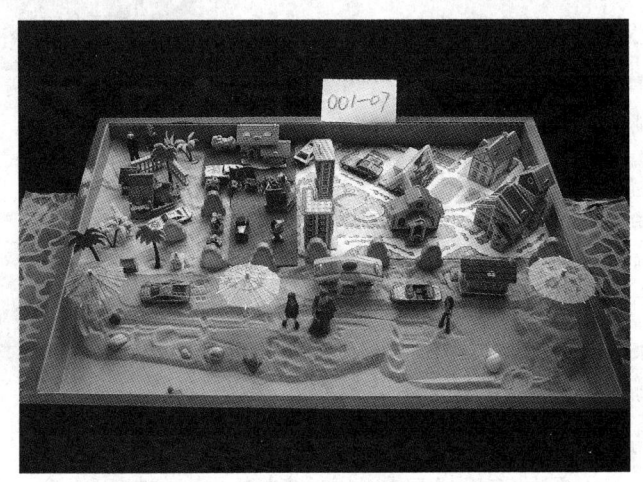

图17-7　第七次箱庭作品：理想

个城市平面图板，非常兴奋地将其放在沙箱右上区域，然后选用了几片小草地紧挨着这个规划板。他并没有将所有沙面都覆盖上绿地，而是留了左侧一片空地。接着他放了一排非常整齐的树木花草，然后在左侧空地上摆放了两座农舍，并用四个小栅栏将它们围起来，种上一棵树。当这些布置好之后，他就选用了几座高楼大厦非常细心地摆放在规划板上，不仅考虑楼房色调的搭配，还考虑到疏密有间，尽可能利用原来规划板上的图形，如绿地、游泳池等。当他布置完城市之后，他选用了一座绿色屋顶的别墅小心地摆放在沙箱的中上侧，并摆放了几辆轿车。他说："这里人们出入城市都需要便捷的交通工具。"接着，他继续布置中部的小绿地，摆放了一座小楼房、一辆小吉普。此后，他又在海边、城市里摆放了轿车，整个场面有动有静，场面布置好之后，也就该主人公出场了。他在左上角摆放了在"蓝色多瑙河""港湾"中代表自己的那位男子，并在其身边放了一位女子，然后在中下海边摆放了两位女子、一位男子，小创说这个男子也是他自己。最后，在海滩边摆放几颗小石子儿、贝壳、小海龟，并从左至右插了三把伞。小创解释说右侧是城市，中部是城市的郊区，而左侧是农村（如图17-7）。

（八）第八次（某年10月5日）

小创在沙箱中间非常仔细地自左向右挖了一个V形的河道，对他来说，这蜿蜒的河道在平静流淌中就能够消融许多情绪。然后他就在两岸各摆放了草地、花草树木、亭台楼阁，接着在河的上、中、下游架了五座桥梁。小创对花草、亭台楼阁的选择都表现出了完美主义的倾向，这种倾向在他每次作品制作中都表现得非常充分，但与最初阶段表现的完

美主义所不同的是，小创从第五次箱庭开始，就很少表现出对自己作品的不满意态度，后面四次作品都使小创感受到自己特殊的创造力，并对通过努力在沙箱中构建出连自己也没有意料到的结果感到惊讶。完美主义倾向也从消极的非适应性转向积极的适应性。构筑完环境之后，小创选用了非常多的人物，这与前七次作品中较少人物出现的局

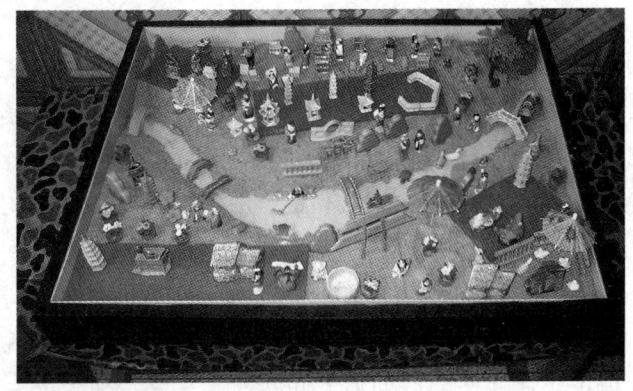

图17-8　第八次箱庭作品：一江春水向东流

面完全不同，而且，这些人物大多是两两相对，有的看似同行，有的看似亲切交谈，整个场面看起来非常热闹、繁忙，作品的气氛非常平和、闲适（如图17-8）。没有任何的纷争，一派"黄发垂髫，并怡然自乐"的世外桃源的景象。小创说这是古代的一座繁华都市，这里非常富庶，许多外地商贩来这里做生意。当然，对小创来说，这种古代都市，自己是不可能生活在其中的。他说，这只是自己心里想象的世界，只有自己知道有这个世界，但并不能让自己生活在这里，虽然这里也很富裕，但毕竟与现代都市生活是不能媲美的。

二、第二阶段：抗争阶段

（一）第九次（某年10月10日）

这一次小创不像前几次那样仔细挑选沙箱，而是直接走向他所说的给予他现实感的沙箱。他还是先动手移动沙，将沙挖出一个倒"丁"字，呈现出一个蓝色的小港湾。然后在港湾的上端架了一座桥。接着，他开始在沙箱上摆放草地、花草树木，在左上角摆放了一个克里姆林宫的模型，而在右上角摆放了几座农舍，这一切都让人感

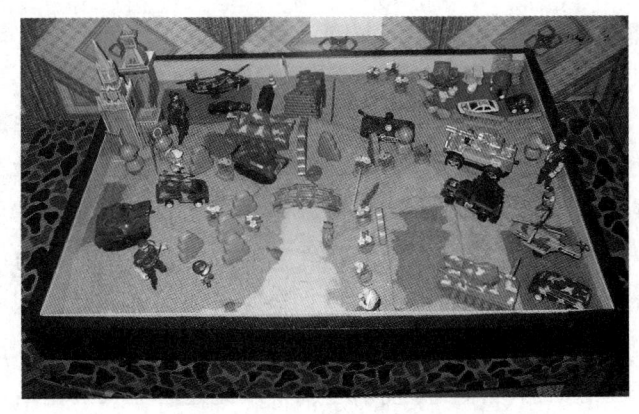

图17-9　第九次箱庭作品：战争

到和谐。治疗者不禁猜测：又是一个城市与农村？但当小创在中上部放下那座前几次曾频繁出现过的旧城墙、城门时，治疗者就不再认为会有城市的出现，而可能是非常特殊的场面。随后，小创选用的玩具集中在坦克、战斗机等军用交通工具上，以旧城墙、城门为界，小港湾成为一个天然的屏障，整个场面构成一幅两军对峙的形式。原先由花草树木、农舍构成的和平气氛已经消失殆尽。小创的表情也变得非常严肃，好像真的如临大敌似的。接下来，小创用小石子儿和栅栏将右上角的农舍围起来，放上一个战士，随后又放了

几只小鸡,在左右两股军事力量中各自摆放了几个战士,并对战场继续进行修饰(如图17-9)。如此势均力敌的一场战争,小创认为目前很难确定谁是最终胜利者,因为目前双方的军事设备、兵力都相当。他指着左下角全副武装的战士说:"我在这里察看对方的军事部署。"他说他是这一方的领导者。双方并没有侵略者与保卫者之分,而是为了争夺这一战略要地——古堡。他的部队抢先占领了这里,但对方并不罢休,于是发生了这场夺堡之战。

(二)第十次(某年10月19日)

小创仍然选用上一次使用过的沙箱,并且其移动沙的形式也与上一次相似,只是原先的小港湾换成了一条小河,两岸之间也由原先用过的那座桥梁连接在一起。整理好沙之后,小创也像上一次那样铺设草地、种植花草树木,随后,他在左半部分摆放了一些亭台楼阁,在右上区摆放两座草屋,显出一片祥和的景象。接着,小创在河的右岸

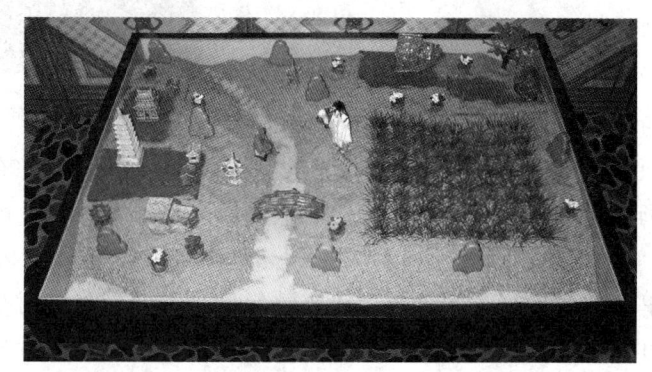

图17-10 第十次箱庭作品:河源国复兴记

摆放了一位执扇男子,面对着小河沉思,还在河的两岸各摆放了一位老者,相互应和的神态仍然给人以和平宁静的感受,最后,小创突然选择了一只小老虎放在男子前面,虽然看上去明白这是这男子的宠物,但却打破了原先和平宁静的气氛,陡然间出现了一种潜在的攻击性(如图17-10)。

箱庭场面已经没有战争的气氛了,但小创对作品的解释却是充满险恶、抗争的。场面使用的玩具并不多,但小创的解释却是一部"长篇故事"。他所表现的是古代日本诸侯纷战时的一幕。原先有一个河源国,势力非常强大,其周围几个诸侯小国都畏惧河源国,所以都依附于它,河源国的强大直接威胁到了中央政府的权威。为了解除河源国的威胁,掌握中央政权的一位幕府将军决定使用反间计,派人到河源国,唆使河源国国王的弟弟杀死国王,那么他就可以当上该国的国王。里应外合的计谋获得了成功,国王被杀,只有小王子在忠臣们的保护下侥幸逃脱,从此过着流亡的生活。而新任国王杀死兄长之后,并没有多少权力,成为幕府将军的傀儡。流亡的小王子在旧臣的帮助下组织兵马,积蓄力量,试图东山再起,重整河山。为了一举获得成功,他来到这里。这里是两位老臣在国王被杀之后隐居的地方,也在河源国境内,他们都是很有智慧的人物。虽然隐居,但他们却一直关注着外部事态的变化,对局势非常了解。小王子来这里是为了与他们商议起兵之事,箱庭场面的内容也就是这一幕的再现。小创说,小王子的进攻获得了胜利,杀死了他的叔叔,赶走了中央幕府的代表。河源国得到了复兴。几十年之后,中央幕府的那位将军也去世了,他的儿子掌握了权力,于是这位新幕府将军也就开始了再次讨伐河源国的计划。至于

最终胜败如何，小创却为我们留下了悬念。

（三）第十一次（某年 10 月 24 日）

再过一周就是期中考试，小创说自己正在积极准备应对，认为自己只要充分准备，应该能考出好成绩。从其口气来看，应该是很有自信心的。

小创说他对前一阶段所完成的主题为"理想"的箱庭作品中所表现的城市记忆犹新，觉得那座城市非常美好。他说这一次他想创造一个比那次更富庶、更发达的城市来。于是他开始移动沙，将沙箱下侧的沙往上堆集，并用平沙板将沙整理得非常平坦。接着，他就在上面铺设草地，选用了两座楼房摆放在左上角草地上，并沿着草地种上排列整齐的树木，摆上花盆，非常茂盛的样子。接着他在左上侧又放

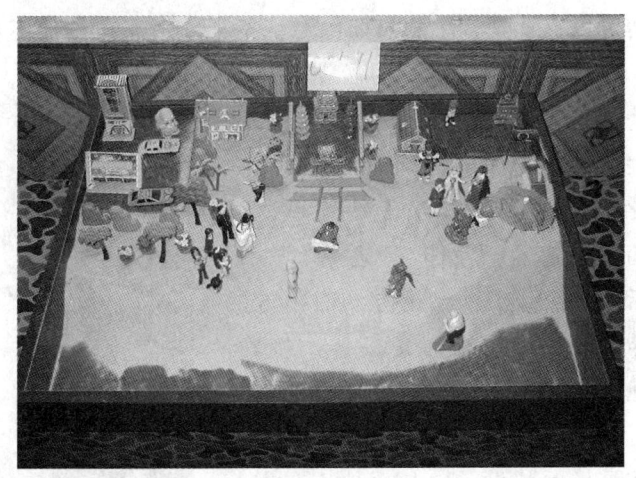

图17-11　第十一次箱庭作品：神秘的感觉

了一座别墅，在右上角草地边上放了两座别墅。然后，在左侧草地上摆上两辆轿车。这些做完后，小创的目光集中在了中部。他选用了一座寺庙，并在中上侧堆了一个台子，将寺庙小心翼翼地放在上面，但台子并不美观。他说："我今天要挑战一下自己！"然后将寺庙移开，从旁边移动一些沙，非常细心地将沙整理成一个长方形的祭坛，然后放上一片草地作底色，但觉得台子还不够整齐，所以又用平沙板将台子四周整理一番，感觉非常满意，然后将寺庙、双塔、小房屋放上去，并在正前方摆上一个山门，在两侧布置了整齐的栅栏，一个完好的祭坛呈现在沙箱中上部。接着，小创试图表现出登台用的台阶，他稍作思考，就用平沙板非常小心地表现出了整齐美观的台阶。接着在台阶下方再放上一个神社大门，在祭坛两侧摆上花草树木，做完这些，他的额头沁出一层汗。制作诸如圆形、方形等具有宗教意义的图形需要付出很大的心理能量。小创的表现也说明了这一点。只有祭坛前的空地没有安排了，小创选用了一大堆的人物形象，开始布置这一领域，一位抚琴老者安坐中间，其他人员构成一个比武场面（如图17-11）。

小创说，这个城市非常发达，风光绮丽，中部的祭坛供奉的是类似于关帝的武神，这个城市即将主办一次全球武术大赛，来自五湖四海的武林高手甚至天外来客云集这里。这些高楼大厦、别墅都是这个城市接待来宾的豪华宾馆。抚琴老者可能是所有选手中武功最高者。箱庭画面表现的是正式比赛之前所有选手前往祭拜武神，在祭坛前遭遇，于是相互为了探明对手的武功，自发地展开了一场预赛。小创指出右侧蓝衣男子是自己，这也是他的自我像。他说自己并不想现在就进入预赛，这时真正要做的是冷静地观看他人的表现，然后琢磨出应对这些高手的最佳方式。他认为，能否在比赛中获得胜利，也必须在分析所

有参赛选手的实力之后作出判断。小创对自己这一次的作品表示非常满意,认为祭坛制作的成功使自己获得从未有过的成就感。

(四) 第十二次 (某年 11 月 6 日)

期中考试期间暂停了一次,因此这次箱庭疗法是在期中考试之后进行的。从小创的表情可以感觉到,小创对期中考试结果并不满意,他不像前几次那样开朗。

他选择了靠窗户的沙箱,然后就移动沙,但一直没有决定该怎样表现这一次的箱庭作品,虽然如此,他的双手始终没有离开过沙箱,一边移动沙,一边构思。最后,他挖开了沙箱下方和右下方的沙,表现了一个海角模样。接着,他选用了几个篮球队员放在左上区,放上一座高楼。稍微思考后,在高楼下铺设了一片草地,在楼前插上一面旗帜。然后在沙箱中部自上而下地种上一排树木,自然地将

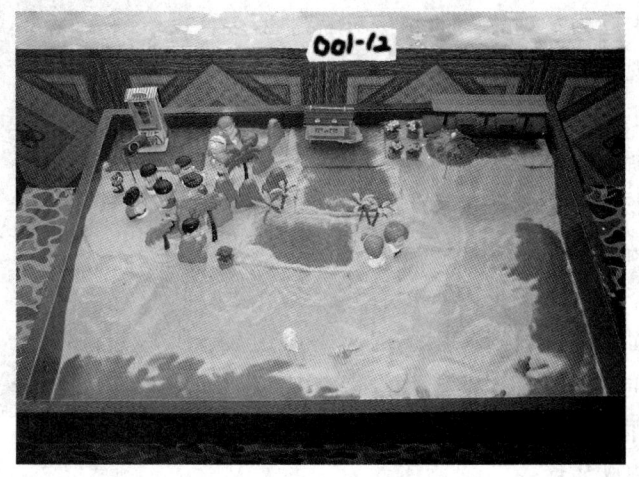

图17-12 第十二次箱庭作品:海边校园

左右分割开。紧接着,他在右半部分铺设上草地,也种上几棵树,然后在中上边摆上一座别墅,在右上角摆放了一个公交车站台,并在别墅与站台之间放了四盆花。接着,他在陆地的右下角处摆放了一个男子和一个女子,并随意地撒落几个贝壳、石子儿,放两只小海龟,点缀一下海滩。然后,他在旗帜前摆了一只海豚,在树丛中放了一个篮球队员。最后,他又在右上角插了一把蓝色的伞(如图17-12)。

小创并不想过多谈论自己这次作品,只说这是海边一座学校的校园,那些运动员刚比赛完,教练带着他们到海里游泳,放松一下。自己也是球员,发现海边那对男女,感到奇怪,于是躲在树丛中想知道他们在谈论什么。右上的站台是学校提供给人们休息的地方。他一直强调,这次作品必须像欣赏印象派作品一样,把握瞬间感觉。

(五) 第十三次 (某年 11 月 21 日)

因小创的祖母去世,所以又暂停了一次。小创来的时候并没有太多谈论他的祖母。期中考试结果知晓,他的成绩没有太多变化,语文和英语有所进步,特别是英语进步比较明显,但他的数学却有所退步。在年级的排名也没有什么变化。虽然他的数学退步并非异常明显,但小创对自己数学的退步感到极度不安。

这次小创再次选用粗沙箱。他将左侧沙往右移动,并在右部堆集了一座高山,左则露出蓝色,以表现湖泊、河流。这是小创第一次堆集如此高大的山峰。为了不让沙滑下来,他还在沙里浇了一点儿水。然后在山顶上用手指钻了一个小窟窿,不用解释也能知道这是一座火山。接着,他在山脚下以及对岸种零星的树木花草,在水中放了一条蛇。当发现玩

具架上有十余只恐龙时，他感到非常兴奋，于是将这些恐龙全放到沙箱内，还摆放了几只飞奔着的野兽，并将两只恐龙摆成撕咬的样子。他说："不一定大的就咬得过小的，有时小的恐龙能量却非常巨大，那些大的恐龙只是外形强大而已。"最后，他在左侧水中摆放了两只鲨鱼，在右下放一条蛇，结束了这次作品的创作（如图17-13）。

小创说这座火山在几十万年前

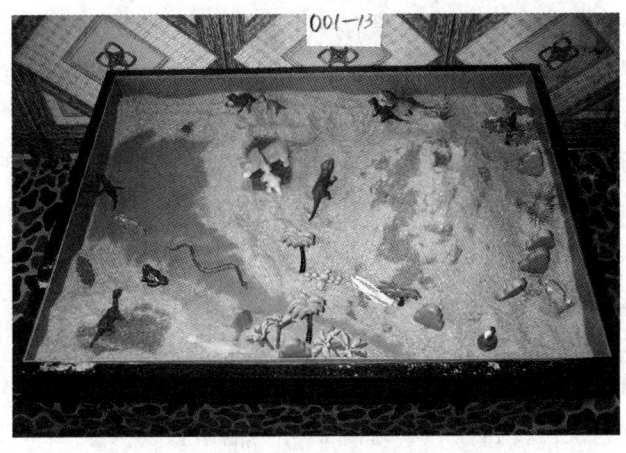

图17-13　第十三次箱庭作品：侏罗纪公园

曾经喷发过，此后一直处于休眠状态，但现在又到了该喷发的时候了，再过几分钟之后，它将再次喷发出炙热的岩浆，所有生存于这座火山周围的生物都将全部灭绝。生活于水路的鲨鱼比较敏感，所以都赶紧往西方逃窜，这些世界的主宰动物——恐龙们也在四处逃窜，还有那些凶猛的动物。只有这条冷血的蛇不知道将要发生什么，所以还是往这边游了过来，而右下的这条蛇也不知道要逃跑，在那里看热闹。但不管这些动物如何奔跑，它们都将无法摆脱被毁灭的命运，因为这世界将要发生大变化，恐龙将退出这个世界，等到火山爆发之后，将重新产生更高级的动物来主宰这个世界。至于对岸的这些动物，虽然有一条河流隔绝着，但很难说它们就是安全的，因为谁也不知道火山喷射的岩浆是否将漫过河流。

（六）第十四次（某年11月28日）

小创先将左上挖出一片水域，并向中下部延伸，形成一条小河，紧接着就在河两岸之间架上一座桥梁，将两岸紧紧连接在一起。他拿起那片大草地，想放在左下区，但那个区域比草地小而长，他寻思着不知该如何摆放。治疗者感觉到这片草地对他来说可能非常重要，所以建议他可以考虑将草地剪成小片。当得知可以将草地剪小时，他非常高兴，也就按照治疗者的建议去做了。他将这些草地细致地排列在左下区，然后在右下方竖起一座门，接着在右半部分植草种树，一派生机勃勃的景象。然后在右上部分用栅栏和城墙围成一个内城，在中部安排了一口井，并在桥的右端摆放了一个带栅栏的门，又在右下大门边放上一排障碍，如此

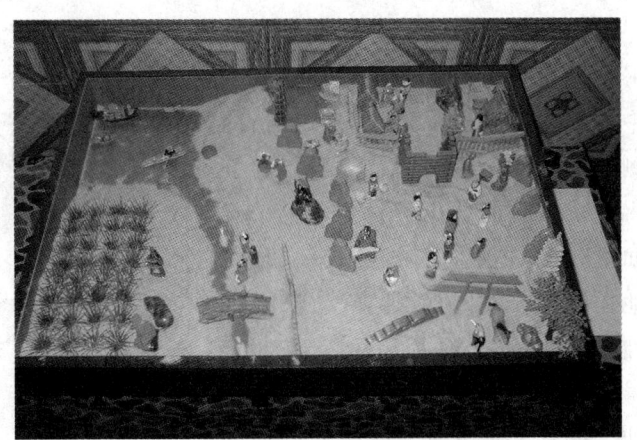

图17-14　第十四次箱庭作品：商平国演义

一来，由左、由下都只有一个限定的出入口。接着，小创开始布置内城，他很仔细地摆放了几座民宅，在右下摆了一座大塔，同时在左上草地上放一座小塔。待这些环境布置好之后，小创开始布置人物了。他取了许多古典人物，充分利用模型的姿态，摆成不同的生活场面，或迎来送往，或对弈谈笑，或独步天涯，或临水畅想，或躬耕畎亩，或垂钓江河，动中有静，静中有动（如图17-14）。

然而在这幅祥和、富庶、悠闲的画面之下，同样蕴藏着不久即将到来的战争。小创说这里发生的是商被西周灭亡之后的故事，当时商的一位贵族率领他的属下、家人逃难到地处南方的这个六合镇，为了重新夺回政权，休养生息，发展经济，并将地名改为"商平国"。他们大力发展畜牧业、渔业、种植业，不仅满足了商平国自身子民生活所需，而且有剩余粮食和牲口作为商品与其他诸侯国开展商业贸易。这里没有统治阶级，由民主的"公社议会"协商管理事务。这种和平、富裕、民主的社会吸引了周围许多诸侯国的人民来这里定居。经济的富裕也带来了社会的稳定，人民安居乐业。箱庭作品表现的是商平国建立后第三年的景象。对那位商代贵族来说，虽然自己是商平国"公社议会"的最高领导，但自己复国之梦尚未实现，因此，他面对潺潺流水，思索着如何建立自己的部队，如何组织、领导其他诸侯国一起反抗西周。小创根据这个箱庭，积极地想象着。经过几十年的休养生息，商平国国力雄厚，有自己的两万兵力，且用钱向周围诸侯国招募雇佣军，他们准备举兵北上，试图推翻西周统治，重新回复到商代的统治，但是，"公社议会"的大多数成员并不同意此时发动战争，他们认为需要等到西周内部产生分裂，国力衰退时再大举进发。但商平国能在这场战争中胜利吗？小创说，兵力足够、粮草充足，只是路途遥远，所以前程也很难卜算。

（七）第十五次（某年12月4日）

小创说自己从未选择过窗户下那个湛蓝底色的沙箱，所以决定用它尝试一下。他稍稍平整了下沙的表面，然后非常仔细地在中部挖开一条"S"形河道。犹豫再三后，在河道中部架设了一座桥梁。然后在桥两侧各摆放了一些房屋、佛塔，并且将天坛模型也摆在了右侧，整个画面呈现出右重左轻的形式。随后，他在天坛前方摆上捧着宝珠的女神，两侧还各放了一位神灵。接着，在左侧房屋前面摆上一个女神。最后，他在最左侧摆上曾在图17-10中出现的小王子。

简单的场面设置，也同样暗藏着惊心动魄的抗争。小创说，这个年轻人是一位将军之子，是他父亲

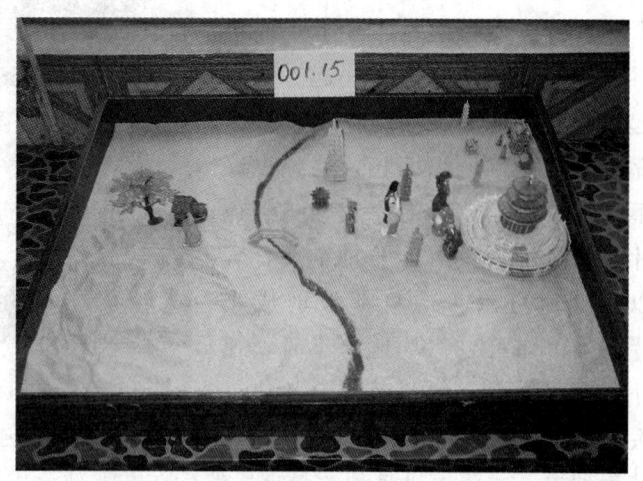

图17-15 第十五次箱庭作品：走出暗阁

帐前猛将。其父的政敌为了打垮他，就指使一位魔法师将这位年轻将领的躯体封住，诱使他的灵魂进入黑暗世界。接下来，他僵硬的躯体被附近一个寺庙的和尚发现了，于是就请全寺高僧为其作法，保住躯体，并设法引领其灵魂走出黑暗、幻界。这个年轻人的灵魂从一口井中爬了出来，进入了一个无人村，这里到处是鬼。他打败了这些鬼，往前走，发现前面有一个店，于是就走进去，发现这个店是一家黑店，于是又拼命地与店主打起来，终于打败了他，夺路而逃，即将离开这个村子时，前面有几个手持利刃的厉鬼挡住了去路，又是一番拼杀，年轻人终于又胜利了，离开了无人村。接着，他进入了一座城市，城里没有人，都是鬼，他们都想要留住年轻人。这个城市原是有人的，后来由于战争，全城被灭绝，他们灵魂不死，意志不去，在这里幻作一个城市。年轻人终于从这座城市逃离出来，转身一看，发现是一座坟墓，接着就进入了箱庭所表现的世界。这里有一个女巫，她想引诱年轻人绕房子走，然后想将其引入房子，作为自己的奴隶，但年轻人不受她的诱惑，直直地往前走，他走到女巫面前时，女巫也就消失了。他接着往前走，前面三位神灵想引他留在幻界，由捧珠女神引领他一一拜塔，并参拜幻界的最高神，最高神要其留在这里，他拒绝了。于是最高神要他接受审判。年轻人终究不肯留下，从审判宫殿冲出来，与捧珠女神进行了争斗，胜利后，两位男神接着挡住去路，接着又一位老神加入阻挡队伍，但都挡不住年轻人。他一下子冲出这个世界，发现宫殿后面有一条河，一只小船出现在他面前，他跳上小船，摆渡人就将他带到现实世界的寺庙里来了，原来那位摆渡人就是帮助他的和尚化装的。当他醒来时，寺里的高僧们都为他感到高兴，并将他冲破黑暗的前后过程告诉了他，他跑到寺庙后面看的时候，原来的小河、渡船已经都消失了。年轻人冲破黑暗的历程深深感动了治疗者，当小创解释完作品时，治疗者与其轻轻地握了一下手。

（八）第十六次（某年12月11日）

小创将沙箱左上角挖出一小片水域，种上些树木，然后摆放了几个交通标志，并在右上角放了一座大厦。紧接着，他摆放了一些军械和几辆军用车辆，显然是一场战争。随后，他在左侧摆放了三个士兵，摆成被枪杀的样子；摆放了几辆车，并摆成被攻击的样子。最后，他在右上角摆上一个阿拉伯人（如图17-16）。小创问治疗者："老师，您知道这是什么战争吧？"了

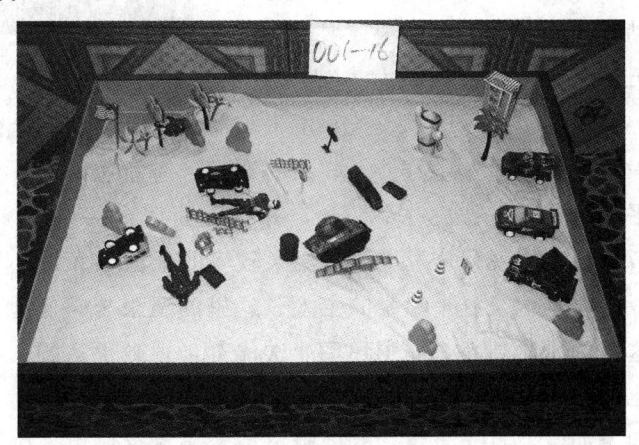

图17-16 第十六次箱庭作品：圣战

解世界热点问题的人都可能猜出来，这表现的是伊拉克战争。小创说，这是未来的伊拉克战争。伊拉克大选在即，美军忙于防备，没有进攻的计划，这给扎卡维、共和国卫队等反美武装一个喘息的机会，他们利用美军防备时期，进攻一些城镇，占领了一些城镇。美军

当然不会善罢干休，他们将反扑过来。扎卡维他们必须快速转为游击战，他们攻占城镇的目的是为了获得物质补给。美国训练的伊拉克正规部队武器装备精良，但缺乏重型武器，更重要的是这些人里面有许多人不满美国的霸道，他们同情、倾向于反美武装，或暗中支持他们。美国所操纵的伊拉克大选存在许多舞弊现象，美国在战争之前也已知道伊拉克没有杀伤性武器，但为了掠夺石油，所以发动了这场战争，美军士兵中也有人对布什不顾他们死活的做法很反感，他们的领导并不能保证他们的安全。这个场景是扎卡维等反美武装所拍摄的一个场面，这个伊拉克人在欢呼自己的胜利。伊拉克人可能最终将美国人赶走。小创说自己非常欣赏扎卡维率领的反美武装的精神，同情并支持他们。当然这些阵亡的美国士兵是无辜的，也是值得同情的。

三、第三阶段：解决、成长阶段

（一）第十七次（某年1月9日）

经历了前一阶段的抗争，见面时，小创显然开朗了许多。这一次箱庭疗法已经接近中学期末考试了。他在沙箱中下部挖了一小片水域，说是温泉。他在温泉的周围用大小不一的石子儿围成一个不规则的圆，并用石子儿铺设了一条简易的路，三块大石头自然形成的一个路口，周围是花草树木，显得生机勃勃的样子。左上角是一座现代都市的高楼。他在沙箱右半部自下而

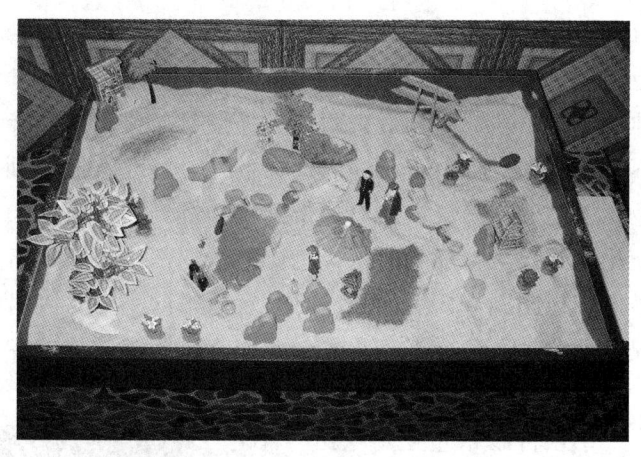

图17-17　第十七次箱庭作品：伊豆温泉

上地用石子儿铺设了一条并不平坦的路，然后在右上角挖了一条小河，架上一座桥，立上一道山门，显然是与外界联系的通道。有意思的是，他在温泉的左下部放了一块较大、较平的石子儿，做成一个平台，并在上面摆上一些酒，同时在其正面挖成一个泉眼（如图17-17）。他说，这里应该是温泉较多的地区，经过小桥，往东走就是城市。这个温泉叫伊豆温泉，他是这个温泉的主人。这里的温泉与其他地方比，有几个方面是独特的：其一是这里的风光独特，周围环境非常优美，视野很宽阔；其二是这里的服务设施齐全，是现代化的温泉度假区，那座现代建筑就是一座度假公寓，还有酒水饮料随意品尝；其三，这里四季如春，日光充足，有山野风情，又靠近城市，生活方便。小创说，现在虽然是严冬腊月，但看到这汩汩涌出的温泉，就感到一阵阵的温暖。这阵暖意也同样包容着治疗者，并由心底生发出无限的温情。

（二）第十八次（某年2月3日）

这次箱庭疗法是期末考试结束之后完成的。小创在沙箱上侧用沙堆集成一道坡，铺设

第十七章 对一个重度考试焦虑学生的箱庭疗法

一条铁路，放上一列火车，并在右上角放了一个旧城墙，俨然一个列车即将通过的隧道。小创说，这是里特郡牧场（如图17-18）。这里原是英国一位公爵的土地，15世纪末这位公爵被教皇封为约翰一世国王。16世纪，瑞典、挪威、英格兰、苏格兰等地区的人到这里租下这片土地，建成牧场。不久，约翰二世因比利时等国的反对而被降为公爵，但这片封地仍然属于他。19世纪，欧洲的商人买下这片牧场，

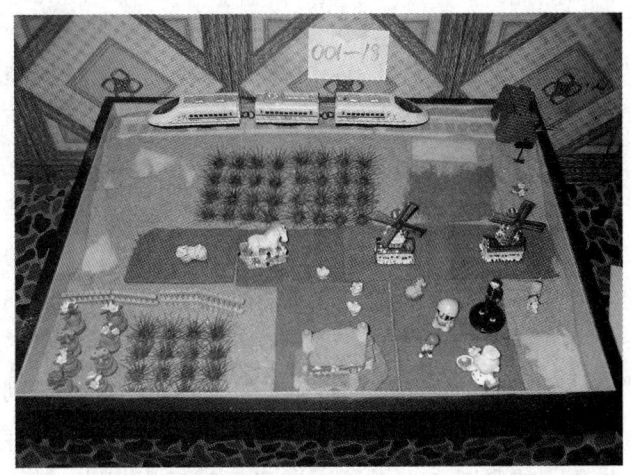

图17-18 第十八次箱庭作品：里特郡牧场

整治成如今这么繁荣的牧场。这里现在看上去很繁荣，这只是牧场的一角，右下角的池塘养鱼，同时可以饲养牲口，左下是一片花园。这所房子也只是整个牧场的代表。这里有许多小吃，这位厨师在招揽顾客品尝他食品。左侧是一个湖泊，可以通航。右上角曾经是一道关卡，如今已经成为火车要经过的一个隧道。隧道的北方是一座城市，这列火车刚从城市开出，开往南方的意大利。自己是这片牧场的常客，到这里走走看看。

（三）第十九次（某年2月14日）

春节过后的第一个周末，小创开始了这次箱庭制作。他一直说这次自己要尝试一下。他将沙往上下两侧堆集，中间形成一条非常宽阔的河道。然后，他在右部堆了一道堤坝，借助水使堤坝显得粗糙些，表现出正在进行的样子。然后放几辆施工车辆和几个正在劳动的人物，一派繁忙的劳动景象。左部上下是牛羊，河道里是珊瑚和鱼（如图17-19）。小创说这是位于密西西比河流域一条支流上的艾里斯特镇

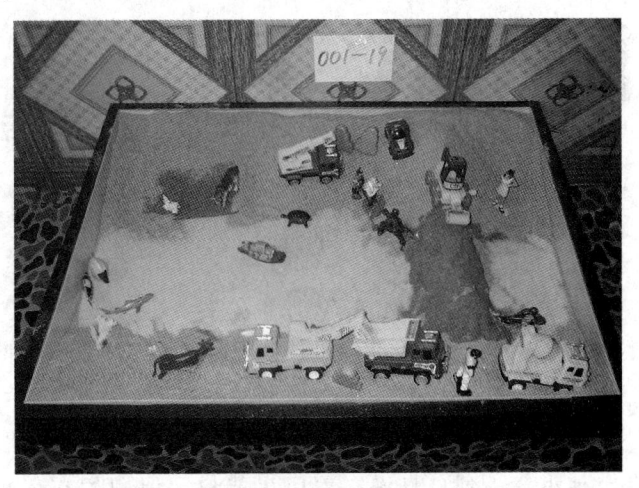

图17-19 第十九次箱庭作品：begin

（其虚构），原本是一个农业小镇，为了发展经济、扩大小镇规模，小镇决定在这条河流上修建水坝，这不仅起到防洪、灌溉、发电的功能，而且在入海口（左侧）两岸还可以发展其他产业，如房地产、工业、商业。这个水坝不是什么浩大工程，但对于这个小镇来说已经是很大的一个工程了。这个场面是这个工程刚开始阶段的土石方工程，还不到精细加工的阶段。场面中两个劳动者正在挥舞着劳动工具劳动。那个女的在那里会影响、干扰整个

工程的进展，也比较危险，因此那个男的大声喊叫，要她离开。左上方延伸出去是一个大工业城市，河的附近还有一个与密西西比河直接相连的大湖。河两岸都是牧场，这里地形复杂。入海口是这条支流的一半，另一半注入密西西比河。

（四）第二十次（某年2月20日）

小创这次来竟然带他的一位在另一所重点中学学习的朋友一同来观看自己创作。敢于在他人面前表现自己，说明其自信心已经有了巨大的增强，这也是克服考试焦虑最为重要的能量。再过两天就要开始新学期的学习生活了，小创说自己现在非常坦然，也做好了充分准备。他在沙箱右下角挖了一小片水域，并堆集了一座小山；他在左上角创造了一个陡峭的河道，架上一座桥，然后在左下角与右上角之间铺设了一条"S"形轨道，放上一列子弹头列车。接着在铁路两侧铺草地、种树木、安排或者古典或者现代的建筑，一派繁荣的景象（如彩图9）。他说，艾里斯特镇很繁华，但自己以前却没有想象到，这里既有现代的，也有古典的。以前铺设了铁路，但火车的噪音使居民强烈反对，不过政府还是想办法做好工作，鼓励不愿意铺铁路的居民迁移，给予补贴，但还是有许多居民不愿意离开这里。火车开进来后，当地居民感到非常好奇。现在开进一列子弹头旅游专列，这是政府兴修水利工程（上一次箱庭作品）、改造当地环境的结果，吸引了许多人的眼光，这里也更加繁荣了。这里只是小镇的一角。这里曾经是军事重镇，如今军事功能已经弱化了。军人转业为警察了，人们都在忙碌着做自己该做的事情。小创说自己未曾料到能做得这么好，对自己的作品感到非常满意。他说，自己原本是这个小镇的游客，但现在正计划着定居下来，投入到这个小镇的建设中去。

第三节 分析与讨论

一、箱庭作品简要评析

房子是人自我内心的象征（朱建军，2001），第一次作品中陈旧、破落的房子投射出小创疲惫、饱经风雨的心理。栅栏保护的是自己这种心理状态，可见其闭锁的、不愿向内探求的心理动力状态。在高楼大厦映衬下，小屋虽然别致，却显得更加落寞、失意了。身处重点班的他，周边同学优异的成绩无疑将自己对比得格外相形见绌了，自信心也荡然无存。他也意识到自身潜在着巨大能量，但栅栏在保护自己内心的同时，也将自己与"水井"分隔开了。根据空间配置理论（木村晴子，1985；张日昇，1998，1999），左侧小屋应该是小创过去的自我——更加破落、疲惫，中部保护着的小屋是当前的自我，右侧的高楼大厦应该是他期盼中的、理想的未来自我。这也是小创对自我的一种有形化的意识。

左上角是憧憬、希望、逃避的区域。第二次作品在左侧安排了寺庙和佛塔，这可能反映了他给自己设定太多的目标和期待，这也给他带来了更大的压力，他在压力、考试面前试图退行、逃避，以求精神上的自由、放松，这体现在作品中频频出现的神色闲适的对弈者、渔翁、抚琴者,以及神态悠闲的小动物。他自己说这种江南才有的情景是自己非常欣赏却不可能拥有的。右侧象征着未来,旧城墙破败的样式以及黑灰色调都给人一种压抑感,狭小的城门是一道关卡,是其现实通往迷茫的未来所经过的考验,是希望所在,也反映出其通往未来路途的不易。

第三次作品表现的是一场战争。战争象征着冲突、对立,有了战争就有了苦难、伤害、失去和死亡,因而对战争理所当然要抱着谴责、排斥或逃避等态度。然而,经历一场战争,人们就更加珍惜来之不易的和平,促进社会的进步,改变旧的格局。因此,箱庭中的战争、冲突意味着内心世界的各种冲突和矛盾的激化,也影射出内心世界期待着发展、成长、变化和转变,象征着和平、公正、和睦、秩序的恢复。战争的最终解决方式并非一定是一方胜利,也可以是双方的和解。因此,来访者对箱庭作品中战争双方的态度以及事件最终结局的解释,可能就反映了其内心冲突的解决方式以及心理发展的可能方向(Porat & Meltzer, 1998)。小创箱庭作品中表现的战争,可能说明其意识与无意识之间、精神与物质之间正经历着重大的冲突。小创讨厌这场战争,同情反政府军,并认为这场战争处于对峙状态,这反映了他对频繁的考试乃至中考的厌恶,对同样处于劣势的考试成绩不理想的同学的同情,对考试最终的影响持否定态度。战争之后是和平,这预示下一次作品将会出现比较平静的场面、主题。

第四次作品表现的是城市。城市是秩序的象征,象征着将所有分裂的人格统一起来的魔圈(Donald, 2003)。小创的箱庭作品经历了静态呈现、战争对峙,在秩序被打破之后,终于通过自己的力量再次建立了秩序,内心冲突的结果是在自己精神世界与物质世界之间、意识与无意识之间建立了稳定的联系,获得了内心的平静。小创自我像出现在左上角,这说明其对自我的评价仍然停留在过去,停留在憧憬之中。自我像前面两位女性可以看成是小创的阿尼玛形象,他展现在他人面前的是其女性性,是软弱、温和的。他期待着自己能获得更多保护,特别是来往于现实与未来之间的时候。

从小创对第五次作品的解释,我们可以感受到他秩序感的进一步增强。与第一次作品中农舍与大厦强烈对比的气氛所不同的是,此次古老与现代既有序、和谐并存,又相互辉映着。其自我评价正逐渐走向积极、明确,他可以以真实的自我——男性性独立展现自己。很有意思的是,左下的房子是自己的,但却与自己处于隔绝的状态,栅栏隔开的是自己,狗防御的不是别人却是自己。这说明小创在进一步接近自己内心真实的时候,发现自己内心有一部分内容却是自己不愿意去揭示的。这可能是尘封着的挫败经历,也可能是过去的创伤,也可能是自己久违的积极进取的能量。从别墅的形状和颜色以及其"富人区"的解说来看,这可能是积极的能量。此外,这次作品中的交通工具已经呈现出动态。

沙漠是贫瘠的心理状态的表现,第六次作品左半部分的沙漠明确地反映了小创荒凉疲惫的身心状态,他的无意识认为自己在努力前行的过程中遭遇到阻力;自己试图寻找一条适合自己发展前进的道路,但却没有满意的结果;右半部分的绿洲给了他希望和前进的动力,也是自己的最终目标。他已经充分调动起前进的动力,正鼓足勇气、信心向目标靠拢。中考确实就像这片绿洲，给自己动力、希望，但要胜利到达那里，首先得攀登上眼前的沙丘，进入胜利者之列。看来他对自己近期目标和远景目标都有了较清晰的理解了。箱庭疗法提供了一种非常有效的思考的方式，为其理清思路、确定目标提供了机会。

农村是自然与无序的象征，城市是秩序与规整的象征，郊区当然也就是从自然无序向有序规整发展的中间过渡状态。第七次作品表明，他的心理正处于由过去的无序过渡到未来的有序状态。自己的房子也由草舍转变为别墅并且从与城市隔离状态转变为统一，这都说明其心理不仅由消极转向积极，而且还转向了整合。作品的色调、玩具种类和数量都说明他的心理已经有了较大的进步。自我像的确定也表现了他对自我的积极认识。两处自我像的出现都有女子为伴，以及小石子儿、贝壳和伞的出现，都反映了他试图整合自己人格的男性性和女性性。交通工具的出现预示着来访者心理的积极变化（Mathis, 2001），作品中轿车的动态也说明了这一点。

第八次作品表现的是古代都市，其繁华程度也是现代都市所不常见的，多次的城市景观说明经历第一阶段的箱庭治疗，小创已经建立起内心稳定的秩序，繁华的都市也说明其内心世界较先前更加丰富、更生动了。五座桥梁将两岸牢牢地连在一起，其内心的分割状态已经完全整合在一起。当然，小创对考试等对自己自尊、价值存在威胁的事件仍然保持警戒、防御心态，接二连三的门、栅栏所发挥的作用以及"伞"的多次出现就可以说明这一点；右上角的旧城墙、城门再一次将自己通往未来的路途渲染得沉重、沧桑；太多的佛塔又让自己在努力投入上没有了主次之分。这些都说明他仍然需要治疗者无条件的接纳、保护和心理援助。

经历了第一阶段的心理状态呈现之后，小创的箱庭作品进入了新的阶段，即抗争阶段。第九次作品非常形象地表现了他当前的学习处境。身处重点班，可以说已经是"抢先占领战略要地"的一方，然而，其他同学并没有就此停止前进的步伐。用"夺堡战争"来形容初三学生的学习状态确实再确切不过了。战争主题的再次出现，说明其内心对考试的重视，他依然对考试存在焦虑情绪。但与"尼罗河两岸的战争"所不同的是，小创在这场战争中已经成为一方的领导者，或者说是直接利益的当事人，他不再置身于"战争"之外。战争结果的分析、战争性质的确认、自我像的确立，表明小创对关系到自己升学的中考以及即将面临的期中考试都较干预前有了长足进步。小创一方的严密布防，也说明其在学业上积极准备的状态。但是，在这一场战争中，小创仍然处于防御的一方，而不是主动进攻的一方，没有掌握主动权。箱庭过程结束后，小创也与治疗者进行了简短的交流，他说目前重点班同学中一部分同学非常努力，自己当前成绩只处于重点班的末尾，很担心自己被这些同学打败了。这些信息也印证了他的箱庭作品所透露出来的信息。

第十次作品所表现的故事反映了小创对自己过去辉煌的留恋，表示出重整河山的决心，并意识到即将到来的威胁。小创说，这位小王子就是自己的真实写照。故事中小王子虽然处于流亡状态，却不甘失败，而是聚集力量，准备"复兴"，并且虚心向长者求教，这反映了小创当前对考试充分准备、虚心学习的良好状态。作品虽然潜藏着战争，但却非

第十七章 对一个重度考试焦虑学生的箱庭疗法

常含蓄。不是紧张对峙、剑拔弩张的气势，而是暗潮汹涌，平和之下暗含杀机。从前一次战争中处于防御状态到这次的准备复兴，他改变了自我定位，即不仅关注自己已经获得的地位，而且试图获取更好的学业成就，由防到攻，其心理能量的动力方向发生了积极变化。

第十一次作品中的城市与"理想"中的城市确实不一样了，这里已经没有农村、郊区的存在，而是繁华都市的一角，而且祭坛出现在箱庭中上部也使这次作品表现出更多的崇高、神秘感。这里的预赛应该就是他们即将面对的期中考试，对此，他显得更为冷静了，不是盲目的冲杀，不是盲目的紧张，而是积极准备、分析。孙子曰：知己知彼，百战不殆。他对考试的认知已经有了更为积极的变化。

第十二次作品的创作过程及解说，都透露出丝丝疲惫。考试之后他很想休息、放松。从这次作品也可以感觉到小创对男女恋爱问题的兴趣、好奇，这也是正处于青春期的初中学生正常的心理。作品强调了休息，却对考试（比赛）结果只字不提，没有表现出胜利的喜悦，由此可见，虽然期中考试成绩尚未公布，但他对结果可能没有良好的预期。

第十三次作品的主体是火山。山是男性性的表现，火山爆发的岩浆来自地壳深处，是人类巨大能量的象征，在这里也正是小创潜在的心理能量爆发的象征。过去自己也曾将潜力充分表现过，如同这座火山，几十万年前喷发过，后来只是处于休眠状态，如今又到了再次爆发的时候。一旦自己的潜力得到充分发挥，原来那些成绩比较优秀的同学将"退出这个世界"。对作品的解释可以洞察到小创正在给自己鼓劲，他将依靠自己的力量获得学业上的进步。恐龙、蛇也是男性性的象征（特里锡德，2001；檀明山，2001），对恐龙、蛇的态度，似乎也投射了他对青春期性问题的态度，即性方面的问题不适宜地在这时期出现，将干扰自己学业上的成就，因而要予以"灭绝"。

第十四次作品平静场面下暗含着惊心动魄的故事，表现了他对自己实力正日渐强大的自信，并希望能有朝一日夺回已经丧失的地位。左下是源泉，耕种农田的情景表明，努力劳作才是自己走向繁荣的根本。故事本身也说明了这一道理，即只有休养生息，发展经济，才能国力强大，才能夺回"政权"。但毕竟"路途遥远"，虽然自己积蓄了力量，是否能够战胜其他对手，自己也没有足够的胜算。虽然这次作品右上区布置的也是农舍，但却比"江南"中的农舍有秩序得多，也比"一江春水向东流"中的屋舍更突出、更明确。整个箱庭作品表现得非常有序、生动、和谐。

与其说第十五次作品中表现的是年轻人走出暗阁的故事，毋宁说是小创自己冲破无意识阴影的过程。故事曲折、紧张、生动。冲破黑暗中的重重障碍，箱庭作品反映出了他当前面临的重重困难。巴斯（Vaz，2000）认为，当个体直面并接纳阴影，他就能获得平衡和完整。成功走出暗阁，小创也将获得新生、胜利，而这些依靠的是他自己的力量和坚定的意志。

伊拉克战争是一场力量明显不均衡的战争，但小创在其第十六次作品却坚信反美武装将会胜利，伊拉克人必然将美军赶出去。这种信念既是对伊拉克人民的支持，也是对自己的鼓励。左右之间的对抗，是内心与外部的对抗，也是过去与未来的矛盾。战争意味着重整秩序，阵亡战士可能是人格结构中不适应自身环境而不得不消亡的部分。

水是生命之源，小创所有作品中都出现了水的心象表现，但第十七次作品中的温泉来自地心，伊豆温泉是其经历了呈现、抗争阶段之后，自我发现、自我成长的能量的表现，他找到了不断奋进的能量来源，即自己的内心。温泉的出现，不仅让小创自己感到温暖，也使治疗者感到阵阵暖意，因为从"伊豆温泉"中，我们已经感觉到了他焦虑的缓解、问题的解决、心理的成长，也感觉到了他此后可能出现的积极变化。

第十八次作品中"牧场"的兴衰史，其实就是小创自己学业成就以及自己内心世界兴衰变化的历程。值得注意的是，右上角古时候的关卡如今已经是火车要经过的隧道而已，这投射出他对考试看法的重大改变，考试对他来说不再是限制自己前进的障碍，而是自己为了达到目的，必须经过的路途而已，也是必不可少的。

小创用"begin"来命名第十九次箱庭作品，这也是其当时状态的最佳描述：新的一年新的开始，他也已经开始懂得将心理能量积蓄起来，可以发挥更大作用，而且这也正在进行，所有这些都是一个良好的开端。对那位女性的态度可能是小创青春期对异性的态度的一种表现。

第二十次作品中小镇的地位与小创在年级的学业地位相当。经过自己的努力，昔日"农业"小镇正变成集旅游、工业、商贸于一体的"现代"城镇，这也正是自己"兴修水利"、优化环境的积极成果。

二、箱庭疗法对小创的促进作用

箱庭作品自我像的出现及其对自我像的评价，投射出小创对自己潜在能量的认知、意识。从最初的不出现，到消极的出现，再到作为主人公的出现，最后是处于动态的、冷静的、意志坚强的、积极进取的自我，这一转变过程凝聚了小创在箱庭世界中自我整合的全部力量，也是箱庭疗法发挥作用的结果。

蓝色能够将人的思绪引向深刻和高远，让人烦躁的心平静下来，疲惫的心灵得到休憩(Steinhardt, 1997)。小创每次都挖开沙，露出底部的蓝色以表现水。水是生命之源，也是希望所在，是自身最原始的能量的象征。水也具有溶解一切的能力。《老子》八十一章："上善若水。水善利万物而不争，处众人之所恶，故几于道。"对水这一心象的利用，不论是大海还是湖泊，不论绿洲还是暗阁中的小河，不论是汩汩涌出的温泉还是用堤坝积蓄起来的水库，都在无声息中帮助他以温和的态度、方式应对自己面临的困难和不适应。他说，20次的箱庭作品创造过程使自己前后判若两人。

作品主题既有古老的如商平国演义、河源国复兴记，也有当代的港湾城市、海边校园，还有未来的伊拉克战争；既有风景绮丽的夏威夷，也有温柔平静的蓝色多瑙河；既有江南水乡风景，也有沙漠绿洲独特的风韵；既有阵阵暖流的温泉度假村，也有历尽沧桑的牧场；既有兴修中的水利，也有与之息息相关的小镇的繁华。用"重整河山"来概括小创

第十七章 对一个重度考试焦虑学生的箱庭疗法

的整个箱庭疗法过程是最恰当不过了，经过不断的整合，其内部河山已经由过去的萧瑟、静态、分裂发展成为繁荣、充满动力和无限可能性的美好世界了。三个阶段共 20 次箱庭作品，为我们理解小创的内心世界提供了有形的凭借和独特的视角。其作品不仅丰富了自己的心灵，帮助自己克服了困难，也为我们增添了心灵阅历。与小创一起完成的箱庭疗法的过程是治疗者与其共同成长的幸福历程。

通过第一阶段箱庭疗法实施过程，小创的考试焦虑量表得分已经由最初的 82 分，降到了 76 分，经过第二阶段，他的考试焦虑量表得分继续降到了 67 分，也就是说，通过呈现期、抗争期的箱庭疗法干预，小创的考试焦虑已经属于普通学生之列。在解决和成长阶段，我们从其作品也可以感受到小创的积极变化，特别是他对考试态度的变化，也说明其考试焦虑已经得到了很大程度的缓解。量表测量所得出的结果显示，箱庭疗法对小创的焦虑确实起到了缓解作用。通过前文作品评述，我们也从箱庭作品本身洞察了小创心理的成长、发展过程。第一阶段，小创的作品绝大多数是场面的呈现。第二阶段，他的作品即使场面非常简单，但都蕴涵着丰富、生动的故事情节，箱庭作品表现的不再是单独的画面，而是一部影视的一个代表性镜头。第三阶段的作品则表现出更多成长的气息，是自我和谐的、积极的成长，不再是抗争，而是适应。从最初的贫瘠、凌乱、静态发展到丰富、有序、动态，这些都表明了箱庭疗法促进心理变化的"无言"魅力。

第十八章 对一个自闭症男孩的箱庭疗法

（治疗者：寇延）

笔者很早就开始关注箱庭疗法在弱势人群中的临床应用尝试，并指导研究生积极开展特殊儿童的箱庭治疗，特别是对自闭症儿童的治疗。在这些治疗中，笔者非常希望向读者介绍寇延对一个3岁自闭症男孩的箱庭疗法过程，这是个具有代表性的个案，曾在第二十八届国际心理学大会上进行过报告，受到了河合隼雄、冈田康伸和里斯（Sachiko Taki Reece）的认可。如果说自闭症儿童犹如天边遥远的星星的话，那么，笔者希望通过此个案告诉人们，"星星知我心"。

第一节 个案介绍

个案C，男，3岁11个月，足月出生，剖腹产，3岁6个月进入幼儿园。

与C的初次接触是经由幼儿园老师介绍的。老师反映C在幼儿园中表现非常异常，希望治疗者能对其进行观察，并提出教育和治疗的建议。为此，治疗者在争得幼儿园领导和老师的许可下开始随班对C进行了两周的观察。

幼儿园中的表现：初来幼儿园的时候，C从早上来到下午回去一直都闭着眼睛，躺在床上不起来，不吃不喝，嘴紧闭，不说话，要么就一个人躲在教室的角落或者是教室外的厕所里，总是一个人在那里玩，不跟其他的小朋友在一起，也不跟人进行目光交流，脸上的表情非常单调，很少笑，即使笑，看上去也让人感觉很难受。他的语言发展也非常慢，分不清"你""我"的概念。走路不是很稳，总是一跳一跳的。乐感很强，喜欢一边听着音乐一边用脚踩鼓点。记忆力很好，对一些死记硬背的东西记得很清楚，因此拼图能力很强。喜欢玩水，经常一个人跑到卫生间玩水管和洗衣机。没有攻击性，也从来不反抗。治疗者对C进行观察时，他已经入园四个多月了，老师和家长都反映他有了些进步，但最让家长和老师困扰的就是C不会与他人交流，语言发展缓慢，与同龄儿童形成了鲜明对比。

家中的表现：父母反映，C有一个属于他自己的世界，作为父母，他们感到很难走入这个世界。在家中他经常是一个人玩，特别喜欢那些能转的东西，比如风扇、表、洗衣机等，还喜欢玩水，常常一个人在水管跟前玩。而且，C的有些爱好很特别，比如喜欢一条浴巾，总喜欢用浴巾把自己裹起来，不准父母和其他人碰自己，有时上幼儿园也要把浴巾裹在身上。很少用语言表达自己的要求，有什么事都喜欢自己来解决，比如要取什么东西，他就会搬来凳子去拿，很少叫爸爸妈妈帮自己，偶尔会拉着父母的手走到自己所要的东西跟前。C对音乐很敏感，爱听歌，一边听，一边唱，但他唱的父母都听不清楚。唯一让父母感到欣慰的是，C 记忆力很好，学儿歌、记地名的能力非常强。最让父母担心的是 C 的语言能力发展太慢，分不清"你""我"，不会和他人交流。

根据对教师和父母访谈的结果，治疗者初步断定 C 为自闭症倾向。在进一步的诊断中，父母所填写的克氏行为量表（CBS）得分为 23，儿童自闭症评量量表（CARS）得分为 34，自闭症行为量表（ABC）得分为 45，教师所填写的 CBS 得分为 15，CARS 得分为 36，ABC 得分为 84。专家依据美国精神疾病诊断与统计手册（DSM-IV，1994）中的自闭症诊断标准和中国自闭症的诊断标准（CCMD-3）对 C 在家中和幼儿园中的表现进行了评定，综合各方面的情况，C 属于自闭症。

第二节 治疗过程

C 的箱庭治疗历时 1 年 4 个月，共进行了 26 个治疗单元。根据治疗关系的建立和个案发展的情况，治疗者将治疗分为三个阶段。

一、熟悉环境阶段

（一）第一次（某年 2 月 14 日）

1. 过程

C 在父母的带领下来到箱庭治疗室，整个治疗过程中，父母都陪伴在他的身边，若父母离开，他表现出强烈的焦虑、不安。C 紧紧依偎在父母身边，治疗者用各式的玩具吸引他，一开始他没有反应。治疗者就在一旁玩玩具，不一会儿，他自己跑去拿玩具，并把它们都拿给父母，不敢动沙。治疗者拿来工具（铁铲，推车）邀请他一起玩沙，他没拒绝，并将汽车、火车、帆船、葡萄、小鸭子埋入沙中，再从沙中取出，一遍遍重复淹没、取出的动作。给治疗者留下深刻印象的是，他对各种小汽车情有独钟（如彩图 10）。而且治疗一开始，他就对水发生了兴趣，将玩具放入水中，用水壶反复灌水、倒水。整个过程中 C 都一直背对着治疗者，根本谈不上目光的对视。

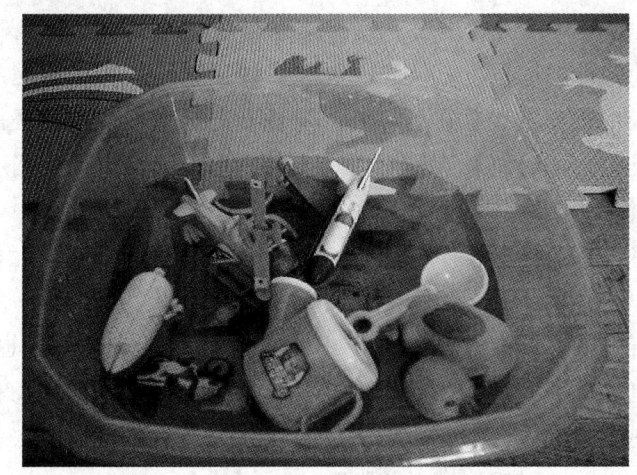

图18-1 第一次治疗：水盆中的游戏场景

2. 治疗者感受

由于 C 是第一次来箱庭治疗室，为了让他尽快熟悉环境，也为了把握游戏的基线水平，治疗者完全采取的是自由游戏。治疗者通过观察、互动发现：C 的颜色识别力强（一拿到玩具先告诉父母是什么颜色的），游戏过程中重复的语言（多为短语，"跑了""跑了"）和行为多（淹没，取出，再淹没，再取出等），这种重复的行为使他完全沉浸在自己的游戏中而忽略了治疗者和周围环境的存在。我们知道，自闭症儿童与他人及社会环境的联系是微弱的，他们在生活中是被动的和无力的，害怕环境的变化和新事物的出现，而重复的游戏让他们感到是安全的。C 的游戏缺乏想象性，表现在他的游戏没有情境性，转移快，不能把不同类型的玩具联系起来游戏。C 在沙箱中摆了很多交通工具，在沙箱中开车，但我们看到，它们的方向是对立的，治疗者觉得这意味着"向外"与"向内"的矛盾和对立，是 C 自闭状态的反映。沙箱左上角的房子是治疗者为了使 C 关注沙箱而放的，但他只对房子的门感兴趣，希望把它打开，可能反映了他与外界联系的愿望。通过自由游戏，治疗者觉得，给 C 无条件的积极关注，让他在游戏中感觉到安全，减轻焦虑和不安是治疗的首要目的。

（二）第二次（某年 2 月 21 日）

1. 过程

C 主动尝试动沙，用汽车将沙运到了沙箱外，不断地重复运沙、倒沙的游戏。水盆中放的东西主要是小鸡、小鸭，它们在水中游泳。这次游戏中，他第一次把汽车整齐地摆成了一排，并将他喜欢的那个小人儿放到了汽车上，让小人儿坐车。

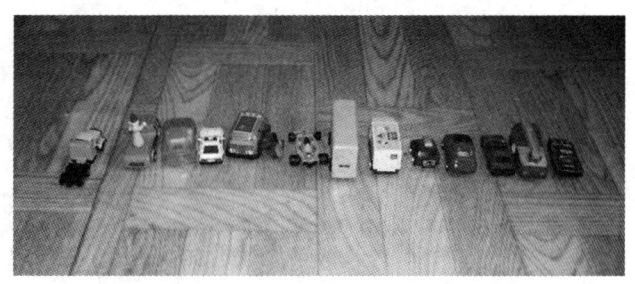

图18-2　第二次治疗：地板上的游戏

2. 治疗者感受

此次是 C 的第二次游戏治疗，治疗者尝试让 C 的父母离开箱庭治疗室，虽然整个过程中，C 一直在游戏，但能感觉出他有些不安，只是不知如何表达。与第一次相比，C 动沙的力度加大了，但此次没有在沙箱里摆玩具，而是用手把沙扬起来，撒了自己一身，或者用汽车把沙运到水盆里，就是不把玩具往沙箱中摆。在水里的游戏继续，不分玩具的种类，他把它们全部都放到水盆中，和水混合，重复用小水壶灌水、倒水。最钟爱的玩具是紫色的小汽车、小人儿、小鸭子和小花，这次游戏中，他仍选择了它们。有意思的是，他将汽车在地板上摆成一排，并把喜欢的小人儿放在上面。他的母亲以前告诉过治疗者，C 非常喜欢坐汽车，每次来接受治疗都是坐公共汽车，所以治疗者立刻感到，"小人儿坐车"可能是 C 自己生活的一个写照，他可能感到不安，想去找父母，同时，这种整齐的摆放也反映了 C 的刻板。总之，C 的游戏是没有结构、没有主题的，这正是其缺乏想象力的表现。整个过程中，C 都没有主动与治疗者交流，每次都是由治疗者主动问他，即使这样，他也总在回避治疗者的眼睛。

（三）第三次（某年 2 月 26 日）

1. 过程

第十八章 对一个自闭症男孩的箱庭疗法

本次游戏治疗时母亲不在 C 的身边，治疗者的督导张老师与 C 的母亲进行了面谈，并对她进行心理咨询。C 的游戏变得非常谨慎小心，拿起玩具看看又放回，治疗者感觉 C 对整个游戏环境和治疗者本人还不信任。他用右手来回拨动沙箱中的沙，还说"看看"，这投射出他无法集中的支离破碎的心理活动。最后拿了些幸运星和石头放到水中，用手来回拨动水面，C 要说明什么呢？治疗者觉得整个过程中他都表现得非常不安。

2. 治疗者感受

可能是与母亲分离的缘故，C 此次没有完全投入到游戏中，在箱庭治疗室呆了没一会儿就要开门出去。他继续回避与他人的目光交流和身体接触，对治疗者还是不信任，对治疗者的任何言行都没有反应。治疗者意识到，C 的治疗过程是漫长的，必须有耐心，要尊重孩子的发展进程，不能加速治疗进程，否则会给孩子带来伤害。

（四）第四次（某年 2 月 28 日）

由于 C 突然有病，所以未能按约定的时间来箱庭治疗室。C 的妈妈给治疗者打来电话，说 C 肠胃不舒服，早上一起来就上吐下泻，希望能另外安排时间，治疗者表示同意。

（五）第五次（某年 3 月 6 日）

1. 过程

进门之前，母亲让 C 看着治疗者的眼睛叫"阿姨"，并威胁他说，如果他不叫的话，治疗者就不让他进去。C 见此情景一转身就向楼梯口跑去，并拉着母亲的手要下楼，说什么也不肯回到箱庭治疗室。治疗者用他喜欢的玩具劝说他，可他坚决要离开。离开了大约十五分钟，母亲带着 C 再次来到箱庭治疗室。母亲给 C 从玩具架上拿了他最喜欢的那辆紫色的小汽车，把它放到沙箱中，抓起一把沙装到汽车上，C 跑到玩具架跟前，拿了一辆红色的汽车看了看，又拿了一辆灰色的卡车看了看，把沙扬起来，然后又跑去开门，一边开门一边哭，说"出去，不玩了"。据母亲说，这是 C 第一次这么伤心地哭。治疗者感到当时 C 很难融入到游戏情景中，决定让母亲先带他回家，约定另外的时间再来。

2. 治疗者感受

治疗者后来反思，C 此次之所以不愿进入箱庭治疗室，可能是因为母亲在接受了孩子是自闭症的事实后开始调整自己的教养策略，更加保护和顺从孩子，片刻不离开孩子的身边。而孩子是非常敏感的，父母的这种变化他会有所感觉，所以也不愿离开父母，更加依赖父母，害怕别人将他从父母的身边带走，害怕被抛弃。如果让他和治疗者单独在箱庭治疗室中进行治疗，他的这种感觉就会更加强烈，因此拒绝游戏。另外，治疗者发现，不能强迫孩子说话，不能因为孩子没有达到成人的要求而去惩罚他。对自闭症儿童来说，惩罚和批评是没有用的，这只会使他们更退缩，相反，不管是父母还是治疗者，都应该尊重儿童的自然发展规律，给予他更多情感上的关注，而不是强迫他做什么。

（六）第六次（某年 3 月 10 日）

1. 过程

整个过程中，C都不肯脱去身上的大衣，时常依偎在母亲的身边。治疗者用他喜欢的玩具吸引他进入游戏区，他把一辆汽车先放入水中，再放在沙箱中装沙，用力将沙运到沙箱外，并把一个婴儿反复埋入沙中，再取出，治疗者感到他正在发泄对自己的不满，对与父母分离的抗议，同时，也可以看到，他深入沙箱底部的力度增大了。水盆中这次放的是石头和小企鹅，C用手在水盆中来回搅动，感觉非常混乱。这次令C最满意的是他将那个喜欢的小人儿放到了房子里，但又想方设法让治疗者帮他取了出来，似乎他非常害怕房子内部的那个黑暗的世界。这是他开始大胆探索环境的开始，也表明了他想与外界沟通的意愿，只是不知如何去做。当他想让治疗者帮他取出小人儿时，他第一次主动地把玩具拿给治疗者，并第一次主动地看了治疗者一眼。

2. 治疗者感受

此次治疗者最深的感受就是C开始主动与人进行目光交流，尽管次数很少，但整个治疗过程中他有两次都是在拿了一个新玩具后主动地看了治疗者一眼，一次是让治疗者帮他取出小人儿的时候，一次是当他拿橡皮泥的时候，这让治疗者感到非常欣慰。从游戏的内容来看，他所选用的玩具基本上都是与前几次一样的，而且组织玩具的方式也是同样的，汽车运沙，小企鹅游泳，小人儿进房子，将沙拨到沙箱外。但能感觉到，C动沙的力度加大了，并开始主动探索治疗环境。

（七）第七次（某年3月14日）

1. 过程

C在母亲的陪伴下开始游戏，他先将汽车、花和伞都放到母亲身边的桌子上，然后动干沙，一边拨沙，一边说"看看"，并在沙中开动汽车。还将车、鸭子、企鹅、小人儿都放到水里，用汽车把干沙也运到水里，这是他第一次将沙与水混合起来，"沙水的混合"给治疗者以混沌的感觉，就像宇宙和生命形成之初的那种状态，治疗者意识到这种混沌对C来说是一个必经的漫长的过程。正如所看到的，C非常喜欢玩水，他用水洗玩具，用水洗沙，而水具有一种消解的作用，可以减弱C的防御和固着。整个过程中，C仍然对母亲非常依赖。

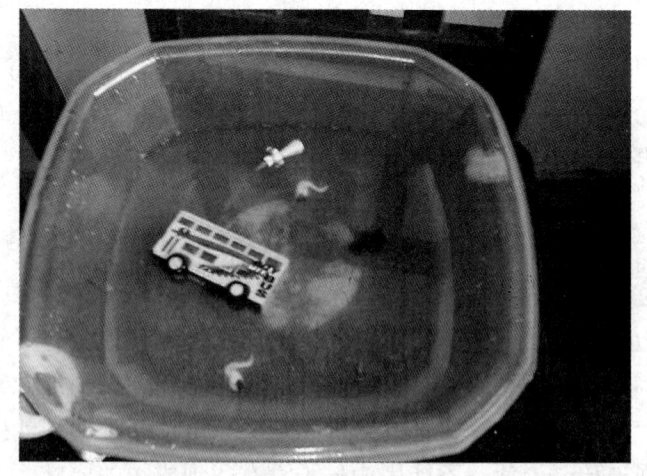

图18-3 第七次治疗：水中的游戏

2. 治疗者感受

虽然C游戏的内容和形式仍与前相同，但与治疗者的互动出现了欣喜的变化。整个治疗过程中，他有三次主动看治疗者，对治疗者问话的反应也多了，这让治疗者非常欣慰。治疗者觉得，对自闭症儿童的治疗必须要耐心，不能强迫，要对C的表现给予及时的反馈，使他感觉到安全与接纳，但唯一使治疗者感到棘手的是 C 对母亲的依赖。治疗者认为，自从母亲知道自己的孩子得了自闭症后，她对孩子表现出了过度的保护和顺从，将对孩子的耐心变成了满足孩子的一切要求。目前 C 每次治疗时都很难进入游戏区，只要母亲一离开，他就表现出了强烈的焦虑，因此，处理 C 与其母亲之间的过分依赖关系是接下来治疗要考虑的关键问题。

二、治疗关系建立阶段

（一）第八次（某年 3 月 23 日）

1. 过程

在母亲的带领下 C 来到箱庭治疗室，向治疗者微笑，然后立刻跑到玩具架前。C 首先把双手放到沙箱中，低下头仔细地触摸沙，随后在水里洗手，再放到干沙中，用手指揉搓沙。他在沙箱的左下角种了很多树，使劲儿将树插到沙中，并固定住树的根部。他总是将玩具都先放入水中，再取出放到桌上，有趣的是，这次将水中的小企鹅都放到了水盆的边缘，对此非常满意。

2. 治疗者感受

这是 C 第一次如此认真地感受沙，让治疗者很感动。冈田康伸

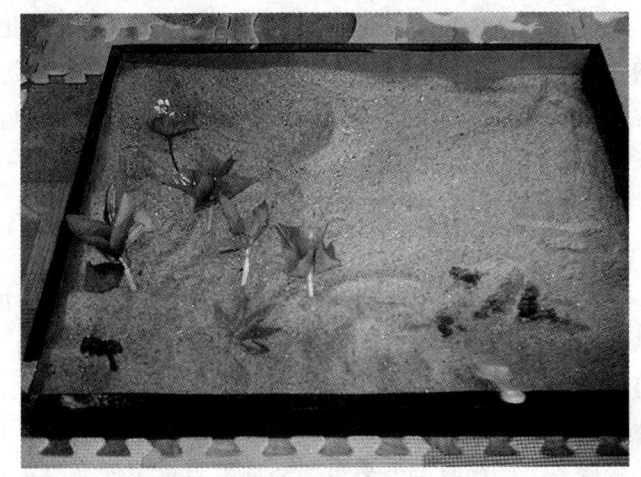

图18-4　第八次治疗：沙箱中种树

(1993) 认为，接触沙引起的触觉可以调动具有动物本能的人类容易忘却的感觉技能。所以说，C 只有将触觉整合到其他感觉之中，他的内心才能从混乱走向安定。这次 C 第一次关注植物，可能预示了他内心正在成长的一些东西，但还很不巩固。他将小企鹅整齐地放在水盆边缘，治疗者觉得是一种"设计"，如同把汽车摆成整齐的一排一样，"设计"显示了其行为的刻板。

此次给治疗者一个明显的感觉是 C 的话多了，而且开始主动引起话题，特别是他主动描述一些情景，如给车装了很多橡皮泥后，他说"满了，满了"，栽树的时候他说"深、深"。而且整个过程中特别爱笑，当完成一件事的时候，表现出非常高兴。游戏过程中使用的玩具基本与前几次相同，游戏主题也基本上重复前几次，唯一不同的是，他开始把树种到沙箱中。虽然是治疗者首先将树种到了沙箱中，但他非常乐意模仿治疗者，由此，治疗者感到，C 开始接受自己，但仍依赖母亲才能在治疗情景下游戏，有什么要求和想法，他首先想到的是求助于母亲，如果母亲不满足他的话，他才会来找治疗者，这说明良好的治疗关系还没有完全建立起来。

（二）第九次（某年 3 月 27 日）

1. 过程

C 首先注意到了伞，他给治疗者一把，治疗者将其插到了沙中，他也学着把伞插到沙中，但不一会儿就拿走放到了水里，把伞弄湿后再去蘸干沙，C 用伞要说明什么呢？他第一次主动给治疗者玩具，为什么选择的是伞呢？他还将两棵树也放到沙箱中，但很快就拿走了。此次他将小企鹅放到了车里，而且尽力使每个企鹅都站立着。另外，C 学会了给水中的小鸭子喂葡萄吃，表现得很高兴。

2. 治疗者感受

C 本次已基本能融入游戏情景了，而不再想着"逃跑"。在母亲和治疗者同时在场的情况下，他开始主动求助于治疗者（让治疗者给他开灯），而且开始模仿治疗者的游戏动作，并连续高兴地笑（给水里的小鸭子吃葡萄），这也是他在箱庭治疗室中笑的时间最长的一次，治疗者都被他的情绪感染了。游戏中出现的新内容是"小企鹅进木车"和"小鸭子吃葡萄"，它们都反映了 C 游戏中想象成分的增多，也说明了他内心体验在渐渐丰富。伞象征一种保护，C 给治疗者伞，是想告诉治疗者他需要一种保护吗？治疗者一时还难以判断。

（三）第十次（某年 4 月 3 日）

1. 过程

C 在父母的带领下来到箱庭治疗室，妈妈让他向治疗者问好，但他一进门就跑到了玩具架前。C 发现了大企鹅，用了很大力气想掰开企鹅胸前的透明球，但因为粘着，怎么也打不开。于是将它放在沙箱中来回开动，用它挖沙、扬沙，似乎想把所有的沙都拨到沙箱外。他还长时间地、认真地玩插板，在汽车上进行橡皮泥的累积。水中"喂养"主题的游戏继续，不同的是选取的果实的种类丰富了，数量也多了。这次治疗结束时，他左手拉着妈妈，在伸出右手的时候，他看了看，犹豫了一下。治疗者觉得他既想拉爸爸的手，又想拉治疗者的手，似乎手不够用了，最后他还是拉了治疗者的手。在下楼的过程中，他不停地回头看，确保爸爸没有走开。

2. 治疗者感受

C 现在已经能很自然地进入箱庭治疗室了。这是他第一次大规模地扬沙，而扬沙本身就说明了 C 没有明确的界限感，他的自我还处于混沌的状态，而且很难在自我和其他事物之间作区分，但不管怎样，他的内在潜能正一步步地显现。游戏内容一方面重复前几次的（如把汽车放到水里，灌水，倒水，小鸭子吃葡萄），另一方面出现了新的内容（将沙撒在沙箱和地垫之间的空隙中）。就三个区域的活动来看，在沙区动作的力度增大了，留在水区的玩具减少了，而且精细了，专注水的时间不再像以前那么长了。至于治疗关系，治疗者认为正在建立，他开始把自己喜欢的玩具主动拿给治疗者，牵起治疗者的手，都表明他对治疗者的信任。

（四）第十一次（某年 4 月 10 日）

1. 过程

C主动敲门进入箱庭治疗室。他将双手埋入干沙中，然后抓起一把把的沙揉搓，治疗者也学着他的样子把双手埋入沙中，但他把治疗者的手取了出来。他认真地用插板拼成了一朵朵美丽的"花"，并试图将这些"花"都埋入沙中。继续将玩具放到水里，再放到桌上，将小企鹅放到车里，将果实放到水里。所不同的是，他这次把螺丝刀当成注射器，邀请治疗者与他一起玩打针的游戏。

2. 治疗者感受

治疗者最大的感受就是C开始让治疗者参加到他的游戏中，如他手把手教治疗者插插板，给治疗者打针，为治疗者拍去手上的沙。治疗者还注意到，他主动触摸治疗者的手，拉治疗者的手，而这种身体接触在以前的治疗单元中是没有出现过的，预示着他开始接纳治疗者，相信治疗者。但对于治疗者的一些言语，他并不是都能回应，即使有，也更多的是动作回应，很少言语回应。另外，本次治疗中第一次出现了想象游戏的因素，即C用螺丝刀给治疗者打针，治疗者很欣慰。据C的母亲讲，C平时最害怕打针，此次他能将自己所害怕和焦虑的生活事件反映到游戏中，不能不说是游戏治疗帮助儿童缓解了焦虑和恐惧，有利于发展他们应付现实环境的能力，同时也说明他开始把游戏与自己的生活联系起来，敞开内心世界。虽然其他游戏的主题都是重复以前的，但治疗者感到，C的游戏处于丰富化的时期，作为治疗者，应充分把握这个机会，在游戏的互动中使C形成对一些玩具的认识，体验到互动的快乐。

（五）第十二次（某年4月17日）

1. 过程

C在母亲的要求下敲门进入箱庭治疗室，一进门他就向玩具架走去，目不转睛地看着玩具。C把树和伞都插到沙箱中，然后抓起沙撒在它们的上面，又将一盒蜡笔散放在另一个沙箱中，并用沙把它们埋起来，取出，再埋起来。桌上的游戏还在重复前几次的内容，水里的游戏有了新的变化，第一次将大贝壳放到了水里。

2. 治疗者感受

治疗者发现，每当注视C时，他都在回避，但当他需要帮助时，他会主动看治疗者。所以，治疗者感到，要通过游戏来引发他沟通的兴趣。同时，C对沙的感触在加深，他会静静看沙箱、用手揉搓沙很长时间，将沙和水混合起来，而且非常专注。治疗者感到，沙和水对他有一种特殊的意义，沙和水是变化的、流动的、富于创造性的，通过触动沙，C能感觉到自己的力量，通过把沙放入水中，使水和沙融合在一起，其感触能力和敏感性被调动和强化。这次他将大贝壳放入水里，从一个侧面表明治疗已经触及C的心底世界。按照荣格的观点，人类天生有自我治愈的倾向，当治疗触及人内在的积极因素时，这种倾向便发生作用，促进心理的整合和自性实现。

（六）第十三次（某年4月24日）

1. 过程

C在母亲的带领下来到箱庭治疗室，一边敲门一边说："开门，开门。"治疗者给他开门,向他问好,他却顾不上脱外衣就跑到玩具架跟前。C重复上一次的游戏内容,扬沙,将插板埋入沙中,用汽车把沙运到沙箱外,将小企鹅放到车里。所不同的是,他不再往水盆里放玩具,而是把水倒在湿沙箱中,并用手捏湿沙。

2. 治疗者感受

本次治疗中,C的语言多了,一方面表现在他的自言自语,另一方面表现在治疗者的主动言语沟通大部分都有了言语回应。特别是他第一次模仿治疗者说"谢谢"和"不用谢",而且重复了几遍。开始将治疗者纳入到他的游戏中,比如,让治疗者帮他拿玩具,治疗者帮他灌水,帮他把小企鹅放到木车里等。从游戏的内容来看,C使用的玩具数量和种类都在减少,游戏的主题重复以前的,如小企鹅上车,小鸭子到水里,汽车运沙,把沙弄到沙箱外。唯一不同的是,C开始将水倒入沙箱中,第一次关注湿沙箱。如果说上一次C将贝壳放入水中意味着触及他的内心世界,那么湿沙和水的混合则更能说明C内心深处的混沌。

(七) 第十四次 (某年5月22日)

1. 过程

近一个月没有来治疗了,C紧紧跟随在母亲身后走了进来。治疗者用玩具吸引他,领着他来到玩具架前。C抓了两把干沙放到湿沙箱中,并将几颗沙粒放到嘴里咬了咬,可以感觉到C在认真地体验沙的力量,但还不怎么敢动湿沙。他还将干沙灌到一个纸桶中,倒出,再灌,似乎非常喜欢看着沙从纸桶中落下的情景。与前几次一样,他仍是把玩具都先放入水中再放到桌上,不同的是他第一次选择了家具类玩具,并把代表他的那个小人儿放到小床上,给它喂水果吃。

2. 治疗者感受

此次治疗距上次相隔近一个月的时间,C开始来到箱庭治疗室时还有些不太适应,但很快就能投入游戏了。C尝试吃沙,根据中根晃(1991)的解释,这类孩子很难领会事情的要点,也难以进行由此及彼的推理,因此,其本人不得不去实际操作或试行,否则难以亲身领会,也不可能有实感。C利用沙的形式也越来越丰富,沙让他感觉到了快乐,体验到了自我的力量。此次游戏中有些内容是重复以前的,如把水倒入湿沙中,小企鹅进入水盆,将小企鹅装到木车上等,而有些是第一次出现的,如玩肥皂盒,用沙表现下雨、打伞的场景,选家具类玩具(婴儿床和烧烤架)并给婴儿喂水果。不难看出,C游戏中想象性的因素在增加。C自言自语的次数多了,但语言不是很清晰,对治疗者的回应(言语或非言语)也多了,与人目光交流的情况还是很少(只是在他想让治疗者帮助他时他才会主动看治疗者)。另外,他对于游戏环境的探索程度加深了,主动要求治疗者把他抱起来看上层玩具架的次数比过去明显增多。治疗者据此认为,相互信任的治疗关系正在建立。

(八) 第十五次 (某年6月6日)

1. 过程

C笑着跑进箱庭治疗室,治疗者向他问好,伸开双手去抱他,他投入治疗者怀里,但很快跑开了。C此次大规模地动湿沙，把水倒在湿沙中，趴在沙箱边缘仔细观察水在沙箱中的流动，并把大量湿沙转移到了水盆中，用双手静静地触摸水中的沙，用手指在湿沙中挖一个个的洞，把水灌进去，非常专注，似乎忘记了周围一切的存在。在此次治疗的后半阶段，他拿了几只小猪放到干沙箱中，排成一排，还把小企鹅放到车里，拿水果喂它们。

此次治疗结束后，由于C患病住院和治疗者的假期，治疗暂且终止，但未结案。

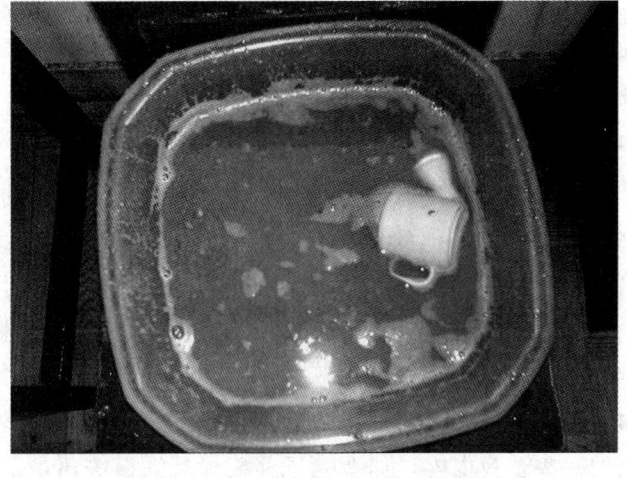

图18-5 第十五次治疗：沙和水混合

2. 治疗者感受

本次治疗单元中C游戏的大部分内容都是重复以前的，如用沙和纸伞模拟下雨，小企鹅坐车，喂鸭子食物，动沙。但与以往不同的是，C动湿沙的力度加大了，把大量的湿沙和水混合起来。治疗者被他在混合湿沙和水时所爆发出的力量所震惊，也很感动。混沌的印象深化了，似乎在混沌的背后孕育着什么，如同宇宙初开生命的孕育一样，其最初都来自混沌。而且对沙的感觉正在形成，特别是当他把双手放到沙和水的混合物中时，他静静地看着水的流动，看着漂浮在水面上的沙粒和"金箔"，那认真的神态让治疗者非常感动。可以说，在以前的所有治疗单元中，C从来没有这样去感受沙和水，当他拍打水中的沙时，他一定感受到了那种坚固的力量，而对于这种力量感的触及可以帮助他恢复自我力量感，增强其感受力。至于治疗关系，C与治疗者间的互动增加了，而且他开始主动表达自己的意愿，如说"不知道""回去吧"等，治疗者的大部分表达也都可以得到C的回应。此外，从C的母亲对追踪表格的填写可以看出，C与父母和小朋友的互动增多了，日常生活中出现了想象性的游戏，如过家家等，并且开始主动表达自己的愿望。

（九）第十六次（某年9月11日）

1. 过程

C是由母亲抱着来到箱庭治疗室的，母亲让他向治疗者问好，但他没有看治疗者，而是跳到湿沙箱跟前。C此次除了继续玩湿沙和水混合、洗沙、给小鸭子喂葡萄、拼图外，他喜欢打着小伞玩下雨的游戏，并且打着伞站在母亲和治疗者的面前，向大家展示。治疗者在一旁说"下雨了，下雨了"，他很高兴，看着治疗者笑笑。这次他注意到玻璃珠片类的玩具，拿三个放在干沙中，后又放到水里。有趣的是，他突然拿了一朵非常漂亮的花放在自己的头上，让母亲和治疗者看，由于花太大，不好戴，所以治疗者给他换了个小的，帮他挂在耳朵上，他很高兴。

治疗者将他们送到楼下，他一手拉着母亲的手，治疗者走在他们的旁边，可他突然停了下来，抓起母亲的另一只手给治疗者，让母亲也牵着治疗者，治疗者和母亲都笑了，他也笑了。母亲告诉他让他走在治疗者和她之间，这样，他可以一手拉着妈妈，一手拉着治疗者，他很满意，一边走一边跳。就要分别的时候，妈妈让他给治疗者告别，他低着头说了句"回去吧"。

2. 治疗者感受

这是新学期开始后的第一次治疗，距离上一次的治疗已经间隔有三个月了，能在治疗室再次见到 C 和他的母亲，对于治疗者来说是非常高兴和欣慰的。从 C 的游戏来看，他仍继续混合沙和水，但与以前不同的是，他开始同时关注干沙、湿沙和水，并将它们同时混合起来，混合的时间更长了。值得注意的是，他对于以前关注的汽车不再关注了，而是对伞、玻璃珠片（蛋）和石头发生了兴趣。他将伞放入水中，再取出，打在自己的头顶，如果说雨伞是一种保护和防御的话，那么 C 打伞、转伞可能体现了他对外界的防御。其他的一些游戏内容，如喂鸭子葡萄、玩插板等还是重复以前的，但所使用的玩具种类和数量都大大减少了。从治疗关系来看，信任关系已经建立，虽然不会用言语表达，但他的行动已经表现了出来，他敢于在治疗者面前表现自己了，开始关注他人对自己的反应，而且让妈妈拉治疗者的手就是把治疗者和他们看做一个整体，这种整体和联盟的存在让他感到安全和信任。

（十）第十七次（某年 10 月 24 日）

1. 过程

C 继续混合沙和水，从一个沙箱到另一个沙箱运沙，两手各抓起一把湿沙，握紧拳头，两个拳头合拢在一起，让治疗者看。治疗者当时不明白他的意思，但他显得很高兴。他现在越来越会"玩"了，如将装满湿沙的盒子倒扣在沙箱中，形成一个个小沙丘，将海螺放在耳边听，用筷子夹玻璃珠片等，用小木圈当眼镜，转动粘满水滴的湿伞等，他在箱庭治疗室中也变得越来越快乐了。他还主动给治疗者表演幼儿园里学的体操，虽然只有简单的伸展动作，但治疗者很欣慰。

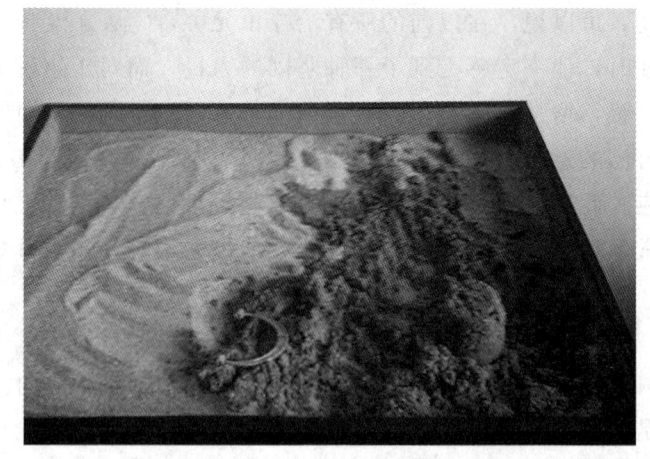

图18-6　第十七次治疗：沙箱中做山丘

离开的时候，他一手拉着母亲的手，一手拉着治疗者的手，紧紧地，不肯松开，就要到车站的时候，母亲让他跟治疗者再见，他小声地说了句"再见"，但还是不肯松开治疗者的手。

2. 治疗者感受

这是国庆假期后的第一次治疗，距离上次的治疗有一个多月的时间，其间，C的父母生病，治疗者回家乡探亲，都耽误了不少时间。本次治疗中，治疗者最大的感受就是C与自己的互动明显增多，而且由他主动发起的较多，如他转动湿的纸伞吸引治疗者注意，用筷子给治疗者夹塑料块，给治疗者表演，让治疗者跟他回家等。治疗者认为相互信任的治疗关系已经建立，而且得到了巩固。从游戏的内容来看，似乎还停滞在重复玩沙玩水的阶段。治疗者考虑，接下来是否应撤去箱庭治疗室中的水，给游戏引入新的内容，因为水的存在强化了C的刻板行为，增强了他心理上的固着，不利于治疗的开展。同时也在考虑，应该对C的父母进行更具体的辅导，因为接下来，C面临的是接纳新游戏，增强交往技能，发展言语沟通，这就需要家长给予充分配合，也在家庭生活中给他创造更多的交流沟通机会，进行沟通训练。

鉴于以上考虑，治疗者决定在下次治疗中约见C的父母，与他们充分沟通交流，总结前一阶段的咨询，商讨接下来的目标，也希望他们能给治疗提出意见和建议。

三、游戏治疗深入发展阶段

（一）第十八次（某年11月13日）

1. 过程

这次治疗中，C的父母没有陪伴在箱庭治疗室，而是在另一房间内填写有关追踪表格。对于父母的离开，C并没有强烈反应，而是自己在干沙箱旁玩。此次C除了玩下雨、盒子倒扣在沙箱中的游戏外，对一套"过家家"的玩具发生了兴趣，并用其中的小刀尝试切面包等各种食物，还把他切好的食物让治疗者分享。而且，他开始把各种玻璃珠片倒入沙箱中，用沙埋起来。由于这次游戏中没有提供水，C到原先放水盆的地方找水，没找到，他也没有问治疗者，而是抓起一把把湿沙放在手里不断地揉搓，像是在用湿沙洗手，又像是想把湿沙中的水挤出来。有意思的是，他把一个金属的躺椅放在地上，自己尝试坐上去，但倒了下去，他没有哭，而是高兴地笑了。也许正是没有水的提供，C对沙箱的关注多了，开始在沙箱中摆玩具。

治疗者将C及其父母送到楼下，他一手拉着母亲，一手拉着治疗者的手不肯放，但发现父亲没有人拉，于是就拽着治疗者的另一只手，让治疗者的另一只手去拉爸爸，见此情景，大家都笑了。治疗者陪他们来到花园，在花园里，他开始给治疗者和他的母亲指认各种花和树。治疗者吃惊地发现，他现在能清楚地说出很多树和花的名字。母亲还带了相机给他照相，他站在草坪上，笑得非常灿烂，摆各种姿势让母亲给他照相。可以看出，C的表情比最初的时候轻松了很多，灿烂的笑容多了，且主动看他人的次数多了。

2. 治疗者感受

此次治疗中，治疗者决定将水撤去，并让C的父母离开箱庭治疗室，使他在父母不在的情况下也能平静地进行游戏。之所以将水撤去，是考虑到，水在给C带来快乐的同时，也使得他的游戏固着在这一点上，很难融入新的内容，很难向其他区域扩展，而对自闭症儿童来说，他们的游戏本身就具有刻板性，很难变化，如果让他们在箱庭治疗室内长期固着于某一方面，那么对他们的治疗进展来说是不利的。而在前期的治疗中，治疗者没有去掉水，在于良好治疗关系还没有建立，任何游戏环境的变化都会造成 C 的不安和恐慌，因此就要接纳他对水的固着，允许他自由地玩水，将水和沙混合起来。同时，水本身也有一种消解的作用，玩水可以降低他的紧张感，缓解情绪，使他在开始阶段能平静地游戏。当治疗者感觉良好的治疗关系已经建立时，就将水撤去。至于让 C 的父母离开箱庭治疗室，也是考虑到治疗关系的建立情况。接下来的治疗中，治疗者将治疗的重点放在如何融入到 C 的游戏中，与他进行互动。

游戏材料和环境的变化没有引起 C 的极大不安，他开始集中于干沙箱周围的游戏，在沙箱中放了很多玩具，玩具的种类也与以前有了些不同，开始关注一些以前从未注意到的玩具。游戏中主动与治疗者沟通的次数多了，他会拿着玩具对治疗者笑，主动地看治疗者，治疗者的期待目光也多了些回应。治疗者觉得，他比以前善于表现了，表情轻松了，开放了许多，从他的笑容就可以判断出来。治疗之外，C 与母亲的沟通多了，不仅是表情上的沟通，而且语言上的沟通也多了，虽然只是些简单的词句，但母亲问他什么问题，他都能很流畅地回答。父母向治疗者反映，C 目前的问题是注意力转移快，脾气大，反抗性大，在同伴团体中表现得胆怯。

总结这一阶段的治疗，治疗者感到，C 及其父母都已经信任和接纳治疗者，稳固的治疗同盟形成。C 的表情变得丰富，主动用目光注视他人，但言语交流还有困难。接下来的治疗阶段，治疗者要加强游戏情景中的互动，使 C 体验到与他人互动的快乐，同时给 C 的父母更具体的辅导，如沟通技能的训练等。

（二）第十九次（某年 11 月 20 日）

1. 过程

C 独立在箱庭治疗室中游戏，母亲不再陪伴。他用小勺子舀干沙，将沙和玻璃珠片混合起来，右手用力在沙箱中画圈，直到看到箱底的蓝色。还抓沙撒在伞上，使鱼发光，切面包等。当他切面包的时候，治疗者在一旁配合他数"一、二、三、四"，他给治疗者一块，治疗者用筷子夹起，假装吃到嘴里，并发出好吃的声音，他特别高兴。此次，他对一个蓝色塑料管发生了兴趣，将金属环和许多木圈套在了上面，治疗者说"糖葫芦"，他一听就笑了，继续穿。让治疗者感到欣喜的是，他开始模

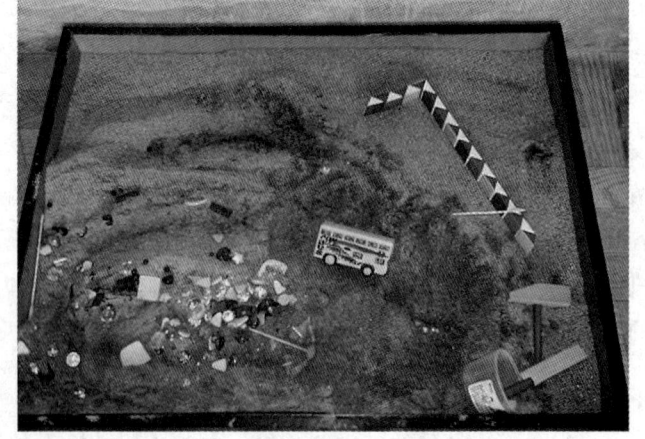

图18-7　第十九次治疗：沙箱中的作品

仿治疗者的言语，如治疗者示范说"打开"和"谢谢阿姨"，他照着说；当他让治疗者抱他取上层的玩具时，治疗者要求他说"抱抱"和"下来"，他起初声音很小，治疗者示范他大声说，他也能模仿做。此次有两件事让治疗者非常感动：一是他创造性地构造了一座能让汽车通过的桥，这是他治疗以来最具有创造性的构造；二是他双手交叉在一起，与治疗者的双手手心对手心贴在一起很长时间，治疗者把这看成是心与心的交流，是母子一体性形成的体现。

像往常一样，C还是非常留恋，不愿意离开箱庭治疗室，而且不肯松开治疗者的手，拉着治疗者的手要治疗者送他走。母亲问他是否喜欢治疗者，他说"喜欢"。离别的时候，他知道治疗者要走了，就紧紧地抓着治疗者的手，最后在母亲的要求下很不情愿地说了句"再见"。

2. 治疗者感受

治疗者将此次看成是第二阶段治疗的开始，主要目标是继续巩固相互信任的治疗关系，开始渐渐融入C的游戏，互动游戏增加，利用互动游戏进行语言训练（主要是提要求和表达愿望，对于"我"的使用），同时加强C在沙区的游戏。治疗者的最大感受就是C活跃了许多，与治疗者进行互动游戏，如跟治疗者一起用筷子夹球，跟治疗者手心对手心，一起做操等。对于治疗者的问话，他的回应也多了。另外，由于撤去了水，C在沙箱中的游戏多了，对沙的挖掘程度也深了，出现了富有创造性的游戏内容，如玩各种珠片，搭桥（说明他有了高度的概念），"串糖葫芦"（有了形状的概念）等，表明：C对游戏环境和治疗者更信任了，会游戏了，游戏给他带来了快乐。如果说游戏的丰富性是儿童内心世界丰富性表现的话，那么，C游戏内容的丰富也折射出他内心世界的一些色彩和亮点。治疗者深深地感到，目前是对C进行语言沟通训练的一个大好时机，接下来的治疗中要强化这一点，但要注意到C的注意力转移得非常快，任何训练都要与游戏相结合，要自然而然地融入到游戏中，而不能干扰他的游戏，不能强迫他。

（三）第二十次（某年11月27日）

1. 过程

C离开父母后很快投入到了游戏中。与前几次一样，他仍是喜欢玩那几条发光的小鱼，用勺子舀沙，揉搓湿沙，将积木、玻璃片放到沙箱中。但与以往不同的是，他模仿治疗者画太阳和月亮。据母亲反映，C长这么大从来都不曾画过什么，所以感到非常惊讶，C自己很满意，也很高兴。接下来，在和他一起拼插板时，治疗者注意到他衣服上绣的名字，于是指着名字问："C是谁？"治疗者握着他的手让他拍自己的胸脯说"是我"，他开始时是用很小的声音说的，治疗者就要求他大声说，他最后大声地说了句"是我"。这次治疗中还发生了一个小插曲：治疗者的手破了，贴着创可贴，他用小手轻轻地摸了摸，然后看着治疗者，治疗者示范说"疼不疼"，他小声地问了句"疼不疼"，治疗者回答"疼"，并表现出疼的样子来。看上去，他非常关心治疗者，治疗者的一举一动也牵动着他的情感，同时这也说明他开始关心自己世界以外的其他人。

C同样是依依不舍地离开箱庭治疗室的，治疗者送他们离开，一路上，他拉着治疗者的手不肯松开。

2. 治疗者感受

现在每次治疗中C都会有一些令人欣喜的内容出现，比如说画太阳。而且，从此次治疗开始，他大量模仿治疗者的行为，如模仿治疗者拍手，模仿治疗者做操，模仿治疗者画画，这些都是治疗者所期待的表现，只是每次持续的时间都不长。在接下来的治疗中，治疗者还要加强这方面。而这些都说明，良好的治疗关系让他感到自由和受到保护。

（四）第二十一次（某年12月5日）

1. 过程

由于C感冒发烧，身体不舒服，所以在游戏过程中表现得不是那么活跃。重复游戏内容比较多，如小勺子舀沙，捏发光的鱼，切面包，小企鹅装车等。与治疗者的互动表现在模仿治疗者说"抱抱""下来"等词。这次他在沙箱中的活动出现了许多圆形，从沙箱左下角到右下角，再到左下角顺时针画圆，很用力，几乎可以看到箱底的蓝色，但最后都被他破坏了，他又在另一个沙箱中画了三个平行的圆。可能是因为身体不舒服，但又不知如何表达，他推开门去找妈妈。妈妈恰巧从外面回来，他一见到妈妈非常高兴，向妈妈跑去，让妈妈抱着他。

2. 治疗者感受

C现在非常信任治疗者，模仿治疗者的示范言行，而且能接纳治疗者到他的游戏中，这让治疗者感到很欣慰。当然，治疗者还是以尊重C为基础，没有干扰他的游戏，示范给他的语言和动作也都是根据他的游戏和治疗进程来进行的。一个令人深省的现象是，C在沙箱中的游戏出现了许多圆运动，如反复在沙箱中画圆或画圈。樱井素子（1999）认为，圆运动通常理解为心理学上无意识运动的表现，中心化现象则意味着与人的内在力量，特别是宗教力量的接触，是深入内心世界的表现。而治疗者觉得，圆运动应该是一种初始的运动，也是一种整合的运动，而这种运动的结果将是什么，此时，治疗者还不是非常清楚。

（五）第二十二次（某年12月19日）

1. 过程

C蹦蹦跳跳地来到箱庭治疗室，首先跑到了沙箱旁。用手指在沙箱中按顺时针方向由内向外画圆，在一个沙箱中画完之后接着在另一个沙箱中画，而且每画一个圆就抬起头看看治疗者，画好后用手抹掉，再重新开始，一遍遍重复。还在沙箱中放了一棵树、一把伞、一个狮子头、一只猫和一个纸盒，他用手抓沙并撒在这些玩具上，还将一些彩色的布块整齐地摆在沙箱中。他特别喜欢那只猫，不时地用手抚摸猫，当治疗者学猫叫时，他也跟着叫了起来，非常高兴。切东西的游戏继续重复，并把切好的食物分给治疗者。

2. 治疗者感受

C在沙箱中画的圆面积增大了，强化了圆的印象。母亲说，最近幼儿园教孩子画画，他们在家里也教C画画，所以C对圆的图形非常感兴趣。治疗者认为，这是一方面的原因，同时也反映出治疗在深入C的内心。C在治疗中表现得特别快乐，表情丰富了许多，而且他开始关注治疗者对他的游戏的反应，这些都表明C对自己和他人的互动信号敏感了。至于沙箱中的那些彩色布块，治疗者觉得那似乎又是一种"设计"，但不清楚它们对C的心理意义是什么。

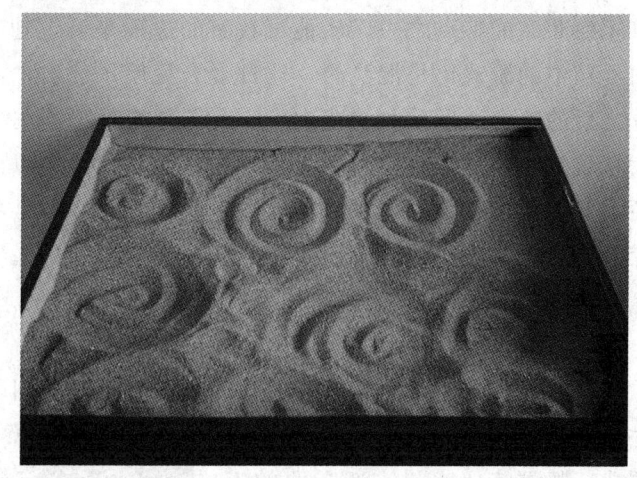

图18-8　第二十二次治疗：沙箱中的圆

（六）第二十三次（某年12月30日）

1. 过程

C继续在两个沙箱中画圆，一遍遍重复，随后在沙箱中摆上狮子头、猫、小章鱼，并将彩色的布块整齐地排成一排，摆得非常仔细。在治疗的后半阶段，他将所有的玩具都推倒，趴在沙箱的边缘上，画了一个大大的圆，并将玩具和沙混合起来。从此次治疗开始，C对在黑板上写数字和算术题发生了兴趣，而且对治疗者的照相机产生了好奇心，并在治疗者的帮助下给沙箱中的小猫照相。

2. 治疗者感受

治疗者发现C的游戏内容仍在重复以前，但他在整个游戏过程中活跃了许多，时常朝治疗者微笑。至于C在沙箱左侧整齐地摆放的那一排布块，治疗者觉得像是一个屏障，但他要挡住什么呢，还不知道。小猫在C的眼里是有生命的，它的存在调动起了C的情感表现，当他听到猫叫时，会表现出惊讶，当将它抱在怀里的时候，会表现出喜爱。圆运动继续进行，但这次他用一个大圆把玩具圈了起来，像是一种界限，把玩具封闭了起来，从中也可以感觉到C内心世界的封闭与固守。

（七）第二十四次（某年1月9日）

1. 过程

C继续在两个沙箱中画圆，画完后回头看看治疗者，似乎对自己的作品非常满意。还将积木、各种珠片、企鹅、植物等玩具都倒在沙箱中，与沙混合起来，再沿着沙箱内侧的边缘画圆，将玩具圈起来。同时，他继续在黑板上写数字，这次已经能很好地写0和1了，当治疗者为他鼓掌时，他表现得很高兴。

2. 治疗者感受

据C的母亲反映，幼儿园最近在教数字和算术，家里也在教他一些数的概念，所以他对各种各样的数字发生了兴趣。治疗者也发现，C对数字的记忆力非常好，这也是这类自闭症儿童的特点之一，从他写数字的过程来看，他对自己手的控制和协调能力增强了。而沙箱中的游戏仍是混乱的，这种混合说明了什么，治疗者一时还难以判断，但期待着混乱之后的整合。以前的游戏中，C大部分的时间是在沙箱外玩玩具，但从上次开始，他将大量玩具与沙混合，治疗者觉得，他似乎是将很多以前难以容忍的东西纳入到了内心，但还不知道如何整合它们。从治疗关系来看，已经非常巩固，并且主动用"阿姨"来称呼治疗者，如他拿着玩具对母亲说："这是阿姨的，不拿。"

（八）第二十五次（某年1月16日）

1. 过程

C抱着大衣，兴冲冲地跑到箱庭治疗室，母亲让他叫"阿姨"，他小声地叫了，就跑去拿玩具。他将积木、大企鹅、机器猫、机器人、水果、切东西的工具全都倒入沙箱中，把它们与沙混合起来，并在沙中画圆。同时，在黑板上画气球，画完后满意地对治疗者笑笑。他特别喜欢那只小猫，并把母亲给他带的橘子喂给小猫吃。

2. 治疗者感受

治疗者觉得，沙与玩具的混合可能是C治疗必经的阶段，只有经过这种混乱，C才能走向整合，才

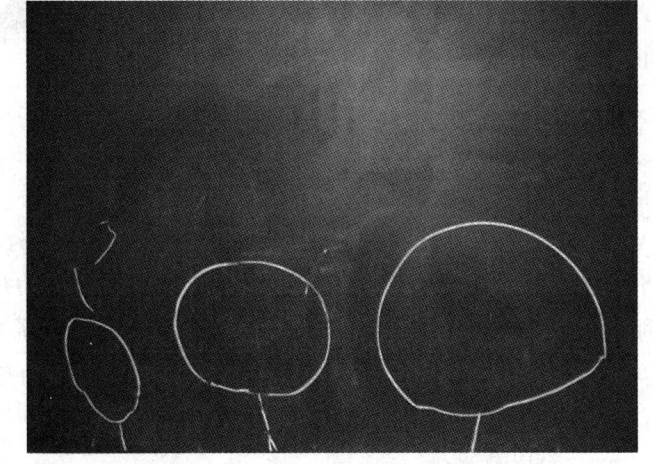

图18-9　第二十五次治疗：黑板上画气球

能在沙箱中构造场景。画画渐渐成了C的表达形式，说明他有了表达的愿望，但还不懂得如何通过言语与周围的人主动交流互动，所以就选择了自己熟悉和喜爱的图画来表达自己的情感。但治疗者知道，这只能作为一种过渡形式，通过这种形式，使C感受不同符号的意义，捕捉他人的情感信号，最终，他是要学会言语互动的。

（九）第二十六次（某年3月19日）

1. 过程

间隔了两个月的寒假，这是新学期开始后的第一次治疗。C身体有些不舒服，很安静地来到箱庭治疗室。他首先拿起粉笔在黑板上写数字和数学题，治疗的大部分时间，他都在不停写，擦掉，再写。这次在沙箱中，他没有放那么多的玩具，而是放了一所房子、一个机器猫、几个贝壳、小纸盒（如彩图10）。并用小勺子舀沙，倒沙，将沙撒到沙箱外，他还用小贝壳盛沙，给治疗者和他的母亲一人一份，作为饭，并给每个人一个勺子，而给自己拿一个大贝壳盛沙作为饭。可能是因为身体不舒服的缘故，此次治疗的后半阶段，他坚决要求母亲在箱庭治疗室内陪他。

2. 治疗者感受

此次治疗与上一次间隔了两个月的时间，C刚到箱庭治疗室时还有些陌生，加之身体不舒服，整个过程都不如以前活跃了，在沙箱外的活动比在沙箱内的活动要多，言语的回应也不如以前多了。治疗者在过去的治疗中也有这样的感觉，只要中断一段时间之后，C的治疗就会出现反复现象。从治疗关系来看，治疗同盟已经巩固，虽然间隔了这么长的时间，但治疗关系还是经受住了时间的考验，C对治疗者还是接纳和信任的。

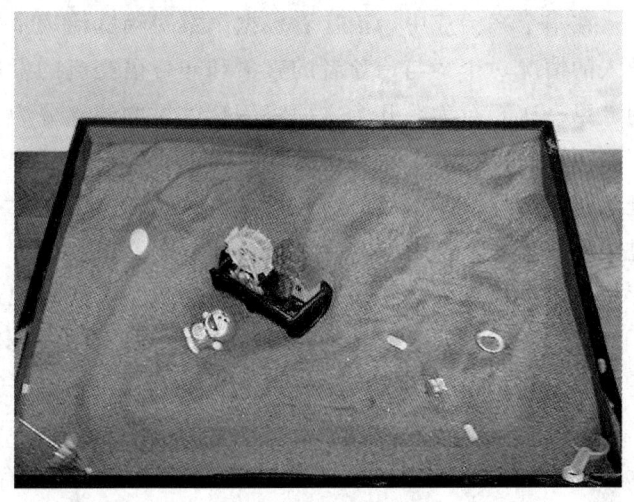

图18-10　第二十六次治疗：沙箱中的作品

第三节　讨　　论

一、关于治疗关系建立的过程

箱庭疗法非常强调治疗关系在治疗过程中的重要意义，并将这种关系形容为母子一体性。它强调治疗者为来访者创造一个自由与受保护的空间，在这个空间内，治疗者以包容、接纳、关怀的态度对待来访者，相信来访者的自我治愈潜能，为来访者教示爱的力量和对生命的信念，来访者则在这种力量和信念的鼓舞下获得成长，把在治疗关系中所获得的力量和信念内化到生活的其他方面。可以说，母子一体性的形成是治疗关系发展的目标。而这种良好的治疗关系对于来访者的意义在于：使来访者感觉到安全和被接纳，消除在治疗环境中的紧张和焦虑；有利于来访者探索环境；有利于深入来访者的内心，唤醒来访者自我治愈的潜能；有利于来访者与治疗者达成共同的治疗目标，克服困难，向着共同目标前进。

对于自闭症儿童来说，其突出的障碍就是情感和沟通障碍，他们生活在自己的世界中，拒绝接纳自身以外的他人和事物，不能理解他人的情感和言语信号，更缺乏推断他人心理状态的能力。因此，在自闭症儿童的游戏治疗中，治疗关系的建立是一个很困难和漫长的过程。根据本个案的治疗经验，治疗者认为，这些困难具体体现在：父母的过度保护；依赖父母才进入治疗情景；个案回避治疗者的目光；躲避治疗者，避免身体接触；对于治疗者的任何表情和言语都没有回应；遇到困难不向他人求助；不会表达自己的愿望和要求；不会游戏。所有这些都使得治疗者深刻感受到了与自闭症儿童建立信任关系的艰辛。

在本个案治疗中，治疗者根据个案对箱庭治疗室的反应、对治疗者的最初反应、游戏导入的情况、个案与治疗者的言语和非言语交流的发展、个案与父母的关系、个案游戏中的"第一次"行为等几个方面将治疗关系的建立分为三个阶段。

第一阶段：第一次到第七次。前七次治疗单元中（第四次因病没有来，第五次哭闹不进入箱庭治疗室），实际进行了五次治疗。有四次（第一、三、六、七次）个案都是要经过父母和治疗者的引导才开始游戏的，有三次（第一、三、五次）个案都拒绝进入箱庭治疗室，表现出极大的焦虑和不安。第二次个案高兴地进入箱庭治疗室，首先对小汽车发生了兴趣，主动开始游戏，但没多长时间就表现出不安，特别是在父母离开箱庭治疗室之后，而这些都说明个案对治疗环境和治疗者还不信任，要在母亲的陪伴下才安静地游戏（第一、二、六、七次）。从与治疗者的互动来看，不管是在箱庭治疗室内还是室外，个案都在回避治疗者的目光，有时他用双手捂着眼睛，有时就闭着不睁开，除第六次和第七次，个案主动看了治疗者，但通常是在想寻求帮助的时候。他拒绝与治疗者身体接触，总是背对着治疗者，躲着治疗者，由治疗者发起的互动都无回应，除了第七次，当治疗者鼓励他、表扬他时，他会回头看治疗者，此外多数时间，他都是完全沉浸在自己的游戏中，拒绝治疗者与他一起游戏和模仿治疗者的示范言行。面对这种情况，治疗者所做的是接纳个案的不安和焦虑情绪，沉着地应对他的抗拒，不威胁和批评他，尊重他的游戏，不干扰他，不强迫他说话，让他充分感觉到治疗环境是安全和自由的，治疗者是理解他的。只有这样，个案才会渐渐地融入到治疗情景中，探索治疗环境，试探治疗者的反应，由求助于母亲而转向求助于治疗者。

第二阶段：第八次到第十七次。一个明显的变化是个案进入治疗环境时变得平静了许多，不再依靠他人的引导，而是主动开始游戏，这表明个案对治疗环境熟悉了，他觉得这个环境是安全的，于是才敢于探索。但是，他仍依赖母亲在场才游戏，母亲一离开，他也要离开，这种状况一直持续到第十七次。当然，这是很自然的，自闭症儿童与社会的联系非常微弱，他们不会表达自己的情感与要求，不能理解他人的言语和非言语信号，因此，其父母总担心孩子在社会生活中受伤害、被欺负，结果就导致了他们过分保护和溺爱孩子，什么事都代替他们来做，孩子还没有提出要求就能得到满足，渐渐地，孩子表达要求、与人沟通的愿望就不存在了，因为他们不用这样做也能达到自己的目的。如果父母不在箱庭治疗室内陪伴他，他就会感到有压力和不安，他不知道治疗者能否像父母那样满足他，所以在未建立信赖关系之前，是不愿意父母离开他的，特别是母亲。他对母亲的依恋表现在：每拿一个玩具都会去找母亲，和母亲一起玩；游戏过程中不时回头看母亲，朝母亲微笑；母亲的动作稍有改变，他立刻就跑到母亲身边，以为母亲要离开他。治疗者深刻地感觉到，这个过程中，母亲是个案安全感的重要来源，治疗者还难以介入到他与母亲之间，与他们双方形成治疗同盟。然而，从第八次到第十七次，个案与治疗者的关系方面出现了一些可喜的变化，如从第九次往后，个案每次都会目光注视治疗者，从偶尔几次到渐渐增多，由治疗者发起的互动也有了回应，如治疗者叫他名字时，他会看治疗者，治疗者给他玩具时，他很乐意接受。当遇到困难时，个案都会主动寻求治疗者的帮助，如拉治疗者的衣服，让治疗者给他拿玩具，想上厕所时，他会站在门边，看着治疗者，表明自己想出去等等。从第十三次开始，个案开始渐渐模仿治疗者的示范言行，如当他伸开双手让治疗者抱他时，治疗者说"抱抱我"，他也小声地模仿说"抱抱我"，给他取玩具时，治疗者说"谢谢"，重复两遍后，他也说"谢谢"，而且随着治疗的深入发展，个案的这种模仿言行一直持续，而且越来越多。这些都充分说明，个案开始渐渐接纳治疗者，感觉到治疗者是安全和保护的，所以他能主动牵起治疗者的手，让治疗者和他及母亲站在一起，以相同的步速前进，也说明，治疗者走入了个案与母亲构成的亲子世界，不再被隔离于外。治疗者将这次"牵手"看成是治疗同盟形成的信号，感到很欣慰。在这阶段，治疗者通过无条件的积极关注，让个案感到治疗者始终陪伴在他的身边，接纳他，也接纳他的母亲，使他感到自己、母亲和治疗者都是平等的，治疗者支持他所选择的交流步骤。

第三阶段：第十八次到第二十六次。个案的母亲离开箱庭治疗室，个案单独与治疗者呆在箱庭治疗室内。只有一次（第二十一次），由于个案身体不舒服，他不愿母亲离开他。从个案与治疗者的互动来看，从第十八次到第二十六次，个案目光注视和回应治疗者的次数多了，不再是偶尔几次，他每拿一个玩具，会看一下治疗者，主动向治疗者微笑，给治疗者玩具，寻求治疗者的帮助，模仿治疗者的言行，接纳治疗者进入他的游戏，而且，他越来越乐意在治疗者面前主动表现了，如给治疗者做操，在黑板上画画等。每次治疗结束时，个案都不愿意离开箱庭治疗室，都是在治疗者和母亲的劝说下才离开的，他紧紧拉着治疗者的手，不肯松开。这些都说明良好的治疗关系在巩固，个案对治疗者的信任使其形成了对治疗者的依赖。而作为治疗者，主要是无条件地积极关注个案，敏感地回应他的情感和行为，陪伴他，同时对箱庭治疗室外的父母进行自闭症儿童家庭训练的辅导。

为了更好地说明治疗关系的发展，根据盖瑞·兰爵斯（Garry Landreth）的理论，儿童游戏治疗进展的情况可以透过治疗者每次单元记录中每个"第一次"的行为来分析，治疗者对个案游戏发展过程中的"第一次"行为进行了总结（如表18-1）。

表18-1 个案"第一次"行为发展表

治疗次数	"第一次"行为
5	伤心地哭，拒绝进入箱庭治疗室
6	主动注视治疗者，寻求治疗者帮助
7	回应治疗者的问话
8	出现主动描述游戏的语言
9	主动给治疗者玩具
10	牵治疗者的手
11	触摸治疗者的手，帮治疗者拍去手上的沙，接纳治疗者与他一起游戏

续表

治疗次数	"第一次"行为
13	模仿治疗者的言行
15	与治疗者简单言语互动("这是什么花?——不知道";"再见——回去吧")
16	在治疗者面前表现自己(头上戴花)
17	给治疗者表演体操,并拉着治疗者的手教治疗者
18	在切食物的游戏中与治疗者分享食物
19	与治疗者手心贴着手心,母亲问他是否喜欢治疗者,他说"喜欢"
20	关心治疗者受伤的手指,在黑板上画太阳
24	用"阿姨"主动称呼治疗者

二、关于治疗中与个案父母关系的建立和维护

治疗能否顺利进行,良好的治疗关系能否建立,除了依赖个案和治疗者这两方面的因素外,还要考虑到个案的家庭因素,他们与个案、治疗者一起构成一个相互影响的"三角关系"(如图18-11)。

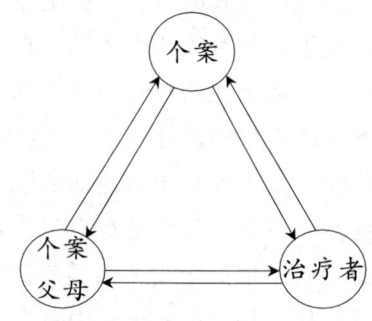

图18-11 自闭症儿童箱庭治疗中的三角关系

在治疗者介入到个案的生活之前,个案的父母是不知道孩子有自闭倾向的,更不愿意接受自闭症的事实。但日常生活中,父母也发现自己的孩子与同龄孩子表现得不一样,从来都是一个人玩,回避他人的目光,就连父母也很难进入他的世界,父母与孩子之间的交流存在很大困难,孩子从来没主动叫过"爸爸、妈妈",父母很困惑,也很无奈。经过专家、治疗者的诊断后,父母不愿意接受这样的事实,内心经历了复杂的斗争,但在实际生活中,他们变得过度保护孩子,对他百依百顺。而孩子变得特别依赖母亲,害怕治疗者将他从母亲的身边夺走,表现出了强烈的分离焦虑。所以,在治疗的开始阶段,治疗者让母亲陪伴在个案身边,使他能平静地投入游戏。而正是由于母亲的存在,个案很快对治疗环境产生信任,大胆探索环境,在熟悉了环境之后,他开始关注治疗者。从某种程度上来说,是母亲对治疗环境和治疗者的信任促使孩子接纳治疗环境和治疗者,个案母亲的力量

是治疗关系建立的调节因素。张日昇（1999）认为，当感到儿童自我的病理问题较重，预料需要较长时间的咨询与治疗时，那么，首先要与儿童的父母建立相互协作的信赖关系。

整个治疗过程中，治疗者与个案父母良好关系的建立分三个阶段。

第一阶段为"接纳事实"（从初识个案到第七次），治疗者首要的任务是共感父母的情绪波动，使其接纳孩子是自闭症的事实，勇敢地面对。当专家告诉父母诊断结果时，父母都哭了，他们无法接受这样的事实，更不知如何面对接下来的生活。治疗者在正式治疗开始前，对父母进行了两次咨询，每次一个小时，在面谈咨询中，治疗者主要是倾听他们诉说，听他们回忆孩子的出生和成长史，感受他们的内疚与自责，并告诉他们这个事实是任何父母都不愿意看到的，治疗者能理解他们的痛苦，但自闭症的原因是多方面的，目前还没有定论，他们不应过分自责。两次咨询后，治疗者给父母提供了一些有关自闭症的诊断和症状表现的资料，使他们能更理解自己的孩子的情感和行为。这一阶段的父母是在大起大伏的情绪波动中度过的，他们既要面对，又不愿意接受这一事实，母亲表现得尤其强烈，她从此再没有笑过，脸上的表情很沉闷，经常看着孩子掉泪。相对来说，父亲理智些，他开始看书，查资料，期望对自闭症的孩子了解得更多，以更好地辅导和训练孩子，改善其症状。不管怎样，这都是他们迟早要经历的，如果他们总隐瞒孩子的症状，回避，不敢面对，其最终结果是耽误孩子的治疗。这一阶段的父母对治疗者还是抱着试探的态度，还谈不上信任。但治疗者并没有着急，而是陪伴在他们身边，包容他们的一切抱怨、不满和质疑，与他们协商并签署"治疗同意书"。

第二阶段为"开放情感"（从第八次到第十六次），治疗者的主要任务是与父母站在一起，听他们倾诉，给他们情感支持，使他们能与治疗者充分交流沟通。根据以往的临床经验，大多数父母接纳孩子自闭症的事实时都需要一个过程，在这个过程中，他们往往不愿意让其他的家人、亲戚和朋友知道事实真相，结果陷入了孤立无助的境地。同时，随着孩子渐渐对治疗者产生信任，孩子开始求助于治疗者，听治疗者的话，忽视了箱庭治疗室中父母的存在，于是他们就会产生巨大压力和矛盾，觉得治疗者在和他们竞争，既希望孩子投入治疗，又害怕治疗者把孩子从他们身边夺走。治疗者觉得，此时他们最需要的就是把自己的各种情绪表达出来，倾诉心中的矛盾和困惑，而他们的身边能有一个人耐心地倾听。治疗者不能心急地对父母指手画脚或指导他们该如何对待自己的孩子，因为这时的父母正处在从混乱走向调整的时期，只有他们的心情平静了，情绪稳定了，能直面事实了，才能对他们进行家庭辅导。本个案的父母虽然在前一阶段同意坚持送孩子来治疗，但治疗者能感觉到他们的情感是封闭的，他们将自己的痛苦、矛盾、半信半疑都埋藏在心里，不愿向他人诉说，承受了太大的压力，这些对个案来说是不好的，也不利于配合治疗。所以，治疗者在此阶段没有对父母进行自闭症儿童的家庭训练辅导，而是利用每次治疗结束之后的半个小时与父母交谈，主要是与母亲交谈，向母亲询问孩子在家的表现，请她谈自己的困惑和希望，以及对治疗和治疗者的感受，并向他们传达这样的信念：他们是治疗的坚强后盾，大家的共同目标是通过治疗使孩子的症状有所改善，治疗者希望与他们联合起来为共同的目标努力。当他们感觉到,治疗者对他们也是支持、接纳和包容的时候,他们渐渐敞开了自己的心扉,主动向治疗者谈论孩子在家里的表现,及他们的感受和对治疗的反思。

第三阶段为"具体指导"(第十七次到第二十六次),治疗者的主要任务是给父母一些家庭辅导材料,使他们在家庭情景下也能对个案进行言语和沟通技能的训练,这些也是父母主动提出的。辅导材料的具体内容涉及自闭症儿童的语言训练、沟通训练等。每隔一段时间,治疗者根据父母的反馈来决定给什么内容的资料,并就自己看了这些资料后的感受和试行情况与治疗者充分沟通和交流。治疗者认为,这个阶段的父母已经非常信任治疗者了,他们积极按时送孩子来治疗,主动提供孩子在家中表现的信息,表达自己对问题的看法,征求治疗者的建议,与治疗者讨论治疗的进程,而且对治疗者的生活也表示了关注,如主动询问治疗者的学习情况,关心治疗者的身体等,让治疗者很欣慰。

此外,在整个治疗过程中,父母都配合治疗,每隔一段时间填写一份治疗追踪表格,治疗者从这些表格中来了解治疗的效果。

三、关于个案游戏的发展

个案动沙的力度逐渐增大,从干沙到湿沙,到混合沙和水、沙和玩具。开始的时候,个案不敢动沙,要在治疗者和父母的引导下才敢接近沙箱,因为他不知道沙是什么东西,沙对他来说是否是安全的。渐渐地,他利用玩具动沙,如用车运沙,用工具挖沙。随着对治疗环境熟悉度和信任度的增加,他尝试把双手埋入沙中,用手指揉搓沙粒,感触了沙之后,他开始大规模扬沙,拨动沙,挖沙直到露出蓝色的箱底,将沙倒入水中,将水倒入沙中,沙和水混合。我们知道,这样的动沙是需要很大能量的,个案动沙的力度加强反映的是他的能量感在加强,而揉搓沙粒则说明沙调动起了他的触觉,使他感觉水的柔滑、沙遇水后的坚硬等等不同事物的不同特性,对于他认识周围世界是有帮助的。同时,个案从开始动干沙,过渡到湿沙,再到干沙、湿沙和水的混合,这是治疗深入其内心的表现。如果说沙来自于大海,那么湿沙相对于干沙来说就应该来自大海的更深处,象征人内心世界的底层,是无意识的象征。因此从个案混合沙与水的情况来看,则代表了其内心世界的混乱、未分化的状态,其自我还处于混沌中,没有明确的界限感,自我被纷乱的情绪所控制。到治疗的中期,由于游戏材料中撤去了水,个案开始将沙和玩具混合起来,同样表明了混乱的特征。根据以往的临床经验,儿童的沙箱游戏发展一般经历三个时期:混乱期(没有秩序,沙和玩具互相掩埋,反映出个案情绪上的纷扰和混乱)、挣扎期(沙箱中摆玩具表现战争)和解决期(生活重新回到控制的状况,有秩序,在自然界与人类之间有一种平衡产生)。但对于自闭症儿童来说,治疗者发现,他们沙箱游戏的混乱期会很漫长,因为他们缺乏在沙箱中构造场景的想象能力,不能把不同的玩具联系起来考虑。虽然后期的治疗中,个案游戏中出现了一些把不同玩具组合在一起游戏的场景,但都是在沙箱外,而不是在沙箱内,他还没有明确的界限。

个案游戏中的想象性成分逐渐增多,变得会"游戏"了。从前面我们可以看出,个案游戏的内容越来越丰富了。开始阶段的游戏主要是一些刻板重复的行为,如给汽车装沙,倒沙,灌水,倒水,抓沙、扬沙;第八次,第一次出现想象性的游戏成分,"给小鸭子喂葡萄";第九次,把小企鹅放到车里,让它们坐车;第十次,用螺丝刀当注射器,与治疗者玩相互打针的游戏;第十四次,小人儿放在床上,给小人儿喂水果,用伞和沙表现下雨的场景;从第十七次开始,个案表现得非常活跃,用盒子在湿沙中做沙丘,用筷子夹玻璃珠片给治疗者,用小木圈当眼镜;第十八次,出现"过家家"的游戏,并反复出现;第十九次,出现创造性游戏成分,即"搭桥";从第二十次开始,个案对画画发生了兴趣,画太阳、月亮、气球等,对能动的、发光的玩具感兴趣;第二十六次,个案把沙当成饭,分给治疗者和母亲吃。这些想象性游戏成分的内容是有关个案日常生活的,它们的出现说明个案对自己生活的环境和周围他人开始关注了,所以才会把"喂食物""打针""打伞""过家家"等情景反映到游戏中。同时,对生活场景的模拟也有助于锻炼他处理生活事件的能力,如他在游戏中练习用筷子夹玻璃珠片,是因为幼儿园在教孩子们用筷子吃饭,个案还没有学会,所以在游戏中反复练习。对于自闭症儿童来说,这些内容都表明个案正在从"不会游戏的儿童"发展为"会游戏的儿童"。从治疗进程的角度来看,只有让个案在沙箱外充分进行想象性游戏,他才可能将这些想象成分整合进混乱的沙箱中,才能在沙箱中构造场景。

从单独游戏逐渐向简单的合作游戏发展。前十次的游戏中,个案的游戏形式都是单独游戏,偶尔他也会模仿治疗者的游戏在一旁自己玩,但不愿意治疗者参与到他的游戏中。第十一次,个案第一次用螺丝刀当注射器,抓住治疗者的手,在手背上打针,治疗者也给他打。第十七次,他给治疗者表演体操,并拉着治疗者的手,教治疗者。第十八次,他和治疗者玩"过家家"的游戏,他用刀切"食物",分给治疗者。第十九次,他用筷子给治疗者夹玻璃珠片,治疗者也给他夹。第二十六次,他把沙当做饭,和治疗者分享,他给治疗者喂,治疗者给他喂。治疗者感觉,虽然是简单的合作,但这种游戏形式给个案带来了巨大快乐,他的表情开朗了许多,也就是说,个案正从与治疗者的互动游戏中体验到快乐。从治疗的进程来看,治疗者认为,合作或互动游戏的发展对个案具有重要的意义,他只有在箱庭治疗室中体验到了与治疗者互动的快乐,才会渐渐消除对他人的胆怯和恐惧,从而把游戏中获得的快乐感迁移到日常生活中。而且治疗者在合作或互动游戏中特别注意鼓励个案,每当他表现出互动的意愿时,或把玩具给治疗者与之分享时,治疗者就用夸张的表情和动作表扬他、鼓励他,使他在互动中获得自信,进而把这种自信保持到现实生活中的人际交往中。

四、沙和水对自闭症儿童的作用

沙和水是本案例中重要的游戏材料,根据其他治疗家的治疗经验,结合自身的体验,治疗者认为,它们对于自闭症儿童的意义表现在以下几方面。

沙可以调动自闭症儿童的触觉，唤醒其潜在能量，调整能量分配。沙对于儿童而言是一个大磁场——在他们想到什么之前，他的手往往已经伸进去了！但自闭症儿童往往不敢接触沙，表现得很胆怯，因为他们不知道沙是什么东西，沙有什么特性，是否会伤害他们，必须经治疗者和父母的引导才敢接触沙。最初，他们只是非常小心地用手指捏沙粒，有时也会放到嘴里咬，正如前面所提到的，自闭症儿童必须亲自体验才能理解事物的特性。慢慢地，当感觉到沙是安全的，他们就会将双手伸入沙中，抓沙，挖沙，扬沙，沙和水混合，沙与他们的手之间形成了一个互动的作用场，沙在手中的运动使他们感受到不同的力量，可以让自闭症儿童感受到什么是"干"，什么是"湿"，什么是"柔软"，什么是"坚硬"等。同时玩沙的过程，也可以调节自闭症儿童的手眼协调能力。自闭症儿童缺乏的就是对周围环境和他人情感信号的感觉能力，而沙特别适合调动他们的触觉，使他们的感觉变得敏锐，发展广泛的兴趣。从个案的治疗可以看出，随着玩沙的深入，个案渐渐关注治疗者的言行，给治疗者以简单的回应，表情丰富了，对玩具的兴趣也越来越广泛了。母亲反映，个案在家里的游戏也多样了，以前不感兴趣的玩具现在也感兴趣了，而且喜欢和母亲在一起做手工。另外，沙箱为个案提供了一个自由和安全的空间，个案可以尽情地玩沙，在玩沙中去感受自己行动的结果，从中体验自我的能量和掌控感，并随时调整以获得自己希望的行动结果。卡尔夫（Kalff, 1981）认为，沙的世界所描述的是一个人内在能量系统分配的方式，也就是说，通过在沙箱中摆放不同象征意义的玩具，通过玩具之间的联系来构造场景，这个过程本身就是调整个案心理能量的过程，因为每个玩具都被制作者赋予了一定的意义，承载了一定的心理能量，它们之间的不同组合方式反映了能量的调整。个案的"沙世界"大部分时间表现得很混乱，用沙掩埋玩具，将沙从沙箱中移出等，但后期的治疗中，他的沙箱中出现了很多圆形，并用圆形将玩具都围起来。如果说圆象征一种整合的话，那么，治疗者认为，这可能反映了个案渴望将自己的沙世界整合起来的愿望，也是其心理能量调整的象征。

　　水给自闭症儿童一种轻松感、包容感和满足感，并引发其想象。自闭症儿童对陌生环境都是非常恐惧的，当父母初次带他们到箱庭治疗室时，他们表现得非常抗拒，不愿意玩玩具。而水对于他们来说是安全的、包容的，可以无限重复使用，孩子可以借助水表达自己纷扰的情绪和不满，而水又具有消解的作用，玩水可以降低孩子的焦虑和不安，使他能平静地呆在箱庭治疗室内投入游戏。同时，水也可以带来口腔和触觉上的愉悦，使孩子们有一种满足感，宁愿弄湿自己的身体，也一定要回到玩水的游戏中。自闭症儿童的感受能力是迟钝的，通过玩水，同样也可以调动他们的感触能力，丰富他们对事物性质的认识，如水是流动的，是不稳定的，沙遇到水后会变得坚硬等。本治疗中，治疗者一开始并不是将水作为游戏材料提供给个案的，但他在第一次治疗时就发现了水，并且立刻将玩具放入其中玩了起来，表现出极大的快乐，再也不拒绝游戏了，是水使他平静了下来，体验到了游戏的快乐。后来，他把自己喜欢的玩具都放到水里，慢慢理解到，水可以帮助洗玩具，使玩具漂浮起来，水可以灌到容器中，再倒出，表现流水或下雨的场景，水还可以洗出沙中的"金箔",等等。在这个过程中,个案时而惊讶,时而高兴,时而静静地观察,水让他获得了一种"发现"的喜悦,在他们的头脑中激发起幻想的波浪,就像面对大海时一样。个案最初的想象性游戏成分,即用螺丝刀当做注射器给治疗者打针,就是由水而引发的,他用"针"蘸一下水,再"打"在手背上。接下来的"给鸭子喂葡萄""把水滴在伞上表示下雨"等也是借助水来游戏的。随着治疗的深入,治疗者发现,个案过分地依赖水而游戏,一个小时的治疗时间大部分都在玩水,对沙箱的关注少了,而且沉浸在水的世界中,对其他游戏不再关注,而且持续的时间越来越长。治疗者感觉,水虽然在治疗初期发挥了重要的作用,但在治疗关系建立后,治疗深入发展的阶段,个案对水形成了强大的依赖,很难将注意力转移到其他游戏区,治疗者担心这样下去会强化个案刻板、重复的固着行为,于是决定将水从游戏材料中撤去。后来的治疗证明,个案对"水的撤去"还是适应的,他的游戏内容变得越来越丰富,与治疗者在游戏中的互动也多了。因此,治疗者认为,当自闭症儿童一直玩水,依赖水而不能停止时,这是需要治疗者特别注意的,治疗者要特别注意和了解他们真正需要的是什么。

自闭症儿童的箱庭治疗是一个漫长的过程,截止目前,本个案共进行了26次治疗单元,历时一年半的时间。从父母的反馈来看,个案从开始治疗到现在不断进步,最明显的进步是与他人说话时能注视对方,游戏过程中主动与他人眼神互动,语言方面能说十几个字的长句,会使用"我""你""他",向亲近的家人主动打招呼,能与父母进行互动游戏。从幼儿园老师的反馈来看,个案比以前"听话"了许多,能与他人进行目光交流,不再躲避他人,能回答老师的简单提问。个案在各诊断量表上的得分有明显的减轻趋势。

第十九章　增进研究生友谊的团体箱庭疗法

（治疗者：张日昇）

　　这是一个研究生团体所进行的为期一个学期、共计八次的团体箱庭疗法过程。团体箱庭疗法的过程，是在笔者的授意之下进行的，既是为了促使研究生通过体验团体箱庭制作加深对箱庭疗法的理解，也是为了促进研究生个体的心理成长、发展研究生团体的友谊关系。在学期末所进行的团体箱庭疗法的报告中，笔者深深地为他们合作的箱庭作品和所进行的讨论感动。从以下报告中可以感受到友谊的发展，也可以从团体成员的日常生活表现看出友谊的变化。

第一节　团体箱庭疗法的过程

　　团体箱庭疗法是笔者尝试通过箱庭疗法，由研究生的箱庭制作和制作之后的讨论，对所指导的研究生进行集体教育分析，加深研究生对箱庭疗法的体验，促进研究生的个人心理成长，并从中学会理解、感受他人心理，提高与他人进行有效交往的能力。

一、团体成员构成

　　该团体五名成员，当时均为硕士研究生，其中四名女生（Q、F、Z、L）、一名男生（C）。Q为三年级硕士生，攻读硕士学位之前在某高校任教三年。C为二年级硕士生，攻读硕士学位之前在南方某高校任教七年。F为二年级硕士生，本科应届毕业考取研究生。L为一年级硕士生，攻读硕士学位前从事社会工作两年。Z为一年级硕士生，本科应届毕业考取研究生。

二、团体箱庭制作过程与分析

　　以下团体箱庭制作的过程与分析，是根据团体箱庭成员的自述报告及彻底讨论后的记录整理而成。

　　（一）第一次（某年3月10日）

　　因C请假缺席，团体箱庭疗法过程由四名女生一起完成。在团体明确了团体箱庭疗法过程所必须遵守的规则之后，见证人主持抽签，排定了箱庭制作的顺序为Q、Z、L、F。

　　Q没有料到自己会是第一个，在玩具架前选择了一座塔，在沙箱上侧偏右用沙堆起了一座小山，然后把塔稳稳地放在山上，神圣、崇高的气息一下子形成。接着，Z将两块大石头放在箱庭的左上角，非常认真、仔细地将它们放稳，形成一座大山。石头、大山都

第十九章　增进研究生友谊的团体箱庭疗法

是男性性、力量的象征，Z在外观上让人感觉非常弱小，与人交流时也常常目光闪烁不定，而一开始就在左上方放置两块大石头做成一座大山，应该其是对具有男性性、力量的一种憧憬的表现。笔者认为，在象征着男性的塔、石头（大山）出现之后，应该会有女性性、阴柔的象征出现，以调和沙箱作品中的动力关系。L在沙箱的中间稍偏右下方处挖了一个圆形的湖泊。F选了一尊圣母像，在Q原先堆集的小山右边也堆起一座山，将圣母像稳稳放于山上。沙箱中呈现出一片祥和宁静的气氛。

有了水，就可能有与水关系密切的生命出现，Q选中那片坐着三只小青蛙的小荷叶，把它放在湖边，使它们将湖泊与陆地连接起来。Z很谨慎地挖了一条河，将大山与湖泊也连接在一起，用撕成条状的纸巾做了一个瀑布悬挂在石头山上。可能是第一次合作，所以在不太了解对方心理的时候，沟通、交流的意愿只能是试探性的。由于Z已将湖泊的形状打破，对于L来说，沟通、联系也是其内心的一种愿望，因此她在湖泊的基础上挖了三条河道，呈现出流动的样子。既然水是流动的，F选择船只放在水上也就可以理解了。她原本想用舰艇，但感觉太长了，所以换成了乘坐着一男一女的汽艇，将汽艇朝着右上方放在海的左部。水是女性的象征，也是能量的象征。这一次四个成员都注意到了水的重要性，都在"水"这一主题上进行制作。

作为第一次合作，水起到了联系、沟通的作用，但是水也是一种界限，因此，要真正起到连接作用，还必须有新的连接物。Q、Z、L分别在左上方、右上方、右下方的河上各自架起一座桥，区域间的联系更为方便，水的分割作用也受到弱化。F则将一对鹅放在青蛙的旁边，朝向右方游去，这种悠闲与旁边的青蛙相互应和着，也与冲浪的汽艇在对比中形成和谐。接着，Q在塔和圣母旁边各放一棵树。Z放了一只小船。L在左侧的河上再架起一座桥，这样由水域分割的四个区域都被桥连接成一个整体了。F想表现出一只展翅飞翔的鹰，但想不出办法，只好将鹰放在沙箱上，说："这只鹰正在天空中飞。"鹰是天空的主人，是自由和力量的象征。F强调了鹰的飞翔，可能反映了其当时自由的心境和宏大的抱负。

塔是精神、灵魂得以宁静、净化的处所，是人们宗教情结的表现，也是崇高目标的象征。Q选了两段台阶，认真修建了一条从右上方桥头通向塔的路，Q是三年级学生，这段路是给其他年级同学的一种指引吗？Z关注的是自己的那座山，她在山的两侧摆放了花和结果实的树，对山、石头的这种修饰可能是其对男性性、力量的一种赞美、期待，同时也可能是对自己这种憧憬的掩饰。L在下方沙滩上放了一个大贝壳代表她自己。F不知出于什么考虑，在贝壳上放了一架飞机，这使得L感到不舒服。贝壳是女性的象征，而飞机则是男性的象征。F的这种摆放方式，在L看来显然是不合适的。Q在沙箱上中部放了一张茶几和几个茶杯，但却没有椅子，也没有摆放人物，虚位以待。Z仍在经营自己的那座山，在山顶上放了一只鹰，这只鹰不是飞翔着的，而是这座山的守护神。L其实也想要这只鹰，但已经被Z先选用了，只好做其他打算了。L感觉到F的飞机与其贝壳不相配，因而将大贝壳移到了右侧的沙滩上。F也感觉到L的感受，没有坚持要将飞机与贝壳放在一起，在她看来，飞机应该与鹰一样是飞翔于天空的，她在水域的上方放了一座房子。除了水上两只船上附带着的人物和圣母外，作品尚无活动中的人物出现。Q在桥上放了一个女孩，面向着塔。正如前面所说，塔是崇高目标的象征，Q当前正在积极准备应对博士生入学考试，过桥的女孩生动形象地再现了Q当前的生活事件。Z仍在自己的领域内经营，在山上放了一条蛇，蛇是男性的象征，也是变化的象征。Z在左上区域运用大石块、鹰、蛇等男性性的象征物，是对男性性的强调，这也是其可能缺少的人格成分，鹰和蛇既表现了这种期待，也是保护自己的力量。L终于按捺不住对Z所选用的那只鹰的喜爱，趁最后一轮的机会将其抢了过来，放在贝壳上。虽然鹰与飞机在形式上是一样的，是男性性、自由、力量的象征，但与贝壳的搭配上，却比飞机要合适得多。F在房子前放了一个史努比，这应该就是F的自我像了。

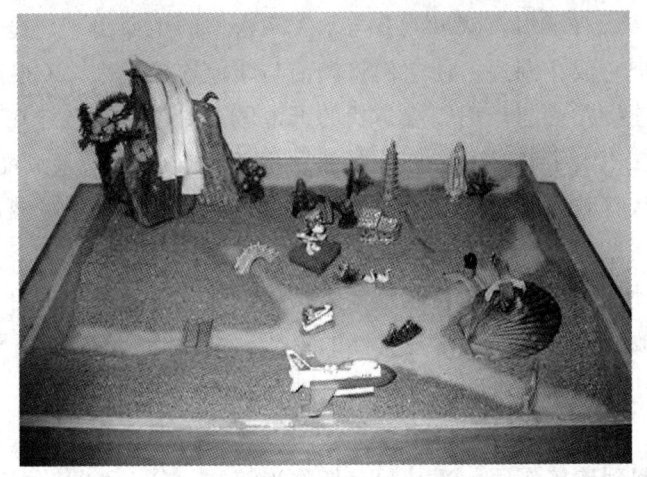

图19-1　第一次团体箱庭作品：沟通

对于第一次合作的结果，虽然限于时间等规则的约束，团体成员都感到没有尽兴，意犹未尽，心中的美景没有完全按照自己的意愿充分展现出来，但大家都认为作品整体还是比较和谐的。虽然存在一些冲突、竞争的气息，但更多的是沟通、整合的期待，希望走进他人的空间，也希望他人走进自己的空间。毕竟是第一次，这种沟通、整合只能是期待，成员间只能是谨慎地展示自己内心世界的一小部分，因而箱庭最后的场面并没有因为是四个人的合作而显得多么丰富，而是让人感到缺乏生机、活力。而且，成员间很少介入到他人的领域，只在自己领域内细心经营着，从场面上看是一个完整的作品，但我们依然能感受到区域间的距离。

（二）第二次（某年3月24日）

这一次团体活动时，C从外地回来后加入了这一团体。成员构成中增加一个男性，会对团体箱庭产生怎样的影响呢？抽签排定的制作顺序为L、F、Q、Z、C。

L看到一个金属环，感觉非常美，就将其摆放到了箱庭的中心，在灯光的照耀下，金属环亮闪着一点儿光芒，其占用面积不大，并不妨碍他人摆放物品，但从其他成员的眼光中可以看出，大家对这一金属环感到既不理解又怀着无比尊崇的心理。F摆了一座小洋楼，而这正是C很想摆放的房子。从C的面部表情来看，他对F摆放的房子感到非常高兴，觉得自己与F的想法很一致。Q放了一辆车，向着右前方，给人一种行驶的动态感，但稍大了些，与金属环的比例非常突出。车是自身动力的象征，朝向右方行驶的车辆是制作者前行状态的写照。Z在右下方摆放了一个橙色服饰的摩登女郎，朝向右上方，看上去是一种沉思和欣赏的样子,这可以认为是Z的自我像。C因为自己是最后一个摆放,因而他自认为根本无法预先设想,等到他摆放时,他稍作思考,开始挖沙,沿着沙箱下侧从左向右挖出一条河流来。由于C是第一次与大家一起做箱庭,对团体箱庭的规则显得非常谨慎,为了不移动他人的玩具,但同时又为了表现自己想表现的河流,所以非常谨慎地挖了一条小溪,很明显,这条小溪不足以表现他自己的意愿,因而又在右下角挖了一片水域,作为大海的一部分。为了不使沙淹没到其他人的玩具,他将这些挖出来的沙堆积到了右上角,形成一座山。F对这座山感到非常满意,因为她自己摆放房子之后,希望房子是依山傍水的,C的工作刚好与其原先想法不谋而合。

L凭着自己的直觉拿了一只狮子,放到C所堆积的小山之上。大家知道她摆放这只狮子没有攻击性,但毕竟这只狮子给人一种威胁感。F表达了大家的无意识想法,在狮子的旁边放了基督。她可能认为有了基督,狮子就不会对他人构成威胁了。C的脸色也因为基督的出现显然轻松了许多。Q在上方右侧种植了四棵树、两株花,整个箱庭作品立即呈现出一种生机勃勃的景象。Z沿着Q种植的树的左侧放了一棵大树,并在旁边放了一条蛇。C则在小溪和海洋里放三只小船,这使得水域也呈现出了更多的动态。这一轮使作品的主题基本定格。

L再次摆了两只狮子、一只老虎、一只豹子。箱庭场面显得更具有攻击性,大家似乎都对此感到了威胁,都开始琢磨着如何将这些猛兽的攻击性转变成动力或者予以弱化、中和。F感觉到山对房子的压力,将房子向左移动,这个位置在箱庭空间上是比较适合的,同时又拿一座草房放在左上角,而这正是在第一轮F将C也想要的那座房子摆上之后,C退而求其次想要的房子,但又被F选用了,C有点儿失望。Q又选择了两棵树和一棵带着花的树放在箱庭的中部上方,这样,上方更是生机勃勃了,树木因其开花结果,因而是女性的象征,同时树之形状与人相类似,常作为人的内在生命力的象征。Q在箱庭的上部强调树木的繁茂,除了可以理解为对女性性的认同、强调外,也可能是其对生命力的尊崇、向往。Z感觉自己放的那个女孩坐在河边太孤单了,也没有别人帮助给修饰一下,于是自己拿了八颗小星星放在这个女孩的周围,感觉这个女孩一下有了精神,有了灵气。C喜欢的两座房子都被F选用了,但C认为这也是自己所喜爱的,为了修饰房子,就拿了两棵槟榔树放在草屋后面,并拿了六盆花放在两座房子中间,这样,房子周围一下子就有了生机,也就更美好了。F对C的这一举动感到很高兴。箱庭世界一下子热闹了起来。

L在左侧豹子旁边放了一个教父,她可能也感觉到其他同学对这些凶猛动物的威胁感,因而希望通过教父来调和这种紧张,教父的出现确实使箱庭世界显得更为祥和了。但右侧的三只猛兽依然让人感到有些突兀。F在房子前面摆放了两个木质沙发和一张茶几,显得大了些,然后又在沙发上各放了一个她常用来代表人的企鹅,并在茶几上放了两片西瓜和一串香蕉。然后又将C摆放在房子前面的花移动了一下,使两座房子周围的花更为协调些。Q选用了一块大石头放在左上角,由于这块石头很像一座山,但直立着就显得与右上角的小山不太和谐,所以Q将这块石头横着摆放,看上去很好看,但也就将左上角给堵住了。Z仍然考虑的是她的那个女孩，她在河里放了两条鱼、两条章鱼和一只虾，并拿了一个串着一根金线的衣服商标，一头连着女孩，一头连着海里的鱼，看上去像是在钓鱼，真够闲适的。C也拿了一块大石头，放在右上角的小山上。L摆放的狮子似乎就要触到这块石头了，这显得山特别高。接下来，C又拿了一只独角兽放在这块石头上，想让独角兽朝向沙箱，但改为朝向右上方了。通过这一轮摆放，箱庭更为充实和谐了，但L最早放下的那个金属圈周围至此仍然没有人敢摆放其他任何东西，显得空旷了些，而左侧则显得较为拥挤。

L也开始转向用小件物品了。她在右上的小山上放了一枝花，豹子后面放了一朵花，豹子原先的攻击性就更弱了。L自己可能感觉到大家都不往自己摆的那个金属环周围放东西，于是自己拿了一朵淡蓝色的花放在金属环旁边，然后又在C摆放的石头山半山腰处放了一盆花。F在左下角放了两片叶子，上面有三只青蛙，大家耳畔似乎听到蛙声一片。Q在左上角石头山旁边放了一棵树，看来Q今天主要的工作是修饰。Z也许受L摆放动物的启发，居然也拿了一只小狮子放在小女孩的旁边，但现在大家也已经不认为这是有攻击性的了。C拿了一大把的植物修饰右上的石头山，用一枝可以缠绕的花枝绕在石头上，可能是受L放一盆花的启发，他发现半山腰处有一小缝，于是将一串金色果实插在那里，并在小山上种上几棵花，右上的这座山顿时繁荣起来。

可能L感觉到其他人对那些猛兽的担忧，为了让大家对这些猛兽的感觉舒适些，她在狮子身上放了一个白衣小姑娘。F在中部上方又堆了一座小山包，并很仔细地整理了一下沙。Q似乎有点儿不太想摆的样子了，她只拿了一个海星放在右下角的沙滩上。Z拿的东西也不多，只拿了一只兔子放在F堆的那座小山包上，显得悠闲，但又有点儿孤单。C将目光转向了左上角的山区，拿了一对小鹿放在山前屋后，这使得左上区也有了动物的踪迹。这一轮大家的东西都不多，已经进入了修修补补的时候了。除了L最初放的金属环周围仍然很空旷之外，其他地方都已经相当丰富，甚至有些拥挤了。见证人说剩下最后一轮，大家也做得差不多了。

L发现自己在金属环旁边摆了一朵花之后，仍然没有其他人来修饰这个区域，感觉有点儿失望，于是自己再拿了一只大青蛙和一片叶子，上面原来放着一只青蛙，她又拿了一只小青蛙放在上面，守望着那个金属环。金属环、花、青蛙都是女性、母性的象征，L在这一区域集中运用这些意象表现的应该是对女性圣洁、可爱、美的颂扬。F拿了两只苍鹰，其中一只放在她堆起来的小山上，Z的小兔子就在旁边，这让Z吓一跳，其他成员也感觉到苍鹰对小兔子的威胁。F放这只苍鹰让人认为是要保护自己领域——小山。Q只是调整一下汽车的位置，就没有别的动作了。果然，Z感觉到了苍鹰对她的小兔子的威胁，她将小兔子移到房子后面，在作品中，这只小兔子是Z自我像的象征。C在左上区域放了一个男的和一个女的，本来女的在上方，但他将男的与女的位置调整了一下，是因为上方有一条蛇？可以看出C又开始想家了。这一轮本来是最后一轮，作品也已经相当丰富，主题也相当明确了，但L觉得还有遗憾，非要再摆一轮不可，其他成员也很宽容，也就替她向见证人提出再摆一轮，或许其他成员也还有想借此机会再调整一些什么。见证人也就只好无奈地同意了。

L 在青蛙旁边放了一架飞机，这使得原来这个较为宽松的区域显得有些拥挤，但从 L 的表情可以看出这一轮所摆放的这架飞机对她来说是很重要的，她显得很满足。飞机是动力的象征，同时在这里也起到连接的作用，有了飞机，作品中各个区域之间的联系都成为可能。F 明白了 Z 可能误解了她放苍鹰的意思，于是将 Z 的兔子又请回了小山上，并放了另一只兔子和一只小熊，让 Z 的兔子不会感到孤单。Q 仍然做一些修饰工作，放了两个贝壳。Z 拿了一个婴儿车放在房子前面，这使得这个本来就很丰富的区域一下子变得更为拥挤了。不过这个婴儿看上去非常圣洁，也挺可爱。C 拿了两只鹅放在海里，同时放了三只海龟在沙滩的最右侧，一只大的领着两只小的，看来想家的情感很强烈了。

第二次作品，成员之间开始试探地在他人的领域内摆放一些玩具，但各成员总体上还局限在自己的区域里精心构造，对他人的制作考虑得较少，因而，出现局部显得过于拥挤、玩具比例不太协调等不如意的方面。L 的凶猛动物、F 的苍鹰、Z 的小狮子、C 的大石头等似乎都在向他人炫耀自己的力量。因为彼此之间是一种分离的状态，所以都不认为自己对他人存在威胁。如果说，第一次作品因为纵横

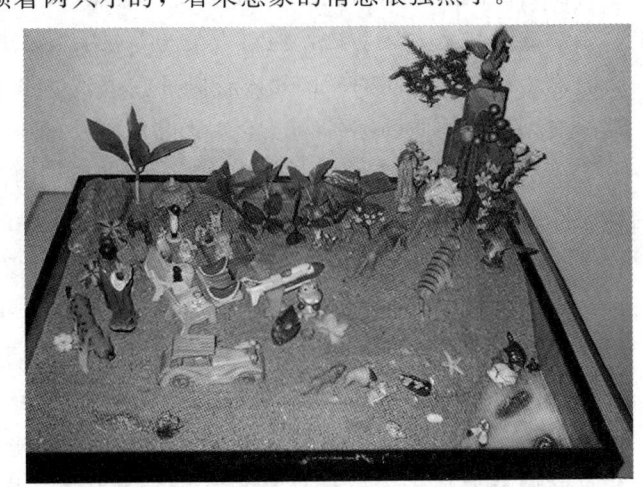

图19-2　第二次团体箱庭作品：人间天堂

交错的水将区域天然地划分为四个区域，是一种事实上的分隔的话，那么，这一次作品虽然在空间上处于一种整合的状态，但最为重要的是精神上仍然处于一种分隔状态。当然这一次作品制作过程中表现出来的合作气息比第一次要浓一些，右上角、左上角以及海域部分的合作是较为和谐的，这对于目的在于促进友谊关系的团体来说无疑是一大进步。虽然在整个箱庭疗法过程结束之时，团体成员对"人间天堂"这一主题都感觉不太合适，但也只有天堂式的人间才能包容这一作品的内容。

（三）第三次（某年 3 月 31 日）

抽签排定的制作顺序为 C、Z、L、F、Q。

C 在上一次作品制作过程中是最后一位制作，感觉比较被动，这一次让他第一个做，可支配的空间很大，故而感到非常高兴。C 是一个比较爱争强好胜之人，不太愿意受到过多的束缚，希望自己能够控制整个局面的发展。第一个做的人有可能主导该作品风格的优势，这正好符合 C 的心理。水域是无意识的象征，表现水的过程是其对无意识进行探究的表现，也是对内在潜能挖掘的表现。C 喜欢表现水，他在沙箱中间挖出一个圆形的湖

泊，并分别将其往左下方和右方开通河道。Z在右上方放上自由女神。自由女神是精神追求自由的表现，作为精神的追求，塔、寺庙等宗教场所以及带有此类性质的建筑物，人们往往会将其置于较高的位置。L则在左下方放两把椅子。F感觉自由女神放置得不够高，故在其正面垫了一些沙，使其高些，并用纸巾将河道中的沙擦干净，呈现出一片洁净的蓝色。F放弃自己选用玩具的机会，将水面清理干净，这使C非常感动。Q在自由女神旁边放两棵椰子树，以衬托自由女神。这一次制作过程，从一开始就呈现出合作的态势。

前文曾述及，水能起到联系、沟通的作用，但是水也是一种界限，它可能将花卉分割开来，因此，要真正起到连接作用，还必须有其他连接物。为了使湖泊、河流两岸不至于分裂，C在左右河道各放置一座桥，并在左边的桥两端垫上石头。Z在左上方放上大象和犀牛，使它们面向湖泊，这也与前两次Z只在自己领域内摆放玩具的风格有所不同。大象、犀牛虽然都是大型动物，但对人类毕竟没有什么威胁，且都是有灵性的动物，这与上一次的凶猛动物是不同的。L紧挨着椅子右边放一张茶几和两个酒杯，为即将出现的人物观赏湖泊风景作物质的准备。F还是觉得自由女神不够高，所以又在其正面垫了一些沙，并放了一个天坛的模型，两棵椰子树则分立于天坛两侧。天坛与自由女神属于不同国度里的标志性建筑，但二者均为精神领域的产物，将这二者放在一起，风格上虽然不怎么一致，但却是交融、共处的一种信号。Q可能认为大象、犀牛还是存在一些威胁，所以想通过小女孩来驾驭大象，或者是认为大象、犀牛与小女孩一样是有灵性的？

箱庭中的生机不够旺盛，C拿了两块草坪和一些树木将沙箱左部装点一番，郁郁葱葱的，也适当地遮掩了大象和犀牛，使它们不会让人感到害怕。Z在右下部分桥头放了六个古代人物，好像正要准备过桥似的。L在茶几右侧放一片草坪和一座小房子，俨然一处休息度假的好地方。F在右下角放上一块草坪，并在右上放一些树木，这使箱庭作品显现出一派生机勃勃的景象。Q在左上角草坪上放了一座房子，应该是那个小女孩的居住地吧，这一表现对C来说正中下怀。

因为有成员拿起一艘战舰在湖面上比画了一下，虽然没有摆放上去，但让C意识到要保持湖面没有任何物品是不可能的，为了不至于出现与作品风格不一致的物品，他在水中放了五只小船，水面也就随即动了起来。Z在自由女神下面放了四盆花。L在左、右椅子上分别放上一个女孩、男孩，并在自由女神旁放一个女孩，左边草坪上一女孩，遥相呼应。F认为茶几应该在两把椅子之间，所以对其进行了调整。Q则把两只鸭子放在水中，这样水面的动态更多了一些悠闲、自由、恬适的乡村气息，而且正应和了"春江水暖鸭先知"这一名句所描绘的春天景象。

C似乎没有什么要摆放了，只是修饰了一下沙、草坪和房子。Z的想法可能也得以充分表现，所以也只是调整一下右边的桥，并用手平整一下右下部分那些人物前面的沙。L则在右下桥的两端用石子儿铺了一条路，使这条路更为清晰些，并在水中放几个石子儿作为修饰。F也在湖边放上贝壳以修饰，并在湖边不同位置制作了三条石子儿路。Q在左边小女孩后放了一只熊猫。

制作过程进入最后一轮。从作品整体来看，右侧比左侧受到成员更多的关注，左上只有一座小屋，C在小屋前放了五个人，这使该区域呈现出更多的生机。Z在湖里放了只小青蛙。L在岸边房前放一少女。F在自由女神和两房子旁放上一些花，使原本只有绿色的作品显得丰富多彩。Q则在自由女神下面放一只小鹿，其回首张望的神情恰好与对岸的人们呼应。

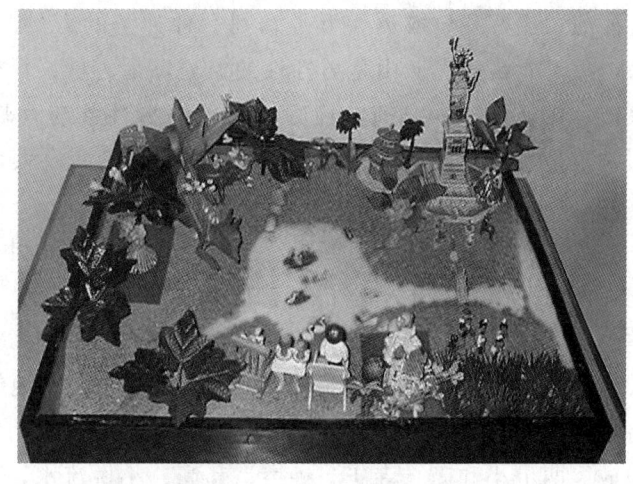

图19-3　第三次团体箱庭作品：春天来了

这次作品比以前更有生命力，无论是动物还是人物、植物，种类和数量都有所增多，让人感觉特别有生机、活力，一片欣欣向荣的景象。与第二次的作品相比，这一次作品中竞争、威胁的气氛基本消失，位于不同区域的人物、动物之间也不再像第二次作品中那样形同陌路，而是目光相聚、遥相呼应，这是相互交流、交融的信号。在箱庭制作过程结束时，成员都表示对这一次的箱庭疗法过程感到满意。

（四）第四次（某年4月7日）

抽签排定的制作顺序为C、Q、F、L、Z。

对于成员来说，第一个动手制作确实提供了足够的空间，但同时也承担着沉重的责任。如何在空白的沙箱中为整个团体开创作品的风格，如何才能充分表现自己的构思，同时让其他成员有足够的空间表现他们的想法等等，都是第一个制作者需要考虑的。C尝试过最后一个和第一个制作者的不同感受，他希望自己这一次能处于中间位置，但最后还是要为整个团体负起"开篇"的重任。根据团体全体成员的共同意见，这一次选用了湿沙箱。C在沙箱前犹豫了一会儿，然后在沙箱上方堆出三座连绵起伏的小山丘，将下方的沙平整成一个平原的样子，并谨慎地从左向右挖出一条小河。远山近水，可能是其本次作品的最初构思。但河流显得太狭窄了些。Q觉得河流应该更宽广些、更绵长些，于是她没有立即选择玩具，而是在C的基础上拓宽河面，并将河流的左端往左上角延伸。这样展现在大家面前的景象立即开阔起来。F在沙箱上方也堆了一个小山丘，这与C所堆的小山丘形成层次。她还在沙箱左下角也堆了一个小山丘。她堆得非常认真，同时认真地平整了一下沙。成员对F的这些修饰都表示出欣赏和认可。L一直很想动沙，虽然前三位成员都已经使用过沙了，可使用沙的空间已经不多，但她还是谨慎地在沙箱中部从左至右挖一条小河。这样由Q和C所挖掘的主流和L所挖掘的支流，由左向右无限地延伸着，成员似乎都沉浸在聆听潺潺河水奏出的旋律中。山水之乐，在本次箱庭初始阶段就已经露出端倪了。Z把两口大钟分别放在C堆放的两个小山丘上。宗教的那种肃穆气氛陡然间出现在成员面前，让好几位成员一下子感到一种神圣的力量。两口大钟完全将两座小山包含在里面，显得非常突出。山是男性性的象征，是力量、目标的象征，而河流是女性性、能量的象征，在Z摆放钟之前，箱庭场面中的男性性与女性性之间的力量关系是比较均衡的，而钟也是女性性、母性的、包容的象征，Z的两口大钟似乎打破了原本的均衡，但深山钟鸣的意境还是得到了表现。

由于河道的分隔，沙箱中三个独立的区域必然得有连接物将它们整合在一起。C认真地在两条河上各架了一座桥，就像两个铆钉一样牢牢地将三个区域连在一起。Q领会到整个作品试图营造的气氛，故而在F堆放的山丘上放了一座庙宇。这加重了因Z的两口大钟形成的宗教气氛。F没有选用玩具，而是细心地修整两条小河交叉处的河岸，使其显得更为缓和些。L则在右边的山丘、中部平原和左上角山谷中各放一座亭子。Z在大钟前面放了两个小和尚。寺庙、钟声、和尚、小桥流水，箱庭场面俨然就是一幅山水画。

成员们对Z的两口大钟都感到有些突兀，但这两口钟除了太大以外，与作品的整体风格却是一致的。C试图寻求保持这种气氛同时弱化大钟比例上的不协调的办法，他用六棵绿树和一束花放在大钟周围起到了修饰作用。钟声似乎从深山密林中悠悠地传出来，若隐若现。Q在左上角山丘上放了一座小房子，左下角山丘上放了一座亭子。F沿着河流在大河中放了一艘冲浪的快艇（上面有一男一女）和一只渔船（上面有一个渔翁）。这使河流有了一份生机、活力。L选了三束花和两棵树，分别放在两座桥和两个亭子旁边，山花烂漫的春天景象顿现眼前。Z在右侧亭子和最上面的庙宇前面各放了一段上山的台阶。亭台是人休息的地方，寺庙是净化心灵的宗教场所，台阶虽小，却是明确的路径。

F的快艇和渔船使大河活动了起来，但L挖掘的小河却怎样表现出水的流动呢？C的表现让L和其他成员感到很温馨、浪漫，他将事先从花园中捡来的一把桃花瓣随意地撒入河里，桃花流水的早春景象让整个作品都滋润起来了。Q在左上角放了一只情态安详闲适的熊猫。前次团体合作时，Q就曾摆放了这只熊猫，这可能是其自我像。熊猫是和平、友谊的象征；其圆圆的扁脸、描黑眼圈的大眼睛、圆滚

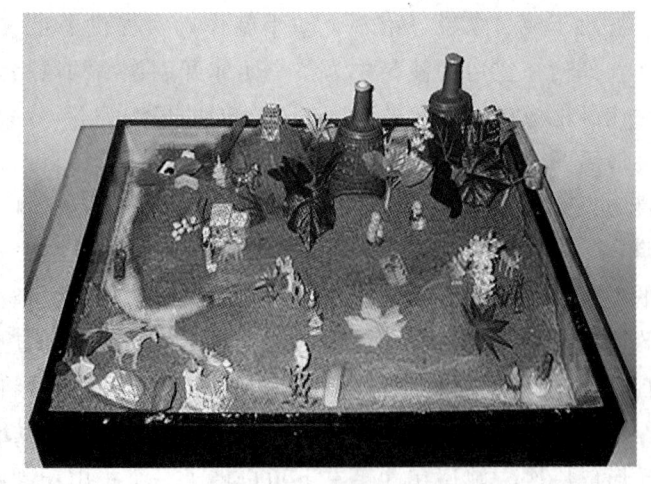

图19-4　第四次团体箱庭作品：源远流长

滚逗人想抱的体形，赋予熊猫一种天真、孩子气的特质，赢得大多数人的怜爱，想要抱它、保护它；熊猫是罕见动物，因而也就代表着特殊的价值。F总觉得Z的两口大钟并列着缺乏层次感，因而将左侧大钟移到山后，换成一座房子，但这座房子的色调、风格与这一区域的氛围不协调，此外她还在山下放一座草房。L在桥头放一对离别的男女，一幅

"执手相看泪眼"的依依惜别图,应和着桃花逐流水的晚春景象。她还在桥的另一端房子前摆放了一对男女,表现出农家幸福、温情的生活,同时也像是在准备着迎接那位正与妻子别离的男子。Z不知出于什么考虑,在右下角的河里放了一条鱼和一只海豹。

除了屋舍亭台、绿树红花,还应该有些动物。C将一只小狮子放在沙箱的右上角,隐蔽于密林之中,在右侧放了三只鹿,左下角放了一只长颈鹿。Q也在左上山坳处放了一匹蓝色的马。F则在箱庭各处装饰了一些花、枫叶、绿叶,场面更是色彩斑斓。L在草房前面放了一只骆驼、一只小鸟。流水声、钟声、鸟叫声以及人物呢喃私语,确实令人心驰神往。Z显然对F移走大钟的行为不满意,钟对于Z来说应该是非常重要的,所以她利用最后一个摆放的机会,把山顶上的红房子移到沙箱左下区,并把被移走的大钟移回原处。这种处理使作品的氛围更为和谐,也获得了大家的认可。

桃花流水、绿树红花以及秩序井然的场面,说明该团体成员已经由先前的分离、分隔状态发展成和谐相处、相互融通的状态,团体的友谊关系得到了加强。箱庭区域利用方面已经由过去的明显分隔发展为当前的共同拥有、共同经营,竞争的气息也不复存在,代之以相互补充和帮助。

(五) 第五次(某年4月14日)

抽签排定的制作顺序为F、Z、L、Q、C。

F终于获得了第一个动手做箱庭的机会,她选择湿沙箱作为这一次团体箱庭的背景。她很认真地将四周的沙往中部堆集、压实,形成一个月牙形,露出周围一大片的蔚蓝色。由于这一次团体箱庭是在傍晚时分进行的,天色已经昏暗,沙箱底部的蓝色由于湿沙的作用,显得比往常更深了些,沙箱中呈现出来的就如同是一轮半月悬挂在墨蓝色的天际之中。月是女性的象征,同时,在中国,月亮的阴晴圆缺还是亲人特别是夫妻之间悲欢离合的象征,并蕴涵着乡愁、相思的意思。F一开始就做出一个新月,这表现出F今天的心境可能不佳,也预示着这天这一箱庭作品的风格可能不会太明朗。果然,当她做完这个新月形的孤岛之后,她就流泪了。Z仔细挑选了一棵墨绿色的树插在岛上。L在岛上放了一座小房子,并在左下角放了一片草坪,然后在草坪上放一座稍大些的房子。她可能也感觉到F这座岛屿的孤单,所以希望用一片绿地、一座房子来表示另一个岛屿或者是大陆,来陪伴F的这座孤岛。Q在岛的左侧放了一对木椅,营造出一幅夏夜纳凉的情景。在成员看来,除了岛屿那一整片的蓝色应该都是大海,那么,L摆放的大房子就太低了些,C从孤岛的两侧移来一些沙将草坪、房子垫高,并且用纸巾将海面擦干净。由于"月亮"早早出现,大家的心情都显得有些凝重。

F在右下角随意放了五个贝壳和一个海星,在海面上放了五只小船,这使得海面动了起来,这些小船虽然游弋于海上,却没有一只船将孤岛和大陆或者另一岛屿连接起来。Z将两个小孩(一男一女)放在孤岛的右角俯视着大海。L则在岛的右上角放一尊圣母像,似乎是为出海打鱼的人们默默祈祷,保护夜航人似的。Q将树和椅子的位置调换了一下,使椅子与房子相邻。既然岛上有人居住、游玩,那么就该有上岛的路,因此,C就在山后用石子儿铺了一条小路。大家都在经营着这座孤岛，试图通过努力使孤岛丰富起来。

有椅子应该就有人坐着，F在椅子上各放一只小企鹅代替人物，她常用这些透明的企鹅代表人。Z不知该摆放什么，所以没有摆放玩具。L则在岛中间正面山腰、两小孩边各放了一盏小灯，在圣母像前放一盏大的马灯，并在左下角的房子旁边放一支柱灯。灯出现于黑夜或暗处，黑夜或暗处一般象征着未知的、神秘且广阔无边的无意识世界，常令人产生神秘感和畏惧感，而灯等照明物的出现打破了这一片漆黑，成为照亮无意识的真知灼见，以及战胜恐惧的巨大力量。而且灯给夜行人、夜航船指明道路和方向，因而是希望的象征。L摆放的这些灯打破了原先"月岛"所带来的伤感气氛，带来了浪漫、天真、快乐。Q做了一副鱼竿插在两小孩前面，钓鱼是在无意识领域进行探索的意思，也是以一种愉悦的心境进行劳动的表现，让小孩钓鱼，这种情景充分表现了Q对自己当前紧锣密鼓的考前复习所持的轻松、自信的心理状态。C将左下大房子稍稍移动一下，然后放上一个妇女和一个小孩，面向隔海的孤岛，似乎在等待家人的归来。如此的期盼，更加重了"月"这一原型意象所带来的乡愁、思念、哀伤。

前面C在孤岛后方铺了条小路。这回F希望能在前方也有路，她也不期望孤岛真正成为孤岛，因此，她用17块石子儿在前方铺设了一条"Z"字形的路，弯弯曲曲，但毕竟这是一条很清晰的路。Z放了几棵树、花，这使孤岛的景色鲜亮了起来，似乎是L先前摆放的灯光无限释放的结果。L在小屋前铺设了两级台阶，并用四个石子儿在左下角的大房子前也铺一条路。Q在右下海域里放了四条鱼，其中一条挂在钓鱼竿上，摇摇晃晃的。钓鱼是一种让心宁静的劳动，注重的是过程，但也在乎结果，因此Q放这些鱼也是对自己劳动结果的美好期待。岛上的人太少了些，因此，C在后方小路上放了五个人，是来这里旅游观光的。人来人往，使原先过于寂静的孤岛热闹了起来。

F在岛上放了两只鹰，她一向喜欢这两只飞翔的鹰，这也是其追求自由、目标崇高的表现。Z在右上部放了三只海龟。L在左下角的房前放一架小直升飞机，虽然让人感觉不可能，但由于直升飞机起降自由，在这里自然担负起将孤岛与左下角的大陆或其他岛屿联系起来的重任。有了这架飞机，孤岛就真正不再孤单了。Q仍然在布置月岛，她在左上角放一个亭子。C在其铺设的小路尽头放了一道神社的

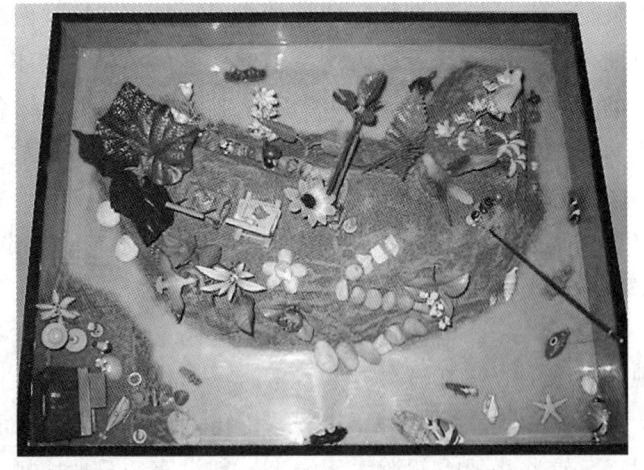

图19-5　第五次团体箱庭作品：月岛

门，并打算放一座塔，但觉得不妥，就换成寺庙，最后也取消了这一想法。神社门的出现，使来岛上旅游观光带有一些不同一般的意义，多了份神圣感。

箱庭场面已经相当丰富了，F用八个贝壳装点作品。Z也只是稍微调整了一下左下的小船和石子，并把岛上的一棵槟榔树移到左下角。L则在岛的右侧壁上写上"welcome"。Q在其摆放的亭子旁边放了一只玉兔，虽然她没有意识到这个岛屿形状如同一弯新月，但玉兔的出现，说明其无意识中已经认可这是一个"月亮"。C感觉后方小路一边太陡峭，缺乏安全感，所以又用了许多树木花草来修饰，起到防护的作用，然后重新写"welcome"，使其更为明显。

月牙形岛屿的出现，除了它在物理上局限了团体成员表现自己内心的空间，更重要的是，团体成员都感受到月亮特别是缺月所带来的忧伤、酸楚、思念、乡愁等情绪，并感到不知所措，但继而能集中精力装点F所堆集的这个"月"岛，使其明亮起来，丰富、神圣起来，这一过程说明团体成员之间已经能够相互体谅、相互共感，能够通过团体的力量克服消极的情绪，并转化为积极的动力。

（六）第六次（某年4月21日）

抽签排定的制作顺序为Z、Q、F、C、L。

Z从未作为第一个制作者，根据团体最初约定的规则，这一次的合作理所当然是由她做第一个制作者了。她在干沙箱前稍作思考，然后在沙箱中部自右向左挖了一条很宽大的河流，并把两岸的沙弄平。除了第一次合作之外，她一直没有移动过沙，这一次对沙的利用让她感到非常惬意。Q在南岸依次摆放四个海螺和一个海星，点缀了河流。F在左上区朝右下方放了一个院门。C随意抓一把玻璃球放在右上角，用沙埋起来，从右下方取沙在此处堆起一座山。在山上放几个玻璃球，故意让它们露出一点儿痕迹，随后用面巾纸做成瀑布从山上汇入大河，似乎还伴随着潺潺的流水声。山下埋藏玻璃球的动作很特殊，在C看来，这可能是一座宝藏。但玻璃等透明体往往是女性的象征，而埋藏可能意味着想将自己的过去埋藏起来，想将自己的痛苦记忆埋藏起来。从这方面考虑的话，那么，C的埋藏玻璃球的行为可能是其试图忘却来自女性的某些记忆，或者是试图压抑住某些来自女性的情感问题。L并没有摆放什么玩具，而只是将两岸的沙整理得更为平缓些。

有山有水，比较适合做些山水田园的风景，Z在山脚下放了一座寺庙。Q则依然去修饰河岸，她在两岸放了两个海螺、两个石子儿和四个玻璃球，这使河流多了许多的灵性，同时，这些贝壳、珠子也强调了河的界限。贝壳、珠子都是女性的象征，而石子是男性的象征，那么，Q如此对称、均匀地摆放这些物品，应该是其对团体男女相处和谐、有序的一种认知。F在寺庙旁放了一尊圣母像，虽然圣母与寺庙属于不同文化背景的产物，但不论是物品的色调、风格都显得和谐融洽。C在山顶放一座塔，并将山坡抚平，使其更为平缓些。这加重了该区域的宗教气息，也使场面呈现出更多的宁静、祥和。塔是男性的象征，同时也是精神的崇高追求。空间配置理论认为，右上角是目标、终点、高尚情操的表现区域，塔位于作品最高处，且在右上角，是引领人们前进的方向、目标。L在河面上放了一艘汽艇，冲向右方。

由于桥面太宽了，玩具架上的小桥无法连接这一河流两岸，Z创造性地将一把不锈钢摇摆椅倒过来，架在河流上面，一座现代风格的大桥出现在大家眼前。Q再次选用了那只可爱的熊猫，将其放在寺庙左侧。熊猫的神情以及这周围的宗教气息，表现了Q当前平静的心境。F用八个人物沿着河岸排成一队，有大人、小孩，有男有女的，应该是旅游团吧。最前方的人拿着一面小旗子，应该是导游，一行人正朝向塔的方向进发。她同时还在河流南岸放了五个人，也朝向右方前进。河的北岸是个风景名胜区，南岸应该是生活区吧。C就在大河南岸从左到右均匀地摆放了五辆轿车，这表现的应该是繁忙的街道。L考虑到院门太靠中部，会影响到旅游团的行动，所以把门移到左上角，但太靠近沙箱边缘了，这使得这道门显得可有可无了。

虽然C已经沿山坡理出一条路，但Z感觉不明显，所以又用蓝色玻璃球铺了一条从寺庙通往塔的路。Q在河的北岸有序地插了七面旗子，是为了小孩子们的安全，防止人们掉进河里。其实，河两岸的贝壳已经起到了明示界限的作用，这些旗子形成的第二道界限说明了Q的不安，是对自己本不可能失利的一种担心。F用树和花装饰作品，并将门向右稍稍移了些，不至于太靠沙箱边缘，也不会妨碍到游客。她的这一举措是对L上一次行为与自己最初设想的折中。Z摆放的大桥桥面是镂空的，看上去不方便人们往来，C试图改变这一状况，他撕了一个纸条放在铁桥上，但感觉这样很死板，所以就打消了这一想法。他感觉到寺庙和圣母的位置太低了些，因此用沙把它们垫高。这使塔和山脚下的平地之间缓和了许多。L在上方放一把摇椅，并在上面放了父女二人，朝着塔的方向眺望。

Z在大江中摆放三只渔船，这样，江面也比原先热闹了许多。那只熊猫对于Q来说确实太重要了，她在熊猫旁边放了一枝竹叶，这既使沙箱上侧的绿色连成一片，也为熊猫提供了养料。F最初摆放的院门应该就是一个花园之类的游览区，她在门口内外放置了五只企鹅代替游客，这应该是一个旅游团。F很喜欢用这些透明的企鹅形象来代替人物，企鹅肥胖的身躯和笨拙的步态常给人以喜剧的美感，极地的生存条件的恶劣也助长了人们对这一物种环境适应能力的褒扬。F常用这些企鹅来代替人物，而且常常是自我像，是其对这种适者生存能力的礼赞、期待还是对自己这种能力的认同？C一直想将那座桥加工得更为安全、丰富，在用白纸当桥面的尝试不成功之后，他选用了三个彩色圆片放在桥上，同时将九个圆片依次平铺在南岸，在他看来，这应该是一片五彩的人行道。这些圆片色彩鲜艳，极具装饰作用，同时，由于圆片如同车轮，这也使得作品场面的动态更为生动。L只是在大江中放两只鸭子，很悠闲的样子。

对于C所摆放的路边九个圆片，其他成员并不明白其真正意思。Z以为那是果盘，就在每一个圆片上都放一种水果，并在最左侧放了一个花篮，一种盛大的欢迎气氛。Q似乎对作品已经很满意了，只在熊猫身后放一棵小树。F对C摆放的那五辆车感觉力量过于壮大，动感过强，希望能够缓和些，因而把右边两辆车横放在沙箱右边，试图表现出一个停车场。Z和F的做法显然与C的想法相去甚远。因为这个停车场的设置似乎会导致后面车辆前进受阻，C把F移动过的车辆按原先自己摆放的样子摆好，把Z放在圆片上的果实取下，一部分放在圆片旁边，一部分则放在北岸左侧。L在山坡上放四朵花，她理解C摆放圆片的意思，她在路北面有序地放了两个玻璃球、一个水果、一朵小花，与路南面的果实、花篮恰好形成对称。这一次团体合作过程中，L更多是在做修饰工作。

作品已经非常丰富，甚至显得有些拥挤了。Z只在左下角放一朵红花点缀一下。Q则觉得没有必要再摆了。F把一只鹰放在左上方，并说明这是在天上飞的苍鹰，这也是F第四次表现高飞的苍鹰，鹏程万里的宏大气势跃然箱庭之上。C修饰了大桥之后，仍然没有人愿意在这方面进一步表现，大江两岸都很繁忙，但却没有表现出桥的联系作用，于是，C就在桥上放了四个

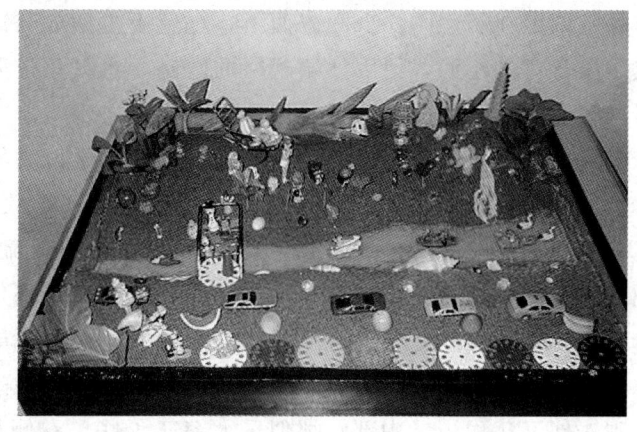

图19-6　第六次团体箱庭作品：方向

往返于两岸的人，这样，作品的动态明显了。L在寺庙前放了一个正苦思冥想的小和尚，这使右上区的相对肃穆的气氛平添了一份可爱、童趣。

这一次作品的方向性很强，不管是两岸的人物、江中的船只、动物还是车辆，其方向都是朝着右的方向。空间配置理论认为，向右是前行状态，因此作品向右的方向性也表现了整个团体动力关系的一致性和前行状态。经过几次的合作，团体成员在箱庭这一模拟空间中越来越多地进行交流、交融，成员在作品中的区域使用上已经打破了明显的分界，而是将整个作品纳入共同的视野，而且，制作过程中出现的诸如移动玩具的行为，成员也都能很好地接受，充分展现自己的想法。

（七）第七次（某年5月24日）

由于客观因素影响，本次团体箱庭距离上一次已有一个月时间，大家对这次活动都抱以很高的热情，但对最终作品场面构成又似乎都没有任何预设的想法。

抽签排定的制作顺序为F、C、Z、L、Q。

F再次成为第一位制作者，并获得代表小组选择沙箱的"特权"，她选择了干沙箱。她很喜欢那座古朴而气派的小洋房，这座洋房她在第二次、第四次团体箱庭时就已经用过了，而且在本小组的箱庭中也常常出现。她将这座房子放在了中上部略靠左些的位置上。C也喜欢这座房子的，本来他也想用，但F已经将其摆在沙箱中了，所以C就只能选用别的了，但选什么呢？C似乎很难作出决定，他在沙箱前面站立了一会儿，又在玩具架前搜索了好一阵子，这时其他同学也一直猜测他究竟会摆什么，因为这才刚开始，摆什么玩具可能就会决定本次箱庭作品的基调。大家的关注让C感到了一定压力，他终于决定从家乡带来的新玩具中选择一个手拿书本的老者和一个也拿着书的小孩并放在了房子的右侧，形成两个人正在探讨学问的情景。从这两人的形象来看，一个是智慧老人的原型，而另一个则可能就是其本人的自我像，C渴望与智慧老人进行对话，还是有什么问题想与师

长们交流、请教？从人物和房子的风格来看似乎不相配，但这两个人物的摆放似乎使作品的风格一下子就定格了下来。Z原来想创造一种童话的氛围，但看到C摆放的人物已经将作品基调定在了悠闲、乡间方面了，也就不再摆放与这一氛围不符的童话人物了。她决定挖一条弯弯的小河，但因沙箱规格的限制，也就只挖开一条较直的乡间小河。有了这条小河，箱庭的画面立即灵动了起来。L稍犹豫之后，她也选用了两个文化人的形象，一个正在抚琴，一个正拿着一个杯子什么的，其他同学以为她会让这两个人也面对面形成交流场面，但她没有，而是让这两人稍呈背对背的形式，放在房子的左侧，似乎这两人也在交流，但却不需要面对面的言语，而是一种心灵的交流，彼此会意。Q发现了那头金光灿灿的牛了，她将这头牛放在了房子后面，认为这是那位前来游学老者的坐骑。

　　F继续选择另外一座她在第二次箱庭中也用到的草屋，农村的气息越发浓烈了。C考虑到即使是乡间小河也应该有一座小桥，方便人们往来。他选择了那座木桥，但该放在哪里呢？他又犹豫了。中部？那似乎太突兀了些，右侧是不太可能的，还是放在左侧吧。Z选择了一个钓鱼的老者放在河的右岸，那鱼竿钓着的小鱼因受力而晃个不停，就像是真的钓着鱼似的。箱庭的动感即刻呈现在大家的眼前，小组成员的嘴角都漾着一丝笑意，那是轻松、闲适的笑意，那丝笑意依然荡漾在大家的嘴角，并逐渐荡漾在大家的心田。但只有房子和人物，只有小河和小桥，这世界似乎过于荒芜了些，L在植物丛中挑选了好几棵浓绿的树放在房子旁边和右下角，那里还是一片空地呢。她还在那里放了两片草地，箱庭世界中的这份绿色已经不再是他们第三次合作时的那种春意盎然的样子了，应该是绿意葱茏的夏了吧。L摆的那两个老者在Q看来可能是两位神仙，于是在旁边放了一只仙鹤和一条龙。颜色是那么古朴厚重，这只仙鹤和这条龙，将老者们营造起来的年代亘古的历史纯朴感渲染得更加浓烈了。

　　第一轮就已经将作品的风格确定下来了。F此时选用的仍然是与这种深山、世外桃源气氛很一致的寺庙和一座小塔，她本想放一座稍大的塔，但她没有找着。那座塔是小了点儿，没有使这个世界呈现出层次感。C想在右上角放点儿什么，他蹲下来，选择了一个很特殊的石块放在右上角，并且迅速拿了一只孔雀放在上面，在他和L看来，这是一只凤凰。这凤凰更加重了原本由Q摆放仙鹤和龙所营造的灵气，也进一步渲染了作品的祥和气氛。Z仍然在河的右岸经营着，她在老人的身后放了一座木塔，在她看来，这座塔就是这位老者的栖身之所。这座塔与F摆的寺庙、小塔遥相呼应，也应和着整个作品的气氛。还有右下角的两间小屋，使右下角也有了人的气息。L在庙前放了一个下棋的小和尚，那挠头的姿势似乎表明遇到了难题，与谁下棋，没有，就是自己在琢磨、思索。场上的五人都在进行着一种自得其乐的活动，似乎有联系，又似乎没有联系，他们不需要言语的交流却彼此意会神合。这是一个书院，上空仿佛正萦绕着琅琅书声，或者是一处像古玉一样朴实的生活环境。Q往小河里放了一只鹅、两只鸭子和一只小龟。小河也活动起来了，不再只有潺潺流水的声音，还有鹅鸭的叫声，应和着悠远的古琴声和琅琅的读书声。

　　F感觉这里应该是一处人人向往的旅游胜地，她想让右侧的交通也方便些，于是在河

第十九章　增进研究生友谊的团体箱庭疗法

的下游也放了一座别致的桥，但C和Z感觉没有必要。不过放一座桥倒也没有什么大碍。C考虑到了左侧草屋的生机问题了，他早就想象过在房子前面放一群小鸡，但先前几次做箱庭时都因为找不到一群小鸡而只好放弃，这次他摆了四只小鸡。这群小鸡使左侧又增添了一份小生命带来的淘气和生机。空间配置理论认为，左上是憧憬、希望的区域，是接受生命的区域，将小鸡这类富有新生命气息的生物放在这一区域，恰好反映了他此时对新生命的期待（其妻子有孕在身）。Z仍然在隔江劳作，她在左下角放了一个骑水牛的老者，那份恬静只有也具有这份恬静之心的人们才能表达出来。他要去找钓鱼老者吗？他们会谈些什么呢？或许什么也不用谈，只为了能看看对方，心领神会。C放的那只凤凰应该由一团祥云烘托着吧，L机灵一闪，选用了五片不同颜色的塑料花片放在凤凰下面，就像一团五彩云托着凤凰。在中国，凤凰就是女性的象征，可以将生命从宇宙带到这个世界，与龙这一男性的象征相对应。石块是男性的象征，石头上托着凤凰，是一份荣耀，也是一份责任。用五彩云烘托凤凰，既是对凤凰——带来新生命的女性的赞美，也是对其安全的关爱。凤凰是完美的象征，是女性阴柔、温和的一面与男性阳刚、拼搏的完美结合。C、L将其放在了右上角，是他们对这种完美的渴望、追求，也是整个小组的追求。塔也在右侧，凤凰停落在山上，笼着一片祥云，这是何等的神圣！Q在左上角添加了几棵树和一枝花，作品更具生机了。

作品的内容已经相当美好了。F着实想不出自己还需要往这方乐土添加什么了，她放弃了这一轮放玩具的机会。C也有点儿想不出摆什么的样子，但他还是在左下部分放了一棵小树和两棵花，在右下放了一棵枯树并想办法让它吐出一小片的新绿，枯木逢春，将一柳枝插在右上角，很有诗意。看来C也只想点缀点缀，不想放弃自己的机会，但又不愿意增添更多的"主力"玩具，因为这方乐土已经非常

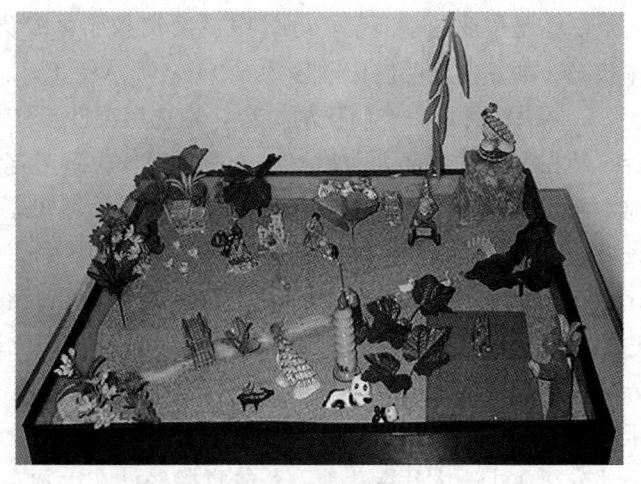

图19-7　第七次团体箱庭作品：欣悦自得

完美了，放点儿花、树之类倒是没有关系的。Z发现一块小石头，上面有人用钢笔画了一座小山，她就将其看成是一座小山放在左下角。L不知为什么一定要给中间的那座房子铺设一条小路通往河边，C认为那样就具体了，铺设这么一条小路也挺别致的。Q也只在左下放了两串花，看来也不太愿意摆太多东西了。其实作品至此也就可以结束了，F、C、Q好像都不太想继续做了，他们已经觉得这已经非常完美了。

F和C都认为作品制作已经可以结束了，不再摆放玩具。Z在左下角放了一只大龟，正爬向右岸。凤凰本是雌雄一对的，L觉得只有一只凤凰显得孤单，她又拿了一只放在了

骑牛老者与钓鱼老者之间，似乎堵住了去路。但大家都认为凤凰是在空中飞舞着的，并不会妨碍人们的来往。她还在右下角的绿地上放了两只小鹿，其姿势让人觉得是那么温馨、亲昵，让人心动。Q又放了两只熊猫，一只大的，一只小的，在那里撒娇似的。作品的场面让成员都感到非常满意，大家在会心的气氛中结束这一次团体合作。

经过前六次的合作，团体成员之间越发默契了，交流的也更多了，因此这次作品营造的气氛显然是那种不需要太多言语而用心交流的场面。整个作品玩具选用并不多，也不像初次团体合作时那样各顾各的，而是浑然一体。该团体所做箱庭往往表现乡间或是古老、悠闲的情景。这次作品更是如此，看似一个人做的，但却超越了个人的能力。在F看来，这次作品内容反映的是游学，而C最初认为体现的是闲适的气氛，但在倾听大家的解释之后，他认为应该是"欣悦自得"。而Z大部分时间经营着河的右岸，故而将主题锁定这片领地，"有朋自远方来"就顺理成章了。这片乐土让L心仪不已，读书的、抚琴的、下棋的、垂钓的，都是"乐山书院"周边的景致。而Q也感悟着这片土地传来的快乐、悠闲，每个人、每个动物、每一场景都是不可或缺的，"乐在其中"也是毫不夸张的。团体成员都认为，作品的情景与陶渊明笔下的"世外桃源"相似，近在咫尺，是非常现实的，因为这是成员共同的心境。

（八）第八次（某年 6 月 10 日）

已经是毕业的季节了，Q转眼就要离校了，成员们商量在其离校前再一起做一次团体箱庭。抽签排定的制作顺序为Z、L、C、Q、F。

Z再次获得第一个制作的机会，她选用湿沙箱作为这一次合作的背景媒介。稍作思考后，她在沙箱左半部大面积挖沙，挖出两片大致对称的不规则湖面，其中间夹着一大块陆地，而且蓝底色上的沙并没有很干净。大家并不知道她要表现什么，但这却是很吸引人的区域。L利用湿沙的可塑性制作了三个沙球，其中一个放在右侧那一片水域内，这一动作让Z、C、F都感到紧张，觉得那样不合适。L也觉得不合适，所以就在沙箱的右半部将它们摆放在一起。C对这三个沙球的摆放很喜欢，觉得应该有所装饰，就选了六个玻璃球分别放在三个沙球的上面和侧面。Q感觉蓝色面积不够大，所以在Z的基础上稍微扩大了些，整理、压实岸边，其形状趋向于一个心形。Q的这一举措让成员们感动。F则在右下部分摆放了一大片绿草地，并故意撒些沙在上面，以表现其自然风格。第一轮的制作，大家都猜不透其他人究竟要表现的是什么。

左右两侧的水域并不对称，让人感觉不舒服。Z就把左部水域扩大些，使左右呈对称形式，并把水面擦干净。L在右上角放一座古朴的草房，并在房子前面摆放了一男一女。这样，作品开始有了动态、生机。C以为Z苦心经营的部分很像是一颗心形，但目前其形状显得太长条形了些，所以，C把中间的小岛整体往右侧移动了一下，将水域扩大，并用手指把下方连接处打通，这使得两片水域有了交流。Q也理解成这是一个心形的海，所以就用玻璃片在中间的小岛摆成一个心形。F觉得C打通的小洞不牢固，所以干脆将这里挖开，放一个拱桥在正面，然后用沙覆盖，这样，这一连接就显得更为牢固了。

第十九章 增进研究生友谊的团体箱庭疗法

Z 仍然关注其自己挖掘的领域,在小岛上放了两朵花,一朵蓝色,一朵红色。L 在三个沙球中间放一个小手电筒,然后在其上端放一盏灯,形成一个灯塔。虽然此时箱庭治疗室外已经夜幕笼罩,这盏灯在成员们的心目中可能也正亮着,但谁也不认为箱庭场面是属于夜景。因为有这一灯塔,这世界也就不再有黑暗,不再迷茫。C 用八盆花修饰房子周围,并在左下方放一朵白色的花,与 Z 摆放的两朵花成一条直线。Q 沿水边放 20 个玻璃珠,左右各半。然后将一小片玻璃棒放在蓝色花中间。经 C、Q 的表现,F 也意识到左侧区域是一个心形,为了与此呼应,她也在中上方用红色玻璃球摆一心形,并放上一个多拉 A 梦,并将其眼睛也调整成两个心形,朝向这个心海。

Z 在岛上放五个人,其中一个观音,两个老者在对弈,一个老者在抚琴,还有一个古代仕女。这些人都面朝右方,并没有直接的言语交流,但都能感悟到彼此心灵的律动。而且,这些人又与对岸的眨着"心"眼的多拉 A 梦相互呼应着。L 则在房子前面、沙球边上放了一大堆的果实、一颗卵、圣诞树,并在小岛下方连接处放了一个绿色的玻璃球。C 则在小白花花心放一颗玻璃球,并随意地把一把玻璃球撒在草地上,在灯光照耀下熠熠生辉。Q 用五只小企鹅代表五个人并排放在左下侧,面朝上方。这五个小企鹅是 F 最喜欢用来代表人物的,因此,F 对 Q 的做法感到非常高兴。F 在房子前方、沙球右侧处用四只小鸡和一只小鸭围成一圈,似乎正在说着什么,或者正争论着什么。那种淘气、天真的形态,让这一本来非常宁静的世界充满了会意的笑声。

作品左半部分很简洁,右半部分很丰富。作品其实这样也就可以了,或者再做些修饰、补充的工作。Z 在左侧上下角各放了一座小房子,试图将人烟引进这一领域。L 在左半部心形四角分别放了一个贝壳或海螺,并在多拉 A 梦旁边插了一枝很漂亮的红色的花。C 拿了五枝花树装点作品,放在左上、左下、中上、中下和右侧边上。Q 在岛最上方放一道神社的门,并在门上系上一个中国结。这与该领域的"心形"相映成趣,也让成员都感到非常温馨、感动。Q 不愿意离开这个温暖的集体,大家也不愿意让其离去,一个中国结,也是成员经过多次合作之后凝聚而成的情感表现。F 在右侧中部放了一座小房子,认为这是那群小动物的家,红色、别致的小屋确实让那群小鸡、小鸭感到温馨、快乐(如彩图 11)。

这是该团体成员最后一起合作制作箱庭,因此他们都非常珍惜,都非常用心。虽然最初成员都没有意识到要做一个心形,但最后,却不约而同地往"心"上想,并做出了如此感人的作品。这让成员都感到非常开心、快乐,这也是团体箱庭疗法促进成员友谊关系发展的必然结果。这次作品中的人物、动物数量上出现多次的"5""4+1",小岛上的五个人、代表五个人的五只企鹅、四只小鸡与一只小鸭等等。这是成员对团体成员数的内在概念。在一起就会快乐,就能交流,这是成员共同的看法。L 制作的三个沙球的真正意思让成员们大吃一惊,原来她想表现的是三个冰激凌。而在这次合作之前,团体成员居然都有购买冰激凌请其他成员的意思,而且 L、F 已经将冰激凌带来了!这似乎是一种共时性的表现,当然,这也是成员之间内心交流后达到的共性意识的表现。这次作品无论是心意还是心海、心结、心语，处处都书写着"心"，表达了对 Q 毕业后生活、学习的祝福，也寄托着 Q 对其他成员的深深眷恋。这次作品为该团体合作画上了一个圆满的句号，并永存于成员心间。

第二节　讨　论

该团体从最初合作至依依不舍地结束，历时三个月，共同制作了八次箱庭。可以说，该团体的这一历程是成功的、愉悦的，达到了团体最初的目标，促进了个人的心理成长和团体友谊的发展，也加深了成员对箱庭疗法的理解。

一、区域由分离渐趋整合

该团体成员原本就是同学关系，因而并没有因陌生而带来拘束感，但毕竟在进行团体箱庭疗法之前，该团体成员之间的相互了解仅限于表面，相互尊重但缺乏深刻的交流，因此，在第一次合作制作箱庭作品时，虽然整个作品的四个区域之间都有桥梁、船只起连接作用，表面上是一个整合的形式，但从四个区域的活动内容却不难发现，这时候成员只是在自己的领域内细心经营，而对他人领域却少有关心，或者只是表示一种好奇和试探，小心翼翼地展现自己的一小部分。用"鸡犬相闻，老死不相往来"来形容该团体的第一次作品并不为过。

第二次箱庭作品，一小片海域，一大片陆地，在视觉上作品也是整合的，但作品内容却是分离的，各区域之间的活动没有必然的联系。玩具的大小比例、风格也不和谐，用"貌合神离"来形容这次的作品是比较准确的。但相对于第一次的合作，这次作品中合作的领域已经有所扩大，如右上角的高山、左上角的家园以及海域都是部分成员合作的结果，也相对比较和谐些。这对于以发展友谊为目标的团体来说是一个较大的进步。

第三次的合作在领域上出现了较大的交融，虽然一个大湖泊将整个沙箱从中间剖开成两个大致对称的区域，但由于桥梁的连接作用，使得作品事实上处于一种整合状态。更令人感到感动的是，这次作品在内容上出现了大的变化，虽然各个区域之间的内容不太一致，但没有冲突，也没有让成员感到不安的玩具出现，玩具的对比、风格和谐了许多。尽管诸如将天坛和自由女神这分别代表东方文化和西方文化的模型放在一起令人感到惊讶，但它们都是代表人的精神方面崇高追求的建筑物，将二者放在一起也是融合的一种表现。这次作品中人物的目光相聚于湖泊中心，相互之间是一种呼应的关系，也就是说，相对于物理上的融合，更为重要的是精神上正走向融合，也是相互了解的期待。

第四次作品的整合意识更为浓烈，整个作品宛如出自一个人之手，但又超越了个人所能。与前三次作品相比，这次大家基本打破了最初常局限于自己的领域之内进行经营的风格，而是勇于进入他人的领域进行表现，同时也了解对方的内心。起伏不断的峰峦、源远流长的河流都诉说着团体成员的共同心声。

第五次作品虽然因"月"岛场面的局限，除了左下角的小陆地之外，作品基本是在"月"岛这一共同的空间里完成，但重要的是，这次合作中，团体对F表现出来的悲伤等负面情绪表示出了共感理解，并从不同方面予以装点，尽可能使本来显得昏暗的作品风格明亮起来，也就是使成员的心情明亮起来。可以说，这次作品标示着该团体的团体意识完全建立起来，并能够非常默契地相互配合、共感。"众心捧月"可以说是对这次合作过程最好的诠释了。

可能为了与第五次作品呈现出来的忧郁气氛相调和的缘故，第六次作品场面异常热烈，色彩斑斓，不论是大江北岸还是南岸，鲜明的"方向"感是共同的特点，而且，中间的大桥也确实将南北两岸牢牢地连接在一起。心往一处想，力往一处使，明确的方向凝聚了团体的全部力量，大家都非常明确地意识到，团体的努力方向是相互理解、相互协助，促进团体的关系朝纵深发展。团体箱庭的领域已经由最初的分离，经过中间几次的交融，逐渐表现出更多的整合倾向。

第七次作品的最后场面形成让团体全体成员都感到非常满意，都认为达到了一个更高、更新的层面。"黄发垂髫，并怡然自乐"是陶渊明笔下"世外桃源"的情景，然而用来形容这次作品的场面构成也不为过。作品不仅在场面构成上形成一个整体，而且，作品中各领域所从事的活动都是相互应和的，是物理和精神上的整合。

最后一次作品，场面已经由过去的客观事实向更为主观、更为精神的方向迈进，心意相通，团体成员之间表现出更多的共性，多数成员都表现了"心"这一主观的、精神的意象。可以说，经过八次的箱庭疗法，该团体由分离、交融终于走向了完全整合，这是该团体的进步，也是团体箱庭疗法的成功。

二、水心象变迁的意义

该团体从第一次团体作品开始，八次作品中均出现了水这一富有象征意义的心象。几乎所有的古代宇宙起源学说都将水与纯洁、繁育和生命之源相联系，是女性的象征。人们相信，许多神灵都生于水路或运行于水上。人们对水的净化作用深信不疑，认为水可以驱邪避恶。道教认为，水可以绕过障碍继续前进，它看似柔弱却能以柔克刚。在佛教中，动荡不定的水是刺激后情绪波动起伏的表现，而透明的静水则象征着思定后获得的感知能力。在心理学中，水代表着无意识的力量，神奇地扎根于人们心中。水的流动可以绕过障碍将不同内容联系在一起，但也是一种分隔，具有"过渡"的意义，在世界众多神话传说中，阴阳之间往往由一条河流或一片海域隔离开。不同性质的水的心象其象征意义也不尽相同。

该团体第一次作品中出现了纵横交错的河道，以女性的温柔将四个领域紧紧地联系在一起，但正如前面所说，水也起到了分隔的作用，这使得四个领域之间的联系仅仅维系于桥面上的桥梁。但河流从不同领域汇聚在一起，正是团体成员将自己的心理能量汇聚在一起的一种表现，是他们相互了解、相互协作的一种期待。Z那从山顶上一泄千丈的瀑布是其内在巨大能量的表现，但对于瀑布与其他河流之间的交汇却显得非常谨慎，这也是团体初次合作时理所当然的表现。

第二次制作时出现了海的心象，虽然在整个作品中所占空间非常狭小，但由于是海，故而其能量也是巨大的。海洋是比大地更早成为母亲的象征，它是不具有任何形状的潜在力量的象征，是流动性、溶解性、融合性、连贯性的代表。由此可见，这次海的出现以及团体成员在海域内的经营，是团体要求融合的一种表现，期待通过海的溶解，更好地沟通彼此内心世界。这次合作之后，团体作品气氛也确实发生了非常显著的变化。

第三次制作时，作品出现了湖泊，湖泊的容量甚大，是生命力的积蓄和吞吐。湖泊的本性是容纳与吞吐，起到调节的作用，但流动性不如江河，与海洋一样，具有无意识层面的意思。因而，湖泊的出现可以看成是聚合团体的力量，试图推动整个团体尽快向前发展。

"源远流长"是第四次作品的主题，团体通过前三次合作，彼此之间有了更多的理解、磨合，开始从最初的源头探求成员的共性。河流不仅提供了生命存在的必要条件，而且具有净化和变迁的象征意义。源远流长的河流，不仅让团体寻找到了共性，更推进团体向前进了一大步。箱庭作品场面构成更加温馨、柔和，成员从箱庭中体认到的情绪情感更为丰富。

"月"岛周围一片蔚蓝的大海，将大海的本色展露无遗，面对这一幅作品，面对这蔚蓝的大海，成员心中各种不快、忧伤、乡愁都因海水的溶解作用，似乎在海潮的澎湃中逐渐消失，海纳百川，也因其纳得百川而将团体全体成员的心都聚在了一起，将他们的力量都汇聚在一起，推动团体的进步、发展。由于大海的融合，也为下一次的滚滚长江提供了能量。江流千里，其势不可挡，团体的整合、努力的一致性已经成为必然。水具有诸多积极的象征意义，但也并不是越多越好，过于强大的水势如果没有适当的控制也是不利的，该团体的集体无意识似乎明白这一点。

第八次作品的水已经不是滔滔江水，也不是激情澎湃的大海，而是山间涓涓细流，清澈见底，能够净化人们的心灵，同时，这涓涓细流似乎还奏着美妙的乐章，这是团体成员之间的心灵协奏曲。有了心灵协奏曲，团体成员意识到真正的能量、真正的整合不在于外在的客观，而是存在于成员彼此的内部世界。"心海"的出现也就成了团体箱庭活动结束时最为圆满的句号，一个充满情感的句号。

三、人物、动物世界的交流

箱庭作品中的人物、动物的活动往往决定着作品的主题，一系列箱庭作品也可以反映出制作者内心变迁的历程。在该团体初次合作的作品中，人物的出现并不多，动物王国也没有太多的互动表现，可以说，这是团体初次合作时的谨慎、拘束所造成的，将自己的一个侧面或者以替代的形象小心翼翼地表现在团体面前。而第二次作品中人物形象骤增，但人物之间并没有太多的交流，形同陌路；此外，成员之间还通过动物等方面的表现，将自己强大的一面表现出来，似乎在向其他成员炫耀自己的力量，期待通过自己强大侧面的表现获得他人的尊崇。但真正的团体友谊的发展，不是依赖于团体成员各自力量的表演，而是相互的包容、配合。当然，团体的交流必然要经历如此的力量的展示，这种表现有利于团体成员之间的了解。

从第三次作品开始，一直到最后一次合作，作品中均未出现令成员感到攻击性的动物，成员们都放下自己凶狠的面具，取而代之的是灵性、善意的展现和天真纯洁的友爱的表现。大象、犀牛、鹿、熊猫、龙、鹤、金牛、小鸡、小鸭等充满善意、灵性、温顺、可爱的动物成为箱庭作品不可或缺的风景。而且，从第三次开始，人物也出现了交流。先是目光的交流，紧接着是迎来送往，慢慢走到一起，统一了方向，形成一种知心会意的不需要更多言语的交流，最后完全用"心"倾听着彼此的心声，用诚挚的问候、温馨的祝愿传达出对朋友的浓得化不开的眷恋。成员都把其他成员放在自己的"心"中，不再有任何的冲突和不解。箱庭作品的主题得以升华，成员之间的友谊也确实向前迈进了一大步，团体成为各成员间理所当然的一个归属。

历经八次的团体箱庭疗法，无论从箱庭作品的区域整合、水域的变迁还是从人物、动物的交互作用，都能看到该团体由最初的分离经过交融终于走到了整合的过程，箱庭为促进该团体友谊关系的发展提供了难得的空间。团体箱庭以最大的限度模拟了人们的真实生活环境。一方面，团体箱庭为成员提供了相互依存、相互尊重、资源共享等等值得珍惜的层面；另一方面，团体箱庭中因玩具和区域选择方面的竞争、空间大小约束以及缺少自己需要的物品等方面，也再现了生活中常有的遗憾。团体箱庭疗法过程本身就是一个微缩社会。

由于团体成员都知道箱庭世界只是一个游戏的世界，因此，成员在这一虚拟的箱庭世界中可以非常宽容地接纳其他成员那些在现实中不被接纳的情绪情感，帮助团体成员一道成长、发展。在团体箱庭中，成员之间可以一起以游戏、象征的形式探讨、协商、合作，从中学习解决现实生活中种种冲突、矛盾的能力，并迁移、扩展到现实生活中去。团体箱庭让成员彼此之间更多地了解了彼此的心理，更多地感悟他人的心灵，也增强了成员的归属感。可以说，团体箱庭不啻为一种促进友谊发展的良好的心理疗法，而且能够促进人们透过言语和行为表面，通过象征、心象等途径共感地理解他人、帮助他人，为自己营造一个适合自己生存的物理、心理空间。

参考文献

中文和中译本部分

[1] [美]阿瑟·科尔曼,莉比·科尔曼著;刘文成,王军译.父亲:神话与角色的变换.北京:东方出版社,1998.

[2] [美]埃里希·弗洛姆著;郭乙瑶,宋晓萍译.被遗忘的语言.北京:国际文化出版公司,2001.

[3] [德]埃利希·诺伊曼著;李以洪译.大母神——原型分析.北京:东方出版社,1998.

[4] [美]艾伦·奇南著;刘幼怡译.秋空爽朗——童话故事与人的后半生.北京:东方出版社,1998.

[5] [英]芭芭拉·汉娜著;[美]迪安·L.弗兰茨编;刘国彬译.猫、狗、马.北京:东方出版社,1998.

[6] 常若松.人类心灵的神话:荣格的分析心理学.武汉:湖北教育出版社,1999.

[7] [美]成中英.论中西哲学精神.上海:东方出版中心.1991.

[8] [英]大卫·冯塔纳著;乔佳义译.读梦——梦生活指南.长春:吉林摄影出版社,1999.

[9] [美]戴维·C.洛夫著;李书端等译.梦典.北京:中央编译出版社,2002.

[10] [美]弗洛姆,[日]铃木大拙,[美]马蒂诺著;王雷泉,冯川译.禅宗与精神分析.贵阳:贵州人民出版社,1998.

[11] 耿柳娜,张日昇,赵会春.箱庭在心理咨询实践和实证研究中的应用.心理发展与教育,2004,1:83-86.

[12] [美]哈里·A.威尔默著;杨韶刚译.可理解的荣格——荣格心理学的个人方面.北京:东方出版社,1998.

[13] [英]杰克·特里锡德著;石毅,刘珩译.象征之旅:符号及其意义.北京:中央编译出版社,2001.

[14] 朱智贤,林崇德.思惟发展心理学.北京:北京师范大学出版社,1986.

[15] 任晓红.禅与中国园林.北京:商务印书馆国际有限公司,1994.

[16] [瑞士]荣格著;史济才等译.人及其象征.石家庄:河北人民出版社,1989.

[17] [瑞士]荣格著;成穷,王作虹译.分析心理学的理论与实践.北京:生活·读书·新知三联书店,1991.

[18] [瑞士]荣格著;冯川译.荣格文集.北京:改革出版社,1997.

[19] [日]山中康裕著;丘敏丽,陈美瑛译.沙游疗法与表现疗法.台北:心灵工坊文化公司,2004.

[20] 申荷永. 中国文化心理学心要. 北京：人民出版社，2001.

[21] 申荷永. 心理分析：理解与体验. 北京：生活·读书·新知三联书店，2004.

[22] 施春华. 心灵本体的探索：神秘的原型. 哈尔滨：黑龙江人民出版社，2002.

[23] 檀明山主编. 象征学全书. 北京：台海出版社，2001.

[24] 汪向东主编. 心理卫生评定量表手册. 中国心理卫生杂志，1999年增刊.

[25] 吴天明. 中国神话研究. 北京：中央编译出版社，2003.

[26] ［美］雅各布斯，［美］马森，［美］哈维尔著；洪炜等译. 团体咨询的策略与方法. 北京：中国轻工业出版社，2000.

[27] 杨韶刚. 精神追求：神秘的荣格. 哈尔滨：黑龙江人民出版社，2002.

[28] 易春丽，胡佩诚. 大学生沙游戏的主题特征及象征符号的解释. 中国心理卫生杂志，2003，17（4）：223-228.

[29] ［日］樱井素子，张日昇. 在澳大利亚某重度语言障碍学校进行箱庭疗法的尝试. 心理科学，1999，22（4）：35-353.

[30] 张日昇. 箱庭疗法. 心理科学，1998，21（6）：544-547.

[31] 张日昇. 咨询心理学. 北京：人民教育出版社，1999.

[32] 张日昇，陈顺森，寇延. 大学生孤独倾向人群箱庭作品特征研究. 心理科学，2003，26（6）：1082-1085

[33] 张日昇，耿柳娜. 箱庭疗法的研究进展. 心理科学，2003，26（2）：354-355.

英文部分：

[1] Allen, J. & Berry, P., Sandplay. *Elementary School Guidance and Counseling*, 1987, 24 (4): 300-306.

[2] Ammann, R., *Healing and transformation in sandplay: Creative processes become visible*. Chicago: Open Court, 1991.

[3] Betman, B. G., To see the world in a tray of sand: Using sandplay therapy with deaf children. *ODYSSEY, Spring*, 2004: 16-20.

[4] Boik, B. L. & Goodwin, E. A., *Sandplay therapy: A step-by-step manual for psychotherapists of diverse orientations*. New York: Norton, 2000.

[5] Bradway, K. & McCoard, B., *Sandplay-silent workshop of the psyche*. London; New York: Routledge, 1997.

[6] Bradway, K., Book review for sandplay: A psychotherapeutic approach to the psych. *Journal of Sandplay Therapy*, 2004, 13 (1): 149-151.

[7] Carmichael, K. D., Sandplay as an elementary school strategy. *Elementary School Guidance and Counseling*, 1994, 28: 302-307.

[8] Cunninghan, L., The therapist's use of self in sandplay: Participation mys-

tique and projective identification. *Journal of Sandplay Therapy*, 1997, 6 (2): 121-135.

[9] Davenport, M. T., Mythprints in the sand: Comparing the mythogrphical approaches of sandplay and sandtray-worldplay. *The Sandtray Network Journal*, 2001, 5 (1): 6-9.

[10] Donal, B., Self-regulation in the repair of an adolescent boy's early insecure attachment. *Journal of Sandplay Therapy*, 2003, 12: 109-130.

[11] Enns, C. Z. & Kasai, M., Hakoniwa: Japanese sandplay therapy. *The Counseling Psychologist*, 2003, 31 (1): 93-112.

[12] Everling, W., Number or structure: What brings symbolic meaning into sandplay? *Journal of Sandplay Therapy*, 2000, 8 (2).

[13] Friedman, H. S. & Mitchell, R. R., Dora Maria Kalff: Connections between life and work. *Journal of Sandplay Therapy*, 1991, 1 (1): 5-7.

[14] Grubbs, G. A., A comparative analysis of the sandplay process of sexually abused sand nonclinical children. *The Arts in Psychotherapy*, 1995, 22 (5): 429-446.

[15] Homeyer, L. E., When is group play therapy appropriate? *Psychiatric Times*, 2000, 17 (9): 1-5.

[16] Hutton, B., Test of time: Margaret Lowenfeld's "World Technique". *Clinical Child Psychology and Psychiatry*, 2004, 9 (4): 605-612.

[17] Itai, G. & McRae, C., Counseling older Japanese American clients: An overview and observations. *Journal of Counseling and Development*, 1994, 72: 373-377.

[18] Jackson, B., Before reaching for the symbols dictionary. *Journal of Sandplay Therapy*, 1991, 1 (1): 55-58.

[19] Joyce, J., Journeys in sand, A Light in the Mist. *The Journal of Hope*, 2001, 6: 1-3.

[20] Kalff, D. M., Introduction to sandplay therapy. *Journal of Sandplay Therapy*, 1991, 1 (1): 1-4.

[21] Kestly, Y., Group sandplay in elementary schools. In A. A. Drewes, L. J. Carey & C. E. Schaefer (Eds.), *School-based play therapy*. New York: J. Wiley, 2001: 329-349.

[22] Mathis, C. R., The story of a sexually abused child's sandplay: A single case study. Masteral dissertation, Virginia Polytechnic Institute and State University, 2001.

[23] Miller, C. & Boe, J., Tears into diamonds: Transformation of child psychic trauma through sandplay and storytelling. *The Arts in Psychotherapy*, 1990, 17: 247-257.

[24] Mitchell, R. R. & Friedman, H. S., *Sandplay: Past, present, and future*. London; New York: Routledge, 1994.

[25] Pearson, M. & Wilson, H., *Sandplay & symbol work: Emotional healing & personal development with children, adolescents and adults*. Melbourne, Vic.: Australian Council for Educational Research Ltd., 2001.

[26] Porat, R. & Meltzer, B., Images of war and images of peace. *Journal of Sandplay Therapy*, 1998, 7 (2): 25-71.

[27] Ryce-Menuhin, J., *Jungian sandplay: The wonderful therapy*. London; New York: Routledge, 1992.

[28] Shaia, A., Sandplay's unitive view. *Journal of Sandplay Therapy*, 2001, 10 (2): 83-99.

[29] Steinhardt, L., Beyond blue: The implications of blue s the color of the inner surface of the sandtray in sandplay. *The Arts in Psychotherapy*, 1997, 24 (5): 455-469.

[30] Steinhardt, L., *Foundation and form in Jungian sandplay: An art therapy approach*. London; Philadelphia, PA: Jessica Kingsley, 2000.

[31] Sugatt, A., The story of Tim. *Journal of Sandplay Therapy*, 2003, 12 (2): 93-113.

[32] Vaz, K. M., When is a sandplay psychotherapy process completed? *International Journal of Action Methods*, 2000, 53 (2): 66-85.

[33] Weinrib, E. L., *Images of the self*. Boston: Sigo Press, 1983.

[34] Weller, B., So you have to write a symbol paper! *Journal of Sandplay Therapy*, 1997, 5 (1): 5-8.

[35] Zinni, V. R., Differential aspects of sandplay with 10- and 11-year-old children. *Child Abuse & Neglect*, 1997, 21 (7): 657-668.

日文部分

[1] 岡田康伸. 箱庭療法の基礎. 誠信書房, 1984.

[2] 岡田康伸. 箱庭療法の展開. 誠信書房, 1993.

[3] 角田豊、沈勇強. 日中の大学生を対象とした箱庭体験の比較. 箱庭療法の本質と周辺, 至文堂. 2002.

[4] 河合隼雄編. 箱庭療法入門. 誠信書房, 1998.

［5］木村晴子．箱庭療法：基礎的研究と実践．創元社，1985．
［6］高橋雅春、高橋依子共著．樹木テスト．文教書院，1994．
［7］張日昇．中国における箱庭療法の現状と試み．箱庭療法の本質と周辺．至文堂．2002．
［8］ドラ・M・カルフ．カルフ箱庭療法［新版］．誠信書房，2001．
［9］中根晃．自閉症．こころの科学．1991，37．
［10］西田幾太郎．善の研究．岩波文庫，1982．
［11］東山紘久．箱庭療法の世界．誠信書房，2002．
［12］樋口和彦．永遠の少年元型／女神の元型．山王出版，1986．
［13］平松清志．箱庭療法のプロセス．金剛出版，2001．
［14］山中康裕編著．表現療法．ミネルヴァ書房，2003．

后　记

我的主题：心·无意识·箱庭

　　每个人的内心世界（内界）都是唯一的，除了自己就是他人，一个人的内心就是一个世界。这个世界的特质有二：一是看不见、摸不着的；二是发展和变化的。而"箱庭"让我看到了这个世界的"另一个真实"。我被这样的事业所吸引，更被箱庭的魅力所折服。

　　箱庭的玄妙和神奇，在于通过箱庭的制作，在无意识中能够流露出我们的内心世界。箱庭所表现出来的内界，有相当一部分正是我们每个人平时深藏于内心深处而不为他人所知，甚或不为自身所知的无意识的领域。这一领域储存着人所必备而又不为自觉的本能驱力、欲望以及理想化的可能性，是一个非理性的隐秘王国。这一领域也沉积了各种各样的困惑、苦恼和形形色色的怨怼、挫折和压力，是一个人心灵中极端感性、阴影、脆弱、矛盾和挣扎的冲突领地。在箱庭、玩具以及治疗者"母子一体性"接纳的态度与温暖的氛围支持下，箱庭制作会让来访者无意识地卸掉那层掩饰得滴水不漏的隐秘和冲突的面具，释放出平时所压抑和累积的心理阴影和矛盾冲突，使得来访者恢复自信，重新面对自己的心理问题，促进来访者更好地思考、更深刻地认识自我，激发人的内在"自我治愈力"。在一定意义上说，箱庭疗法为来访者提供了解决心理问题的平台，通过箱庭制作，来访者将自己的心理问题有意识或者无意识地进行整理，促使这些心理问题最终得以解决。

　　探索内心世界的"另一个真实"是我对"心·无意识·箱庭"的追求。本书的出版应该说才刚刚迈出了第一步，但却是重要的一步！因为这意味着"心·无意识·箱庭"已经成为我生涯对"心理学"追求的主题。

　　解读箱庭世界其实就是在解读纷繁复杂的人生。回想自己能投入到心理学事业，多缘于荣格所说的"共时性"。选择赴西藏并在西藏大学从事心理学教学和研究工作，使我得以投奔于吾师林崇德教授的门下；西藏精深文化的熏陶与对深层心理学探究的向往驱使我留学日本并投入深层心理学的研究历程；对心理学量化研究的质疑、梦的解析和催眠疗法的热衷促使我将生涯的心理学主题归结于箱庭疗法的经历；从初次在书本上了解箱庭疗法、认识樱井素子老师到第一次在冈田康伸教授的见证下体验箱庭疗法并体会到了箱庭疗法的神奇，再到与河合隼雄先生的见面并得到数次宝贵的教育分析机会；从领悟箱庭疗法中的"自我治愈力"与禅宗重视"自性自度"的一致性并符合佛教"境由心造"的理论，到二度赴柏林禅寺体验生活禅并证悟"自性自度"的心灵体验等等，我所体验到的"共时性"的点点滴滴已铭刻在"心田万亩"的箱庭之中。

　　人生四季：青春、朱夏、白秋、玄冬，强调的是"要把握当下"。从"初心不忘"到"行云流水""平常心是道"，从"不患无位，患所以立。不患莫己知，求为可知也"到"理需顿悟，事需渐修""大事理决，小事情处"，我常常强调要"用心"来体会、感悟，努力去接近我为之神往的"儒雅情致而世故练达并蓄，稚性拙速而凝静含蓄潇洒，方直于内而圆融贯通于外，善为人事而真诚耿直坦荡"的人生境界。

人生是一段漫长但也短暂的旅程。"夫天地者，万物之逆旅。光阴者，百代之过客。"在人生这"浮生若梦"的旅程上会有许多驿站，驿站远去了，在心灵深处的那些曾经经历过的各种各样的场景和发生的事件依然会久久地、久久地为我们的世界支撑晴空一片！

书稿完成之际，总有种欲罢不能的感受，不完美是一定的，心里装得满满的只是一路上的感激要在这里表达。

感谢我的老师——林崇德教授的培育之恩！林老师是我人生旅程的领路人和走上心理学之路的指明灯。我的人生旅程因为有林老师大地般宽阔无私的呵护，才使得生涯追求充满生机和活力。我的心理学之路因为有林老师方针性的指导，才使得生涯主题有着明确的方向性。

感谢天津师范大学沈德立教授，北京师范大学张厚粲教授、冯忠良教授、高玉祥教授，吉林大学车文博教授，中国政法大学罗大华教授等在我的心理学生涯中的支持和帮助。也感谢所有我的老师对我的培养。

感谢樱井素子老师和冈田康伸老师静默地关注和引领，使我能够执著地投身于"心·无意识·箱庭"世界并游而忘返，本书中引用的两位老师的个案报告（日本甲南大学研究生张羽宁翻译），为我们从事箱庭疗法个案研究提供了经典范式。

我在日本的箱庭疗法研究得到了财团法人建设工学研究所樱井春辅理事长（原广岛工业大学校长）的帮助和支持。在早稻田大学的箱庭治疗室得到了织田正美教授（社团法人，日本心理学会理事长）和木村裕教授的大力协助，在湘南工科大学的箱庭治疗室得到了生熊让二教授和 David A. Hough 教授等的大力协助。国际茶道丹月流丹下明月宗家，安冈正笃纪念馆馆长吉田宏成先生，原日本心理学会理事长田中敏隆先生（故人），神户女子大学埋橘玲子教授，馬上三夫先生（故人），真藤かね女士等为我提供了很大的精神支持。

在把箱庭疗法导入中国及创建箱庭治疗室的过程中，得到了天津师范大学沈德立教授，华东师范大学杨治良教授，辽宁师范大学杨丽珠教授，北京师范大学陈英和教授、姚梅林教授，河北大学教育学院院长贺国庆教授、国际合作处姜焕柱处长、刘彤教授，信阳师范学院徐大真教授，北京第二外国语学院吕勤副教授，云南师范大学陶云教授，西藏大学罗桑平措教授，浙江树人大学章清副书记、人文学院朱红缨副院长、国际合作与交流处王云副处长，保定市青年路幼儿园张春炬园长、魏明丽老师，柳州市机关幼儿园粟玉园长，北京启智智障儿童教育培训中心马廷慧主任和曹丽敏老师，北京市海淀区寄读学校暨海淀区青少年心理健康研究中心刘燕主任，人民教育出版社魏运华博士，中国教育报高等教育部主任唐景莉博士等的大力协助与支持。

原浙江省政协主席、浙江树人大学终身名誉校长王家杨先生，云南省委副书记丹增先

后　记

生，上海市副市长杨晓渡先生，云南省广播电视厅副厅长和向东先生，西藏自治区卓玛拉康寺罗桑贡布活佛，河北省柏林禅寺方丈明海大和尚、明一法师、明影法师、大痴法师、果慈法师等为我的心灵体验提供了宝贵机会和精神支持。

黄国贤、张日正、张义良、马荣坡、胡馨月等亲朋好友，参加我在北京、保定、昆明、青岛、濮阳等地授课的老师和同学为我讲学制作或提供了珍贵的箱子、沙和玩具。

我的研究生陈顺森和寇延承担了部分书稿的整理，特别是基础研究部分，主要是他们俩人所开展的工作，陈顺森和寇延还提供了各自的个案研究报告。我指导的所有研究生都参与了把箱庭疗法导入中国后所开展的研究和临床工作，本书中也引用了记录他们箱庭体验的文字和图片。

我的博士研究生徐洁参与了部分书稿的整理和校对工作。

本书中参阅了国内外学者的大量文献资料。在经过来访者或制作者同意的前提下，书中引用了他们箱庭作品的图片，这些箱庭作品与我们一起见证着来访者或制作者的成长。

最后，非常荣幸能请到中国心理学会理事长张侃先生和日本文化厅长官河合隼雄先生在百忙中为拙著作序。也很高兴请到北京大学殷宏川老师把河合隼雄先生的序译成中文。

谨在此一并致以最诚挚的谢意！

张日昇

2006 年 2 月 10 日